Hahn · Ströhle · Wolters
Ernährung

Ernährung

Physiologische Grundlagen, Prävention, Therapie

Von
Andreas Hahn, Hannover
Alexander Ströhle, Hannover
Maike Wolters, Hannover

Unter Mitarbeit von
Daniela Hahn, Hannover
Tobias Lechler, Hannover

2., überarbeitete und aktualisierte Auflage
Mit 172 Abbildungen und 160 Tabellen

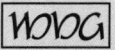 Wissenschaftliche Verlagsgesellschaft mbH Stuttgart

Anschrift der Autoren und Mitarbeiter
Prof. Dr. oec. troph. Andreas Hahn
Dipl. oec. troph. Alexander Ströhle
Dr. rer. nat. Maike Wolters
Dr. rer. nat. Daniela Hahn
Dr. rer. nat. Tobias Lechler

Universität Hannover
Zentrum Angewandte Chemie
Institut für Lebensmittelwissenschaft
Wunstorfer Straße 14
30453 Hannover
E-Mail: andreas.hahn@lw.uni-hannover.de

Ein Warenzeichen kann warenrechtlich geschützt sein, auch wenn ein Hinweis auf etwa bestehende Schutzrechte fehlt.

Bibliografische Information der Deutschen Bibliothek
Die Deutsche Bibliothek verzeichnet diese Publikation in der Deutschen Nationalbibliografie; detaillierte bibliografische Daten sind im Internet unter http://dnb.ddb.de abrufbar.

ISBN 10: 3-8047-2293-8
ISBN-13: 978-3-8047-2293-4

Jede Verwertung des Werkes außerhalb der Grenzen des Urheberrechtsgesetzes ist unzulässig und strafbar. Das gilt insbesondere für Übersetzungen, Nachdrucke, Mikroverfilmungen oder vergleichbare Verfahren sowie für die Speicherung in Datenverarbeitungsanlagen.

© 2006 Wissenschaftliche Verlagsgesellschaft mbH
Birkenwaldstr. 44, 70191 Stuttgart

Printed in Germany

Satz: primustype Hurler GmbH, Notzingen
Umschlaggestaltung: Atelier Schäfer, Esslingen
Druck und Bindung: Kohlhammer, Stuttgart

Inhalt

Humanernährung als Wissenschaft – eine Einführung 1

Teil I:
Ernährungsphysiologische Grundlagen

1   Kohlenhydrate 7

1.1   Struktur und Eigenschaften 7
1.2   Vorkommen und Verfügbarkeit 10
1.3   Digestion und Absorption 11
1.4   Funktionen 13
1.5   Intermediärer Stoffwechsel der Kohlenhydrate 14
1.6   Bedarf, Mangel und überhöhte Zufuhr 20

2   Lipide 23

2.1   Struktur und Eigenschaften 23
2.2   Vorkommen und Verfügbarkeit 25
2.3   Funktionen 26
2.4   Digestion und Absorption 27
2.5   Transport der Lipide im Blut 30
2.6   Intermediärer Stoffwechsel der Lipide 33
2.7   Bedeutung des Cholesterols 37
2.8   Bedeutung der essenziellen Fettsäuren 39
2.9   Bedarf und Mangel 43

3   Proteine 46

3.1   Struktur und Eigenschaften 46
3.2   Vorkommen und Verfügbarkeit 49
3.3   Digestion und Absorption 50
3.4   Funktionen 52

3.5	Intermediärer Stoffwechsel der Proteine	54
3.6	Proteinumsatz, essenzielle Aminosäuren und biologische Wertigkeit von Proteinen	58
3.7	Bedarf, Mangel und überhöhte Zufuhr	62

4 Energiewechsel ... 65

4.1	Grundsätze der Energiegewinnung in biologischen Systemen	65
4.2	Brennwerte der Nährstoffe	69
4.3	Grundumsatz	70
4.4	Leistungsumsatz	70
4.5	Ermittlung des Energiebedarfs	71

5 Vitamine und Vitaminoide ... 73

5.1	Klassifizierung und allgemeine Bedeutung	73
5.2	Vitaminmangel	74
5.3	Fettlösliche Vitamine	75
5.3.1	Retinol und Retinoide	75
5.3.2	Calciferole	80
5.3.3	Tocopherole und Tocotrienole	84
5.3.4	Vitamin K	88
5.4	Wasserlösliche Vitamine	91
5.4.1	Ascorbinsäure	91
5.4.2	Thiamin, Vitamin B_1	94
5.4.3	Riboflavin, Vitamin B_2	96
5.4.4	Pyridoxin, Vitamin B_6	98
5.4.5	Cobalamine, Vitamin B_{12}	101
5.4.6	Folsäure	105
5.4.7	Niacin	108
5.4.8	Biotin	111
5.4.9	Pantothensäure	112
5.5	Vitaminoide	113
5.5.1	L-Carnitin	113
5.5.2	Cholin	115
5.5.3	α-Liponsäure	117
5.5.4	Coenzym Q_{10}	117

6 Mineralstoffe ... 124

6.1	Klassifizierung und allgemeine Bedeutung	124
6.2	Mengenelemente	125
6.2.1	Natrium	125
6.2.2	Kalium	128
6.2.3	Calcium	130
6.2.4	Magnesium	133
6.2.5	Chlorid	136
6.2.6	Schwefel	137

6.2.7	Phosphor	137
6.3	Spurenelemente	139
6.3.1	Eisen	139
6.3.2	Zink	143
6.3.3	Iod	147
6.3.4	Fluorid	151
6.3.5	Kupfer	153
6.3.6	Selen	156
6.3.7	Chrom	159
6.3.8	Weitere Spurenelemente	161

7 Ballaststoffe ... 166

7.1	Definition und Vorkommen	166
7.2	Struktur und physikalische Eigenschaften	167
7.3	Wirkungsweise	168
7.4	Folgen unzureichender Ballaststoffzufuhr	170
7.5	Empfehlungen zur Ballaststoffzufuhr	171

8 Sekundäre Pflanzenstoffe ... 172

8.1	Klassifizierung und allgemeine Bedeutung	172
8.2	Carotinoide	172
8.3	Polyphenole	178
8.4	Phytoestrogene	182
8.5	Phytosterole	187
8.6	Glucosinolate	189
8.7	Saponine	191
8.8	Sulfide	192
8.9	Monoterpene	194
8.10	Sonstige	195

9 Klassifizierung und allgemeine Bedeutung ... 201

9.1	Definition und Herkunft von freien Radikalen	201
9.2	Physiologische und pathophysiologische Effekte von freien Radikalen	202
9.3	Antioxidative Systeme	203
9.3.1	Endogene antioxidative Systeme	203
9.3.2	Exogene antioxidative Systeme	205
9.4	Antioxidanzien in der Prävention	205
9.5	Risikogruppen für erhöhten oxidativen Stress	208

10 Alkohol ... 211

10.1	Stoffwechsel des Alkohols	211
10.2	Folgen überhöhter Alkoholzufuhr	213

10.2.1	Fettleber	213
10.2.2	Alkoholhepatitis	214
10.2.3	Leberzirrhose	216
10.2.4	Hepatische Encephalopathie	217
10.2.5	Alkohol und Krebserkrankungen	218
10.2.6	Einfluss von Alkohol auf die Nährstoffversorgung	218
10.3	Mögliche protektive Effekte von Alkohol	220

Teil II:
Lebensmittelwissenschaftliche Aspekte

11 Ernährungsphysiologische Bedeutung der Lebensmittel ... 223

11.1	Lebensmittel pflanzlichen Ursprungs	223
11.2	Lebensmittel tierischen Ursprungs	225
11.3	Nahrungsfette und -öle	227
11.4	Zucker und zuckerreiche Erzeugnisse	227
11.5	Getränke	228
11.6	Zusatzstoffe	228

12 Toxische Lebensmittelinhaltsstoffe ... 230

12.1	Natürlich vorkommende Nahrungsbestandteile mit toxischer Wirkung	230
12.2	Mikrobielle Verunreinigungen	231
12.3	Anthropogene Schadstoffe	234
12.3.1	Rückstände	234
12.3.2	Kontaminanten	235

13 Functional Food ... 237

13.1	Definition, rechtliche Situation und Abgrenzungsprobleme	237
13.2	Funktionelle Lebensmittel in der Prävention und Therapie	239
13.3	Inhaltsstoffe funktioneller Lebensmittel	240
13.3.1	Probiotika	240
13.3.2	Präbiotika	243

14 Nahrungsergänzungsmittel ... 246

14.1	Begriffsbestimmung	246
14.2	Abgrenzung von Nahrungsergänzungsmitteln und Arzneimitteln	247
14.3	Marktsituation und Verbraucherverhalten	248
14.4	Potenzieller Nutzen von Nahrungsergänzungsmitteln	248
14.5	Mögliche Risiken von Nahrungsergänzungsmitteln	252

| 15 | **Diätetische Lebensmittel** | 255 |

15.1	Rechtliche Einordnung	255
15.2	Produktgruppen	255
15.2.1	Formula Diäten	255
15.2.2	Lebensmittel für Säuglinge und Kleinkinder	256
15.2.3	Spezielle Lebensmittel zur Therapie von Erkrankungen	256
15.2.4	Lebensmittel für besondere medizinische Zwecke	257

Teil III:
Angewandte Humanernährung

| 16 | **Ermittlung des Ernährungsstatus und der Nährstoffzufuhr** | 263 |

16.1	Methoden zur Ermittlung des Ernährungsstatus	263
16.1.1	Anamnese und klinische Diagnostik	264
16.1.2	Anthropometrische Methoden	265
16.1.3	Laborchemische Methoden	267
16.2	Methoden zur Ermittlung der Nahrungsaufnahme	269
16.3	Berechnung der Nährstoffaufnahme	270

| 17 | **Anforderungen an eine gesunderhaltende Ernährung** | 272 |

17.1	Nährstoffbegriff	272
17.2	Ermittlung des Nährstoffbedarfs	273
17.3	Empfehlungen für die Nährstoffzufuhr	274

| 18 | **Ernährung ausgewählter Personengruppen** | 278 |

18.1	Empfehlungen für eine gesunderhaltende Ernährung des Erwachsenen	278
18.2	Ernährung in der Schwangerschaft	281
18.2.1	Physiologische Veränderungen	281
18.2.2	Energie- und Nährstoffbedarf	283
18.3	Ernährung in der Stillzeit	287
18.3.1	Zusammensetzung der Frauenmilch	287
18.3.2	Energie- und Nährstoffbedarf	288
18.4	Ernährung von Säuglingen	290
18.4.1	Nährstoffbedarf des Säuglings	290
18.4.2	Formen der Säuglingsnahrung	292
18.4.3	Praxis der Säuglingsernährung	295
18.5	Ernährung von Senioren	297
18.5.1	Altersabhängige strukturelle und funktionelle Veränderungen	297
18.5.2	Veränderungen der Körperzusammensetzung und der Organfunktionen	298

18.5.3	Energie und Nährstoffbedarf	299
18.6	Ernährung von Sportlern	300
18.6.1	Trainingsinduzierte Anpassungen des Organismus	301
18.6.2	Energiequellen der Skelettmuskulatur	302
18.6.3	Nährstoffbedarf des Sportlers	303

19 Alternative Ernährungsformen 309

19.1	Gemeinsame Aspekte verschiedener alternativer Ernährungsformen	309
19.2	Vegetarismus	309
19.2.1	Grundsätze	310
19.2.2	Lebensmittelauswahl	310
19.2.3	Ernährungsphysiologische Bewertung	310
19.3	Vollwert-Ernährung	313
19.3.1	Vollwert-Ernährung nach von Koerber, Männle und Leitzmann	313
19.3.2	Vollwertkost nach Bruker	315
19.3.3	Hay'sche Trennkost	316
19.3.4	Sonstige alternative Ernährungsformen	316

20 Enterale und Parenterale Ernährung 319

20.1	Indikationen für eine künstliche Ernährung	319
20.1.1	Das Postaggressionssyndrom	319
20.2	Bestimmung des Ernährungsstatus	321
20.3	Ermittlung des Energiebedarfs	321
20.4	Optionen der künstlichen Ernährung	321
20.4.1	Enterale Ernährung	321
20.4.2	Applikationswege der enteralen Ernährung	325
20.4.3	Komplikationen einer enteralen Ernährung	325
20.5	Totale Parenterale Ernährung	326
20.5.1	Nährsubstrate in der parenteralen Ernährung	326
20.5.2	Applikationswege und Komplikationen der parenteralen Ernährung	327

21 Interaktionen zwischen Arzneimitteln und der Ernährung 329

21.1	Bedeutung der Nahrung für die Arzneimittelwirkung	330
21.2	Arzneimitteleinnahme und Nährstoffversorgung	333
21.3	Risikogruppen für Arzneimittel-Nährstoff-Interaktionen	340

22 Ernährung und Mikroflora des Darmes 340

22.1	Entwicklung, Zusammensetzung und Funktion der Darmflora	340
22.2	Einfluss der Ernährung auf die Darmflora	343

23 Regulation der Nahrungsaufnahme 345

23.1	Präabsorptive Mechanismen	346
23.2	Postabsorptive Mechanismen	346
23.3	Regulation einzelner Nährstoffe	347

Teil IV:
Prävention und Therapie ernährungsassoziierter Erkrankungen

24 Adipositas und metabolisches Syndrom 351

24.1	Definition	351
24.2	Einteilung und Charakterisierung des Körpergewichts	351
24.3	Ätiopathogenese	352
24.4	Gesundheitliche Konsequenzen der Adipositas	355
24.5	Adipositastherapie	360
24.5.1	Ernährungstherapie	362
24.5.2	Adjuvante Therapiemaßnahmen	366

25 Diabetes mellitus 369

25.1	Definition und Klassifikation	369
25.2	Klinik	370
25.3	Ätiopathogenese des Diabetes mellitus Typ 1	371
25.4	Ätiopathogenese des Diabetes mellitus Typ 2	372
25.5	Spätfolgen des Diabetes mellitus	374
25.5.1	Diabetische Mikroangiopathie	374
25.5.2	Diabetische Makroangiopathie	376
25.5.3	Weitere Spätkomplikationen	377
25.6	Ernährungsempfehlungen zur Prävention	378
25.7	Ernährungsempfehlungen zur Therapie	378
25.7.1	Kohlenhydrate	379
25.7.2	Zuckeraustauschstoffe und Süßstoffe	380
25.7.3	Proteine	381
25.7.4	Lipide	381
25.7.5	Ballaststoffe	382
25.7.6	Vitamine, Antioxidanzien und Mineralstoffe	382
25.7.7	Alkohol	383
25.7.8	Kochsalz	384

26 Atherosklerose und Dyslipoproteinämien ... 386

26.1	Definition und Klinik	386
26.2	Pathogenese	386
26.3	Ätiologie	388
26.3.1	Risikofaktor Dys- und Hyperlipidämie	389
26.3.2	Cholesterol und Triglyceride als Risikofaktoren	390
26.3.3	Nikotinabusus, Hypertonie und Adipositas als Risikofaktoren	391
26.3.4	Risikofaktor Hyperhomocysteinämie	392
26.4	Einfluss von Nahrungsfaktoren auf den Lipidstoffwechsel und die Atherogenese	394
26.4.1	Fettsäuren und Cholesterol	394
26.4.2	Kohlenhydrate und Ballaststoffe	399
26.4.3	Phytosterole	400
26.4.4	Arginin	400
26.4.5	B-Vitamine	400
26.4.6	Antioxidanzien	401
26.4.7	Knoblauch	403
26.4.8	Alkohol	404
26.4.9	Kochsalz, Kalium und Magnesium	404
26.5	Ernährungsempfehlungen zur Prävention	405
26.6	Ernährungsempfehlungen zur Therapie	406

27 Hyperurikämie und Gicht ... 411

27.1	Definition und Ätiopathogenese	411
27.2	Klinik	413
27.3	Ernährungsempfehlungen zur Prävention und Therapie	413

28 Krebserkrankungen ... 417

28.1	Definition und Ätiopathogenese	418
28.2	Ernährungsfaktoren mit cancerogenen Eigenschaften	420
28.3	Ernährungsfaktoren mit anticancerogenen Eigenschaften	424
28.4	Ernährungsempfehlungen zur Prävention	429
28.5	Ernährungstherapie des Krebskranken	430

29 Osteoporose ... 436

29.1	Anatomisch-physiologische Grundlagen	436
29.2	Definition	437
29.3	Klinik	438
29.4	Ätiopathogenese	439
29.5	Einfluss von Nahrungsfaktoren	442
29.6	Ernährungsempfehlungen zur Prävention und Therapie	451

30 Erkrankungen des rheumatischen Formenkreises 456

- 30.1 Definition und Klinik 456
- 30.2 Ätiopathogenese 457
- 30.3 Einfluss von Nahrungsfaktoren 460
- 30.4 Ernährungsempfehlungen zur Therapie 467

31 Lactoseintoleranz 470

- 31.1 Definition und Ätiopathogenese 470
- 31.2 Klinik und Pathophysiologie 470
- 31.3 Ernährungsempfehlungen zur Therapie 471

32 Gluteninduzierte Enteropathie 473

- 32.1 Definition und Klinik 473
- 32.2 Ätiopathogenese 474
- 32.3 Diagnose 474
- 32.4 Ernährungsempfehlungen zur Therapie 474

33 Irritables Colon 477

- 33.1 Definition und Klinik 477
- 33.2 Ätiopathogenese 478
- 33.3 Ernährungsempfehlungen zur Therapie 478

34 Kurzdarmsyndrom 480

- 34.1 Definition, Ätiologie und Klinik 480
- 34.2 Pathophysiologie 480
- 34.3 Ernährungsempfehlungen zur Therapie 481

35 Divertikulose 483

- 35.1 Definition und Klinik 483
- 35.2 Ätiopathogenese 483
- 35.3 Ernährungsempfehlungen zur Therapie 483

36 Chronisch entzündliche Darmerkrankungen 485

- 36.1 Klinik 485
- 36.2 Ätiopathogenese 487
- 36.3 Nahrungfaktoren bei der Entstehung der CED 488
- 36.4 Ernährungsempfehlungen zur Therapie 488

37	Diarrhoe	492
37.1	Definition	492
37.2	Klinik	492
37.3	Ätiopathogenese	494
37.4	Ernährungsempfehlungen zur Prävention und Therapie	495

38	Obstipation	497
38.1	Definition und Klinik	497
38.2	Ätiopathogenese	498
38.3	Ernährungsempfehlungen zur Therapie	499

39	Lebensmittelallergien und -intoleranzen	501
39.1	Definitionen	501
39.2	Nahrungsmittelallergien	502
39.2.1	Klinik	502
39.2.2	Physiologie der Antigenelimination	503
39.2.3	Pathophysiologie allergischer Reaktionen	503
39.2.4	Lebensmittel als Ursache allergischer Reaktionen	504
39.3	Pseudoallergische Reaktionen	506
39.4	Ernährungsempfehlungen zur Prävention	507
39.5	Ernährungsempfehlungen zur Therapie	507

Kapitelübergreifende Literatur ... 511

A. Lehrbücher der Biochemie und Ernährungsphysiologie ... 511
B. Allgemeine Lehrbücher der Ernährungswissenschaft ... 511
C. Lehrbücher der Ernährungsmedizin ... 511

Sachverzeichnis ... 513

Autoren ... 537

Vorwort zur zweiten Auflage

Die Druckfarbe der im Februar 2005 erschienenen ersten Auflage war noch nicht vollständig getrocknet, da ereilte uns im Oktober die frohe Botschaft, dass diese bereits weitgehend abverkauft sei. Dies hat uns gleichermaßen überrascht wie erfreut! Bestätigt(e) es uns doch, dass der eingeschlagene Weg allen Selbstzweifeln zum Trotz richtig war.

Besonders erfreut waren wir darüber, dass die primär angesprochenen Leserkreise aus dem nicht ernährungswissenschaftlichen Umfeld, insbesondere Pharmazeuten und Mediziner, das Buch inhaltlich und stukturell-didaktisch überaus positiv bewertet haben. Dies war uns Ansporn genug, keinen Nachdruck vornehmen zu lassen, sondern das Manuskript bereits nach dieser kurzen Zeit zu überarbeiten.

Ziel des Buches war und ist es, einen Überblick über die verschiedenen Teilaspekte des komplexen Phänomens Ernährung zu geben, ohne sich in allen Detailfragen zu verlieren. Wohl wissend, dass die Präsentation eines so umfangreichen und dynamischen Gebietes in kurzer Form immer einen Spagat zwischen wissenschaftlichem Anspruch einerseits und didaktischer Reduktion und Praxisrelevanz andererseits darstellt. Deshalb zwingt dieses Vorgehen auch dazu, gelegentlich zu selektieren und zu abstrahieren, was auch die Mehrzahl der Rezensenten gewürdigt hat.

Wie schnelllebig Wissen geworden ist, zeigt sich in der Flut wissenschaftlicher Publikationen zu ernährungsbezogenen Themen. Deshalb kann es auch nicht verwundern, dass sich schon nach so kurzer Zeit Neuerungen ergeben haben. Allerdings sind wir nicht der Versuchung erlegen, jedem Modetrend in der Ernährung hinterherzulaufen; vielmehr war es unser Bestreben, die Grundkonzeption des Buches unangetastet zu lassen und den Blick für das Ganze zu bewahren.

Dennoch war es selbstverständlich erforderlich, neue Erkenntnisse zu berücksichtigen. Im Teil I (Ernährungsphysiologische Grundlagen) wurden bei den Hauptnährstoffen die Abschnitte über Bedarf, Mangel und überhöhte Zufuhr neu gefasst und präventivmedizinische Aspekte stärker berücksichtigt. Auch dem Themengebiet „Sekundäre Pflanzenstoffe" wurde ein größerer Raum zuteil. Durch grundlegende Änderungen im Lebensmittelrecht ergab sich die Notwendigkeit, verschiedene Abschnitte von Teil II (Lebensmittelwissenschaftliche Aspekte) zu überarbeiten. Am deutlichsten fiel die Überarbeitung von Teil IV (Prävention und Therapie ernährungsassoziierter Erkrankungen) aus. Hier wurden die Kapitel Osteoporose und Erkrankungen des rheumatischen Formenkreises komplett neu erstellt und wesentlich erweitert. Hiermit tragen wir auch dem Wunsch einiger Leser Rechnung, die diesen Themen wegen ihrer Bedeutung in der Apothekenpraxis einen größeren Stellenwert beigemessen sehen wollten. Wesentliche Änderungen waren auch im Kapitel Krebserkrankungen zu berücksichtigen; hier wurde eine Neubewertung des Zusammenhangs zwischen Ernährungsfaktoren und Krebsentstehung vorgenommen. Neuerungen in einigen Teilbereichen wurden auch in die Kapitel Adipositas und metabolisches Syndrom sowie Obstipation integriert. In den übrigen Kapiteln haben wir uns darauf beschränkt, Fehler zu korrigieren und die weiterführenden Literaturhinweise um aktuelle Arbeiten, insbesondere Übersichtsarbeiten und Metaanalysen, zu ergänzen.

Allen Lesern und Rezensenten, die uns mit konstruktiver Kritik Anregungen vermittelt oder auf Fehler hingewiesen haben, sei an dieser Stelle herzlich gedankt. Unser besonderer Dank gilt Prof. Dr. Berthold Gassmann (Nuthetal), Prof. Dr. Eugen J., Verspohl (Münster) und Prof. Dr. Edgar Weigand (Gießen) für ihre hilfreichen Anmerkungen.

Der Wissenschaftlichen Verlagsgesellschaft Stuttgart, allen voran Frau Dr. Christa Reiber und Herrn Dr. Eberhold Scholz, sei einmal mehr für das entgegengebrachte Vertrauen und die überaus gute Zusammenarbeit gedankt.

Hannover, im Februar 2006

Andreas Hahn
Alexander Ströhle
Maike Wolters
Daniela Hahn
Tobias Lechler

Vorwort zur ersten Auflage

Obwohl die Ernährung ein elementares Bedürfnis des Menschen darstellt, wurde die Ernährungswissenschaft in Deutschland lange Zeit wenig beachtet und führte neben Medizin und Pharmazie ein weitgehendes Schattendasein. Erst in den letzten Jahren vollzieht sich in dieser Hinsicht ein Wandel. Die Ernährungswissenschaft hat sich nicht nur zu einem etablierten Wissenschaftsgebiet entwickelt, sondern findet zunehmend auch gesellschafts- und gesundheitspolitisch Beachtung. Diese Entwicklung hat mehrere Gründe. So war der wissenschaftliche Focus früher vorwiegend darauf gerichtet, die Grundbedürfnisse der Ernährung zu definieren, d. h. die notwendigen Nährstoffe zu identifizieren und die erforderlichen Mengen zur Vermeidung ernährungsbedingter Mangelerscheinungen festzulegen. Inzwischen ist allerdings unbestritten, dass Ernährung und Gesundheit des Menschen nicht nur im Sinne einer Mangelvermeidung verbunden sind. Ernährungsfaktoren spielen zudem eine zentrale Rolle bei Entstehung und Verlauf zahlreicher Erkrankungen.

Zu dieser Erkenntnis haben verschiedene Faktoren beigetragen. Fortschritte in den Bereichen Ernährungsphysiologie, Biochemie und Molekularbiologie machten deutlich, dass Nährstoffe weitaus mehr Funktionen ausüben als lange Zeit angenommen. Parallel hierzu konnten Befunde der Epidemiologie und klinischen Forschung belegen, dass die Ernährungsweise das Krankheitsrisiko bzw. den Gesundheitszustand beeinflusst.

Diese Forschungsergebnisse sind für sich genommen wissenschaftlich interessant, haben aber erst durch die soziodemographische Entwicklung an gesellschaftspolitischer Relevanz gewonnen. Bereits jetzt steht das Gesundheitssystem in Deutschland vor nicht lösbaren Problemen, die sich angesichts der zunehmenden Überalterung der Bevölkerung weiter verschärfen werden. Chronisch-degenerative Erkrankungen wie Diabetes mellitus Typ 2, Herz-Kreislauf-Erkrankungen und Krebs sind nicht nur mit erheblichem individuellem Leid verbunden, sondern stellen auch unter volkswirtschaftlichen Gesichtspunkten ein zentrales Problem dar. Zu dessen Lösung kann eine optimierte Ernährung beitragen; dieser wird mittlerweile ein erhebliches präventives Potenzial zugesprochen. Allerdings ist dies vielfach zu wenig bekannt und wird schon deshalb nur unzureichend genutzt. Darüber hinaus zeigt sich, dass auch verschiedene bereits manifeste Erkrankungen durch eine (adjuvante) Ernährungstherapie positiv zu beeinflussen sind. Durch diese Zusammenhänge werden Disziplinen außerhalb der Ernährungswissenschaft immer stärker mit ernährungsbezogenen Fragestellungen konfrontiert. Dies gilt beispielsweise für Pharmazeuten und Mediziner, aber auch für andere Naturwissenschaftler sowie zahlreiche weitere Mittlerpersonen im Gesundheitswesen.

Ziel dieses Buches ist es, insbesondere für diese Zielgruppen sowie für Studierende der jeweiligen Fachrichtungen, einen Überblick über das komplexe und umfangreiche Gebiet der Ernährungswissenschaft zu geben. Gleichermaßen ist dieses Werk als einführende Lektüre für Ernährungs- und Lebensmittelwissenschaftler gedacht. Ausgehend von den ernährungsphysiologischen Grundlagen (Teil I) und ausgewählten lebensmittelwissenschaftlichen Aspekten (Teil II) werden zunächst die Grundlagen der Humanernährung (Teil III) dargestellt. Die einzelnen Kapitel sind dabei so gestaltet, dass sie die für das Verständnis des Faches wesentlichen Elemente aufgreifen, ohne sich in Detailfragen zu verlieren. Dabei wurde Wert auf eine durchgängige und systematische Struktur der einzelnen Kapitel gelegt. Aufbauend hierauf greift Teil IV die Prävention und Therapie der wesentlichen (aber nicht aller) ernährungsassoziierten Erkrankungen auf. Besonders hervorgehoben wurden die gesundheitspolitisch relevanten Krankheitsbilder wie Adipositas, Diabetes mellitus, Atherosklerose und Krebserkrankungen. Um die **kausale** Bedeutung von Ernährungsfaktoren bei den einzelnen Erkrankungen zu verdeutlichen, bildet die Pathophysiologie jeweils den Ausgangspunkt der Darstellung.

Den Autoren ist bewusst, dass ein derart umfangreiches Gebiet wie die Ernährungswissenschaft sich kaum in einem Buch so abbilden lässt, dass es allen Ansprüchen und Erwartungen genügt. Deshalb kann und soll dieses Werk auch kein Ersatz für Lehrbücher der Physiologie, Biochemie oder Pathophysiologie sein. Der interdisziplinäre Spagat zwischen Physiologie und Biochemie der Ernährung, Angewandter Humanernährung, Lebensmittelwissenschaft und Ernährungsmedizin führt aber dazu, dass einzelne Aspekte zwangsweise selektiv wahrgenommen und bewertet werden. Nur so ist es überhaupt möglich, dem Anspruch an ein geschlossenes und homogenes Kompendium einigermaßen nahe zu kommen. Dies impliziert, dass an vielen Stellen eine rein nährstoffbezogene Darstellung gewählt wurde, wenngleich nicht verkannt werden soll, dass gerade im Bereich der ernährungsabhängigen Erkrankungen auch andere Aspekte wie beispielsweise die körperliche Aktivität eine wesentliche Rolle in Prävention und Therapie spielen.

Wir hoffen, dass die Auswahl des Stoffgebietes und der gewählte Weg der Darstellung den Erwartungen der Leserschaft gerecht werden. Anregungen und Verbesserungsvorschläge sind gerne willkommen. Dies nicht zuletzt auch deshalb, weil die Erstauflage eines Buches trotz aller Bemühungen kleinere und (zuweilen) auch größere Fehler enthalten kann.

An dieser Stelle ist es uns ein echtes Anliegen, den zahlreichen Menschen in unserer Umgebung zu danken, die dieses Buch erst möglich gemacht haben. Diese vielen Helfer waren es, die uns mit Rat und Tat fachlich wie menschlich unterstützt und bis ans Ziel begleitet haben. Erst sie waren es, die uns Momente der Frustration überwinden ließen und mit uns so manches fachliche, formale und technische Problem lösten. Unser herzlichster Dank gilt namentlich Claus Hain und insbesondere Beate Hülsmann, die in mühevoller Arbeit zum Gelingen der Abbildungen beigetragen haben. Für die Erstellung der Tabellen und die formale Gestaltung des Textes danken wir Kerstin Kelb, Kristin Heidotting, Susanne Mittendorf, Elske Boomgarden und Marie Lewin. Auf Fehlersuche befanden sich vor allem Susanne Sachs und Claudia Dehmel. Bei der Vorbereitung einiger Textelemente hat uns Claus Groh dankenswerterweise unterstützt. Für die Realisierung des Buches danken wir der Wissenschaftlichen Verlagsgesellschaft Stuttgart, insbesondere Frau Dr. Christa Reiber und Herrn Dr. Eberhard Scholz, für ihre Geduld und die jederzeit gewährte Unterstützung. Ein Dank gebührt gleichermaßen auch all denjenigen, die an dieser Stelle nicht genannt sind und zur Erstellung des Werkes ihren Beitrag leisteten.

Hannover, im Herbst 2004

Andreas Hahn
Alexander Ströhle
Maike Wolters
Daniela Siekmann
Tobias Lechler

Abkürzungsverzeichnis

AA	Arachidonsäure	BSE	bovine spongioforme encephalopathy
AAS	aromatische Aminosäuren		
ACAT	Acyl-CoA-Cholesterol-Acyltransferase	BW	biologische Wertigkeit
ACE	angiotensin converting enzyme (Peptidyl-Dipetidase A)	cAMP	cyclisches Adenosinmonophosphat
ACE-System	Renin-Angiotensin-System	CCK	Cholecystokinin
ADH	Alkoholdehydrogenase bzw. Antidiuretisches Hormon	CED	chronisch entzündliche Darmerkrankungen
ADI	acceptable daily intake	CoA	Coenzym A
ADMA	asymmetrisches Dimethylarginin	COX	Cyclooxygenase
ADP	Adenosindiphosphat	CRIP	cysteinreiches intestinales Protein
AGEs	advanced glycosilation endproducts	CYH	Methylentetrahydrofolat-cyclohydrolase
AGRP	agouti related peptides	Cys	Cystein
AI	adequate intake		
AICAR	5-Amino-4-Imidazolcarb-oxamidribonucleotid	d	Tag
		Da	Dalton
AICART	AICAR-Formyltransferase	DCT-1	dikationischer Eisentransporter
AIDS	acquired immunodeficiency syndrome	DHA	Docosahexaensäure
		DHFR	Dihydrofolatreduktase
Ala	Alanin	DNS	Desoxyribonucleinsäure
ALAT	Alanin-Aminotransferase	DGE	Deutsche Gesellschaft für Ernährung
AMF	Armmuskelfläche		
AMP	Adenosinmonophosphat	DiätV	Diätverordnung
AMU	Armmuskelumfang	DHGL	Di-homo-γ-Linolensäure
Anase	Asparaginase	DIT	Diiodtyrosin
ANP	Atriales Natriuretisches Peptid	Dopa	Dihydroxyphenylalanin
Arg	Arginin	DRI	dietary reference intake
ASAT	Aspartat-Aminotransferase	dTMP	Desoxy-Uridintriphosphat
AS	Aminosäure	dUMP	Desoxy-Uridinmonophosphat
Asn	Asparagin		
Asp	Aspartat	e-	Elektron
AST	Aminosäuretransporter	EAACI	European Academy of Allergology and Clinical Immunology
ATP	Adenosintriphoshat		
		EAR	estimated average requirement
BIA	bioelektrische Impedanz-Analyse	EDRF	endothelium derived relaxing factor
BMI	body mass index		

EPA	Eicosapentaensäure	HIV	human immunodeficiency virus
EGF	epidermal growth factor	HPL	humanes plazentares Lactogen
		$H_4PteGlu_n$	Tetrahydrofolat-Polyglutamat
FÄ	Folsäure-Äquivalent	$H_2PteGlu_n$	Dihydrofolat-Polyglutamat
FABP	fatty acid binding protein	11-β-HSD-1	11-β-Hydroxysteroid-Dehydrogenase-Typ 1
FAD	Flavin-Adenin-Dinucleotid		
FAO	Food and Agriculture Organization	IDDM	insulin dependent diabetes mellitus
FATP	fatty acid transport protein		
FDA	Food and Drug Administration	IDL	intermediate density lipoprotein
FFA	freie Fettsäure(n)	I.E.	Internationale Einheit
FFM	fettfreie Körpermasse	IF	Intrinsic-Faktor
FGF	fibroblast growth factor	Ig (A,E,G)	Immunglobulin (A, E, G)
FKJ	Feinnadelkatheter-Jejunostomie	IGF-I	insulin-like growth factor I
FOS	Fructooligosaccharid	Ile	Isoleucin
FMN	Flavin-Mononucleotid	IP_3	Inositol-(1,4,5)triphosphat
FS	Fettsäure(n)	IRS-1	Insulin-Rezeptor-Substrat-1
		i. Tr.	in der Trockenmasse
GABA	γ-Aminobutyrat		
GALT	gut associated lymphoid tissue	J	Joule
GAR	Glycinamidribonucleotid		
GART	GAR-Formyltransferase	KKFS	kurzkettige Fettsäuren
GDH	Glutamatdehydrogenase		
GDP	Guanosindiphosphat	LBM	lean body mass
GFR	glomeruläre Filtrationsrate	LCAT	Lecithin-Cholesterol-Acyl-Transferase
GI	glycämischer Index		
GIT	Gastrointestinaltrakt	LCT	langkettige Triglyceride
Gln	Glutamin	LDH	Lactatdehydrogenase
GLP-1	Glucagon-Like Peptide-1	LDL	low density lipoprotein
Glu	Glutamat	h-ox-LDL	hoch oxidierte LDL
GLUT	Glucose-Transporter	m-ox-LDL	minimal oxidierte LDL
Gly	Glycin	Leu	Leucin
Gnase	Glutaminase	LMBG	Lebensmittel- und Bedarfsgegenständegesetz
GOT	Glutamat-Oxalacetat-Transferase		
GPI	Glycosyl-Phosphatidylinositol	LOAEL	lowest observed adverse effect level
GPT	Glutamat-Pyruvat-Transaminase		
GPx	Glutathionperoxidase	LPL	Lipoproteinlipase
GRAS	generally recognized as safe	Lys	Lysin
GS	Glutaminsynthetase		
GSH	Glutathion	MALT	mucosa associated lymphoid tissue
GSSG	Glutathiondisulfid		
GTP	Guanosintriphosphat	MAO	Monoaminoxidase
GU	Grundumsatz	MCP-1	monocyte chemoattractant protein 1
h	Stunde	MCR	Melanocortin-Rezeptoren
HA-Nahrung	Hypoallergene Formulanahrung	MCSF-1	macrophage colony-stimulating factor
HCG	human chorionic gonadotropin		
HDL	high density lipoprotein	MCT	mittelkettige Triglyceride
HE	hepatische Encephalopathie	MEOS	microsomal ethanol oxidation system
His	Histidin		
HLA	human leucocyte antigen	Met	Methionin

min	Minute	sec	Sekunde
MIT	Monoiodtyrosin	Ser	Serin
MJ	Mega Joule	SGLT1	Na$^+$/Glucose-Cotransporter
MS	Methioninsynthase	SHGB	sexualhormonbindendes Globulin
MSG	Mono-Natrium-Glutamat		
α-MSH	α-Melanocyten-Stimulierendes-Hormon	sIgA	sekretorisches Immunglobulin A
		SHMT	Serinhydroxymethyltransferase
MTHFR	5,10-Methylentetrahydrofolat-Reduktase	SOD	Superoxiddismutase
		SPS	sekundäre Pflanzenstoffe
NAD(P)	Nicotinamid-Adenin-Dinucleotid(-Phosphat)	SREBPs	sterol response element binding proteins
		STH	Wachstumshormon
NemV	Nahrungsergänzungsmittelverordnung	SVCT-1	Na$^+$-abhängiger Ascorbattransporter
NIDDM	non insulin dependent diabetes mellitus	T3	Triiodthyronin
NOAEL	no observed adverse effect level	T4	Thyroxin
NPY	Neuropeptid Y	TÄ	Tocopherol-Äquivalent
		TBF	total body fat
OAU	Oberarmumfang	TBG	Thyroxin-bindendes Globulin
		TBPA	Thyroxin-bindendes Präalbumin
PAK	polycyclische aromatische Kohlenwasserstoffe	TC	Transcobalamin
		TG	Triglyceride bzw. Thyreoglobulin
PAL	physical activity level	TGF-α	transforming growth factor α
PALP	Pyridoxalphosphat	THF	Tetrahydrofolat
PAPS	Phosphoadenosylphosphosulfat	Thr	Threonin
PAS	Postaggressionssyndrom	TNF-α	Tumornekrosefaktor α
PCB	polychlorierte Biphenyle	TPE	totale parenterale Ernährung
PDH	Pyruvatdehydrogenase	TPP	Thiamindiphosphat
PEM	Protein-Energie-Malnutrition	TRH	Thyreotropin-Releasing Hormon
PEPT	Peptidtransporter	Trp	Tryptophan
Phe	Phenylalanin	TSH	Thyreoidea-stimulierendes Hormon
POMC	Proopiomelanocortin		
PRDF	platelet derived growth factor	TTR	Transthyretin
Pro	Prolin	Tyr	Tyrosin
PTH	Parathormon		
		UCP	uncoupling protein
RÄ	Retinol-Äquivalent	UDP	Uridindiphosphat
RARs	Retinsäurerezeptoren	UL	tolerable upper intake level
RBP	Retinol-bindendes Protein	USDA	US Department of Agriculture
RDA	recommended dietary allowance		
R(L)H	Alkyl	Val	Valin
R(L)OOH	Alkylperoxid	VDR	Vitamin-D-Rezeptoren
R(L)OO·	Alkylperoxylradikal	VDRE	Vitamin-D-Response-Element
(m)RNA	(messenger) Ribonucleinsäure	VKAS	verzweigtkettige Aminosäuren
ROS	reaktive Sauerstoffspezies	VLDL	very low density lipoprotein
RQ	respiratorischer Quotient		
RXRs	Retinoid-X-Rezeptoren	WHO	World Health Organization
		WHR	waist-to-hip-ratio
SAH	S-Adenosylhomocystein		
SAM	S-Adenosylmethionin	ZNS	Zentralnervensystem

Humanernährung als Wissenschaft – eine Einführung

Die Humanernährung ist innerhalb der wissenschaftlichen Disziplinen ein sehr junges Fachgebiet. Dies überrascht, stellt doch die Ernährung eine elementare Grundvoraussetzung des menschlichen Lebens dar. Die späte Etablierung der wissenschaftlichen Beschäftigung mit Ernährung ergibt sich aus der Tatsache, dass es sich um ein interdisziplinär angelegtes Gebiet handelt, das sich erst entwickeln konnte, nachdem die notwendigen naturwissenschaftlichen Grundlagen aus Chemie, Physik und Biologie bekannt waren. Die wissenschaftlichen Grundlagen der Ernährungswissenschaft ergaben sich als Randthemen der Medizin und / oder Landwirtschaft. Wegbereiter waren insbesondere Justus von Liebig (1803–1873) sowie Carl von Voit (1831–1908), Max von Pettenkofer (1818–1901), Max Rubner (1854–1932) und Wilbur Olin Atwater (1844–1907). Der erste Lehrstuhl für Ernährung des Menschen wurde in Deutschland erst sehr spät, 1956, an der Universität Gießen, eingerichtet (Hans-Dietrich Cremer, 1910–1995).

Humanernährung als Wissenschaft, so wie sie sich heute darstellt, ist ein stark diversifiziertes Forschungsgebiet mit vielfältigen Teildisziplinen. Im Zentrum des Faches – und damit auch dieses Buches – steht die Wechselwirkung zwischen Nahrungsfaktoren und dem Organismus; Ernährung ist also nicht zuletzt aufgrund der historischen Entwicklung primär physiologisch-biochemisch orientiert. Allerdings sollte keinesfalls verkannt werden, dass die Ernährung auch kulturelle und soziale Aufgaben erfüllt und gleichermaßen von ökonomischen und psychologischen Gesichtspunkten bestimmt wird. Daher hat die Ernährungswissenschaft zahlreiche Verknüpfungspunkte mit anderen Disziplinen, vor allem den allgemeinen Naturwissenschaften, insbesondere aber den biowissenschaftlichen Grundlagenfächern, der Medizin sowie den lebensmittelwissenschaftlichen Fächern.

Nutrikinetik und Nutridynamik

Unter physiologisch-biochemischen Gesichtspunkten lässt sich die Humanernährung, in Analogie zur Pharmakologie, als *Wissenschaft von den Wechselwirkungen zwischen Nahrungsfaktoren und dem menschlichen Organismus* definieren. Dabei lassen sich zwei Betrachtungsebenen unterscheiden, die wir wie folgt voneinander abgrenzen:
a) Nutridynamik: Wirkung von Nahrungsinhaltsstoffen auf den Organismus, und
b) Nutrikinetik: Wirkung des Organismus auf die Nahrungsinhaltsstoffe.

Danach umfasst das Gebiet der **Nutridynamik** den Einfluss von Nahrungsbestandteilen auf den menschlichen Körper, d. h. die Fragestellung, welche Effekte eine definierte Menge eines bestimmten Nahrungsstoffes auf einen bestimmten Prozess entfaltet. Aus heutiger Sicht ist das Spektrum nutridynamischer Wirkungen überaus vielfältig und reicht bis zur Beeinflussung der Genexpression. Unterschiedliche Mengen sind in der Lage unterschiedliche Wirkungen auf unterschiedlichen Ebenen des Organismus hervorzurufen. Diese Dosis-Wirkungs-Beziehungen sind bislang erst im Ansatz bekannt. Ein Beispiel hierfür ist die Nutridynamik von Selen, das in niedrigen Dosierungen antioxidative Funktionen ausübt, in höheren Mengen immunmodulierende Effekte aufweist und in sehr hohen Mengen eine Hemmung des Wachstums von Tumorzellen induziert.

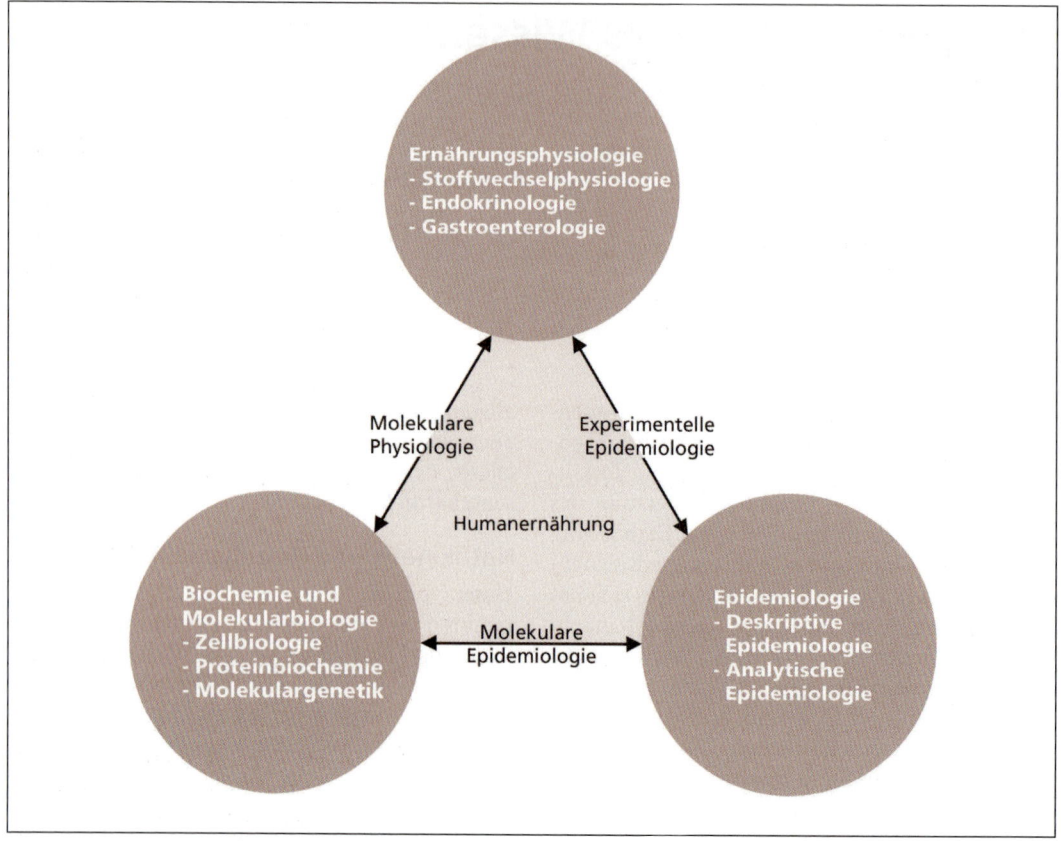

Abb. 1 Arbeitsgebiete und Methoden der Humanernährung

Die **Nutrikinetik** beschäftigt sich demgegenüber mit der Frage, welchen Metabolismus ein Nahrungsstoff im Organismus durchläuft. Sie bezieht damit alle Fragen von Absorption und Verfügbarkeit, Verteilung, Biotransformation und Ausscheidung mit ein. Erst langsam entwickelt sich ein Verständnis dafür, dass diese Prozesse starken Variationen unterliegen. Neben Alter, Ernährungs- und Gesundheitszustand sowie Umweltfaktoren zeigt sich zunehmend, dass auch genetisch bedingte individuelle Unterschiede in der enzymatischen Ausstattung den Stoffwechsel beeinflussen. Diese nutrikinetischen Effekte beeinflussen letztlich die Wirkung eines Nahrungsstoffes und bestimmen damit im Einzelfall seine Nutridynamik. Ein in letzter Zeit intensiv untersuchtes Beispiel hierfür ist eine genetische Variante der Methylentetrahydrofolatreduktase (MTHFR). Dieses Enzym im Stoffwechsel des Vitamins Folsäure ist bei einem Teil der Bevölkerung in einer weniger aktiven Form vorhanden, so dass der Metabolismus des Vitamins verändert ist. Hieraus resultieren in letzter Konsequenz pathophysiologische Veränderungen, die mit einem erhöhten Risiko für Herz-Kreislauf-Erkrankungen einhergehen.

Arbeitsgebiete und Methoden der Humanernährung

Erkenntnisse im Bereich der Humanernährung beruhen auf einer Vielzahl unterschiedlichster Methoden, die vor allem aus den Bereichen der Biowissenschaften und der Medizin stammen (**Abb. 1**). Dabei lassen sich in Abhängigkeit vom betrachteten System drei grundlegende, sich überschneidende und ergänzende Erkenntnisebenen unterscheiden.

Auf Ebene ganzer Bevölkerungsgruppen (Populationsebene) dient die **Epidemiologie** dazu, die Ernährungs- und Gesundheitssituation von genau charakterisierten Kollektiven zu beschreiben (deskriptive Epidemiologie), Zusammenhänge zwischen der Ernährungsweise und dem Gesundheits- bzw. Krankheitszustand zu analysieren (analytische Epidemiologie) sowie gezielt den Einfluss definierter Nahrungsfaktoren auf ausgewählte Zielparameter zu untersuchen (experimentelle Epidemiologie). Letztere steht in unmittelbarer Nähe zur Ernährungsphysiologie.

Die **Ernährungsphysiologie** dient dazu, die Wirkung von Ernährungsfaktoren auf der Ebene des Gesamtorganismus bzw. einzelner Organsysteme zu charakterisieren. Dabei kommen vielfältige Untersuchungsmethoden zum Einsatz, beispielsweise Bilanzstudien (Stickstoffbilanz), kalorimetrische Untersuchungen (Messung des Energieumsatzes) sowie Perfusionstechniken (Metabolismusstudien). Bedingt durch den für die Naturwissenschaften üblichen reduktionistischen Ansatz (Betrachtung möglichst kleiner Systeme im kausalen Zusammenhang) nutzt die ernährungsphysiologische Forschung zunehmend auch Methoden der Biochemie (molekulare Physiologie), so dass sich beide Forschungsmethoden zunehmend überschneiden.

Zur Aufklärung von Mechanismen, insbesondere auf zellulärer und subzellulärer Ebene, dienen **biochemisch-molekularbiologische Arbeitsmethoden**. Dies umfasst klassischerweise die Methoden der Proteinbiochemie und Zellbiologie. In neuerer Zeit gewinnen insbesondere molekularbiologische Verfahren (z. B. Klonierungsverfahren) an Bedeutung. Dies hat zu einem tieferen Verständnis für Nährstoff-Gen-Interaktionen (Nutrigenomics) geführt und verdeutlicht, dass die Wirkungen von Nährstoffen weitaus komplexer sind als bisher angenommen. Diese Methoden ermöglichen es, ein vertieftes Verständnis für die Stoffwechselregulation zu gewinnen.

Ernährungswissenschaft und Ernährungsmedizin

Wie dargestellt, ist die Humanernährung im Kern eine biowissenschaftliche Grundlagendisziplin. Sie umfasst aber gleichermaßen das Ziel, diese Erkenntnisse zur Anwendung zu bringen. Ausgehend vom jeweilgen Wissensstand wird deshalb versucht, fundierte Empfehlungen für eine gesund erhaltende Ernährung abzuleiten. Erklärtes Ziel der Ernährungswissenschaft ist es, konkrete Handlungsanweisungen zu erarbeiten, mit dem Ziel der langfristigen Gesunderhaltung und der Prävention degenerativer Erkrankungen. Hierzu werten unterschiedliche Fachgremien in verschiedenen Ländern (z. B. Deutsche Gesellschaft für Ernährung) die vorhandenen Daten aus und erarbeiten entsprechende Vorgaben für die Praxis.

Die **Ernährungswissenschaft** versteht sich dabei einerseits als Fachgebiet, das sich um die Bedeutung der Ernährung für die langfristige Gesunderhaltung des Menschen, d. h. die Vermeidung von ernährungsassoziierten Erkrankungen, bemüht (Primärprävention). Gleichzeitig liefert sie die Grundlagen für das Verständnis der Folgen von Fehl- und Mangelernährung. Damit schafft sie die wissenschaftlichen Voraussetzungen für das Fach **Ernährungsmedizin**. Die Ernährungsmedizin als Teilgebiet der ärztlichen Heilkunde zielt darauf ab, Ernährungsmaßnahmen zur (adjuvanten) Therapie von Erkrankungen anzuwenden. Ernährungsmedizin ist also die Anwendung ernährungswissenschaftlicher Erkenntnisse am Patienten. Sie dient dazu, Erkrankungen zu heilen, zu lindern und ihr Fortschreiten zu verzögern (Sekundär- und Tertiärprävention durch Ernährung). Daraus ergibt sich bereits die enge Beziehung zwischen Ernährungsmedizin und Ernährungswissenschaft, wobei die Grenzen zwischen beiden Disziplinen in der Praxis oftmals fließend sind.

Teil I:

Ernährungsphysiologische Grundlagen

1 Kohlenhydrate

1.1 Struktur und Eigenschaften

Kohlenhydrate sind der quantitativ bedeutendste Bestandteil in der menschlichen Nahrung. Im Zuge der **Photosynthese** gebildet, dienen sie im Pflanzenreich als Reserve-, Bau- und Stützsubstanzen. Chemisch gesehen sind Kohlenhydrate **Polyhydroxyverbindungen** bzw. Abkömmlinge dieser Substanzen. Der Begriff Kohlenhydrate resultiert aus der ursprünglichen Annahme, dass alle Verbindungen dieser Substanzklasse Hydrate des Kohlenstoffs sind, die der allgemeinen Summenformel $C_6(H_2O)_6$ entsprechen. Aus heutiger Sicht ist diese eng gefasste Definition jedoch unzureichend, da zahlreiche Verbindungen existieren, die nicht diese Summenformel aufweisen, ihrem chemischen Charakter nach aber unzweifelhaft zu den Kohlenhydraten zu zählen sind.

Nach ihrer Molekülgröße (Polymerisationsgrad) werden die Kohlenhydrate in **Mono-, Di-, Oligo-** und **Polysaccharide** unterteilt (**siehe Tab. 1–1**).

Tab. 1–1 Einteilung der Kohlenhydrate

Kohlenhydrate	Vorkommen
Monosaccharide	
D-Glucose (Traubenzucker)	Früchte, Honig, Spuren in den meisten Pflanzen
D-Fructose (Fruchtzucker)	Früchte, Honig, Spuren in den meisten Pflanzen
D-Galactose	Komponente von Lactose, wird bei der Verdauung freigesetzt
Disaccharide	
Saccharose (Rohrzucker)	Zuckerrüben, Zuckerrohr, Früchte, Ahornzucker
Lactose (Milchzucker)	Milch und Milchprodukte
Maltose	Keime, entsteht bei der Stärkeverdauung
Oligosaccharide	
Raffinose	Melasse
Stachyose	Leguminosen
Polysaccharide	
Amylose	Stärke, Getreide, Kartoffeln
Amylopektin	Stärke, Getreide, Kartoffeln, Dickungsmittel
Glycogen (tierische Stärke)	Leber, Muskel
Inulin	Artischocken, Topinambur, Schwarzwurzeln
Technische Saccharide	
Dextrin	Lebensmittelzusatzstoff
Invertzucker	Lebensmittelzusatzstoff
Glucosesirup	Lebensmittelzusatzstoff
Isomerisierter Glucosesirup	Lebensmittelzusatzstoff

Monosaccharide

Monosaccharide sind Einfachzucker mit drei bis neun Kohlenstoffatomen. Entsprechend wird zwischen Triosen (C3), Tetrosen (C4), Pentosen (C5), Hexosen (C6) etc. differenziert. Des Weiteren ist die Lokalisation und Art der **Carbonylgruppe** ein wichtiges Einteilungskriterium. Monosaccharide, die eine Aldehydgruppe aufweisen, werden als **Aldosen** bezeichnet, solche mit einer Ketogruppe als **Ketosen**.

Mit Ausnahme von Dihydroxyaceton besitzen alle Monosaccharide ein oder mehrere **asymmetrische C-Atome**. Charakteristisch ist die Ausbildung unterschiedlicher **Stereoisomere** (D- und L-Konfiguration). In der Natur liegen die Monosaccharide vorwiegend in cyclischer Form vor. Ursache hierfür ist die intramolekulare **Halbacetalbildung**, die durch die Reaktion der Carbonyl- mit der Hydroxylgruppe des gleichen Moleküls ermöglicht wird. Bei Aldohexosen reagiert für gewöhnlich die Aldehydgruppe am C-1-Atom mit der OH-Gruppe am C-5-Atom und es bildet sich ein heterocyclischer Sechsring (**Pyranring**). Monosaccharide, die diese Struktur aufweisen, werden **Pyranosen** genannt. Reagiert die Aldehydgruppe mit der OH-Gruppe am C-4, so entsteht ein heterocyclischer Fünfring (**Furanring**). Entsprechend werden diese Zucker als **Furanosen** bezeichnet. Bei dieser Reaktion entsteht ein weiteres Asymmetriezentrum am C-1. Monosaccharide, die sich nur durch die Konfiguration an diesem halbacetalischen C-Atom unterscheiden, bezeichnet man als **Anomere** (α- und β-Form). α- und β-Isomere spielen bei der Entstehung von Disacchariden eine wesentliche Rolle (siehe unten).

Unter den **Monosacchariden** sind die Aldohexosen D-Glucose und D-Galactose sowie die Ketohexose L-Fructose von Bedeutung. **Glucose** ist Baustein der Polysaccharide Stärke, Glycogen und Cellulose. Sie kommt in Disacchariden allein oder in Kombination mit anderen Monosacchariden vor. In freier Form findet sich Glucose nur in wenigen Nahrungsmitteln, z. B. in Früchten wie Weintrauben oder im Honig. Auch **Fructose** ist in größeren Mengen in Früchten und im Honig enthalten. Als Bestandteil des Polyfructosans Inulin ist sie z. B. in Topinambur und Artischocken zu finden. **Galactose** kommt überwiegend in gebundener Form in Lactose vor und ist zusammen mit Mannose außerdem Baustein wichtiger Glycolipide und Glycoproteine.

Unter den Aldopentosen kommt der **Ribose** die größte Bedeutung zu. Als Bestandteil von RNS und Nucleotid-Coenzymen ist sie in biologischen Systemen weitverbreitet. **Xylose** und **Arabinose** finden sich häufig als Bestandteile von Pflanzengummis und Hemicellulosen.

Die hohe Reaktivität der Carbonyl- und Hydroxylgruppe erlaubt es den Monosacchariden, verschiedenartige Reaktionen einzugehen, wobei zahlreiche biologisch wichtige Derivate entstehen. Von ernährungsphysiologischem Interesse sind dabei vor allem **Zuckeralkohole** wie Mannitol, Sorbitol und Xylitol. Sie entstehen bei der Reduktion der Carbonylgruppe und finden als **Zuckeraustauschstoffe** in der diätetischen Therapie des Diabetes mellitus Verwendung (siehe Kap. 25.7.2). Weitverbreitet sind **Phosphatester** (z. B. Glucose-6-Phosphat), die im Intermediärstoffwechsel eine zentrale Stellung einnehmen. Durch Oxidation der endständigen OH-Gruppe entstehen **Uronsäuren** wie die Glucuronsäure. Ersetzt man die OH-Gruppe am C-2-Atom durch eine Aminogruppe, erhält man **Aminozucker**, die häufig in acetylierter Form vorliegen. Beispiele hierfür sind Glucosamin und Galactosamin, die z. B. Bestandteile des Bindegewebes sind. Aufgrund ihrer halbacetalischen Hydroxylgruppe bilden Monosaccharide leicht glycosidische Bindungen aus. Bei Reaktion mit einer OH-Gruppe entstehen **O-Glycoside**, bei Reaktion mit einer Amino- oder Sulfhydrylgruppe bilden sich N- bzw. **S-Glycoside**. N-glycosidische Bindungen finden sich z. B. in Nucleotiden und Glycoproteinen. Ensteht eine O-glycosidische Bindung zwischen zwei Monosacchariden, so bildet sich ein **Disaccharid**. Glycopolymere mit bis zu 10 Monosaccharideinheiten werden als **Oligosaccharide** bezeichnet. Höhermolekulare Kohlenhydrate zählen zu den **Polysacchariden**.

Disaccharide

Unter den Disacchariden ist **Saccharose** (Rohrzucker) das vorherrschende und bedeutendste Süßungsmittel in der menschlichen Ernährung. Die monomeren Bestandteile der Saccharose sind α-D-Glucose und β-D-Fructose, die über eine α-1,2-glycosidische Bindung verknüpft sind. Saccharose ist in allen Pflanzen zu finden und dient dort als Transportform für Kohlenhydrate und als Energiereservoir. Besonders hohe Mengen finden sich in Zuckerrohr und Zuckerrübe, die als Rohstoffe für die industrielle Rohrzuckererzeugung dienen. Seit Kriegsende ist der Saccharoseverbrauch etwa um das Vierfache angestiegen. So stammen derzeit etwa 11–12 % der Nahrungsenergie aus Saccharose. Für diese hohe Zufuhr ist vor allem der Konsum von Süßwaren, Gebäck und Softdrinks wie Limonaden und Colagetränke verantwortlich.

Lactose (Milchzucker) wird in der Milchdrüse aller Säugetiere synthetisiert und ist das charakteristische Kohlenhydrat der Milch. Großtechnisch wird Lactose aus Molke gewonnen und z. B. diätetisch zur Beeinflussung des Darmmilieus eingesetzt. Lactose ist zusammengesetzt aus β-D-Galactose und α-**D-Glucose**, die β-1,4-glycosidisch miteinander verknüpft sind. Während im Säuglingsalter hohe Mengen des lactose-spaltenden Enzyms β-*Galactosidase (Lactase)* exprimiert werden, nimmt dessen Aktivität bis zum Erwachsenenalter ab. In Deutschland reagieren 15–20 % der erwachsenen Bevölkerung auf größere Mengen Lactose mit Blähungen und Durchfall, da das Kohlenhydrat nur noch teilweise gespalten werden kann (siehe Kap. 31).

Lactulose ist unter ernährungsmedizinischen Gesichtspunkten das wohl interessanteste Disaccharid. Sein Aufbau ähnelt dem der Lactose, mit dem Unterschied, dass β-**D-Galactose** nicht mit α-D-Glucose, sondern mit β-**D-Fructose** verknüpft ist. Lactulose kann im menschlichen Verdauungstrakt nicht gespalten werden, weshalb es unverändert in tiefere Darmabschnitte gelangt. Hier dient es vorzugsweise Bifidobakterien und Lactobazillen als Substrat und fördert deren Wachstum. Zudem senken die beim bakteriellen Lactuloseabbau entstandenen kurzkettigen Fettsäuren das pH-Milieu im Colon. Diesen Effekt macht man sich bei der diätetischen Therapie der **hepatischen Encephalopathie** zunutze. Toxisches, diffusionsfähiges Ammoniak wird so vermehrt zu Ammoniumionen protoniert und mit den Faeces ausgeschieden.

Maltose (Malzzucker) setzt sich aus zwei Molekülen α-**D-Glucose** zusammen, die α-1,4-glycosidisch miteinander verknüpft sind. In Lebensmitteln ist Maltose nur in geringen Konzentrationen zu finden. Maltose entsteht hauptsächlich beim enzymatischen Stärkeabbau, z. B. in keimendem Getreide oder bei der Stärkeverdauung (siehe Kap. 1.3).

Oligosaccharide

Oligosaccharide sind in der Nahrung nur in geringer Menge enthalten. Das Trisaccharid **Maltotriose**, bestehend aus drei α-D-Glucoseeinheiten, ist ein zentrales Intermediärprodukt beim Stärkeabbau. **Raffinose** setzt sich aus den drei monomeren Bausteinen β-D-Galactose, α-D-Glucose und β-D-Fructose zusammen und findet sich in Zuckerrübenmelasse und Honig, aber auch in Hülsenfrüchten. Auch die um eine bzw. zwei β-D-Galactoseeinheiten erweiterte **Stachyose** und **Verbascose** sind typische Bestandteile von Hülsenfrüchten. Da sie durch die Verdauungsenzyme des Menschen nur unvollständig hydrolysiert werden, gelangen sie in tiefere Darmabschnitte, wo sie der mikrobiellen Fermentation unterliegen. Großes Interesse erfahren in letzter Zeit **Fructooligosaccharide**. Diese natürlicherweise in Chicoree, Zwiebeln, Spargel, Topinambur und Bananen enthaltenen Verbindungen finden zunehmend als präbiotischer Lebensmittelzusatz Verwendung (siehe Kap. 13.3.2).

Polysaccharide

In Abhängigkeit von ihren monomeren Bausteinen lässt sich diese hochmolekulare Verbindungsklasse in **Hetero-** und **Homoglycane** einteilen. Letztere sind ausschließlich aus einem Baustein zusammengesetzt, während Erstere aus unterschiedlichen Monossacharideinheiten bestehen.

Polysaccharide liefern den Hauptteil der Kohlenhydrate in der Ernährung, allen voran das ausschließlich aus Glucoseeinheiten aufgebaute Homoglycan **Stärke**. Sie besteht zu etwa 20 % aus unverzweigter, α-1,4-glycosidisch verknüpfter **Amylose** und zu 80 % aus **Amylopektin** mit zusätzlichen α-1,6-Verknüpfungen. Während Amylose eine schraubenförmige Struktur aufweist und maximal aus 300 Glucoseresten besteht, setzt sich das stark verästelte Amylopektin aus mehreren tausend Glucosemolekülen zusammen und erreicht eine Molekularmasse von etwa 10^6 Dalton. Hauptlieferanten von Stärke sind Kartoffeln, Getreide und Leguminosen.

Glycogen (tierische Stärke) ist gleichartig aufgebaut wie Amylopektin und unterscheidet sich von diesem nur durch einen höheren Verzweigungsgrad. Glycogen ist das wichtigste Reservekohlenhydrat im tierischen Organismus, wo es hauptsächlich in der Leber und der Skelettmuskulatur lokalisiert ist (siehe Kap. 1.5).

Retrogradierte Stärken mit mikrokristalliner Struktur, die sich beim Abkühlen von erhitzter Stärke bilden, besitzen teilweise Ballaststoffcharakter. Ebenfalls den **Ballaststoffen** zuzuordnen sind verschiedene Kohlenhydrate, deren Verknüpfungen von den Verdauungsenzymen des Menschen nicht gespalten werden können. Hierzu zählen **Cellulose**, **Hemicellulosen** und **Pektin** (siehe Kap. 7).

1.2 Vorkommen und Verfügbarkeit

Kohlenhydrate werden fast ausschließlich mit pflanzlichen Nahrungsmitteln aufgenommen. Zu den wichtigsten **Quellen** zählen Getreide, Kartoffeln, Hülsenfrüchte, Obst und Gemüse. Sehr hohe Mengen finden sich in Süßwaren und Honig (siehe Tab. 1–2). Hauptkohlenhydratkomponente der Nahrung sind normalerweise **Polysaccharide**, insbesondere Stärke. Die **Verfügbarkeit** der Nahrungskohlenhydrate wird stark von ihrer Struktur und der enzymatischen Ausstattung des Menschen bestimmt. Während Glucose und Galactose rasch und nahezu vollständig aus dem Darmlumen absorbiert werden, erfolgt die Aufnahme von Fructose und Zuckeralkoholen nur unvollständig. Bereits bei einer Zufuhr von 25–50 g Fructose absorbiert ein Großteil der gesunden Bevölkerung nur ca. 37 %. Die Verdaulichkeit von **Stärkeprodukten** ist abhängig von deren physikochemischen Eigenschaften. In gekochtem Zustand ist Stärke leicht verdaulich, während ihre native Form nur unzureichend gespalten und aufgenommen wird. Vor allem im natürlichen Lebensmittelverband ist die Absorption auch im erhitzten Zustand unvollständig (**physiologische Stärkemalabsorption**). Grund hierfür sind verschiedene Nahrungsbestandteile wie Ballaststoffe, Proteine und α-Amylasehemmer, die die Digestion und Absorption beeinträchtigen.

Die Reaktion des Organismus auf die Zufuhr von Kohlenhydraten kann in Form des **glycämischen Index** (**GI**) quantitativ erfasst werden. Dieser gibt an, in welchem Maß ein Lebensmittel den Blutzuckerwert im Vergleich zu Glucose ansteigen lässt. Zur Ermittlung des GI werden die Flächen unter den Blutzuckerkurven nach dem Verzehr verschiedener Lebensmittel mit gleichen Kohlenhydratmengen zueinander in Beziehung gesetzt (siehe Abb. 1–1).

Dabei wird die blutzuckersteigernde Wirkung von einer Reihe von Faktoren bestimmt. Hierzu gehört der **Ballaststoffgehalt**, die **Konsistenz**, der **Verarbeitungsgrad** sowie die Konzentration an **Enzyminhibitoren** (vor allem α-*Amylase*-Inhibitoren) und der **Protein-** und **Fettgehalt**. In Tabelle 1–3 ist der GI ausgewählter Nahrungsmittel aufgeführt.

Darmerkrankungen (z. B. Zöliakie; siehe Kap. 32) und **angeborene Defekte** von *Disaccharidasen* und Carriern können die Verfügbarkeit der Nahrungskohlenhydrate einschränken. Ein Beispiel für solch eine Störung ist die autosomal-rezessiv vererbte **Saccharose-Isomaltose-Intoleranz**, bei der ein vollständiger Verlust der *Saccharase* und eine deutlich reduzierte Aktivität der *Isomaltase* besteht. Äußerst selten ist ein weiterer, ebenfalls autosomal-rezessiv vererbter Defekt, bei dem eine Mutation des intestinalen Natrium-Glucosetransporters vorliegt (**Glucose-Galactose-Malabsorption**). In einzelnen Fällen kann die Malassimilation von Kohlenhydraten ein wünschenswerter **pharmakologischer Effekt** sein, der – wie im Fall von Guar oder Acarbose – bei der Therapie des Diabetes mellitus (siehe Kap. 25) genutzt wird.

Tab. 1–2 Kohlenhydratgehalte ausgewählter Lebensmittel (g/100 g)

Lebensmittel	Kohlenhydrate (g/100 g)
Zucker	100
Honig	80
Marmelade	69
Schokolade	47–56
Weißbrot	51–58
Vollkornbrot	47–50
Reis (gekocht)	24
Gemüse (gekocht)	12–16
Banane	23
Weintrauben	18
Andere Obstsorten	7–15
Kopfsalat	3

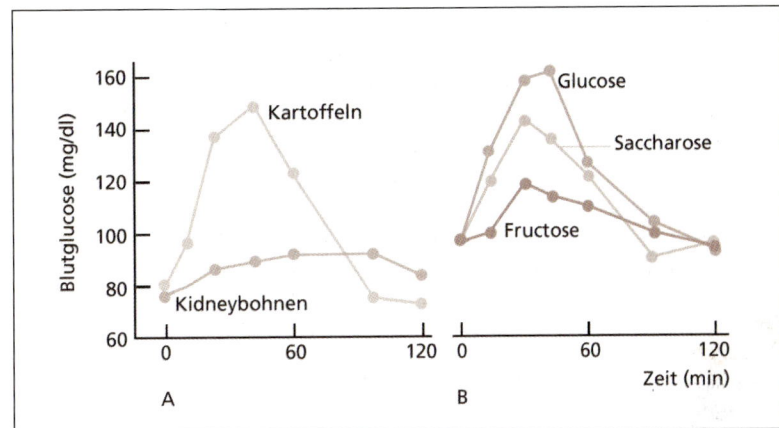

Abb. 1–1
Blutzuckerverhalten nach Aufnahme unterschiedlicher Lebensmittel (Anderson 1999, S. 1376)

Tab. 1–3 Glycämischer Index (GI) und glycämischer Load (GL) ausgewählter Nahrungsmittel (Foster-Powell et al. 2002)

Lebensmittel	GI	Übliche Portionsgröße (g)	Verwertbare Kohlenhydratmenge (g/Portion)	GL
Cornflakes	81 ± 3	30	26	21
Wassermelonen	72 ± 13	30	6	4
Karotten (roh und gekocht)	47 ± 16	120	6	3
Weizenbrot, weiß	70 ± 0	80	14	10
Vollkornweizenbrot	71 ± 2	30	13	9
Kartoffelchips	54 ± 3	30	21	11
Kartoffeln (gebacken)	85 ± 12	150	30	26
Kartoffeln (gekocht)	56 ± 101	150	17–26	11–18
Langkornreis (gekocht)	56 ± 2	150	41	23
Brauner Reis (gekocht)	55 ± 5	150	33	18
Bananen	52 ± 4	120	24	12
Orangen	42 ± 3	120	11	5
Spaghetti, weiß (gekocht)	44 ± 3	180	48	21
Vollkornspaghetti (gekocht)	37 ± 5	180	42	16
Grüne Linsen (gekocht)	30 ± 4	150	17	5
Äpfel	38 ± 2	120	15	6
Kidneybohnen (Dose)	52	150	17	9
Milch, Vollfett	27 ± 4	250	12	3

1.3 Digestion und Absorption

Kohlenhydrate können nur in Form von Monosacchariden absorbiert werden. Daher ist es erforderlich, die in der Nahrung dominierenden komplexen Kohlenhydrate zunächst in ihre Grundbausteine zu hydrolisieren (**siehe Abb. 1–2**).

Die Kohlenhydratverdauung beginnt bereits im **Mund**, wo die Nahrung durch den Kauvorgang mechanisch zerkleinert und mit dem Speichel vermischt wird. Der Speichel enthält als einziges kohlenhydratspaltendes Enzym *Ptyalin*, eine α-1,4-Amylase. Diese greift ausschließlich die α-1,4-glycosidischen Bindungen der Amylose, des Amylopektins und des Glycogens an. Das Enzym kann allerdings nur dann wirksam werden, wenn durch intensives Kauen (hoher Kaudruck, lange Kaudauer) ausreichende Mengen **alkali-**

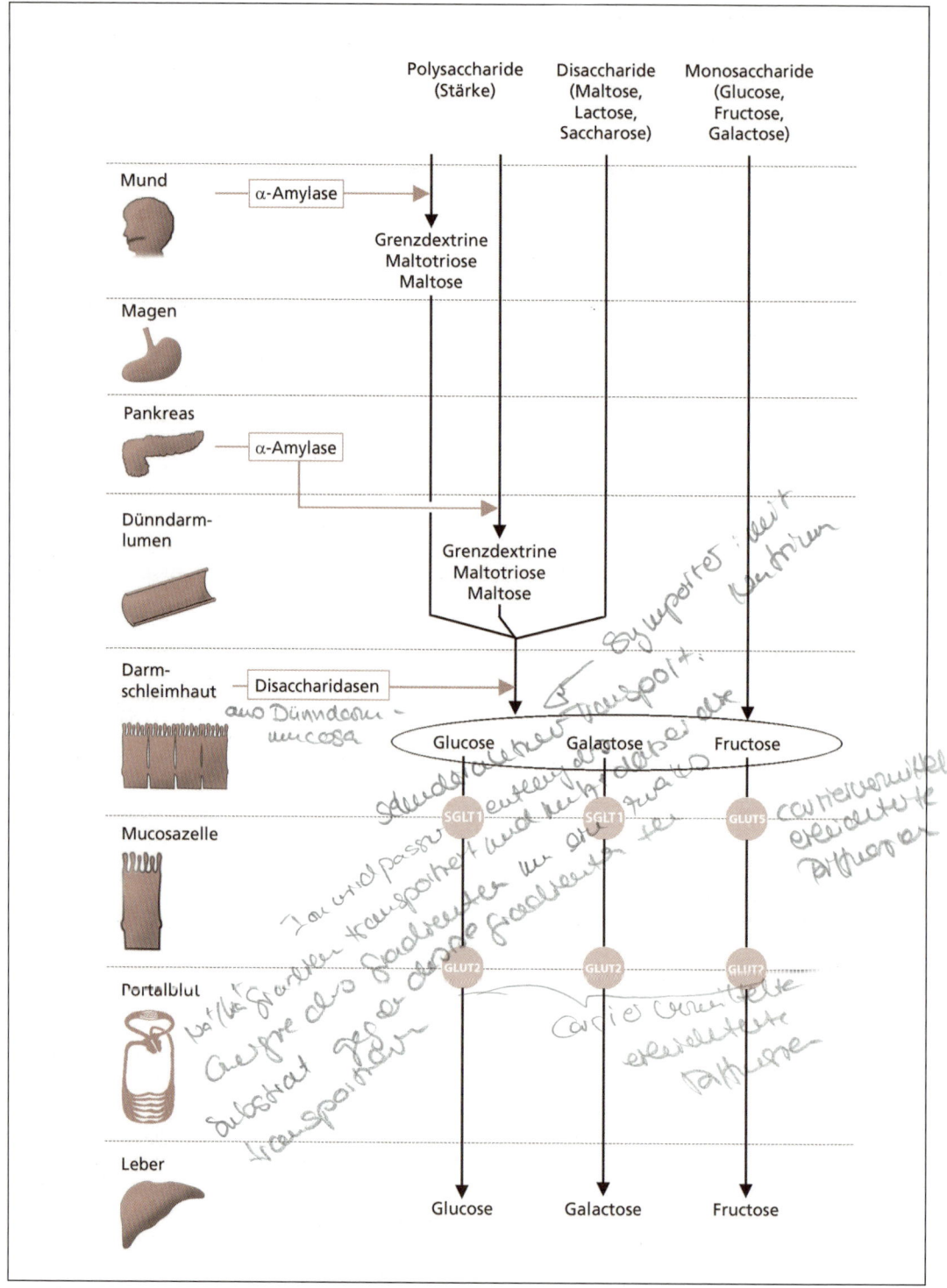

Abb. 1–2 Schematische Darstellung der Kohlenhydratdigestion und -absorption. SGLT1: Na⁺/Glucose-Cotransporter; GLUT2: Glucose-Fructose-Transporter; GLUT5: Fructose-Transporter

schen Speichels gebildet werden, den das Ptyalin zur Aktivierung benötigt. Endprodukte der Kohlenhydratverdauung im Mund sind **Maltose**, **Maltotriose** und α-**Grenzdextrine**, die noch α-1,6-Bindungen des Amylopektins enthalten.

Im **Magensaft** sind keine Enzyme des Kohlenhydratabbaus vorhanden. Da aber die Absenkung des pH-Wertes im Magen erst allmählich erfolgt, kann die Kohlenhydratspaltung durch die Speichelamylase im Inneren des Chymus zunächst fortgesetzt werden.

Der Hauptort der Kohlenhydratverdauung ist der **Dünndarm**. Mit dem **Pankreassekret** gelangt eine *α-1,4-Amylase* in das Darmlumen, die in ihrer Spezifität und Wirkungsweise der des Speichels gleicht. Die sich nun im Dünndarm befindenden Disaccharid-Bruchstücke aus dem Stärkeabbau (Maltose und Isomaltose) sowie die Disaccharide der Nahrung (Saccharose, Maltose, Lactose) werden an der Darmschleimhaut in die entsprechenden Monosaccharide zerlegt. Diese Aufgabe erfüllen *Disaccharidasen (Glucosidasen)*, die in der Bürstensaummembran der Dünndarmmucosa lokalisiert sind (**siehe Abb. 1–2**). Zu den *Disaccharidasen* gehören die *Saccharase*, die *Lactase*, die *α-Grenzdextrinase* sowie fünf verschiedene Formen der *Maltase* (α-*Glucosidase*). Durch die Verankerung der Enzyme in den Mucosazellen sind die enzymatische Spaltung und die Absorption der Monosaccharide eng nebeneinander lokalisiert.

Die **Absorption** von Glucose und Galactose in die Enterocyten ist ein sekundär-aktiver Transportprozess, der selbst keine Stoffwechselenergie verbraucht, aber indirekt von der Aktivität der Na^+/K^+-ATPase abhängt. Die beiden Monosaccharide werden dabei in einem **Co-Transport** (**Symport**) mit Natrium in die Enterocyten aufgenommen. Treibende Kraft des Systems ist ein elektrochemischer Gradient, der durch die in der basolateralen Membran lokalisierte Na^+/K^+-ATPase aufrechterhalten wird.

Die Absorption von **Fructose** und anderer Monosaccharide erfolgt durch carrier-vermittelte **erleichterte Diffusion**. Dieser Prozess ist energieunabhängig und an ein Konzentrationsgefälle gebunden. Im Anschluss an die Absorption verlassen die Monosaccharide durch carriervermittelte erleichterte Diffusion die Epithelzelle und erreichen über das Portalblut die Leber. Die Transportkapazität für Fructose sowie für die als **Zuckeraustauschstoffe** zugelassenen Zuckeralkohole (z. B. Sorbitol, Mannitol und Xylitol) (siehe Kap. 25.7.2) ist relativ gering. Daher kommt es bei höherer Zufuhr – aufgrund einer Anhäufung osmotisch aktiver Verbindungen im Darmlumen – häufig zu Durchfällen.

1.4 Funktionen

Kohlenhydrate erfüllen im menschlichen Organismus unterschiedliche Aufgaben (**siehe Abb. 1–3**). Sie stellen zwar nur ca. 1,5 % der gesamten Körpermasse dar, sind aber die wichtigsten **Energielieferanten** und werden in großen Mengen oxidativ abgebaut. Insbesondere Erythrocyten und das zentrale Nervensystem sind auf eine kontinuierliche Versorgung mit Glucose angewiesen. Als **Depotform** sichert Glycogen die Versorgung des Organismus mit Glucose, unabhängig von der Nahrungszufuhr. In Form von **Glucokonjugaten** sind Kohlenhydrate Bestandteil nahezu aller biologisch bedeutsamen Strukturkomponenten. **Glycoproteine** sind dadurch charakterisiert, dass das Protein kovalent über glycosidische Bindungen mit Oligosacchariden verknüpft ist, wobei der Proteinanteil im Allgemeinen überwiegt. Die meisten Plasma- und Membranproteine sind ebenso zu den Glycoproteinen zu zählen wie Strukturproteine (z. B. Kollagen), Enzyme (z. B. Ribonuclease, Amylase), Peptidhormone (z. B. Luteinisierendes Hormon), Immunoglobuline, Fibrinogen und Blutgruppensubstanzen, bei denen der Kohlenhydratanteil bis zu 85 % beträgt. **Proteoglycane** (synonym: Glucosaminoglukane; Mucopolysaccharide) bestehen zu einem großen Teil aus Heteroglycanen, die kovalent an ein einfaches Protein gekoppelt sind. Wichtige Proteoglycane umfassen Chondroitin-4-sulfat, Dermatansulfat, Keratansulfat und Hyaluronsäure, die am Aufbau des Bindegewebes beteiligt sind. Ihre physikochemischen Eigenschaften bestimmen im Wesentlichen die Elastizität und Struktur des Bindegewebes. **Glycolipide** wie Cerebroside und Ganglioside finden sich in besonders hoher Konzentration im Nervengewebe, wo sie essenzielle Strukturbestandteile der Nervenzellmembran bilden. Als **Glucuronsäure** sind Kohlenhydrate an der Konjugation und Aus-

Kohlenhydrate

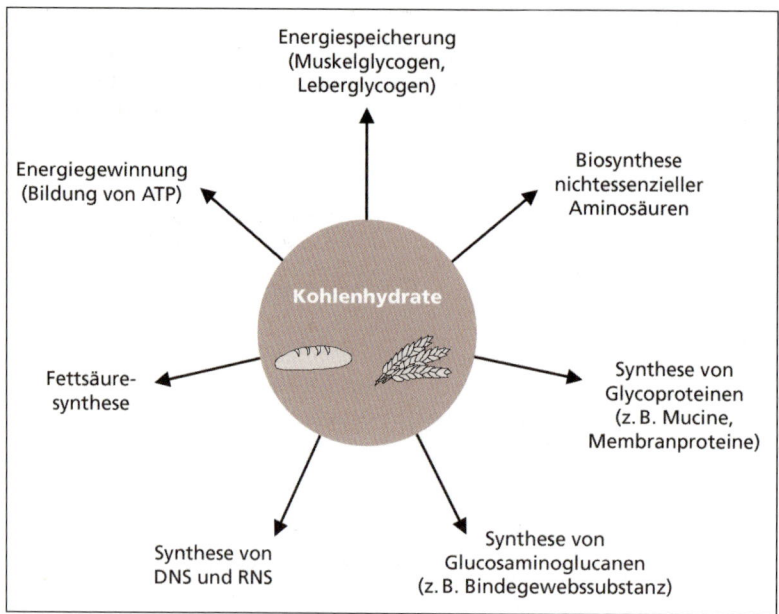

Abb. 1–3 Aufgaben der Kohlenhydrate im menschlichen Organismus

scheidung von Xenobiotika beteiligt. Des Weiteren stellen Kohlenhydrate die Ausgangssubstrate für die Bildung von **Triglyceriden, Cholesterol, Steroidhormonen** (siehe Kap. 2.1), **nichtessenziellen Aminosäuren** (siehe Kap. 3.5) und **Nucleotiden** dar.

1.5 Intermediärer Stoffwechsel der Kohlenhydrate

Ihre besondere anatomische Lage und enzymatische Ausstattung machen die Leber zum zentralen Organ des Kohlenhydratstoffwechsels. Sie ist in der Lage, alle Wege des **Glucosestoffwechsels** (siehe Abb. 1–4) zu vollziehen und kann sich daher der jeweiligen Stoffwechselsituation anpassen. So ist sie u. a. fähig, überschüssige Glucose in Form von **Glycogen** zu speichern oder in **Fett** umzuwandeln. Umgekehrt kann die Leber im Glucosemangel Glucose an das Blut abgeben. Hierzu werden die Glycogenspeicher mobilisiert oder es wird Glucose aus anderen Nährstoffen gebildet (Gluconeogenese). Auch der Fructose- und Galactosestoffwechsel vollzieht sich primär in der Leber.

Phosphorylierung und glycolytischer Abbau

Nach ihrer intestinalen Absorption gelangen die Monosaccharide – im Wesentlichen Glucose, Fructose und Galactose – über carriervermittelte erleichterte Diffusion (GLUT-2-Transporter) – in die Hepatocyten. Dort erfolgt zunächst die ATP-abhängige **Phosphorylierung** der einzelnen Monosaccharide. Diese von spezifischen *Kinasen* katalysierte Reaktion dient der Aktivierung und der Entfernung der Monosaccharide aus dem Diffusionsgleichgewicht, wodurch die intrazelluläre Aufnahme weiterer Monosaccharide sichergestellt wird. Der Phosphorsäureester **Glucose-6-Phosphat** stellt eine der Schlüsselsubstanzen im Glucosestoffwechsel dar, von dem ein Um- oder Abbau der Glucose in verschiedene Stoffwechselwege möglich ist. Ein großer Teil der mit der Nahrung aufgenommenen Glucose geht in die im Cytosol lokalisierte **Glycolyse** ein und wird zur Energiegewinnung genutzt. Auch die beim Abbau von **Fructose** und **Galactose** entstandenen intermediären Phosphatester (Glycerinaldehyd-3-Phosphat und Glucose-6-Phosphat) gelangen in die glycolytische Kette. Im Verlauf der Glycolyse wird Glucose zunächst in zwei Triosephosphate gespalten und dann unter ATP-Gewinn weiter zu

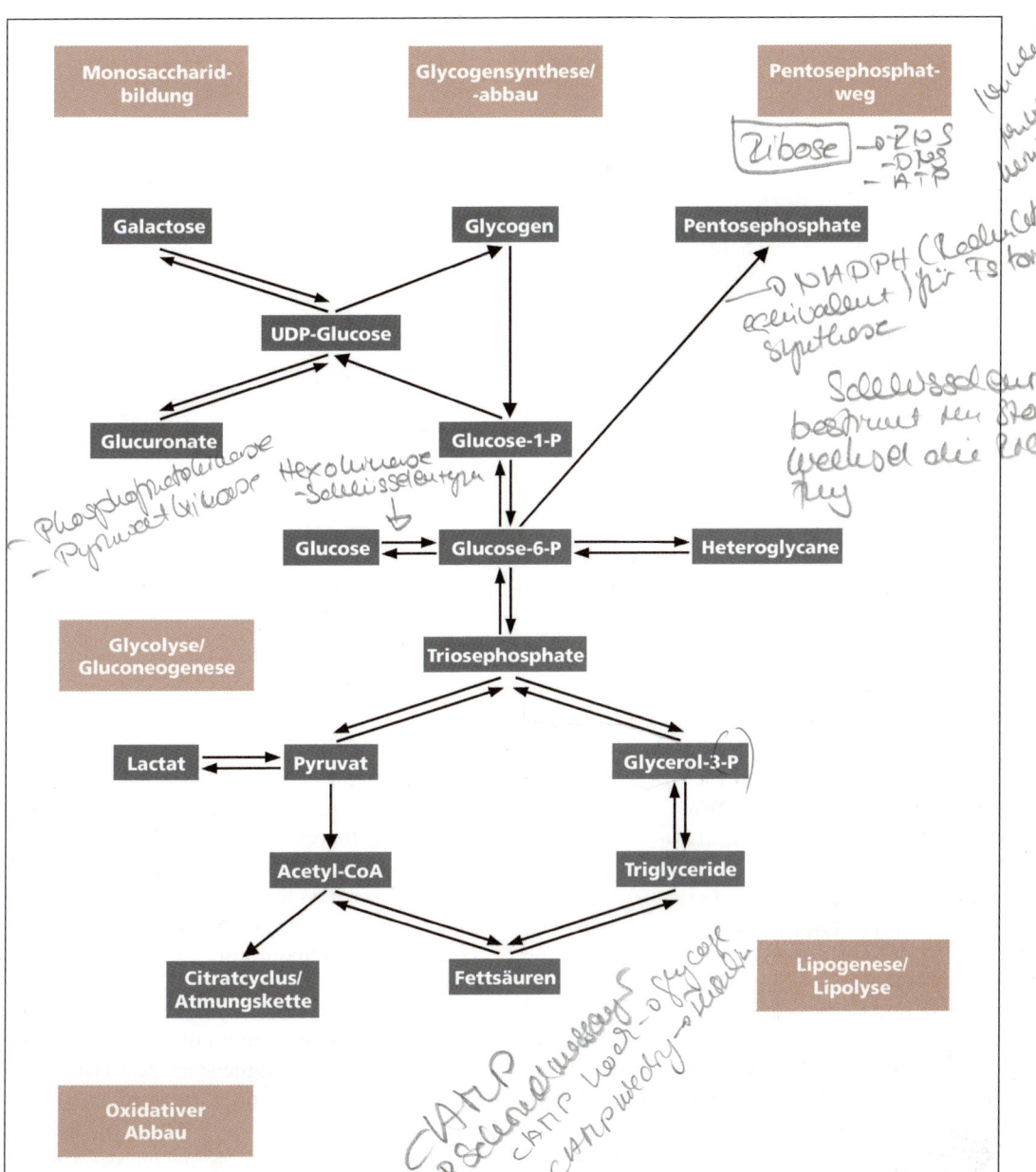

Abb. 1–4 Übersicht über die wichtigsten Stoffwechselwege der Glucose

Pyruvat abgebaut. Dieses kann bei ausreichender Sauerstoffversorgung über den **Citratcyclus** und die sich anschließende **Atmungskette** (siehe Kap. 4) energetisch verwertet werden.

Cori- und Alanin-Cyclus

Unter **anaeroben Bedingungen,** wie bei intensiver mechanischer Beanspruchung des Muskels und unzureichender Sauerstoffzufuhr (siehe Kap. 18.6.2) sowie im Nierenmark und den Erythrocyten, wird Pyruvat NADH-abhängig zu **Lactat**

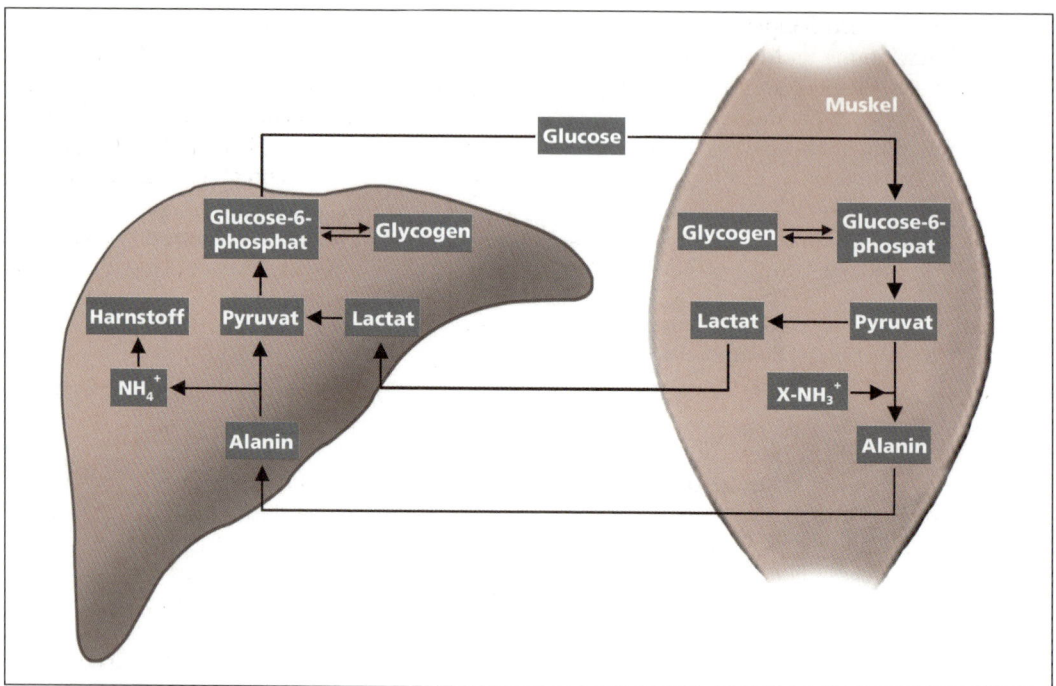

Abb. 1–5 Cori- und Glucose-Alanin-Cyclus

reduziert. Dieses wird an das Blut abgegeben und zur Leber transportiert. Dort wird Lactat wieder zu Pyruvat dehydriert und im Citratcyclus zu Kohlendioxid oxidiert bzw. in der Gluconeogenese (siehe unten) wieder zu Glucose umgewandelt. Die Glucose kann dann erneut zu den verbrauchenden Organen zurücktransportiert werden. Dieser Kreisprozess zwischen Leber und glucoseverbrauchenden Organen wie Muskel, Nierenmark und Erythrocyt wird als **Cori-Cyclus** bezeichnet. Daneben existiert noch eine ähnliche Stoffwechselbeziehung zwischen der Muskulatur und der Leber, die als **Glucose-Alanin-Cyclus** (Ballcyclus) bekannt ist (siehe Abb. 1–5). Dabei werden die Aminogruppen aus dem Aminosäurestoffwechsel der Muskulatur vorwiegend auf Pyruvat übertragen, wobei **Alanin** entsteht. Dieses gelangt über den Blutweg zur Leber und wird dort erneut zu Pyruvat transaminiert. Der anfallende Stickstoff kann dann zur Harnstoffsynthese herangezogen werden, während Pyruvat in die Gluconeogenese eingeschleust wird und in Form von Glucose zurück zur Muskulatur gelangt.

Glycogenstoffwechsel

Die Glucose, die nicht zur Energiegewinnung herangezogen wird, kann auf anderen Reaktionswegen verstoffwechselt werden. Nur in der Leber und der Muskulatur besteht die Möglichkeit, bei Glucoseüberschuss Reserven in Form von **Glycogen** anzulegen. Eine Speicherung der reinen Glucose wäre aufgrund ihrer osmotischen Eigenschaften und ihrer Löslichkeit nicht sinnvoll. Das Glycogenmolekül weist eine charakteristische baumartige Verzweigung auf. Die stark verzweigte Struktur ermöglicht im Bedarfsfall eine schnelle Freisetzung von Glucoseresten. Insgesamt kann der menschliche Organismus etwa 450 g Glycogen speichern, davon ca. 100 bis 150 g in der Leber. Diese Menge sichert im Hungerzustand die Glucoseversorgung für ungefähr 24 Stunden. Da das **Leberglycogen** primär der Aufrechterhaltung des Blutzuckerspiegels dient, variiert sein Gehalt je nach Stoffwechsellage. Im Hunger oder bei kohlenhydratfreier Ernährung kann der Glycogengehalt der Leber auf 0,1 % (1–1,5 g) absinken, wird aber anschließend, auch bei andauerndem Kohlenhydratmangel, durch die Gluconeogenese auf diesem Niveau gehalten.

Muskelglycogen wird hauptsächlich zur schnellen Energiegewinnung im Muskel herangezogen. Im Gegensatz zur Leber kann das im Muskel lokalisierte Glycogen nicht direkt zur Aufrechterhaltung des Blutglucosespiegels herangezogen werden, da der Muskulatur das dazu notwendige Enzym *Glucose-6-Phosphatase* fehlt. Indirekt trägt Muskelglycogen über den Cori-Cyclus (siehe Abb. 1–5) auch zur Glucosehomöostase bei.

Pentosephosphatcyclus und Fettsäurebiosynthese

Weitere glucoseverbrauchende Reaktionsketten neben Glycolyse und Glycogensynthese stellen die **Fettsäurebiosynthese** (Lipacidogenese; siehe Kap. 2.6) sowie die direkte Glucoseoxidation im **Pentosephosphatcyclus** (Hexosemonophosphatweg) dar. Die biologische Bedeutung des Pentosephosphatcyclus liegt in der Bildung von **Pentosephosphaten** für die Synthese von **Nucleinsäuren** und **Nucleotiden** sowie in der Gewinnung von **NADPH** als Reduktionsäquivalent für die Biosynthese von Fettsäuren, Cholesterol und Steroidhormonen. Außerdem ist NADPH Coenzym der *Glutathionreduktase* und damit Teil der körpereigenen antioxidativen Abwehr (siehe Kap. 9.3.1). Der Pentosephosphatweg ist im Cytosol von Zellen mit hoher Syntheseleistung, wie z. B. Leber-, Nebennierenrinden- und Plazentazellen, von besonderer Bedeutung. Die Bildung von Pentosephosphaten bzw. NADPH ist an den Bedarf der jeweiligen Organe und Gewebe angepasst. Da NADPH meist in größerer Menge benötigt wird, bietet der Pentosephosphatweg die Möglichkeit, Glucose vollständig zu Kohlendioxid zu oxidieren, wobei dann aus einem Mol Glucose 12 NADPH gewonnen werden. In Organen mit intensiven Syntheseleistungen, wie z. B. der Leber, und einem daraus resultierenden hohen NADPH-Bedarf kann der Pentosephosphatcyclus daher einen großen Anteil am Glucoseverbrauch ausmachen.

Gluconeogenese

Bei einem alimentären **Kohlenhydratmangel** ist der Organismus in der Lage, die zur Aufrechterhaltung der Stoffwechselfunktionen benötigte Glucosemenge endogen zu synthetisieren. Zunächst sichern die unter dem Einfluss von Glucagon und Adrenalin (s. unten) mobilisierten Glycogenreserven den Glucosebedarf der Organe für kurze Zeit. Obwohl bereits nach etwa einem Tag die Glycogenreserven von Leber und Muskulatur erschöpft sind, muss eine Mindestkonzentration im Blut (ca. 4 mmol/l) aufrechterhalten werden, um glucoseabhängige Organe zu versorgen. Zwar können die meisten Zellen und Gewebe ihre Energie auch aus der Oxidation von Fettsäuren gewinnen (siehe Kap. 2.6), **Nervengewebe**, **Nierenmark** und **Erythrocyten** sind jedoch obligat auf Glucose angewiesen. Allein das Nervensystem benötigt täglich ca. 140 g Glucose. Bei andauerndem Kohlenhydratmangel muss der Organismus den Glucoseverbrauch einschränken, so dass die meisten Organe statt Glucose nun **Fettsäuren** als Energiequelle nutzen. Um die Glucoseversorgung der glucoseabhängigen Gewebe zu sichern, läuft in der Leber und den Nieren verstärkt die **Gluconeogenese** ab. Dieser Stoffwechselweg ermöglicht die Synthese von Glucose aus Nichtkohlenhydraten wie **Pyruvat**, **Lactat**, **Glycerol** und **glucogenen Aminosäuren** (siehe Abb. 1–6). Fettsäuren und andere Verbindungen, die beim Abbau Acetyl-CoA liefern, können hingegen vom menschlichen Organismus nicht zur Neusynthese von Glucose verwendet werden.

Die im Cytosol, dem endoplasmatischen Retikulum und in Mitochondrien von **Leber** und **Niere** lokalisierte **ATP-abhängige** Gluconeogenese stellt formal, bis auf drei enzymatische Schritte, eine Umkehr der energieliefernden Glycolyse dar. Die zur Gluconeogenese herangezogenen Aminosäuren entstammen dem Abbau von Körperproteinen, der durch Cortisol gesteigert wird. Gleichzeitig stimuliert Glucagon die **Lipolyse**, d. h. die Spaltung der im Organismus gespeicherten Triglyceride in Glycerol und Fettsäuren (siehe unten). Während der **Glycerolanteil** als Substrat für die Gluconeogenese dient, werden die anfallenden Fettsäuren für die Energiegewinnung verwendet. Ein Teil der Fettsäuren wird in der Leber zur Bildung von **Ketonkörpern** herangezogen. Die Ketonkörper gelangen ins Blut und werden von zahlreichen Organen als Energiequelle genutzt (siehe Kap. 2.6). Durch ihre hohe Wasserlöslichkeit überwinden sie auch die Blut-Liquor-Schranke zum Gehirn und können dort nach einigen Tagen der Anpassung als Energiesubstrat dienen. Hierdurch sinkt der Glucosebedarf des Ge-

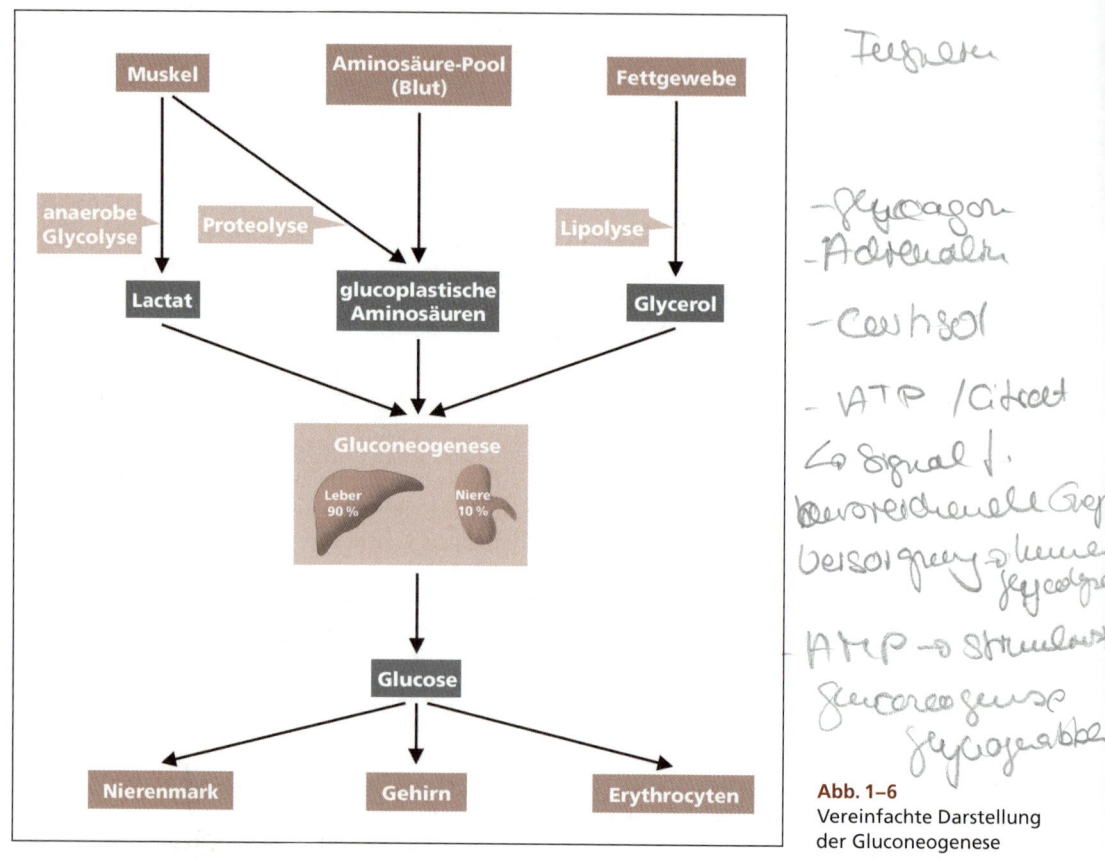

Abb. 1–6
Vereinfachte Darstellung der Gluconeogenese

hirns nach mehrtägigem Fasten auf etwa 40 g/ Tag, was eine Einsparung von körpereigenem Protein zur Neubildung von Glucose mit sich bringt.

Regulation des Glucosestoffwechsels

Die **Regulation** des Glucosestoffwechsels, die der Konstanthaltung des Blutglucosespiegels dient, erfolgt hauptsächlich über verschiedene **hormonelle Systeme** und **allosterische Liganden**. Wie bei enzymkatalysierten Reaktionskaskaden üblich, wird der Substratfluss auf der Ebene der **Schlüsselenzyme** reguliert. Zu den wichtigsten Hormonen, die regulativ in den Kohlenhydratstoffwechsel eingreifen, zählen die Peptidhormone **Insulin** und **Glucagon** (siehe Abb. 1–7). Die hormonelle Regulation des Kohlenhydratstoffwechsels durch Insulin und Glucagon verhindert, dass gegenläufige Stoffwechselwege wie Glycolyse und Gluconeogenese gleichzeitig ablaufen.

Insulin wird in den β-**Zellen** der Langerhansschen Inseln des Pankreas synthetisiert und in speziellen Sekretgranula (β-**Granula**) gespeichert. Der für die Insulinfreisetzung entscheidende Reiz ist der Anstieg der Blutglucosekonzentration über den Nüchternwert von etwa 1 mmol/l. Die Bindung von Insulin an den **tetrameren Insulinrezeptor** löst eine komplexe Signaltransduktionskaskade aus, in deren Verlauf intrazelluläre Signalmetabolite phosphoryliert und aktiviert werden. Hierdurch werden alle Reaktionen gesteigert, die eine Senkung des Blutzuckerspiegels ermöglichen. Unter dem Einfluss von Insulin nimmt die Glucoseaufnahme der Skelettmuskulatur und des Fettgewebes rasch zu, indem die Translokation des Glucosetransportsystems **GLUT-4** in die Zellmembran gesteigert wird. Gleichzeitig verstärkt Insulin alle glucoseverbrauchenden Prozesse der Zelle, so dass der Blutglucosespiegel insgesamt sinkt. Insulin fördert

Intermediärer Stoffwechsel der Kohlenhydrate

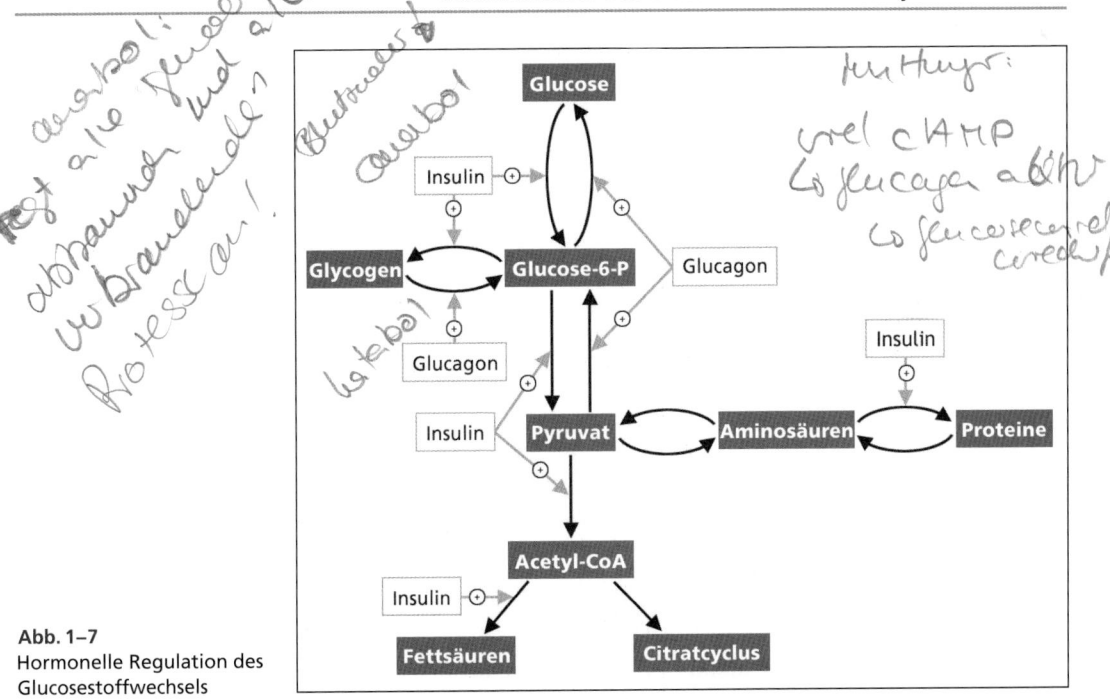

Abb. 1–7
Hormonelle Regulation des Glucosestoffwechsels

die Synthese von Schlüsselenzymen der **Glycolyse**, der **Glycogensynthese** und der **Fettsäurebiosynthese**. Gleichzeitig reprimiert Insulin die Synthese von Schlüsselenzymen der **Gluconeogenese**.

Als physiologischer Gegenspieler des Insulins fungiert **Glucagon**, das in den α-**Zellen** des Pankreas synthetisiert und – ähnlich wie Insulin – in spezifischen Sekretgranula gespeichert wird. Die Glucagonsekretion hängt von der Höhe des Blutzuckerspiegels ab und steigt bei Erreichen der kritischen Glucosekonzentration von 2,8 mmol/l rasch an. Die molekularen und zellulären Effekte von Glucagon werden über einen spezifischen **G-Protein-gekoppelten Rezeptor** vermittelt. Glucagon löst hier die Aktivierung der *Adenylatcyclase* aus, was einen Anstieg des second messengers **cAMP** zur Folge hat. Über diesen Mechanismus induziert Glucagon die Schlüsselenzyme der **Gluconeogenese**, während alle insulinstimulierbaren Gene reprimiert werden. Die kurzfristigen regulatorischen Effekte vermittelt Glucagon über cAMP-abhängige **Interkonversion** von Enzymen. Auf diese Weise wird etwa die **Glycogensynthese** gehemmt, der **Glycogenabbau** dagegen stimuliert. Insgesamt trägt Glucagon damit zu einer Erhöhung der Blutglucosekonzentration bei (siehe Abb. 1–7).

Auch das im Nebennierenmark gebildete **Catecholamin** Adrenalin sowie das Nebennierenrindenhormon Cortisol bewirken eine Erhöhung des Blutzuckerspiegels. **Adrenalin** führt zu einer raschen Mobilisierung sowohl von Leber- als auch von Muskelglycogen und stimuliert die Gluconeogenese. Wie im Fall von Glucagon erfolgen diese Reaktionen cAMP-vermittelt. **Cortisol** induziert alle Schlüsselenzyme der Gluconeogenese und stimuliert die Proteolyse in der Skelettmuskulatur, so dass vermehrt glucogene Aminosäuren zur Glucoseneubildung bereitstehen.

Neben den genannten Hormonen tragen auch verschiedene **Metabolite** zur Regulation des Glucosestoffwechsels bei. Insbesondere **ATP** und **Citrat**, die im Verlauf der Glucoseoxidation entstehen und ein Signal für eine ausreichende zelluläre Energieversorgung darstellen, sind wirksame **allosterische Hemmstoffe** der Glycolyse. Reicht die ATP-Bildung hingegen nicht aus, stimuliert **AMP** die Gluconeogenese und den Glycogenabbau.

1.6 Bedarf, Mangel und überhöhte Zufuhr

Im engeren Sinne stellen Kohlenhydrate keine essenziellen Nahrungsbestandteile dar, da sie vom Organismus aus anderen Verbindungen wie glucogene Aminosäuren oder Glycerol gebildet werden können. Dennoch sollte ein bestimmtes Quantum (ca. 25 Energieprozent) nicht unterschritten werden, um einem Abbau von körpereigenem Protein entgegenzuwirken und eine **Ketoacidose** zu verhindern (s. unten). Um die Fettzufuhr auf einem moderaten Niveau zu halten, ist es erforderlich, einen wesentlich höheren Energieanteil in Form von Kohlenhydraten zuzuführen. So empfiehlt die **DGE** gegenwärtig eine Kohlenhydratzufuhr von >50 Energieprozent, die **WHO** hat einen Zielwert von 55–75 Energieprozent definiert. Unter Beachtung der Kenntnisse aus epidemiologischen Studien wird in den amerikanischen **Dietary Reference Intakes** (DRI) eine Kohlenhydratzufuhr von 45–65 Energieprozent als angemessen angesehen. Neuere Untersuchungen zeigen, dass die Begrenzung der Kohlenhydratzufuhr (40–45 Energieprozent) in Verbindung mit einer moderaten Erhöhung des Proteinanteils und einer Steigerung der Aufnahme einfach- und mehrfach ungesättigter Fettsäuren, das Lipidprofil günstig beeinflusst. Entsprechend können Personen mit Dyslipoproteinämie – insbesondere mit Hypertriglyceridämie – im Einzelfall von einer solchen Maßnahme profitieren (siehe Kap. 26.6). Unter **präventiv-medizinischen Gesichtspunkten** sollte die Kohlenhydratzufuhr vorwiegend über Vollkornprodukte, Obst, Gemüse und Hülsenfrüchte erfolgen, während eine Reduktion der Aufnahme **raffinierter Kohlenhydratträger** (z. B. Zucker und Auszugsmehlprodukte) ratsam ist. Kohlenhydrate aus ballaststoffreichen, gering verarbeiteten Lebensmitteln zeigen im Allgemeinen ein günstigeres Blutzuckerverhalten, was durch ihren niedrigen **glycämischen Index** (GI) zum Ausdruck kommt (siehe Kap. 1.2). Bei diesen Lebensmitteln verläuft die Blutzuckerkurve weniger steil, drastische Blutzuckerschwankungen bleiben aus. Auch die **Insulinsekretion** wird im Allgemeinen weniger stark stimuliert. Da nicht nur die Art der Kohlenhydrate, sondern auch die verzehrte Menge für das Blutzuckerverhalten entscheidend ist, wurde die Kenngröße des glycämischen **Load** (GL) entwickelt (siehe Tab. 1–3). Sie definiert sich aus dem Produkt des glycämischen Index von Nahrungsmitteln und der Menge an Kohlenhydraten. Ernährungsformen, die sich durch einen hohen GI bzw. GL auszeichnen, werden als Risikofaktor für **atherosklerotische Erkrankungen** (siehe Kap. 26.4) sowie für **Diabetes mellitus Typ 2** (siehe Kap. 25) diskutiert. Neben ihrem günstigen Einfluss auf den Glucose- und Lipidstoffwechsel dienen Vollkornprodukte, Gemüse, Obst und Hülsenfrüchte als wertvolle Lieferanten von **Vitaminen** (siehe Kap. 5), **Mineralstoffen** (siehe Kap. 6) und **Ballaststoffen** (siehe Kap. 7). Lebensmittel mit einem hohen Anteil an isolierten Kohlenhydraten, insbesondere Saccharose, enthalten davon nur geringe Mengen. Trotz dieser Tatsache fehlen – abgesehen von der Entstehung der Zahnkaries – bislang wissenschaftliche Belege, die eine gesundheitliche Beeinträchtigung durch den Verzehr moderater Zuckermengen (etwa 10 Energieprozent) nachweisen. Aus diesem Grund hat die amerikanische Gesundheitsbehörde (Food and Drug Administration; FDA) Zucker den **GRAS-Status** (generally recognized as safe) erteilt. Wie verschiedene Untersuchungen zeigen, ist erst dann mit einer Beeinträchtigung der Mikronährstoffversorgung – insbesondere bei Eisen, Zink und Vitamin D – zu rechnen, wenn mehr als 24 % der Gesamtkalorien aus dem Zuckerverzehr stammen. Überzogen sind Aussagen verschiedener Alternativmediziner, wonach bereits ein geringer Zuckerverzehr mit Gesundheitsstörungen einhergehen soll.

Mangel

Ein klinisch relevanter **Kohlenhydratmangel** ist bei einer durchschnittlichen Ernährungsweise nicht zu erwarten. Allerdings finden sich bei extrem kohlenhydratarmer Ernährung, wie z. B. der **Atkins-Diät** (siehe Kap. 24.5.1) oder während des Fastens, Störungen des Stoffwechsels. Nicht verwertete Ketonkörper häufen sich im Blut an und es kommt zu Mineralstoff- und Wasserverlusten, verbunden mit Blutdruckabfall und Konzentrationsschwäche.

Der Anteil der Kohlenhydrate in der Nahrung hat in den letzten 100 Jahren deutlich abgenommen. Er liegt in Deutschland bei durchschnittlich 45 % der Energie, entsprechend ca. 260 g/Tag bei

Frauen und 270 g/Tag bei Männern. Der niedrigere Kohlenhydratanteil geht fast ausschließlich zu Lasten ballastoffreicher Nahrungsmittel wie Vollkornprodukten und Hülsenfrüchten. Dagegen ist der Verzehr von Auszugsmehlen und **Saccharose** in Form von Gebäck, Süßwaren und Limonaden sehr hoch.

Überhöhte Zufuhr

Kontrovers diskutiert wird der Einfluss der Nahrungskohlenhydrate auf die Entstehung von Übergewicht und **Adipositas** (siehe Kap. 24). Prinzipiell können Kohlenhydrate zur Neubildung von Fettsäuren (**Lipacidogenese**) dienen. Das ist insbesondere dann der Fall, wenn die obere Grenze der **Glucoseoxidation** erreicht ist und die Glycogenspeicher maximal gefüllt sind. Die nicht verwertbare Glucose wird dann bis zu Acetyl-CoA abgebaut und zur Fettsäuresynthese verwendet (siehe Kap. 2.6). Allerdings ist die Aktivität der dafür notwendigen Enzyme (u. a. *ATP-Citratlyase*, *Acetyl-CoA-Carboxylase* und *Fettsäuresynthase*) beim Menschen gering. Zudem ist die Energietransformation von Kohlenhydraten zu Fett ein ineffektiver Vorgang, der mit einem erheblichen Energieverlust (ca. 23 %) einhergeht. Dennoch ist bei einer stark überhöhten Kohlenhydratzufuhr längerfristig eine deutliche Lipacidogenese sowie eine messbare Fettakkumulation zu beobachten. Allerdings kommt diesem Prozess für Gewöhnlich keine große Bedeutug zu. Bei der heute oftmals hyperkalorischen, fett- und kohlenhydratreichen Kost werden die Kohlenhydrate bevorzugt oxidiert, das Nahrungsfett hingegen enstprechend dem Energieüberschuss im Fettgewebe gespeichert. Kohlenhydrate, vor allem in Form fettreicher Back- und Süßwaren, tragen so indirekt zum Problem Übergewicht bei.

Weiterführende Literatur

Anderson JW: Nutritional management of diabetes mellitus. In: Shils ME, Olson JA, Shike M, Ross AC (eds): Modern nutrition in health and disease. Williams and Wilkins, Baltimore, 9th ed., S. 1365–1394, 1999

Augustin LS, Franceschi S, Jenkins DJ, Kendall CW, La Vecchia C: Glycemic index in chronic disease: a review. Eur J Clin Nutr 56, 1049–1071, 2002

Bollen M, Keppens S, Stalmans W: Specific features of glycogen metabolism in the liver. Biochem J 336 (Pt 1): 19–31, 1998

Brosnan JT: Comments on metabolic needs for glucose and the role of gluconeogenesis. Eur J Clin Nutr 53 (Suppl 1): S107–11, 1999

Bryant NJ, Govers R, James DE : Regulated transport of the glucose transporter GLUT4. Nat Rev Mol Cell Biol 3 (4): 267–77, 2002

Connor WE, Duell PB, Connor SL: Benefits and hazards of dietary carbohydrate. Curr Atheroscler Rep 7(6): 428–34, 2005

Crowe TC: Safety of low-carbohydrate diets. Obes Rev 6 (3):235–45, 2005

Deutsche Gesellschaft für Ernährung (DGE), Österreichische Gesellschaft für Ernährung (ÖGE), Schweizerische Gesellschaft für Ernährung (SGE), Schweizerische Vereinigung für Ernährung (SVE): Referenzwerte für die Nährstoffzufuhr. 1. Auflage, Umschau/Braus, Frankfurt/Main S. 59–63, 2000

Deutsche Gesellschaft für Ernährung: Glykämischer Index und glykämische Last – ein für die Ernährungspraxis des Gesunden relevanets Konzept? Teil 1: Einflussfaktoren auf den glykämischen Index sowie Relevanz für die Prävention ernährungsmitbedingter Erkrankungen. Ernährungs-Umschau 51: 84–91, 2004

Deutsche Gesellschaft für Ernährung: Glykämischer Index und glykämische Last – ein für die Ernährungspraxis des Gesunden relevantes Konzept? Teil 2: Umsetzung des Konzeptes eines niedrigen GI bzw. GL in die Ernährungsempfehlungen für die Bevölkerung. Ernährungs-Umschau 51: 128–132, 2004

Evans M, Amiel SA: Carbohydrates as a cerebral metabolic fuel. J Pediatr Endocrinol Metab 11 (Suppl 1): 99–102, 1998

FAO/WHO Report: Carbohydrate in human nutrition. Report of a Joint FAO/WHO Expert Consultation. FAO Food Nutr Pap 66, 1–140, 1998

Foster-Powell K, Holt SH, Brand-Miller JC: International table of glycemic index and glycemic load values: 2002. Am J Clin Nutr 76 (1): 5–56, 2002

Gaßmann B: Dietary reference Intakes (DRI), Report 6. Übersicht, Kommentar und Vergleich mit den D-A-C-H-Referenzwerten für die Nährstoffzufuhr. Teil 1: Nahrungsenergie, Kohlenhydrate und Faserstoffe. Ernähr-Umschau 50: 96–102, 2003

Gross LS, Li L, Ford ES, Liu S: Increased consumption of refined carbohydrates and the epidemic of type 2 diabetes in the United States: an ecologic assessment. Am J Clin Nutr 79: 774–9, 2004

Gerich JE, Meyer C, Woerle HJ, Stumvoll M: Renal gluconeogenesis: its importance in human Glucose homeostasis. Diabetes Care 24: 382–391, 2001

Harber MP, Schenk S, Barkan AL, Horowitz JF: Alterations in carbohydrate metabolism in response to short-term dietary carbohydrate restriction. Am J Physiol Endocrinol Metab 289(2): E306–12, 2005

Havel PJ: Dietary fructose: implications for dysregulation of energy homeostasis and lipid/carbohydrate metabolism. Nutr Rev 63:133–57, 2005

Institute of Medicine of the National Academy (Food and Nutrition Board): Dietary Reference Intakes for energy, carbohydrate, fiber, fat, fatty acids, cholesterol, protein, and amino acids. The National Academies Press, Washington D.C. 2002

Jenkins DJ, Kendall CW, Axelsen M, Augustin LS, Vuksan V: Viscous and nonviscous fibres, nonabsorbable and low glycaemic index carbohydrates, blood lipids and coronary heart disease. Curr Opin Lipidol 11: 49–56, 2000

Jiang G, Zhang BB: Glucagon and regulation of glucose metabolism. Am J Physiol Endocrinol Metab 284: E671–8, 2003

Khan AH, Pessin JE: Insulin regulation of glucose uptake: a complex interplay of intracellular signalling pathways. Diabetologia 45: 1475–83, 2002

Katz J, Tayek JA: Recycling of Glucose and determination of the Cori Cycle and gluconeogenesis. Am J Physiol 277: E401–E407, 1999

Ludwig DS: The glycemic index: physiological mechanisms relating to obesity, diabetes, and cardiovascular disease. JAMA 287, 2414–2423, 2002

Ma Y, Li Y, Chiriboga DE, Olendzki BC, Hebert JR, Li W, Leung K, Hafner AR, Ockene IS: Assiciation between carbohydrate intake and serum lipids. J Am Coll Nutr 25(2): 155–63, 2006

Murphy SP, Johnson RK: The scientific basis of recent US guidance on sugars intake. Am J Clin Nutr 78 (4): 827S–833S, 2003

Nantel G: Glycemic carbohydrate: an international perspective. Nutr Rev 61 (5 Pt 2): S34–9, 2003

Opperman AM, Venter CS, Oosthuizen W, Thompson RL, Vorster HH: Meta-analysis of the health effects of using the glycaemic index in meal-planning. Br J Nutr 92, 367–381, 2004

Saris WH: Sugars, energy metabolism, and body weight control. Am J Clin Nutr 78 (4): 850S–857S, 2003

Schutz Y: Concept of fat balance in human obesity revisited with particular reference to de novo lipogenesis. Int J Obes Relat Metab Disord 28 (Suppl 4): S3–S11, 2004

Schwenke DC: Insulin resistance, low-fat diets, and low-carbohydrate diets: time to test new menus. Curr Opin Lipidol 16 (1): 55–60, 2005

Tharanathan RN: Food-derived carbohydrates – structural complexity and functional diversity. Crit Rev Biotechnol 22 (1): 65–84, 2002

WHO/FAO Expert Consultation: Diet, nutrition and the prevention of chronic diseases. WHO Technical Report Series No 916, Geneva 2003

Wylie-Rosett J, Segal-Isaacson CJ, Segal-Isaacson A: Carbohydrates and increases in obesity: does the type of carbohydrate make a difference? Obes Res 12 (Suppl 2): 124S–9S, 2004

2 Lipide

2.1 Struktur und Eigenschaften

Lipide sind im Gegensatz zu Kohlenhydraten (siehe Kap. 1) und Proteinen (siehe Kap. 3) eine äußerst heterogen aufgebaute Stoffklasse, die kein einheitliches Bauprinzip aufweist. Entsprechend vielfältig sind die verschiedenen Substanzen und ihre ernährungsphysiologische Bedeutung. Ihre Gemeinsamkeit ist die Löslichkeit in unpolaren Lösungsmitteln (Chloroform, Diethylether, Benzol), während sie in Wasser unlöslich sind. Ein biologisch bedeutsames Charakteristikum vieler Lipide ist ihre **amphiphile** Natur, d. h. sie besitzen einen unpolaren (hydrophoben) Teil und eine polare (hydrophile) Gruppe. Diese Besonderheit ist mit einer starken Polarisierung innerhalb der Moleküle verbunden, was die „Oberflächenaktivität" dieser Verbindungen begründet. Sie gestattet es den Lipiden, an Grenzschichten geordnete Strukturen auszubilden. Lipide lasssen sich nach der Grundstruktur ihres Kohlenwasserstoffgerüsts in einfache **nichtverseifbare** und komplexe **verseifbare** Lipide unterteilen (siehe Tab. 2–1).

Fettsäuren

Fettsäuren sind aliphatische Carbonsäuren, die in biologischen Systemen häufig mit einem Alkohol verestert vorliegen. Sie sind Bestandteile von Acyl- und Phosphogylceriden, Sphingolipiden, Cholesterolestern sowie von Wachsen. Die physikalischen und biochemischen Eigenschaften der Fettsäuren werden von der Kettenlänge, dem jeweiligen Sättigungsgrad und der Lokalisation der Doppelbindung im Molekül bestimmt. Je nach Anzahl der im Fettsäuremolekül enthaltenen C-Atome unterscheidet man **kurz-** (bis 4 C-Atome), **mittel-** (6 bis 12 C-Atome) und **langkettige** (mehr als 12 C-Atome) **Fettsäuren**. Kurzkettige Fettsäuren sind in Nahrungsmitteln nur in geringen Mengen vorhanden. Sie entstehen hauptsächlich bei der bakteriellen Fermentation von Ballaststoffen im Dickdarm (siehe Kap. 22). Fettsäuren mittlerer Kettenlänge sind in geringen Mengen vor allem in Milch- und Kokosfett enthalten. In den meisten Fetten überwiegen langkettige Fettsäuren mit 16–18 C-Atomen. Die in Lebensmitteln enthaltenen Fettsäuren besitzen überwiegend eine **gerade Kohlenstoffanzahl**. **Ungeradzahlige Fettsäuren** wie etwa Valerian-, Pelargon- und Margarinsäure finden sich in natürlichen Lebensmitteln (z. B. Lavendelöl, Hammelfett) nur

Tab. 2–1 Chemische Klassifikation der Lipide

Einfache nichtverseifbare Lipide
1. Fettsäuren und Derivate
   - Gesättigte, ungesättigte und essenzielle Fettsäuren
   - Eicosanoide (Prostaglandine, Thromboxane, Leukotriene)
2. Isoprenderivate
   - Terpene (Retinol, Phyllochinone, Tocopherole, Dolichol)
   - Steroide (Cholesterol, D-Vitamine, Steroidhormone, Gallensäuren)

Komplexe verseifbare Lipide
- Acylglyceride (Mono-, Di- und Triglyceride)
- Phosphoglyceride (Lecithin, Cardiolipin, Kephalin, Phosphatidylinositol u. a.)
- Sphingolipide
- Cholesterolester
- Wachse

Tab. 2–2 Charakteristika und Vorkommen ausgewählter Fettsäuren

Trivialname	Anzahl der C-Atome	Anzahl der Doppelbindungen	Symbol	Vorkommen
Buttersäure	4	0	C 4:0	Milchfett
Capronsäure	6	0	C 6:0	Milchfett
Caprylsäure	8	0	C 8:0	Milchfett
Caprinsäure	10	0	C 10:0	Milchfett
Laurinsäure	12	0	C 12:0	Kokosfett
Myristinsäure	14	0	C 14:0	Tierische Fette
Palmitinsäure	16	0	C 16:0	Tierische Fette
Stearinsäure	18	0	C 18:0	Tierische Fette
Ölsäure	18	1	C 18:1 ω9	Oliven- und Rapsöl
Linolsäure	18	2	C 18:2 ω6	Sonnenblumen- und Maisöl
γ-Linolensäure	18	3	C 18:3 ω6	Nachtkerzenöl
α-Linolensäure	18	3	C 18:3 ω3	Lein- und Nussöl
Arachidonsäure	20	4	C 20:4 ω6	Schlachttierfette
Eicosapentaensäure (EPA)	20	5	C 20:5 ω3	Fischöle
Erucasäure	22	1	C 22:1 ω9	Raps- und Senföle
Docosahexaensäure (DHA)	22	6	C 22:6 ω3	Fischöle

in geringen Konzentrationen. Höhere Mengen entstehen vorwiegend bei Oxidationsprozessen.

Von ernährungsphysiologischer Bedeutung sind besonders der **Sättigungsgrad** der Fettsäuren und die Position ihrer Doppelbindungen (**siehe Tab. 2–2**). Fettsäuren ohne Doppelbindung werden als **gesättigt** bezeichnet, Fettsäuren mit Doppelbindungen als ungesättigt. Bei den **ungesättigten Fettsäuren** wird zwischen einfach ungesättigten und mehrfach ungesättigten Fettsäuren differenziert. In Lebensmitteln kommen ungesättigte Fettsäuren mit bis zu vier Doppelbindungen vor, die praktisch ausschließlich **cis-konfiguriert** sind. Trans-Isomere finden sich natürlicherweise im Milch- und Depotfett von Wiederkäuern, können jedoch auch bei der Lebensmittelverarbeitung in höheren Mengen entstehen (siehe Kap. 26.4.1). Je nach Lage der Doppelbindungen wird zwischen ω-9-, ω-6- und ω-3-Fettsäuren unterschieden. Die zu den essenziellen Fettsäuren zählende **Linolsäure, α-Linolensäure** und vermutlich auch **Eicosapentaensäure** können vom menschlichen Organismus nicht bzw. nicht in ausreichender Menge synthetisiert werden und müssen daher mit der Nahrung zugeführt werden (siehe Kap. 2.8).

Acylglyceride

Acylglyceride (Neutralfette) bestehen aus dem dreiwertigen Alkohol Glycerol, der mit Fettsäureresten verestert ist. Je nach Anzahl der Fettsäurereste wird zwischen Mono-, Di- und Triglyceriden unterschieden. **Triglyceride** sind mit 95–98 % sowohl in der Nahrung als auch im menschlichen Organismus die am häufigsten vorkommende Lipidklasse. Bei **einfachen Triglyceriden** sind alle Fettsäurereste vom selben Typ. **Gemischte Triglyceride** enthalten hingegen unterschiedliche Fettsäuresubstituenten. In biologischen Systemen finden sich meist komplexe Gemische aus beiden Gruppen. Die Eigenschaften der Triglyceride variieren in Abhängigkeit der enthaltenen Fettsäuren. Pflanzliche Triglyceride sind bei Raumtemperatur meist flüssig (Öle), da sie einen höheren Gehalt an einfach und mehrfach ungesättigten Fettsäuren aufweisen. **Mono-** und **Diglyceride** kommen mit einem Gehalt von 0,1 bis 0,4 % nur selten in Lebensmitteln vor. Sie entstehen vorwiegend bei der Lipiddigestion. Ihre freie alkoholische Gruppe erleichtert die Micellenbildung und die Absorption (siehe Kap. 2.4). Ihre diesbezügliche Wirkung als **Emulgator** macht man sich in der Lebensmitteltechnologie zu Nutze, wo sie in großem Umfang zum Einsatz kommen.

Phosphoglyceride und Sphingolipide

Phosphoglyceride (Glycerophosphatide) sind wie Triglyceride aufgebaut, enthalten aber (anstelle von drei Fettsäuren) zwei Fettsäuren und einen Phosphorsäurerest. Dieser kann mit unterschiedlichen Alkoholen verestert sein. Das bekannteste Phosphoglycerid ist das **Lecithin** (Phosphatidylcholin), das als polare Alkoholgruppe den Aminoalkohol Cholin enthält und besonders reichlich im Eidotter und in der Sojabohne zu finden ist. Weitere biologisch wichtige Phosphoglyceride sind Phosphatidylserin, Kephalin (Phosphatidylethanolamin), Cardiolipin (Diphosphatidylglycerin) und Phosphatidylinositol, das im Rahmen der Signaltransduktion eine zentrale Stellung einnimmt. Aufgrund ihrer ausgeprägten amphiphilen Eigenschaft sind Phosphoglyceride als Grenzflächenbildner am Aufbau von Lipiddoppelschichten beteiligt und Bestandteil aller biologischen Membranen.

Sphingolipide enthalten als Grundgerüst – anstelle des Glycerols der Triglyceride – den zweiwertigen Aminoalkohol Sphingosin bzw. ein Sphingosinderivat. Im einfachsten Fall ist dieser über eine Amidbindung mit einer langkettigen gesättigten Fettsäure verknüpft. Grundstruktur ist das **Ceramid**, von dem sich weitere Sphingolipide wie Sphingomyeline, Cerebroside, Sulfatide und Ganglioside ableiten.

Isoprenderivate

Gemeinsamer Baustein aller **Isoprenlipide** ist das **Isopren** (2-Methyl-1,3-butadien), eine methylverzweigte Verbindung mit fünf C-Atomen. Durch Polymerisation entsteht eine große Gruppe kettenförmiger oder cyclischer Oligo- und Polymere, die in der Natur weit verbreitet sind. Bekannte Isoprenlipide sind die ätherischen Öle Menthol, Campher und Citronellol, die von Pflanzen synthetisiert werden. Auch die Vitamine A, D, E und K sowie die Steroide zählen zu den Isoprenlipiden. Gemeinsames Merkmal der **Steroide** ist ihr gesättigtes tetracyclisches Sterangerüst. Unter den Steroiden ist das **Cholesterol** der wichtigste Fettbegleitstoff. Cholesterol wird ausschließlich mit Lebensmitteln tierischen Ursprungs zugeführt. Im menschlichen Körper kann es prinzipiell in allen Geweben synthetisiert werden, wobei die Leber und die Zellen der intestinalen Mucosa den größten Beitrag leisten (siehe Kap. 2.7). Eine dem Cholesterol strukturell ähnliche Gruppe von Verbindungen sind die **Phytosterole**, die von höheren Pflanzen gebildet werden und insbesondere in Nüssen und Samen in höherer Konzentration zu finden sind.

2.2 Vorkommen und Verfügbarkeit

Zu den Lebensmitteln, die natürlicherweise hohe Mengen Fett enthalten, zählen Speiseöle, Nüsse und Samen sowie Butter, fettreiche Käse-, Fleisch- und Wurstsorten. Letztere enthalten reichlich Cholesterol, das ebenso in Innereien und Eigelb in hohen Konzentrationen zu finden ist. Je nach Zubereitung können auch solche Lebensmittel erheblich zur Fettaufnahme beitragen, die natürlicherweise nur geringe Fettmengen enthalten (z. B. Pommes Frites, Bratkartoffeln). Stark verarbeitete Lebensmittel wie Fertiggerichte, verschiedene Snacks und Gebäck weisen teils hohe Mengen versteckter Fette auf. **Tabelle 2–3** zeigt den Fettgehalt ausgewählter Lebensmittel.

Während **tierische Fette**, insbesondere die Depotfette Schweineschmalz, Rindertalg und Gänseschmalz, vorwiegend gesättigte und einfach ungesättigte Fettsäuren aufweisen, haben – mit Ausnahme von Palmkern- und Kokosfett – pflanzliche Lebensmittel generell einen hohen Anteil mehrfach ungesättigter Fettsäuren. **Tabelle 2–4** zeigt das Vorkommen verschiedener Fettsäuren in tierischen und pflanzlichen Fetten und Ölen.

Einen besonderen Stellenwert besitzen fette Fische wie Hering, Sardine, Makrele und Lachs, die wertvolle Lieferanten hochungesättigter ω-3-**Fettsäuren** darstellen. Sie kommen bei der diätetischen Therapie verschiedener Erkrankungen wie z. B. Atherosklerose (siehe Kap. 26) und Rheuma (siehe Kap. 30) zum Einsatz.

Die **Verdaulichkeit** und **Verfügbarkeit** der Nahrungsfette wird vor allem von ihrem Aggregatzustand bestimmt. Fette mit einem niedrigen Schmelzpunkt werden rasch emulgiert und enzymatisch gespalten, was ihre gute Verdaulichkeit begründet. Verschiedene Nahrungsbestandteile mindern die **Absorptionsrate** einzelner Lipide, in-

Tab. 2–3 Fettgehalte ausgewählter Lebensmittel (g/100 g)

Lebensmittel	Fettgehalt (g/100 g)
Speiseöle	> 99
Butter	83
Haselnüsse	62
Kartoffelchips	39
Camembert (60 % Fett i.Tr.)	33
Mortadella	33
Vollmilchschokolade	30
Avocado	24
Huhn	9,6
Rotbarsch	3,6
Reis	2,2
Zucchini	0,4

dem sie mit diesen Komplexe bilden und zur Ausscheidung bringen. Vor allem bei **Calcium** ist bekannt, dass dieses mit Fettsäuren unlösliche Kalkseifen bildet. **Phytosterole** setzen die Absorption von Cholesterol herab, ein Effekt, der diätetisch ausgenutzt wird (siehe Kap. 26.4.3).

Zahlreiche **gastrointestinale Erkrankungen** können die Verfügbarkeit der Nahrungslipide deutlich einschränken. Dabei betreffen die Störungen entweder die intraluminalen Verdauungsvorgänge (**Maldigestion**) oder die epitheliale Absorption bzw. den Abtransport der Lipide über das Lymphsystem (**Malabsorption**). Zu den Erkrankungen, die eine Maldigestion bedingen, zählen exokrine Pankreasinsuffizienz, Mukoviszidose und Mangel an Gallensäuren in Folge hepatozellulärer Krankheiten, Overgrowth-, Kurzdarm- und Zollinger-Ellison-Syndrom. Absorptionsstörungen treten bei Dünndarmresektion (siehe Kap. 34) und Zöliakie (siehe Kap. 32) in Erscheinung.

2.3 Funktionen

Aufgrund ihrer heterogenen Strukturen erfüllen Lipide eine Reihe unterschiedlicher Funktionen (**siehe Abb. 2–1**).

Mit einem Brennwert von rund 38 kJ/g (9 kcal/g) sind Lipide der **energiereichste Bestandteil** in der menschlichen Ernährung. Diese Eigenschaft gestattet es dem Organismus, Energiereserven anzulegen, die in Form von Depotfett den bedeutsamsten **Energiespeicher** darstellen. Der Fettgewebsspeicher eines normalgewichtigen Erwachsenen beträgt ca. 12 000 g, was einer Energiemenge von etwa 473 760 kJ (112 800 kcal) entspricht. Bei fehlender Nahrungszufuhr ist so die Enregieversorgung für mehrere Wochen sichergestellt. Gleichzeitig fungiert Depotfett als **Druckpolster** und schützt die Organe vor Verletzungen. Lipideinlagerungen im subcutanen Gewebe wirken als natürliche Isolatoren, die an der

Tab. 2–4 Prozentuale Verteilung der Fettsäuren in tierischen und pflanzlichen Fetten und Ölen

	Gesättigte Fettsäuren	Ölsäure	Linolsäure	α-Linolensäure
Hoher Anteil an gesättigten Fettsäuren:				
Rindertalg	50	37	3	< 1
Schweineschmalz	38	41	9	1
Kokosfett	66	7	2	–
Hoher Anteil an einfach ungesättigten Fettsäuren:				
Olivenöl	13	69	8	1
Rapsöl	7	53	22	9
Erdnussöl	19	54	22	–
Hoher Anteil an Linolsäure:				
Sonnenblumenöl	11	20	63	< 1
Maiskeimöl	13	26	55	1
Weizenkeimöl	17	14	56	8
Distelöl	9	10	75	< 1
Hoher Anteil an α–Linolensäure (Omega–3–Fettsäuren):				
Leinöl	10	18	14	54

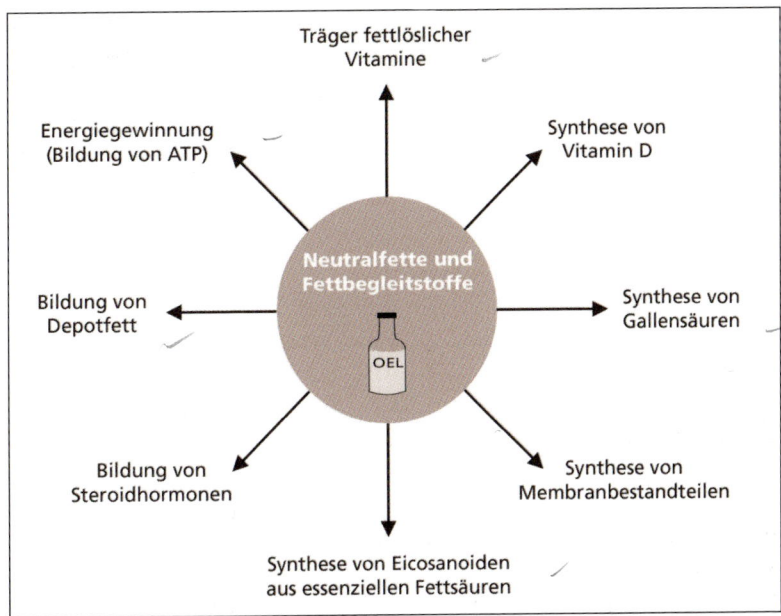

Abb. 2–1
Aufgaben der Lipide im menschlichen Organismus

Regulation des **Wärmehaushaltes** beteiligt sind. Nahrungslipide sind ein wichtiger **Geschmacksträger**, fördern die Absorption **fettlöslicher Vitamine** (A, D, E und K) und dienen als Träger **essenzieller Fettsäuren**. Als wesentlicher Bestandteil **zellulärer Membranen** dienen Phosphoglyceride, Sphingolipide und Cholesterol der Aufrechterhaltung der Zellkompartimentierung, Membranfluidität und -permeabilität. Sphingomyeline, Cerebroside und Ganglioside finden sich in hohen Konzentrationen im Nervengewebe. Als Membrankomponenten dienen sie hier der Isolierung der Nervenzellen und sind am Aufbau des **elektrischen Membranpotenzials** beteiligt. Bestimmte Lipide wirken als **Membrananker** von Enzymen (z. B. Acetylcholinesterase, alkalische Phosphatase), so etwa der Glycosyl-Phosphatidylinositol-Anker (**GPI-Anker**). Glycolipide sind Bestandteil von **Zelloberflächenstrukturen**, denen bei der Zell-Zell-Erkennung und Gewebsimmunität eine wichtige Rolle zukommt. Einige Lipide wirken als Hormone bzw. hormonähnliche Substanzen. Hierzu gehören die vom Cholesterol abgeleiteten **Steroidhormone** wie die Mineral- und Glucocorticoide, die Androgene sowie die Estrogene. Zu nennen sind auch verschiedene Derivate hochungesättigter Fettsäuren, die unter dem Begriff **Eicosanoide** (siehe Kap. 2.8) zusammengefasst werden. Manche Lipide wie etwa Diacylglycerol wirken als **second messenger** und sind in die Signaltransduktion eingebunden. Auf die Bedeutung der regulatorischen Funktionen der **fettlöslichen Vitamine** A, D, E und K wird in Kapitel 5.3 detailliert eingegangen.

2.4 Digestion und Absorption

Zur Verdauung des Nahrungsfettes (**siehe Abb. 2–2**) ist es notwendig, die wasserunlöslichen Triglyceride in eine wasserlösliche und damit absorbierbare Form zu überführen. Die Wasserlöslichkeit der Triglyceride wird im Wesentlichen von der Kettenlänge der Fettsäuren bestimmt. Die Verdauung und die Absorption des Nahrungsfettes lassen sich in drei Hauptphasen einteilen: die luminale, die mucosale und die sekretorische Phase.

Luminale Phase

In der **luminalen Phase** wird das mit der Nahrung zugeführte Fettgemisch für die nachfolgende enzymatische Hydrolyse und die sich anschließende Absorption vorbereitet. Über drei verschiedene

Lipide

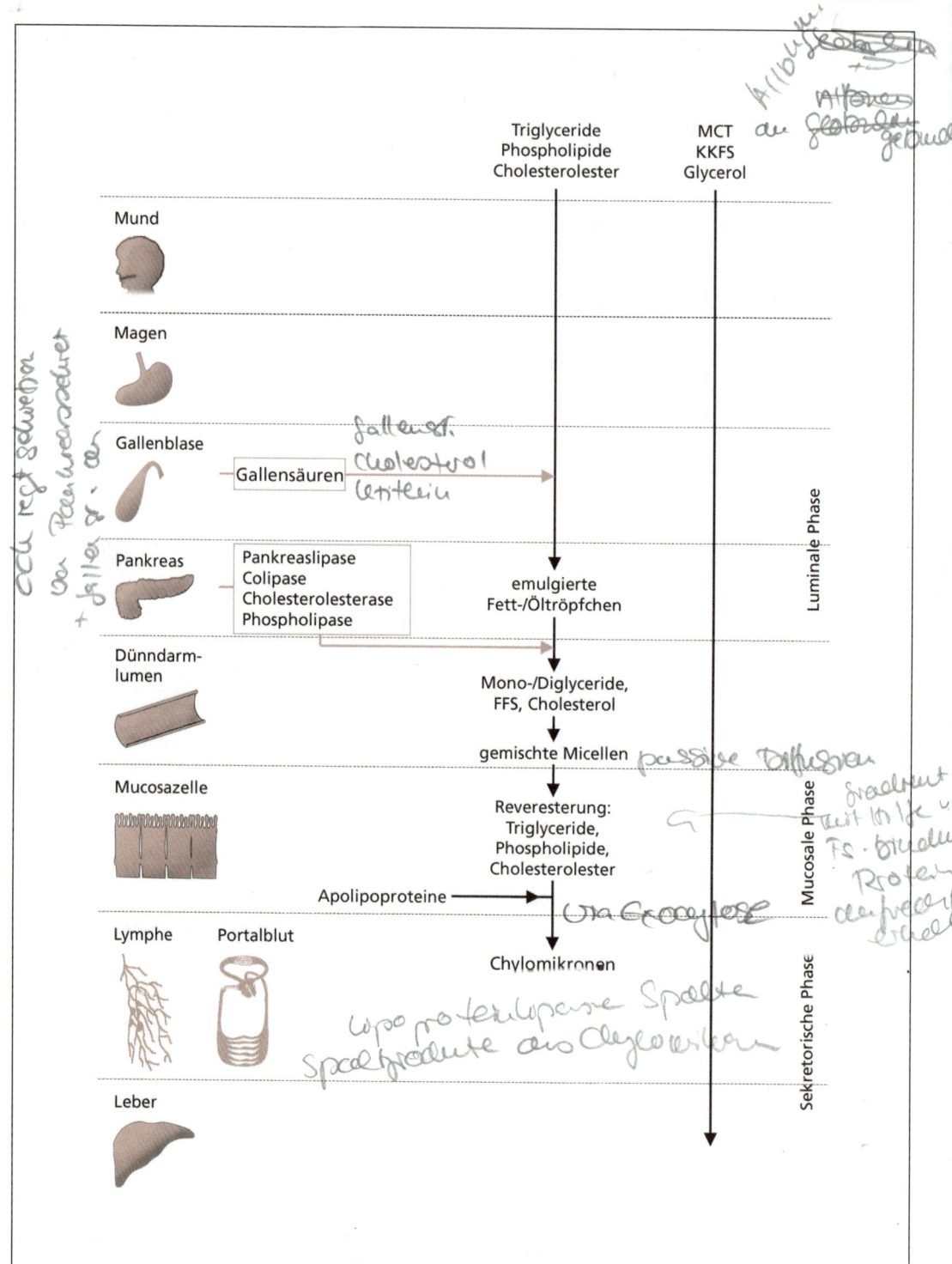

Abb. 2–2 Schematische Darstellung der Lipiddigestion und -absorption. MCT: Mittelkettige Triglyceride; FFS: Freie Fettsäuren; KKFS: Kurzkettige Fettsäuren

Mechanismen (mechanische Dispersion, enzymatische Hydrolyse und Micellbildung) erfolgt eine Umwandlung der Fettaggregate in eine feine, absorbierbare **Suspension**.

Durch die **mechanische Dispersion** (Kauvorgang, Magenkontraktion) wird zunächst die Oberfläche der Fettpartikel vergrößert. Gleichzeitig beginnt durch eine **linguale** und **gastrale** *Lipase* die Hydrolyse der Triglyceride, der aber quantitativ keine Bedeutung zukommt. Nach etwa ein bis zwei Stunden passiert der Chymus den Pylorus, gelangt ins Duodenum und löst die Freisetzung des gastrointestinalen Hormons **Cholecystokinin (CCK)** aus. Dieses Hormon wird auch als Pankreozymin bezeichnet. Die Begriffsverwirrung rührt daher, dass ursprünglich davon ausgegangen wurde, dass es sich um zwei unterschiedliche Hormone handelt. Dies ist aber nicht der Fall. CCK bewirkt die Kontraktion und Entleerung der **Gallenblase** und stimuliert die **exokrine Pankreassekretion**. Durch die Darmperistaltik wird nun die Fettemulsion mit dem Pankreassekret und der Gallenflüssigkeit vermischt. Die Gallenflüssigkeit besteht aus Cholesterol, Gallensäuren und biliären Lipiden, wie z. B. Lecithin. Gallensäuren besitzen **Detergenzieneigenschaft**, d. h. sie wirken als oberflächenaktive Substanzen und sind so in der Lage, die Oberfläche der Fetttröpfchen weiter zu vergrößern. Als Folge entsteht aus der Verbindung von Gallensäuren bzw. -salzen mit den Fetttröpfchen eine feine Emulsion, die eine effektive **enzymatische Hydrolyse** ermöglicht.

Die für die Verdauung der Fette benötigten Enzyme werden in erster Linie vom **Pankreas** gebildet und mit dem Pankreassekret ins Duodenum abgegeben. Verantwortliches Enzym für den Abbau der Triglyceride ist die *Pankreaslipase*, die durch Gallensäuren aktiviert wird und ihr Aktivitätsoptimum bei einem pH-Wert von 8,0 hat. Unter physiologischen Bedingungen, d. h. in Anwesenheit von Gallensäuren und Phospholipiden, ist das Enzym alleine jedoch nicht in der Lage, die entsprechenden Substrate umzusetzen. Erst in Verbindung mit einem weiteren Enzym, der ebenfalls im Pankreas gebildeten *Colipase*, kann die Lipase ihre volle katalytische Aktivität entfalten. Sie spaltet bevorzugt die in 1- und 3-Position veresterten Fettsäuren ab, so dass als Endprodukte freie Fettsäuren und 2-Monoglyceride entstehen.

Von den mit der Nahrung zugeführten Fetten werden nur etwa 10–20 % vollständig zu Fettsäuren und Glycerol gespalten.

Die ebenfalls aus dem Pankreas stammenden *Phospholipasen* spalten mit unterschiedlicher Spezifität aus den **Phospholipiden** zunächst die beiden Fettsäuren ab. Das verbleibende 3-Glycerophosphoryl-Cholin (bzw. -Serin, -Ethanolamin oder -Inositol) wird unter Abspaltung des jeweiligen Substituenten in Glycerophosphat überführt. Diese Reaktion katalysieren *Phosphodiesterasen*, die in den Mucosazellen des Dünndarms gebildet werden. Anschließend wird Glycerophosphat durch *Phosphatasen* der Mucosazellen in Glycerol und anorganisches Phosphat zerlegt. In der Nahrung vorhandene Cholesterolester werden durch die im Darm- und Pankreassaft enthaltene Cholesterolesterase hydrolysiert. *Colipase* und *Phospholipase* werden in Form inaktivierter Vorstufen sezerniert und erst im Dünndarm unter Einwirkung von Trypsin aktiviert (vgl. Kap. 3.3). Hierdurch wird einer Selbstverdauung des Pankreas vorgebeugt.

Im letzten Schritt der luminalen Phase müssen die fettlöslichen Abbauprodukte in eine wasserlösliche Form überführt werden, damit sie von der Mucosazelle aufgenommen werden können. Dieser als **Solubilisierung** bezeichnete Vorgang erfolgt über die Bildung von **Micellen**. Dabei lagern sich Gallensäuren und Fettabbauprodukte derart zusammen, dass die hydrophilen Gruppen außen und die lipophilen Gruppen innerhalb der kugelförmigen Micelle lokalisiert sind. Die Micellenbildung erfolgt bei günstiger Relation von Gallensäuren und Lipiden spontan. Die kurz- und mittelkettigen Fettsäuren sind wasserlöslich und müssen vor der Aufnahme in die Mucosazelle nicht in Micellen eingeschlossen werden. Dies ist diätetisch von Bedeutung, da sich hierdurch die Möglichkeit eröffnet, bei Erkrankungen wie Pankreasinsuffizienz oder Zöliakie (siehe Kap. 32) mittelkettige Triglyceride (MCT-Fette) als alternative Fettquelle einzusetzen (vgl. Kap. 2.9).

Mucosale Phase

In der **mucosalen Phase** wird die entstandene Suspension im oberen Dünndarmabschnitt absorbiert. Dabei werden die einzelnen Micellenbestandteile durch **passive Diffusion** aufgenommen. Inzwischen ist auch ein spezifisches, fettsäurebindendes Protein identifiziert, das für den carriervermittelten Transport langkettiger Fettsäuren in die Mucosazelle verantwortlich zu sein scheint. Nach Durchtritt der Fettsäuren durch die Bürstensaummembran werden diese in der Epithelzelle an ein fettsäurebindendes Protein (**FABP**) gekoppelt. Dies führt zur Ausbildung eines Fettsäure-Konzentrationsgradienten zwischen Lumen und Epithelzelle, wodurch die Lipidresorption aufrechterhalten wird. Die absorbierten Fettabbauprodukte dienen dann zum Aufbau von **Chylomikronen** (siehe Kap. 2.5). Im glatten endoplasmatischen Retikulum der Mucosazelle werden die Fettsäuren, Mono- und Diglyceride sowie freies Glycerol wieder zu Triglyceriden reverestert und anschließend zum rauen endoplasmatischen Retikulum transportiert. Durch den Zutritt von speziellen Proteinkomponenten (Apolipoproteine), Phospholipiden, Cholesterolestern, freiem Cholesterol und fettlöslichen Vitaminen entstehen schließlich **reife Chylomikronen**, die in speziellen Sekretgranula gespeichert werden. Bei kurz- und mittelkettigen Fettsäuren sind die Prozesse der epithelialen Reveresterung und der Einbau in Chylomikronen nicht notwendig. Sie erreichen direkt über die basolaterale Membran die Pfortader, wo sie an Albumin gebunden zur Leber gelangen.

Sekretorische Phase

In der abschließenden **sekretorischen Phase** gelangen die Chylomikronen via Exocytose aus den Mucosazellen in das Lymphgefäßsystem. Über den **Ductus thoracicus** erreichen sie die Blutbahn. Dort werden sie durch *Lipoproteinlipasen*, die an den Kapillarendothelien lokalisiert sind, hydrolisiert. Die Spaltprodukte gelangen in die peripheren Gewebe und die Leber, wo ihre weitere Metabolisierung erfolgt (siehe Kap. 2.6).

2.5 Transport der Lipide im Blut

Aufgrund ihrer hydrophoben Eigenschaften können die Lipide nicht in freier Form im wässrigen Milieu des Organismus transportiert werden. Um den Lipidaustausch zwischen den Geweben und Organen zu ermöglichen, werden die Lipide deshalb in eine wasserlösliche Transportform, die **Lipoproteine**, überführt. Abhängig von ihren physikochemischen Eigenschaften lassen sich verschiedene Klassen von Lipoproteinen unterscheiden (siehe unten). Grundsätzlich bestehen alle Lipoproteine aus einem unpolaren Kern von Triglyceriden und Cholesterolestern sowie einer hydrophilen Hülle. Diese Hülle bilden **Apoproteine** (syn. Apolipoproteine; Apo), die eine hohe Affinität zu den Lipiden besitzen, und **amphiphile Lipide**, wie z. B. Phospholipide. Jede Lipoproteinklasse verfügt über eine bestimmte Apoproteinausstattung. VLDL enthalten insbesondere die Apolipoproteine CI-CIII, daneben auch geringe Mengen Apo B und E. In **Chylomikronen** finden sich zusätzlich die Apolipoproteine B_{48} und AI. Charakteristisch für **LDL-Partikel** ist ihr hoher Anteil an Apo B_{100}, in geringeren Mengen findet sich auch Apo E. Die **HDL-Fraktion** zeichnet sich durch ihren hohen Gehalt an Apo AI und AII aus. Zusätzlich enthalten sie die Apolipoproteine CI-CIII und E. Die Aufgabe der Apolipoproteine besteht u. a. darin, die Fette im Blut in Lösung zu halten. Des Weiteren sind sie Effektoren von Enzymen des Lipoproteinstoffwechsels (AI, CI, CII, D) und Bindungselemente für Rezeptoren der Zellmembranen (B_{48}, E).

Lipoproteine sind in ihrem Aufbau nicht starr, sie unterliegen vielfältigen Reaktionen und Austauschprozessen. Hierdurch entsteht ein **dynamischer Stoffwechsel** (siehe Abb. 2-3), in dessen Verlauf die verschiedenen Lipoproteine teilweise ineinander umgewandelt werden bzw. ihre Abbauprodukte als Basis für die Bildung anderer Lipoproteine dienen.

Die Unterscheidung der verschiedenen Lipoproteinklassen (siehe Tab. 2-5) erfolgt anhand ihrer Molekülgröße, Dichte und chemischen Zusammensetzung. Die Dichte der Lipoproteine variiert mit dem Gehalt an Lipiden und wurde zur Nomenklatur der Lipoproteine herangezogen. Je niedriger der Lipidanteil ist, desto höher sind Proteinanteil und Dichte. Dabei nimmt das Lipid-Protein-Verhältnis von den **Chylomikronen** über die Very-Low-Density-Lipoproteine (**VLDL**) und die Intermediate-Density-Lipoproteine (**IDL**) sowie die Low-Density-Lipoproteine (**LDL**) bis zu den High-Density-Lipoproteinen (**HDL**) kontinuierlich ab.

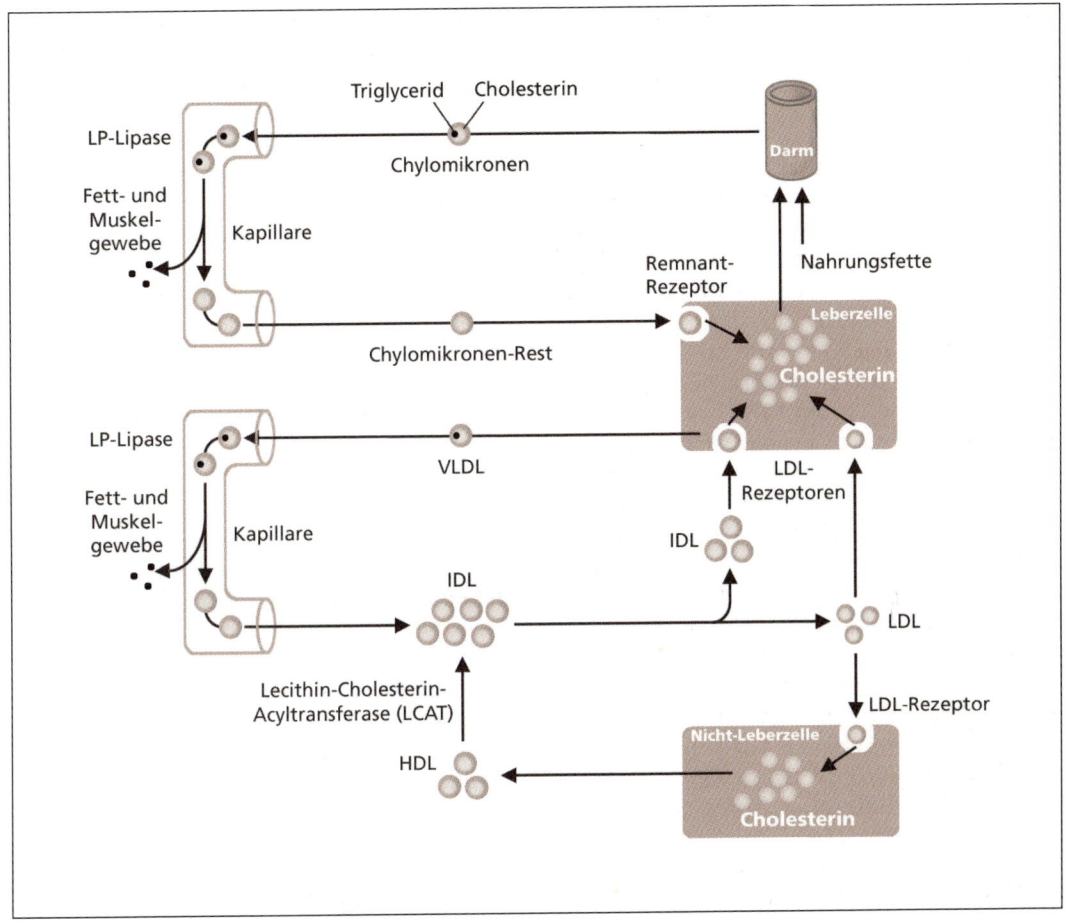

Abb. 2–3 Übersicht über den exogenen und endogenen Lipoproteinstoffwechsel. LP-Lipase: Lipoproteinlipase (Thews et al. 1999, S. 317)

Tab. 2–5 Einteilung, Entstehung und Funktion der Lipoproteine

Lipoprotein-klasse	Chole-sterol (%)	Choleste-rolester (%)	Triacyl-glycerine (%)	Phospho-lipide (%)	Apolipo-proteine	Ursprung	Transportfunktion
Chylomikronen	1–3	3–5	84–89	7–9	AI, B_{48}, CII+III, E	Darm	TG u. a.: Darm → Peripherie
Chylomikro-nen-Reste	6	7	50–70	15–18	AI, B_{48}, CIII, E	Chylomi-kronen	Lipide: Darm → Leber
VLDL	5–10	10–15	50–65	15–20	B_{100}, CII+III, E	Leber	TG u. a.: Leber → Peripherie
IDL	8	22	30	22	B_{100}, CIII, E	VLDL, HDL	Lipide: → Leber, LDL
LDL	7–10	35–40	7–10	15–20	B_{100}	IDL	Cholesterin: IDL → Leber, Periph.
HDL	3–4	12	3–5	22	AI, III+IV, CIII, D	Leber, Darm	Cholesterin: Peripherie → IDL

Der **Lipoproteinstoffwechsel** unterscheidet sich in **exo- und endogen**, wobei jede Lipoproteinklasse bestimmte Funktionen im Organismus erfüllt (siehe Abb. 2–3).

Exogener Lipoproteinstoffwechsel

Die nach einer fetthaltigen Mahlzeit in den Mucosazellen der Darmwand gebildeten **Chylomikronen** setzen sich hauptsächlich aus den Nahrungstriglyceriden zusammen und besitzen nur einen geringen Proteinanteil. Ihre Aufgabe besteht darin, exogen zugeführte Triglyceride und Cholesterol zu den verbrauchenden Organen (Muskel, Fettgewebe und Leber) zu transportieren. Der Einstrom der Chylomikronen in das Blut beginnt etwa ein bis zwei Stunden nach einer Mahlzeit und kann bei einer sehr fettreichen Nahrung mehrere Stunden andauern. Im Blutstrom werden die Chylomikronen sehr schnell durch das Enzym *Lipoproteinlipase* (**LPL**) abgebaut, das durch **Apolipoprotein-C-II** auf der Oberfläche der Chylomikronen aktiviert wird. LPL ist in der Membran von Gefäßendothelzellen und von Zellen der extrahepatischen Gewebe lokalisiert und hydrolysiert Triglyceride in freie Fettsäuren und Glycerol. Bei diesem Prozess geht ein beträchtlicher Anteil an Apo A verloren, der auf HDL-Vorstufen (diskoidale nascente HDL) übertragen wird. Neben einzelnen Apolipoproteinen können auch Hormone wie Insulin die Aktivität der *Lipoproteinlipase* stimulieren, was einen wichtigen Faktor bei der Regulation des Lipidstoffwechsels darstellt. Die freigesetzten Fettsäuren werden unmittelbar in die Organe und Gewebe (z. B. Fettzellen) aufgenommen, wo sie entweder zur Energiegewinnung oxidiert oder zum Wiedereinbau in Triglyceride verwendet werden (siehe Kap. 2.6). Die verbleibenden Chylomikronen-Reste (**Remnants**) werden von der Leber über spezifische Apo-E-Rezeptoren internalisiert und weiter verstoffwechselt. Cholesterol kann dabei in Gallensäuren umgewandelt und über die Galle ausgeschieden (siehe Kap. 2.7) oder zur Synthese anderer Lipoproteine herangezogen werden.

Endogener Lipoproteinstoffwechsel

Diesem exogenen Lipoproteinstoffwechsel steht der endogene gegenüber. Die Leber baut auch in nahrungsfreien Intervallen aus Triglyceriden, Phospholipiden und Cholesterol **VLDL** auf und gibt sie an die Blutzirkulation ab. Hier erfolgt die Anreicherung mit den Apolipoproteinen E und C, insbesondere CII. An der Oberfläche der Endothelzellen werden sie, ebenso wie die Chylomikronen, durch die *Lipoproteinlipase* unter Abgabe freier Fettsäuren hydrolysiert. Der größte Teil der freigesetzten Fettsäuren gelangt in das Fettgewebe und wird dort in Form von Triglyceriden gespeichert. Das verbleibende Lipoprotein **IDL** (Intermediate Density Lipoprotein) wird nun z. T. von der Leber aufgenommen und abgebaut oder, unter Beteiligung einer *hepatischen Lipase*, weiter zum **LDL** umgewandelt. Dieses besteht zum größten Teil aus Cholesterol und Cholesterolestern und versorgt extrahepatische Gewebe, in denen das Cholesterol z. B. als Membranbaustein oder für die Synthese von Steroidhormonen benötigt wird. Ein Teil der LDL wird von der Leber aus dem Blutstrom entfernt und abgebaut. Das dabei freiwerdende Cholesterol hemmt intrazellulär die *3-Hydroxy-3-Methyl-Glutaryl-CoA-Reduktase* (*HMG-CoA-Reduktase*), das Schlüsselenzym der Cholesterolbiosynthese. Dadurch wird die endogene Synthese gebremst (siehe Kap. 2.7). Eine Erhöhung der LDL-Fraktion im Blut ist ein wichtiger Risikofaktor atherosklerotischer Erkrankungen (siehe Kap. 26.3.2).

Lipoproteine hoher Dichte, die **HDL**, werden als Vorstufen (**diskoidale nascente HDL**) von Leber oder Darm abgegeben und sind für den reversen Cholesteroltransport von den extrahepatischen Geweben zur Leber verantwortlich. Bei den HDL handelt es sich um eine uneinheitliche Lipoproteinklasse. Aufgrund ihres differierenden Gehalts an Apolipoproteinen werden heute drei HDL-Fraktionen unterschieden, die entsprechend als HDL_1, HDL_2 und HDL_3 bekannt sind. Im Plasma bindet naszentes HDL die von der Leber sezernierte *Lecithin-Cholesterol-Acyl-Transferase* (**LCAT**), ein Enzym, das die Veresterung freien Cholesterols mit Fettsäuren des HDL-Lecithins katalysiert. Bei Kontakt mit den peripheren Organen und Geweben nimmt naszentes HDL überschüssiges Cholesterol von den Oberflächen der Zellmembranen auf und verestert es mit Hilfe der LCAT. Die Cholesterolester wandern in den apolaren Kern. Es bildet sich HDL_3. Dieses ermöglicht die Aufnahme weiterer unveresterter Cholesterolmoleküle. Die so herangereiften HDL$_2$- und HDL$_1$-Partikel werden von der Leber aufgenommen und verstoffwechselt, wobei das Cholesterol teilweise zur Synthese der Gallensäuren dient. Ein hoher HDL-Spiegel im Serum hat eine protektive Wirkung bei der Entstehung der Atherosklerose (siehe Kap. 26.3.2).

2.6 Intermediärer Stoffwechsel der Lipide

Obwohl die zentralen Vorgänge des intermediären Lipidstoffwechsels (Lipogenese und Lipolyse) prinzipiell in allen Organen stattfinden, sind die Leber und das Fettgewebe in quantitativer und qualitativer Hinsicht von besonderer Bedeutung. Ihr enzymatischer und histologischer Charakter macht beide Organe zum Mittelpunkt und zur Drehscheibe des Lipidstoffwechsels. Während in den Zellen des Fettgewebes (**Adipocyten**) vornehmlich die Reaktionen der **Lipolyse** und **Lipogenese** ablaufen, erfüllen Leberzellen (**Hepatocyten**) darüber hinaus spezifische Funktionen. So sind Hepatocyten als einziger Zelltyp in der Lage, **Ketonkörper-** und **Gallensäuren** zu synthetisieren. Auch ein Großteil des endogen gebildeten **Cholesterols** entstammt den Leberzellen. Der intermediäre Fettstoffwechsel ist eng mit dem der Kohlenhydrate verbunden und steht unter hormoneller Kontrolle (siehe unten). Damit ist die Möglichkeit gegeben, die Speicherung bzw. Mobilisation von Nahrungsenergie gezielt dem Bedarf anzupassen. Auf die komplexe Regulation des Lipoproteinstoffwechsels wird gegen Ende dieses Kapitels näher eingegangen.

Lipogenese

Nach einer fett- und kohlenhydrathaltigen Mahlzeit ist die Konzentration der Chylomikronen und VLDL im Blut erhöht. Um daraus Fettsäuren für die verschiedenen Gewebe verfügbar zu machen, ist die Einwirkung der *Lipoproteinlipase* notwendig. Die dabei freigesetzten Fettsäuren gelangen teils über freie Diffusion, teils carriervermittelt (fatty acid transport protein; FATP) in ihre Zielzellen, vornehmlich in die Adipocyten. Voraussetzung für den weiteren Stoffwechsel der Fettsäuren ist ihre ATP-abhängige Aktivierung zu **Acyl-CoA**, das eine Schlüsselstellung im Stoffwechsel der Lipide einnimmt. Katalysiert wird diese Reaktion von dem Enzym *Acyl-CoA-Synthetase (Thiokinase)*. Neben der Aktivierung dient dieser Prozess – ähnlich wie bei den Monosacchariden – der Entfernung der Fettsäuren aus dem Diffusionsgleichgewicht, wodurch die intrazelluläre Aufnahme weiterer Fettsäuren sichergestellt wird. Abhängig von der jeweiligen Stoffwechsellage ist die Einschleusung von Acyl-CoA in verschiedene Reaktionsketten möglich (**siehe Abb. 2–4**).

Besteht vorerst kein Bedarf für die Energiegewinnung oder für spezifische Synthesen, z. B. von Membrankomponenten, so wird die intrazelluläre Reveresterung der Fettsäuren zu Triglyceriden eingeleitet (**Lipogenese**) (**siehe Abb. 2–5**).

Substrat dieser Reaktion ist α-**Glycerophosphat**, das aus dem Glucoseabbau stammt. Im Gegensatz zur Leber, die den benötigten Reaktionspartner durch Phosphorylierung von Glycerol gewinnt, ist die Reveresterung der Fettsäuren in den Adipocyten an eine ausreichende Bereitstellung von α-**Glycerophosphat** als Nebenprodukt der Glycolyse gebunden. Grund hierfür ist die geringe Aktivität der *Glycerokinase*, die es Adipocyten verwehrt, lipolytisch freigesetztes Glycerol in ausreichenden Mengen zu phosphorylieren. Glycerol wird daher zur Leber transportiert, phosphoryliert und anschließend in die Glycolyse eingeschleust.

Neben der Reveresterung bereits vorhandener Fettsäuren besteht im Fettgewebe und in anderen Organen (Leber, Niere) die Möglichkeit zur Neubildung von Fettsäuren (**Lipacidogenese**). Ausgangsverbindung ist **Acetyl-CoA**, das aus der oxidativen Decarboxylierung des Pyruvats im Verlauf der Glycolyse stammt und in einem ersten Reaktionsschritt zu **Malonyl-CoA** carboxyliert wird. Die hierfür notwendige biotinabhängige *Acetyl-CoA-Carboxylase* ist das Schlüsselenzym der Lipacidogenese und unterliegt einer komplexen Kontrolle (siehe unten). Die sukzessive Verlängerung der Fettsäurenkette erfolgt durch den *Fettsäuresynthase-Komplex*. Durch Anlagerung von C3- Einheiten, die nachfolgend decarboxyliert und reduziert werden, entsteht schließlich **Palmitat** mit einer Kettenlänge von 16 C-Atomen. Reduktionsmittel der Fettsäuresynthese ist **NADPH**, das im Zuge des Pentosephosphatweges gebildet wird (siehe Kap. 1.5). Als weitere

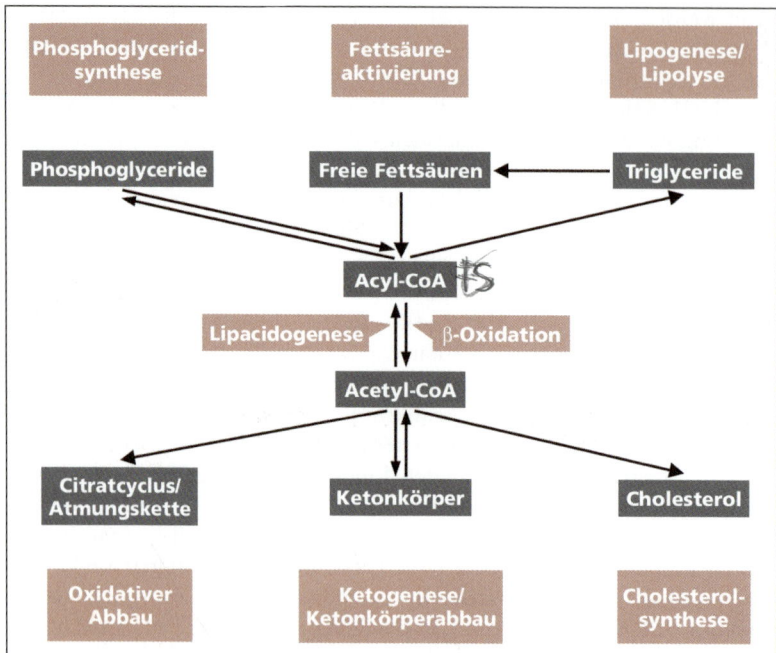

Abb. 2–4 Übersicht wichtiger Prozesse im Stoffwechsel der Lipide

NADPH-Quelle können die Reaktionen der cytosolischen *Isocitrat-Dehydrogenase* und des *Malat-Enzyms* dienen. Die synthetisierten Fettsäuren können dann – wie bereits beschrieben – zur Triglyceridsynthese eingesetzt werden. Alternative Reaktionswege sind die Kettenverlängerung (**Elongation**) und Einführung von Doppelbindungen (**Desaturation**), was zur Entstehung ungesättigter Fettsäuren führt (siehe Kap. 2.8). Eine weitere Möglichkeit stellt die Biosynthese von **Phosphoglyceriden** dar.

Lipolyse

Der Reveresterung und Neubildung der Fette steht die Hydrolyse der Fette in Fettsäuren und Glycerol (**Lipolyse**) gegenüber (siehe Abb. 2–5). Diese Reaktion wird durch die hormonsensitive *Triacylglycerinlipase* katalysiert, dem Schlüsselenzym des lipolytischen Abbaus. Ihre Aktivität wird über Interkonversion reguliert (siehe unten) und nimmt bei Energiemangel zu. Die im Zuge der Lipolyse freigesetzten Fettsäuren gelangen ins Blut, wo sie an Albumin gebunden zu den verbrauchenden Organen transportiert werden. Vor allem Leber und Muskulatur verwenden Fettsäuren zur Energieerzeugung. Das in der Lipolyse gleichzeitig freigesetzte Glycerol wird ebenfalls abgegeben und gelangt zur Leber. Dort dient es nach entsprechender Umwandlung als Substrat für die **Gluconeogenese** (siehe Kap. 1.5).

Der Energiegewinn aus Fettsäuren erfolgt hauptsächlich über die β-**Oxidation**, die in den Mitochondrien aller Gewebe – mit Ausnahme des Gehirns, der Erythrocyten und des Nebennierenmarks – stattfindet. Zur β-Oxidation werden die Fettsäuren zunächst im Cytosol zu **Acyl-CoA** aktiviert. Für den Transport durch die innere Mitochondrienmembran ist **Carnitin** notwendig, das als Fettsäurecarrier fungiert und die Fettsäurereste über einen Antiporter (Carnitin-Acylcarnitin-Antiporter) in die Mitochondrienmatrix geleitet. Dieser Prozess ist die geschwindigkeitsbestimmende Reaktion des Fettsäureabbaus und unterliegt der hormonellen Regulation (siehe unten). Prinzip der β-**Oxidation** ist die sukzessive Abspaltung von C2-Einheiten (Acetyl-CoA) unter Gewinn von Reduktionsäquivalenten (NADH und FADH$_2$). Acetyl-CoA wird nachfolgend auf Oxalacetat übertragen und in den **Citratcyclus** unter Bildung von Citrat eingeschleust.

Bei einem Überangebot an freien Fettsäuren in der Leber bzw. einem Mangel an Oxalacetat er-

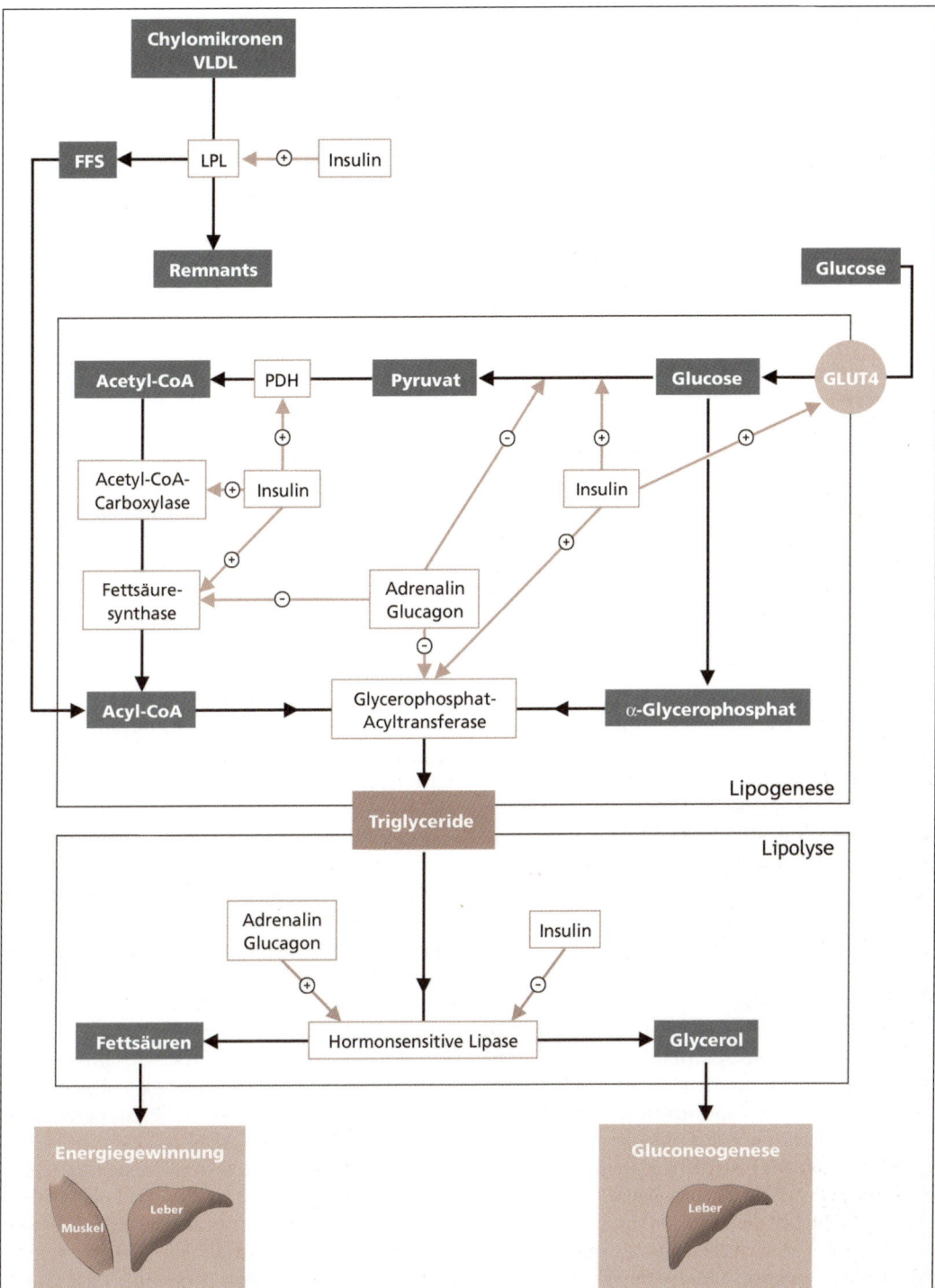

Abb. 2–5 Lipogenese und Lipolyse und deren hormonelle Kontrolle. FFS: Freie Fettsäuren; GLUT4: Insulinabhängiger Glucosetransporter; LPL: Lipoproteinlipase; PDH: Pyruvatdehydrogenase

folgt die β-Oxidation schneller als die nachfolgende Einschleusung des Acetyl-CoA in den Citratcyclus. Dementsprechend kommt es zu einer Anhäufung von Acetyl-CoA-Molekülen. Diese Situation ergibt sich beim **Fasten** und beim **Diabetes mellitus** (siehe Kap. 25.2) sowie bei sehr **kohlenhydratarmen Diäten** wie z. B. der Atkins-Diät (siehe Kap. 24.5.1). Die Leber verfügt in ihren Mitochondrien über die Möglichkeit, aus überschüssigen Acetyl-CoA-Molekülen die Ketonkörper **Acetacetat, 3-Hydroxybutyrat** und **Aceton** aufzubauen (**Ketogenese**). Dabei kondensieren zwei Moleküle Acetyl-CoA zu Acetacetyl-CoA, das durch Addition eines weiteren Acetylrests einen C6-Körper bildet. Aus diesem entsteht schließlich Acetacetat, das durch Reduktion in 3-Hydroxybutyrat übergeht bzw. nach Decarboxylierung Aceton bildet. **Ketonkörper** sind wasserlösliche und damit leicht transportierbare Substanzen, die als wichtige Energiesubstrate für periphere Organe, wie Herz und Skelettmuskulatur fungieren und während länger andauernder Fastenperioden auch vom Gehirn nutzbar sind. Ihrer energetischen Verwertung geht die Aktivierung in **Acetacetyl-CoA** und die Spaltung in **Acetyl-CoA** voraus. Der Acetylrest kann in den Citratcyclus eingeschleust und vollständig oxidativ zu CO_2 abgebaut werden. Um den Citratcyclus aufrecht zu erhalten, ist ein Mindestmaß an Glucose für den Abbau von Ketonkörpern unabdingbar. Durch ihren sauren Charakter führen Ketonkörper zur Entstehung einer acidotischen Stoffwechsellage (**Ketoacidose**), die in ausgeprägten Fällen, wie etwa beim diabetischen Coma, lebensbedrohliche Ausmaße annimmt (siehe Kap. 25.2).

Regulation des Lipidstoffwechsels

Der wechselnde Energiebedarf des Organismus und die phasenweise Nahrungszufuhr macht die **gezielte Koordination** der katabolen und anabolen Reaktionen des Lipidstoffwechsels erforderlich. Ähnlich wie bei den Kohlenhydraten erfolgt die **Regulation** des Fettstoffwechsels primär über **hormonelle Systeme**. Neben Insulin und Glucagon sind hierbei die Catecholamine Adrenalin und Noradrenalin von Bedeutung. Sie kontrollieren das Ausmaß von Lipolyse und β-Oxidation bzw. die Lipacidogenese und Lipogenese durch Beeinflussung der entsprechenden **Schlüsselenzyme (siehe Abb. 2–5)**.

Die mit der Aufnahme einer kohlenhydrathaltigen Nahrung verbundene **Insulinsekretion** ist mit der Induktion von Enzymen verbunden, die den Stoffwechsel in Richtung Lipacidogenese und Lipogenese lenken. So induziert Insulin die Synthese der membrangebundenen *Lipoproteinlipase*. Als Folge werden vermehrt Chylomikronen und VLDL gespalten und die freiwerdenden Fettsäuren von den Zellen des Fettgewebes aufgenommen. Gleichzeitig wird unter Wirkung des Insulins verstärkt Glucose in die Fettzellen transportiert und dort durch gesteigerte **Glycolyse** und gesteigerten **Pentosephosphatweg** abgebaut (siehe Kap. 1.5). Die Folge ist eine erhöhte Bereitstellung von NADPH für die **Fettsäuresynthese** sowie von α-Glycerophosphat für die Veresterung der freien Fettsäuren und eine damit verbundene Mehrbildung von Triglyceriden (**Lipogenese**). Daneben stimuliert Insulin die Lipacidogenese, indem es zusammen mit Glucose einen potenten Induktor der *Acetyl-CoA-Carboxylase*, dem Schlüsselenzym der Fettsäuresynthese darstellt. Unterstützt wird dieser Effekt durch die gesteigerte Synthese der *Fettsäuresynthase*.

Postabsorptiv, bei Nahrungskarenz oder erhöhtem Energiebedarf sinkt die Insulinsekretion, während die α-Zellen des Pankreas vermehrt Glucagon ausschütten. Auch die Catecholaminsekretion steigt unter diesen Umständen an. Das veränderte Hormonverhältnis ist mit der Umschaltung des intermediären Lipidstoffwechsels verbunden. **Glucagon** und **Adrenalin** steigern im Fettgewebe die Aktivität der **hormonsensitiven** *Triacylglycerinlipase* über cAMP-vermittelte Phosphorylierung (Interkonversion). Die dabei freigesetzten Fettsäuren gelangen ins Blut, wo sie an Albumin gebunden die Leber erreichen. Dort steigern sie die Expression der *Carnitin-Acetyltransferase*, die den geschwindigkeitsbestimmenden Schritt der β-Oxidation katalysiert. Hohe Konzentrationen an NADH, wie er z. B. bei Alkoholabusus zu beobachten ist (siehe Kap. 10.2), hemmen diesen Prozess, so dass in diesem Fall die Fettsäuren zu Ketonkörpern umgewandelt werden. Aufgrund ihrer katabolen Wirkung auf den Fettsäurestoffwechsel liegt es nahe, dass Glucagon und Catecholamine gleichzeitig die Reaktionen der Lipogenese unterdrücken. Tatsächlich handelt es sich bei diesen Hormonen um effektive

Repressoren der *Acetyl-CoA-Carboxylase* und *Fettsäuresynthase*.

Ähnlich wie beim Glucosestoffwechsel sind neben den genannten Hormonen auch verschiedene Metabolite in die Regulation des Lipidstoffwechsels eingeschaltet. Insbesondere **ATP** und **Citrat**, die das intermediäre Signal für eine ausreichende Energieversorgung darstellen, sind wirksame Aktivatoren der Fettsäuresynthese. Sinkt der zelluläre Energiespiegel dagegen ab, so inaktiviert **AMP** die *Acetyl-CoA-Carboxylase* und hemmt auf diese Weise die weitere Bildung von Fettsäuren.

2.7 Bedeutung des Cholesterols

Cholesterol erfüllt im menschlichen Organismus eine Reihe von essenziellen Funktionen, wie bereits an anderer Stelle (siehe Kap. 2.3) kurz angedeutet wurde. Als integraler **Bestandteil von Zellmembranen** ist Cholesterol an der Regulation der Fluidität und Permeabilität von Lipidschichten beteiligt. Cholesterol ist Ausgangssubstanz für die Biosynthese der **Steroidhormone**. Hierzu zählen die Sexualhormone Progesteron, Estradiol und Testosteron, die Glucocorticoide Cortisol und Corticosteron sowie das Mineralcorticoid Aldosteron und Vitamin D_3 (Calcitriol) (siehe Kap. 5.3.2). Außerdem bildet Cholesterol das Substrat der **Gallensäuresynthese** (siehe unten). Neuere Daten zeigen, dass Cholesterol eine wichtige regulatorische Bedeutung bei der **Embryogenese** besitzt. Für die genannten Funktionen benötigt der Organismus täglich etwa 1–1,5 g Cholesterol. Ein Teil hiervon wird mit der Nahrung aufgenommen, der Bedarf kann jedoch auch vollständig endogen synthetisiert werden. Die alimentäre Cholesterolzufuhr erfolgt ausschließlich mit Nahrungsmitteln tierischen Ursprungs und variiert je nach Ernährungsgewohnheiten. Besonders cholesterolreiche Lebensmittel sind Eigelb, fette Fleisch- und Wurstsorten sowie Leber und Gehirn.

Cholesterolbiosynthese

Zur **endogenen Cholesterolsynthese** sind prinzipiell alle Gewebe befähigt, den größten Beitrag leisten jedoch Leber und Dünndarmschleimhaut. Ausgangsverbindung der Biosynthese ist **Acetyl-CoA**. Aus diesem C_2-Baustein wird in einem vielstufigen Mechanismus das C_{27}-Molekül Cholesterol aufgebaut (siehe Abb. 2–6).

Ort des Prozesses ist das **glatte endoplasmatische Retikulum**. Die Reaktionskaskade lässt sich vereinfacht in vier zentrale Schritte unterteilen. In einem ersten Abschnitt entsteht aus drei Molekülen Acetyl-CoA der C6-Metabolit **3-Hydroxy-3-Methyl-CoA**. Unter Abspaltung von CoA und Reduktion der Carbonyl- zur Alkoholgruppe entsteht **Mevalonat**. Dieses wird in einem zweiten Schritt unter CO_2-Abspaltung ATP-abhängig zu **Isopentenyl-diphosphat** phosphoryliert. Unter Isomerisierung entsteht in einer dritten Reaktionsfolge **Dimethylallyldiphosphat**, das in einer Abfolge von Kondensationsreaktionen mit Isopentenyl-diphosphat und unter Reduktion den C30-Metaboliten **Squalen** bildet. In einer letzten Stufe erfolgt schließlich die Synthese von Cholesterol. Hierzu wird Squalen cyclisiert, demethyliert und oxidiert. Schrittmacherenzym der Cholesterolsynthese ist die *HMG-Co-A-Reduktase*. Sie liegt in zwei reversibel ineinander überführbaren Formen vor, was ihre Regulation durch Interkonversion ermöglicht. **Insulin** sowie die **Schilddrüsenhormone** sind zusammen mit **ATP** Aktivatoren des Enzyms, während **Glucagon** und **AMP** einen hemmenden Effekt bewirken. Eine weitere Möglichkeit zur Regulation ergibt sich aus der Veränderung der **Transkription**, die durch die Menge des Cholesterols beeinflusst wird. Ein hohes Angebot an Cholesterol senkt über spezifische Transkriptionsfaktoren (**Sterol Response Element Binding Proteins; SREBP's**) die Synthese des Enzyms. Auf diese Weise ist es möglich, die Cholesterolsynthese dem aktuellen Bedarf und der exogenen Zufuhr anzupassen. Dieser Mechanismus ist jedoch begrenzt und erlaubt nicht bei allen Individuen eine vollständige Anpassung an die alimentäre Zufuhr. Dieser Aspekt ist für die Entstehung bestimmter Formen der **Hyperlipoproteinämie** von Belang (siehe Kap. 26.3.2).

Zelluläre Aufnahme von LDL

Für die Versorgung peripherer Gewebe kommt den aus VLDL gebildeten cholesterolreichen LDL-Partikeln eine zentrale Stellung zu. Die zelluläre Aufnahme von LDL erfolgt über **rezeptorvermittelte Endocytose** (siehe Abb. 2–7). Der

38 Lipide

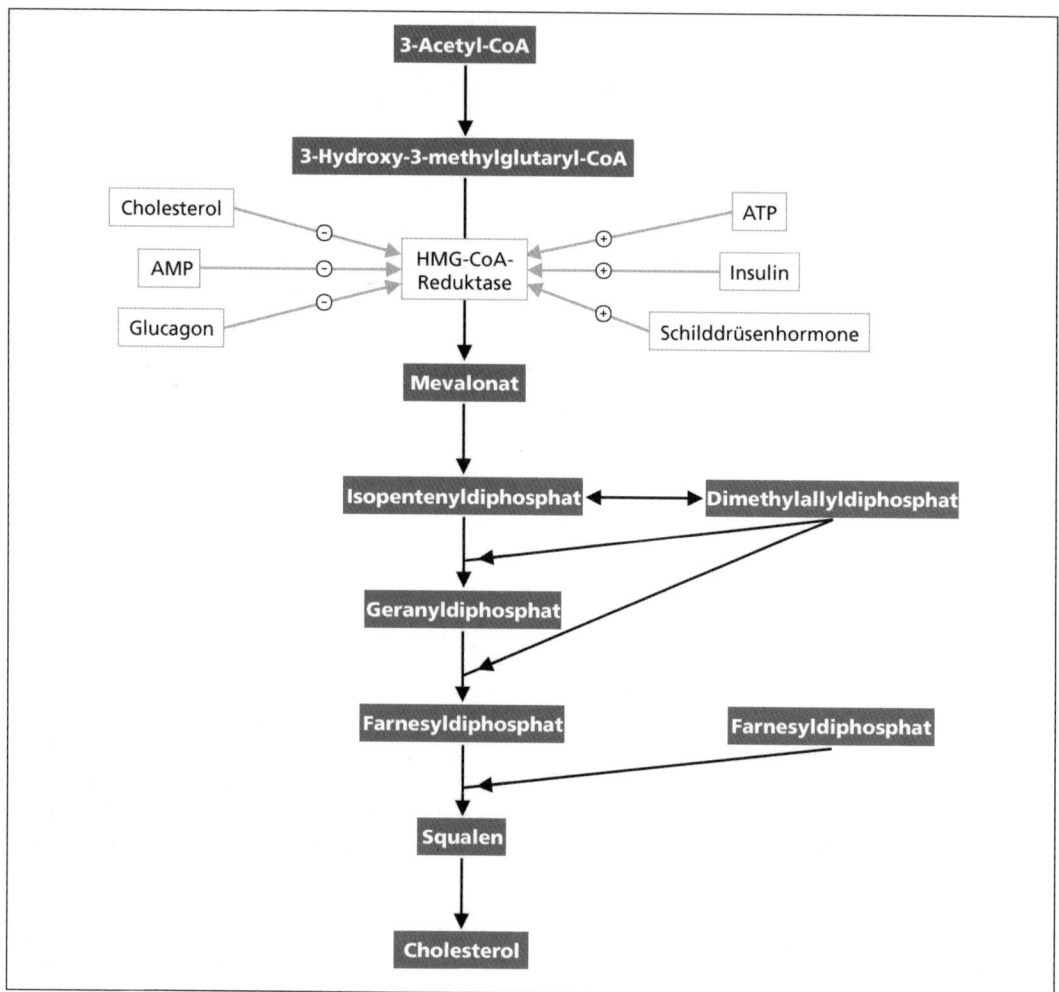

Abb. 2–6 Vereinfachtes Schema der Cholesterolbiosynthese und ihre Regulation

hierfür benötigte LDL-Rezeptor assoziiert nach Bindung der LDL-Moleküle mit dem dimeren Protein **Clathrin**. Dieser Vorgang bewirkt, dass sich die Membran einstülpt und sogenannte **coated pits** ausbildet. Nach Abspaltung der LDL-Rezeptoren, die über Vesikel zurück zur Plasmamembran gelangen, verschmelzen die Endocytosekörper mit **Lysosomen** und werden dort proteolytisch abgebaut. Das freigesetzte Cholesterol erreicht das glatte endoplasmatische Retikulum, wo es die *HMG-CoA-Reduktase* hemmt. Damit wird die Zelle vor einem Cholesterolüberschuss bewahrt. Gleichzeitig wird die Synthese der membrangebundenen LDL-Rezeptoren gesenkt. Dadurch kann die Zelle die Aufnahme exogenen Cholesterols begrenzen. Zudem stimuliert Cholesterol die *Acyl-CoA-Cholesterol-Acyltransferase* (**ACAT**), die die intrazelluläre Veresterung des Cholesterols katalysiert und damit seine Speicherung als Cholesterolester bewirkt. Überschüssiges Cholesterol wird mit der HDL-Fraktion zurück zur Leber transportiert, da ein direkter Abbau des Cholesterolgerüsts und damit die Überführung in eine leicht ausscheidbare Form in extrahepatischen Geweben nicht möglich ist.

Gallensäurensynthese

Ein wesentlicher Stoffwechselweg des Cholesterols ist die Umwandlung in **Gallensäuren**. Im menschlichen Organismus ist diese Reaktion die

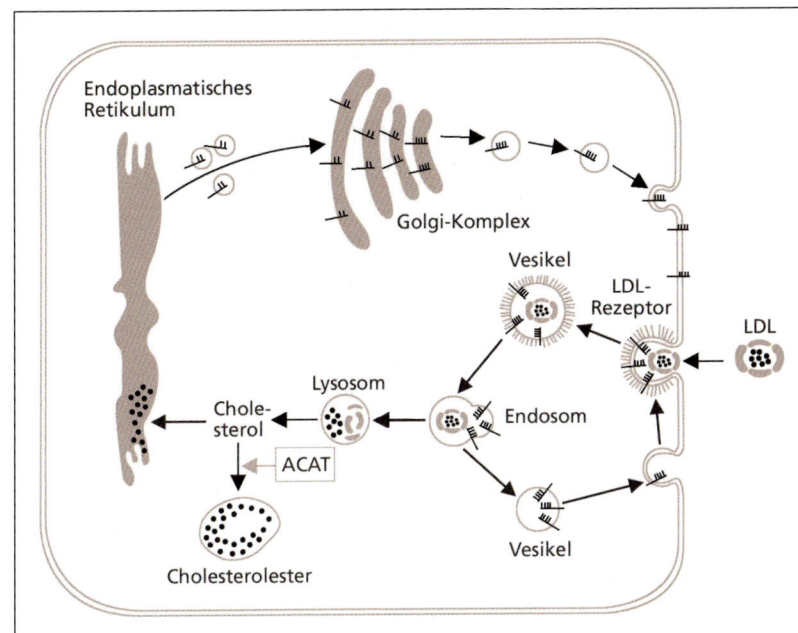

Abb. 2–7
Prozess der intrazellulären LDL-Aufnahme und seine Regulation. ACAT: Acyl-CoA-Cholesterol-Acyltransferase (Löffler 2003, S. 623)

einzige Möglichkeit, Cholesterol auszuscheiden. Die Synthese der Gallensäuren erfolgt ausschließlich in der Leber, wo täglich etwa 0,8–1 g entstehen. Dabei wird Cholesterol zunächst hydroxyliert und unter Reduktion zu **7α-Hydroxycholesterol** umgesetzt. Dieser Metabolit ist Ausgangssubstanz für die Synthese der primären Gallensäuren **Cholsäure** und **Chenodesoxycholsäure**. Sie werden mit den Aminosäuren **Glycin** oder **Taurin** konjugiert und dann in Form von Gallensalzen in der Gallenblase gespeichert (**siehe Abb. 2–8**).

Mit der Gallenflüssigkeit gelangen die Gallensalze in das Darmlumen, wo ihnen bei der Lipidverdauung und -absorption eine entscheidende Rolle zukommt (siehe Kap. 2.4). Der größte Teil der sezernierten Gallensäuren wird im Ileum über einen aktiven, Na⁺-abhängigen Mechanismus reabsorbiert und erreicht über den **enterohepatischen Kreislauf** die Leber. Der Rest gelangt in den Dickdarm, wo durch mikrobielle Dehydrierung aus primären Gallensäuren die sekundären Gallensäuren **Lithocholsäure** und **Desoxycholsäure** entstehen. Sie spielen möglicherweise bei der Entstehung von Dickdarm- und Mastdarmkrebs eine Rolle (siehe Kap. 28.2). Die nicht über den enterohepatischen Kreislauf reabsorbierten Gallen-

säuren werden mit den Faeces ausgeschieden. Der Verlust wird durch die Neusynthese von Gallensäuren aus Cholesterol in der Leber ausgeglichen. Eine verminderte Gallensäureabsorption und eine damit verbundene erhöhte Gallensäureausscheidung, z. B. unter dem Einfluss einer stark ballaststoffhaltigen Kost oder pharmakologisch durch den Einsatz cholesterolbindender **Ionenaustauscher**, führen zu einer kompensatorisch vermehrten Umwandlung des Cholesterols in Gallensäuren. Dieser Effekt wird bei der Therapie von Hyperlipoproteinämien (siehe Kap. 26.3.1) ausgenutzt.

2.8 Bedeutung der essenziellen Fettsäuren

Bestimmte mehrfach ungesättigte Fettsäuren können vom menschlichen Organismus nicht bzw. nicht in ausreichender Menge synthetisiert werden und sind daher essenziell, d. h. sie müssen mit der Nahrung zugeführt werden. Sie weisen – vom Methylende her gesehen – am dritten bzw. sechsten C-Atom Doppelbindungen auf. Die beiden wesentlichen essenziellen Fettsäuren und Ausgangssubstanzen der entsprechenden Fett-

40 Lipide

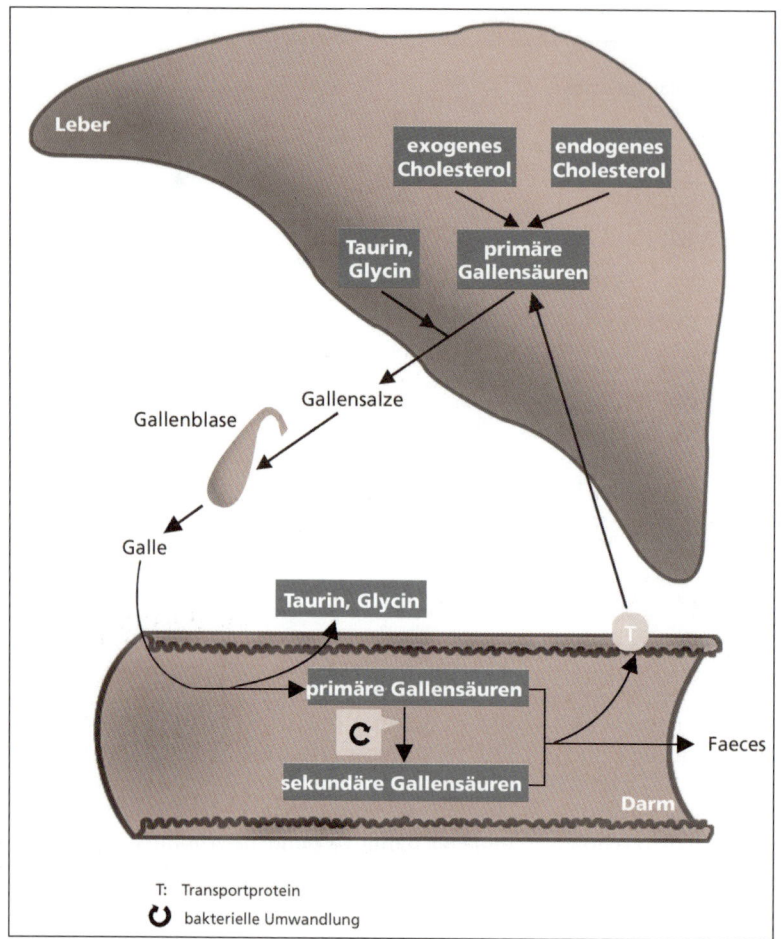

Abb. 2–8
Umwandlung des Cholesterols zu Gallensäuren und enterohepatischer Kreislauf

T: Transportprotein
↻ bakterielle Umwandlung

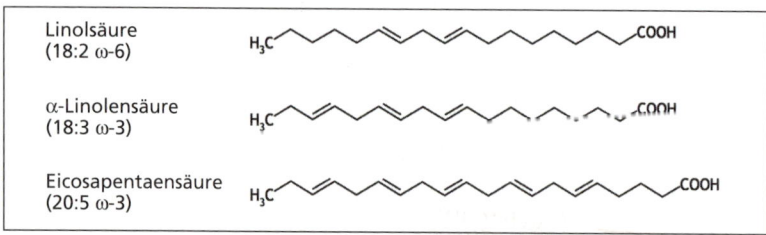

Abb. 2–9
Strukturformel von Linolsäure, α-Linolensäure und Eicosapentaensäure

säurereihen sind die Dienfettsäure **Linolsäure** (C18: 2 ω-6) und die Trienfettsäure **α-Linolensäure** (C18: 3 ω-3) (siehe Abb. 2–9).

Biosynthese langkettiger, hochungsättigter Fettsäuren

Im menschlichen Organismus können Fettsäuren durch Einführung weiterer Doppelbindungen (**Desaturierung**) und anschließende Kettenverlängerung (**Elongation**) zu höher ungesättigten Fettsäuren aufgebaut werden, die vielfach erst die eigentlich bedeutsamen Substanzen darstellen (siehe **Abb. 2–10**). Dieser vielstufige, im glatten endoplasmatischen Retikulum lokalisierte Prozess läuft vornehmlich in den Leberzellen ab. Die Desaturierung kann allerdings nur zwischen be-

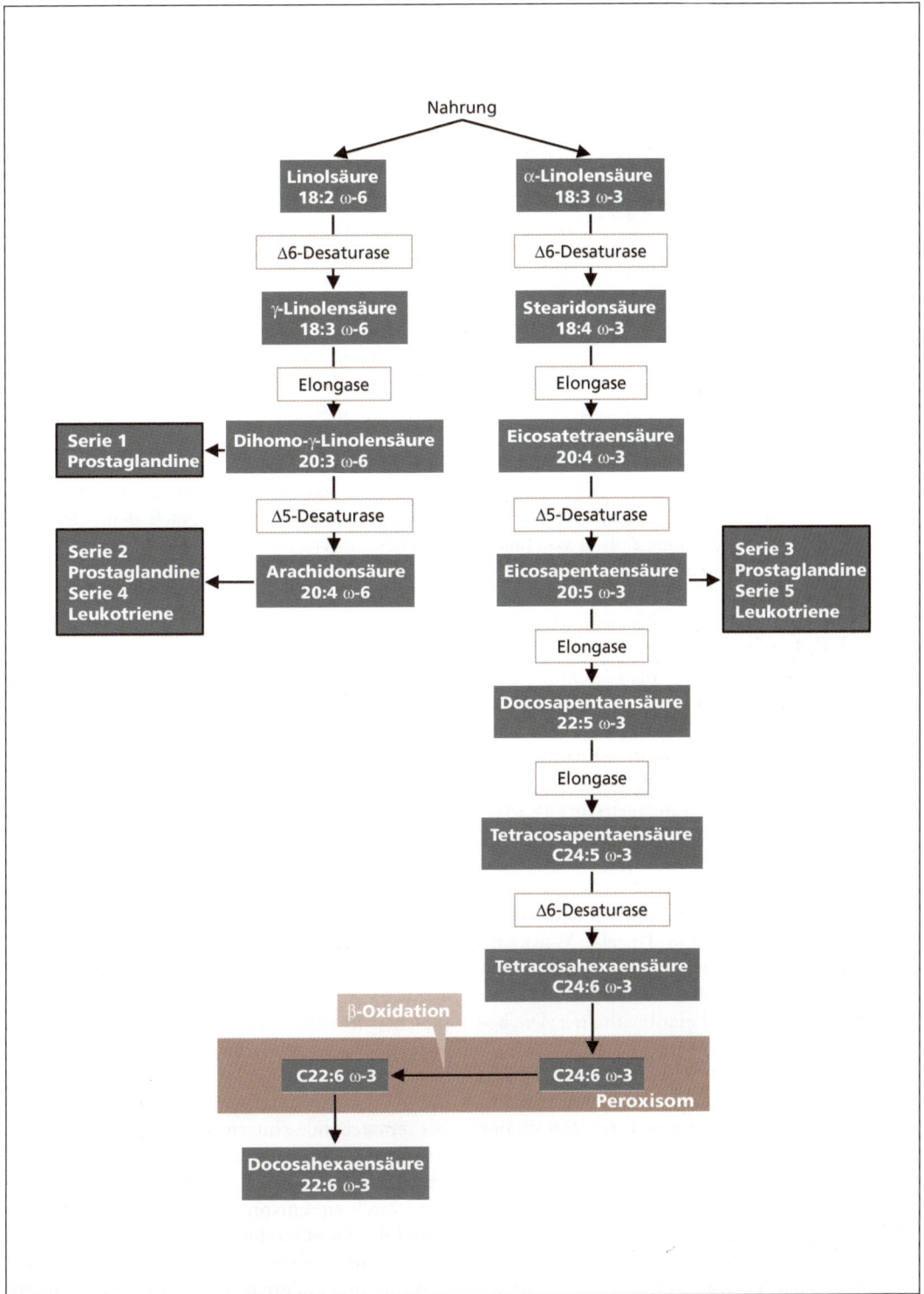

Abb. 2–10 Desaturierung und Elongation von ungesättigten Fettsäuren der ω-6- und ω-3-Reihe

reits vorhandenen Doppelbindungen und dem Carboxylende erfolgen, eine Überführung von ω-3- in ω-6-Fettsäuren ist nicht möglich. Die beteiligten Enzyme sind die *Δ-6-und Δ-5-Desaturase*, wobei die Bezeichnung Δ („delta") darauf hinweist, dass die Lage der Doppelbindung vom Carboxylende aus gezählt wird. Im Gegensatz zur Kettenverlängerung durch das Enzym *Elongase* ist die Desaturierung vergleichsweise langsam und der Umsatz am Enzymsystem gering. Die *Δ-6-Desaturase*, die als „Schrittmacher" am Anfang der Enzymkette steht, wirkt als limitierender Faktor und wird in ihrer Aktivität u. a. durch die Zusammensetzung der Nahrung, das Alter oder hormonell beeinflusst. Obwohl ω-3-Fettsäuren die größte Affinität zu diesem Enzymsystem aufweisen, verläuft die Synthese der längerkettigen Derivate aus α-Linolensäure nur sehr langsam und in einem geringen Ausmaß, da die Umwandlung – der heutigen Ernährungsweise entsprechend – durch die hohe Zufuhr von Linolsäure kompetitiv vermindert wird. Neuere Untersuchungen zeigen, dass die Synthese von **Docosahexaensäure** (DHA; C22: 6 ω-3) beim Menschen weit komplizierter verläuft als ursprünglich vermutet. Danach wird die **Eicosapentaensäure** durch eine zweimalige Elongation zur **Tetracosapentaensäure** (C24: 5 ω-3) verlängert und anschließend desaturiert. Der weitere Reaktionsablauf erfordert die Abspaltung eines C2-Rests. Hierfür wird die **Tetracosahexaensäure** (C24: 6 ω-3) in die Peroxisomen exportiert, wo die enzymatische Ausstattung für die β-Oxidation zur Verfügung steht.

Linolsäure findet sich besonders reichlich in Getreidekeimölen sowie in Distel-, Maiskeim- und Sonnenblumenöl. α-Linolensäure ist ebenfalls Bestandteil vieler pflanzlicher Öle und ist in größerer Menge v.a. in Leinöl enthalten. Die höher ungesättigte **Eicosapentaensäure** (EPA; C20: 5 ω-3) **(siehe Abb. 2–9)** und ihre Folgeprodukte **Docosapentaensäure** (C22: 5 ω-3) und **Docosahexaensäure** (DHA; C22: 6 ω-3) finden sich nur in Kaltwasserfischen wie Hering oder Makrele in größeren Mengen. Der Mensch ist aufgrund seiner Enzymausstattung nur begrenzt in der Lage, α-Linolensäure in Eicosapentaensäure umzuwandeln, weshalb diese aus heutiger Sicht ebenfalls als essenzielle Verbindung angesehen wird.

Eicosanoidsynthese

Mehrfach ungesättigte Fettsäuren erfüllen im menschlichen Organismus zahlreiche Funktionen. Sie bestimmen u. a. als Bestandteil biologischer Membranen deren Fluiditäts- und Permeabilitätseigenschaften und sind an der Regulation von Ionenkanälen beteiligt. Zudem modulieren sie die Endo- und Exocytose sowie die hormonelle und immunologische Aktivität. Insbesondere die langkettige ω-3-Fettsäure DHA ist für das fetale Wachstum und die frühkindliche Entwicklung von Bedeutung. Primär fungieren die langkettigen, mehrfach ungesättigten Fettsäuren als Substrate für die Bildung von **Eicosanoiden**. Eicosanoide (griech. Eicosa = 20) sind Oxidationsprodukte der Polyenfettsäuren Dihomo-γ-Linolensäure, Arachidonsäure und Eicosapentaensäure. Eicosanoide fungieren als **lokale Mediatoren** und besitzen in sehr geringen Konzentrationen hormonähnliche Wirkungen. Nach dem Ort ihrer Synthese unterscheidet man zwischen

- **Prostaglandinen**, die in allen Geweben gebildet werden,
- **Prostacyclinen**, die ein Produkt der Gefäßendothelzellen sind,
- **Thromboxanen**, deren Syntheseort die Thrombocyten sind,
- **Leukotrienen**, die ausschließlich in den Leukocyten synthetisiert werden.

Ihre Synthese beginnt mit der enzymatischen Freisetzung der in den Phospholipiden der Zellmembranen lokalisierten Präkursor-Fettsäuren durch das Enzym *Phospholipase A₂*. In Abhängigkeit von der Enzymausstattung der jeweiligen Zelltypen werden sie anschließend über den cyclischen oder linearen Weg metabolisiert. Hierbei konkurrieren ω-3- und ω-6-Fettsäuren um die gleichen Enzymsysteme und können sich durch ein größeres Angebot jeweils gegenseitig verdrängen. Die cyclische Reaktionskaskade wird durch das Enzym *Cyclooxygenase* eingeleitet. Das dabei entstehende Intermediärprodukt Cycloendoperoxid wird dann, in Abhängigkeit vom synthetisierenden Gewebe und den Ausgangsfettsäuren, durch ein entsprechendes Enzym in **Prostaglandine, Prostacycline** oder **Thromboxane** der 1 er, 2 er und 3 er Serie umgewandelt. Acetylsalicylsäure und andere nichtsteroidale Antiphlogistika hemmen die Cyclooxygenase-Aktivität und unterdrücken damit die Eicosanoidsynthese. Der lineare Weg erfolgt über das Enzym *Lipoxygenase* und führt in Abhängigkeit der Ausgangsfettsäuren zur Bildung der **Leukotriene** der 4er- oder 5er-Serie.

Die physiologischen Funktionen der Eicosanoide sind äußerst vielfältig und ihre Wirkungen, auch in Abhängigkeit vom Ausgangssubstrat (ω-3- oder ω-6-Fettsäure), oftmals einander entgegengesetzt (**siehe Tab. 2–6**). Generell sind Eicosanoide der 2er- und 4er-Reihe durch ihre stark proaggregatorische, gefäßverengende und entzündungsfördernde Wirkung charakterisiert, während Vertreter der 3er- und 5er-Serie gegenteilige Effekte hervorrufen. Aus diesem Grund spricht man vereinfacht von der „guten" 3er- und 5er-Serie und der „schlechten" 2er- und 4er-Serie. Da die Menge wie auch das Verhältnis der einzelnen Eicosanoidserien vom jeweiligen alimentären Fettsäuremuster mitbestimmt wird, eröffnet sich hierdurch die Möglichkeit, pathophysiologisch relevante Stoffwechselabläufe diätetisch zu beeinflussen. Dieses therapeutische Potenzial einer modulierten Fettsäurezufuhr wird u. a. bei entzündlichen Erkrankungen wie **Rheuma** (siehe Kap. 30), **Colitis ulcerosa** (siehe Kap. 36.4) sowie **Atherosklerose** (siehe Kap. 26.4.1) genutzt. In der klinischen Ernährung schwerkranker Patienten kommen ω-3-Fettsäuren in Form speziell zusammengesetzter Nährlösungen (Immunonutrition) gezielt zur Anwendung (siehe Kap. 20.4.1).

Tab. 2–6 Unterschiedliche Wirkungsweisen von Eicosanoiden aus Arachidon- und Eicosapentaensäure (Hahn et al. 2002)

Zelltyp	Arachidonsäure (20:4, ω-6)	Eicosapentaensäure (20:5, ω-3)
Thrombocyten	**Thromboxan A_2** aggregatorisch vasokonstriktorisch	**Thromboxan A_3** geringe biologische Wirkung
Endothelzellen	**Prostacyclin I_2*** anti-aggregatorisch vasodilatorisch	**Prostacyclin I_3*** anti-aggregatorisch vasodilatorisch
Leukocyten	**Leukotrien B_4** stark inflammatorisch stark chemotaktisch	**Leukotrien B_5** schwach inflammatorisch schwach chemotaktisch

* synonyme Bezeichnung: Prostaglandin I_2 bzw. I_3

2.9 Bedarf und Mangel

Fette können grundsätzlich vom Organismus aus Kohlenhydraten, Aminosäuren und Ethanol synthetisiert werden. Dennoch ist eine exogene Zufuhr notwendig, um den Bedarf an essenziellen Fettsäuren und fettlöslichen Vitaminen zu decken. Aufgrund epidemiologischer Befunde rät die DGE, die **Gesamtfettaufnahme** auf etwa 30 **Energieprozent** zu begrenzen. Diese Empfehlung wird mit Untersuchungen begründet, die eine positive Korrelation zwischen einem hohen Fettverzehr – insbesondere von gesättigten Fetten – und dem Risiko für Hyper- und Dyslipoproteinämien, Adipositas, Atherosklerose und Dickdarmkrebs nachweisen. Neuere Analysen relativieren jedoch die Auffassung, wonach ein moderat erhöhter Fettverzehr per se als negativ zu bewerten ist. Auffällig ist die Tatsache, dass Bevölkerungsgruppen mit traditionell fettbetonter Ernährung, wie sie z. B. in mediterranen Ländern üblich ist, vergleichsweise selten an den oben aufgeführten Erkrankungen leiden. In diesem Zusammenhang hat sich der Verzehr von Fetten, die reich an **einfach** und **mehrfach ungesättigten Fettsäuren** (z. B. Olivenöl) sind, als vorteilhaft erwiesen. Erfolgt die Fettaufnahme vorwiegend in dieser Form, kann der Fettanteil der Nahrung auf 35 % Energieprozent gesteigert werden. Entsprechend hat die **WHO** für die Gesamtfettaufnahme einen Zielwert von 15–35 Energieprozent definiert. In den amerikanischen **Dietary Reference Intakes** (DRI) wird eine Zufuhr von 20–35 Energieprozent als angemessen angesehen. Dieser Wert wird in den westlichen Industrieländern meist überschritten. In Deutschland stammt im Durchschnitt etwa 36 % der Nahrungsenergie aus Fetten.

Bedeutsamer als die Reduktion des Fettanteils ist die Modifikation der Fettqualität. Einzugrenzen ist die Aufnahme von **Cholesterol** (max. 300 mg/Tag) und **gesättigten Fettsäuren** (max. 10 % der Energie). Insbesondere Lebensmittel tierischer Herkunft, die reich an „versteckten" Fetten sind (Wurstwaren, Milch, Käse und Eier), enthalten beachtliche Mengen. Eine überhöhte Zufuhr gilt längerfristig als eigenständiger Risikofaktor für Dyslipoproteinämien, kardiovaskuläre Erkrankungen (siehe Kap. 26.4.1) und Tumore des Mast- und Enddarms. Als gesundheitlich problematisch ist auch der Verzehr **transungesättigter Fettsäuren** anzusehen (siehe Kap. 26.4.1). Die Aufnahme sollte weniger als 1 % der Nahrungsenergie betragen.

Um den Bedarf **essenzieller Fettsäuren** zu decken, ist ein Anteil von ca. 3,0 % der Gesamtenergiezufuhr adäquat. Dabei ist auf eine ausreichende Zufuhr von ω-3-Fettsäuren zu achten. Die DGE empfiehlt einen Anteil von 0,5 Energieprozent. Für Erwachsene entspricht das bei einem Energierichtwert von 10 MJ (2400 kcal) einer Aufnahme von etwa 1,25 g ω-3-Fettsäuren/Tag. Der angegebene Referenzwert bezieht sich auf α-Linolensäure; eine Empfehlung für die langkettige EPA und DHA existiert nicht. Aufgrund der unzureichenden Konversion (max. 10 %) von α-Linolensäure in ihre höher ungesättigten Derivate **EPA** und **DHA** sollten diese Fettsäuren jedoch ebenfalls mit der Nahrung zugeführt werden. Für Erwachsene gilt eine Mindestzufuhr von 0,1–0,2 g/Tag als ausreichend; wünschenswert sind 0,3–0,4 g/Tag.

Unter den ω-6-Fettsäuren ist nur Linolsäure essenziell. Für Jugendliche und Erwachsene werden 2,5 % der Energiezufuhr in Form von Linolsäure empfohlen. Das entspricht einer Menge von 8–10 g/Tag. Mit 7–15 g/Tag liegt die durchschnittliche Ist-Zufuhr in diesem Bereich. Unter gesundheitlichen Gesichtspunkten ist nicht nur die absolute Aufnahme an ω-3- und ω-6-Fettsäuren von Bedeutung. Wesentlich ist vielmehr ihr Quotient. Anzustreben ist ein Verhältnis von 5:1 oder weniger. Bei einer **unzureichenden Zufuhr** mehrfach ungesättigter Fettsäuren werden verstärkt gesättigte und einfach ungesättigte Fettsäuren in biologische Membranen eingebaut. Dies führt u. a. zu veränderten Membraneigenschaften hinsichtlich Fluidität und Permeabilität. Betroffen ist auch die Eicosanoidsynthese. Klinisch manifestiert sich ein Mangel in Form von **Hautläsionen** sowie einer Beeinträchtigung der **Immunabwehr** und der **Wundheilung**. Bei einer inadäquaten Zufuhr von ω-3-Fettsäuren stehen **neurologische Ausfallerscheinungen** (Sehstörungen, gestörte Oberflächen- und Tiefensensibilität) im Vordergrund.

Zur Umsetzung der Empfehlungen zum Fettsäuremuster bietet sich der Verzehr von **Oliven-**, **Lein-**, **Walnuss-** und **Rapsöl** an. Auch der regelmäßige Verzehr von Fischen und mäßiger Mengen Nüsse ist zu empfehlen.

Eine für die Ernährungstherapie besonders interessante Gruppe von Fetten stellen die **mittelkettigen Triglyceride** (MCT) dar. Im Vergleich zu den gewöhnlich in der Nahrung enthaltenen langkettigen Trigylceriden (LCT) zeichnen sich diese **Diätfette** durch ein verändertes Verhalten im Stoffwechsel aus. Hierzu gehören

- rasche intestinale Absorption,
- keine Gallensalz-, Micellen- und Pankreaslipasebildung notwendig,
- Abtransport über das Blut; keine Chylomikronenbildung erforderlich,
- rasche Oxidation in der Leber.

Aufgrund ihrer besonderen Eigenschaften ergeben sich im Rahmen der Ernährungsmedizin eine Reihe von Einsatzgebieten. Dazu zählen die **enterale** und **parenterale Ernährung** (siehe Kap. 20) sowie verschiedenartige gastrointestinale Erkrankungen, u. a. **Pankreasinsuffizienz** und **Morbus Crohn** (siehe Kap. 36.4).

Weiterführende Literatur

Coleman RA, Lewin TM, Muoio DM: Physiological and nutritional regulation of enzymes of triacylgycerol synthesis. Annu Rev Nutr 20: 77–103, 2000

Cunnane SC: The conditional nature of the dietary need for polyunsaturates: a proposal to reclassify fatty acids'as indispensable'or dispensable'fatty acids. Br J Nutr 84(6): 803–812, 2000

Deutsche Gesellschaft für Ernährung (DGE), Österreichische Gesellschaft für Ernährung (ÖGE), Schweizerische Gesellschaft für Ernährungsforschungsforschung (SGE), Schweizerische Vereinigung für Ernährung (SVE): Referenzwerte für die Nährstoffzufuhr. 1. Auflage, Umschau/Braus, Frankfurt/Main, S. 53–57, 2000

Farese RV Jr, Herz J: Cholesterol metabolism and embryogenesis. Trends Genet 14 (3): 115–120, 1998

Fitzpatrick FA, Soberman R: Regulated formation of eicosanoids. J Clin Invest 107 (11): 1347–1351, 2001

Foreyt JP, Poston WS: Consensus view on the role of dietary fat and obesity. Am J Med 113 (Suppl 9B): 60S–62S, 2002

Funk CD: Prostaglandins and leukotrienes: advances in eicosanoid biology. Science 294: 1871–5, 2001

Goldberg IJ, Merkel M: Lipoprotein lipase: physiology, biochemistry, and molecular biology. Front Biosci 6: D388–405, 2001

Goldstein JL, Brown MS: The cholesterol quartet. Science 292: 1310–1314, 2001

Hahn A, Ströhle A, Schmitt B, Watkinson BM: Wirkstoffe funktioneller Lebensmittel in der Prävention der Arteriosklerose. Teil 1: Physiologische Grundlagen der Wirkung von ω-3-Fettsäuren. Ernährungs-Umschau 49 (5): 172–177, 2002

Hornstra G: Essential fatty acids in mothers and their neonates. Am J Clin Nutr 71 (5 Suppl): 1262S–1269S, 2000

Huwiler A, Kolter T, Pfeilschifter J, Sandhoff K: Physiology and pathophysiology of sphingolipid metabolism and signaling. Biochim Biophys Acta 1485: 63–99, 2000

Institute of Medicine of the National Academy (Food and Nutrition Board): Dietary Reference Intakes for energy, carbohydrate, fiber, fat, fatty acids, cholesterol, protein, and amino acids. The National Academies Press, Washington D.C. 2002

Jump DB: The biochemistry of ω-3 polyunsaturated fatty acids. J Biol Chem 277(11): 8755–8758, 2002

Kris-Etherton PM, Kris-Etherton PM, Binkoski AE, Zhao G, Coval SM, Clemmer KF, Hecker KD, Jacques H, Etherton TD: Dietary fat: assessing the evidence in support of a moderate-fat diet; the benchmark based on lipoprotein metabolism. Proc Nutr Soc 61(2): 287–98, 2002

Kwiterovich PO Jr: The metabolic pathways of high-density lipoprotein, low-density lipoprotein, and triglycerides: a current review. Am J Cardiol 86 (12A): 5L–10L, 2000

Löffler G: Stoffwechsel von Triacylglycerinen und Fettsäuren. In: Löffler G, Petrides P (Hrsg): Biochemie und Pathobiochemie, 7. Aufl., Springer, Berlin – Heidelberg – New York, S. 433–460, 2003

Löffler G: Stoffwechsel von Phosphoglyceriden, Sphingolipiden und Cholesterin. In: Löffler G, Petrides P (Hrsg): Biochemie und Pathobiochemie, 7. Aufl., Springer, Berlin – Heidelberg – New York, S. 599–628, 2003

Massaro M, De Caterina R: Vasculoprotective effects of oleic acid: epidemiological background and direct vascular antiatherogenic properties. Nutr Metab Cardiovasc Dis 12(1): 42–51, 2002

McCowen KC, Bistrian BR: Essential fatty acids and their derivatives. Curr Opin Gastroenterol 21 (2): 207–15, 2005

Moreno JJ, Mitjavila MT: The degree of unsaturation of dietary fatty acids and the development of atherosclerosis (review). J Nutr Biochem 14(4): 182–95, 2003

Osborne TF: Sterol regulatory element binding proteins (SREBPs): Key regulators of nutritional homeostasis and insulin action. J Biol Chem 275: 32379–32382, 2000

Parks EJ, Parks EJ: Changes in fat synthesis influenced by dietary macronutrient content. Proc Nutr Soc 61(2): 281–6, 2002

Pauciullo P: Lipoprotein transport and metabolism: a brief update. Nutr Metab Cardiovasc Dis 12(2): 90–7, 2002

Russell DW: The enzymes, regulation, and genetics of bile acid synthesis. Annu Rev Biochem 72: 137–74, 2003

Ruxton CH, Reed SC, Simpson MJ, Millington KJ: The health benefits of omega-3 polyunsaturated fatty acids: a review of the evidence. J Hum Nutr Diet 17 (5): 449–59, 2004

Schwandt P, Richter WO, Parhofer KG (Hrsg.): Handbuch der Fettstoffwechselstörungen, 2. Aufl., Schattauer, Stuttgart 2001

Simons K, Ikonen E: How cells handle cholesterol. Science 290: 1721–6, 2000

Stahl A, Gimeno RE, Tartaglia LA, Lodish HF: Fatty acid transport proteins: a current view of a growing family. Trends Endocrinol Metab 12: 266–73, 2001

St-Onge MP, Jones PJ: Physiological effects of medium-chain triglycerides: potential agents in the prevention of obesity. J Nutr 132 (3): 329–32, 2002

Thews G, Mutschler E, Vaupel P: Anatomie, Physiologie, Pathophysiologie des Menschen. Wissenschaftliche Verlagsgesellschaft, Stuttgart, 1999

Wallis JG, Watts JL, Browse J: Polyunsaturated fatty acid synthesis: what will they think of next? Trends Biochem Sci 27: 467–473, 2002

WHO/FAO FAO Expert Consultation:Diet, Nutrition and the Prevention of Chronic Diseases. Technical Report Series No. 916, Geneva 2003

Wolfram G: Dietary fatty acids and coronary heart disease. Eur J Med Res 8(8): 321–4, 2003

3 Proteine

3.1 Struktur und Eigenschaften

Sowohl in struktureller als auch in funktioneller Hinsicht bilden Proteine die vielfältigste Gruppe der Nährstoffe. Im menschlichen Organismus sind Proteine der Hauptbestandteil der organischen Makromoleküle. Etwa 50 000 verschiedene Proteine stellen hier die **Struktur-** und **Funktionsträger** aller Lebensvorgänge dar. Monomerer Baustein der Proteine sind α-**Aminocarbonsäuren** (**Aminosäuren**).

Aminosäuren

Strukturelles Charakteristikum dieser Verbindungklasse ist ihre am α-C-Atom lokalisierte freie **Carboxyl-** und **Aminogruppe**. Aminosäuren unterscheiden sich in ihrer Seitenkette, die **aliphatischer** oder **aromatischer** bzw. **heterocyclischer** Natur sein kann und die die strukturelle und funktionelle Vielfalt der Proteine bestimmt. Für die Proteinbiosynthese stehen dem Organismus 21 Aminosäuren zur Verfügung, die deshalb als **proteinogene Aminosäuren** bezeichnet werden. In Abhängigkeit vom Aufbau ihrer Seitenketten können diese in sieben Gruppen unterteilt werden (**siehe Abb. 3–1**).

In **Abbildung 3–1** nicht dargestellt ist **Selenocystein** (siehe Kap. 6.3.6), das erst im Verlauf der Proteinbiosynthese aus Serin entsteht und daher eine Sonderstellung einnimmt. Mit Ausnahme von Glycin besitzen alle Aminosäuren mindestens ein asymmetrisches C-Atom. Ähnlich wie bei den Monosacchariden bedingen diese **Chiralitätszentren** die Existenz von **L-** und **D-Stereoisomeren**. In biologischen Systemen finden sich praktisch ausschließlich L-Enantiomere. Lediglich in Mikroorganismen und fermentierten Lebensmitteln sind geringe Mengen D-konfigurierter Aminosäuren zu finden. In Abhängigkeit vom pH-Wert liegen Aminosäuren in wässrigem Milieu als **Zwitterionen** vor. Ihre Fähigkeit, sowohl als Säure als auch als Base zu reagieren, machen Aminosäuren zu **Ampholyten**. Trotz dieser Eigenschaft besitzen Aminosäuren – mit Ausnahme von Histidin – im physiologischen pH-Bereich keine nennenswerte Pufferkapazität. Neben den in **Abbildung 3–1** aufgeführten proteinogenen Aminosäuren enthält der Organismus weitere Aminosäuren, die nicht in Proteinen vorkommen (**nicht-proteinogene Aminosäuren**) und meist in freier Form vorliegen. Sie zeichnen sich häufig durch ihre ungewöhnliche Struktur aus und entstehen im Stoffwechsel als intermediäre Metabolite. Beispiele hierfür sind **Ornithin** und **Citrullin**, die bei der Harnstoffsynthese gebildet werden (siehe Kap. 3.5) sowie der Methioninabkömmling **Homocystein** (siehe Kap. 26.3.4). Zu dieser Gruppe zählen auch Bestandteile von Vitaminen (β-**Alanin**) und Coenzymen (**Coenzym A**). Darüber hinaus enthalten einzelne Proteine etwa 150 Aminosäuren, die im Verlauf enzymatischer und nicht-enzymatischer Modifikationen proteinogener Aminosäuren entstehen. Solche Veränderungen können die physikochemischen Charakteristika der Proteine verändern, was Auswirkungen auf ihre funktionellen Eigenschaften hat. Viele dieser Modifikationen erfolgen **posttranslational**. Beispielhaft können hier die **Hydroxylierung** von Prolyl- und Lysylresten im Kollagen, die **Methylierung** von Lysyl- und Histidylresten des Muskelproteins und die Vitamin-K-abhängige **Carboxylierung** der Glutamylreste von Knochenproteinen und Gerinnungsfaktoren (siehe Kap.

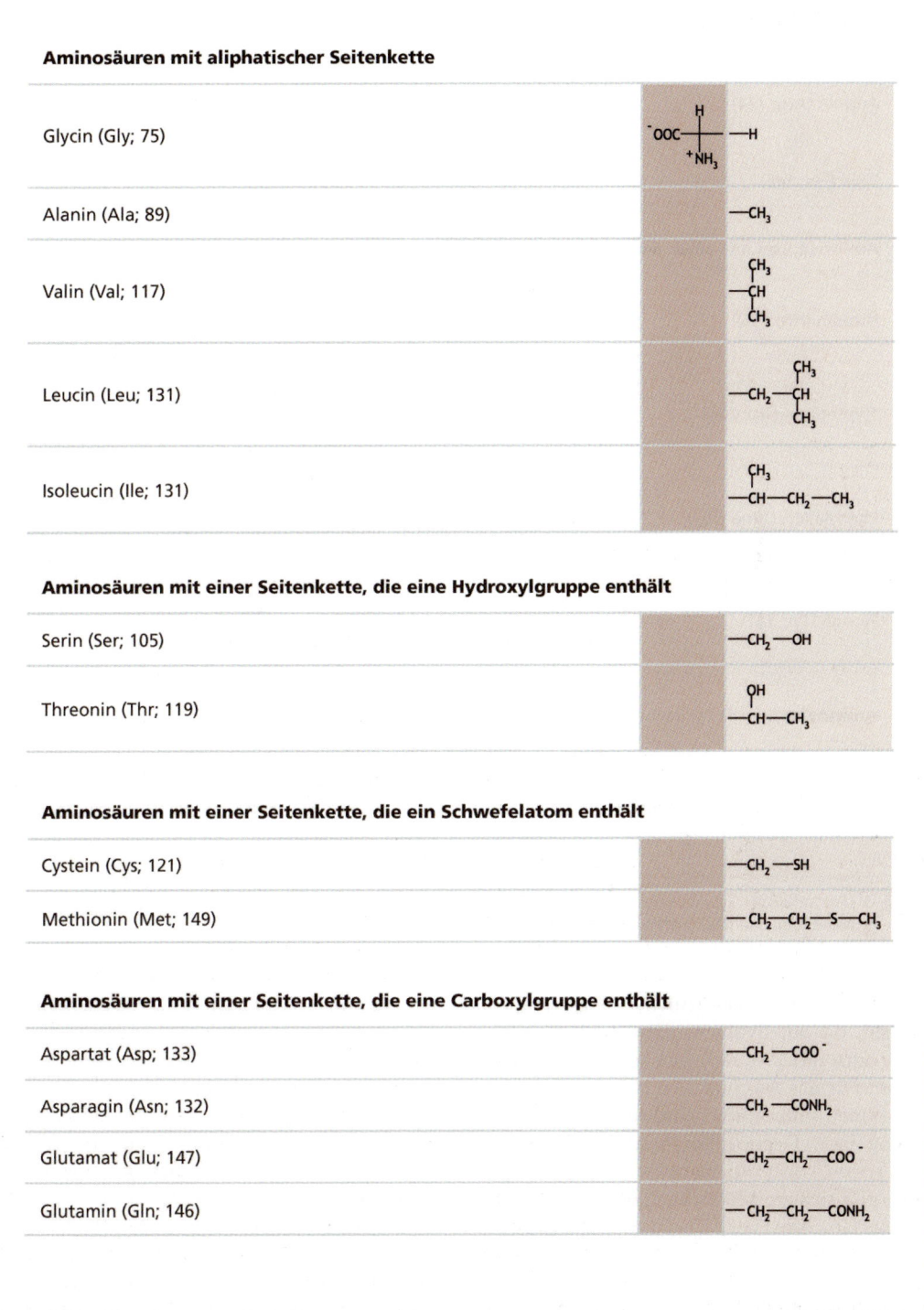

Abb. 3-1 Struktur der proteinogenen Aminosäuren. Trivialname, Dreibuchstabenabkürzung und Molekülmasse (Da) (Löffler und Petrides 2003, S. 47)

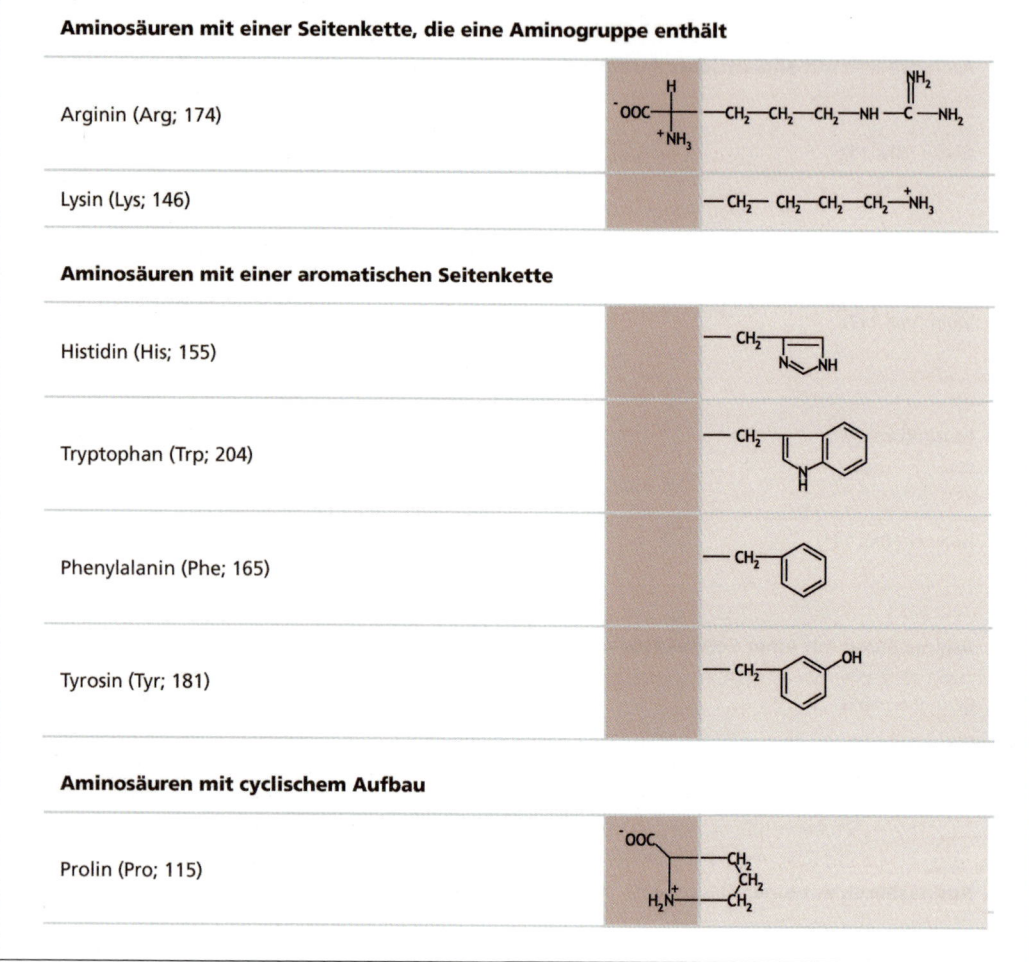

Abb. 3–1 (Fortsetzung) Struktur der proteinogenen Aminosäuren. Trivialname, Dreibuchstabenabkürzung und Molekülmasse (Da) (Löffler und Petrides 2003, S. 47)

5.3.4) angeführt werden. Auch die Iodierung von Tyrosin, die zur Synthese der Schilddrüsenhormone notwendig ist, stellt eine solche Modifikation dar. Für das An- und Abschalten von Schlüsselenzymen (**Interkonversion**) ist die **Phosphorylierung** bzw. **Dephosphorylierung** von Aminosäureresten von fundamentaler Bedeutung. Damit ergibt sich die Möglichkeit, Reaktionskaskaden des Glucose- (siehe Kap. 1.5) und Lipidstoffwechsels (siehe Kap. 2.6) kurzfristig zu regulieren.

Begründet durch die Reaktivität der Carboxyl- und Aminogruppe gehen Aminosäuren charakteristische Reaktionen ein, wobei Derivate enste-

hen, die von ernährungsphysiologischem Interesse sind. Durch Abspaltung der Carboxylgruppe (**Decarboxylierung**) entstehen aus Aminosäuren **biogene Amine**, die insbesondere in Käse und Fisch in teils hohen Konzentrationen enthalten sind (siehe Kap. 39.3) und auch im menschlichen Organismus auf enzymatischem Wege entstehen. Dort fungieren sie vorwiegend als Signalmoleküle (z. B. Neurotransmitter). Durch Reaktion der Carboxylgruppe mit reduzierenden Zuckern wie z. B. Glucose entsteht eine **Schiff'sche Base** (Aldimin), die über **Amadori-Umlagerung** zur Bildung von Glycosilierungsprodukten führt und bei der Pathogenese der diabetischen Mikroangiopathie von Bedeutung ist (siehe Kap. 25.5.1). Die Abspaltung der Aminogruppe (**Desaminierung**) führt zu den korrespondierenden α-Ketosäuren der Aminosäuren und ist eine im Intermediärstoffwechsel häufig realisierte Reaktion (siehe Kap. 3.5). Über ihre Carboxylgruppe können Aminosäuren mit der Aminogruppe einer weiteren Aminosäure **Säureamide** ausbilden, die als **Peptidbindungen** bekannt sind. Diese unter Wasserabspaltung geknüpfte kovalente Bindung kann zwischen einer unterschiedlichen Zahl von Aminosäuren entstehen.

Peptide und Proteine

In Abhängigkeit vom Polymerisationsgrad wird zwischen **Di-** (zwei Aminosäuren), **Oligo-** (<10 Aminosäuren) und **Polypeptiden** (< 100 Aminosäuren) unterschieden. Peptide von mehr als 100 Aminosäuren bezeichnet man als **Proteine**. Die molekulare Struktur der Proteine spiegelt sich in Form vier verschiedener Hierarchieebenen wider. Die **Primärstruktur** reflektiert die Aminosäuresequenz und das kovalente Grundgerüst der Peptidkette. Sie gibt keinen Hinweis auf die dreidimensionale Ausrichtung des Moleküls. Über Wasserstoffbrücken treten die Aminosäuren in Wechselwirkung und bilden regelmäßige räumliche **Sekundärstrukturen** aus. Dabei kann die Polypeptidkette sowohl in schraubenförmiger Form (α-**Helix**) als auch in Faltblattstruktur (β-**Faltblatt**) vorliegen. Die nächsthöhere Hierarchiestufe bildet die **Tertiärstruktur**, die die dreidimensionale Faltung der Peptidkette beschreibt. Ihre Entstehung ist auf Wasserstoffbrückenbindungen, hydrophobe Wechselwirkungen und Ionenbindungen zurückzuführen. Assoziieren mehrere Polypeptidketten, so bildet sich die **Quartärstruktur** mit der größten Komplexität. Bekannte Beispiele hierfür sind Hämoglobin und Insulin, die aus vier Peptidketten bestehen und als **Tetramere** bezeichnet werden.

Die räumliche Gestalt der Proteine und ihre damit in Verbindung stehende unterschiedliche Löslichkeit hat zur Einteilung in zwei große Proteinklassen geführt. Fibrilläre Faserproteine (**Skleroproteine**) sind von langgestreckter Gestalt, unlöslich und kommen meist als Gerüstsubstanzen im Bindegewebe vor. Beispiele hierfür sind **Kollagen**, **Elastin** und **Ceratin**. Aufgrund ihrer ungünstigen Aminosäurenzusammensetzung sind sie ernährungsphysiologisch von geringer Bedeutung. Globuläre Proteine (**Sphäroproteine**) haben eine kugelige Raumstruktur, sind in Wasser oder Salzlösung löslich und bilden kolloidale Strukturen. Sie erfüllen spezifische funktionelle Aufgaben, z. B. als Transportmoleküle, Immunglobuline und kontraktile Proteine. Zu den wichtigsten Sphäroproteinen zählen **Albumine** und **Globuline** sowie **Prolamine** und **Gluteline**. Während Erstere vor allem in Lebensmitteln tierischer Herkunft enthalten sind und sich durch ihre hohe ernährungsphysiologische Wertigkeit auszeichnen, finden sich Prolamine und Gluteline ausschließlich in Pflanzen. Sie induzieren bei disponierten Personen das Krankheitsbild der **Zöliakie** (siehe Kap. 32).

3.2 Vorkommen und Verfügbarkeit

Der **Proteingehalt** in den verschiedenen Nahrungsmitteln variiert erheblich (**siehe Tabelle 3–1**).

Lebensmittel tierischen Ursprungs sind hinsichtlich ihres Proteingehalts meistens quantitativ und qualitativ hochwertiger als pflanzliche Nahrungsmittel (siehe Kap. 3.6). Eine Ausnahme bilden Hülsenfrüchte und Getreide, die zu den wichtigsten pflanzlichen Proteinlieferanten gehören. Auch Nüsse weisen einen hohen Proteingehalt auf. **Albumine** und **Globuline** finden sich – wie bereits erwähnt – fast ausschließlich in Proteinen tierischer Herkunft, z. B. als Bestandteile des Eiklars und der Milch. Sie sind für den Menschen relativ leicht verdaulich. Unverdaulich ist hingegen das Strukturprotein **Keratin**, das ein Element epithelialer Gewebe ist. Allgemein sind tierische Proteine leichter aufzuschließen als pflanzliche, da die Zellwände der Pflanzen den Zugang zum Protein erschweren.

Der Beitrag eines Lebensmittels zur Proteinversorgung hängt nicht nur von seinem absoluten Proteingehalt ab, sondern auch von der Textur und dem Aminosäureprofil des Lebensmittels bzw. der räumlichen Struktur der Proteine. Durch die Lebensmittelzubereitung kann die Verfügbarkeit der Aminosäuren und damit der Wert des Proteins für die Ernährung verändert werden.

Tab. 3–1 Proteingehalt ausgewählter Lebensmittel (g/100 g)

Lebensmittel	Protein (g/100 g)
Sojabohnen	34
Emmentaler (45 % i.Tr.)	29
Magerquark	13
Rotbarsch	18
Rinderfilet	21
Forellen	20
Hühnereier	13
Weizen	12
Erbsen, gekocht	5,5
Milch	3,3
Möhren	1,0
Erdbeeren	0,8
Butter	0,7

Eine **Denaturierung** der Proteine durch Hitze, Säuren oder Basen während der Zubereitung verbessert die Angriffsmöglichkeiten für die Verdauungsenzyme und erhöht damit die Verdaulichkeit. Insbesondere bei stärkerer thermischer Behandlung kommt es durch Reaktionen zwischen Aminosäuren und Kohlenhydraten zur Bildung von **Maillard-Produkten**. Sie stellen Aromastoffe dar, sind aber nur eingeschränkt verdaulich. Insbesondere schwefelhaltige Aminosäuren wie Lysin, Methionin und Cystein sind hierdurch nicht mehr bioverfügbar. Die **Proteinverfügbarkeit** kann weiterhin durch verschiedene in pflanzlichen Lebensmitteln enthaltene **Enzyminhibitoren** herabgesetzt werden. Vor allem Leguminosen enthalten beachtliche Mengen. Enzyminhibitoren wie der **Bowman-Birk-Inhibitor**, die in der Lage sind, **Trypsin**, das eine zentrale Rolle in der Proteinverdauung einnimmt (siehe Kap. 3.3), zu hemmen, können dadurch die Proteinverwertung stark beeinträchtigen. Enzyminhibitoren sind allerdings in der Regel hitzeempfindlich, so dass die thermische Aufbereitung der Nahrungsmittel mit dem Verlust der Inhibitoreigenschaften verbunden ist.

Die Absorption und Digestion der Proteine ist auch bei einer Reihe von Erkrankungen beeinträchtigt. Vor allem bei **exokriner Pankreasinsuffizienz** ist die Proteinverdauung eingeschränkt. Morphologische Veränderungen des Zottenepithels, die durch eine Abnahme der resorptiven Oberfläche gekennzeichnet sind, mindern die Proteinabsorption. Ein bekanntes Beispiel für diese Art der Störung ist die **Zöliakie** (siehe Kap. 32). Absorptionsstörungen treten auch bei seltenen angeborenen Defekten bestimmter Aminosäuretransporter auf. Ein Beispiel für solch eine Erkrankung ist die autosomal-rezessiv vererbte **Hartnup-Krankheit**, bei der die Aufnahme neutraler Aminosäuren gestört ist. Äußerst selten ist ein weiterer, ebenfalls autosomal-rezessiv vererbter Transportdefekt, bei dem eine Störung der Absorption dibasischer Aminosäuren vorliegt (**Cystinurie**). Trotz der Absorptionsstörung einzelner Aminosäuren weisen die Patienten in der Regel keine klinischen Zeichen eines Proteinmangels auf, da die Proteinaufnahme über Peptidtransporter sichergestellt ist (siehe Kap. 3.3).

3.3 Digestion und Absorption

Die mit der Nahrung zugeführten Proteine werden vor ihrer Absorption in Di- und Tripeptide sowie freie Aminosäuren hydrolisiert (**siehe Abb. 3–2**). Die dafür notwendigen *Proteasen* bzw. *Peptidasen* werden von Magen, Pankreas und Dünndarm produziert. Sie spalten die Peptidbindungen der Aminosäureketten, wobei ihre Spezifität sich jeweils auf die Peptidbindung zwischen zwei speziellen Aminosäuren richtet. Zur Einteilung der Enzyme wird ihr Angriffspunkt in der Aminosäurekette herangezogen. Auf diese Weise kann man *Endo-* und *Exopeptidasen* unterscheiden: Während *Endopeptidasen* in der Mitte der Peptidkette wirksam werden, greifen *Exopeptidasen* die Peptidbindungen des Kettenendes an. Exopeptidasen können vom Carboxyl- oder Aminoende eines Proteinmoleküls Aminosäuren abspalten und werden entsprechend als *Carboxy-* oder *Aminopeptidasen* bezeichnet.

Eine Besonderheit bei der Proteinverdauung besteht darin, dass die *Proteasen* als inaktive Vorstufen (**Zymogene**) synthetisiert und sezerniert werden. Ihre Aktivierung erfolgt erst im Gastrointestinaltrakt, um eine Selbstverdauung der Organe zu verhindern.

Die Verdauung der Proteine beginnt im Magen (**siehe Abb. 3–2**). Verschiedene Zellen der Magenschleimhaut (Belegzellen, Nebenzellen, Hauptzellen) sezernieren ein Gemisch aus Salzsäure, Mucinen und Pepsinogen. Bei einem pH-

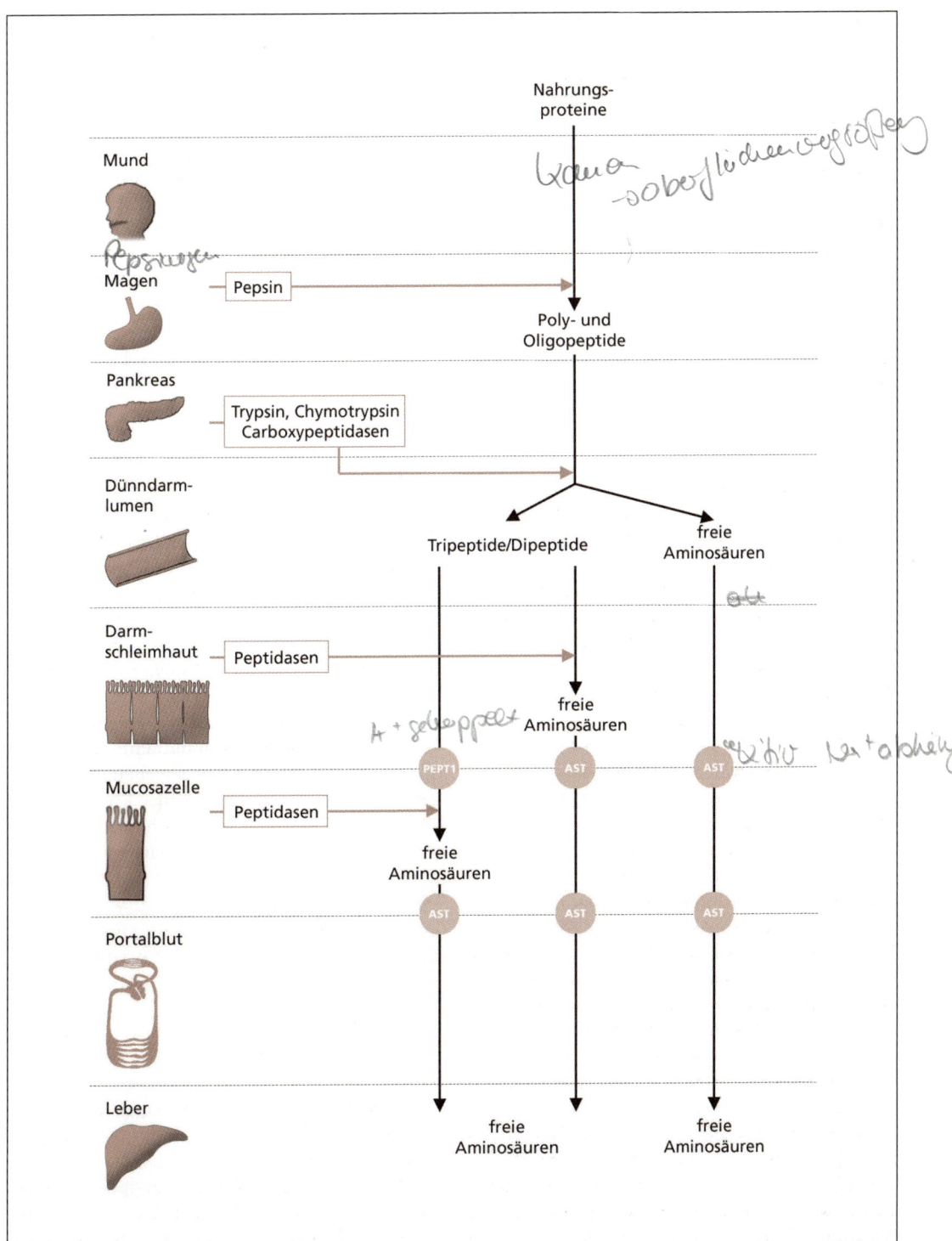

Abb. 3–2 Vereinfachte Darstellung der Proteindigestion und -absorption. PEPT1: intestinaler Peptidtransporter; AST: Aminosäuretransporter

Wert < 2 wird die Endopeptidase *Pepsin* aus ihrer Vorstufe Pepsinogen freigesetzt. *Pepsin* greift die denaturierten Proteine an und beginnt mit ihrer Hydrolyse in kleinere Spaltprodukte (Poly- und Oligopeptide). Im Magensaft von Säuglingen und Kleinkindern findet sich ein weiteres proteolytisches Enzym, das *Gastricin*. Es gleicht in seiner Funktion dem Enzym *Rennin* (Chymosin) im Kälbermagen. *Gastricin* überführt das lösliche Milchprotein Casein in eine unlösliche Form, dient also der Milchverdauung. Beim Erwachsenen ist es kaum von Bedeutung.

Nach der ersten partiellen Verdauung der Proteine im Magen gelangt der Chymus schubweise in den Dünndarm, den Hauptort der Proteinverdauung. Im Duodenum wird er mit den Sekreten des Pankreas und des Dünndarms vermischt und neutralisiert.

Die wichtigsten proteolytischen Enzyme des Pankreassekretes sind *Trypsin*, *Chymotrypsin* und die *Carboxypeptidasen A* und *B*. Sie werden, wie das *Pepsin*, in Form von Zymogenen sezerniert. Trypsinogen wird durch eine *Enteropeptidase*, die aus den intestinalen Mucosazellen freigesetzt wird, zu *Trypsin* aktiviert. Dieses ist dann in der Lage, die anderen Zymogene auch im Bereich der Fettverdauung (vgl. Kap. 2.4) in ihre aktive Form zu überführen.

Die **Endopeptidasen** *Trypsin* und *Chymotrypsin* spalten die im Magen entstandenen Peptide in Di-, Tri- und Oligopeptide. *Trypsin* hydrolysiert dabei bevorzugt Peptidbindungen, an denen die Aminosäuren Lysin und Arginin beteiligt sind, *Chymotrypsin* hingegen solche mit Tyrosin, Phenylalanin und Methionin. Eine derartige Substratspezifität zeigen auch die zu den **Exopeptidasen** zählenden *Carboxypeptidasen A* und *B*. Während die *Carboxypeptidase A* speziell aromatische endständige Aminosäuren aus Oligopeptiden abspaltet, hat die *Carboxypeptidase B* eine höhere Affinität zu basischen Aminosäuren. Für die Abspaltung N-ständiger Aminosäuren aus den Peptidketten sind die *Aminopeptidasen A* und *B* verantwortlich, die an der Oberfläche der Dünndarmschleimhaut lokalisiert sind.

Endprodukte der Proteinverdauung sind **Di-** und **Tripeptide** sowie **freie Aminosäuren**. Für ihre Absorption existieren in der Bürstensaummembran der Mucosazellen spezielle Transportsysteme. Während die meisten Aminosäuren über einen aktiven Na$^+$-abhängigen Mechanismus aufgenommen werden, erfolgt die Absorption der Di- und Tripeptide H$^+$-gekoppelt. Die absorbierten Peptide werden dann in den Enterozyten zu Aminosäuren hydrolysiert und gelangen über das Pfortadersystem zur Leber. Einige Aminosäuren wie Glutamat, Glutamin und Aspartat werden bereits in der Mucosazelle in erheblichem Umfang ab- und umgebaut. Hierbei entstehen CO_2, NH_3, Alanin und Citrullin. Auch Arginin, Prolin und die verzweigtkettigen Aminosäuren Leucin, Isoleucin und Valin werden während der Passage durch die Dünndarmepithelzellen zu etwa 30–50 % metabolisiert. In geringem Maße werden auch ganze Proteine über spezielle Zellen der **Bürstensaummembran** (M-Zellen) aufgenommen. Dies ist zum Teil für die Aktivität des intestinalen Immunsystems von Bedeutung, da die Aufnahme intakter Proteine die Bildung von Immunglobulinen stimuliert (siehe Kap. 39.2.2). Bei Säuglingen ist die Permeabilität für intakte Proteine gesteigert, so dass die in der Frauenmilch enthaltenen Immunglobuline genutzt werden können.

Die Zerlegung der Proteine in niedermolekulare Spaltprodukte dient aber nicht nur der Vorbereitung zur Peptid- und Aminosäurenaufnahme. Sie hat zudem das Ziel, den artfremden Charakter des Proteins aufzulösen und immunologische Reaktionen auszuschließen. Neben Nahrungsproteinen wird auch ein Teil der körpereigenen Proteine im Intestinaltrakt abgebaut. So unterliegen z. B. die Zellen der Dünndarmmucosa einer ständigen Erneuerung. Die abgestoßenen Zellen werden im Intestinaltrakt ebenso wie die Nahrungsproteine in ihre Aminosäuren zerlegt und anschließend reabsorbiert. Dies betrifft auch sezernierte Verdauungsenzyme.

3.4 Funktionen

Aminosäuren, Peptide und Proteine erfüllen aufgrund ihrer strukturellen Unterschiede verschiedene Funktionen (**siehe Abb. 3–3**).

Einzelne **Aminosäuren** sind Präkursoren **biogener Amine**, die als Gewebshormone (z. B. Histamin) und Neurotransmitter (z. B. Glutamat) sowie als Bestandteil mancher Phosphoglyceride (z. B. Ethanolamin) dienen. **Glucogene Amino-**

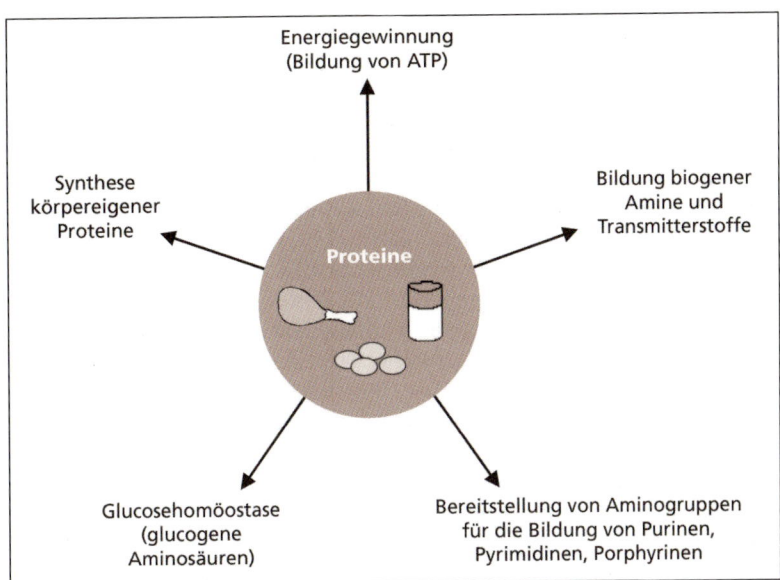

Abb. 3–3 Aufgaben der Proteine im menschlichen Organismus

säuren stellen α-Ketosäuren bereit, die für die Gluconeogenese verwendet werden (siehe Kap. 1.5). Methionin ist der Präkursor von **S-Adenosylmethionin** (**SAM**), dem wichtigsten Methylgruppendonator im Stoffwechsel. SAM liefert u. a. die Methylgruppen für die Purin- und Pyrimidinsynthese. An der Synthese dieser Verbindungen sind auch Glutamin, Aspartat und Glycin beteiligt. Aus Methionin und Cystein stammen die **Sulfatgruppen**, die für die Biosynthese der Glycosaminoglycane (siehe Kap. 1.4) und die Ausscheidung bestimmter endogen gebildeter Verbindungen (z. B. Estrogene) und einzelner Xenobiotika (z. B. Phenole) benötigt werden. Die **Catecholamine** Adrenalin, Noradrenalin und Dopamin sind Abkömmlinge von Tyrosin und Phenylalanin. Dies trifft ebenso auf den Pigmentfarbstoff **Melanin** zu.

Peptide fungieren im Organismus vorwiegend als **Hormone**. Beispiele hierfür sind Insulin und Glucagon sowie Angiotensin II und Vasopressin (Antidiuretisches Hormon; ADH). Daneben existieren auch **Neurotransmitter**, die Peptidcharakter aufweisen. Hierzu zählt die Gruppe der Endorphine und Enkephaline. Aus ernährungsphysiologischer Sicht von besonderem Interesse ist das Tripeptid **Glutathion**, das als Redoxsystem in die antioxidative Abwehr eingeschaltet ist (siehe Kap. 9.3.1).

Proteine weisen aufgrund ihrer großen strukturellen Mannigfaltigkeit vielfältige Funktionen auf. In Form von **Strukturproteinen** sind sie Bestandteil zellulärer Membranen und verleihen den Geweben die notwendige mechanische Stabilität. Bekannte Strukturproteine sind z. B. Kollagen, das im Bindegewebe, der Haut und im Knochen enthalten ist, sowie Elastin und Keratin. Actin und Myosin zählen dagegen zur Gruppe der **kontraktilen Proteine**, die die Beweglichkeit der Muskulatur ermöglichen. Eine große Anzahl von Proteinen ist in Form von **Enzymen**, **Hormonen** und ihren entsprechenden **Rezeptoren** an der Steuerung der Stoffwechselprozesse beteiligt. **Ionenkanäle** und **Transportproteine** ermöglichen den Durchtritt hydrophober Moleküle durch die Membran von Zellen und Zellorganellen. Im Blut erfüllen Proteine wichtige Aufgaben beim Transport verschiedener Stoffe zwischen den Geweben und Organen. So existieren z. B. **Transportproteine** für Lipide (Lipoproteine), Sauerstoff (Hämoglobin) oder Eisen (Transferrin). Andere Proteine des Blutes sind an Schutz- und Abwehrreaktionen des Organismus beteiligt, wie z. B. die **Antikörper** (Immunglobuline) oder die **Blutgerinnungsproteine** Fibrinogen und Thrombin.

3.5 Intermediärer Stoffwechsel der Proteine

Ähnlich wie bei den Kohlenhydraten und Lipiden ist die Leber auch für den intermediären Protein- und Aminosäurestoffwechsel von herausragender Bedeutung. Als multifunktioneller Zelltyp können in Hepatocyten alle Reaktionen des Aminosäurestoffwechsels ablaufen (**siehe Abb. 3–4**).

Einige Stoffwechselwege wie die Synthese von Harnstoff und die Synthese spezifischer Proteine erfolgen ausnahmslos in der Leber. Ihre ideale anatomische Lage zwischen Darm und unterer Hohlvene ermöglicht es ihr, in die **Homöostase** der Aminosäuren einzugreifen und die Aminosäureversorgung der peripheren Organe unabhängig von der Nahrungszufuhr auf einem konstanten Niveau zu halten. So steigt der Aminosäurespiegel des Plasmas nach einer proteinreichen Mahlzeit nur geringfügig an. Nur rund 25 % der absorbierten Aminosäuren gelangt in den systemischen Kreislauf. Diese **Pufferfunktion** verhindert, dass es nach hoher Proteinzufuhr zum Überschreiten der Nierenschwelle und damit zur Ausscheidung größerer Mengen von Aminosäuren über den Urin kommt.

Aminosäurestoffwechsel der Leberzelle

Postabsorptiv gelangen die Aminosäuren über Transportproteine in die Hepatocyten. Dabei handelt es sich vorwiegend um sekundär-aktive Prozesse. Triebkraft der Reaktion ist ein zelleinwärts gerichteter Natriumgradient, der über die

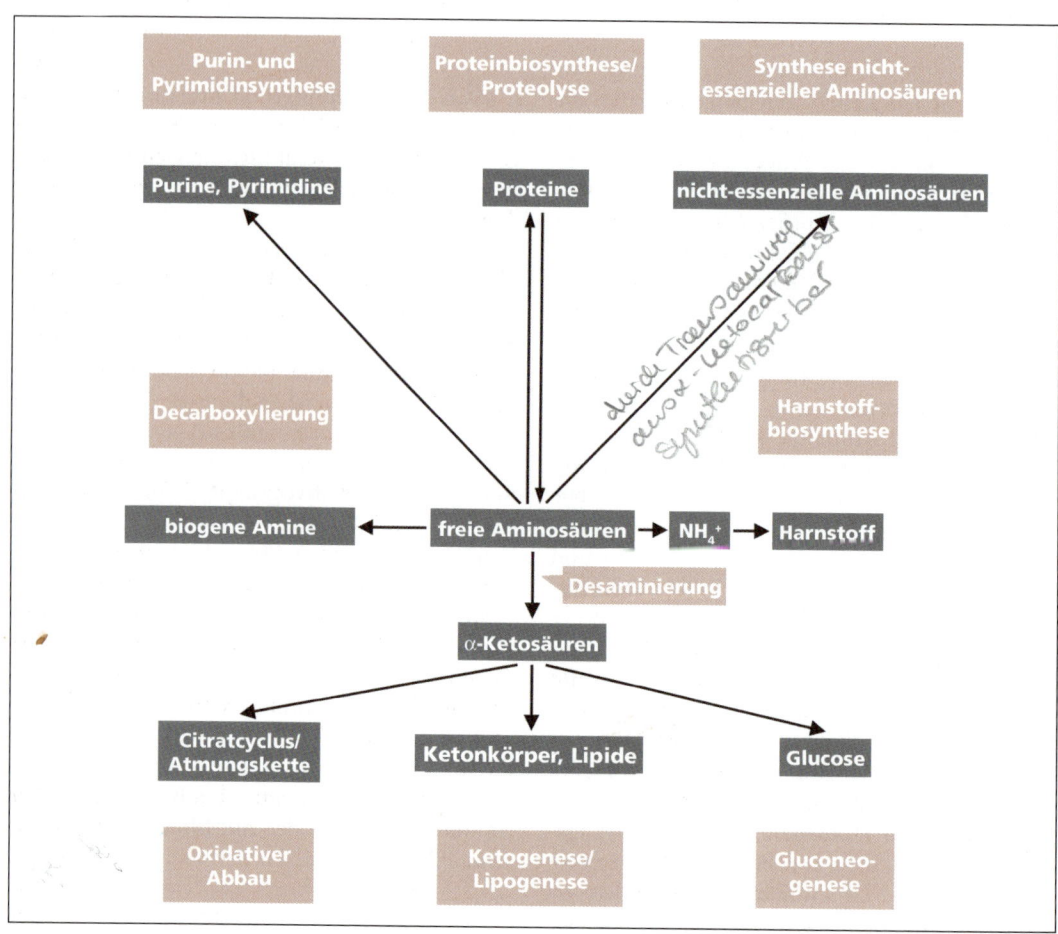

Abb. 3–4 Übersicht wichtiger intermediärer Stoffwechselwege von Aminosäuren

Aktivität der Na^+/K^+-ATPase aufrechterhalten wird. In den Hepatocyten können die Aminosäuren unterschiedliche Reaktionswege beschreiten (siehe Abb. 3–4).

Der Hauptstoffwechselweg der Aminosäuren ist die **Proteinbiosynthese**. Nach einer proteinreichen Mahlzeit sind die Syntheseleistungen gesteigert. Etwa 20 % der aufgenommenen Aminosäuren wird von den Leberzellen für diesen Prozess verwendet. Neben Struktur- und Enzymproteinen, die für spezifische Funktionen in den Hepatocyten verbleiben, entsteht eine Reihe von Proteinen, die an das Blut abgegeben werden. Hierzu zählt vor allem das **Albumin**, dem eine wesentliche Funktion für den Stofftransport im Plasma sowie für die Aufrechterhaltung des onkotischen Drucks zukommt. Daneben bildet die Leber den Großteil der **Blutgerinnungsfaktoren** sowie einige Transportproteine wie das für den Eisentransport zuständige **Transferrin** oder das für den Vitamin-A-Transfer benötigte **Retinol-bindende Protein** (**RBP**). Auch einzelne **Lipoproteine** (VLDL und naszentes HDL) entstammen der Leber (siehe Kap. 2.5). Die Regulation des hepatischen Proteinstoffwechsels hängt in hohem Maße vom Aminosäurenangebot ab und steht außerdem unter hormoneller Kontrolle. Eine erhöhte Aminosäurezufuhr zur Leber führt ebenso zu einer gesteigerten Proteinsynthese wie ein erhöhter Insulin- oder Glucocorticoidspiegel.

Einzelne Aminosäuren dienen – wie bereits in Kapitel 3.4 ausgeführt – der Synthese bestimmter stickstoffhaltiger Verbindungen. Insbesondere **Glutamin** fungiert hierbei als wichtiger Stickstoffdonator und ist an der Synthese von **Aminozuckern**, **Purinen** und **Pyrimidinen** beteiligt. Zum Aufbau der Letzteren ist auch die Aminogruppe von **Aspartat** notwendig. Durch die **Decarboxylierung** von Aminosäuren entstehen **biogene Amine** (siehe Abb. 3–4). Diese Reaktion spielt quantitativ nur eine untergeordnete Rolle, sie führt jedoch zur Bildung wichtiger Hormone, Neurotransmitter und Gewebshormone, wie z. B. Adrenalin, Serotonin und Histamin. Katalysator dieser Reaktionen sind Pyridoxalphosphatabhängige *Decarboxylasen*.

Überschüssige Aminosäuren können unter Abspaltung von Ammoniak (NH_3) in α-**Ketosäuren** überführt werden (siehe unten). Diese werden dann entweder zur Energiegewinnung oxidiert oder dienen, je nachdem zu welchem Kohlenstoffgerüst sie abgebaut werden können, als Vorstufen für die **Gluconeogenese** (glucogene Aminosäuren) (siehe Kap. 1.5) bzw. für die **Lipo-** und **Ketogenese** (ketogene Aminosäuren) (siehe Kap. 2.6). Gleiches gilt für die Kohlenstoffkette derjenigen Aminosäuren, die beim proteolytischen Abbau sog. „verbrauchter" Körperproteine anfallen. Welche Anteile der Aminosäuren über die einzelnen Stoffwechselwege metabolisiert werden, hängt u. a. vom Versorgungsstatus des Organismus, vom Proteingehalt der Nahrung und der hormonellen Konstellation ab.

Die Mehrzahl der Aminosäuren ist **glucogener** Natur und liefert neben Pyruvat Intermediate des Citronensäurecyclus (α-Ketoglutarat, Succinyl-CoA, Fumarat und Oxalacetat), die allesamt als Substrate zur Gluconeogenese dienen können. Nur wenige Aminosäuren sind **ketogen**, d. h. aus ihnen entsteht Acetyl-CoA bzw. Acetoacetyl-CoA, das zur Lipogenese bzw. zur Ketonkörperbildung herangezogen wird. Beim Abbau der Aminosäuren können verschiedene Aminosäuregruppen zusammengefasst werden, die charakteristische Abbauprodukte bilden (siehe Abb. 3–5).

Threonin, Glycin, Serin, Cystein und Alanin bilden die Gruppe der **C-3-Familie** (**Serin-Familie**), die alle in **Pyruvat** überführt werden. Gemeinsames Abbauprodukt von Aspartat und seinem Säureamid Asparagin ist **Oxalacetat** (**C-4-Familie**). Phenylalanin und Tyrosin sind Mitglieder der Familie der **aromatischen Aminosäuren**. Bei ihrer Transaminierung entsteht **Fumarat**. Gemeinsames Merkmal der zur **C-5-Familie** zählenden Aminosäuren Prolin, Glutamin, Histidin, Arginin und Glutamat ist ihr gemeinsames Endprodukt α-Ketoglutarat. Methionin, Cystein, Valin und Isoleucin werden zu **Succinyl-CoA** metabolisiert, wobei beim Abbau von Isoleucin zusätzlich Acetyl-CoA entsteht und beim Katabolismus von Cystein Pyruvat anfällt. Charakteristisch für Tryptophan, Leucin und Lysin ist ihre ketogene Natur.

Die Enzymsysteme zum Abbau der **essenziellen Aminosäuren** sind vorwiegend in den Leberzellen lokalisiert. Eine Ausnahme bilden die verzweigtkettigen Aminosäuren **Valin**, **Leucin** und **Isoleucin**, die vorwiegend von Muskulatur und Gehirn verwertet werden.

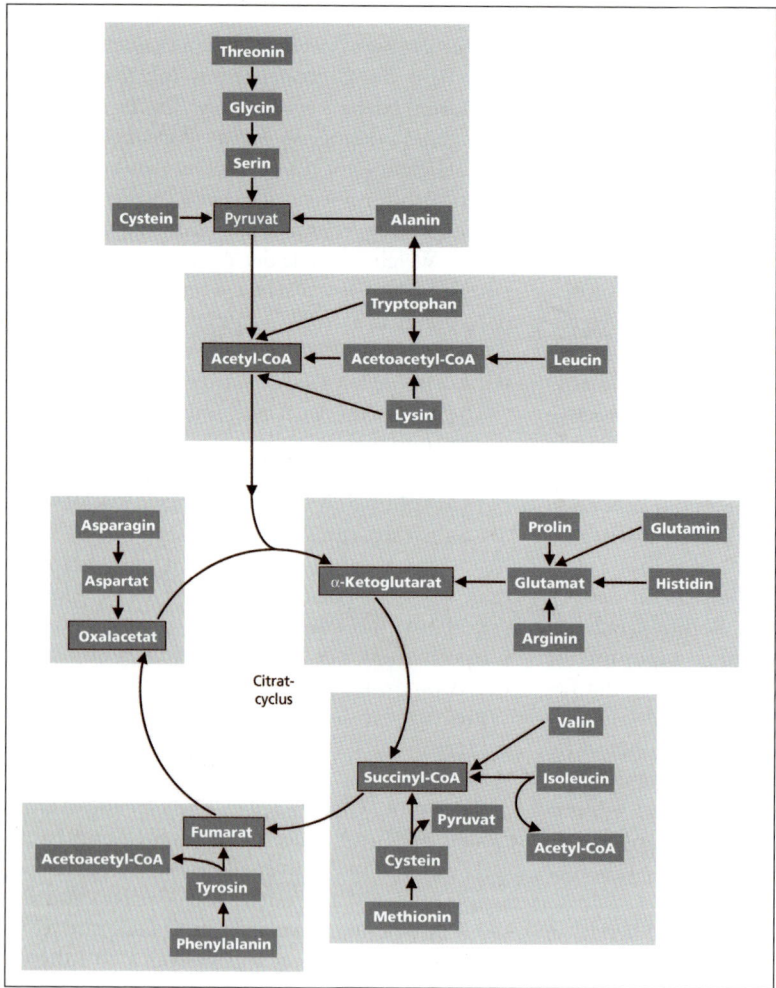

Abb. 3–5
Übersicht über die gemeinsamen Abbauprodukte der einzelnen Aminosäure-Familien

Transaminierung und Desaminierung der Aminosäuren

Aus allen Aminosäuren, die zu CO_2 und H_2O oxidiert werden oder deren Kohlenstoffskelette für die Synthese körpereigener Fette und Kohlenhydrate Verwendung finden, wird der α-Aminostickstoff abgespalten und als **Ammoniak** (NH_3) freigesetzt. Hierfür stehen dem Körper mehrere Mechanismen zur Verfügung. Drehpunkt aller Prozesse ist **Glutamat**, dem beim Ab- und Umbau von Aminosäuren eine Schlüsselstellung zukommt (**siehe Abb. 3–6**).

Quantitativ am bedeutsamsten sind **Transaminierungsreaktionen**, bei denen die Aminogruppe einer Aminosäure auf eine α-Ketosäure als Akzeptormolekül übertragen wird. Coenzym aller Transaminasen ist das Vitamin-B_6-Derivat **Pyridoxalphosphat** (**PALP**). Die beiden wichtigsten Transaminasen sind die *Alanin-Aminotransferase* (**ALAT**), die in älteren Lehrbüchern unter dem Begriff *Glutamat-Pyruvat-Transaminase* (**GPT**) bekannt ist sowie die *Aspartat-Aminotransferase* (**ASAT**), die auch als *Glutamat-Oxalacetat-Transaminase* (**GOT**) bezeichnet wird. Daneben kann der Stickstoff von Serin, Threonin und Cystein in einer irreversiblen, PALP-abhängigen Reaktion durch sogenannte **α-β-Elimination** abgespalten werden. Aus Glutamat kann die Amino-

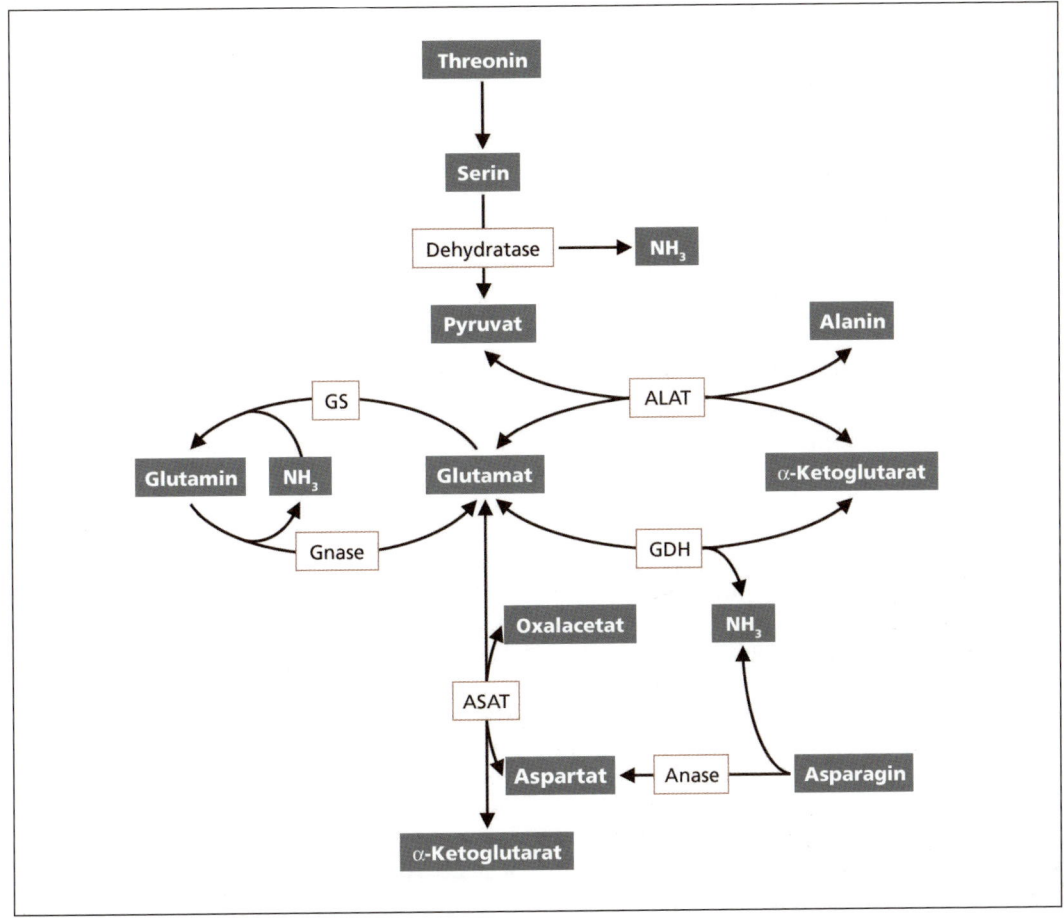

Abb. 3–6 Enzymatische Möglichkeiten zur Abspaltung bzw. Übertragung von NH₃. ALAT: Alanin-Aminotransferase; Anase: Asparaginase; ASAT: Aspartat-Aminotransferase; Gnase: Glutaminase; GS: Glutaminsynthetase; GDH: Glutamatdehydrogenase

gruppe darüber hinaus durch eine reversible dehydrierende Desaminierung entfernt werden. Das katalysierende Enzym, die *Glutamatdehydrogenase* (**GDH**), vermittelt bevorzugt die Rückreaktion zu Glutamat, kann also auch freies NH₃ fixieren. Für die Leber von besonderer Bedeutung ist die **hydrolytische Desaminierung** von Glutamin. Verantwortliches Enzym ist die *Glutaminase*. In einer ähnlichen Reaktion kann auch die Aminogruppe aus der Säureamidbindung von Asparagin freigesetzt werden. Das zugehörige Enzym ist die *Asparaginase* (**siehe Abb. 3–6**).

Elimination des Ammoniaks durch die Harnstoffbiosynthese

Ammoniak (NH₃), das Endprodukt des Aminosäurestoffwechsels, stellt für den Organismus ein unentbehrliches Molekül dar. Er ermöglicht die Synthese von nicht-essenziellen Aminosäuren, Purinkörpern, Porphyrinen, Plasmaproteinen und Proteinen der Infektabwehr. Freies Ammoniak wirkt jedoch schon in sehr geringen Mengen **neurotoxisch**. Aus diesem Grund muss überschüssiges Ammoniak fixiert und ausgeschieden werden. Die dazu notwendigen Detoxifikationsreaktionen werden im Wesentlichen von der Leber ausgeführt. Der periphere Blutspiegel an freiem Ammoniak wird auf einem sehr niedrigen Niveau gehalten. Nur in der Portalvene lassen sich deutlich höhere Spiegel nachweisen. Dieses Ammoniak entstammt dem Stoffwechsel der **Darmflora**, die aus nicht-absorbierten Aminosäuren und Harnstoff, der aus dem Blut in das Darmlumen diffundiert, enzymatisch Ammoniak abspaltet. Freies Ammoniak kann im Dickdarm sehr rasch absorbiert werden, wird aber von der Leber sofort abgefangen, um die peripheren Gewebe vor einer Intoxikation zu schützen. Da alle Gewebe des Organismus Aminosäuren metabolisieren und abbauen, wird Ammoniak prinzipiell in allen Zellen und Organen freigesetzt. Demgegenüber besitzt nur die Leberzelle die enzymatische Ausstattung zur Entgiftung von Ammoniak in Form des **Harnstoffs**, der über die Niere ausgeschieden wird. Zwar kann Ammoniak auch in freier Form über die **Niere** eliminiert werden, wobei das Molekül in den Zellen des Nierentubulus aus verschiedenen Aminosäuren, in erster Linie **Glutamin**, freigesetzt wird und zur Pufferung der in den Urin sezernierten Protonen dient. Die Menge des abgegebenen Ammoniaks hängt demzufolge eng mit der Menge der zu eliminierenden Protonen ab und liegt bei etwa 30 bis 50 mmol/d. Demgegenüber können über die Biosynthese des Harnstoffs täglich 1 bis 2 mol Ammoniak eliminiert werden.

Das in den extrahepatischen Geweben freigesetzte Ammoniak wird vor dem Transport zur Leber an ein Akzeptormolekül gebunden, um toxische Effekte zu vermeiden. Diese Fixierung erfolgt in erster Linie durch die schon erwähnte **Glutamatdehydrogenase-Reaktion**, die es ermöglicht, freies Ammoniak auf α-Ketoglutarat zu übertragen. Hierbei entsteht Glutamat. Durch die ATP-abhängige *Glutaminsynthetase* kann eine zweite Aminogruppe auf Glutamat übertragen werden, wobei das Säureamid **Glutamin** gebildet wird. Dieser Prozess der Glutaminsynthese gewährleistet die vorläufige Ammoniakentgiftung. Während Glutamin vor allem im Gehirn entsteht, erfolgt die Bildung von **Alanin** als Transportform des Ammoniaks bevorzugt in der Muskulatur (siehe Abb. 3–6).

In der Leberzelle wird die Aminogruppe von Alanin wieder auf α-**Ketoglutarat** übertragen und das dabei freiwerdende Pyruvat entweder dem oxidativen Endabbau im Citratcyclus zugeführt oder in die Gluconeogenese eingeschleust (siehe Kap. 1.5). Da die gebildete Glucose teilweise erneut in den Muskel gelangt, um dort für die Glycolyse zur Verfügung zu stehen, bezeichnet man diesen Prozess als **Glucose-Alanin-Cyclus** (siehe Abb. 1–5). In der Leber wird aus dem aus dem Blut aufgenommenen Glutamin im Zuge der **Glutaminasereaktion** (Gnase) Ammoniak freigesetzt, wobei Glutamat entsteht. Auch dieses spaltet seine Aminogruppe ab, wobei ebenfalls Ammoniak entsteht. Dieses wird nun zur endgültigen Ammoniakentgiftung in die **Harnstoffbiosynthese** eingeschleust (siehe Abb. 3–7). Die Bildung von Harnstoff ist ein energieabhängiger Prozess und vollzieht sich ausschließlich in der Leber. Der mehrstufige Mechanismus ist ein auf Cytosol und Mitochondrien des Hepatocyten verteilter Kreislauf, bei dem aus je einem Ammonium- (NH_4^+) und Hydrogencarbonat-Ion (HCO_3^-) und dem Stickstoff von Aspartat ein Molekül Harnstoff gebildet wird. Verantwortliches Enzym dieser Reaktion ist die *Carbamylphosphat-Synthetase*, die über den allosterischen Aktivator **N-Acetylglutamat** kurzfristig reguliert werden kann. Das Akzeptormolekül **Ornithin** wird bereits beim Durchlaufen des Harnstoffcyclus regeneriert, während **Aspartat** über den **Aspartatcyclus** resynthetisiert wird und somit erneut als Aminogruppendonator zur Verfügung steht. Der Umfang der Harnstoffsynthese hängt von der Höhe der Proteinzufuhr ab und liegt bei einer durchschnittlichen Ernährung in einem Bereich von ungefähr 30 g/d.

3.6 Proteinumsatz, essenzielle Aminosäuren und biologische Wertigkeit von Proteinen

Bei einer ausreichenden Proteinversorgung verfügt der Organismus über eine gewisse Proteinmenge, die bei entsprechenden Anforderungen ohne Beeinträchtigung der Körperfunktion abgebaut werden kann. Dieses **labile Protein** beträgt weniger als 1 % des gesamten Eiweißbestandes und kommt hauptsächlich in Leber, Nieren und Darmschleimhaut vor. Der menschliche Körper weist einen Gesamtproteinbestand von ca. 10–

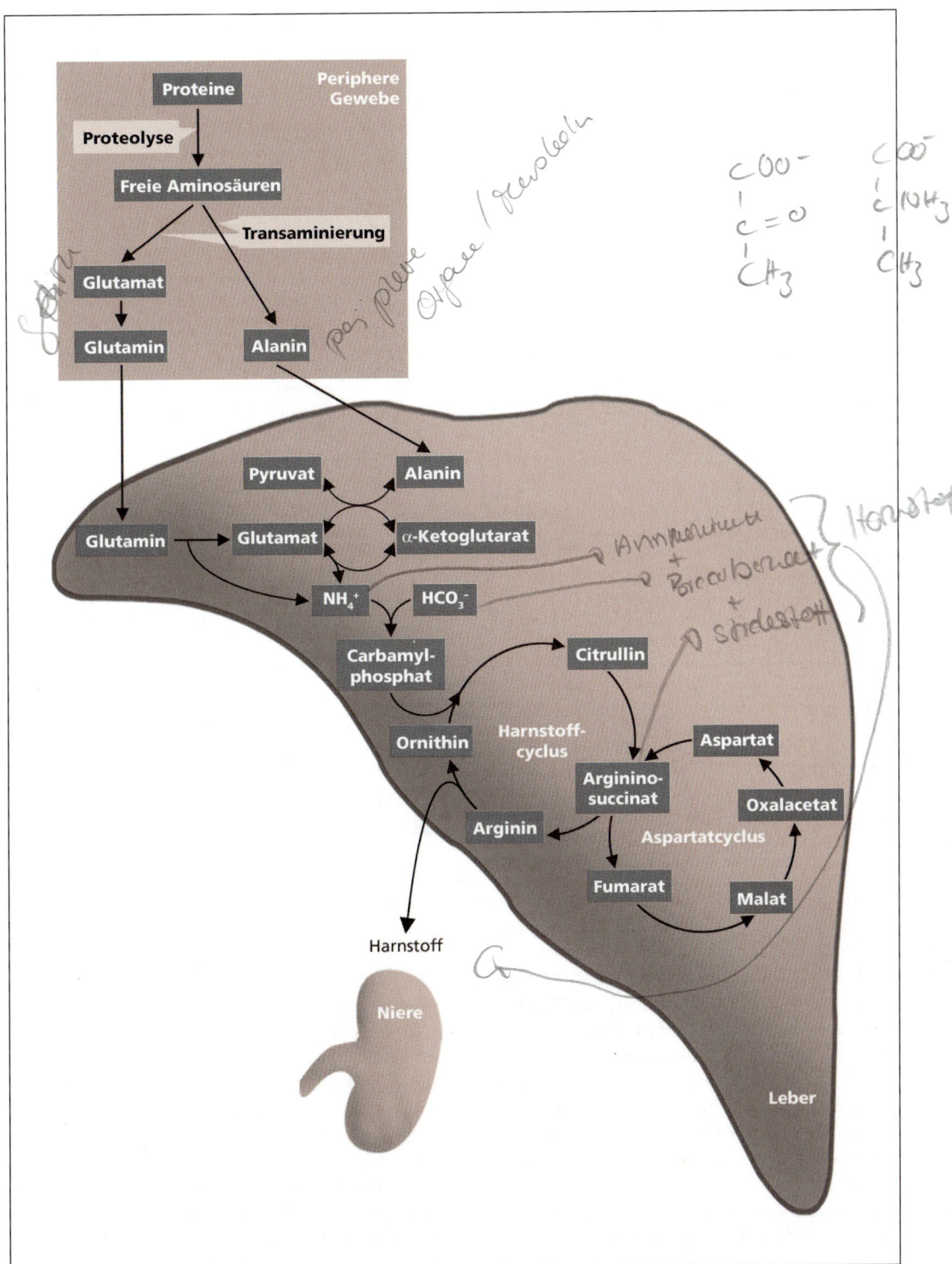

Abb. 3–7 Die zentrale Stellung des Harnstoffcycluses im oxidativen Aminosäurenabbau

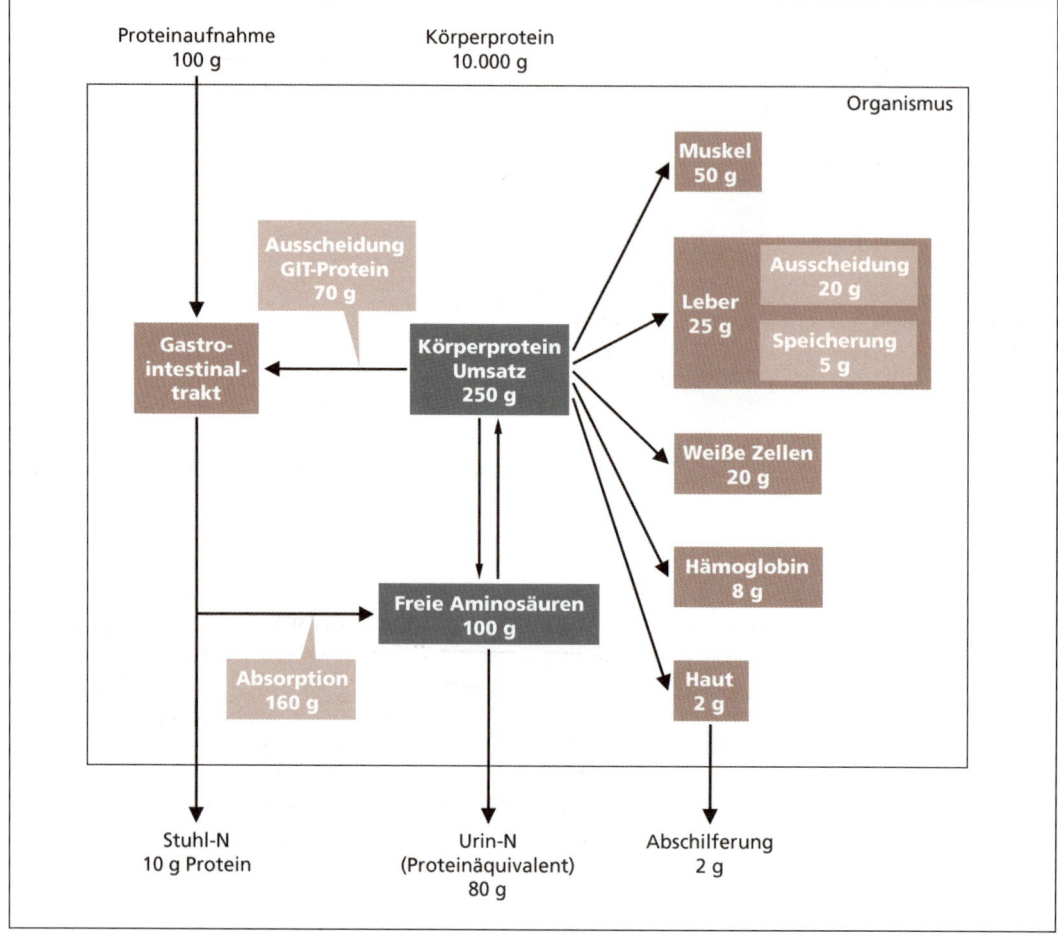

Abb. 3–8 Proteinumsatz des Organismus (Crim und Munro 1994, S. 17)

11 kg auf, der sich in einem dynamischen Auf- und Abbau (**Protein-Turnover**) befindet (siehe **Abb. 3–8**).

Bei einer Proteinaufnahme von 100 g beläuft sich die täglich umgesetzte Proteinmenge eines erwachsenen Menschen auf ca. 250 g. Neben der Nahrung trägt die **Reutilisierung** der aus der Proteolyse körpereigener Strukturen anfallenden Aminosäuren zur Speisung des Aminosäure-Pools bei. Dieser Recyclingprozess arbeitet höchst effizient und kann einen Wert von bis zu 90 % erreichen. Nicht-reutilisierte Aminosäuren werden dem oxidativen Endabbau in der Leber zugeführt. Daneben verliert der Organismus über Faeces, Haut, Schweiß und andere Sekrete täglich eine Mindestmenge an Stickstoff. Dieser unter proteinfreier Ernährung beobachtete **obligatorische Stickstoffverlust** beträgt für gesunde Erwachsene ca. 54 mg/kg Körpergewicht und Tag. Zur Aufrechterhaltung eines **Steady State** ist es erforderlich, diesen Verlust über die Nahrung auszugleichen. Beim Menschen erfolgt die Stickstoffaufnahme in Form von Protein, die eigentliche essenzielle Komponente stellen jedoch die Aminosäuren dar, weshalb es sich korrekter um einen Aminosäurenbedarf handelt.

Essenzielle Aminosäuren

Während die meisten der 20 proteinogenen Aminosäuren über Transaminierung aus den entsprechenden α-Ketocarbonsäuren synthetisiert werden können, verfügt der Organismus im Falle der essenziellen **Aminosäuren** über keine bzw. keine ausreichende Möglichkeit zur Eigensynthese. Für Erwachsene besitzen 9 Aminosäuren essenziellen Charakter (**siehe Tab. 3–2**). Eine besondere Rolle nimmt dabei **Histidin** ein, das bis vor einigen Jahren lediglich für Säuglinge als essenziell galt. Untersuchungen haben jedoch gezeigt, dass der Organismus von Erwachsenen zwar kürzere Zeit auf die Zufuhr von Histidin mit der Nahrung verzichten kann, bei längerer Histidin-freier Ernährung aber die Histidinkonzentration im Blut absinkt. Eine ausreichende Versorgung mit Histidin ist daher an die Zufuhr mit der Nahrung gebunden.

Da der Aminosäurebedarf und die Fähigkeit zur endogenen Synthese von einer Vielzahl von Variablen (u. a. körperliche Aktivität, Krankheit und Energiezufuhr) beeinflusst werden, können einzelne nicht-essenzielle Aminosäuren unter bestimmten Bedingungen Essenzialität erlangen. Solche Aminosäuren werden als **bedingt essenziell** (semi-essenziell) betrachtet (**siehe Tab. 3–2**). Hierzu zählen **Cystein** und **Tyrosin**, da sie nur beim Abbau der essenziellen Aminosäuren **Methionin** und **Phenylalanin** gebildet werden. Ein Beispiel für eine Erkrankung, bei der Tyrosin einen essenziellen Nahrungsbestandteil darstellt, ist die **Phenylketonurie**. Auch Aminosäuren wie **Glutamin**, **Arginin** und **Glycin** sowie vermutlich **Taurin** und **Prolin** zählen zu dieser Gruppe. Ihnen ist gemein, dass unter metabolischem Stress, wie er z. B. im Postaggressionsstoffwechsel (siehe Kap. 20) typisch ist, eine Depletion der Gewebe eintritt. Die endogene Syntheserate reicht unter diesen Bedingungen nicht aus, den gesteigerten Bedarf zu decken bzw. die Abbaurate zu kompensieren. Aus diesem Grund ist diese Gruppe von Aminosäuren, insbesondere aber Glutamin und Arginin, für die klinische Ernährung von großer Bedeutung (siehe Kap. 20.4.1). **Vollständig nicht-essenziell** unter den proteinogenen Aminosäuren sind nach heutiger Kenntnis nur **Alanin**, **Glutamat** und **Aspartat**. Ihre Syntheserate hängt hauptsächlich von der Versorgung mit Hauptenergieträgern ab.

Biologische Wertigkeit

Da Nahrungsproteine aufgrund ihrer abweichenden Aminosäurezusammensetzung in unterschiedlichem Maße in Körperproteine umgewandelt werden können, hängt die zum Ausgleich der Proteinverluste notwendige Proteinmenge davon ab, wie gut das Nahrungsprotein dem Bedarf des Organismus entspricht. Um die **ernährungsphysiologische Qualität** eines Proteins zu erfassen, wurde der Begriff der **biologischen Wertigkeit** (BW) eingeführt. Je hochwertiger ein Protein ist, desto weniger muss davon aufgenommen werden, um den Bedarf des Organismus zu decken. Voraussetzung ist hierfür allerdings eine ausreichende Energiezufuhr in Form von Kohlenhydraten und Fetten, um zu verhindern, dass Nahrungsproteine zur Energiegewinnung herangezogen werden. Im Bereich der Humanernährung wird die biologische Wertigkeit von Proteinen häufig mittels einer Methode bestimmt, die auf die beiden Ernährungsforscher Kofrányi und Jekat zurückgeht. Danach ermittelt man für jedes Testprotein diejenige Menge, die ausreicht, das Gleichgewicht der Stickstoffbilanz aufrechtzuerhalten (**Bilanzminimum**). Dabei wird das Bilanzminimum des Volleiproteins willkürlich mit einer BW von 100 gleichgesetzt; die BW aller anderen Proteine wird auf diesen Wert bezogen. Die essenzielle Aminosäure, die durch ihren zu geringen Gehalt als erste die Wertigkeit eines Proteins begrenzt, wird als **limitierende Aminosäure** bezeichnet. In Weizen, Roggen und Reis ist dies Lysin, in Mais Tryptophan und in Leguminosen Methionin. Proteine aus tierischen Lebensmitteln decken den Bedarf des Menschen im Allgemeinen besser als pflanzliche Proteine und besitzen daher eine höhere biologische Wertigkeit (**siehe Tab. 3–3**).

Durch Mischung verschiedener Proteinträger oder Anreicherung mit einzelnen Aminosäuren

Tab. 3–2 Einteilung der Aminosäuren nach ihrer Essenzialität für den Menschen

Essenzielle Aminosäuren	Semiessenzielle Aminosäuren	Nichtessenzielle Aminosäuren
Histidin	Tyrosin	Alanin
Isoleucin	Cystein	Asparagin
Leucin	Arginin	Asparaginsäure
Lysin	Glutamin	Glutaminsäure
Methionin	Prolin	
Phenylalanin	Glycin	
Threonin	Taurin	
Tryptophan	(Serin)	
Valin		

Tab. 3–3 Biologische Wertigkeit verschiedener Nahrungsproteine

Lebensmittel	Biologische Wertigkeit
Hühnerei	100
Schweinefleisch	85
Rindfleisch	80
Geflügel	80
Kuhmilch	72
Sojaprotein	81
Roggenmehl	78
Kartoffeln	76
Bohnen	72
Mais	72
Reis	66

Tab. 3–4 Empfehlungen der Proteinzufuhr in Abhängigkeit vom Lebensalter (DGE et al. 2000, S. 35)

Alter	g/kg[1]/Tag m	g/kg[1]/Tag w	g/Tag m	g/Tag w
Säuglinge				
0 bis unter 1 Monat	2,7		12	12
1 bis unter 2 Monate	2,0		10	10
2 bis unter 4 Monate	1,5		10	10
4 bis unter 6 Monate	1,3		10	10
6 bis unter 12 Monate	1,1		10	10
Kinder				
1 bis unter 4 Jahre	1,0		14	13
4 bis unter 7 Jahre	0,9		18	17
7 bis unter 10 Jahre	0,9		24	24
10 bis unter 13 Jahre	0,9		34	35
13 bis unter 15 Jahre	0,9		46	45
Jugendliche und Erwachsene				
15 bis unter 19 Jahre	0,9	0,8	60	46
19 bis unter 25 Jahre	0,8		59	48
25 bis unter 51 Jahre	0,8		59	47
51 bis unter 65 Jahre	0,8		58	46
65 Jahre und älter	0,8		54	44
Schwangere ab 4. Monat	–			58
Stillende[2]	–			63

[1] Bezogen auf das Referenzgewicht
[2] Ca. 2 g Protein-Zulage pro 100 g sezernierte Milch

kann ein unausgewogenes Aminosäuremuster verbessert und damit die biologische Wertigkeit der Proteine gesteigert werden. Über diesen **Aufwertungseffekt** (Ergänzungswert) einzelner Proteine ist es möglich, durch den gleichzeitigen Verzehr pflanzlicher und tierischer Proteine eine biologische Wertigkeit zu erreichen, die höher liegt als die des **Volleiproteins**, das unter allen Einzelproteinen die höchste BW besitzt. Den größten Aufwertungseffekt (Ergänzungswert) hat eine Mischung aus 1/3 Volleiprotein mit 2/3 Kartoffelprotein. Sie erreicht eine biologische Wertigkeit von 136. In der Praxis ist es jedoch bei der üblichen Ernährung nicht erforderlich, diesen Zusammenhängen Rechnung zu tragen, da die Proteinzufuhr bei der derzeitigen Ernährungsweise ohnehin die Zufuhrempfehlungen überschreitet. Selbst bei rein pflanzlicher Ernährung ist ein bewusstes Kombinieren verschiedener Nahrungsproteine aus heutiger Sicht nicht notwendig, wenn ein breites Spektrum an Lebensmitteln verzehrt und der Energiebedarf gedeckt ist.

3.7 Bedarf, Mangel und überhöhte Zufuhr

Basierend auf Daten zur Stickstoffbilanz, beträgt der durchschnittliche Bedarf an Protein hoher Qualität für Erwachsene 0,65 g/kg Körpergewicht und Tag. Unter Beachtung individueller Bedarfsschwankungen sowie der eingeschränkten Qualität und Verdaulichkeit der Nahrungsproteine, leitet sich die empfohlene Zufuhr von 0,8 g/kg Körpergewicht und Tag ab. Dieser Wert gilt sowohl für Männer als auch für Frauen. Bei einem Gewicht von 70 kg entspricht das einer Proteinmenge von 56 g/Tag bzw. 8–10 % der Gesamtenergieaufnahme. Neuere Daten lassen vermuten, dass der Proteinbedarf im Alter (ab 65 Jahre) höher ist als der junger Erwachsener. Da hierzu bislang keine abschließenden Ergebnisse vorliegen, gilt die Zufuhrempfehlung von 0,8 g/kg Körpergewicht nach wie vor auch für diese Personengruppe. Mit einer **Proteinaufnahme** von durchschnittlich 70 g/Tag bei Frauen (13,5 Energieprozent) und 100 g/Tag bei Männern (13,0 Energieprozent), ist der Bedarf üblicherweise mehr als gedeckt.

Während der **Wachstumsphase** ist der Proteinbedarf erhöht. Den höchsten Bedarf haben Säuglinge, die in Abhängigkeit vom Lebensalter eine Proteinmenge von 1,1–2,7 g/kg Körpergewicht aufnehmen sollten. Ebenfalls erhöht ist der Proteinbedaf in der **Schwangerschaft** und **Stillzeit** (siehe Tab. 3–4). Sehr ähnlich sind die RDA-Werte in den amerikanischen **Dietary Reference Inta-**

kes (DRI). Ein Unterschied besteht bei der energiebezogenen Proteinempfehlung; sie liegt zwischen 10 und 35 Energieprozent. Demzufolge ist es mit sehr unterschiedlichen Kostformen möglich, die Proteinzufuhr adäquat zu gestalten.

Insgesamt sind die Empfehlungen zur Protein- und Aminosäurezufuhr gegenwärtig Gegenstand der wissenschaftlichen Diskussion. Die bislang zur Bestimmung des Proteinbedarfs eingesetzte Methode der Stickstoffbilanz ist vermutlich unzureichend. Sie erlaubt keine Aussagen zur Funktionalität der Aminosäuren und Proteine in den Geweben; langfristige Effekte auf die Gesundheit bleiben unberücksichtigt. Neue Techniken, die diesen Aspekten Rechnung tragen, werden daher in Zukunft an Bedeutung gewinnen.

Zu den möglichen Vorteilen einer höheren Proteinzufuhr zählen:
- Änderung des Lipidprofils (Anstieg des HDL, Senkung der Triglyceride),
- vermindertes Risiko für ischämische Herzerkrankungen,
- verminderter Knochenabbau im Alter und geringeres Hüftfrakturrisiko.

Derartige Effekte sind dann zu erwarten, wenn ein Austausch raffinierter Kohlenhydratträger (Auszugsmehlprodukte, Süßwaren) und fettreicher Fleisch- und Wurstwaren durch Proteinlieferanten wie Hülsenfrüchte, Nüsse sowie fettarme Milchprodukte, Fisch und Geflügel erfolgt. Gleichzeitig ist auf eine ausreichend hohe Aufnahme von Obst und Gemüse zu achten.

Mangel

Die Funktion der Proteine als Struktur- und Funktionselemente erklärt, weshalb es bei **Proteinmangel** zu vielfältigen Störungen der Körperfunktion kommt. Bei Erwachsenen ist vor allem das Immunsystem und die Wundheilung betroffen. Hierdurch steigt das Infektionsrisiko an und die Komplikationsrate bei Infektionen ist erhöht. Eine unzureichende Proteinversorgung tangiert auch das Skelettsystem negativ, was insbesondere bei betagten Menschen von Belang ist (siehe Kap. 18.5). Im Säuglings- und Kindesalter ist das Wachstum und die geistige Entwicklung beeinträchtigt.

In den Industriestaaten ist ein Proteinmangel überwiegend durch Erkrankungen verursacht, die die Proteinverdauung und -verwertung herabsetzen oder den Proteinumsatz erhöhen. Gefährdet sind Personen mit **konsumierender Grunderkrankung**, so z. B. Krebs- und AIDS-Patienten. Auch alte, multimorbide Personen sind häufig unzureichend mit Protein versorgt (siehe Kap. 18.5).

Der in Entwicklungsländern zu findende Proteinmangel tritt meist nicht isoliert auf, sondern ist mit einer Unterversorgung anderer Nährstoffe und Energie assoziiert (**Protein-Energie-Malnutrition [PEM]**). Das auch als **Marasmus** bezeichnete Krankheitsbild findet sich vorwiegend bei Kleinkindern. Am stärksten betroffen vom allgemeinen Protein- und Energiemagel sind die Schleimhäute des Magen-Darm-Traktes. Hier kommt es zur Malassimilation, begleitet von wässriger Diarrhoe und Elektrolytverlusten. Weitere Symptome sind Sarkopenie, Anorexie, Wachstumsretardierung und Apathie.

Das als **Kwashiorkor** bezeichnete Krankheitsbild entsteht auf dem Boden eines Proteinmangels bei insgesamt ausreichender Energiezufuhr. Betroffen sind vorwiegend Kleinkinder im Alter von 1–3 Jahren. Zu den typischen Symptomen zählen starker Gewichtsverlust und Wassereinlagerungen in den Geweben (Ödeme). Daneben treten Hautläsionen auf, begleitet von Infektionen.

Überhöhte Zufuhr

Bei Gesunden gibt es keinen experimentellen Nachweis, dass eine über den Empfehlungen liegende Proteinzufuhr gesundheitliche Schäden hervorruft. Angaben für eine langfristig tolerierbare Obergrenze existieren nicht. Diskutiert wird, dass eine hohe Proteinzufuhr die Knochengesundheit nachteilig beeinflussen soll. So ist bekannt, dass eine Erhöhung der Proteinzufuhr die Calciumverluste über den Urin verstärkt. Allerdings wird hierdurch der Calciumstatus nur dann beeinträchtigt, wenn die Calciumzufuhr niedrig ist und die Nahrung einen Überschuss an Säureäquivalenten aufweist. Beobachtungsstudien legen nahe, dass eine sehr hohe Proteinaufnahme, insbesondere in Form von Fleisch- und Wurstwaren, im jungen und mittleren Lebensalter die Knochengesundheit langfristig beeinträchtigen kann. Dagegen scheint eine proteinreiche Ernährung im höheren Lebensalter das Frakturrisiko zu reduzieren (siehe Kap. 29.5). Als weitere nachteilige

Effekte einer hohen Proteinaufnahme werden Nierensteine und latente metabolische Acidose genannt.

Generell sind derartige Folgen offenbar weniger von der absoluten Proteinmenge bestimmt, als vielmehr von der Nahrungsquelle. Gesundheitliche Risiken sind dann zu befürchten, wenn die Proteinaufnahme vorwiegend über stark verarbeitete Fleisch- und Wurstwaren sowie fettreiche Milchprodukte erfolgt. Damit verbunden ist eine hohe Aufnahme an Purinen, Cholesterol, gesättigten Fettsäuren und Säureäquivalenten. Diese Nahrungsfaktoren gelten als ungünstig und werden mit der Entstehung von Hyperurikämie und Gicht (siehe Kap. 27) sowie von Herz-Kreislauf-Erkrankungen (siehe Kap. 26.4.1) und Osteoporose (siehe Kap. 29) in Verbindung gebracht

Um negative Effekte einer überhöhten Proteinaufnahme zu vermeiden, sollte die Proteinzufuhr bei Erwachsenen auf 2 g/kg Körpergewicht und Tag beschränkt bleiben.

Weiterführende Literatur

Appel LJ, Sacks FM, Carey VJ, Obarzanek E, Swain JF, Miller ER 3rd, Conlin PR, Erlinger TP, Rosner BA, Laranjo NM, Charleston J, McCarron P, Bishop LM; OmniHeart Collaborative Research Group: Effects of protein, monounsaturated fat, and carbohydrate intake on blood pressure and serum lipids: results of the OmniHeart randomized trial. JAMA 294(19): 2455–64, 2005

Brosnan JT: Glutamate, at the interface between amino acid and carbohydrate metabolism. J Nutr 130(4S Suppl): 988S–90S, 2000

Crim MC, Munro HN: Proteins and amino acids. In: Shils ME, Olson JA, Shike M: Modern nutrition in health and disease. Lea & Febiger, Philadelphia, 8th ed, pp 3–31, 1994

Daniel H: Molecular and integrative physiology of intestinal peptide transport. Annu Rev Physiol 66: 361–84, 2004

Deutsche Gesellschaft für Ernährung (DGE), Österreichische Gesellschaft für Ernährung (ÖGE), Schweizerische Gesellschaft für Ernährungsforschung (SGE), Schweizerische Vereinigung für Ernährung (SVE): Referenzwerte für die Nährstoffzufuhr. 1. Auflage, Umschau/Braus, Frankfurt/Main, S. 35–42, 2000

FAO/WHO/UNU: Energy and protein requirements. Report of a joint FAO/WHO/UNU expert consultation. Technical Report Series No. 724, Geneva 1985

Fukagawa NK, Galbraith RA: Advancing age and other factors influencing the balance between amino acid requirements and toxicity. J Nutr 134 (6 Suppl): 1569S–1574S, 2004

Furst P, Kuhn KS, Ziegler TR: Amino acids and proteins- new definitions and requirements, hormonal interactions, methodological advances and pitfalls. Curr Opin Clin Nutr Metab Care 2 (1): 5–8, 1999

Ginty F: Dietary protein and bone health. Proc Nutr Soc 64(4): 867–76, 2003

Gladyshev VN, Hatfield DL: Selenocysteine-containing proteins in mammals. J Biomed Sci 6(3): 151–60, 1999

Hu FB: Protein, body weight, and cardiovascular health. Am J Clin Nutr 82 (1 Suppl): 242S–247S, 2005

Hyde R, Taylor PM, Hundal HS: Amino acid transporters: roles in amino acid sensing and signalling in animal cells. Biochem J 373(Pt 1): 1–18, 2003

Institute of Medicine of the National Academy (Food and Nutrition Board): Dietary Reference Intakes for energy, carbohydrate, fiber, fat, fatty acids, cholesterol, protein, and amino acids. The National Academies Press, Washington D.C. 2002

Kitts DD, Weiler K: Bioactive proteins and peptides from food sources. Applications of bioprocesses used in isolation and recovery. Curr Pharm Des 9(16): 1309–23, 2003

Krieger JW, Sitren HS, Daniels MJ, Langkamp-Henken B: Effects of variation in protein and carbohydrate intake on body mass and composition during energy restriction: a meta-regression. Am J Clin Nutr 83(2): 260–74, 2006

Kurpad AV, Vaz M: Protein and amino acid requirements in the elderly. Eur J Clin Nutr 54 (Suppl 3): S131–S142, 2000

Lejeune MP, Westerterp KR, Adam TC, Luscombe-Marsh ND, Westerterp-Plantenga MS: Ghrelin and glucagon-like peptide 1 concentrations, 24-h satiety, and energy and substrate metabolism during a high-protein diet and measured in a respiration chamber. Am J Clin Nutr 83(1): 89–94, 2006

Liu Z, Barrett EJ: Human protein metabolism: its measurement and regulation. Am J Physiol Endocrinol Metab 283(6): E1105–12, 2002

Löffler G, Petrides PE: Kohlenhydrate, Lipide und Aminosäuren. In: Löffler G, Petrides PE (Hrsg.): Biochemie und Pathobiochemie. Springer, Berlin – Heidelberg – New York – Tokio, S. 24–55, 2003

Mariotti F, Huneau JF, Mahe S, Tome D: Protein metabolism and the gut. Curr Opin Clin Nutr Metab Care 3 (1): 45–50, 2000

Mato JM, Corrales FJ, Lu SC, Avila MA: S-Adenosylmethionine: a control switch that regulates liver function. FASEB J 16(1): 15–26, 2002

Meijer AJ: Nitrogen metabolism and ornithine cycle function. Physiol Rev 70: 701–737, 1990

Metges CC, Petzke KJ, Young VR: Dietary requirements for indispensable amino acids in adult humans: new concepts, methods of estimation, uncertainties and challenges. Ann Nutr Metab 43 (5): 267–276, 1999

Metges CC, Barth CA: Metabolic consequences of a high dietary-protein intake in adulthood: assessment of the available evidence. J Nutr 130(4): 886–9, 2000

Millward DJ: The nutritional value of plant-based diets in relation to human amino acid and protein requirements. Proc Nutr Soc 58(2): 249–60, 1999

Millward DJ: Macronutrient intakes as determinants of dietary protein and amino acid adequacy. J Nutr 134(6 Suppl): 1588S–1596S, 2004

Moughan PJ: Dietary protein quality in humans – an overview. J AOAC Int 88 (3): 874- 6, 2005

Müller O, Krawinkel M: Malnutrition and health in developing countries. CMAJ 173 (3): 279–86, 2005

Neu J, DeMarco V, Li N: Glutamine: clinical applications and mechanis of action. Curr Opin Clin Nutr Metab Care 5(1): 69–75, 2002

Prod'homme M, Rieu I, Balage M, Dardevet D, Grizard J: Insulin and amino acids both strongly participate to the regulation of protein metabolism. Curr Opin Clin Nutr Metab Care 7(1): 71–7, 2004

Rand WM, Pellett PL, Young VR: Meta-analysis of nitrogen balance studies for estimating protein requirements in healthy adults. Am J Clin Nutr 77 (1): 109- 27, 2003

Reeds PJ: Dispensable and indispensable amino acids for humans. J Nutr 130 (7): 1835S–1840S, 2000

Reeds PJ, Garlick PJ: Protein and amino acid requirements and the composition of complementary foods. J Nutr 133(9): 2953S–61S, 2003

Rizzoli R, Ammann P, Chevalley T, Bonjour JP: Protein intake and bone disorders in the elderly. Joint Bone Spine 68(5): 383–92, 2001

Rodriguez NR: Optimal quantity and composition of protein for growing children. J Am Coll Nutr 24 (2): 150S–154S, 2005

Soeters PB, van de Poll MC, van Gemert WG, Dejong CH: Amino acid adequacy in pathophysiological states. J Nutr 134 (6 Suppl): 1575S–1582S, 2004

Vega-Lopez S, Lichtenstein AH: Dietary protein type and cardiovascular disease risk factors. Prev Cardiol 8 (1): 31–40, 2005

WHO/FAO FAO Expert Consultation: Diet, Nutrition and the Prevention of Chronic Diseases. Technical Report Series No. 916, Geneva 2003

Wu G: Intestinal mucosal amino acid catabolism. J Nutr 128 (8): 1249–1252, 1998

Young VR, Borgonha S: Nitrogen and amino acid requirements: the Massachusetts Institute of Technology amino acid requirement pattern. J Nutr 130 (7): 1841S–1849S, 2000

Young VE, El-Khoury E: The notion of the nutritional essentiality of amino acids, revisted, with a note on the indespensable amino acid requirements in adults. In: Cynober Z (ed.): Amino acid metabolism and therapy in health and nutritional disease. CRC Press, Boca Raton, Florida, S. 191–232, 1995

4 Energiewechsel

4.1 Grundsätze der Energiegewinnung in biologischen Systemen

Die Aufrechterhaltung sämtlicher Stoffwechselprozesse sowie die Synthese und der Ersatz körpereigener Substanzen sind mit einem ständigen Energieverbrauch verbunden. Der Begriff **Energiewechsel** bezeichnet die dafür notwendige Umwandlung von Nahrungsenergie – vorwiegend aus Kohlenhydraten, Lipiden und Proteinen – in eine vom Körper **verwertbare Energieform**.

Der Mechanismus der Energiegewinnung in biologischen Systemen beruht auf der schrittweisen Oxidation der Nährstoffe (**siehe Abb. 4–1**). Endprodukte sind Kohlendioxid, Wasser sowie unvollständig oxidierte Metaboliten, die vorwiegend über die Niere eliminiert werden. Dieser als **biologische Oxidation** bezeichnete Vorgang verläuft in zwei Phasen. Zunächst werden die einzelnen Energiesubstrate (vorwiegend Glucose, Fettsäuren und die korrespondierenden α-Ketosäuren der Aminosäuren) **dehydriert**. Der dabei freiwerdende Wasserstoff bzw. seine Elektronen werden anschließend in Form des Coenzyms NADH sowie – in geringeren Mengen – in Form von $FADH_2$ transportiert und mit Hilfe eines Multienzymkomplexes, der **Atmungskette**, auf Sauerstoff übertragen.

Die in der inneren Mitochondrienmembran lokalisierte Atmungskette besteht aus verschiedenen Protein-Komplexen, die neben ihrem Proteinanteil eine Reihe von Coenzymen (u. a. FMN, FAD, Eisen-Schwefel-Zentren und hämhaltige Gruppen) enthalten und ein unterschiedliches Redoxpotenzial aufweisen. Die schrittweise Übertragung der Elektronen auf molekularen Sauerstoff erfolgt entlang eines Redoxgefälles und stellt eine stark exergon verlaufende Reaktion dar (Knallgasreaktion). Rund 60 % dieser Energie wird in Wärme umgewandelt und steht somit nicht mehr für biochemische Prozesse zur Verfügung. Die einzelnen Proteinkomplexe, die gleichzeitig als Protonenpumpen dienen, nutzen die übrige Energie zur Ausbildung eines Protonengradienten über die innere Mitochondrienmembran. Für die eigentliche Energiekonservierung ist die H^+-transportierende *ATP-Synthase* verantwortlich (Komplex V). Sie erlaubt den Rückfluss der Protonen aus dem Intermembranraum und koppelt diesen Prozess an die Synthese von ATP (**Adenosintriphosphat**) (**oxidative Phosphorylierung**). Nur so kann die aus dem Abbau der Nährstoffe freigesetzte Energie für **endergone Reaktionen** nutzbar gemacht werden. ATP ist als energiereiche Verbindung in allen Körperzellen enthalten und dient zahlreichen Stoffwechselprozessen (**siehe Abb. 4–1**) als unmittelbare Energiequelle.

Durch **hydrolytische Abspaltung** der Phosphatreste wird die in ATP gespeicherte Energie freigesetzt, wobei es in **ADP** (Adenosindiphosphat), **AMP** (Adenosinmonophosphat) oder **Adenosin** übergeht. Umgekehrt ist die Resynthese von ATP an energieliefernde Reaktionen geknüpft; so z. B. an die Glycolyse oder die biologische Oxidation in der Atmungskette.

Mit einem Wirkungsgrad von 40 %–60 % ist der biologische Prozess der Energietransformation höchst effizient. Verschiedene exogene (Coffein, Nikotin) und endogene (Catecholamine, Thyroxin) Substanzen sind in der Lage, die ATP-Bildung zu beeinträchtigen und die Wärmepro-

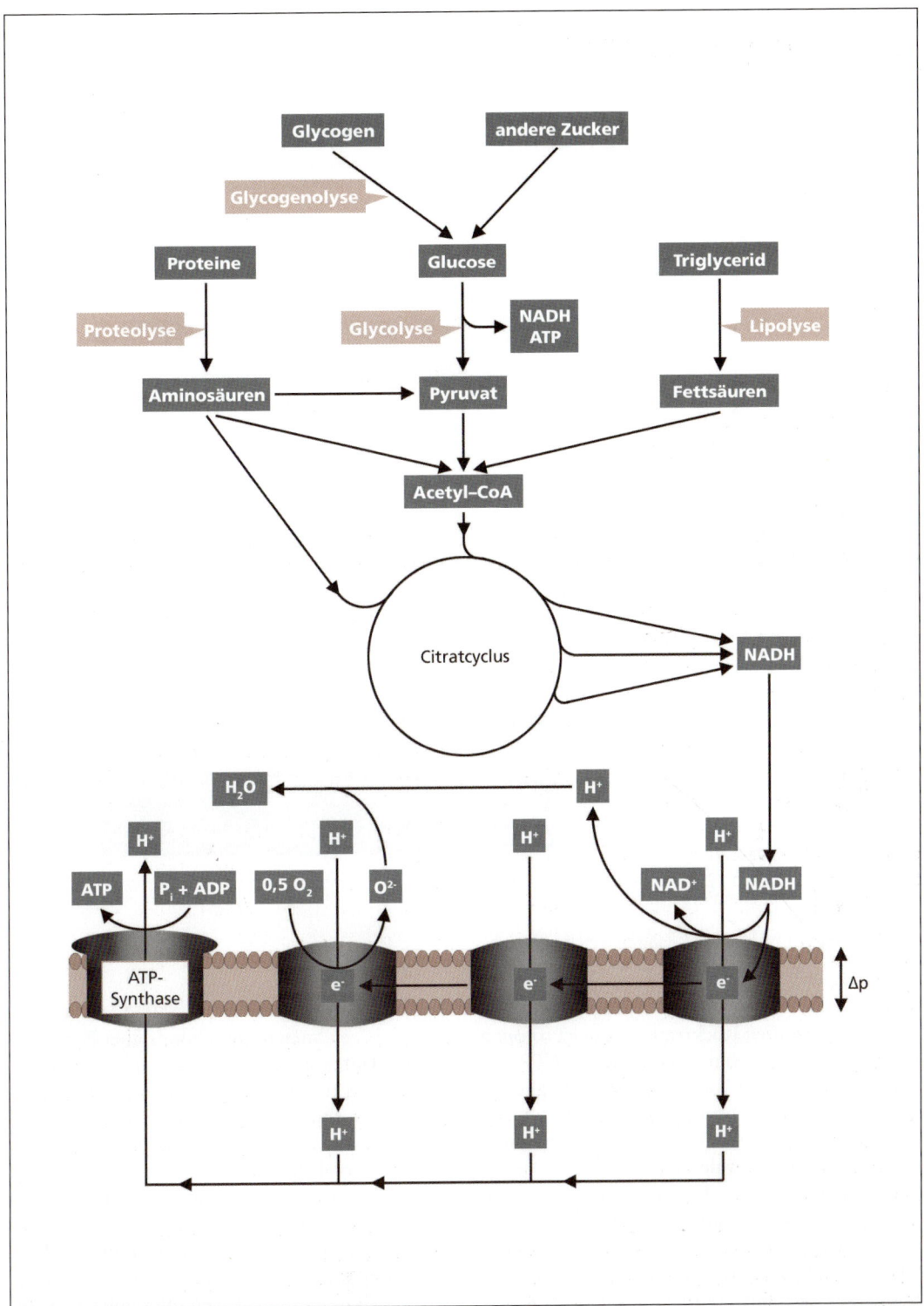

Abb. 4–1 Biologische Oxidation der Nährstoffe

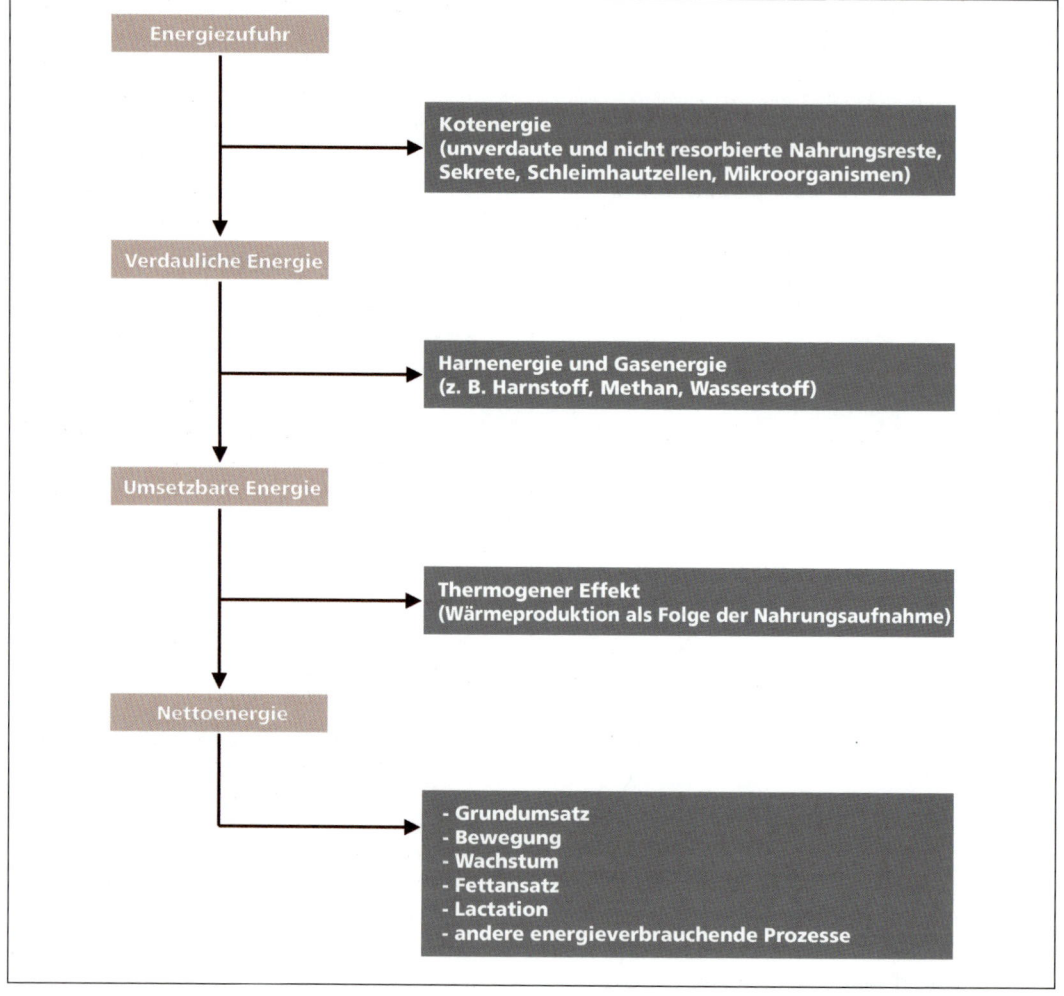

Abb. 4–2 Stufen der Energieverwertung

duktion zu steigern. Diese Wirkung beruht auf ihrer Fähigkeit, den Rücktransport der Protonen in die Mitochondrienmatrix von der ATP-Synthese zu entkoppeln. Unter diesen Bedingungen laufen der Elektronentransport und die Oxidation der aus dem Abbau der Nährstoffe gewonnenen Reduktionsäquivalente weiterhin ab, allerdings ist die ATP-Synthese eingeschränkt. Von physiologischer Bedeutung ist das Phänomen u. a. bei der Regulation des Wärmehaushalts von Säuglingen. Fällt die Körpertemperatur des Säuglings unter den Sollwert ab, so reagiert der Organismus mit der vermehrten Expression eines als Entkopplungsprotein (Uncoupling Protein 1; UCP1) bezeichneten mitochondrialen Protonenkanals. Unter seinem Einfluss kann die Wärmeproduktion bis auf das 10fache ansteigen.

Die absorbierten Nährstoffe werden für gewöhnlich nicht in vollem Umfang zur Synthese von Körpersubstanz oder zur Energiegewinnung herangezogen. Ein Teil dient der Bildung von **Energiespeichern**. Dazu zählen das Leber- und Muskelglycogen sowie die Triglyceride des Fettgewebes. Auf diese Weise ist die Energieversorgung auch in nahrungsfreien Intervallen gewährleistet.

4.2 Brennwerte der Nährstoffe

Der Gesamtenergiegehalt der Nahrung bzw. der einzelnen Nährstoffe lässt sich mittels der **Bombenkalorimetrie** ermitteln. Dazu werden die Energieträger – Kohlenhydrate, Fette oder Proteine – unter Sauerstoffzufuhr vollständig verbrannt, so dass die gesamte in den Nährstoffen gespeicherte Energie in Form von Wärme freigesetzt wird. Als Maßeinheit dient die **Kalorie** (cal). Sie ist definiert als diejenige Wärmeenergie, die notwendig ist, um 1 g Wasser von 14,5 auf 15,5 °C zu erwärmen. Aus dem internationalen System der Maßeinheiten wurde später die Energieeinheit **Joule** (J) abgeleitet, die trotz aller Bemühungen allgemein jedoch nur wenig verwendet wird. Für die Umrechnung gilt:

> 1 kcal = 4,186 kJ

Die bei der vollständigen Verbrennung der Energieträger gebildete Wärme wird auch als **physikalischer Brennwert** bezeichnet. Er beträgt für Kohlenhydrate durchschnittlich 17,5 kJ/g (4,2 kcal/g), für Fette 39,1 kJ/g (9,3 kcal/g) und für Proteine 22,9 kJ/g (5,5 kcal/g). Die gesamte in der Nahrung enthaltene Energie steht dem Körper jedoch nicht in vollem Umfang zur Verfügung. Ein Teil der Bruttoenergie geht in Form unverdaulicher und nicht absorbierter Nährstoffe mit dem Kot verloren (**Faecesenergie**). Unter normalen Ernährungsbedingungen beträgt der Verlust zwischen 5 und 10 % der aufgenommenen Energie.

Die verbleibende Energie (**verdauliche Energie**) kann vom Körper prinzipiell voll genutzt werden, allerdings treten weitere Verluste durch die Harnbildung auf (**Harnenergie**). Der nach Abzug von Faeces- und Harnenergie resultierende Anteil des Gesamtenergiegehaltes der Nahrung wird als **umsetzbare Energie** bezeichnet (siehe Abb. 4–2). Diese ist auch unter dem Begriff des **physiologischen Brennwertes** bekannt.

Physiologischer und physikalischer Brennwert sind nur dann miteinander identisch, wenn die Nährstoffe vollständig absorbiert und oxidiert werden. Dies ist nur für Kohlenhydrate (17,3 kJ/g) und Fette (37,1 kJ/g) annähernd der Fall.

Bei Proteinen weist der physiologische Brennwert dagegen deutliche Differenzen zum Bruttoenergiegehalt auf. Grund dafür ist zum einen der energieaufwändige Prozess der **Harnstoffsynthese**, zum anderen verläuft die Oxidation der Proteine nicht vollständig, so dass mit dem Harn die energiehaltige Verbindung Harnstoff ausgeschieden wird. Daher wurde für Proteine – ausgehend von einer gemischten Kost – ein mittlerer **physiologischer Brennwert** von 15,9 kJ/g ermittelt.

Von der umsetzbaren Energie geht nochmals ein weiterer Betrag für den **thermogenen Effekt** der Nahrung verloren. Dieser Effekt – auch als **spezifisch-dynamische Wirkung** der Nährstoffe oder nahrungsinduzierte bzw. **postprandiale Thermogenese** bezeichnet – ist erkennbar an der Zunahme der Körpertemperatur und der Wärmeabgabe nach Nahrungsaufnahme. Die postprandiale Thermogenese ist von Art und Menge der Nahrung sowie vom Lebensalter der Person abhängig. Protein weist einen besonders hohen thermogenen Effekt auf; der von Fetten ist gering, Kohlenhydrate liegen im Mittelbereich. Die Steigerung des Energieumsatzes beruht auf der Intensivierung von Stoffwechselvorgängen (u. a. Resorptions- und Transportprozesse, Harnstoffsynthese), wie es nach Nahrungsaufnahme zu beobachten ist. Eine weitere Erklärung liefert die Hypothese der **futile cycles**. Demnach bewirkt die Zufuhr von Nährstoffen eine Stimulation von Leerlaufcyclen, d. h. Stoffwechselreaktionen, die mit einem überflüssigen ATP-Verbrauch – und somit der Bildung von Wärme – einhergehen. Als Beispiele für dieses Phänomen sei die Hin- und Rückreaktion der Glucose zu Glucose-6-Phosphat und die Freisetzung und Reveresterung freier Fettsäuren genannt. Auch die Speicherung von Nährstoffen in Form von Glycogen und Triglyceriden ist mit einem ATP-Verbrauch verbunden und stimuliert in Folge den Energiewechsel sowie die Wärmeproduktion.

Die Angaben über die Höhe des thermogenen Effektes sind – je nach Messverfahren – sehr unterschiedlich. Unter durchschnittlichen Ernährungsbedingungen sind etwa 7–13 % des täglichen Energieumsatzes auf den thermogenen Effekt zurückzuführen. Im Hungerzustand werden relativ geringe Werte gemessen. Nur die letztendlich verbleibende **Nettoenergie** steht für die verschiedenen Arbeitsleistungen des Organismus zur Verfügung. Grundsätzlich wird dabei zwischen mechanischer, osmotischer sowie chemischer Arbeit unterschieden. Während die **mechanische Arbeit** in erster Linie Muskelkontraktionen umfasst, beinhaltet die **osmotische Arbeit** u. a. energieabhängige Stofftransporte gegen ein Konzentrationsgefälle. Biosynthesen von körpereigenen Wirkstoffen oder Strukturbestandteilen werden als **chemische Arbeit** zusammengefasst.

4.3 Grundumsatz

Auch bei völliger Ruhe und Entspannung verbraucht der Körper Energie, u. a. für die Synthese von Körpersubstanz, inter- und intrazelluläre Transportprozesse, des Weiteren für Tätigkeiten der Herz- und Atemmuskulatur. Die bei körperlicher Ruhe benötigte Energiemenge, die zur Erhaltung elementarer Organfunktion dient, wird als **Grundumsatz** bezeichnet.

Die einzelnen Organe sind in unterschiedlichem Maße am Grundumsatz beteiligt: Während Gehirn und Leber aufgrund ihres intensiven Stoffwechsels dazu mit jeweils 25 % beitragen, liegt der Anteil des Herzens nur bei 6 bis 10 %.

Die Bestimmung des Grundumsatzes erfolgt unter genau definierten Bedingungen, wie z. B. körperlicher und geistiger Ruhe, 12 bis 14 Stunden Nahrungskarenz sowie konstanter Umgebungstemperatur. Als Messmethode ist die **indirekte Kalorimetrie** von praktischer Bedeutung. Sie basiert auf der Messung des **respiratorischen Quotienten (RQ)** sowie der renalen Stickstoffausscheidung als Parameter für den Proteinabbau. Der respiratorische Quotient ergibt sich aus dem Verhältnis von ausgeatmetem CO_2 und aufgenommenem O_2.

Der Grundumsatz beträgt durchschnittlich etwa 4,2 kJ (1 kcal) pro Stunde und kg Körpergewicht. Er ist von zahlreichen Faktoren – wie Alter, Geschlecht, Körpergröße und Gewicht sowie Hormonfunktion, insbesondere der Schilddrüsenhormone abhängig und unterliegt zudem tageszeitlichen Schwankungen.

Das **Lebensalter** beeinflusst den Grundumsatz ganz entscheidend. Während er in der Wachstums- und Entwicklungsphase am höchsten ist, zeigt sich mit zunehmendem Alter eine langsame Abnahme. Diese ist auf eine fortschreitende Verminderung von metabolisch aktivem Gewebe sowie auf eine Erhöhung des relativen **Körperfettanteils** zurückzuführen. Deutliche Unterschiede im Grundumsatz finden sich zwischen Männern und Frauen. Letztere weisen einen durchschnittlich 10 % niedrigeren Grundumsatz auf als Männer. Ursache dafür ist der höhere Fettanteil weiblicher Personen.

Die Höhe des GU kann näherungsweise mit einer einfachen Formel ermittelt werden: GU (kJ/24 h) = 4,2 · kg Körpergewicht · 24. Genauere Werte lassen sich erzielen, indem eine Differenzierung bezüglich des Alters sowie des Geschlechts erfolgt (siehe Tab. 4–1).

4.4 Leistungsumsatz

Der **Leistungsumsatz** bezeichnet jede Energiemenge, die über den Grundumsatz hinaus für physiologische Leistungen erforderlich ist. Er ist eine variable Größe und ergibt zusammen mit dem individuellen Grundumsatz und dem Umsatz durch den thermogenen Effekt den **Gesamtenergieumsatz** des Körpers. Während die Aufrechterhaltung der normalen Körperfunktionen im Wesentlichen die Höhe des Grundumsatzes bestimmt, resultiert der Leistungsumsatz aus dem Energiebedarf für Muskelarbeit und Thermoregulation.

Ein besonders ausgeprägter Leistungszuwachs findet sich bei sportlichen Aktivitäten. Da die Skelettmuskulatur einen Körpergewichtsanteil von rund 40 bis 50 % besitzt, ist der Energiebe-

Tab. 4–1 Formeln zur Berechnung des GU (nach WHO)

Geschlecht	Alter (Jahre)	Formel zur Berechnung des GU (MJ/24 h)
Männer	10–17	GU = 0,074 KG + 2,754
	18–29	GU = 0,063 KG + 2,896
	30–59	GU = 0,048 KG + 3,653
	60–74	GU = 0,049 KG + 2,930
	> 74	GU = 0,035 KG + 3,434
Frauen	10–17	GU = 0,056 KG + 2,898
	18–29	GU = 0,062 KG + 2,036
	30–59	GU = 0,034 KG + 3,538
	60–74	GU = 0,039 KG + 2,875
	> 74	GU = 0,041 KG + 2,610

Tab. 4–2 Höhe des Leistungsumsatzes in Abhängigkeit der Arbeitsschwere bzw. des Freizeitverhaltens (DGE et al 2000, S. 27)

Arbeitsschwere bzw. Freizeitverhalten	PAL (Multiplikator des GU)	Beispiele
Ausschließlich sitzende oder liegende Lebensweise	1,2	Alte, gebrechliche Menschen
Ausschließlich sitzende Tätigkeit mit wenig oder keiner anstrengenden Freizeitaktivität	1,4–1,5	Büroangestellte, Feinmechaniker
Sitzende Tätigkeit, zeitweilig auch zusätzlicher Energieaufwand für gehende und stehende Tätigkeiten	1,6–1,7	Laboranten, Kraftfahrer, Studierende, Fliessbandarbeiter
Überwiegend gehende und stehende Arbeit	1,8–1,9	Hausfrauen, Verkäufer, Kellner, Mechaniker, Handwerker
Körperlich anstrengende berufliche Arbeit	2,0–2,4	Bauarbeiter, Landwirte, Waldarbeiter, Bergarbeiter, Leistungssportler

darf bei Muskelarbeit um ein Vielfaches gesteigert. So ist bereits bei leichter bis moderater körperlicher Aktivität ein Leistungsumsatz von 25–35 % – bezogen auf den Grundumsatz – festzustellen.

Auch für die Aufrechterhaltung einer konstanten Körpertemperatur wird Energie benötigt. Daher sind niedrige Umgebungstemperaturen mit einer Zunahme des Energieumsatzes verbunden. Der Mehrbedarf an Energie in Form von Wärme wird zunächst durch **zitterfreie Thermogenese** in Leber und Muskel gedeckt. Auch das braune Fettgewebe ermöglicht eine gesteigerte Wärmebildung, da es aufgrund seiner zahlreichen Mitochondrien in der Lage ist, Substrate unter hoher Wärmeproduktion zu oxidieren (siehe oben). Bei einem Absinken der Körpertemperatur ist die **Zitterthermogenese** (Muskelkontraktion) Ursache eines gesteigerten Energieumsatzes. Unter normalen Lebens- und Arbeitsbedingungen beträgt der Energieaufwand für die Thermoregulation nicht mehr als 5 % des Gesamtumsatzes.

Für die Berechnung des Leistungsumsatzes bedient man sich häufig des GU. In Abhängigkeit von der Arbeitsschwere bzw. dem jeweiligen Freizeitverhalten wird dieser mit entsprechenden Multiplikatoren (**PAL, physical activity level**) versehen, woraus sich die Höhe des Leistungsumsatzes ermitteln lässt (**siehe Tab. 4–2**).

4.5 Ermittlung des Energiebedarfs

Der Gesamtenergiebedarf eines Menschen ergibt sich aus der Summe von Grund- und Leistungsumsatz sowie dem Energieverbrauch durch nahrungsinduzierte Thermogenese. Letzter beträgt im Durchschnitt ca. 6 %, so dass der Gesamtenergieumsatz mit 1,06 multipliziert werden muss (**siehe Abb. 4–3**).

Die experimentelle Bestimmung des individuellen Energiebedarfs ist mit einem hohen Zeit- und Arbeitsaufwand verbunden. In der Praxis hat sich daher die rein rechnerische Ermittlung mit Hilfe verschiedener Tabellen und Standards durchgesetzt. Diese haben – aufgrund der verschiedenen Faktoren, die den Energiebedarf beeinflussen – jedoch für Einzelpersonen nur eine eingeschränkte Aussagekraft. Noch problemati-

```
         Grundumsatz
       + Leistungsumsatz
       _____
         Gesamtenergieumsatz
       · 1,06 (nahrungsinduzierte Thermogenese)
       _____
         Gesamtenergiebedarf
```

Abb. 4–3 Berechnung des Gesamtenergiebedarfs

Tab. 4–3 Richtwerte für die durchschnittliche Energiezufuhr bei mittlerer körperlicher Aktivität (DGE et al 2000, S. 31)

Alter	Werte für mittlere körperliche Aktivität (kJ/kgKG/d)e (g/100 g)	
	männlich	weiblich
Säuglinge	390	380
0 bis unter 4 Monate		
4 bis unter 12 Monate		
Kinder		
1 bis unter 4 Jahre	380	370
4 bis unter 7 Jahre	340	330
7 bis unter 10 Jahre	310	280
10 bis unter 13 Jahre	270	230
13 bis unter 15 Jahre	230	200
Jugendliche und Erwachsene		
15 bis unter 19 Jahre	195	180
19 bis unter 25 Jahre	170	165
25 bis unter 51 Jahre	165	165
51 bis unter 65 Jahre	145	145
65 Jahre und älter	140	135

scher gestaltet sich die Ermittlung des Energiebedarfs von Kindern und Jugendlichen, da sowohl Grundumsatz als auch Wachstumsleistung und körperliche Aktivität großen Schwankungen unterworfen sind. Für die Aufstellung von Ernährungsrichtlinien hat sich daher die Verwendung von standardisierten Bedarfswerten bewährt. Tabelle 4–3 gibt einen Überblick über die von der DGE publizierten Richtwerte.

Weiterführende Literatur

Brandt U: Redoxreaktionen, Sauerstoff und oxidative Phosphorylierung. In: Löffler G, Petrides P (Hrsg) Biochemie und Pathobiochemie, 7. Aufl., Springer, Berlin – Heidelberg – New York, S. 532–555, 2003

Brooks GA, Butte NF, Rand WM, Hatt JP, Caballero B: Chronicle of the Institute of Medicine physical activity recommendation: how a physical activity recommendation came to be among dietary recommendations. Am J Clin Nutr 79(5): 921S–930S, 2004

Das AM: Regulation of the mitochondrial ATP-synthase in health and disease. Mol Genet Metab 79(2): 71–82, 2003

Deutsche Gesellschaft für Ernährung (DGE), Österreichische Gesellschaft für Ernährung (ÖGE), Schweizerische Gesellschaft für Ernährungsforschungsforschung (SGE), Schweizerische Vereinigung für Ernährung (SVE): Referenzwerte für die Nährstoffzufuhr. Umschau/Braus, Frankfurt am Main, S. 23–33, 2000

Elia M, Ritz P, Stubbs RJ: Total energy expenditure in the elderly. Eur J Clin Nutr 54 (Suppl 3): S92–S103, 2000

Genova ML, Bianchi C, Lenaz G: Structural organization of the mitochondrial respiratory chain. Ital J Biochem 52(1): 58–61, 2003

Institute of Medicine of the National Academy (Food and Nutrition Board): Dietary Reference Intakes for energy, carbohydrate, fiber, fat, fatty acids, cholesterol, protein, and amino acids. The National Academies Press, Washington D.C. 2002

Kadenbach B: Intrinsic and extrinsic uncoupling of oxidative phosphorylation. Biochim Biophys Acta 1604(2): 77–94, 2003

Leyva, JA, Bianchet MA, Amzel LM: Understanding ATP synthesis: structure and mechanism of the F1-ATPase (Review). Mol Membr Biol 20(1): 27–33, 2003

Lowell BB, Bachman ES: Beta-Adrenergic receptors, diet-induced thermogenesis, and obesity. J Biol Chem 278(32): 29358–8, 2003

Lowell BB, Spiegelmann BM: Towards a molecular understanding of adaptive thermogenesis. Nature 404: 652–660, 2000

Poehlmann ET, Horton ES: Energy needs: Assessment and requirements in humans. In: Shils ME, Olson JA, Shike M, Ross AC (eds): Nutrition in Health and Disease. 9th Edition, Wiliams & Wilkins, Baltimore, S. 95–104, 1999

Rennie KL, Wareham NJ: The validation of physical activity instruments for measuring energy expenditure: problems and pitfalls. Public Health Nutr 1 (4): 265–271, 1998

Ricquier D, Bouillaud F: The uncoupling protein homologues UCP1, UCP2, UCP3, StUCP and AtUCP. Biochem J 345: 161–179, 2000

Rousset S, Alves-Guerra MC, Mozo J, Miroux B, Cassard-Doulcier AM, Bouillaud F, Ricquier D: The biology of mitochondrial uncoupling proteins. Diabetes 53 (Suppl 1): S130–5, 2004

Sweitink U, Van den Heuvel L, DiMauro S. The genetics and pathology of oxidative phosphorylation. Nature Reviews Genetics 2: 342–352, 2001

Toth MJ, Poehlman ET: Effects of exercise on daily energy expenditure. Nutr Rev 54 (4 Pt 2): S140–S148, 1996

van Marken Lichtenbelt WD, Daanen HA: Cold-induced metabolism. Curr Opin Clin Nutr Metab Care 6(4): 469–75, 2003

Wang Z, Heshka S, Zhang K, Boozer CN, Heymsfield SB: Resting energy expenditure: systematic organization and critique of prediction methods. Obes Res 9 (5): 33–336, 2001

5 Vitamine und Vitaminoide

5.1 Klassifizierung und allgemeine Bedeutung

Die Bezeichnung Vitamin wurde im Jahre 1912 von Kasimir Funk geprägt, der einen aus Reiskleie isolierten Anti-Beri-Beri-Faktor (das Thiamin) als Amin identifizierte. Dies führte zu der Annahme, dass es sich bei allen Substanzen dieser neuen Nährstoffklasse um für das Leben (vita) notwendige Amine handelt. Die Aufklärung ihrer Strukturen zeigte jedoch, dass Vitamine in chemischer Hinsicht sehr heterogene Substanzen sind. Die im Laufe der Entdeckung der Vitamine eingeführte Bezeichnung mit Großbuchstaben und Ziffern ist aus heutiger Sicht bedeutungslos, wird aber nach wie vor verwendet.

Vitamine sind essenzielle Verbindungen, die vom menschlichen bzw. tierischen Organismus nicht oder nicht in ausreichender Menge synthetisiert werden können. Vermutlich ist die Fähigkeit zur Eigensynthese im Verlauf der Evolution durch Defektmutationen verloren gegangen. So besitzt z.B. Vitamin C nur für Menschen, Primaten, Meerschweinchen und einige Vögel Vitamincharakter. Da Vitamine für das Wachstum sowie für die Aufrechterhaltung der Körperfunktionen und der Gesundheit unentbehrlich sind, müssen sie regelmäßig mit der Nahrung zugeführt werden. In Einzelfällen (bei Retinol, Calciferol und Niacin) ist der menschliche Organismus in der Lage, Vitamine aus entsprechenden Vorstufen, den Provitaminen, zu bilden.

Im Gegensatz zu den Hauptnährstoffen dienen Vitamine dem Organismus weder als Energielieferanten noch als Bauelemente für Gewebe und Organe. Ihre Hauptaufgabe ist die Teilnahme an steuernden und **katalytischen Funktionen** im Stoffwechsel.

Da die Vitamine den unterschiedlichsten Stoffklassen angehören, sind sie nicht durch ihre chemische Struktur, sondern durch ihre Wirkung definiert. Aufgrund dieser Wirkungsspezifität können sich die Vitamine im Stoffwechsel nicht gegenseitig ersetzen.

Im Allgemeinen werden Vitamine in fett- und wasserlösliche Verbindungen unterteilt (**siehe Tab. 5–1**), da sich viele biologische Eigenschaften aus dem Löslichkeitsverhalten erklären lassen, so z.B. Absorption, Transport, Speicherung und Ausscheidung.

Für **wasserlösliche Vitamine** werden, mit Ausnahme des Cobalamins, keine echten Speicher angelegt. Liegt die Aufnahme über dem tatsächlichen Bedarf, wird der Vitaminüberschuss zu einem großen Teil mit Harn und Faeces ausgeschieden. Bei dieser traditionellen ernährungsphysiologischen Betrachtung wird allerdings die mögliche präventive Bedeutung etwas höherer Dosierungen bestimmter Vitamine wie z.B. Folsäure (siehe Kap. 5.4.6) nicht berücksichtigt.

Tab. 5–1 Einteilung der Vitamine

Fettlösliche Vitamine	Wasserlösliche Vitamine
■ Retinol, Retinal (Vitamin A)	■ Thiamin (Vitamin B_1)
■ Calciferole (Vitamin D)	■ Riboflavin (Vitamin B_2)
■ Tocopherole und Tocotrienole (Vitamin E)	■ Pyridoxin (Vitamin B_6)
	■ Cobalamin (Vitamin B_{12})
	■ Pantothensäure
	■ Niacin
■ Phyllochinon und Menachinone (Vitamin K)	■ Biotin
	■ Folsäure
	■ Ascorbinsäure (Vitamin C)

Vitamine und Vitaminoide

Tab. 5–2 Vorkommen sowie Lagerungs- und Zubereitungsverluste der einzelnen Vitamine

Vitamin	Vorkommen	Lagerungs- und Zubereitungsverluste
Vitamin A	Leber, Vollmilch, Butter, Käse, Eigelb (Vorstufen: rote, gelbe und grüne Gemüse wie Karotten, Spinat und Broccoli)	Sauerstoff, Tageslicht, Kochverluste bis zu 40 %
Vitamin D	Fettreiche Seefische wie Hering, Sardine und Bückling, fetter Käse, Pilze, Eier	Sauerstoff, Tageslicht, Kochverluste bis zu 40 %
Vitamin E	Samen und Nüsse sowie daraus hergestellte Öle, z. B. Sonnenblumen- und Weizenkeimöl	Sauerstoff, Tageslicht, Hitze, Kochverluste bis zu 55 %
Vitamin K	In allen grünen Pflanzen, Getreide, Milch- und Milchprodukte, Eier	Tageslicht, Kochverluste bis zu 5 %
Vitamin B_1	Schweinefleisch, Vollkornprodukte, Hülsenfrüchte	Sauerstoff, Hitze, Kochverluste bis zu 80 %
Vitamin B_2	Milch und Milchprodukte, Leber, verschiedene Gemüse	Tageslicht, Hitze, Kochverluste bis zu 75 %
Vitamin B_6	Fleisch und Fisch, Vollkornprodukte, Bananen, Hülsenfrüchte	Tageslicht, Hitze, Kochverluste bis zu 40 %
Niacin	Fleisch und Innereien, Vollkornerzeugnisse, Hülsenfrüchte, Nüsse, Bohnenkaffee	Kochverluste bis zu 30 %
Pantothensäure	Fleisch, Leber, Gemüse, Vollkornerzeugnisse	Hitze, Kochverluste bis zu 45 %
Biotin	Innereien, Eier, Sojabohnen, Erdnüsse, Haferflocken	Hitze, Kochverluste bis zu 60 %
Vitamin B_{12}	Fleisch, Fisch, Eier, Milch und Milchprodukte	Sauerstoff, Tageslicht, Kochverluste bis zu 10 %
Folsäure	Gemüse, Hülsenfrüchte, Leber	Sauerstoff, Tageslicht, Hitze, Kochverluste bis zu 100 %
Vitamin C	Obst, Gemüse	Sauerstoff, Tageslicht, Hitze, Kochverluste bis zu 100 %

Im Gegensatz dazu können die **fettlöslichen Vitamine** in z. T. erheblichen Mengen in Leber und Fettgewebe gespeichert werden. Zudem ist die Ausscheidungskapazität bei fettlöslichen Vitaminen relativ gering. Dadurch ist es zu erklären, dass eine überhöhte Zufuhr der Vitamine A und D zu Vergiftungserscheinungen (Hypervitaminosen) führen kann (siehe Kap. 5.3.1 und Kap. 5.3.2).

Gute **Nahrungsquellen** für die einzelnen Vitamine finden sich in **Tabelle 5–2**. Die Vitamingehalte von Lebensmitteln unterliegen zahlreichen Einflussfaktoren (z. B. Anbaugebiet, Reifegrad, Lagerungsdauer und -bedingungen, Haltungs- und Fütterungsart, Verarbeitungsprozesse). In **Tabelle 5–2** sind die für die einzelnen Vitamine typischen Lagerungs- und Zubereitungsverluste aufgeführt. Aus diesem Grund können die in Nährwerttabellen ausgewiesenen Vitaminmengen nur grobe Anhaltspunkte für die Beurteilung des tatsächlichen Vitamingehalts liefern.

5.2 Vitaminmangel

Vitaminmangelerscheinungen können auf unterschiedlichen Ursachen beruhen. Hierzu zählen:
- **unzureichende Zufuhr** (einseitige Ernährung, z. B. Vitamin B_{12} bei Veganern),
- **Maldigestion** und /oder **Malabsorption** (Erkrankungen des Gastrointestinaltraktes, z. B. Pankreasinsuffizienz, Zöliakie, Zustand nach Dünndarmresektion),
- **erhöhter Bedarf** (bestimmte Lebenssituationen, z. B. Schwangerschaft und Stillzeit, Einnahme bestimmter Medikamente).

Jeder Vitaminmangel durchläuft eine charakteristische Abfolge verschiedener **Mangelstadien**, die sich anhand unterschiedlicher **biochemischer** und **klinischer** Veränderungen charakterisieren lassen (**siehe Abb. 5–1**).

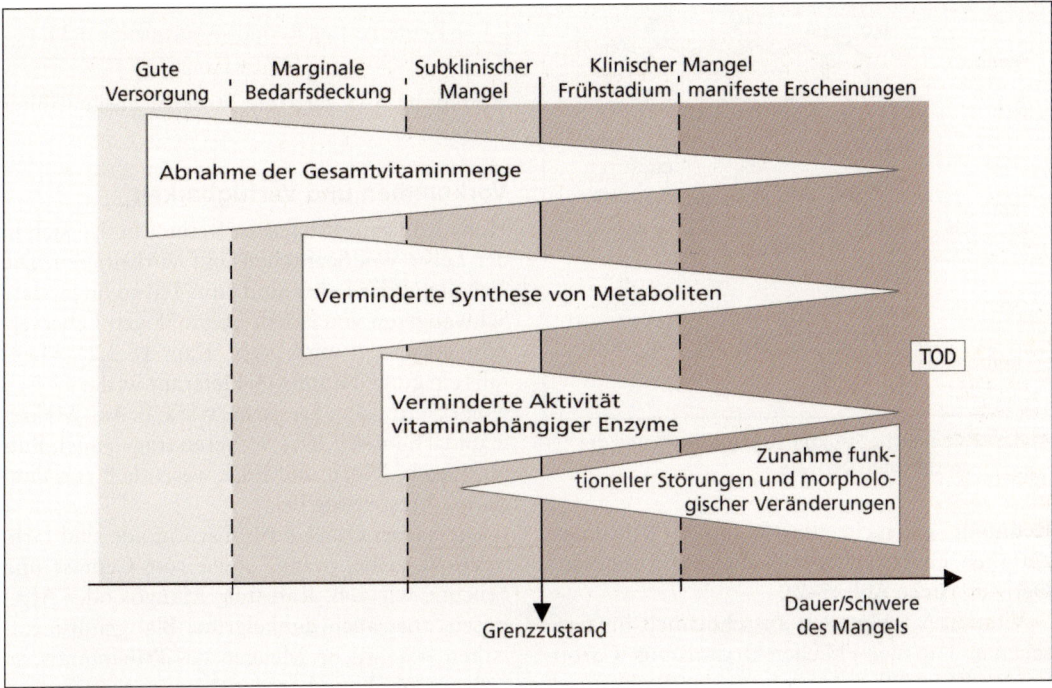

Abb. 5–1 Stadien des Vitaminmangels (Brubacher 1988)

Die **Anfangsstadien** sind durch eine Abnahme der Körperbestände gekennzeichnet. Zeitlich etwas versetzt nimmt die Ausscheidung der betroffenen Vitamine bzw. deren Stoffwechselprodukte ab (**prälatenter Mangel**). Persistiert der Vitaminmangel weiter, dann treten erste biochemische Veränderungen auf. Dieses als **latenter Vitaminmangel** bezeichnete Stadium ist durch eine verminderte Aktivität vitaminabhängiger Enzyme und einen Abfall der Synthese von Metaboliten gekennzeichnet. In Folge davon kommt es zu unspezifischen Symptomen wie Müdigkeit, Leistungsschwäche und Einschränkung der Immunabwehr (**Hypovitaminose**). Mit fortschreitender Dauer der Unterversorgung treten **spezifische Symptome** auf, die für das jeweilige Vitamin charakteristisch sind (manifester Vitaminmangel). Beim völligen Fehlen des Vitamins über einen längeren Zeitraum (**Avitaminose**) werden schwere **anatomisch-morphologische Veränderungen** beobachtet, die zunächst reversibel, später irreversibel sind und zum Tode führen können.

Ein solch schwerer Vitaminmangel ist in den westlichen Industrienationen – mit Ausnahme einiger Extremfälle, wie z. B. bei massivem Alkoholmissbrauch – jedoch ohne praktische Bedeutung. Hingegen finden sich **subklinische** und **latente** Mangelzustände weit häufiger, sie werden jedoch vielfach nicht als solche erkannt. Hiervon sind besonders hochbetagte Menschen betroffen (siehe Kap. 18.5), aber auch in anderen Kollektiven wie bei Schwangeren (siehe Kap. 18.2.2) und Stillenden (siehe Kap. 18.3.2) ist die Versorgung teilweise kritisch.

5.3 Fettlösliche Vitamine

5.3.1 Retinol und Retinoide

Struktur

Unter biochemisch-ernährungsphysiologischen Gesichtspunkten ist Vitamin A der Oberbegriff für Substanzen, deren Grundgerüst einen β-**Iononring** mit **isoprenoider Seitenkette** aufweist, und alle biologischen Effekte des Vitamin-A-Hauptvertreters **Retinol** sowie seiner Ester (**Retinylester**) besitzt. Davon abgegrenzt werden die

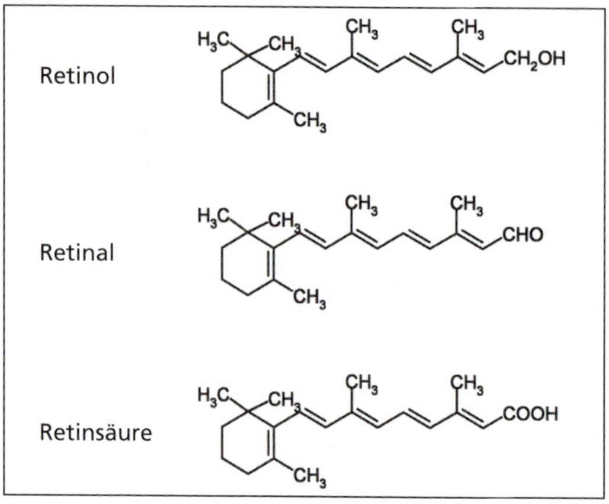

Abb. 5–2 Chemische Struktur von Vitamin A und der wichtigsten Derivate

1 µg Retinol = 1 µg Retinol-Äquivalent = 3,3 I. E.

Abbildung 5–3 zeigt die Struktur ausgewählter Carotinoide.

Vorkommen und Verfügbarkeit

Hohe Konzentrationen an Retinol finden sich in der Leber von Seefischen und Wirbeltieren. Die Gehalte in der Leber sind zum Teil so hoch, dass Schwangeren von einem übermäßigen **Leberverzehr** abgeraten wird (siehe Kap. 18.2.2). Ebenfalls ein guter Vitamin-A-Lieferant ist das Fleisch einiger fettreicher Seefische, wie z. B. Aal, Makrele und Thunfisch. Des Weiteren tragen auch Butter, Eigelb, Milch und Käse wesentlich zur Vitamin-A-Versorgung bei.

Die besten Quellen für Carotinoide sind farbintensive gelbe, orange sowie rote Gemüse und Früchte, wie z. B. Karotten, Mangos oder Aprikosen, aber auch dunkelgrüne Blattgemüse enthalten beachtliche Mengen des Provitamins, so z. B. Grünkohl und Spinat.

Die **Verfügbarkeit** von Carotinoiden und Vitamin A kann durch die Nahrungszubereitung erheblich beeinflusst werden. Längeres Kochen, Licht und Sauerstoffeinfluss vermindern den Vitamin-A- und Carotinoidgehalt von Lebensmitteln. Im Durchschnitt ist mit Zubereitungsverlusten von 20–40 % zu rechnen. Zu den Faktoren, welche die Bioverfügbarkeit verbessern, gehören u. a. **Nahrungsfette**, **Gallensalze** sowie im Falle der Carotinoide **thermische** und **mechani-**

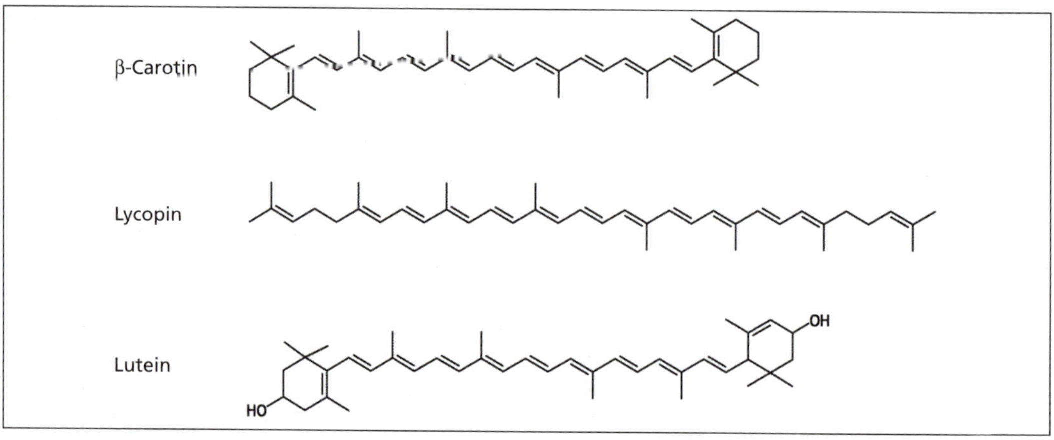

Retinoide, die nicht alle Vitamin-A-Wirkungen entfalten. Hierzu gehören die **Retinsäure** und ihre Derivate (siehe Abb. 5–2).

Vitamin A findet sich ausschließlich im tierischen und im menschlichen Organismus. **Carotinoide**, die im Pflanzenreich weit verbreitet sind, können jedoch durch intramolekulare Spaltung in Vitamin A überführt werden. Allerdings weisen nur solche Carotinoide **Provitamin-A-Charakter** auf, die in ihrer Struktur einen β-Iononring enthalten. Nur 10 % der rund 600 in der Natur vorkommenden Carotinoide erfüllt diese Voraussetzung. Von allen Carotinoiden besitzt β-**Carotin** die höchste Wirksamkeit – zur Standardisierung der Vitamin-A-Aktivität gelten folgende Umrechnungsfaktoren:

Abb. 5–3 Strukturformel von β-Carotin, Lycopin und Lutein

sche Verfahren, die die Freisetzung der Carotinoide aus den Zellen erhöhen. Die durchschnittliche Absorptionsrate von Retinol liegt bei 33 % und kann in Abhängigkeit von der Menge und der qualitativen Beschaffenheit des Nahrungsfettes einen maximalen Wert von 80 % erreichen. Carotinoide werden mit einer Absorptionsrate von 20–50 % in einem etwas geringeren Umfang aufgenommen.

Stoffwechsel

Vitamin A und die Carotinoide werden zusammen mit Fett absorbiert. In der Nahrung ist Vitamin A überwiegend als **Retinylester** vorhanden. Im Dünndarm werden die Ester unter Einwirkung von Gallensäuren und *Esterasen* aus dem Pankreassekret hydrolytisch gespalten. Freies Vitamin A sowie die Carotinoide werden anschließend zusammen mit den Nahrungsfetten in **gemischte Micellen** eingebaut und von den Mucosazellen des oberen Dünndarmbereichs aufgenommen. In der Dünndarmmucosa werden die **Carotinoide** – in Abhängigkeit vom Versorgungsgrad des Organismus – zu **Retinal**, der Aldehydform des Retinols, gespalten und nachfolgend zu **Retinol** reduziert. Nach der **Veresterung** des Retinols mit Fettsäuren, vorwiegend Palmitinsäure, erfolgt ein Einbau der Retinylester in **Chylomikronen** und der Transport zur **Leber**. Dort wird das Vitamin in dafür spezialisierten Zellen, den **Ito-Zellen**, gespeichert. Beim gesunden Erwachsenen sind rund 90 % des **Gesamtkörperbestandes** an Vitamin A in der Leber lokalisiert. Der Lebervorrat kann bis zu 300 µg/g und mehr betragen und den Bedarf bis zu einem Jahr decken.

Zur Freisetzung aus der Leber werden die gespeicherten Retinylester gespalten und das freie Retinol an ein **Retinol-Bindendes-Protein (RBP)** gekoppelt. Dieser Komplex assoziiert mit einem Transportprotein, dem **Transthyretin (TTR)**. In dieser Form gelangt Retinol zu den extrahepatischen Geweben. Ein Rezeptor auf der Oberfläche der jeweiligen Zielzelle erkennt den **Retinol-RBP-Komplex** und vermittelt die Aufnahme von Retinol in die Zelle. Das verbleibende RBP wird im Nierengewebe abgebaut. Oxidierte und konjugierte Vitamin-A-Derivate werden überwiegend mit den Faeces, solche mit verkürzter Seitenkette aber auch über den Urin eliminiert.

Funktion

Vitamin A besitzt keinen einheitlichen Wirkmechanismus, sondern ist an verschiedenen biochemischen Prozessen beteiligt. Insgesamt sind drei Wirkungsschwerpunkte bekannt, wobei die zugrunde liegenden Mechanismen nicht in allen Fällen vollständig geklärt sind.

Die Beteiligung von Retinal am **Sehvorgang** ist weitgehend bekannt (**siehe Abb. 5–4**). In der Retina des Auges sind Lichtrezeptoren für das Hell- und Dunkelsehen verantwortlich. Sie enthalten das lichtempfindliche Sehpigment **Rhodopsin** (Stäbchen), das sich jeweils aus einer Proteinkomponente (**Opsin**) und dem 11-cis-Retinal zusammensetzt. Bei Lichteinfall bewirkt die absorbierte Photonenenergie eine Isomerisierung des 11-cis-Retinals, wobei all-trans-Retinal entsteht, das sich vom Opsinanteil ablöst. Dieser Vorgang führt zu einer Konformationsänderung des Rhodopsinmoleküls und dessen Aktivierung. Ausgelöst durch die Bindung von **G-Proteinen** wird eine Signaltransduktionskaskade ausgelöst, in deren Folge Kationen-Kanäle schließen und weniger Neurotransmitter ausgeschüttet werden. Dies bewirkt ein verändertes neuronales Signal, das zum Gehirn weitergeleitet und als Helligkeit empfunden wird. Aus Opsin und 11-trans-Retinal entsteht anschließend wieder photochemisch aktivierbares Rhodopsin. Voraussetzung dafür ist, dass 11-trans-Retinal zu 11-cis-Retinal isomerisiert wird. Dieser Vorgang erfolgt auf enzymatischem Weg. Das verantwortliche Enzym ist die *Retinal-Isomerase*.

Retinol dient in erster Linie als **Vitamin-A-Transportform**, in verestertem Zustand auch als **Speicherverbindung** in Leber und peripheren Geweben.

Retinsäure und ihre Derivate (Retinoide) sind an Wachstums-, Entwicklungs- und Differenzierungsprozessen beteiligt. Auf molekularer Ebene werden diese Effekte über nukleäre Retinsäurerezeptoren vermittelt, die nach Bindung der Retinoide Transkriptionsfaktoren darstellen. Bislang sind zwei Klassen nucleärer Retinoid-Rezeptoren bekannt. Hierzu zählen die Retinsäurerezeptoren (RARs) und die Retinoid-X-Rezeptoren (RXRs). Nach der Assoziation mit den Retinsäureliganden bilden beide Klassen Dimere aus und binden an die Promotorregion bestimmter Gene. Hierdurch beeinflusst Retinsäure die Embryo- und

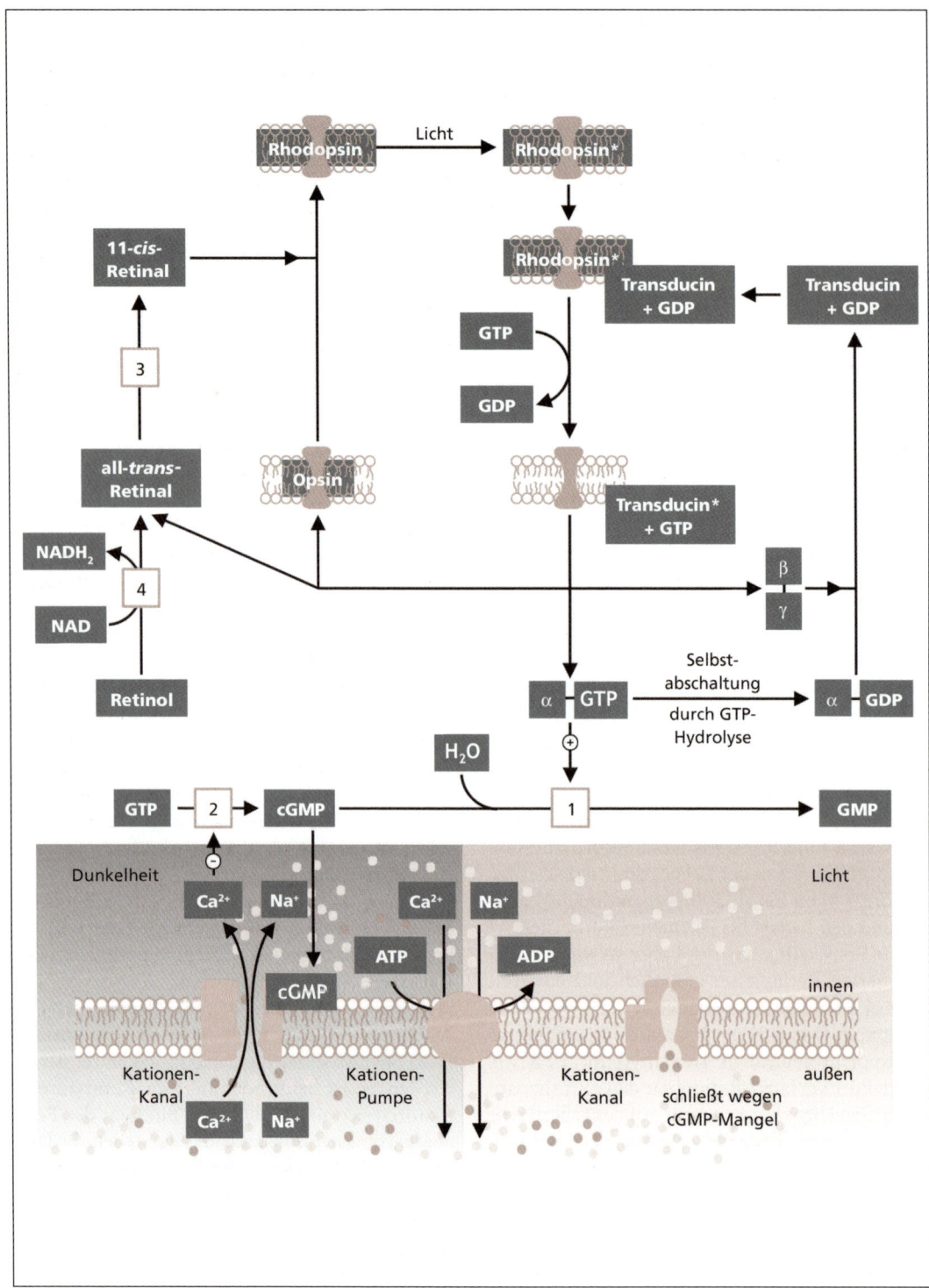

Abb. 5–4 Signalkaskade beim Sehvorgang. 1: cGMP-Esterase; 2: Guanylat-Cyclase; 3: Retinal-Isomerase; 4: Retinol-Dehydrogenase (Koolmann und Röhm 1998, S. 339)

Morphogenese, die Fertilität und die Integrität von Epithelzellen.

Die Bedeutung der **Carotinoide** wurde lange Zeit nur im Hinblick auf ihre Provitamin-A-Wirkung gesehen. In den letzten Jahren konnte gezeigt werden, dass Carotinoide darüber hinaus wichtige Funktionen als **Radikalfänger** (siehe Kap. 9.3), **Immunregulatoren** und Modulatoren der **Zellkommunikation** ausüben.

Bedarf und Mangel

Bei den **Empfehlungen** zur täglichen Vitamin-A-Zufuhr muss die unterschiedliche **Biopotenz** der einzelnen Vitamin-A-Vertreter und Carotinoide berücksichtigt werden. Für die Praxis wurde daher eine einheitliche Bezugsgröße, das **Retinoläquivalent** (RÄ), eingeführt, um dieser Tatsache Rechnung zu tragen. Ein Retinoläquivalent entspricht 1 mg Retinol oder 6 mg β-Carotin bzw. 12 mg anderer Carotinoide. Die Deutsche Gesellschaft für Ernährung (DGE) empfiehlt für männliche Erwachsene eine tägliche Zufuhr von 1 mg RÄ, für Frauen 0,8 mg. Für Schwangere und Stillende sollte die Zufuhr 1,1 mg RÄ bzw. 1,5 mg RÄ pro Tag betragen. Diese Werte beinhalten bereits einen Sicherheitszuschlag von 60 %, um die physiologische Schwankungsbreite abzudecken. In den westlichen Industrienationen werden diese Mengen normalerweise leicht erreicht. Problematisch ist die Versorgung hingegen häufig bei Personen mit rezidivierenden Infekten; vor allem Kinder sind hiervon vielfach betroffen.

Für β-Carotin besteht zwar kein Bedarf im eigentlichen Sinn; um die protektiven Wirkungen der Substanz nutzen zu können, wird jedoch eine tägliche Zufuhr von 2–4 mg empfohlen (siehe Kap. 9.4).

Ein **Vitamin-A-Mangel** äußert sich bereits früh in Form einer verzögerten Hell-Dunkel-Adaption des Auges, ein Zustand, aus der sich eine ausgeprägte **Nachtblindheit** (Hemeralopie) entwickeln kann. Zudem ist die **Blendempfindlichkeit** erhöht. Diese Störungen sind auf eine verminderte Synthese der Sehpigmente zurückzuführen. Zahlreiche weitere Symptome eines Mangels zeigen sich im Bereich der Epithelien, Knochen und Fortpflanzungsorgane. An der Haut und den Schleimhäuten der Atemwege, des Verdauungstrakts sowie des Urogenitaltrakts kommt es zu einer zunehmenden Verhornung der Zellen; die Haut wird trocken und schuppig. Diese Veränderungen sind mit z. T. starken Funktionseinschränkungen verbunden. Binde- und Hornhaut des Auges trocknen aus (**Xerophthalmie**) und die Zellen der Cornea verhornen (**Keratomalazie**): Es kommt zur **Erblindung**. Der Verlust des Augenlichtes durch Vitamin-A-Mangel betrifft in Entwicklungsländern jährlich ungefähr 250 000 Kinder.

Das **Knochenwachstum** ist bei Vitamin-A-Mangel, besonders im Kindes- und Jugendalter, erheblich gestört. In der Schwangerschaft kann ein Mangel zu schweren **Missbildungen des Fetus** führen, die sich besonders im Bereich des Gesichtsschädels zeigen. Bereits ein geringes Vitamin-A-Defizit verschlechtert die **Immunabwehr** merklich, ein Umstand, der sich in Form erhöhter Anfälligkeit gegenüber Infektionen, wie bakteriellen Atemwegserkrankungen und Diarrhoe, bemerkbar macht. Infektionskrankheiten lassen den Vitamin-A-Gehalt des Blutes rasch abfallen, so dass sich die Infektabwehr weiter verschlechtert.

Hypervitaminose

Eine **Vitamin-A-Intoxikation** wird nur in Ausnahmefällen durch eine Vitamin-A-reiche Ernährungsweise hervorgerufen. Es sind allerdings Fälle bekannt, in denen ein übermäßiger Verzehr von Leber eine Vergiftung bewirkte. Insbesondere während der Schwangerschaft sollte der Genuss dieses Lebensmittels eingeschränkt werden, um **teratogene Schäden** des Fetus zu vermeiden. Während der Schwangerschaft sollte die tägliche Vitamin-A-Zufuhr 3000 μg nicht überschreiten und der Bedarf vorzugsweise über β-Carotin gedeckt werden, da diese Verbindung keine teratogenen Eigenschaften aufweist. Die Gefahr einer Vitamin-A-Intoxikation besteht vor allem bei unsachgemäßer Einnahme hochdosierter Vitamin-A-Präparate. Symptome einer akuten Hypervitaminose sind u. a. gesteigerter Hirndruck mit einhergehenden Kopfschmerzen, Schwindel, Erbrechen und Müdigkeit. Weitaus häufiger finden sich Symptome einer **chronischen Hypervitaminose A**. Dabei können bis zum Auftreten der ersten Anzeichen mehrere Monate bis Jahre vergehen. Appetitlosigkeit, Schälreaktionen der Haut und Schleimhäute, Kopf- und Knochenschmerzen gehören zu den typischen Symptomen. Als sichere Vitamin-A-Zufuhr werden 3000 µg RÄ/Tag angesehen (NOAEL- und UL-Wert).

Bei β-**Carotin** und anderen Carotinoiden zeigt selbst eine hohe Zufuhr keine toxischen Effekte, da die Umwandlung zu Vitamin A begrenzt ist und dem aktuellen Bedarf des Körpers angepasst wird. Neuere Studienergebnisse legen allerdings nahe, bei Rauchern auf pharmakologische β-Carotin-Dosierungen zu verzichten (siehe Kap. 9.5).

Präventive und therapeutische Aspekte

Experimentelle Studien deuten darauf hin, dass Retinoide in der Lage sind, die **Cancerogenese** zu hemmen. Allerdings konnte die Mehrzahl der bisher durchgeführten epidemiologischen Studien keinen eindeutigen Schutzeffekt nachweisen. Neuere Daten aus Beobachtungsstudien deuten darauf hin, dass eine hohe Vitamin-A-Zufuhr das Risiko für **Hüftfrakturen** steigert (siehe Kap. 29-5).

5.3.2 Calciferole

Struktur

Der Begriff Vitamin D bezeichnet eine Gruppe von fettlöslichen Verbindungen sog. Calciferolen, die **Steroidcharakter** aufweisen. Die beiden wichtigsten Vertreter sind die **Vitamine D_2 (Ergocalciferol)** und **D_3 (Cholecalciferol)**, die durch UV-Bestrahlung aus den Provitaminen **Ergosterol** und **7-Dehydrocholesterol** entstehen (**siehe Abb. 5-5**). Da 7-Dehydrocholesterol im menschlichen Organismus aus **Cholesterol** gebildet werden kann, ist Vitamin D kein Vitamin im engeren Sinne. Aufgrund seiner Bildung und Wirkungsweise ist es eher den Hormonen zuzurechnen.

Die einzelnen Vitamin-D-Verbindungen besitzen praktisch die selbe biologische Aktivität. Als Mengenangaben dienen Internationale Einheiten

$$1 \text{ µg Vitamin } D_2 \text{ oder } D_3 = 40 \text{ I.E.}$$

Vorkommen und Verfügbarkeit

In Produkten tierischer Herkunft finden sich ausschließlich Cholecalciferol oder das Provitamin 7-Dehydrocholesterol, wobei die Konzentrationen insgesamt eher niedrig sind. Größere Mengen an Vitamin D_3 sind vor allem in Lebertran, Sardinen, Hering und Lachs enthalten. Daneben weisen Milch, Milchprodukte und Eigelb geringe Mengen des Vitamins auf, zudem werden Margarinen mit Vitamin D angereichert. Pflanzliche Nahrungsmittel spielen bei der Vitamin-D-Versorgung kaum eine Rolle. Lediglich Pilze, Hefen, Spinat und einige Kohlarten enthalten Spuren an Vitamin D_2 bzw. seiner Vorstufe Ergosterol. Vitamin D ist relativ **hitzestabil** und wird nur durch Sauerstoff oder Lichteinfluss geschädigt. Verluste durch die Nahrungszubereitung sind ohne praktische Bedeutung, zumal die exogene Zufuhr von Vitamin D nur einen kleinen Beitrag zur Bedarfsdeckung leistet. Der Hauptanteil wird durch die **endogene Synthese** abgedeckt. Sie variiert in dem Maße, wie sich der Mensch dem Sonnenlicht aussetzt. Je nach geographischen oder jahreszeitlichen Faktoren können sich große Schwankungen in der Vitamin-D-Syntheserate ergeben. Zudem mindern Luftverschmutzung und seltene Aufenthalte im Freien den Grad der Sonnenausnutzung und damit die Vitamin-D-Versorgung. Gleiches gilt für Sonnencremes und eine starke Hautpigmentierung, die die für die Synthese notwendigen

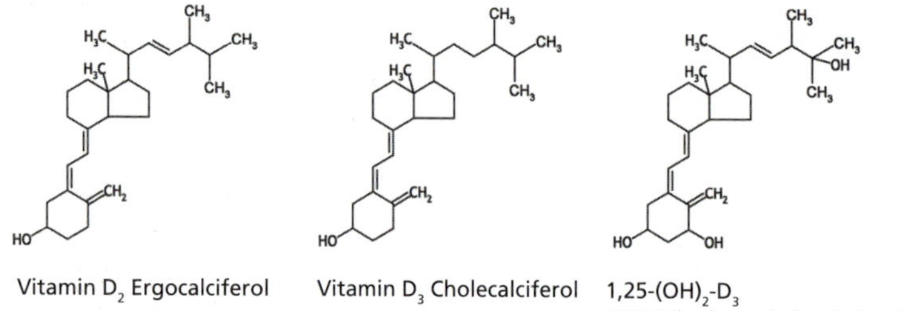

Vitamin D_2 Ergocalciferol

Vitamin D_3 Cholecalciferol

1,25-$(OH)_2$-D_3
1,25-Dihydroxycholecalciferol

Abb. 5-5
Chemische Struktur von Ergocalciferol, Cholecalciferol und 1,25-Dihydroxycholecalciferol

UV-B-Strahlen zurückhalten. Von praktischer Relevanz ist die Tatsache, dass bei älteren Menschen die Vitamin-D-Synthese in der Haut deutlich herabgesetzt ist.

Stoffwechsel

Ausgangssubstanz für die Synthese von Vitamin D_3 im menschlichen Körper ist das in der Leber aus Cholesterol gebildete **7-Dehydrocholesterol** (siehe Abb. 5–6). Es gelangt zur Haut und wird im **Unterhautfettgewebe** unter Einwirkung von UV-B-Licht photolytisch in **Prävitamin-D_3** und dann durch die Körperwärme in **Cholecalciferol** (Vitamin D_3) umgewandelt. Dieses wird zur Leber zurücktransportiert und dort zu **25-Hydroxycholecalciferol** (25-OH-D_3) hydroxyliert. Die biologisch aktive und damit wichtigste Form des Vitamin D ist **1,25-Dihydroxycholecalciferol** (1,25-$(OH)_2$-D_3; Calcitriol; Vitamin-D-Hormon), das durch eine weitere Hydroxylierung in der inneren Mitochondrienmembran der Niere entsteht. Ergosterol wird analog zu 1,25-Dihydroxyergocalciferol umgewandelt. Eine weitere im Nierengewebe ablaufende Hydroxylierung überführt 25-OH-D_3 in den ausscheidungsfähigen Metaboliten 24,25-$(OH)_2$-D_3.

Die **Absorption** der mit der Nahrung zugeführten Vitamere erfolgt zusammen mit den Neutralfetten. Das Vitamin wird zur Leber transportiert und dort über die bereits beschriebenen Syntheseschritte zu 25-OH-D_3 umgesetzt.

Funktion

Vitamin D ist in Form von 1,25-Dihydroxycholecalciferol an der Regulation des **Calciumhaushalts** beteiligt, indem es einem Abfall der Plasma-Calciumkonzentration entgegenwirkt. Auch der Phosphatstoffwechsel steht unter der Kontrolle von 1,25-$(OH)_2$-D_3. Dabei besteht ein enges Zusammenspiel mit dem **Parathormon** (PTH), das beim Absinken des Blut-Calcium-Spiegels aus der Nebenschilddrüse ausgeschüttet wird und die renale Synthese von Calcitriol stimuliert.

Das freigesetzte 1,25-$(OH)_2$-D_3 entfaltet seine Wirkung hauptsächlich im **Darm**, an der **Niere** und am **Skelettsystem** (siehe Abb. 5–6). In den Mucosazellen induziert Calcitriol die Transkription eines **Calcium-bindenden Proteins (Calbindin)**, das als Carrier für die intestinale Calciumabsorption fungiert. Unterstützt wird dieser Effekt durch einen als **Transkaltachie** bezeichneten, von zellwandständigen Vitamin-D-Rezeptoren vermittelten Prozess, der die Calciumresorption kurzfristig ansteigen lässt (siehe Kap. 6.2.3). Daneben induziert Calcitriol die Synthese der *Ornithindecarboxylase*, einem Schlüsselenzym der **Polyaminsynthese**. Dieser Prozess ist für die Morphogenese der intestinalen Mikrovilli von Bedeutung und beeinflusst resorptive Prozesse. Über diese Mechanismen kann die Calciumresorption bis auf das 5fache gesteigert werden. Im distalen Nierentubulus wird durch den aktiven Metaboliten 1,25-Dihydroxycholecalciferol die **Calcium-Reabsorption** erhöht, Phosphat dagegen wird verstärkt eliminiert.

Am Skelettsystem steigert Vitamin D sowohl die Mineralisation als auch die Resorption und den Umbau des Knochens. Der mineralisierende Effekt wird vor allem über **Osteoblasten** vermittelt, welche die Synthese von **Osteocalcin** und **Matrix-Gla-Protein** (siehe Kap. 5.3.4), zwei für die Knochenmineralisation essenziellen Proteine, steuern. Zusätzlich hemmt Calcitriol die Knochenresorption, indem es in der **Nebenschilddrüse** die **Parathormon-Sekretion** vermindert. Bei einem Abfall des Blut-Calciumspiegels bewirkt 1,25-Dihydroxycholecalciferol hingegen den gegenteiligen Effekt und steigert zusammen mit PTH die Aktivität und die Anzahl von **Osteoklasten** – ein Vorgang, der die Auslagerung von Calcium aus den Knochen zur Folge hat.

Außer seiner Wirkung auf die Calciumhomöostase werden dem Vitamin D weitere, bisher nur unzureichend erforschte Funktionen im Stoffwechsel zugeschrieben, da sich in zahlreichen anderen Organen und Geweben wie Pankreas, Muskel, Gehirn und Geschlechtsdrüsen ebenfalls Rezeptoren für 1,25-$(OH)_2$-D_3 finden. Hierzu zählen u. a. immunregulatorische und antiproliferative Eigenschaften.

Auf molekularer Ebene werden die genannten Wirkungen von 1,25-$(OH)_2$-D_3 über die Beeinflussung der Expression einzelner Proteine vermittelt. Ähnlich wie Retinsäure fungiert 1,25-$(OH)_2$-D_3 als Ligand **nucleärer Rezeptoren** (VDR, Vitamin-D-Rezeptoren), die zusammen mit Retinoidrezeptoren (RXRs; siehe Kap. 5.3.1) zu Dimeren assoziieren und an spezifische Promotorregionen von Genen (VDRE, Vitamin-D-Response Element) binden und in die Regulation

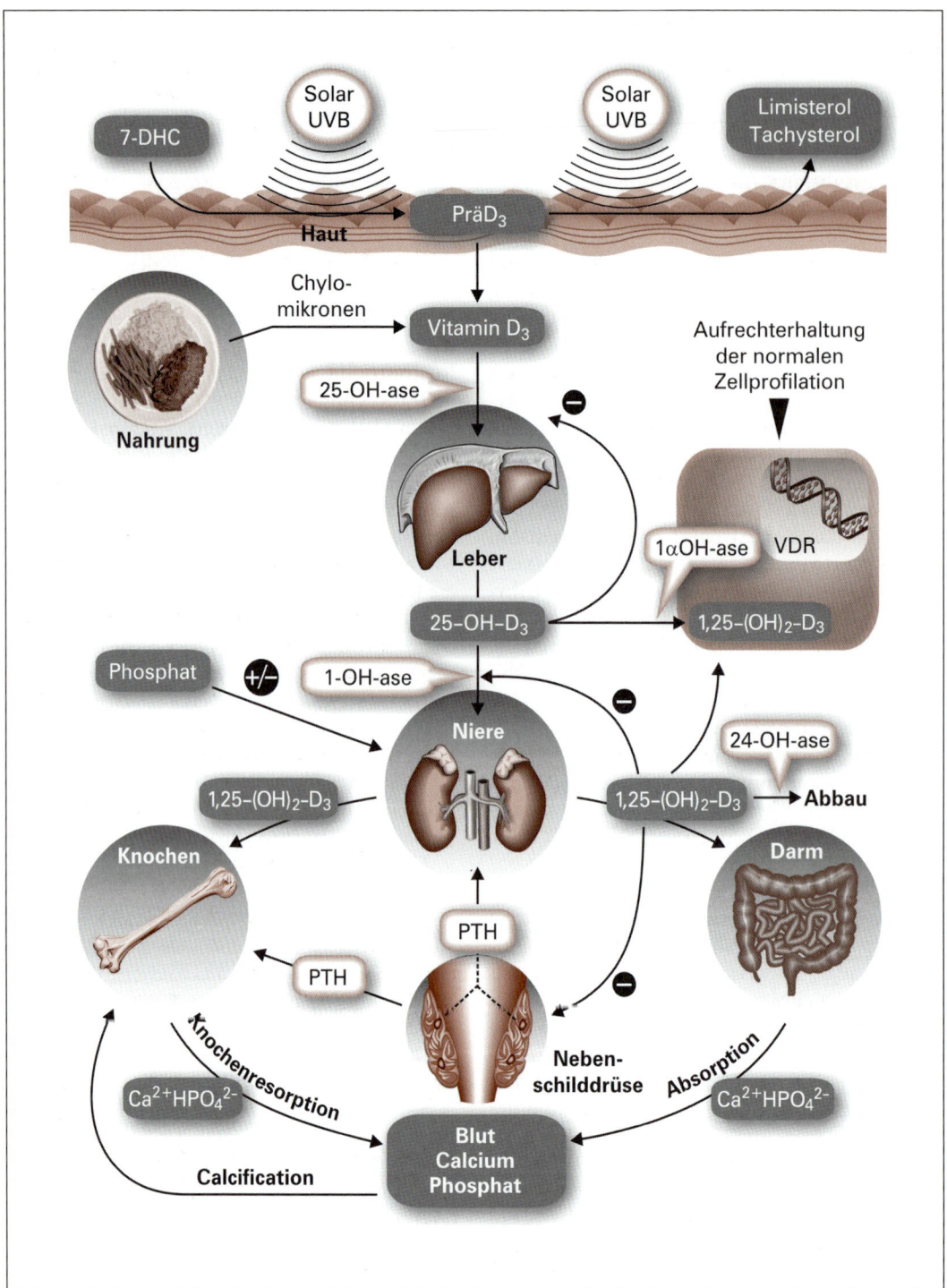

Abb. 5–6 Vitamin-D-Stoffwechsel. 7-DHC: 7-Dehydrocholesterol; PräD$_3$: Prävitamin D$_3$; 25-OH-D$_3$: 25-Hydroxycholecalciferol; 1,25-(OH)$_2$-D$_3$: 1,25-Dihydroxycholecalciferol, Calcitriol; VDR: Vitamin-D-Rezeptor; OH-ase: Hydroxylase (Wolters et al. 2005)

der Transkription eingebunden sind. Bislang wurden mehr als 30 Zielorgane identifiziert, die Kernrezeptoren für Vitamin D ausbilden.

Bedarf und Mangel

Da der **Bedarf** an Vitamin D bei ausreichender Sonneneinstrahlung durch die endogene Synthese gedeckt wird, gestaltet es sich schwierig, präzise Aussagen über den tatsächlichen Bedarf zu treffen bzw. **Empfehlungen** für die Zufuhr auszusprechen. Zudem hängt der Bedarf von Alter und Geschlecht sowie vermutlich auch vom Calciumgehalt der Nahrung ab. Die Deutsche Gesellschaft für Ernährung empfiehlt für gesunde Erwachsene eine tägliche Zufuhr von 5 µg Vitamin D. Dieser Wert gilt auch für Schwangere und Stillende. Empfehlenswert ist eine zusätzliche Verabreichung von Vitamin D im **Säuglingsalter**, da weder Mutter- noch Kuhmilch in ausreichendem Maße zur Bedarfsdeckung beitragen. Für das **erste Lebensjahr** wird daher eine Aufnahme von **10 µg/Tag** als wünschenswert angesehen. Gleiches gilt für Senioren. Generell werden die Zufuhrempfehlungen im Bundesdurchschnitt nicht erreicht. Dennoch gilt die Vitamin-D-Versorgung als weitgehend gesichert, solange die Voraussetzung für eine endogene Eigensynthese sichergestellt ist. Schwierigkeiten ergeben sich insbesondere während der Wintermonate. Zu den Risikogruppen zählen vor allem ältere und hospitalisierte Menschen mit geringer UV-B-Exposition, Säuglinge und Kleinkinder sowie Menschen mit dunkler Hautfarbe. Leber- und Nierenerkrankungen begünstigen durch eine Störung der Bildung aktiver Vitamin-D-Metaboliten ebenso wie die Einnahme verschiedener Pharmaka (Antikonvulsiva, magnesiumhaltige Antacida) die Entstehung von Mangelerscheinungen.

Ein **Vitamin-D-Mangel** in der Wachstumsphase des Organismus manifestiert sich im klassischen Krankheitsbild der **Rachitis**. Ihr charakteristisches Merkmal ist ein gestörter Mineralisationsprozess der neugebildeten Knochen, die dadurch weich und verformbar bleiben. Ursache der Mineralisationsstörung ist ein Calciummangel, der die Folge einer unzureichenden Calciumabsorption aus dem Darm ist. Im Erwachsenenalter zeigt sich ein Vitamin-D-Mangel in Form einer **Osteomalazie**. Typische Symptome sind Deformierungen der Knochen im Bereich des Beckens und des Thorax sowie der Extremitäten mit Neigung zu Spontanfrakturen. Oftmals sind verschiedene Krankheiten die Ursache für einen **sekundären Vitamin-D-Mangel** bei Erwachsenen. So kann z. B. bei chronischen Leber- und Nierenerkrankungen die Umwandlung von Cholecalciferol in das biologisch aktive 1,25-$(OH)_2$-D_3 vermindert sein.

Hypervitaminose

Eine Überdosierung von Vitamin D kann, ebenso wie ein Mangel, den Organismus erheblich schädigen. Aufgrund der calciummobilisierenden Wirkung des Vitamins kommt es zu einer verstärkten Entmineralisierung des Knochens und zu einem Anstieg des Calciumspiegels im Plasma. Das freigesetzte Calcium muss vermehrt über die Nieren ausgeschieden werden. Dabei kann es zu einer **Hypercalcämie** kommen, sofern die Sekretionskapazität der Nieren überschritten wird. In der Folge können **Nierenfunktionsstörungen** auftreten. Daneben finden sich im gesamten Organismus **pathologische Kalkablagerungen**, so z. B. in Gefäßen, Herz und Lunge. Diese führen zu schweren Funktionsstörungen der betroffenen Organe und können unter Umständen zum Tode führen. Erste Symptome einer Hypervitaminose sind Appetitlosigkeit, Übelkeit, Erbrechen, Kopf- und Gelenkschmerzen sowie Muskelschwäche. Eine Vitamin-D-Intoxikation wird weder durch Fehlernährung, noch durch erhöhte Sonneneinstrahlung hervorgerufen. Lediglich die unkontrollierte Aufnahme **pharmakologischer Mengen** des Vitamins kann zu einer Hypervitaminose führen. Allerdings ist mit einer Hypercalcämie erst bei Serumkonzentrationen >200 nmol $25(OH)D_3$ zu rechnen; das entspricht einer Aufnahme von etwa 1000 µg Vitamin D/Tag. Unter Berücksichtigung eines Sicherheitsfaktors wurde ein NOAEL von 20 µg und ein UL von 50 µg festgelegt.

Präventive und therapeutische Aspekte

Eine ausreichende Vitamin-D-Versorgung gilt in Verbindung mit einer optimierten Calciumzufuhr als wichtiger präventiver Faktor, um der **Osteoporose** entgegenzuwirken (siehe Kap. 29.5). Bei unzureichender Vitamin-D-Bedarfsdeckung ist die Knochenmineralisation herabgesetzt, wie Untersuchungen an älteren Menschen zeigen.

Andererseits kann die Supplementierung von 500 mg Calcium und 700 I.E. Vitamin D den mit zunehmendem Alter fortschreitenden Verlust an Knochensubstanz vermindern und das Frakturrisiko herabsetzen. In einigen epidemiologischen Studien zeigte sich ein inverser Zusammenhang zwischen der Versorgung mit Vitamin D und der Häufigkeit von **Prostata-, Colon- und Brustkrebs**, der allerdings in anderen Untersuchungen nicht bestätigt werden konnte. Experimentell ist Calcitriol in der Lage, die Proliferation von Krebszellen zu inhibieren und ihre Apoptose einzuleiten (siehe Kap. 28.3). Möglicherweise könnte Vitamin D auch das Risiko **autoimmuner Erkrankungen** wie Diabetes mellitus Typ 1 und Multipler Sklerose reduzieren. Zumindest für letztere Erkrankung erhärten sich die Daten, die einen entsprechenden Schutzeffekt nahelegen. Erste Hinweise wecken die Hoffnung, den Krankheitsverlauf durch Vitamin-D-Supplemente positiv beeinflussen zu können. Auch bei primärem und sekundärem Hyperparathyreodismus hat sich der Einsatz von $1,25-(OH)_2-D_3$ bzw. entsprechender Analoga bewährt. Aufgrund seiner antiproliferativen und differenzierungsfördernden Wirkung könnte Vitamin D auch in der Therapie der **Sklerodermie** zukünftig Bedeutung erlangen.

5.3.3 Tocopherole und Tocotrienole

Struktur und Eigenschaften

Vitamin E ist die Sammelbezeichnung für eine große Gruppe von Substanzen, die aus einem **Chromanolring** und einer **isoprenoiden Seitenkette** bestehen. Insgesamt sind acht natürlich vorkommende Vitamin-E-wirksame Verbindungen bekannt: Vier **Tocopherole**, die durch eine gesättigte Seitenkette charakterisiert sind und vier **Tocotrienole** mit ungesättigter isoprenoider Seitenkette. Eine weitere Unterscheidung ergibt sich aus der Anzahl und Position der Methylgruppen am Benzolring (α-, β-, γ- und δ-Tocopherole bzw. -Tocotrienole). Die einzelnen Verbindungen haben eine unterschiedliche **biologische Aktivität** (siehe Abb. 5–7), die mit der Anzahl der Methylgruppen zunimmt. Die am häufigsten vorkommende Vitamin-E-Verbindung ist **RRR-α-Tocopherol**, das gleichzeitig auch die höchste Aktivität besitzt.

Die biologische Wirksamkeit von Vitamin E wurde früher in **Internationalen Einheiten (I.E.)** ausgewiesen. Heute wird empfohlen, die unterschiedliche biologische Aktivität des Vitamins in **Tocopherol-Äquivalenten (TÄ)** anzugeben. Zur Standardisierung der Vitamin-E-Aktivität werden folgende Umrechnungsfaktoren verwendet:

---

1 mg RRR-α-Tocopherol = 1 mg RRR-α-Tocopherol-Äquivalent = 1,49 I.E.

1 mg RRR-α-Tocopherylacetat = 0,91 mg RRR-α-TÄ

1 mg RRR-α-Tocopherylhydrogensuccinat = 0,81 mg RRR-α-TÄ

1 mg all-rac-α-Tocopherylacetat = 0,67 mg RRR-α-TÄ

Vorkommen und Verfügbarkeit

Tocopherole und Tocotrienole werden ausschließlich von Pflanzen synthetisiert. Große Mengen an Vitamin E finden sich vor allem in Nahrungsmitteln mit einem hohen Anteil an mehrfach ungesättigten Fettsäuren. Gute **Vitamin-E-Quellen** sind daher pflanzliche Öle aus Früchten (z. B. Erdnuss- und Olivenöl), kaltgepresste Samenöle (z. B. Leinsamen- und Sonnenblumenöl) und besonders Weizenkeimöl. Soja-, Maiskeim- und Palmöl enthalten dagegen das weniger wirksame γ-Tocopherol. Daneben tragen Nüsse, Samen und Getreidevollkorn zur Vitamin-E-Versorgung bei. Auch grüne Pflanzenteile enthalten in ihren Chloroplasten Tocopherol, der Gehalt schwankt jedoch je nach Jahreszeit und Reifezustand. Über die Nahrungskette gelangt Vitamin E auch in Nahrungsmittel tierischer Herkunft, der Gehalt ist hier allerdings erheblich geringer.

In Anwesenheit von Sauerstoff kommt es z. T. zu erheblichen Vitamin-E-Verlusten. Bei Zubereitungsverfahren wie Braten, Rösten und Schmoren sowie beim Wiedererhitzen von Bratfetten gehen große Mengen des Vitamins verloren. Erhebliche Verluste treten auch bei der Raffination

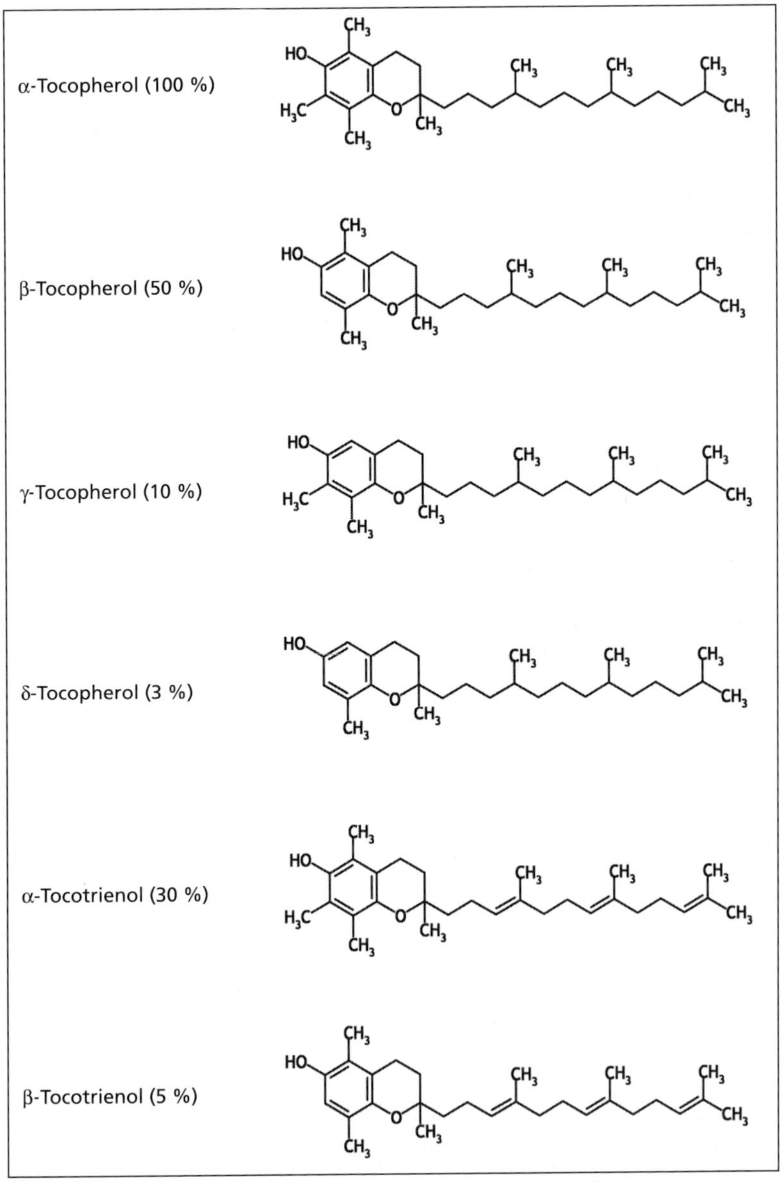

Abb. 5–7
Struktur und biologische Aktivität natürlicher Tocopherole

α-Tocopherol (100 %)

β-Tocopherol (50 %)

γ-Tocopherol (10 %)

δ-Tocopherol (3 %)

α-Tocotrienol (30 %)

β-Tocotrienol (5 %)

pflanzlicher Öle auf. In Abwesenheit von Sauerstoff ist Vitamin E bis etwa 200 °C temperaturbeständig. Im Durchschnitt betragen die Zubereitungsverluste ca. 10 %. Zu den weiteren Faktoren, die die Verfügbarkeit beeinflussen, zählen insbesondere die Menge und Art des Nahrungsfettes. Während langkettige, ungesättigte Fettsäuren die Absorption vermindern, steigern mittelkettige Fettsäuren die Vitamin-E-Aufnahme.

Stoffwechsel

Die **intestinale Absorption** der Tocopherole erfolgt zusammen mit den Lipiden der Nahrung in Form von gemischten Micellen über einen passiven Diffusionsprozess. Voraussetzung dafür ist die ausreichende Bereitstellung von Gallensäuren und Pankreaslipasen. Tocopherolester müssen vor der Aufnahme hydrolytisch gespalten werden. Die Absorptionsrate für Vitamin-E-Verbindungen schwankt im physiologischen Bereich zwischen 20 und 80%, mit steigender Zufuhr sinkt sie. In der Dünndarmmucosa wird Vitamin E in Chylomikronen eingebaut und gelangt über die Lymphe ins Blut. Unter Einwirkung der *Lipoproteinlipase* werden die Triglyceride der Chylomikronen hydrolysiert, wobei Chylomikronen-Remnants entstehen. Ein Teil des Vitamin E gelangt mit den freigesetzten Fettsäuren in die peripheren Gewebe, der größte Anteil verbleibt jedoch in den Remnants. Diese transportieren das Vitamin E zur Leber, wo es in den Hepatocyten an ein cytosolisches Tocopherol-Transferprotein gebunden und in VLDL-Partikel inkorporiert wird. Die Selektivität des Transferproteins gegenüber **RRR-α-Tocopherol** erklärt auch die höhere Wirksamkeit dieses natürlichen Tocopherol-Isomers im Vergleich zu synthetischem Vitamin E (all-rac-α-Tocopherol), das ein Gemisch aus allen acht möglichen Stereoisomeren darstellt. Die natürliche Form wird im Darm schneller aus den Acetylestern freigesetzt, bevorzugt in der Leber angereichert und in VLDL eingebaut. Verschiedene Studien haben ergeben, dass die natürliche Form des Vitamins zudem bevorzugt im Plasma retiniert wird.

Der **Transport von Vitamin E** zu seinen Zielzellen erfolgt vorwiegend in lipoprotein-gebundener Form. Nach Lipolyse der VLDL gelangt Vitamin E teilweise direkt in die peripheren Gewebe, ein Großteil verbleibt jedoch in den aus VLDL gebildeten LDL. Die rezeptorvermittelte Endocytose von LDL stellt daher einen wichtigen Mechanismus der zellulären Aufnahme von Vitamin E dar.

Tocopherole sind in den meisten Geweben und Organen vorhanden; spezielle Speicherorgane gibt es nicht. Die höchsten Gehalte finden sich in Fettgewebe, Nebennieren, Leber und Muskulatur. Während die in der Leber gespeicherten Tocopherole schnell zur Versorgung des Organismus mobilisiert werden können, werden die Tocopherole des Fettgewebes erst beim Abbau des Körperfettes verfügbar. Für die Ausscheidung über die Faeces werden Tocopherole zum größten Teil zu **Chinonen** und **Lactonen** abgebaut.

Funktion

Tocopherole haben im Stoffwechsel unterschiedliche Funktionen, die in ihrer Gesamtheit bis heute nicht vollständig geklärt sind. Die Hauptwirkung von Vitamin E ist die eines **Antioxidans**. Insbesondere in den lipophilen Kompartimenten der Zelle, wie den Membranen, ist es von Bedeutung (siehe Kap. 9.3). Vitamin E wirkt hier als kettenabbrechendes Antioxidans, das die Peroxidation der Phospholipide und Polyenfettsäuren verhindert bzw. unterbricht (**siehe Abb. 5–8**). Bei dieser Reaktion wird Vitamin E oxidiert und muss durch entsprechende Reduktionsmittel, z. B. Ascorbinsäure (siehe Kap. 5.4.1), Ubichinol (Coenzym Q; siehe Kap. 5.5.4) oder Liponsäure (siehe Kap. 5.5.3) regeneriert werden.

In enger Verbindung mit den antioxidativen Effekten von Vitamin E steht dessen Fähigkeit, redoxsensitive Transkriptionsfaktoren wie z. B.

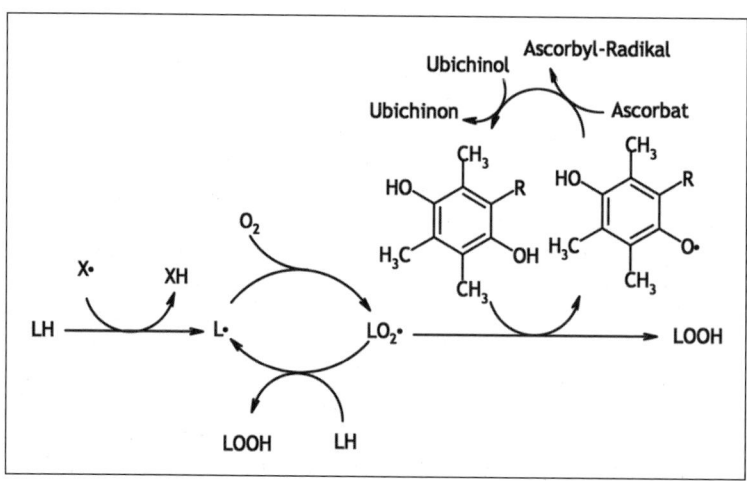

Abb. 5–8
Antioxidative Funktion von Tocopherolen
(LH: Alkyl; L·: Alkylradikal; LO_2: Alkylperoxylradikal; LOOH: Alkylperoxid; X·: Radikal)

NF-κB zu hemmen. Dadurch unterdrückt Vitamin E die Expression von Proteinen, wie sie bei radikalinduzierten Entzündungsprozessen vermehrt enstehen. Zudem ist bekannt, dass Vitamin E die **Signaltransduktion** beeinflusst, vermutlich über eine Hemmung von Proteinkinasen. Damit in Zusammenhang stehen Effekte in der Eicosanoidsynthese, so z. B. die Hemmung der Phospholipase-A_2-Aktivität und die Synthese der Thromboxane. Auch die Unterdrückung der Thrombocytenaggregation und der Proliferation glatter Muskelzellen wird hiermit in Verbindung gebracht.

Bedarf, Mangel und Toxizität

Da Tocopherole in erster Linie als Oxidationsschutz für Polyenfettsäuren fungieren, korreliert der Bedarf eng mit der Höhe der Zufuhr an mehrfach ungesättigten Fettsäuren. Die DGE geht von einem **Grundbedarf** von 6 mg α-Tocopherol pro Tag aus. Dieser Wert basiert auf der Annahme, dass mit einer durchschnittlichen Kost ungefähr 7 g mehrfach ungesättigte Fettsäuren zugeführt werden. Für jedes zusätzlich aufgenommene Gramm an ungesättigten Fettsäuren ergibt sich ein **Mehrbedarf** von 0,5 mg α-Tocopherol. Der **Schätzwert** der DGE, wonach Jugendliche und Erwachsene täglich zwischen 12 und 15 mg Tocopherol-Äquivalente aufnehmen sollten, berücksichtigt eine mittlere Zufuhr von 14–19 g mehrfach ungesättigter Fettsäuren. Während der Schwangerschaft und Stillzeit sollte die tägliche Zufuhr auf 13 bzw. 17 mg TÄ gesteigert werden. Inwiefern eine weitaus höhere Tocopherolzufuhr im Hinblick auf die **Prävention** verschiedener Krankheiten – insbesondere von Krebs und Atherosklerose – wünschenswert wäre, ist derzeit noch Gegenstand der Diskussion (siehe Kap. 9.4). Gemessen an der Zufuhrempfehlung ist die Vitamin-E-Versorgung in Deutschland als ungünstig zu bewerten.

Ein **Vitamin-E-Mangel** ist unter normalen Ernährungs- und Gesundheitsbedingungen nicht zu erwarten. Lediglich chronisch-gastrointestinale Erkrankungen, die mit einer Lipid-Malabsorption einhergehen (u. a. Störungen der Gallen- und Pankreassekretion) sowie Mutationen im α-Tocopherol-Transferprotein können zu Mangelerscheinungen führen. Ein erhöhter Bedarf ergibt sich durch oxidative Belastungen (z. B. Rauchen; siehe Kap. 9.5). Im Mangel sinkt der Tocopherolgehalt des Plasmas, was jedoch zunächst zu keiner Beeinträchtigung der Körperfunktionen führt. Mit fortschreitender Abnahme des Tocopherolspiegels häufen sich im Blut oxidative Abbauprodukte (z. B. Malondialdehyd und Hydroxyfettsäuren) an und es kommt zur Lipidperoxidation der Erythrocytenmembran mit resultierender **Hämolyse**. Schwere Mangelzustände äußern sich in Funktionsstörungen der Skelettmuskulatur und neuromuskulären Ausfallerscheinungen.

Die **Toxizität** von Vitamin E ist selbst in höheren Dosierungen als gering einzustufen (NOAEL 800 mg TÄ/Tag). Unter Beachtung eines Sicherheitsfaktors sollte die Zufuhr bei Gesunden langfristig 300 mg TÄ/Tag (UL) nicht überschreiten. Sehr hohe Vitamin-E-Mengen können über die Interaktion mit dem Vitamin-K-Stoffwechsel zu einer Verlängerung der Blutungszeit führen. Personen mit Gerinnungsstörungen ist deshalb von der Aufnahme höher dosierter Vitamin-E-Supplemente abzuraten. Auch vor operativen Eingriffen sollte die Einnahme hochdosierter Vitamin-E-Präparate unterbleiben.

Präventive und therapeutische Aspekte

Eine Reihe prospektiver Beobachtungsstudien spricht dafür, dass eine erhöhte Vitamin-E-Aufnahme das Risiko für **koronare Herzerkrankungen** vermindert. Danach ist die langjährige Zufuhr von Vitamin-E-Supplementen mit einer deutlichen Risikominderung kardiovaskulärer Ereignisse assoziiert. Allerdings konnte dies in zwei anderen Kohortenstudien nicht bestätigt werden. Auch die bislang publizierten Interventionsstudien liefern keine überzeugenden Hinweise dafür, dass Vitamin-E-Supplemente entsprechende protektive Effekte in der Primärprävention kardiovaskulärer Erkrankungen entfalten. Zur Erzielung eines Vitamin-E-Plasmaspiegels, der das Risiko koronarer Herzerkrankungen minimiert, ist nach derzeitigem Kenntnisstand eine tägliche Zufuhr von 15–30 mg TÄ erforderlich. Widersprüchlich sind bislang die Ergebnisse aus Studien, die den Effekt pharmakologischer Vitamin-E-Dosen in der **Sekundärprävention** kardiovaskulärer Erkrankungen untersucht haben. In den vorliegenden randomisierten Interventionsstudien konnten fünf eine klinisch relevante Wirkung hinsichtlich kardiovaskulärer Ereignisse bzw. der Progression des atherosklerotsichen Prozesses nachweisen; drei andere Studien zeigten dagegen keine Effekte. Nicht abschließend geklärt ist die Frage, inwieweit Hochrisikopatienten von der Einnahme hochdosierter Vitamin-E-Präparate profitieren. Während die Daten der HOPE-Studie keine protektiven Effekte erkennen lassen, zeichnet die ASAP-Studie ein differenzierteres Bild. Danach lässt sich die Progression der Atherosklerose durch langjährige Gabe von RRR-α-Tocopherol (272 IE/Tag) und Vitamin C (500 mg/Tag) um etwa 30 % reduzieren.

Eine höhere Zufuhr von Vitamin E könnte möglicherweise auch für **Diabetes-Patienten** von Vorteil sein, da sich hierdurch der oxidative Stress vermindern lässt (siehe Kap. 25.7.6). Für die therapeutische Anwendung von Vitamin E bei **arteriellen Verschlusskrankheiten** (Claudicatio intermittens) sprechen mehrere Studien, obwohl die Wirksamkeit einer Vitamin-E-Behandlung bisher nicht ausreichend gesichert ist. Als effektiv hat sich der Einsatz von Vitamin E bei **Erkrankungen des rheumatischen Formenkreises** erwiesen. Patienten mit chronischer Polyarthritis wird eine tägliche Vitamin-E-Zufuhr von 100–200 mg TÄ empfohlen (siehe Kap. 30.4). Bei Osteoarthritis erwiesen sich Vitamin-E-Mengen von bis zu 1200 mg TÄ/Tag als wirksam. Möglicherweise können hohe Vitamin-E-Mengen bei **Alzheimer-Patienten** dazu beitragen, das Fortschreiten der Erkrankung zu verlangsamen. Hierfür spricht zumindest das Ergebnis einer placebokontrollierten Doppelblindstudie.

5.3.4 Vitamin K

Struktur und Eigenschaften

Vitamin K (Koagulationsvitamin, antihämorrhagisches Vitamin) bezeichnet eine Gruppe von Verbindungen mit dem Grundgerüst 2-Methyl-1,4-Naphthochinon (= **Menadion**). Die einzelnen Derivate unterscheiden sich nur in der Art der Seitenkette, die entscheidenden Einfluss auf die Lipidlöslichkeit und die Absorptionsrate der K-Vitamine hat (**siehe Abb. 5–9**). Während **Vitamin K_1 (Phyllochinon)** und K_2 (**Menachinon**) natürlich vorkommen, ist **Vitamin K_3 (Menadion)** eine synthetisch hergestellte, wasserlösliche Verbindung. Sie kann in der Leber in biologisch aktive Formen überführt werden. Der klinische Einsatz von Vitamin K_3 ist jedoch heutzutage nicht mehr gebräuchlich.

Vorkommen und Verfügbarkeit

Vitamin K ist in der Natur weit verbreitet und findet sich sowohl in pflanzlichen als auch in tierischen Nahrungsmitteln. Menachinone werden ausschließlich von Bakterien, auch von denen der Darmflora, gebildet und können von Pflanze und Tier gleichermaßen genutzt werden. Aufgrund analytischer Schwierigkeiten und jahreszeitlicher Schwankungen existieren bisher kaum zuverlässige Angaben über den Vitamin-K-Gehalt verschiedener Lebensmittel. Allgemein gelten alle grünen Pflanzen als gute **Vitamin-K-Quellen**. Spinat, Brokkoli, Rosen- und Grünkohl sowie Rind- und Hühnerfleisch sind mit mehr als 100 µg/100 g Frischgewicht besonders reich an Vitamin K. Milchprodukte, Früchte und Getreide tragen hingegen nur in geringem Umfang zur Versorgung bei.

Die **Verfügbarkeit** der K-Vitamere wird durch die Nahrungsmittelzubereitung kaum verringert. Lediglich UV-Licht zerstört das Vitamin rasch. Gastrointestinale Erkrankungen (u. a. Störungen der Gallensekretion), die mit einer Lipid-Malabsorption einhergehen, können die Verfügbarkeit von Vitamin K aus der Nahrung herabsetzen. Inwiefern die in tieferen Dünndarmabschnitten und im Dickdarm ablaufende bakterielle Menachinonsynthese zur Vitamin-K-Versorgung beiträgt, ist zurzeit noch umstritten. Aufgrund der ungünstigen physiologischen Bedingungen (niedrige Gallensäurekonzentration) scheint dieser Prozess eher von geringer Bedeutung zu sein.

Stoffwechsel

Die **Absorption** von Vitamin K erfolgt gemeinsam mit den Lipiden. Vitamin K_1 wird nach Micellenbildung schnell über einen aktiven, energieabhängigen und sättigbaren Transport im Jejunum aufgenommen. Die Absorptionsrate liegt zwischen 60 und 80 %. Vitamin K_2 gelangt passiv durch Diffusion in die Zellen der Dünndarmschleimhaut und vermag offenbar auch die Zellen der Colonmucosa zu durchdringen. Im Gegensatz zu den Vitaminen K_1 und K_2 ist die Aufnahme des synthetischen und wasserlöslichen

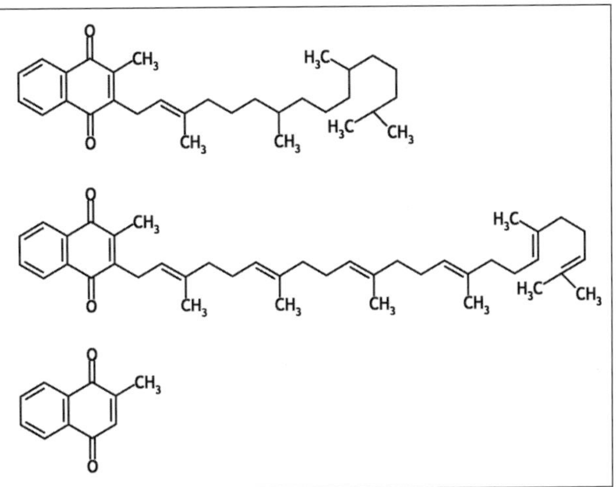

Abb. 5–9
Chemische Struktur von Phyllochinon, Menachinon und Menadion

Vitamins K₃ nicht an die Gegenwart von Gallensäuren gebunden. Seine Absorption erfolgt passiv in Dünndarm und Colon. In der Dünndarmmucosa wird Vitamin K in Chylomikronen eingebaut und gelangt über die Lymphe ins Blut und in die Leber. Hier erfolgt die Vitamin-K-abhängige Bildung der Blutgerinnungsfaktoren (s. unten). Phyllochinon und Menachinon werden mit den Lipoproteinen, in erster Linie VLDL, über das Blut zu den einzelnen Organen transportiert. Die **Speicherung** von Vitamin K im Organismus ist relativ gering und reicht nur für etwa 12 Wochen. Die **Ausscheidung** erfolgt überwiegend mit der Galle über die Faeces; ein geringer Teil des Vitamins wird jedoch nach der Umwandlung in einen wasserlöslichen Metaboliten auch über den Harn eliminiert.

Funktion

Die wichtigste Funktion von Vitamin K ist seine Beteiligung an der Synthese der **Gerinnungsfaktoren** II, VII, IX und X (**siehe Abb. 5–10**). Es ist dabei als **Cofaktor** für die posttranslationale enzymatische **Carboxylierung** spezieller **Glutaminsäurereste** verschiedener Proteine erforderlich. Bei dieser Reaktion wird die biologisch aktive Hydrochinonform des Vitamin K zum 2,3-Epoxid oxidiert. Für die Regeneration des aktiven Metaboliten dienen spezielle Enzyme (*2,3-Epoxidreduktase* und *Vitamin-K-Reduktase*).

Durch die Bildung von γ-**Carboxyglutaminsäureresten** werden die inaktiven Vorläufer der Gerinnungsfaktoren in ihre aktiven Formen überführt (z. B. Prothrombin). Die γ-Carboxylgruppen sind notwendig für die Bindung von Ca^{2+}-Ionen an die Gerinnungsfaktoren. Nur dadurch sind diese in der Lage, sich an die Phospholipidmembranen anzuheften und die Gerinnungskaskade auszulösen. Des Weiteren ist Vitamin K als Cofaktor der γ-**Carboxylierung** an der Bildung von **Osteocalcin** beteiligt, einem Protein, das für die Mineralisation der Knochen erforderlich ist (siehe Kap. 29.5). Zu den weiteren Proteinen, die eine Vitamin-K-abhängige Carboxylierung erfahren, gehören:

- **Matrix Gla Protein (MGP)**, eine in Knochen und Bindegeweben anderer Organe synthetisierte Verbindung, die in die Knochenentwicklung eingeschaltet ist und die Calcifizierung von Gefäßwänden beeinflusst.
- **Knochenprotein S**, ein in Osteoblasten synthetisiertes Protein, dessen Bedeutung bisher allerdings unklar ist,
- **Gas6, Gla-Protein-1** und **-2**, die in die Signaltransduktion und die Regulation von Wachstumsprozessen eingebunden sind.

Bedarf, Mangel und Toxizität

Der tatsächliche Bedarf an Vitamin K kann derzeit nur geschätzt werden. Die DGE hält eine tägliche Zufuhr von 1 µg/kg Körpergewicht (das entspricht bei Erwachsenen 60–80 µg) für angemessen. Generell ist die Versorgung mit Vitamin K unproblematisch.

Ein **Vitamin-K-Mangel** ist beim Erwachsenen recht selten und kaum auf Fehlernährung zurück-

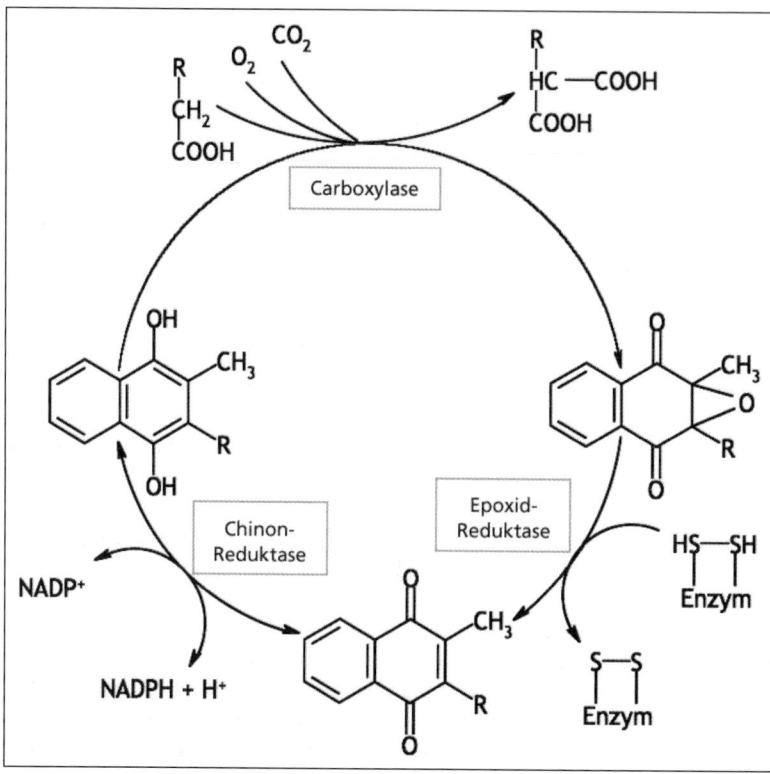

Abb. 5–10
Ablauf der Vitamin-K-abhängigen Carboxylierung von γ-Glutamylresten

zuführen. Zu den Faktoren, die zu einer Vitamin-K-Unterversorgung führen können, zählen verschiedene gastrointestinale Erkrankungen (u. a. Kurzdarmsyndrom, Zöliakie) und Störungen der Gallensäuresekretion. Auch unter Antibiotikatherapie kann ein Vitamin-K-Mangel auftreten. **Neugeborene** zeigen hingegen sehr viel häufiger Mangelsymptome (siehe Kap. 18.4.1). Die Gründe dafür sind ein generell verminderter Vitamin-K-Speicher aufgrund der geringen Plazentagängigkeit und die postnatal noch wenig ausgeprägte Darmflora. Zudem enthält Frauenmilch nur geringe Mengen an Vitamin K.

Die typischen Symptome eines Vitamin-K-Mangels sind Folgen einer unzureichenden Synthese der Gerinnungsfaktoren. Durch die verminderte Gerinnungsfähigkeit kommt es zu **Blutungen** in verschiedenen Geweben und Organen, z. B. der Schleimhäute im Bereich der Nase, des Magen-Darm-Traktes oder des Urogenitaltraktes. Außerdem treten verlängerte Blutungen nach Operationen oder Verletzungen auf. Die früher vielfach gegebenen Empfehlungen, bei Marcumartherapie die Zufuhr an Vitamin K einzuschränken, ist überholt. Drastische Änderungen der Ernährungsweise, z. B. die Umstellung auf eine Kost, die sehr reich an Blattgemüse ist, sollte jedoch nur bei gleichzeitiger Überwachung der Gerinnungsparameter erfolgen.

Im Vergleich zu anderen fettlöslichen Vitaminen ist die **Toxizität** von Vitamin K als gering einzustufen. Selbst bei Mengen, die die Zufuhrempfehlungen um das 500fache überschreiten, sind keine negativen Effekte bekannt. Dementsprechend liegt der NOAEL mit 10 000 μg/Tag sehr hoch; ein UL existiert nicht.

Präventive und therapeutische Aspekte

Neugeborene sind aufgrund des niedrigen Vitamin-K-Gehalts der Frauenmilch, der offensichtlich unzureichenden bakteriellen De-novo-Synthese im Dickdarm sowie ihres noch nicht voll ausgereiften Recyclingsystems besonders durch **cerebrale Blutungen** gefährdet. Um dieses z. T. tödliche Risiko zu minimieren, erhielten in Deutschland bis 1992 alle Neugeborene routinemäßig intramuskulär 1 mg Vitamin K. Studien, die ein hierdurch bedingtes erhöhtes Krebsrisiko nachweisen konnten, führten dazu, dass die entsprechende **Vitamin-K-Prophylaxe** seither peroral durchgeführt wird (3 × 2 mg). Von praktischer Relevanz ist die Tatsache, dass die für die Ausscheidung von Vitamin K notwendige Glucuronidierung bei Neugeborenen nur unzureichend entwickelt ist. Daher ist das Auftreten einer Vitamin-K-Hypervitaminose bei Neugeborenen wesentlich häufiger als bei Erwachsenen. Klinisch zeigt sich dies in Form einer Hyperbilirubinämie, die bis zum Ikterus reichen kann.

In einer Reihe prospektiver Kohortenstudien zeigt sich ein inverser Zusammenhang zwischen der Vitamin-K-Versorgung und dem Risiko, an **Osteoporose** zu erkranken (siehe Kap. 29.5). Vermutet wird, dass eine unzureichende Vitamin-K-Versorgung die Carboxylierung von Osteocalcin herabsetzt („Untercarboxylierung") und die Knochenstruktur nachteilig beeinflusst. In einigen Interventionsstudien reduzierte sich unter Vitamin-K-Supplementierung die Knochenresorption. Allerdings liegen die eingesetzten Mengen im Milligramm-Bereich und damit sehr hoch.

5.4 Wasserlösliche Vitamine

5.4.1 Ascorbinsäure

Struktur und Eigenschaften

Mit Ausnahme des Menschen, anderer Primaten, Meerschweinchen und einiger Vogelarten sind alle höheren Pflanzen und Tiere zur endogenen Synthese von Ascorbinsäure (Vitamin C) befähigt. Chemisch gesehen ist sie ein Gulonsäurelacton, das sich von der Glucuronsäure ableitet. Von den vier möglichen Stereoisomeren ist das L-Enantiomer die physiologisch aktive Form der Ascorbinsäure (**siehe Abb. 5–11**). Die charakteristische Eigenschaft der Ascorbinsäure ist ihre Fähigkeit, verschiedene Substanzen zu reduzieren, wobei sie reversibel in eine oxidierte Form, die **Dehydroascorbinsäure**, übergeht. Zusammen bilden beide Verbindungen ein physiologisch bedeutsames **Redoxsystem** (siehe Abb. 5–11). Die weitere Oxidation der Dehydroascorbinsäure ist irreversibel und führt unter Öffnung des Ringsystems zur vitaminunwirksamen **Diketogulonsäure**.

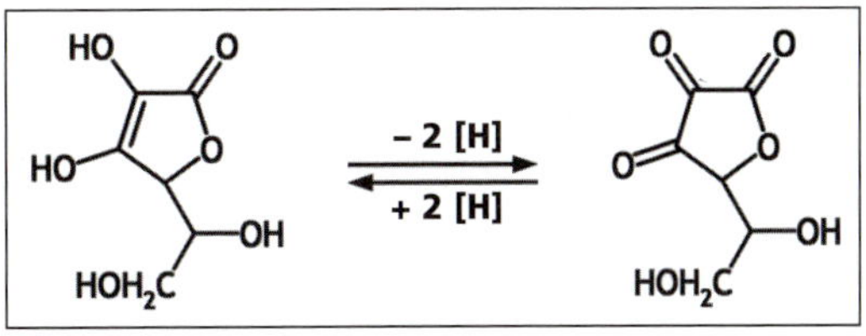

Abb. 5–11 Chemische Struktur von Ascorbinsäure und Dehydroascorbinsäure

Vorkommen und Verfügbarkeit

Vitamin C ist in zahlreichen Nahrungsmitteln in z. T. sehr hohen Konzentrationen enthalten. Zu den Hauptlieferanten zählen frische **Gemüse** und **Früchte**. Sehr hohe Ascorbinsäuregehalte finden sich in Hagebutten, Sanddorn- und Johannisbeeren, Kiwi, Paprika und Citrusfrüchten. Auch verschiedene Kohlsorten enthalten reichlich Vitamin C.

Die starke **Oxidationsempfindlichkeit** des Vitamins führt zu hohen Verlusten bei der Verarbeitung und Zubereitung von Nahrungsmitteln. Längeres Kochen oder Warmhalten von Speisen gehen deshalb mit der teilweisen oder gänzlichen Zerstörung des Vitamins einher. Die durchschnittlichen Zubereitungsverluste liegen bei ca. 30 %. Photochemische Reaktionen und enzymatisch gesteuerte Oxidationsprozesse durch das in vielen Pflanzen enthaltene Enzym *Ascorbatoxidase* führen bereits während der Lagerung zu Vitaminverlusten. Küchentechnische Verfahren wie Blanchieren und Tiefgefrieren können den Vitaminabbau erheblich verringern.

Stoffwechsel

Die **Absorption** physiologischer Mengen Ascorbinsäure erfolgt vorwiegend im Ileum und Jejunum über einen natriumabhängigen, aktiven Transport (SVCT-1). In höheren Konzentrationen gewinnt die passive Diffusion an Bedeutung. Die **Absorptionsrate** im Dünndarm hängt von der Menge der zugeführten Ascorbinsäure ab. Eine fast vollständige Absorption findet sich nur bei einer Zufuhr von bis zu 200 mg. Mit steigender Dosierung sinkt die Absorptionsrate und beträgt bei einer Zufuhr von 1250 mg nur noch ca. 50 %. Nicht aufgenommene Ascorbinsäure gelangt in den Dickdarm und kann dort nach Aufnahme hoher Dosierungen eine Wassersekretion in das Darmlumen bewirken, was eine Diarrhoe zur Folge hat.

Wie alle wasserlöslichen Vitamine wird auch Ascorbinsäure nur begrenzt gespeichert. Der **Gesamtbestand des Körpers** bei Gewebesättigung mit Vitamin C beträgt etwa 1,5 g. Dabei ist die Konzentration in den einzelnen Organen sehr unterschiedlich; hohe Konzentrationen finden sich in Leber, Nebennierenrinde und Retina. Der Ascorbinsäuregehalt im Plasma korreliert mit der Höhe der Zufuhr, allerdings wird eine maximale Konzentration von 85 µmol/l aufgrund der Ausscheidung über die Nieren nicht überschritten. Bei niedrigen Plasmakonzentrationen kann Ascorbinsäure in den Nierentubuli vermehrt rückresorbiert werden.

Die renale **Exkretion** der Ascorbinsäure erfolgt als unverändertes Vitamin, in Form von **Diketogulonsäure** oder als **Oxalsäure**. Da Oxalsäure die Bildung von **Calciumoxalatsteinen** in der Niere begünstigt, wird ein möglicher Zusammenhang zwischen einer hohen Vitamin-C-Zufuhr und einem dadurch bedingten Risiko für Nierensteinerkrankungen diskutiert. Für gesunde Personen ist dies jedoch ohne Bedeutung.

Funktion

Ascorbinsäure ist aufgrund ihrer stark reduzierenden Eigenschaften als **Redoxsystem** an zahlreichen Stoffwechselprozessen beteiligt (**siehe Abb. 5–12**). In einigen Fällen sind diese Reaktionen nicht spezifisch auf Ascorbinsäure angewiesen, so dass das Vitamin durch andere Redoxsysteme ersetzt werden kann.

In einer reversiblen Reaktion gibt das Vitamin Wasserstoff bzw. Elektronen ab, wodurch es zu Dehydroascorbinsäure oxidiert wird (**siehe Abb. 5–11**). Dehydroascorbinsäure kann nachfolgend durch andere Redoxsysteme erneut zu Ascorbinsäure reduziert werden.

Von großer Bedeutung ist die Beteiligung der Ascorbinsäure an **Hydroxylierungsreaktionen**, die durch Mono- und Dioxygenasen katalysiert werden. Dazu zählen u. a. die Umwandlung von Lysin und Prolin bei der **Kollagensynthese**, die Hydroxylierung von Tryptophan bei der **Serotoninbildung**, die Synthese von **Catecholaminen**, die α-**Amidierung** zahlreicher Peptidhormone (u. a. Gastrin, Cholecystokinin, Calcitonin, Vasopressin und Oxytocin) sowie die **Carnitinsynthese**. Des Weiteren wirkt Ascorbinsäure bei der

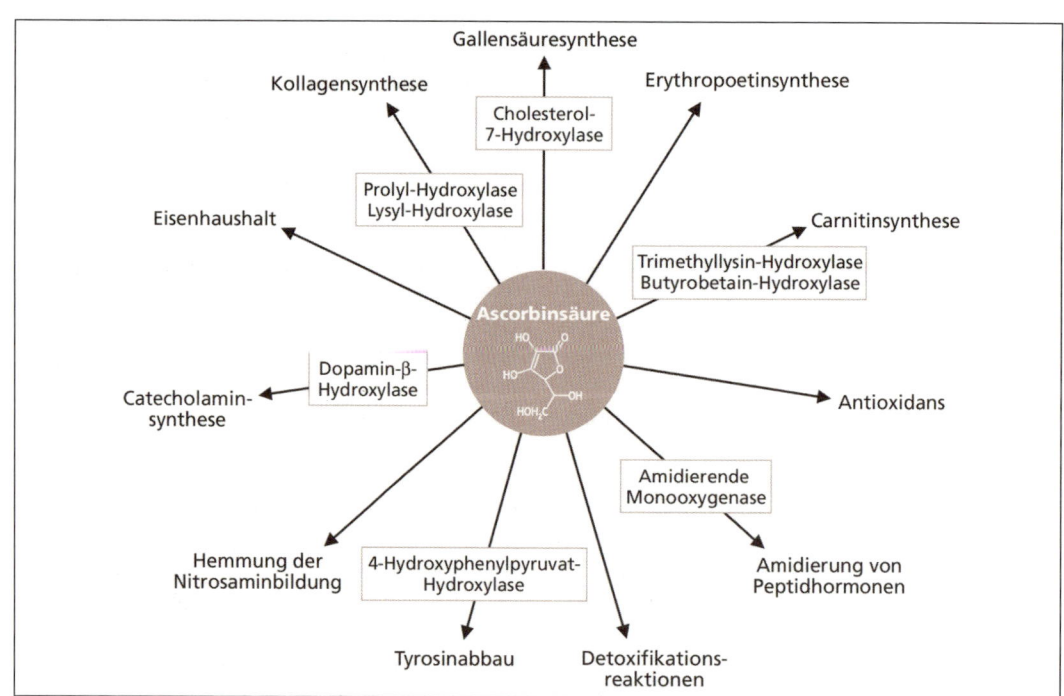

Abb. 5–12 Funktionen von Ascorbinsäure

Eisenübertragung vom Transportprotein **Transferrin** auf das Eisenspeicherprotein **Ferritin** mit. Auch an der Detoxifikation zahlreicher Verbindungen ist Vitamin C beteiligt, da es die **Cytochrom-P-450-Synthese** stimuliert. Zudem begünstigt Vitamin C die **Eisenabsorption** im Dünndarm. Diese Wirkung beruht darauf, dass schlecht absorbierbares Fe^{3+} durch Ascorbinsäure in das besser verfügbare Fe^{2+} überführt werden kann (siehe Kap. 6.3.1). Im Magen hemmt Ascorbat die Bildung cancerogener **Nitrosamine**, wodurch sich offensichtlich das Magenkrebsrisiko vermindern lässt (siehe Kap. 28.3). Darüber hinaus existieren Hinweise, dass Vitamin C an der Gallensäuren-Synthese beteiligt ist.

Als **antioxidative Verbindung** ist Vitamin C, ebenso wie β-Carotin und Vitamin E, in der Lage, **freie Radikale** abzufangen. Dadurch wird die Peroxidation von Zellbestandteilen verhindert und somit radikalischen Zell- und Organschäden vorgebeugt, ein Effekt, der vermutlich zur Prävention von Krebs- und Herz-Kreislauf-Erkrankungen beiträgt. In diesem Zusammenhang ist auch die Fähigkeit von Ascorbinsäure zu erwähnen, Vitamin-E-Radikale in ihre biologisch aktive Form zu regenerieren (siehe Kap. 9.3.2).

Bedarf, Mangel und Toxizität

Die **Empfehlungen** für die tägliche Ascorbinsäurezufuhr schwanken – je nach zugrundegelegter Zielsetzung – international in einem weiten Bereich. Die **WHO** empfiehlt eine Vitamin-C-Zufuhr von **30 mg/Tag**, eine Empfehlung, die ausreicht, um die klinischen Symptome der klassischen Mangelerkrankung Skorbut sicher zu verhüten. Um die **präventiven Effekte** von Vitamin C zu nutzen, erachtet die DGE derzeit eine Menge von **100 mg/Tag** für Erwachsene und Jugendliche als wünschenswert, teilweise werden noch höhere Zufuhren (150–200 mg/Tag) diskutiert. Während der Schwangerschaft und Stillzeit sollte die Zufuhr im Bereich von 110 mg bzw. 150 mg täglich liegen. Mit einer durchschnittlichen Zufuhr von ca. 84 mg/Tag werden diese Werte in Deutschland vielfach nicht erreicht. Besonders problematisch ist die Versorgung bei Rauchern, Senioren und möglicherweise bei Diabetikern. Von praktischer Relevanz ist der Einfluss verschiedener Pharmaka auf den Vitamin-C-Status. Insbesondere Salicylate wie Aspirin sowie Tetracycline und Barbiturate hemmen die intestinale Resorption und verstärken die renale Ascorbatausscheidung. Auch orale Kontrazeptiva und Corticosteroide erhöhen über einen verstärkten Vitamin-C-Abbau den Bedarf.

Das klassische Krankheitsbild eines **Vitamin-C-Mangels** ist der heute nur noch in Extremfällen zu findende **Skorbut**. Dieser trat früher häufig bei Seeleuten auf und konnte Anfang des 19. Jahrhunderts erstmals mit einem Vitamin-C-Mangel assoziiert werden. Zu den Symptomen gehören subkutane Blutungen, Entzündungen des Zahnfleischs und Wundheilungsstörungen. Im Kindesalter tritt die Unterversorgung in Form der **Moeller-Barlow-Krankheit** in Erscheinung, die durch Knochendeformationen charakterisiert ist. Schwerer zu erkennen sind frühe Mangelstadien. Die Symptome sind relativ unspezifisch, so z. B. Kopfschmerzen, Müdigkeit, allgemeine Schwäche und Infektanfälligkeit. Besonders Senioren, deren Ernährung arm an frischen Gemüsen und Früchten ist, weisen zuweilen leichte Mangelerscheinungen auf.

Die **Toxizität** von Vitamin C ist gering. Selbst Dosen von mehreren Gramm pro Tag besitzen lediglich eine laxierende Wirkung. Hinweise auf eine verstärkte Bildung von Oxalat-Nierensteinen haben sich bei gesunden Personen nicht bestätigt. Als sichere Vitamin-C-Zufuhr werden >1000 mg/Tag (NOAEL) angesehen. Personen mit Hämochromatose und Hyperoxalurie sollten aufgrund möglicher negativer Effekte von einer sehr hohen Vitamin-C-Zufuhr Abstand nehmen. Studien, die Vitamin C **prooxidative** und damit potenzielle **procancerogene Eigenschaften** zuweisen, werden aufgrund ihrer Methodik bzw. der beschränkten Aussagekraft von in-vitro-Untersuchungen als unzureichend angesehen, sodass beim momentanen Kenntnisstand kein ausreichendes Material vorliegt, das eine Warnung vor höheren Vitamin-C-Aufnahmen rechtfertigt.

Präventive und therapeutische Aspekte

Zahlreiche Beobachtungsstudien belegen, dass eine Vitamin-reiche Ernährung das Risiko von **Herz-Kreislauf- und Krebserkrankungen** vermindert. So weist die Mehrzahl der prospektiven Untersuchungen einen signifikant inversen Zusammenhang zwischen der Höhe der Vitamin-C-Aufnahme und dem Risiko koronarer Herz-Erkrankungen auf. Verantwortlich hierfür sind vermutlich die Einflüsse des Vitamins auf das Endothel und die Oxidationsresistenz der LDL-Partikel (siehe Kap. 26.4.6). Auch für Krebserkrankungen, besonders Mund-, Speiseröhren- und Magenkrebs, wird ein Schutzeffekt vermutet (siehe Kap. 28.3). Inwieweit sich die positiven Effekte einer Vitamin-C-reichen Ernährung durch Vitamin-C-Supplemente nachahmen lassen, ist bisher allerdings strittig. Unter präventivmedizinischen Gesichtspunkten wird für Gesunde eine tägliche Zufuhr von 120–150 mg als empfehlenswert erachtet.

Um der Entwicklung des grauen Stars (**Katarakt** vorzubeugen, sind vermutlich höhere Vitamin-C-Mengen im Bereich von ca. 300 mg/Tag erforderlich. Vitamin C kann in entsprechenden Dosierungen die Glycosilierung von Proteinen reduzieren und vermindert so das Risiko **diabetischer Spätschäden** (siehe Kap. 25.7.6).

Seit den Arbeiten von Cameron und Pauling Mitte der 1970er Jahre wird von naturheilkundlich orientierten Kreisen die Verwendung hoher Vitamin-C-Dosen in der **Krebstherapie** propagiert. So soll Vitamin C in einer Dosierung von 10 g/Tag sowohl die Überlebenszeit als auch die Lebensqualität positiv beeinflussen. In zwei placebokontrollierten Doppelblindstudien ließ sich allerdings kein entsprechender Nachweis finden. Allerdings wurde hier Vitamin C oral und nicht, wie in der ursprünglichen Studie von Cameron und Pauling, intravenös verabreicht. Cytotoxisch wirksame Plasmaspiegel sind jedoch nur bei intravenöser Applikation zu erwarten. Für eine abschließende Bewertung der Effektivität von Vitamin C bei Krebserkrankungen fehlt derzeit das Datenmaterial (siehe Kap. 28.5).

Immer wieder in der Diskussion ist die Anwendung hoher Vitamin-C-Mengen (im Grammbereich) bei **Erkältungskrankheiten.** Zwar lässt sich die Infektanfälligkeit hierdurch nicht reduzieren, allerdings kann die Dauer sowie die Schwere der Erkrankung positiv beeinflusst werden.

5.4.2 Thiamin, Vitamin B_1

Struktur und Eigenschaften

Thiamin ist eine stickstoff- und schwefelhaltige Verbindung, bestehend aus einem **Pyrimidin**- und **Thiazolring**, die über eine Methylenbrücke verbunden sind (**siehe Abb. 5–13**). Die biologische Wirksamkeit des Thiamins wird durch die Substituenten am Pyrimidinring bestimmt. So können bereits geringe Veränderungen am Thiaminmolekül den Verlust der biologischen Aktivität bewirken bzw. Verbindungen mit Antivitamincharakter erzeugen.

Vorkommen und Verfügbarkeit

Thiamin findet sich in fast allen pflanzlichen und tierischen Nahrungsmitteln, wenn auch meist nur in sehr geringen Konzentrationen. Thiaminreich sind die Randschichten und der Keim von Getreide. Beim Ausmahlen des Getreides gehen die vitaminreichen Kleiebestandteile verloren. Trotz des in den westlichen Industrienationen anhaltenden Trends zu hochausgemahlenen Mehlen und dem geringen Verzehr von Vollkornprodukten treten Engpässe in der Thiaminversorgung nur bei wenigen Bevölkerungsgruppen auf. Weitere gute pflanzliche **Thiaminlieferanten** sind Hülsenfrüchte, Nüsse und Kartoffeln. In Nahrungsmitteln tierischen Ursprungs liegt Thiamin nicht frei vor, sondern überwiegend in der biologisch aktiven Form Thiamindiphosphat (frühere Bezeichnung: Thiaminpyrophosphat). Innereien und besonders Schweinefleisch sind gute Thiaminquellen.

Während der Nahrungsmittelzubereitung kann es aufgrund der Wasserlöslichkeit sowie der Temperaturempfindlichkeit zu erheblichen Thiaminverlusten kommen. Im Durchschnitt betragen die Zubereitungsverluste ca. 30 %. Auch die zur Konservierung eingesetzten Sulfite führen zur Zerstörung von Thiamin. Verschiedene in der Nahrung enthaltene Antithiaminfaktoren (z. B. Kaffee- und Chlorogensäure, Tannine, Thiaminase) haben bei den üblichen Ernährungsgewohnheiten keine praktische Bedeutung.

Stoffwechsel

Thiamin wird im Dünndarm nur in freier Form absorbiert. Mit der Nahrung zugeführtes Thiamindiphosphat muss daher zuvor durch intestinale *Phosphatasen* gespalten werden. Die **Aufnahme** des Thiamins in die Mucosazelle verläuft rasch. Dabei kommen zwei Mechanismen zum Tragen: ein aktiver, carriervermittelter Transport bei niedrigen Thiaminkonzentrationen und eine einfache Diffusion, die bei hohen Konzentrationen an Bedeutung gewinnt. Lipophile Thiaminanaloga (Allithiamine) wie das Benfothiamin, die z. T. in der Pharmakotherapie Verwendung finden, sind besonders membranpermeabel und werden dosislinear absorbiert. In den Zellen der Dünndarmmucosa wird ein Teil des aufgenommenen Thiamins unter Beteiligung von ATP wieder in Phosphatester überführt. Über den Blutstrom erreicht Thiamin in seiner albumingebundenen Form die verschiedenen Zielgewebe, wo die Bildung der verschiedenen Thiaminphosphate erfolgt. Dabei kommt insbesondere der Leber eine wichtige Bedeutung zu. Die höchsten Thiaminkonzentrationen besitzen Leber, Niere, Gehirn und Herzmuskulatur. Hier überwiegt das coenzymatisch aktive Thiamindiphosphat; daneben finden sich auch geringe Mengen an freiem Thiamin sowie an Thiaminmono- und triphosphat.

Der gesamte **Thiaminbestand** eines Erwachsenen beträgt 25–30 mg, wovon weniger als 5 % als freies Thiamin vorliegen. Ein **Thiaminspeicher** im engeren Sinne existiert nicht. Das Vitamin ist aufgrund seiner Coenzym-Funktion immer mit dem entsprechenden Enzym assoziiert und wird nur in dem Umfang retiniert, wie es aktuell erforderlich ist. Durch die geringe Speicherkapazität werden hohe Thiamingaben rasch mit dem Harn ausgeschieden. Die **Halbwertszeit** des Thiamins im Organismus ist relativ kurz und beträgt durchschnittlich 10 bis 20 Tage. Abbauprodukte des Thiamins wie Pyrimidine und Thiazole werden ebenfalls über den Urin eliminiert.

Funktion

Die biologische Hauptwirkform **Thiamindiphosphat (TPP)** ist an verschiedenen dehydrierenden Decarboxylierungsreaktionen von α-Ketosäuren beteiligt. Dabei fungiert der Thiazolring als Überträger einer kovalent gebundenen aktivierten Aldehydgruppe. Auf diese Weise ist TPP ein wichtiges **Coenzym** im Kohlenhydrat- und Energiestoffwechsel. Die in diesem Zusammenhang bekannteste Reaktion ist die Synthese von Acetyl-CoA aus Pyruvat durch den **Pyruvatdehydrogenase-Komplex**. Hierbei überträgt TPP die freigesetzte Hydroxylethyl-Gruppe auf Liponsäure (siehe Kap. 5.5.3). Eine ähnliche Funktion besitzt TPP bei der oxidativen Decarboxylierung von α-Ketoglutarat – eine Schlüsselreaktion im Citrat-

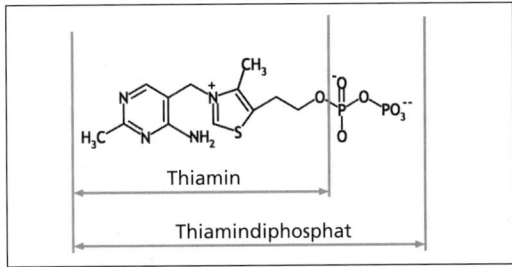

Abb. 5–13 Chemische Struktur von Thiamin

cyclus. Weitere TPP-abhängige Stoffwechselabläufe sind der Abbau der verzweigtkettigen Aminosäuren Valin, Leucin und Isoleucin sowie die Transketolasereaktion im **Pentosephosphatweg**. Dieser im Cytosol lokalisierte Prozess dient der Gewinnung von Pentosen und Reduktionsäquivalenten in Form von NADPH (siehe Kap. 1.5). TPP dient dabei als intermediärer Akzeptor des Dihydroxyethylrestes. Daneben spielt Thiamin eine noch nicht genau bekannte Rolle bei der Nervenerregung und der nervalen Reizleitung. Wirksam ist hierbei vermutlich **Thiamintriphosphat**, das an der Acetylcholinfreisetzung beteiligt ist. **Thiaminmonophosphat** scheint hingegen eine reine Zwischen- und Transportform des Vitamins zu sein.

Bedarf, Mangel und Toxizität

Aufgrund seiner Funktion korreliert der Thiaminbedarf mit der Nahrungsenergieaufnahme. Für Erwachsene liegt der Minimalbedarf bei 0,33 mg/4,2 MJ (1000 kcal). Zur Aufrechterhaltung der Transketolaseaktivität in den Erythrocyten und zur Sättigung der Gewebe mit Thiamin ist jedoch eine Mindestzufuhr von 0,5 mg/4,2 MJ (1000 kcal) erforderlich. Die DGE empfiehlt für Frauen und Männer eine tägliche Zufuhr von 1,0 mg bzw. 1,2 mg, ein Wert, der im Durchschnitt erreicht wird. Eine erhöhte Stoffwechselleistung, wie z. B. bei schwerer körperlicher Anstrengung oder Fieber, führt jedoch zu einem gesteigerten Thiaminbedarf. Auch während der Schwangerschaft und Stillzeit sollte die Zufuhr gesteigert werden. Empfohlen wird eine Aufnahme von 1,2 mg/Tag für Schwangere und 1,4 mg/Tag für Stillende.

In den Industrienationen ist chronischer **Alkoholmissbrauch** häufig Ursache für einen Mangel, da Absorption und Verwertung des Thiamins dadurch gestört werden (siehe Kap. 10.2.6). Auch **Hämodialyse** und Dauermedikation mit **Diuretika** beeinflusst den Thiaminstatus negativ. Ein reduzierter Thiaminstatus wurde z. T. auch bei HIV-infizierten Personen und gesunden Senioren beobachtet.

Im **Thiaminmangel** ergeben sich unter anderem Störungen im Kohlenhydratstoffwechsel. Es kommt zur Anhäufung von Pentosephosphaten sowie zu einem Anstieg des Pyruvat- und Lactatspiegels im Blut. Die klinischen Symptome eines Thiaminmangels zeigen sich vor allem an Organen und Geweben mit einem hohen Glucoseumsatz. Dazu gehören Nervensystem, Gastrointestinaltrakt und kardiovaskuläres System. Zur Substitution werden in diesen Fällen häufig synthetische Allithiamine (z. B. Benfotiamin) herangezogen, die im Gegensatz zum natürlichen Thiamin fettlöslich sind und besser verwertet werden können. Die Behauptung, Zucker sei ein Vitamin-B_1-Räuber, ist wissenschaftlich falsch.

Die klassische Thiaminmangelkrankheit **Beri-Beri** kommt vor allem in den Ländern vor, in denen polierter und damit vitaminarmer Reis die Hauptnahrungsquelle darstellt. Beri-Beri ist fast immer mit einem Proteinmangel kombiniert und äußert sich in peripheren Neuropathien, Muskelschwäche, Lähmungen, psychischen Störungen, Ödemen, Tachykardien und Herzinsuffizienz. Ein dem Beri-Beri ähnliches Krankheitsbild findet sich in den Industrieländern nur bei chronischem Alkoholismus. Augenlähmung, Bewusstseinsstörung und cerebrale Ataxie sind Anzeichen der als **Wernicke-Encephalopathie** bezeichneten Erkrankung (siehe Kap. 10.2.6). Ein latenter Thiaminmangel äußert sich durch unspezifische Symptome, wie Appetitlosigkeit, gestörte Magen-Darm-Funktion, Konzentrationsschwäche, Depressionen, Müdigkeit und Muskelschwäche.

Die **Toxizität** von Thiamin ist selbst in höheren Dosierungen als gering einzustufen. Mit 500 mg/Tag liegt der NOAEL-Wert über dem 400fachen der normalen Zufuhr. Ein UL existiert nicht.

Präventive und therapeutische Gesichtspunkte

Wenige kleine Studien berichten über Erfolge, die bei **Alzheimer-Patienten** mittels hoher Thiaminmengen erzielt werden konnten. In einer Analyse der bislang vorliegenden randomisierten, placebokontrollierten Doppelblindstudien ergab sich jedoch kein Hinweis auf eine derartige Wirkung. Fettlösliche Thiaminderivate haben sich bei der Behandlung der **diabetischen Polyneuropathie** als wirkungsvoll erwiesen.

5.4.3 Riboflavin, Vitamin B_2

Struktur und Eigenschaften

Riboflavin ist ein aus drei Ringen bestehendes **Isoalloxazinderivat**, das als Seitenkette **Ribitol**, ein Alkoholderivat der Ribose, enthält (**siehe Abb. 5–14**). Ebenso wie Thiamin weist auch Riboflavin eine hohe Strukturspezifität auf, so dass bereits geringe Molekülveränderungen zum Verlust der biologischen Wirksamkeit führen können.

Vorkommen und Verfügbarkeit

Riboflavin wird von Pflanzen und Mikroorganismen synthetisiert. Da Riboflavin Bestandteil aller Zellen des Pflanzen- und Tierreiches ist, ist es in zahlreichen Nahrungsmitteln enthalten, wo es hauptsächlich in Form von **Flavin-Mono-Nucleotid** (FMN) und **Flavin-Adenin-Dinucleotid** (FAD) oder an Proteine gebunden vorliegt.

In der Milch ist Riboflavin in freier Form enthalten. Die vergleichsweise hohe Konzentration in der Milch hat dem Vitamin seine heute nicht mehr verwendete Bezeichnung **Lactoflavin** eingebracht. Zu den wichtigsten **Riboflavinlieferanten** für die menschliche Ernährung zählen – neben Milch und Milchprodukten – auch Fleisch, Innereien und Eier. Obst und Gemüse besitzen, bis auf einige Ausnahmen, nur geringe Riboflavingehalte. Auch in den verschiedenen Getreidesorten sind die Konzentrationen relativ gering. Nur während der Keimung steigt der Riboflavingehalt an. Aufgrund der hohen Lichtempfindlichkeit von Riboflavin kann eine falsche Lagerung der Lebensmittel zu hohen Verlusten führen. So sinkt bei Aufbewahrung von Milch in ungefärbten Glasflaschen bei Sonneneinstrahlung der Gehalt an Riboflavin um bis zu 80 % ab. Die durchschnittlichen Vitaminverluste bei der Lagerung und Zubereitung der Speisen liegen bei ca. 20 %.

Stoffwechsel

Die mit der Nahrung zugeführten Flavoproteine FMN und FAD werden im Intestinaltrakt unter

Einfluss von *Pyrophosphatasen* und *alkalischer Phosphatase* enzymatisch gespalten, so dass freies Riboflavin absorbiert werden kann. Im physiologischen Konzentrationsbereich wird Riboflavin mittels eines Na^+-unabhängigen **Carriers** absorbiert, während bei höheren Konzentrationen die Aufnahme per Diffusion dominiert. In der Mucosazelle erfolgt die **ATP-abhängige Phosphorylierung** des Riboflavins zu FMN bzw. FAD. Dieser Prozess ist notwendig, um die Konzentration an freiem Riboflavin in der Mucosa niedrig zu halten und die weitere Absorption zu ermöglichen. Erkrankungen des Magen-Darm-Trakts oder verminderte Phosphorylierungen können die Verfügbarkeit von Riboflavin aus der Nahrung beeinträchtigen. Vor seiner Abgabe ins Blut wird das Vitamin größtenteils wieder in die freie Form überführt. Für den Vitamin-B_2-Transport im Blut dienen vor allem **Albumine** und einige **Globuline**. Die Aufnahme von Riboflavin in die verschiedenen Gewebe erfolgt per Diffusion. In den Zielzellen der Gewebe findet dann die ATP-abhängige Umwandlung zu FMN und FAD statt.

70 bis 90 % des Riboflavins liegt in Form von FAD vor. Der Rest findet sich in Form von FMN, in geringen Anteilen (0,5–2 %) auch als freies Vitamin. Wie bei allen wasserlöslichen Vitaminen, mit Ausnahme des Cobalamins, ist auch beim Riboflavin die Speicherfähigkeit nur gering. Die **Ausscheidung** des Vitamins erfolgt mit dem Urin, in geringen Mengen auch über die Galle.

Funktion

Riboflavin wird im Organismus als FMN und FAD wirksam. Beide Verbindungen sind als **Coenzyme** Bestandteil **wasserstoffübertragender Enzyme** (Flavoproteine/ Flavinenzyme). Flavinenzyme katalysieren Redoxreaktionen, wobei FMN und FAD als reversible Wasserstoffempfänger bzw. -überträger fungieren. Reversible Redoxgruppe der Flavinenzyme ist der Isoalloxazinring. Flavinenzyme sind im Intermediärstoffwechsel von Kohlenhydraten, Fetten und Proteinen sowie bei der Endoxidation der Nährstoffe in der Atmungskette von elementarer Bedeutung und nehmen eine Schüsselstellung zwischen katabolen und anabolen Prozessen ein (**siehe Abb. 5–15**). Während FMN u. a. einen Bestandteil der Atmungskette und der *L-Aminooxidasen* darstellt, ist FAD z. B. als prosthetische Gruppe von

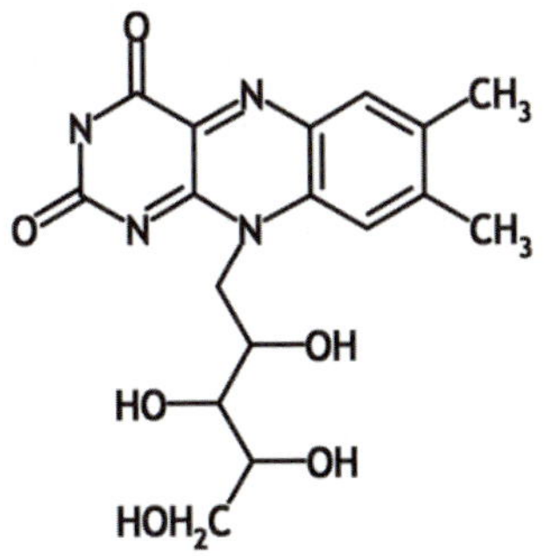

Abb. 5–14 Chemische Struktur von Riboflavin

Ketosäure-Dehydrogenase-Multienzymkomplexen am Abbau von Pyruvat und am Citratcyclus beteiligt (siehe Kap. 5.4.2). Auch die *Xanthinoxidase* ist ein FAD-haltiges Enzym. Darüber hinaus ist Riboflavin an Reaktionen des Cytochrom-P-450-Systems (Entgiftung von Xenobiotika) sowie an der Bereitstellung reduzierten Glutathions (siehe Kap. 9.3.1) beteiligt.

Bedarf, Mangel und Toxizität

Da Riboflavin wesentlich am Energiewechsel beteiligt ist, korreliert der **Bedarf** mit der Energiezufuhr. Für Erwachsene wird eine tägliche Aufnahme von 0,6 mg/4,2 MJ (1000 kcal) für ausreichend erachtet. Die DGE empfielt Männern eine Zufuhr von 1,4 mg/Tag, Frauen sollten täglich 1,2 mg zuführen. In der Schwangerschaft und Stillzeit erhöht sich dieser Wert auf 1,5 bzw. 1,6 mg/Tag. In Deutschland ist die Riboflavinversorgung weitgehend sichergestellt. Probleme ergeben sich jedoch bei Alkoholabusus (siehe Kap. 10.2.6), Einnahme einiger Pharmaka (Kontrazeptiva, psychotrope und cytostatisch wirksame Medikamente; siehe Kap. 21.2) und beim Meiden von Milch und Milchprodukten. Auch Senioren sind häufiger von einer unzureichenden Versorgung betroffen (siehe Kap. 18.5).

Ein isolierter **Riboflavinmangel**, der in Industrieländern recht selten auftritt, manifestiert sich vor allem an den äußeren Geweben. Zu den charakteristischen Symptomen zählen hierbei **entzündliche Hautveränderungen**, besonders an den Schleimhäuten, Mundwinkelfissuren sowie Hautschuppungen im Bereich des Gesichts. Schwere Mangelerscheinungen zeigen sich im Augenbereich in Form einer **Vaskularisierung**

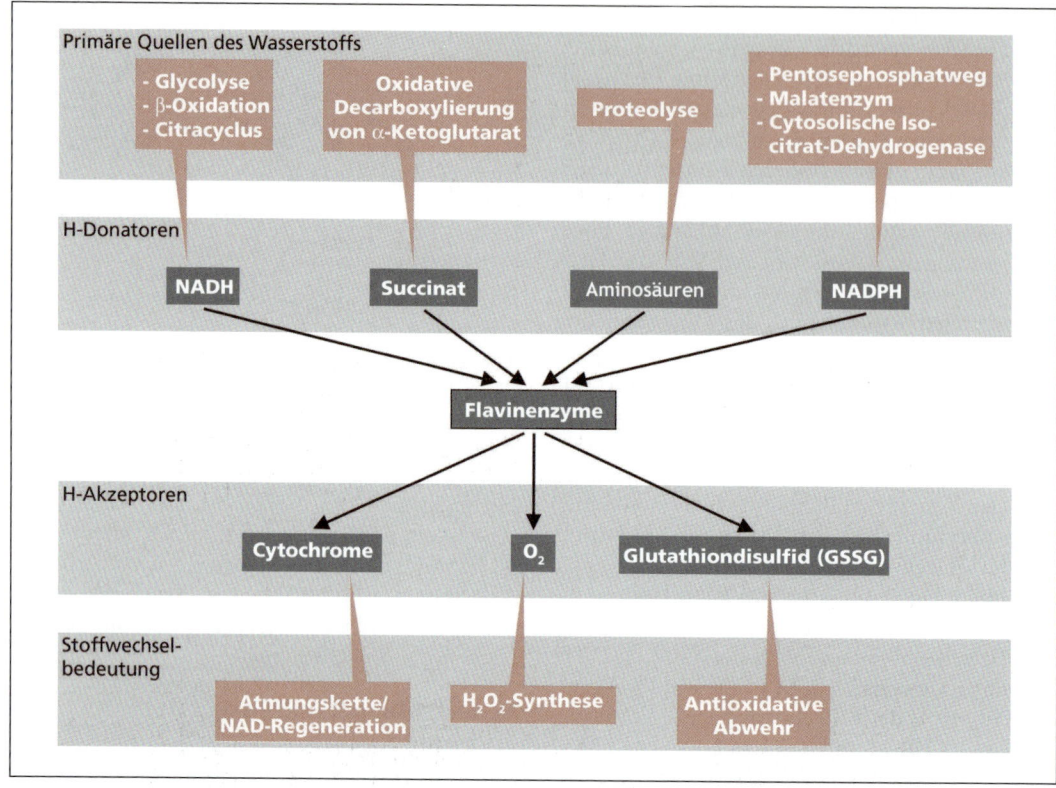

Abb. 5–15 Flavinenzyme als reversible Wasserstoffüberträger im Stoffwechsel

der **Cornea**, die ein Fremdkörpergefühl hervorruft, sowie durch Trübungen von **Linse** und **Glaskörper**. Während der Schwangerschaft kann ein Riboflavinmangel zu Skelettanomalien beim Fetus führen.

Die **Toxizität** von Riboflavin ist als äußerst gering zu bewerten (NOAL 400 mg/Tag). Ein UL konnte mangels Daten nicht etabliert werden.

Präventive und therapeutische Gesichtspunkte

Eine gute Riboflavinversorgung kann möglicherweise das Risiko vermindern, an **Katarakt** zu erkranken, wie einige epidemiologische Studien nahelegen. Aufgrund seiner Beteiligung am Glutathionstoffwechsel ist Vitamin B_2 in die Abwehr reaktiver Sauerstoffspezies eingebunden, ein Umstand, der vor allem für die empfindlichen Linsenproteine von Bedeutung ist.

Der gestörte mitochondriale Energiestoffwechsel, der an der Entstehung von **Migränean-fällen** beteiligt sein soll, kann offenbar mit pharmakologischen Dosen (mehrere hundert Milligramm) an Vitamin B_2 korrigiert werden. In placebokontrollierten Doppelblindstudien ließen sich hierdurch Schwere und Dauer der Anfälle reduzieren.

5.4.4 Pyridoxin, Vitamin B_6

Struktur und Eigenschaften

Die Bezeichnung Vitamin B_6 umfasst eine Gruppe von **Pyridinderivaten** mit unterschiedlichen Substituenten am C4-Atom. Bei den Substituenten handelt es sich um Hydroxyl-, Aldehyd- oder Aminogruppen (**siehe Abb. 5–16**). Dementsprechend unterscheidet man zwischen **Pyridoxol (Pyridoxin)**, **Pyridoxal** und **Pyridoxamin**, die im Stoffwechsel ineinander überführbar sind. Die **5'-Phosphorsäureester** dieser Verbindungen sind die eigentlichen biologisch aktiven Formen.

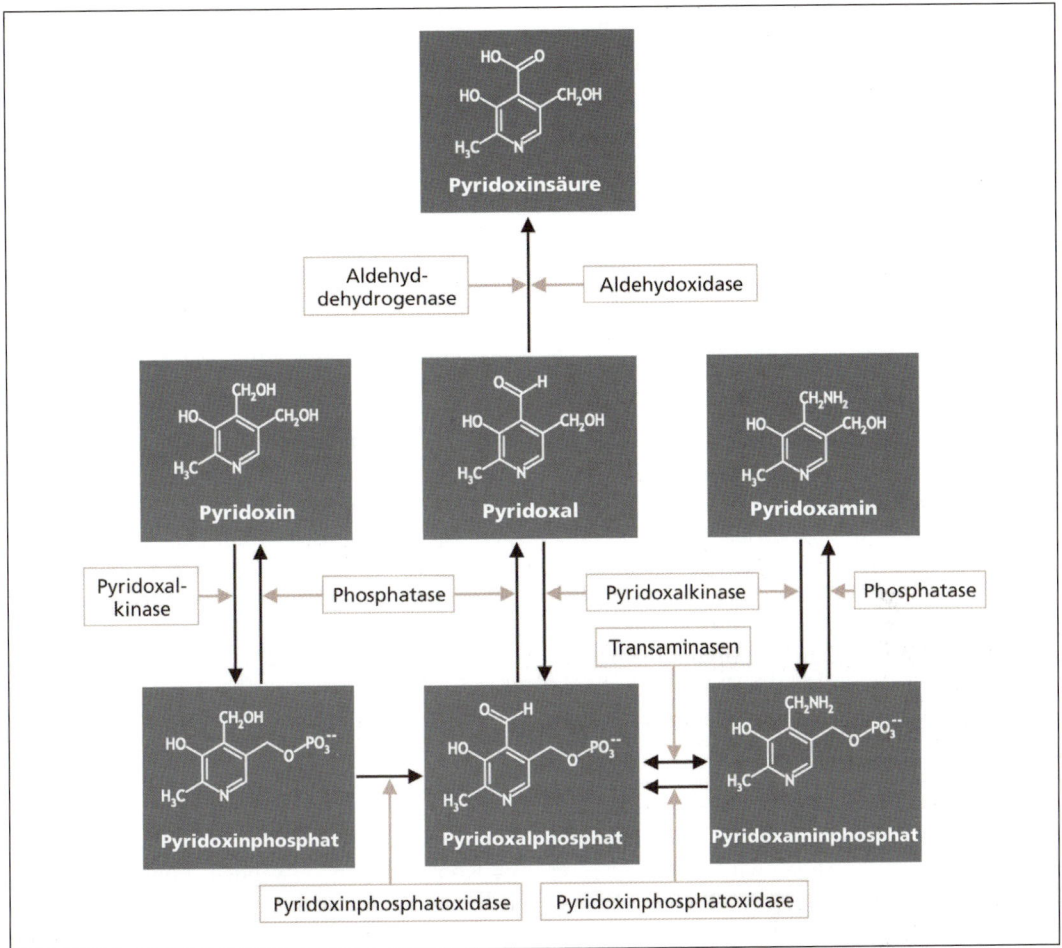

Abb. 5–16 Struktur und Interkonversion der einzelnen Vitamin-B_6-Formen (Leklem 1999)

Vorkommen und Verfügbarkeit

Die verschiedenen Pyridoxin-Vitamere sind in fast allen pflanzlichen und tierischen Geweben enthalten, wenn auch zum Teil in sehr niedrigen Konzentrationen. Gute **Vitamin-B_6-Quellen** sind Fleisch, Leber und Fisch, wo das Vitamin hauptsächlich in phosphorylierter Form vorliegt. Auch Vollkornprodukte, Hülsenfrüchte, Kartoffeln und Nüsse stellen reichhaltige Vitamin-B_6-Quellen dar.

Die **Vitamin-B_6-Gehalte** werden während der Verarbeitung und Zubereitung von Lebensmitteln vermindert. So betragen die Koch- und Auslaugverluste bei Fleisch rund 30 bis 45 %, bei pflanzlichen Nahrungsmitteln liegen sie mit 20 bis 30 % etwas niedriger. Die hohe Lichtempfindlichkeit des Vitamins ist mit hohen Verlusten bei der Lagerung von Lebensmitteln verbunden. So wird der Vitamin-B_6-Gehalt von Milch, die in klaren Glasflaschen aufbewahrt wird, durch Sonneneinstrahlung innerhalb von 2 Stunden auf die Hälfte reduziert. Insgesamt betragen die durchschnittlichen Verarbeitungsverluste ca. 20 %. Die Verfügbarkeit der B_6-Vitamere wird vor allem von ihrer Bindungsform bestimmt. In pflanzlichen Lebensmitteln liegt Vitamin B_6 zum größten Teil in glycosidisch gebundener Form vor, was die Verfügbarkeit beeinträchtigt. Thermische Verfahren verbessern die Verwertung konjugierter Vitamin-B_6-Formen nicht. Auch der Ballaststoffgehalt limitiert die Aufnahme pflanzlicher Pyridoxine. In proteinreichen Lebensmitteln ist die

Verfügbarkeit vielfach durch die Reaktion von Vitamin-B$_6$ mit der freien Aminogruppe von Lysylresten eingeschränkt.

Stoffwechsel

Die **Aufnahme** von Vitamin B$_6$ erfolgt durch erleichterte Diffusion im Dünndarm, die Absorptionsgeschwindigkeit sinkt dabei von proximal nach distal ab. Da nur die nicht-phosphorylierten Formen absorbiert werden können, müssen in der Nahrung enthaltene Phosphatester zuvor intestinal durch unspezifische *Phosphatasen* gespalten werden. Daneben existiert in der Bürstensaummembran eine spezielle *Glucosidase*, die die in pflanzlichen Nahrungsmitteln enthaltenen Pyridoxinglucoside dekonjugiert. Die absorbierten Vitamere gelangen auf dem Blutweg in die Leber und werden dort sofort phosphoryliert. Pyridoxin- und Pyridoxaminphosphat werden anschließend zum größten Teil in die coenzymatisch aktive Form **Pyridoxalphosphat** (**PALP**) umgewandelt. Im Blut findet sich neben Albumin-gebundenem PALP überwiegend freies Pyridoxal, das in den Erythrocyten an Hämoglobin assoziiert transportiert wird. Der **Gesamtbestand** an Vitamin B$_6$ im menschlichen Organismus beträgt durchschnittlich 40–150 mg, hauptsächlich in Form von PALP, und reicht für etwa zwei bis sechs Wochen. Beim Abbau wird Vitamin B$_6$ zur biologisch unwirksamen 4-Pyridoxinsäure umgewandelt und mit dem Urin ausgeschieden.

Funktion

Vitamin B$_6$ ist in Form von PALP **Coenzym** vieler Enzyme im Protein- und Aminosäurestoffwechsel. Bei der **Transaminierungsreaktion** fungiert PALP als intermediärer Akzeptor der Aminogruppe und überträgt diese von einer Aminosäure auf eine α-Ketosäure. Des Weiteren ist PALP Cofaktor bei der **Decarboxylierung** von Aminosäuren, die zur Bildung von **biogenen Aminen** führt. Zu den biogenen Aminen gehören zahlreiche Neurotransmitter wie Dopamin, Serotonin und γ-Aminobuttersäure. Weitere PALP-abhängige Reaktionen sind z. B. die Abspaltung von Wasser oder Schwefelwasserstoff aus Aminosäuren (siehe Kap. 3.4). Darüber hinaus ist PALP an der Bildung von **Porphyrinen** (z. B. Hämoglobin), an der **Kollagensynthese** und an der Mobilisierung von **Glycogen** beteiligt. Auch die am Homocysteinstoffwechsel beteiligte *Cystathionin-β-Synthase* und die *Cystathionase* sind PALP-abhängige Enzyme (siehe Kap. 26.3.4). Der molekulare Mechanismus der meisten PALP-katalysierten Reaktionen beruht auf der Ausbildung einer Schiff'schen Base (Aldimin) zwischen der Aminogruppe einer Aminosäure und der Carbonylgruppe von PALP. Elektronenverschiebungen innerhalb des Moleküls führen dann zur Bildung eines Ketimins, wobei die Bindungen am α-C-Atom der Aminosäuren labilisieren und die Abspaltung bzw. Umlagerung der entsprechenden Gruppen zur Folge haben.

Bedarf, Mangel und Toxizität

Aufgrund der engen Verknüpfung von Vitamin B$_6$ mit dem Aminosäurestoffwechsel korreliert der tägliche **Bedarf** mit der Höhe der Proteinzufuhr. Empfohlen wird eine Aufnahme von 20 µg/g Nahrungsprotein, dies entspricht einer täglichen Zufuhr von 1,2 mg bei Frauen und 1,5 mg bei Männern. Während der Schwangerschaft und Stillzeit ist der Vitamin-B$_6$-Bedarf deutlich erhöht und sollte 1,9 mg/Tag betragen.

Da Pyridoxin in den meisten Nahrungsmitteln enthalten ist, sind schwere Mangelerscheinungen bei Erwachsenen nur selten zu finden. Lediglich bei Schwangeren oder Frauen, die **estrogenhaltige Kontrazeptiva** verwenden, können gelegentlich niedrige Pyridoxinwerte im Plasma nachgewiesen werden. Auch **chronischer Alkoholkonsum** erhöht das Risiko, unzureichende Mengen zuzuführen (siehe Kap. 10.2.6). Wegen seiner Beteiligung an der Synthese von Neurotransmittern zeigt sich ein **Vitamin-B$_6$-Mangel** zunächst in unspezifischen Störungen des zentralen Nervensystems. Typische Symptome sind Krampfzustände, gestörte Bewegungsabläufe (Ataxien) bis hin zu Lähmungen (Paralysen). Weiterhin können allgemeine Wachstumsstörungen, Dermatitis und Veränderungen der Schleimhäute auftreten. Charakteristisch ist auch die Ausbildung einer **mikrocytären, hypochromen Anämie**.

Bei einer längerfristigen Zufuhr von mehr als 200 mg Vitamin B$_6$/Tag (NOAEL) ist mit dem Auftreten **unerwünschter Effekte** zu rechnen. Hierzu zählen vor allem neurologische Symptome wie progressive Ataxie und sensorische Neuropathien. Diese Wirkung beruht vermutlich auf der Eigenschaft von Vitamin B$_6$, mit den freien

Aminosäuren von Proteinen Schiff'sche Basen auszubilden, wodurch die Konformation der Proteine verändert wird. Der UL liegt mit 25 mg/Tag relativ niedrig.

Präventive und therapeutische Gesichtspunkte

Aufgrund seiner Beteiligung am Stoffwechsel der bereits in niedrigen Konzentrationen endotheltoxischen Aminosäure **Homocystein** (siehe Kap. 26.3.4), wird Vitamin B_6 neben den Vitaminen B_{12} und Folsäure ein präventives Potenzial bei **atherosklerotischen Erkrankungen** zugeschrieben. Eine isolierte Vitamin-B_6-Supplementierung ist allerdings nicht in der Lage, den Homocysteinspiegel merklich zu senken. Der im höheren Lebensalter häufig schlechte Vitamin-B_6-Status steht in enger Verbindung mit einer Schwächung des Immunsystems, vor allem der Lymphocytenproliferation und Interleukin-2-Synthese. Um die **Immunfunktion** im Alter zu optimieren, sind vermutlich höhere Mengen an Vitamin B_6 erforderlich als bislang empfohlen (siehe Kapitel 18.5.3). Ob pharmakologische Mengen sinnvoll sind, um die Symptome des **prämenstruellen Syndroms** (**PMS**) zu lindern, wird kontrovers diskutiert. Einige Untersuchungen sprechen für einen Nutzen bei Dosierung von ca. 100 mg/Tag. Allerdings erschweren die z. T. qualitativ unzureichenden Studien bisher, ein endgültiges Urteil zu fällen. Auch zur therapeutischen Wirksamkeit hoher Mengen Vitamin B_6 (50–500 mg/Tag) in der Therapie des **Karpaltunnelsyndroms** existieren widersprüchliche Daten. Dennoch ist der versuchsweise Einsatz von Vitamin B_6 (maximal 200 mg/Tag über 12 Wochen) zu empfehlen.

5.4.5 Cobalamine, Vitamin B_{12}

Struktur und Eigenschaften

Das Grundgerüst der Cobalamine ist das porphyrinähnliche **Corrin**, ein Ringsystem aus vier reduzierten und substituierten Pyrrolringen. Alle sich davon ableitenden Verbindungen werden daher auch als Corrinoide bezeichnet. Im Gegensatz zu den Porphyrinen des roten Blutfarbstoffs (Häm), die als zentrales Atom Eisen enthalten, besitzen die Cobalamine ein Cobaltatom. Am Cobaltatom können unterschiedliche Reste gebunden sein, so

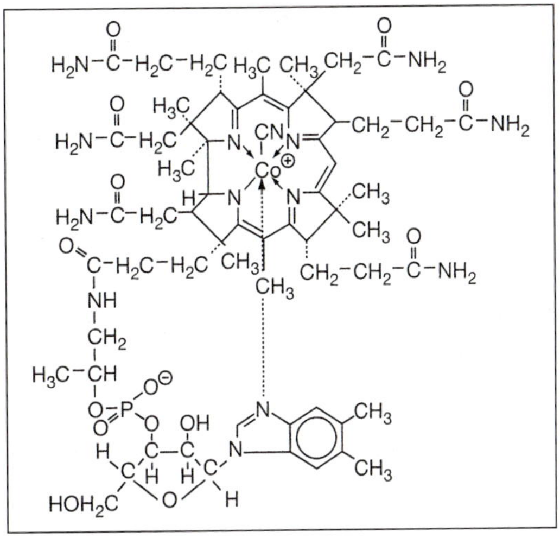

Abb. 5–17 Chemische Struktur von Cyanocobalamin

dass zwischen **Cyano-, Aquo-, Hydroxy-, Methyl-** und **Adenosylcobalamin** unterschieden werden kann. **Cyanocobalamin** (siehe Abb. 5–17) ist eine synthetische Verbindung, die in der Natur nicht vorkommt. Sie findet in pharmazeutischen Präparaten Anwendung und ist, im Vergleich zu den anderen B_{12}-Verbindungen, relativ stabil gegen chemische und physikalische Einflüsse. **Aquocobalamin** besitzt als einziges wasserlösliches Vitamin eine gute Speicherungsfähigkeit und wird daher als Depotform angesehen. Adenosyl- und Methylcobalamin sind als Coenzyme im menschlichen Organismus wirksam.

Vorkommen und Verfügbarkeit

Cobalamine werden ausschließlich von Mikroorganismen gebildet. Gute **Vitamin-B_{12}-Quellen** sind Nahrungsmittel tierischer Herkunft wie Fleisch (besonders Innereien), Fisch, Muscheln, Eier sowie Milch- und Milchprodukte. Das darin enthaltene Vitamin B_{12} wird durch Bakterien des Magen-Darm-Traktes, insbesondere bei Wiederkäuern, gebildet oder entstammt den mit dem Futter aufgenommenen Bakterien. In pflanzlicher Nahrung findet sich gewöhnlich kein Cobalamin, lediglich bakteriell kontaminierte Produkte sowie milchsauer vergorene Erzeugnisse (z. B. Sauerkraut) enthalten Spuren des Vitamins. Demgegenüber enthalten Algen und verschiedenartig fermentierte pflanzliche Lebensmittel vorwiegend nicht-vitaminwirksame Analoga, die zudem in der Lage sind, die Stoffwechselfunktionen des biologisch aktiven Vitamins zu blockieren. Die immer wieder angeführte **enterale Synthese** spielt für die Versorgung des Menschen keine Rolle, da das Vitamin aufgrund seiner Größe und seines besonderen Absorptionsmechanismus aus tieferen Darmabschnitten nicht mehr verwertet werden kann.

Bei der Zubereitung von Nahrungsmitteln können aufgrund der Wasserlöslichkeit sowie der Instabilität bei Licht und hohen Temperaturen Verluste auftreten, die allerdings vergleichsweise gering ausfallen. Bei schonender Zubereitung bewegen sie sich im Bereich von ca. 12 %. Lediglich bei intensivem Wässern und langandauerndem Erhitzen sind größere Verluste zu beklagen.

Stoffwechsel

Im Vergleich zu anderen Vitaminen ist die **Absorption** der Cobalamine ein sehr komplexer Vorgang (**siehe Abb. 5–18**). In der Nahrung liegen die Cobalamine z. T. frei, vorwiegend jedoch in Form eines Vitamin-Protein-Komplexes vor. Freies Cobalamin wird bereits im Mund durch spezifische **Glycoproteine (Haptocorrine)** des Speichels gebunden und gelangt in dieser Form in den Dünndarm. Cobalamine, die proteingebunden in der Nahrung enthalten sind, werden zunächst im Magen unter der Einwirkung von *Pepsin* und **Magensalzsäure** freigesetzt. Gleichzeitig sezernieren die Belegzellen der Magenmucosa ein weiteres Cobalamin-bindendes Glycoprotein, den **Intrinsic-Faktor (IF)**. Dieser gewährleistet die Absorption des Cobalamins im Dünndarm. Daneben bilden auch die Haptocorrine, die mit dem Speichel in den Magen gelangt sind, mit einem großen Teil des freigesetzten Cobalamins Komplexe. Allerdings werden diese Haptocorrin-B_{12}-Komplexe im Dünndarm enzymatisch gespalten. Das dabei freiwerdende Cobalamin geht ebenfalls eine Bindung mit dem IF ein.

Die Absorption des Cobalamins erfolgt über spezifische Rezeptoren der **Bürstensaummembran** des terminalen Ileums, die den IF-B_{12}-Komplex erkennen und binden. Da die Anzahl der entsprechenden Rezeptoren limitiert ist, kann die Vitamin-B_{12}-Absorption nur langsam erfolgen. Die Aufnahme des IF-B_{12}-Rezeptorkomplexes in die Mucosazelle erfolgt über Ca^{2+}-abhängige Endocytose. Dieser Prozess wird von zwei Proteinen (Cubilin und Megalin) vermittelt, die in der apikalen Membran lokalisiert sind. Bedingt durch den niedrigen pH-Wert der in der Mucosazelle gebildeten Endosomen, beginnt bereits hier die intravesikuläre Freisetzung von Cobalamin aus seinem IF-B_{12}-Rezeptorkomplex. Während die abgespaltene Cubilin-Megalin-Verbindung vermutlich über Vesikel zurück zur apikalen Plasmamembran gelangt, reifen die Endocytosekörper zu Lysosomen heran. *Protonen-ATPasen*, die aus den Trans-Golgi-Zysternen stammen, senken den pH-Wert in den Zellorganellen weiter ab es zur Folge und beschleunigen die Abspaltung des Cobalamins aus seiner Verbindung. Freies Cobalamin wird dann in sekretorische Vesikel aufgenommen, wo es an Transcobalamin II (TC-II) bindet und über die basolaterale Membran ins Blut gelangt. Durch Rezeptoren an der Zelloberfläche wird der Komplex erkannt und in die Zellen der Zielgewebe inkorporiert. Proteolytische Enzyme bauen das Transcobalamin ab, wobei Vitamin B_{12} freigesetzt wird und der Zelle zur Verfügung steht.

Der **Gesamtbestand** an Vitamin B_{12} im menschlichen Organismus beträgt ungefähr 5 mg, wovon rund 30 % in der Leber gespeichert sind. Cobalamin wird vorwiegend über die Galle ausgeschieden und erreicht über den **enterohepatischen Kreislauf** wieder die Leber. Dieser enterohepatische Kreislauf trägt wesentlich zur Erhaltung des Körperbestandes bei. Daher führen selbst eine Vitamin-B_{12}-freie Ernährung oder Störungen der Cobalaminabsorption erst nach Jahren zu Mangelerscheinungen, sofern die Körperspeicher vorher gefüllt waren.

Funktion

Im menschlichen Stoffwechsel sind zwei Reaktionen bekannt, an denen Cobalamin als Coenzym beteiligt ist. Dabei liegt Vitamin B_{12} im Cytosol als Methylcobalamin und in den Mitochondrien als Adenosylcobalamin vor (**siehe Abb. 5–19**). **Methylcobalamin** fungiert als Coenzym bei der **Remethylierung** von Homocystein zu Methionin. Neben Cobalamin ist Folsäure in Form von **5-Methyltetrahydrofolsäure** an dieser Reaktion beteiligt. Sie dient als eigentlicher Methylgruppendonator, Cobalamin ist dagegen nur der intermediäre Akzeptor der Methylgruppe. Durch diese Reaktion wird aus 5-Methyltetrahydrofolsäure wieder Tetrahydrofolsäure bereitgestellt, die

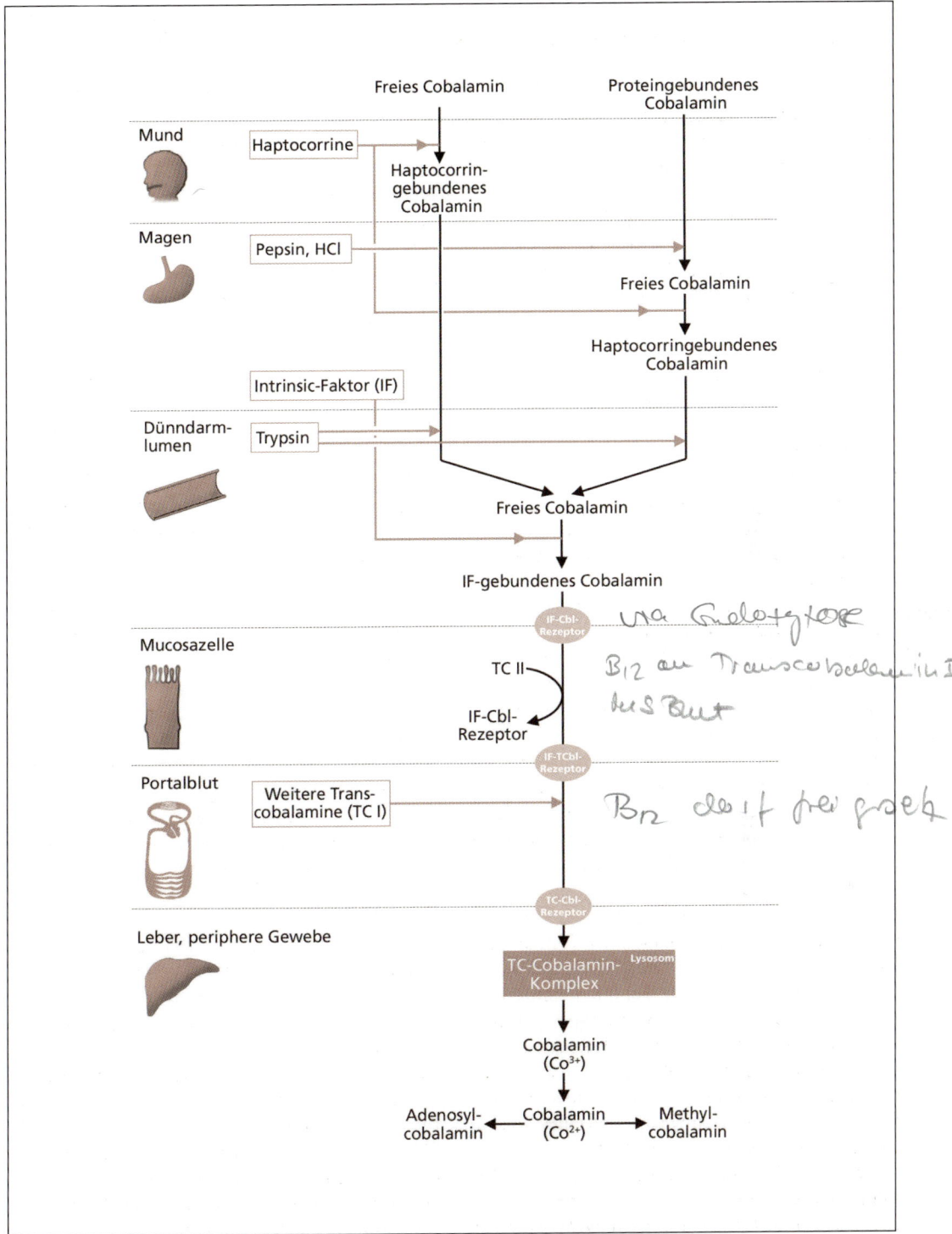

Abb. 5–18 Digestion und Absorption von Nahrungscobalaminen. Co: Cobalt; HCl: Salzsäure; IF: Intrinsic-Faktor; TC: Transcobalamin; IF-Cbl-Rezeptor: Rezeptor für IF-gebundenes Cobalamin

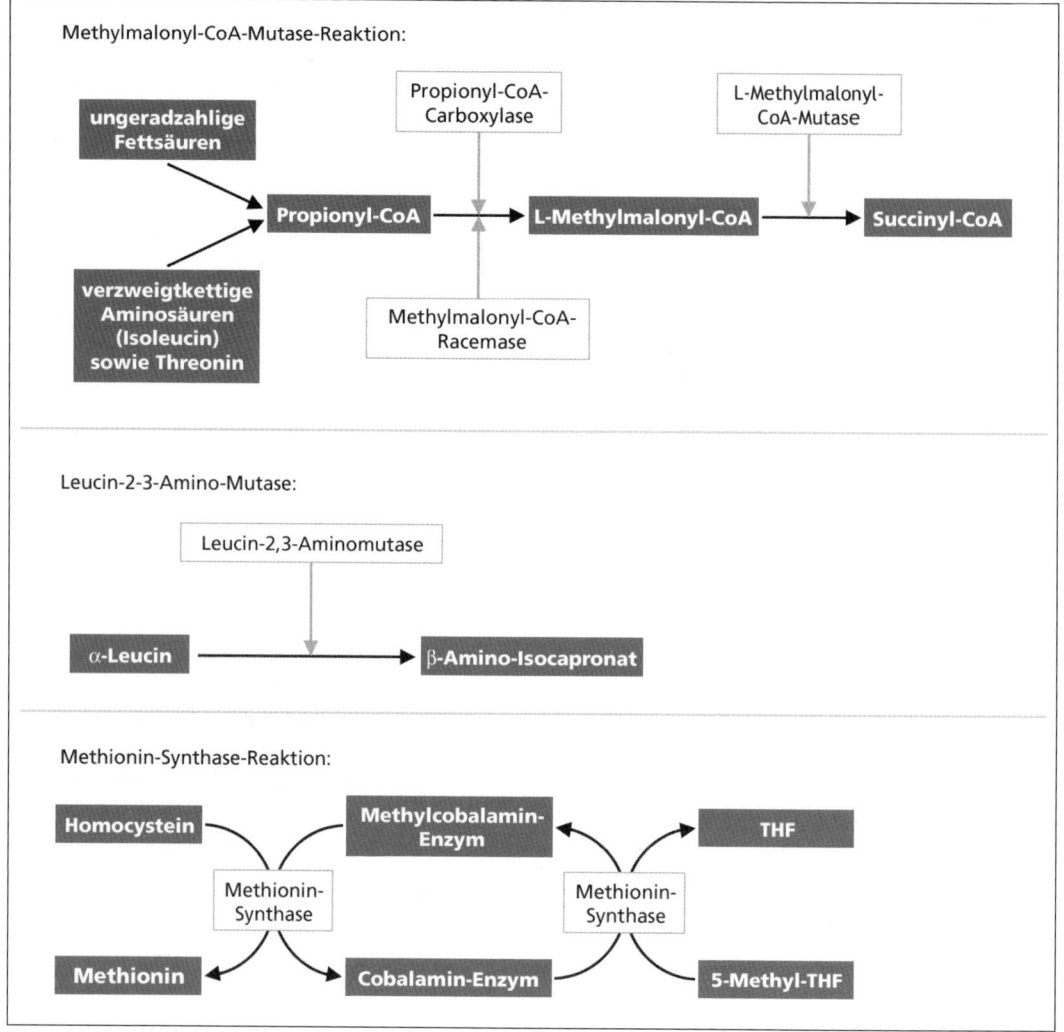

Abb. 5–19 Funktionen von Cobalamin

dann wiederum für andere folatabhängige Reaktionen zur Verfügung steht. Fehlt Cobalamin, ist die Bereitstellung der reaktionsfähigen Tetrahydrofolsäure blockiert (**Methylfalle**, siehe Kap. 5.4.6), so dass es zu einem indirekten **Folsäuremangel** kommt. Dies erklärt, warum viele Symptome des Cobalaminmangels denen eines Folsäuremangels gleichen.

Adenosylcobalamin ist als Coenzym an der Umlagerung von Alkylresten beteiligt, z. B. bei der Umwandlung von **Methylmalonyl-CoA** zu **Succinyl-CoA**, einem Metaboliten des Citratcyclus. So ermöglicht die Reaktion den Abbau ungeradzahliger Fettsäuren über diesen Stoffwechselweg. Im Gegensatz zu Fettsäuren mit einer geraden Anzahl an C-Atomen liefert die β-Oxidation von ungeradzahligen Fettsäuren nicht Acetyl-, sondern Propionyl-CoA. Dieses muss für die Einschleusung in den Citratcyclus zunächst in einer biotinabhängigen Reaktion zu Methylmalonyl-CoA umgewandelt werden (siehe auch „Biotin"), welches nachfolgend in Succinyl-CoA überführt wird (**siehe Abb. 5–19**). Auch der Abbau der Aminosäuren Valin, Threonin und Isoleucin führt über **Propionyl-CoA** und die bereits beschriebenen Schritte zu **Succinyl-CoA**. Ferner ist Adenosylcobalamin Coenzym bei der von der 2,3-Aminomutase katalysierten intramolekularen Umlagerung der Aminogruppe des α-Leucins, das dadurch zur β-Aminosäure wird. Diese Reaktion ist beim Menschen allerdings ohne Relevanz.

Bedarf, Mangel und Toxizität

Der **Cobalaminbedarf** ist aufgrund der vorhandenen Körperspeicher und des oft langen Zeitraums bis zur Entwicklung eines Mangels nur schwer zu bestimmen. Man geht davon aus, dass bereits mit einer täglichen Zufuhr von 1 µg Cobalamin der Minimalbedarf mehr als gedeckt ist. Unter Berücksichtigung der Absorptionsrate und mit Sicherheitszuschlägen empfiehlt die DGE für Jugendliche und Erwachsene eine Cobalaminzufuhr von 3 µg/Tag. Während der Schwangerschaft und Stillzeit sollte die Aufnahme 3,5 bzw. 4 µg/Tag betragen. Die **Cobalaminversorgung** ist in Deutschland generell unproblematisch. Versorgungsengpässe bestehen jedoch im Alter, wo die Absorption des Vitamins häufig drastisch vermindert ist. Schätzungen gehen davon aus, dass bereits ca. 15 % der Personen über 60 Jahren einen unzureichenden Vitamin-B_{12}-Status aufweisen (siehe Kap. 18.5.3). Auch Personen, die eine rein pflanzlich ausgerichtete (**vegane**) **Ernährung** praktizieren, laufen Gefahr, unter ungünstigen Bedingungen einen **Vitamin-B_{12}-Mangel** zu erleiden. Besonders voll gestillte Säuglinge vegan lebender Mütter sind einem hohen Gesundheitsrisiko ausgesetzt (siehe Kap. 19.2.3). Zudem bergen Erkrankungen des Verdauungstraktes (Gastritis, Zöliakie, Pankreasinsuffizienz) und operative Eingriffe (Magen- und Dünndarmresektion) die Gefahr einer Unterversorgung in sich. Das klassische Krankheitsbild eines Cobalaminmangels ist die **perniziöse Anämie**. Diese ist allerdings nicht auf einen verminderten Vitamin-B_{12}-Gehalt der Nahrung zurückzuführen, sondern auf eine gestörte Absorption, die Folge einer fehlenden oder unzureichenden Produktion des IF ist.

Die durch den Cobalaminmangel gleichzeitig verursachte intermediäre Verarmung an Folsäure (siehe Kap. 5.4.6) führt zu Schäden an Geweben mit einer hohen Zellteilungsrate, die besonders deutlich am erythropoetischen System ausgeprägt sind. Gleichzeitig sind auch Schleimhautveränderungen des Verdauungstraktes zu beobachten. Weiterhin kann sich ein Cobalaminmangel in Erkrankungen des Nervensystems manifestieren. Dazu zählen Symptome wie Degenerationen der Rückenmarksstränge, Empfindungs- und Reflexstörungen, Muskelkoordinationsstörungen (Ataxien) und Muskellähmungen (Paralysen). Dieses Krankheitsbild wird als **funikuläre Myelose** bezeichnet. Als Ursache wird ein gestörter Propionsäureabbau oder eine gestörte Lipidsynthese vermutet, die zu einem fehlerhaften Aufbau der Nervenmyelinschicht führen.

Die **Toxizität** von Cobalamin ist gering. Selbst Dosierungen von bis zu 5000 µg/Tag (NOAEL) sind problemlos möglich. Eine UL existiert nicht.

Präventive und therapeutische Aspekte

Vitamin B_{12} ist neben Folsäure der wichtigste Faktor, um den Homocysteinwert des Blutes zu senken und damit das Risiko **atherosklerotischer Erkrankungen** zu vermindern (siehe Kap. 26.3.4). Verschiedene Untersuchungen zeigen, dass **Alzheimer**-Patienten häufig einen unzureichenden Vitamin-B_{12}-Status aufweisen. Ob und inwieweit dies an der Entstehung bzw. am Fortschreiten der Erkrankung beteiligt ist, lässt sich bisher nicht beurteilen. Möglicherweise bewirkt die unzureichende B_{12}-Versorgung eine Störung im Methylstoffwechsel der Nervenzelle, was u. a. den Neurotransmitterstoffwechsel negativ beeinflusst. Auch weitere **neuropsychiatrische Ausfallserscheinungen**, die vorwiegend im Alter auftreten (Vergesslichkeit, depressive Stimmungslage) könnten hiermit in Verbindung stehen.

5.4.6 Folsäure

Struktur und Eigenschaften

Das Grundgerüst der Folsäure (**Pteroylmonoglutaminsäure**) besteht aus einem **Pteridinring**, einem Molekül **p-Aminobenzoesäure** sowie einem **Glutaminsäurerest** (siehe Abb. 5–20). Die Pteroylmonoglutaminsäure selbst kommt in der Natur nicht vor, besitzt aber die volle biologische Wirksamkeit. Die natürlichen folsäureaktiven Verbindungen leiten sich formal von diesem Ausgangsmolekül ab und werden entweder als Folate oder auch als Folsäure bezeichnet. Sie unterscheiden sich lediglich im Hydrierungsgrad des Pteridinringes, in den an den Stickstoffatomen 5 und 10 gebundenen Substituenten sowie in der Länge

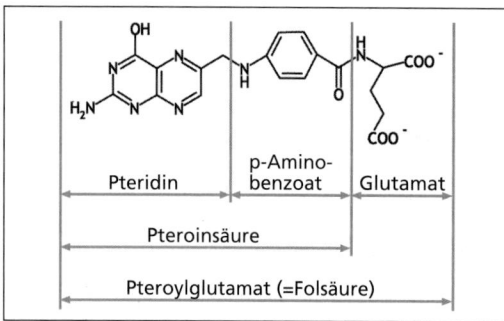

Abb. 5–20 Chemische Struktur von Folsäure

der über γ-Peptidbindungen verknüpften Glutamatseitenkette.

Insgesamt sind rund 100 folsäurewirksame Substanzen bekannt. Die physiologische Wirkform im Organismus ist die **Tetrahydrofolsäure**, die als Coenzym unterschiedliche C1-Substituenten (z. B. Methyl- oder Formylgruppen) am Stickstoffatom 5 und 10 gebunden hat.

Vorkommen und Verfügbarkeit

Folate finden sich in zahlreichen tierischen und pflanzlichen Nahrungsmitteln. Besonders reich an Folsäure sind **grüne Pflanzen**, insbesondere Blattgemüse (z. B. Spinat, Salat und Kohl), was zur Namensgebung des Vitamins führte (**folium = Blatt**). Des Weiteren sind Leber, Hefe, Spargel und einige Getreidearten gute Folsäurequellen. Sehr hohe Mengen finden sich in Weizenkeimen und Sojabohnen. Die Gruppe der Folate weist eine äußerst hohe Instabilität gegenüber exogenen Faktoren auf. Licht, Hitze und Oxidationsmittel zerstören einen großen Teil des Vitamins, weshalb bei der Lagerung und Zubereitung der Speisen erhebliche Verluste auftreten. Insbesondere langes Erhitzen und Aufwärmen von Mahlzeiten reduziert den Folsäuregehalt erheblich. Im Mittel liegen die Zubereitungsverluste bei 35 %.

Von ernährungsphysiologischer Bedeutung ist neben dem Gesamtfolsäuregehalt auch die **Bindungsform** der in der Nahrung enthaltenen Folsäure. In einer gemischten Kost liegen nur rund 25 % der Folsäure in freier Form, d. h. als Monoglutamate, vor, der größte Teil ist als Folsäurepolyglutamat enthalten. Die **Bioverfügbarkeit** der Polyglutamate ist eingeschränkt, da sie vor der Absorption in die entsprechenden Monoglutamate überführt werden müssen. Dies geschieht durch spezifische *Glutamyl-Carboxypeptidasen* (*Konjugasen*), die in Verdauungssekreten und im Bürstensaum der Mucosazellen vorkommen. Allerdings ist die Aktivität dieser Enzyme begrenzt, so dass die Hydrolyse vielfach unvollständig ist und die Absorptionsrate der Polyglutamate im Mittel nur bei ca. 20 % liegt.

Folsäuremonoglutamate werden hingegen nahezu quantitativ absorbiert. Daneben variiert die Verfügbarkeit der Nahrungsfolate in Abhängigkeit von den verschiedenen Substituenten. Aufgrund dessen lässt sich die tatsächliche Folatabsorption nur schwer abschätzen. Bei einer gemischten Nahrung wird von einer mittleren Verwertbarkeit von etwa 50 % ausgegangen.

Stoffwechsel

Die **Absorption** der in der Nahrung bereits vorliegenden oder bei der Hydrolyse der Polyglutamate freigesetzten Folsäuremonoglutamate erfolgt bei niedrigen Konzentrationen über einen aktiven, pH-abhängigen Mechanismus (Anionen-Antiport), bei höheren Konzentrationen überwiegt eine einfache Diffusion. Im Blut werden ausschließlich **Folsäure-Monoglutamate** transportiert; Haupttransportform ist die **5-Methyl-Tetrahydrofolsäure**. In den Zielzellen werden hingegen wieder Polyglutamate gebildet. Sie stellen die eigentliche biologisch aktive Form der Folsäure dar.

Die **Ausscheidung** von Folsäure mit dem Urin ist relativ gering (etwa 10–20 % der absorbierten Monoglutamate), da ein Großteil des Vitamins tubulär rückresorbiert wird. Auch die Exkretion mit den Faeces ist nicht sehr groß, sie umfasst neben den Nahrungsfolaten auch enteral synthetisierte Folatverbindungen.

Die Körpervorräte an Folsäure betragen rund 10 mg und sichern die Versorgung für etwa 6 Wochen.

Funktion

In Form von **5,6,7,8-Tetrahydrofolsäure (THF)** ist Folsäure Coenzym bei der Übertragung von C1-Substituenten im Stoffwechsel der **Aminosäuren, Purine, Pyrimidine** und **Porphyrine** (siehe Abb. 5–21). Tetrahydrofolsäure dient dabei als intermediärer Akzeptor bzw. Donator der Methyl-, Methylen-, Methenyl-, Formyl- und Formiminoreste. Die Einschleusung dieser C1-Körper,

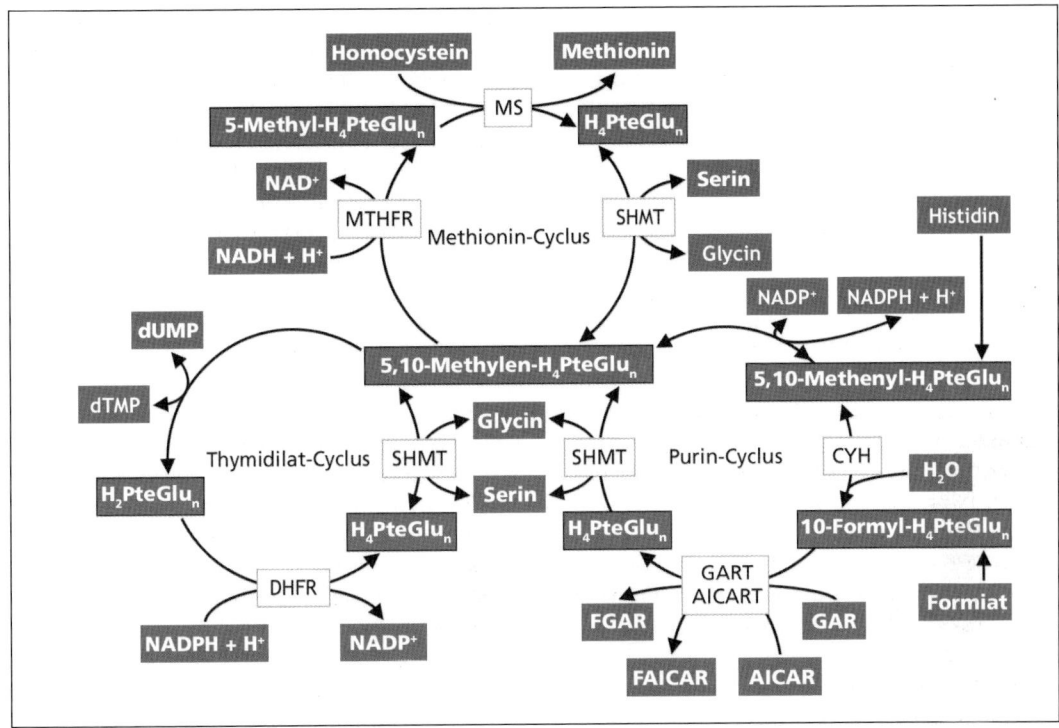

Abb. 5–21 Wichtige folatabhängige Reaktionen im C1-Stoffwechsel. AICAR: 5-Amino-4-Imidazolcarboxamidribonucleotid; AICART: AICAR-Formyltransferase; CYH: Methylentetrahydrofolatcyclohydrolase; DHFR: Dihydrofolatreduktase; GAR: Glycinamidribonucleotid ; MTHFR: Methylentetrahydrofolatreduktase; MS: Methioninsynthase; SHMT: Serinhydroxymethyltransferase (Wenzel 2003, S. 95)

die beispielsweise aus der Umwandlung von Serin zu Glycin und dem Hisistidinabbau stammen, erfolgt vor allem über 5,10-Methylen-THF. 5,10-Methylen-THF ist an der Thymidilatsynthese, ihre oxidierte Form Formyl-THF an der Purinsynthese, beteiligt. Beide Verbindungen sind für den **Aufbau der DNS** unentbehrlich. Dies erklärt die wesentliche Funktion der Folsäure bei Zellwachstum und -teilung. Die Reduktion von 5,10-Methylen-THF führt zu 5-Methyl-THF, die für die Remethylierung von Homocystein zu Methion aber auch für die Cholinbiosynthese benötigt wird. Die Synthese von Methionin ist gleichzeitig auch auf Vitamin B_{12} angewiesen, das vorübergehend die Methylgruppe von Methyl-THF übernimmt und sie anschließend, unter Bildung von Methionin, auf Homocystein überträgt (siehe Kap. 5.4.5). Dieser Weg stellt die einzige Möglichkeit dar, erneut Tetrahydrofolsäure aus 5-Methyl-THF bereitzustellen. Daher führt ein Mangel an Vitamin B_{12} zu einer Anhäufung von 5-Methyl-THF, während der Organismus an freier Tetrahydrofolsäure verarmt. Durch diese **Methyl-Falle** kommt es indirekt zu einem Folsäuremangel.

Bedarf, Mangel und Toxizität

Aufgrund der unterschiedlichen Absorbierbarkeit der einzelnen Folsäureverbindungen werden die Empfehlungen zur Folsäureaufnahme in Form von Folatäquivalenten (FÄ) ausgewiesen. Dabei entspricht 1 Folsäureäquivalent 1 µg Nahrungsfolat bzw. 0,5 µg synthetischer Folsäure. Unter Beachtung präventiver Effekte höherer Folsäuremengen empfiehlt die DGE für Frauen und Männer eine tägliche Zufuhr von 400 µg. Die empfohlene Folsäurezufuhr ist insbesondere in Schwangerschaft und Stillzeit (600 µg/Tag) deutlich erhöht. Folsäuremangel ist der am weitesten verbreitete Vitaminmangel in Europa und Nordamerika. Auch in Deutschland zählt Folsäure zu den kritischen Vitaminen. Insbesondere in der Schwangerschaft (siehe Kap. 18.2.2) und Stillzeit (18.3.2) sowie bei älteren Personen (siehe Kap. 18.5.3) ist die ausreichende Versorgung vielfach nicht sichergestellt. Auch die Einnahme zahlreicher Arzneimittel (z. B. orale Kontrazeptiva, Antikonvulsiva, Methotrexat) vermindert die Verfügbarkeit des Vitamins und erhöht damit den Bedarf (siehe Kap. 21.2).

Da Folsäure wesentlich an der Thymidin- und Purinsynthese und damit am Aufbau der DNS beteiligt ist, äußert sich ein **Mangel** primär an Geweben mit einer hohen Zellteilungsrate. Besonders betroffen sind dabei die blutbildenden Zellen des Knochenmarks. Leitsymptom eines Folsäuremangels ist die **makrocytäre hyperchrome Anämie** mit morphologischen Veränderungen der Erythrocyten. Da sie der Symptomatik des Cobalamin-Mangels gleicht, ist eine diagnostische Abgrenzung notwendig. Weitere Folgen der gestörten DNS-Synthese sind Schleimhautveränderungen im Bereich der Mundhöhle und des Gastrointestinaltrakts.

Wie die **toxikologischen** Kenndaten belegen, ist eine Folsäurezufuhr von bis zu 1 mg/Tag (NOAEL) als sicher anzusehen. Entsprechend der Studienlage wurde der UL ebenfalls auf 1 mg/Tag festgelegt.

Präventive und therapeutische Aspekte

Besondere Bedeutung besitzt Folsäure in der **Schwangerschaft**, wo ihr bei der normalen Entwicklung des fetalen Nervensystems eine zentrale Rolle zukommt. Bei unzureichender Zufuhr erhöht sich beim Kind das Risiko für eine **Schädigung des Neuralrohres** (Spina bifida; Spaltbildung in der Wirbelsäule). Da sich die Defekte zwischen dem 21. und 27. Schwangerschaftstag ausbilden, sollten Frauen im gebärfähigen Alter zusätzlich zur ohnehin wünschenswerten Zufuhr von 400 µg Nahrungsfolat pro Tag ergänzend 400 µg synthetische Folsäure in Form von Supplementen aufnehmen (siehe Kap. 18.2.2).

Eine optimale Folsäurezufuhr ist die wirksamste Methode, den Homocysteinspiegel des Blutes zu senken. Auch die Vitamine B_6 und B_{12} sind in diesen Prozess involviert (siehe Kap. 5.4.4 und 5.4.5); ihre alleinige Gabe ist aber weit weniger effektiv, wenn es um eine Reduzierung von Homocystein geht. Ein erhöhter Homocysteinspiegel gilt als unabhängiger Risikofaktor für die Entstehung **atherosklerotischer Erkrankungen**. Aktuellen Berechnungen zufolge wäre es möglich, allein durch eine Senkung der Homocysteinwerte das Auftreten kardiovaskuläre Ereignisse um 25 % zu reduzieren. Personen, die bereits an einer Gefäßerkrankung leiden, ist die Supplementierung von Folsäure (200–800 µg/Tag, Vitamin B_6 (2–6 mg/Tag) und Vitamin B_{12} (3–100µg/Tag) zu empfehlen. Auch bei entsprechenden Gruppen, die ein erhöhtes Risiko für Herz-Kreislauferkrankungen aufweisen, insbesondere aber bei Diabetes mellitus, Hypertonie und Dis- bzw. Hyperlipoproteinämien, ist eine solche Maßnahme in Erwägung zu ziehen (siehe Kap. 26.3.4). Auch für das Auftreten **neuropsychiatrischer Symptome** und Erkrankungen wie M. Alzheimer und andere Demenzformen könnte die ungenügende Folsäurezufuhr eine ätiopathogenetische Bedeutung besitzen. So wurde in einer Reihe von epidemiologischen Studien ein Zusammenhang zwischen dem Folsäurestatus und der geistigen Verfassung älterer Menschen nachgewiesen. Allerdings ist bisher nicht sicher bekannt, ob hierbei eine kausale Beziehung vorliegt. In epidemiologischen Studien zeigt sich ein inverser Zusammenhang zwischen der Versorgung mit Folsäure und dem Auftreten maligner Tumoren, insbesondere colorectaler Tumoren. Auf molekularer Ebene wird der **anticancerogene Effekt** von Folsäure vor allem auf ihre Rolle bei der Thymidilatsynthese und Methylierung der DNS zurückgeführt (siehe Kap. 28.3).

5.4.7 Niacin

Struktur und Eigenschaften

Unter der Bezeichnung Niacin (Vitamin B_3) werden die beiden Pyridinderivate Nicotinsäure und Nicotinamid zusammengefasst (siehe **Abb. 5-22**). Beide Vitamere besitzen die gleiche biologische Aktivität und sind im Stoffwechsel ineinander überführbar. Im Organismus sind sie in Form der Coenzyme Nicotinamid-Adenin-Dinucleotid (**NAD⁺**) und Nicotinamid-Adenin-Dinucleotid-Phosphat (**NADP⁺**) wirksam. Diese können auch über Nicotinsäuremononucleotid (NMN) aus der essenziellen Aminosäure **Tryptophan** gebildet werden. Die Hauptsyntheseorte der Coenzyme sind Leber und Niere.

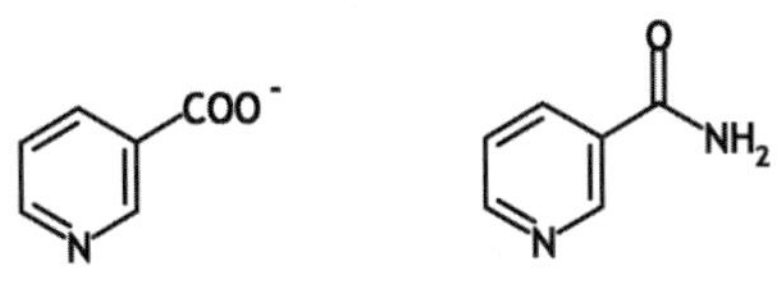

Abb. 5–22
Chemische Struktur von Nicotinsäure und Nicotinamid

Nicotinsäure   Nicotinamid

Vorkommen und Verfügbarkeit

Niacin ist sowohl im Pflanzen- als auch im Tierreich weit verbreitet. Während Pflanzen überwiegend Nicotinsäure enthalten, findet sich Niacin in tierischen Geweben hauptsächlich als Nicotinamid oder in Form der Coenzyme. Wichtige Niacinquellen sind Fleisch, vor allem Innereien, Hefe, Geflügel, Fisch und Getreidevollkorn. Im Getreide ist das Vitamin in hohen Konzentrationen in der Aleuronschicht enthalten. Wie bei vielen anderen Vitaminen führt eine starke Ausmahlung bei der Mehlherstellung zu hohen Verlusten. Zusätzlich ist die Verfügbarkeit von Niacin aus einigen Getreidearten, wie z. B. Mais, vermindert. Grüne Kaffeebohnen enthalten beachtliche Mengen an Trigonellin, einem Methylderivat der Nicotinsäure. Beim Röstprozess wird Nicotinsäure unter Abspaltung der Methylgruppe freigesetzt. Bohnenkaffee kann auf diese Weise zur Niacinversorgung beitragen; eine Tasse enthält etwa 1–2 mg Nicotinsäure.

Sowohl Nicotinsäure als auch Nicotinamid sind relativ stabil gegenüber hohen Temperaturen, Licht und Sauerstoff. Die Verluste bei der Zubereitung der Lebensmittel liegen durchschnittlich bei 10 % und sind vor allem auf Auslaugung ins Kochwasser zurückzuführen. Die Verfügbarkeit von Niacin ist wesentlich von seiner Bindungsart abhängig. In Getreidearten wie Mais und Hirse sowie in Kartoffeln liegt ein Teil von Niacin in Form des makromolekularen Peptids Niacytin vor, das für den Menschen nicht bioverfügbar ist. Durch Einwirkung von Alkalien ist es jedoch möglich, diesen Komplex aufzuschliessen und das Niacin freizusetzen. In mittelamerikanischen Ländern wie Mexiko, wo Mais ein wichtiges Grundnahrungsmittel darstellt, bedient man sich dieses Verfahrens bei der Herstellung der traditionellen Tortillas.

Stoffwechsel

Niacin wird in Form von Nicotinsäure und Nicotinamid über einen Na^+-abhängigen sättigbaren Antiport sowie durch einfache Diffusion im oberen Dünndarmabschnitt absorbiert, nachdem es aus den alimentär zugeführten Coenzymformen NAD^+ und $NADP^+$ durch Spaltung freigesetzt wurde. Ein Großteil des dabei gebildeten Nicotinamids wird vor der Absorption hydrolysiert, so dass mit dem Portalblut vorwiegend Nicotinsäure in die Leber und in andere Organe gelangt. In den verschiedenen Geweben wird Niacin zur Synthese der Coenzyme herangezogen. Die Ausscheidung der Niacinmetaboliten (N-Methylnicotinsäureamid) erfolgt über den Urin.

Funktion

NAD^+ und $NADP^+$ sind Coenzyme von etwa 200 *Oxidoreduktasen*. Sie fungieren dabei als intermediäre Akzeptoren (NAD^+/ $NADP^+$) bzw. Donatoren (NADH/NADPH) für jeweils zwei Wasserstoffatome. Die Aufgaben von NAD^+ und $NADP^+$ im Zellstoffwechsel sind recht unterschiedlich. $NADP^+$ ist hauptsächlich an reduktiven Synthesen im Cytosol der Zelle beteiligt. So liefert es in Form von NADPH den für **Fettsäure-, Cholesterol-** und **Steroidhormonsynthese** benötigten Wasserstoff. Der wichtigste NADPH-liefernde Stoffwechselweg ist der Pentosephosphatweg (siehe Kap. 1.5). Eine wichtige Bedeutung besitzt NADPH bei der antioxidativen Abwehr. Hierbei dient es der Reduktion verbrauchten **Glutathions** (siehe Kap. 9.3).

NAD^+-abhängige *Dehydrogenasen* finden sich hingegen vor allem in den Mitochondrien und katalysieren z. B. Reaktionen der **Fettsäureoxidation** und des **Citratcyclus**. NAD^+ übernimmt dabei den Wasserstoff der Substrate und schleust ihn zur anschließenden Oxidation und Energie-

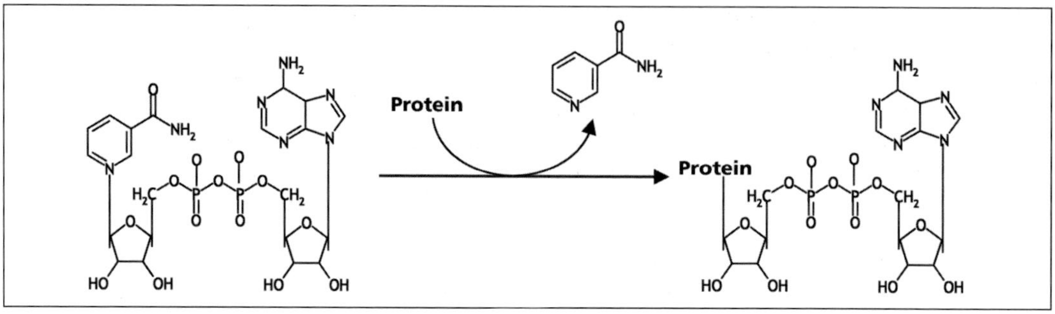

Abb. 5–23 Ablauf der NAD-abhängigen ADP-Ribosylierung

gewinnung in die **Atmungskette** ein (siehe Kap. 4.1). Weiterhin dient NAD$^+$ als Substrat bei der (Poly-)**ADP-Ribosylierung** von Nukleoproteinen und zur Bildung von cyclo-ADP-Ribosen (siehe Abb. 5–23). Letztgenannte stehen im Zusammenhang mit der Signaltransduktion; ADP-ribosylierte Proteine spielen eine Rolle bei DNS-Replikation und Zelldifferenzierung.

Bedarf, Mangel und Toxizität

Da der Organismus neben Niacin auch **Tryptophan** für die NAD$^+$- und NADP$^+$-Synthese verwenden kann, wird der Bedarf häufig in Niacin-Äquivalenten (NÄ) angegeben. Dabei entspricht ein Niacinäquivalent 1 mg Niacin bzw. 60 mg Tryptophan.

Man geht davon aus, dass der Mensch ca. 70 % seines Niacinbedarfs über Tryptophan decken kann. Allerdings ist das Ausmaß der Eigensynthese abhängig von der Qualität des zugeführten Proteins sowie von der ausreichenden Versorgung mit **Pyridoxin** (B$_6$), das in Form seines Coenzyms PALP am Tryptophanstoffwechsel beteiligt ist (siehe Kap. 5.4.4). Des Weiteren hängt der Niacinbedarf von der Höhe der Energiezufuhr ab, da die Coenzyme NAD$^+$ und NADP$^+$ wesentlich am Intermediärstoffwechsel und an der Energiegewinnung beteiligt sind.

Die DGE empfiehlt Frauen eine tägliche Zufuhr von 13 mg, Männern von 16 mg NÄ. Während der Schwangerschaft und Stillzeit sollte die Aufnahme 15 bzw. 17 mg NÄ/ Tag betragen. Generell ist die Niacinversorgung in Deutschland unproblematisch. Fieberhafte Erkrankungen, schwere körperliche Tätigkeiten, **Alkoholismus** (siehe Kap. 10.2.6) sowie die Einnahme **oraler Kontrazeptiva** (siehe Kap. 21.3) können den Bedarf steigern.

Da nicotinsäurehaltige Coenzyme aus Tryptophan synthetisiert werden können, kommt es nur dann zu **Mangelerscheinungen**, wenn auch der Tryptophanstoffwechsel gestört bzw. die Protein- und Vitamin-B$_6$-Zufuhr sehr gering ist.

Das Frühstadium eines Niacinmangels äußert sich in unspezifischen Symptomen wie Appetitverlust, Schwäche, Gedächtnisstörungen und Schlaflosigkeit. Ein ausgeprägter Niacinmangel führt zum klassischen Krankheitsbild der **Pellagra** (raue Haut). Diese manifestiert sich in drei typischen Symptomen: **Dermatitis, Diarrhoe** und **Demenz** (DDD). Die Haut zeigt hierbei besonders an lichtexponierten Stellen starke Pigmentierungen, Rötungen und zunehmende Verhornung. Die Fehlfunktionen des Verdauungstraktes äußern sich in Entzündungen der Schleimhäute, Erbrechen und Diarrhoe. Bei schwerem Mangel kommt es zu Störungen des Nervensystems mit Schwindel, Kopfschmerzen, Verwirrtheit und Ataxien. Ein derart schwerer ernährungsbedingter Niacinmangel ist allerdings nur noch in Entwicklungsländern zu beobachten.

Nicotinamid ist auch in hohen pharmakologischen Dosierungen von bis zu 1800 mg/Tag (NOAEL) gesundheitlich unbedenklich; der UL liegt bei 900 mg/Tag. Nicotinsäure kann bereits in Mengen von 30 mg/Tag unerwünschte Reaktionen wie Hautrötungen (Flush) hervorrufen. Der UL wurde auf 10 mg/Tag festgelegt.

Präventive und therapeutische Aspekte

In Zellkulturen erhöht NAD$^+$ die Stabilität der DNS gegenüber mutagenen Einflüssen und steigert die Konzentration von Tumor-Suppressor-Proteinen. Widersprüchlich sind die Ergebnisse zweier kleinerer Humanstudien. In einer Studie reduzierte sich unter hohen Dosen Niacin (100 mg/Tag) das Auftreten von DNS-Strangbrüchen, ein Effekt, der in einer zweiten Studie an Rauchern nicht reproduziert werden konnte. Inwieweit eine höhere Niacinzufuhr einen Beitrag zur Prävention von **Krebserkrankungen** beim Menschen leisten kann, müssen erst weitere Forschungsergebnisse zeigen.

Ebenfalls diskutiert wird der Einsatz hoher Dosen Niacin bei der Primär- und Sekundärprävention des **Typ-I-Diabetes**. Wenngleich die Daten aus tierexperimentellen Studien einen Schutzeffekt nahe legen, sind die bisher aus Humanstudien vorliegenden Ergebnisse widersprüchlich.

Nicotinsäure findet seit langem als cholesterolsenkendes Medikament (ca. 2–3 g täglich) in der Therapie der **Hypercholesterolämie** Verwendung. Hierdurch lässt sich die Plasmakonzentration an VLDL und LDL verringern, während der HDL-Gehalt ansteigt. Die Cholesterolsenkende Wirkung lässt sich noch steigern, indem eine Kombination mit anderen Cholesterolsenkern vorgenommen wird. Größere Mengen Nicotinsäure stimulieren allerdings die Freisetzung von PGD, was zum Auftreten unerwünschter Nebeneffekte (Flush) führen kann (siehe oben).

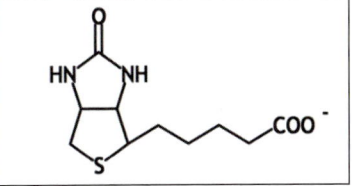

Abb. 5–24 Chemische Struktur von Biotin

5.4.8 Biotin

Struktur

Biotin ist ein heterocyclisches Harnstoffderivat mit einem Thiophanring, an das Valeriansäure gebunden ist. Von den acht möglichen Stereoisomeren ist nur D(+)-Biotin biologisch aktiv. Biotin ist über seine Valeriansäurekette kovalent an die freie Aminogruppe des Lysylrests entsprechender Proteine gebunden (**siehe Abb. 5–24**).

Vorkommen und Verfügbarkeit

Biotin ist in vielen Nahrungsmitteln enthalten, wenn auch überwiegend in geringen Konzentrationen. In pflanzlichen Nahrungsmitteln findet es sich in freier Form, in Lebensmitteln tierischen Ursprungs ist es dagegen vorwiegend an proteingebundene Lysylreste gekoppelt. Gute **Biotinquellen** sind Innereien, Eigelb und Hefe, ferner pflanzliche Produkte wie Nüsse, Sojabohnen, Haferflocken, Reiskleie und Blumenkohl. Bei der Zubereitung der Lebensmittel treten nur geringe Verluste auf, da Biotin gegenüber Wärmeeinflüssen relativ stabil ist. Lediglich bei hohen Temperaturen und unter Einfluss von UV-Licht wird ein Teil des Vitamins zerstört. Die Bioverfügbarkeit des Nahrungsbiotins ist bislang weitgehend ungeklärt. Das in rohen Eiern enthaltene Glycoprotein **Avidin** bildet mit Biotin einen Komplex, der von den Enzymen des Intestinaltraktes nicht gespalten werden kann. Hierdurch entgeht das Vitamin der Absorption. Bei der Erhitzung von Eiern wird das Avidin denaturiert, was mit dem Verlust der biotinbindenden Eigenschaften verbunden ist.

Bei der Versorgung mit Biotin spielt neben der exogenen Biotinzufuhr möglicherweise auch die **enterale Synthese** des Vitamins durch Darmbakterien eine Rolle. Allerdings ist das Ausmaß der Synthese sowie die mögliche Ausnutzung durch den Organismus noch nicht endgültig geklärt.

Stoffwechsel und Funktion

Im Gastrointestinaltrakt werden die entsprechenden biotinhaltigen Proteine zunächst gespalten. Anschließend wird das lysingebundene Biotin durch das Enzym *Biotinidase* zu Biotin und freiem Lysin hydrolysiert. Das freie Biotin gelangt dann im proximalen Dünndarm zur **Absorption**, ein Vorgang, der über einen aktiven, Na^+-abhängigen Transportprozess verläuft. Bei höheren Konzentrationen überwiegt die passive Diffusion. Im Blut wird Biotin an Plasmaproteine gebunden und so zur Leber und anderen Organen transportiert. Als Cofaktor von *Carboxylasen* fixiert Biotin Kohlendioxid und überträgt es auf die entsprechenden Substanzen. Im menschlichen Stoffwechsel sind nur vier Reaktionen bekannt, an denen Biotin beteiligt ist. Dazu zählen der Abbau der ungeradzahligen **Fettsäuren** und **verzweigtkettigen Aminosäuren** (Valin, Isoleucin) sowie die **Fettsäuresynthese** und die **Gluconeogenese**.

Die **Ausscheidung** von Biotin erfolgt über den Urin und mit der Faeces. Die ausgeschiedene

Menge ist dabei aufgrund der biotinproduzierenden Bakterien im Colon größer als die mit der Nahrung zugeführte Menge.

Bedarf, Mangel und Toxizität

Die Kenntnisse zum **Biotinbedarf** des Menschen sind bisher unvollständig. Die DGE hält eine Zufuhr von 30–60 μg Biotin/Tag für angemessen. Während die Biotinversorgung im Allgemeinen als ausreichend angesehen wird, ist die Versorgung in der **Schwangerschaft** kritisch zu bewerten. Experimentelle Untersuchungen deuten darauf hin, dass die unzureichende Biotinversorgung während der Schwangerschaft teratogene Effekte entfalten könnte. Auch bei chronischer Einnahme von **Antikonvulsiva** (Phenytoin, Primidon, Phenobarbital und Carbamazepin) ist die Versorgung problematisch (siehe Kap. 21.2). Des Weiteren sind angeborene Störungen des Biotinstoffwechsels bekannt, wie z. B. der *Biotinidase-Mangel* sowie Defekte der *Holocarboxylase-Synthetase*, die ebenfalls zum Biotinmangel führen.

Mangelzustände äußern sich in Form von Haarausfall und Dermatitis. Daneben gibt es zahlreiche unspezifische Symptome wie Appetitlosigkeit, Übelkeit, allgemeine Schwäche oder Depressionen.

Wie die toxikologischen Kenndaten belegen, ist Biotin vergleichsweise sicher. Selbst bei einer Zufuhr, die die normale Aufnahme um mehr als das 40fache übersteigt, treten keine negativen Effekte auf. Der NOAEL wurde daher auf 2500 μg/Tag festgelegt; ein UL existiert nicht.

Präventive und therapeutische Aspekte

In Anwendungsbeobachtungen und kleineren Studien haben sich Biotingaben zur Verbesserung der **Nagelqualität** bewährt. So wurden im Rahmen einer klinischen Studie Patienten mit dem Symptom brüchige Fingernägel mit 2,5 mg Biotin täglich behandelt. Nach einer durchschnittlichen Behandlungszeit von 5,5 Monaten konstatierten 91 % der Patienten eine Besserung des Nagelzustandes. Selbst unter Annahme einer gewissen Spontanheilungsquote spricht das Ergebnis der Untersuchung für eine deutliche Verbesserung der Nagelfestigkeit. Auch die Dicke und Oberflächenstruktur der Nägel kann mittels Biotin positiv beeinflusst werden, wie eine weitere Studie zeigt. Eine placebokontrollierte Doppelblindstudie untermauert diese Ergebnisse. Da alle Probanden normale Biotin-Serumwerte aufwiesen, spricht dies für einen pharmakologischen Effekt.

5.4.9 Pantothensäure

Struktur und Eigenschaften

Chemisch betrachtet ist Pantothensäure (Vitamin B_5) ein Dipeptid, bestehend aus β-**Alanin** und **Pantoinsäure**, einem Buttersäurederivat (**siehe Abb. 5–25**). Der Alkohol Pantothenol besitzt ebenfalls Vitaminaktivität, da er zu Pantothensäure oxidiert werden kann. Er besitzt etwa 80 % der Wirksamkeit der Pantothensäure.

Vorkommen und Verfügbarkeit

In der Natur liegt Pantothensäure nur selten in freier Form vor. Weit verbreitet ist hingegen ihre Wirkform, das **Coenzym A**, das Bestandteil jeder lebenden Zelle ist. Gute Pantothensäurequellen sind Fleisch, insbesondere Innereien wie Leber und Niere, Fisch, Eigelb, Hefe, verschiedene Getreidearten und Hülsenfrüchte. Bei der Zubereitung von Nahrungsmitteln können Verluste durch Erhitzung und Auslaugen auftreten, die bei Fleisch und Gemüse zwischen 20 und 70 % betragen. Vor allem im alkalischen und sauren Milieu treten größere Verluste auf. Im Durchschnitt liegen die Zubereitungsverluste bei ca. 30 %.

Stoffwechsel und Funktion

In der Nahrung ist Pantothensäure vorwiegend in Form von **Coenzym A** enthalten. Die Absorption von Coenzym A ist nicht möglich, weshalb die Verbindung zuvor im Darm gespalten werden muss. Die freigesetzte Pantothensäure gelangt durch aktiven, Na^+-abhängigen Transport, zum Teil auch durch passive Diffusion, in die Enterocyten. Über den Blutstrom erreicht das Vitamin die einzelnen Zielgewebe. Pantothensäure unterliegt einer schnellen intrazellulären Umwandlung zu 4-Phosphopantethin und Coenzym A. Die höchsten Konzentrationen finden sich in Leber und Niere. Coenzym A besitzt im gesamten Stoffwechsel eine zentrale Stellung. Es bindet mit seinen reaktiven **Sulfhydrylgruppen** an andere Substrate, so dass energiereiche Verbindungen mit einem hohen Gruppenübertragungspotenzial entstehen. Von diesen aktivierten Verbindungen ist

Acetyl-CoA am bedeutsamsten für den Intermediärstoffwechsel, da es Endprodukt des Kohlenhydrat-, Fett- und Proteinstoffwechsels ist (siehe Kap. 1.5 und Kap. 2.6). Durch die Reaktion mit Oxalacetat geht der Acetylrest von Acetyl-CoA in den **Citratcyclus** ein. Außer an katabolen Stoffwechselprozessen ist Coenzym A an verschiedenen Synthesen, wie z. B. **Fettsäuresynthese, Ketonkörperbildung, Hämoglobinsynthese** und an der Bildung des Neurotransmitters **Acetylcholin** beteiligt. Auch die Isoprenoid- und Steroidsynthese (u. a. Ubichinon und Cholesterol) sind auf Acetyl-CoA angewiesen. In Form des **4-Phosphopantethein** ist Pantothensäure Bestandteil der *Fettsäuresynthase* (siehe Kap. 2.6).

Bedarf, Mangel und Toxizität

Der **Pantothensäurebedarf** des Menschen ist bisher nur unzureichend erforscht. Die DGE hält eine Zufuhr von 6 mg/Tag für angemessen. Dies entspricht in etwa der tatsächlichen Aufnahme des Vitamins. Allerdings zeigen neuere Daten, dass der Konsum pantothensäurereicher Lebensmittelgruppen wie Innereien und Hülsenfrüchte abnimmt. Aufgrund der weiten Verbreitung von Pantothensäure ist ein ernährungsbedingter Mangel in Industrieländern dennoch auszuschließen.

Experimentell erzeugte **Mangelzustände**, die sich durch Antimetaboliten hervorrufen lassen, äußern sich in Störungen des Nervensystems, Ataxien, Krämpfen, Schlafstörungen und gesteigerten Reflexen sowie in Beeinträchtigungen der Magen-Darm-Funktion. Charakteristisch für einen Pantothensäuremangel ist das **burning feet syndrome** mit Taubheitsgefühl oder Kribbeln in den Zehen und brennenden Schmerzen im Fuß. Wahrscheinlich spielt hier aber auch eine gleichzeitige Unterversorgung mit Thiamin und Niacin eine Rolle.

Die **Toxizität** von Pantothensäure ist als gering zu bewerten. Selbst Dosierungen von bis zu 2000 mg/Tag (NOAEL) sind unbedenklich; ein UL existiert nicht.

Präventive und therapeutische Aspekte

Eine therapeutische Wirkung von Pantothensäure z. T. in pharmakologischen Dosen wurde verschiedentlich diskutiert, z. B. bei **Wundheilungsstörungen** und **Acne vulgaris**. Bisher ist aber in keinem Fall die Effektivität einer solchen Maßnahme ausreichend wissenschaftlich belegt.

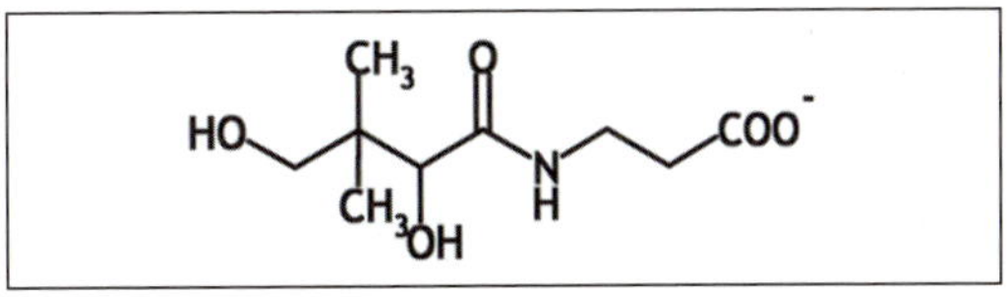

Abb. 5–25 Chemische Struktur von Pantothensäure

5.5 Vitaminoide

Zusätzlich zu den bisher besprochenen essenziellen Nahrungsbestandteilen finden sich in Lebensmitteln weitere organische Verbindungen, die in der Lage sind, physiologische Prozesse zu modulieren. Hierzu gehören **Ballaststoffe** (siehe Kap. 7) und **sekundäre Pflanzenstoffe** (siehe Kap. 8) sowie verschiedene biologisch aktive Wirkstoffe, die unter dem Begriff Vitaminoide zusammengefasst werden. Bei **Vitaminoiden** handelt es sich – im Gegensatz zu den Vitaminen – um nicht-essenzielle Verbindungen, typische Mangelerscheinungen sind nicht bekannt. Aufgrund der Möglichkeit zur endogenen Synthese besteht kein zwingender nutritiver Bedarf. Diese Aussage gilt allerdings mit Einschränkung. So kann die Eigensynthese im Falle von Erkrankungen unzureichend sein. Auch positive gesundheitliche Effekte, die von einer gesteigerten exogenen Bereitstellung ausgehen sollen, werden immer wieder diskutiert. Zudem sind die Grenzen zwischen essenziell und nicht-essenziell oftmals fließend, die Einordnung reine Definitionssache (siehe Kap. 17.1).

5.5.1 L-Carnitin

Struktur und Vorkommen

Carnitin, eine wasserlösliche **alkylierte Hydroxycarbonsäure** (siehe Abb. 5–26), findet sich in vie-

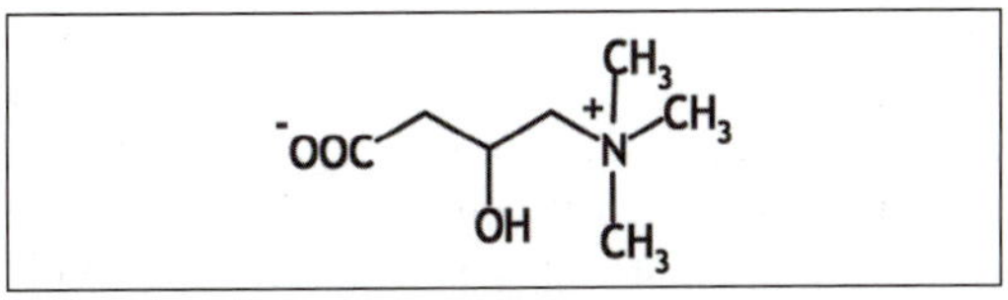

Abb. 5–26 Struktur von Carnitin

Tab. 5–3 Carnitingehalt ausgewählter Nahrungsmittel

Carnitingehalt von Lebensmitteln tierischen Ursprungs (mg/100 g)		Carnitingehalt von Lebensmitteln pflanzlichen Ursprungs (mg/100 g)	
Schaffleisch	210,0	Apfelmus	3,1
Lammfleisch	80,0	Tomaten	2,9
Rindfleisch	70,0	Birnen	2,7
Schweinefleisch	30,0	Reis	1,8
Vollmilch	1,0	Brot	0,8
Hühnereier	0,8	Kartoffeln	0,0

len pflanzlichen und tierischen Geweben. Vor allem die Skelettmuskulatur weist einen hohen Gehalt auf – rund 97 % der körpereigenen Carnitinreserven entfallen beim Menschen auf dieses Gewebe. Als gute **Carnitinlieferanten** dienen nur Nahrungsmittel tierischen Ursprungs. Insbesondere Muskelfleisch besitzt einen hohen Gehalt. Pflanzliche Lebensmittel enthalten hingegen nur sehr geringe Mengen (**siehe Tab. 5–3**).

Die tägliche Zufuhr beträgt bei üblicher Mischkost ca. 32 mg, vegetarische Kostformen enthalten hingegen nur wenig Carnitin (ca. 2 mg/Tag).

Stoffwechsel

Die **intestinale Absorption** erfolgt sowohl aktiv als auch passiv, wobei letztere bei hohen Carnitinmengen an Bedeutung gewinnt. Carnitin wird vorwiegend renal eliminiert, wobei mehr als 90 % der glomerulär filtrierten Menge zur Reabsorption gelangt. Erfolgt keine alimentäre Zufuhr, so ist der menschliche Organismus befähigt, seinen gesamten Bedarf an Carnitin (ca. 16–18 mg/Tag) endogen zu synthetisieren. Ausgangssubstanz dieser fünfstufigen Reaktionsfolge ist **proteingebundenes Lysin,** das dreifach methyliert, mehrfach reduziert und decarboxyliert wird – ein Vorgang, der nur im Gehirn, der Niere und insbesondere der Leber ablaufen kann. Für den Reaktionsprozess müssen neben Lysin auch ausreichende Mengen an Methionin, Vitamin B_6, Niacin, Ascorbat sowie das Spurenelement Eisen zugegen sein.

Funktion

Carnitin besitzt eine Reihe biochemischer Funktionen. Bedeutsam ist seine Beteiligung am **oxidativen Abbau langkettiger Fettsäuren** (siehe Kap. 2.6). Hierbei fungiert Carnitin als Carrier, der aktivierte Fettsäuren im Cytosol bindet und über einen speziellen Antiporter (Carnitin/Acylcarnitin-Antiport) ins Innere des Mitochondriums – den Ort der β-**Oxidation** – geleitet (**siehe Abb. 5–27**). Weiterhin nimmt Carnitin Einfluss auf
- die **peroxisomale Oxidation** langkettiger Fettsäuren,
- den Abbau **verzweigtkettiger Aminosäuren**,
- die Regulation der **Gluconeogenese**.

Bedarf und Mangel

Aufgrund der ausreichenden Eigensynthese besteht bei gesunden Personen kein Bedarf, der über die Nahrung gedeckt werden muss. Allerdings existiert eine Reihe von Faktoren, die zu einer Verarmung des Organismus an Carnitin führen.

Bei **Carnitinmangelzuständen** ist generell zwischen angeborenen Störungen (primärer Carnitinmangel) und sekundären Formen zu differenzieren. Primäre Erkrankungen beruhen meist auf Störungen der hepatischen Carnitinsynthese (**systemischer Carnitinmangel**), können aber auch auf eine gesteigerte renale Exkretion zurückgeführt werden. In manchen Fällen ist nur die muskuläre Carnitinaufnahme vermindert, so dass die Carnitinwerte im Serum zwar im Normbereich liegen, die intramuskuläre Carnitinkonzentration jedoch deutlich vermindert ist (**myopathischer Carnitinmangel**). Im Gegensatz zu diesen eher wenig verbreiteten Störungen stellt sich ein **sekundärer Carnitinmangel** in Folge verschiedener Erkrankungen ein und ist dementsprechend weit häufiger anzutreffen. So ist etwa die endogene Carnitinsynthese bei Leberzirrhose und Niereninsuffizienz eingeschränkt. Diabetes mellitus, metabolischer Stress, wie er im Postaggressionsstoffwechsel typisch ist (siehe Kap. 20.1.1), sowie die Einnahme verschiedener Pharmaka – insbesondere **Antikonvulsiva** wie Valproinsäure – steigern die renalen Carnitinverluste. Besonders gefährdet sind dialysepflichtige Patienten, die während einer **Hämodialyse** bis zu 350 mg Carnitin verlieren. Dieser Verlust, der zu einem 50 %igen Abfall des Serum-Carnitinwertes führt, übersteigt die endogene Biosynthese bei weitem. Auch über die Nahrung kann dieser Verlust gewöhnlich nicht ausgeglichen werden. Eine weitere potenzielle Risikogruppe bilden **Säuglinge**, da ihr Synthesesystem noch nicht vollständig ausgereift ist (siehe Kap. 18.3). Während Frauen- und Kuhmilch aus-

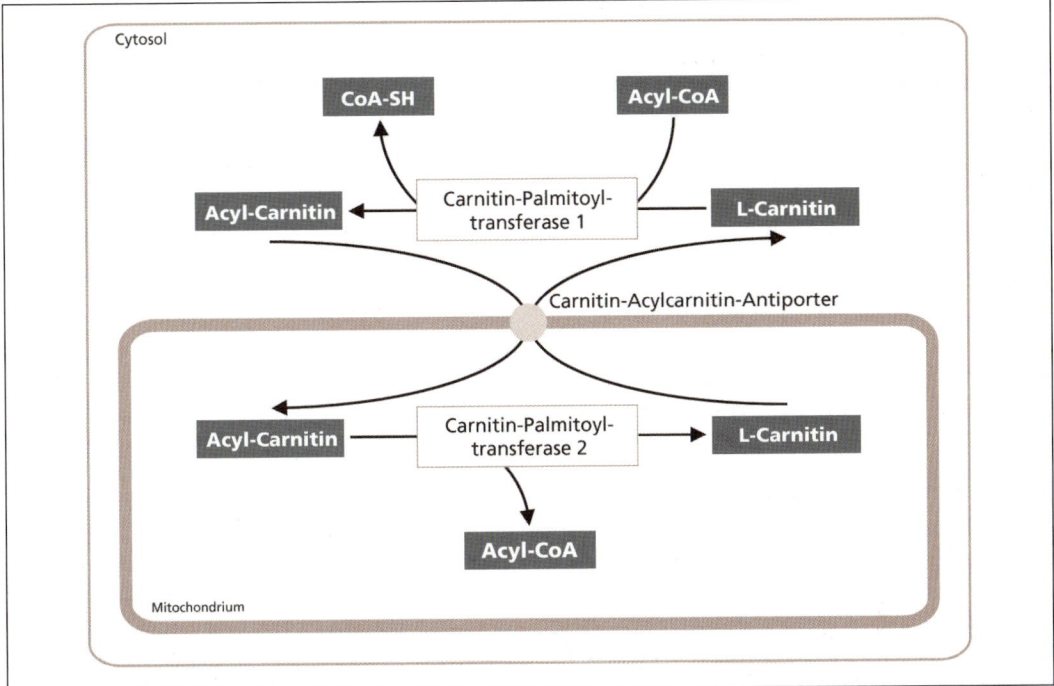

Abb. 5-27 Funktion von Carnitin beim Abbau langkettiger Fettsäuren

reichende Carnitinmengen enthalten, muss bei Säuglingen, die auf Sojabasis ernährt werden, eine zusätzliche Carnitinzufuhr erfolgen.

Therapeutischer Einsatz

Wissenschaftlich unbewiesen und biochemisch unwahrscheinlich ist die These, wonach **Sportler**, insbesondere Ausdauersportler, von einer zusätzlichen Einnahme hoher Carnitinmengen profitieren (siehe Kap. 18.6.3). Zwar lässt sich hierdurch ein Anstieg der Carnitinwerte im Blut erzielen, eine entsprechende Erhöhung im Muskelgewebe lässt sich allerdings nicht belegen. Auch zeigen die bisher publizierten, gut kontrollierten Interventionsstudien keine leistungssteigernden Effekte. Dagegen macht der therapeutische Einsatz von Carnitin bei einer Reihe **kardiologischer Erkrankungen** Sinn. Insbesondere koronarsklerotische Veränderungen wie Angina pectoris sowie Herzinsuffizienz sprechen offenbar gut auf die adjuvante Carnitingabe an. Allerdings lassen sich die dafür benötigten Mengen (bis zu mehreren Gramm pro Tag) nur über die Zufuhr entsprechender Präparate realisieren.

5.5.2 Cholin

Struktur und Vorkommen

Bei Cholin handelt es sich um ein in tierischen und pflanzlichen Zellen weit verbreitetes **quartäres Amin** (siehe Abb. 5-28), das überwiegend in Form cholinhaltiger Phospholipide (vor allem Lecithin; siehe Kap. 2.1) vorliegt.

Hohe Mengen finden sich insbesondere in tierischen Lebensmitteln, vor allem Innereien, Eier und Fischerzeugnisse stellen eine gute Quelle dar. Aber auch in vielen pflanzlichen Produkten wie Sojabohnen, Erdnüssen und Vollkornerzeugnissen sind hohe Mengen enthalten (siehe Tab. 5-4). Da Lecithin ein in der Lebensmittelindustrie vielfältig eingesetzter Zusatzstoff ist, weisen Schokolade, Backmischungen und ähnliche Zubereitun-

Abb. 5-28 Struktur von Cholin

Tab. 5–4 Cholingehalte ausgewählter Lebensmittel

Lebensmittel (mg/100 g)	Cholin (mg/100 g)
Milch	5,6
Eier	9,4
Leber	650
Kartoffeln	40
Sojabohnen	237
Weißkohl	36

gen geringe bis mittlere Cholingehalte auf. Schätzungen gehen davon aus, dass die meisten Menschen zwischen 1 und 3 g Lecithin, entsprechend etwa 130–390 mg Cholin, über die Nahrung zuführen.

Stoffwechsel

Die **Digestion** von Lecithin beginnt mit der Bildung von Micellen, woran sich die intestinale Hydrolyse mittels einer *pankreatischen Phospholipase* anschließt. Das dabei freigesetzte **lyso-Lecithin** gelangt zusammen mit Fettsäuren in die Darmmucosa und wird dort reverestert und in Chylomikronen inkorporiert. Der nicht-reveresterte lyso-Lecithinanteil wird bereits in der Darmmucosa weiter zu Glycerin und Fettsäuren abgebaut und über die Pfortader abtransportiert.

Neben cholinhaltigen Nahrungsmitteln deckt der menschliche Organismus einen Großteil seines Cholinbedarfs durch Eigensynthese. Dabei wird **Ethanolamin**, ein Abkömmling der Aminosäure Serin, sukzessiv bis zum Cholin methyliert. Als **Methylgruppendonator** dient das aus dem Methioninstoffwechsel stammende **S-Adenosylmethionin (SAM)**. Dieser Prozess setzt eine intakte Leberfunktion sowie die ausreichende Versorgung mit Methionin, Folsäure und B_{12} voraus. **Betain**, das Abbauprodukt von Cholin, dient entweder als Methylgruppendonator (z. B. Remethylierung von Homocystein) oder wird über den Urin eliminiert.

Funktion

Die funktionelle Bedeutung von Cholin besteht in seiner Eigenschaft, als strukturgebender Bestandteil aller Zellmembranen zu dienen. Besonders hohe Cholinkonzentrationen weisen die Zellmembranen von Neuronen auf, da **Sphingomyelin** einen wesentlichen Anteil der isolationswirksamen **Myelinscheiden** ausmacht. Daneben beeinflussen cholinhaltige Phospholipide die Zellkommunikation, indem sie Präkursoren für **second messenger** wie etwa **Diacylglycerol** darstellen. Schließlich besitzt Cholin eine wichtige Funktion bei der Erregung von peripheren und motorischen Nervenbahnen, da es als Vorstufe des Neurotransmitters **Acetylcholin** fungiert.

Bedarf und Mangel

Ausgehend von den bisher vorliegenden Befunden, muss die (Nicht)-Essenzialität von Cholin überdacht werden. Humanstudien zeigen, dass die Eigensynthese offenbar nicht ausreicht, um den Bedarf des Menschen vollständig zu decken. Abfallende Plasmaspiegel von Cholin kombiniert mit einem deutlichen Anstieg der **Alanin-Aminotransferase-Aktivität** sind u. a. Veränderungen, die bei unzureichender alimentärer Cholinzufuhr auftreten. Vor allem bei vollständig **parenteral** ernährten Personen ist deshalb auf ein ausreichendes Cholinangebot zu achten (siehe Kap. 20.5). Bei unzureichender Cholinzufuhr wurde in Humanstudien die Bildung einer Fettleber und andere Leberschäden beobachtet. Für erwachsene Männer und Frauen wird deshalb eine Zufuhr von 550 bzw. 425 mg/Tag empfohlen.

Therapeutischer Einsatz

Inwieweit eine Supplementierung von Cholin – z. T. in pharmakologischen Dosen – mit einer Verbesserung **kognitiver Parameter** einhergeht, wird kontrovers diskutiert. Vor allem Lecithin wird in dieser Richtung ausgelobt. Zwar weisen einige Interventionsstudien auf eine entsprechend leistungssteigernde Wirkung großer Lecithinmengen hin; das unterschiedliche Versuchsdesign macht es jedoch schwierig, eine abschließende Bewertung vorzunehmen. Tierexperimentelle Studien zeigen, dass eine optimierte Cholinzufuhr die Entstehung von **Leberkrebs** vermindert. Ob diese Beobachtung auch für den Menschen von Belang ist, ist bisher nicht bekannt. Negativ zu beurteilen ist der Einsatz pharmakologischer Cholindosen bei **Alzheimer-Patienten**. Die überwiegende Mehrzahl der gut kontrollierten Studien konnte keine positiven Effekte feststellen. Pharmakologische Dosen an Lecithin stellen demnach keine therapeutisch sinnvolle Behandlungsmethode dar.

5.5.3 α-Liponsäure

Struktur und Vorkommen

α-Liponsäure (**Thioctsäure**) ist eine in Pro- und Eukaryonten ubiquitär verbreitete Substanz. Chemisch handelt es sich um ein schwefelhaltiges Valeriansäurederivat (**siehe Abb. 5–29**). Im Säugetierorganismus weisen besonders Gewebe mit hoher Mitochondriendichte und intensivem Energiestoffwechsel, wie Herz und Leber, hohe Konzentrationen auf. Die Zufuhr erfolgt vorzugsweise mit tierischen Nahrungsmitteln, während der Gehalt vieler pflanzlicher Produkte – eine Ausnahme bilden Weizenkeime – gering ausfällt.

Funktion

In Form seines Coenzyms ist α-Liponsäure an vier enzymatischen Reaktionen des Intermediärstoffwechsels beteiligt. Hierzu zählt die **oxidative Decarboxylierung** von Pyruvat, die Synthese von Succinyl-CoA aus α-Ketoglutarat (Citratcyclus), der Abbau der verzweigtkettigen Aminosäuren Valin, Leucin und Isoleucin sowie der **Glycinabbau**. Neben dieser Funktion wirkt α-Liponsäure bzw. seine intrazellulär reduzierte Form Dihydroliponsäure als universelles **Antioxidans**. Neben der direkten Interaktion mit reaktiven Sauerstoffspezies vermindert das Redoxpaar die prooxidativen Eigenschaften bestimmter Metallionen, regeneriert antioxidative Schutzsysteme (Vitamin C, E, Coenzym Q_{10} und Glutathion) (siehe Kap. 9.3.2) und ist an der Reparatur oxidativ geschädigter Proteine beteiligt.

Bedarf und therapeutischer Einsatz

Aufgrund der ausreichenden Eigensynthese sind bisher keine Mangelerscheinungen bekannt, eine obligate alimentäre Zufuhr besteht nicht. Anders ist dies im Falle von Krankheiten, wo pharmakologische Dosen einen therapeutischen Effekt ausüben. So kommt α-Liponsäure seit langem bei der Behandlung der **diabetischen Polyneuropathie** zum Einsatz. Voraussetzung für eine Besserung der neuropathischen Störungen ist allerdings, α-Liponsäure in ausreichend hoher Dosierung (bis zu 1200 mg/Tag) zuzuführen. Als besonders wirksam erwies sich eine Kombination aus intravenöser und peroraler Applikation. Bei Diabetes-Typ-II-Patienten verbessert α-Liponsäure die **periphere Insulinsensitivität** und steigert die Glucoseaufnahme sowie Glucoseoxidation. Hierzu sind ebenfalls pharmakologische Dosen (600–1800 mg/Tag) erforderlich. Experimentelle Hinweise deuten auf einen Nutzen bei **diabetischem Katarakt** hin. Ob dem inhibitorischen Effekt, den α-Liponsäure auf die Replikation von HI-Viren in vitro ausübt, auch beim Menschen eine Bedeutung zukommt, ist bislang nicht bekannt. Auch weitere postulierte Einsatzgebiete, z. B. bei verschiedenen Leber- und Nervenerkrankungen, sind bisher wissenschaftlich nicht abgesichert.

5.5.4 Coenzym Q_{10}

Struktur und Vorkommen

Coenzym Q_{10} ist eine in vielen pflanzlichen und tierischen Zellen enthaltene lipidlösliche Substanz. Chemisch handelt es sich um ein **Benzochinonderivat**, das eine auffällige strukturelle Ähnlichkeit zu Vitamin E aufweist (**siehe Abb. 5–30**). Q_{10} liegt in Abhängigkeit von den jeweiligen Redoxverhältnissen in reduzierter bzw. oxidierter Form vor.

Ähnlich wie bei den anderen Vitaminoiden enthalten tierische Lebensmittel hohe Mengen, während der Gehalt pflanzlicher Produkte als eher gering anzusehen ist. Eine Ausnahme bilden bestimmte Speiseöle, insbesondere Soja-, Raps-, und Sesamöl, die mittlere Konzentrationen aufweisen. Schätzungen zufolge bewegt sich die Höhe der durchschnittlichen Coenzym-Q_{10}-Aufnahme zwischen 5 und 10 mg/Tag.

Funktion

Funktionell dient Q_{10} als **Elektronen-Carrier** in der mitochondrialen Atmungskette und ist da-

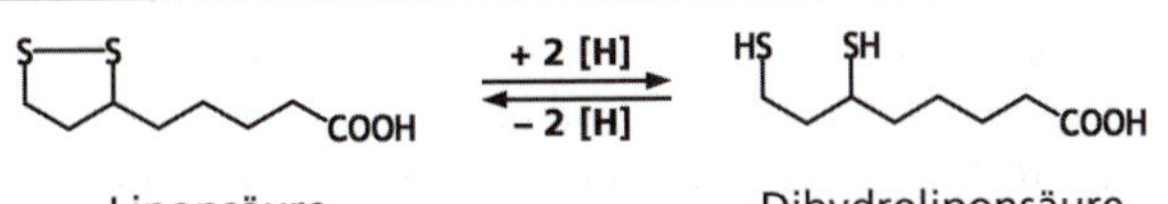

Abb. 5–29 Struktur von Lipon- und Dihydroliponsäure

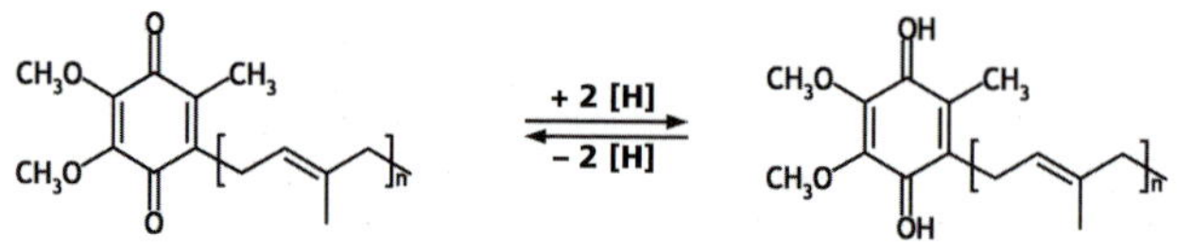

Abb. 5–30 Struktur von Ubichinon und Ubichinol

mit an der ATP-Synthese beteiligt. Auch soll es eine Bedeutung bei anderen Redoxprozessen, die im Cytosol, dem Golgi-Apparat, den Lysosomen und der Plasmamembran ablaufen, zukommen.

Bedarf und therapeutischer Einsatz

Aufgrund der Fähigkeit zur endogenen Synthese sowie der Tatsache, dass bisher keine Mangelsymptome bekannt sind, zählt Coenzym Q_{10} bei gesunden Personen zu den nicht-essenziellen Verbindungen. Im Zuge von Erkrankungen (z. B. **Phenylketonurie**) sowie bei Einnahme von **CSE-Hemmern** kann die Syntheserate eingeschränkt sein. In diesen Fällen ist eine Supplementierung zu erwägen (ca. 15–30 mg/Tag).

Unter präventiven Gesichtspunkten ist die Tatsache von Interesse, dass Coenzym Q_{10} ein wichtiges **Antioxidans** von Plasmamembranen darstellt. Es vermag die ersten Schritte der Peroxidation zu verhindern und ist in der Lage, oxidiertes **Vitamin E** zu reduzieren (siehe Kap. 9.3.2). Vor allem die oxidative Modifikation von LDL-Partikeln kann durch Coenzym Q_{10} wirksam unterbunden werden. Inwieweit eine optimierte Zufuhr in der Lage ist, atherosklerotische Veränderungen beim Menschen zu vermindern, ist bisher allerdings nicht abschließend geklärt. Kontrovers wird die Frage diskutiert, welche Rolle Q_{10} beim **Alterungsprozess** zukommt. Bekannt ist, dass mit zunehmendem Alter die Q_{10}-Konzentration in verschiedenen Geweben deutlich abnimmt. Vor allem das Herz ist hiervon betroffen. Eine Supplementierung soll hier die ATP-Versorgung des Herzmuskels verbessern. Besser dokumentiert ist der therapeutische Einsatz von Coenzym Q_{10} bei einer Reihe **kardiologischer Erkrankungen**, obwohl manche der Studien methodische Mängel aufweisen. Vor allem ischämische Herzerkrankungen und Herzinsuffizienz sprechen offenbar gut auf eine adjuvante Q_{10}-Supplementierung (100–200 mg/Tag) an.

Weiterführende Literatur

Allgemeines

Ball GFM: Vitamins. Their role in the human body. Blackwell Science, Oxford 2004

Bässler KH, Golly I, Loew D, Pietrzik K: Vitamin-Lexikon. Urban & Fischer, München, Jena 2002

Biesalski HK, Köhrle J, Schümann K (Hrsg): Vitamine, Spurenelemente und Mineralstoffe. Prävention und Therapie mit Mikronährstoffen. Thieme, Stuttgart 2002

Brubacher G: Assessment of vitamin status in pregnant women. In: Berger H: Vitamins and minerals in pregnancy and lactation. Nestle Nutrition Workshop Series. Raven Press, New York, S. 51–57, 1998

Combs GF Jr.: The vitamins. Fundamental aspects in nutrition and health. Academic Press, San Diego 1998

Friedrich W: Handbuch der Vitamine. Urban und Schwarzenberg, München 1987

Rucker RB (ed): Handbook of Vitamins. Marcel Dekker, New York 2001

Vitamin A

Deutsche Gesellschaft für Ernährung (DGE), Österreichische Gesellschaft für Ernährung (ÖGE), Schweizerische Gesellschaft für Ernährungsforschung (SGE), Schweizerische Vereinigung für Ernährung (SVE): Referenzwerte für die Nährstoffzufuhr. Umschau/Braus, Frankfurt am Main, S. 69–77, 2000

Genaro Pde S, Martini LA: Vitamin A supplementation and risk of skeletal fracture. Nutr Rev 62 (2): 65–7, 2004

Gronemeyer H, Miturski R: Molecular mechanisms of retinoid action. Cell Mol Biol Lett 6(1): 3–52, 2001

Harrison EH: Mechanisms of digestion and absorption of dietary vitamin A. Annu Rev Nutr 25: 87–103, 2005

Koolman J, Röhm K. H.: Taschenatlas der Biochemie. 2. Aufl., Thieme, Stuttgart – New York 1998

Ross AC: Retinoid production and catabolism: role of diet in regulating retinol esterification and retinoic acid oxidation. J Nutr 133(1): 291S–296S, 2003

Russel RM: The vitamin A spectrum: from deficiency or toxicity. Am J Clin Nutr 71: 878–884, 2000

Semba RD: The role of vitamin A and related retinoids in immune function. Nutr Rev 56 (II): S38–S48, 1998

Thurnham DI, Northrop-Clewes, CA: Optimal nutrition: vitamin A and carotenoids. Proc Nutr Soc 58: 449–457, 1999

Vaino H, Rautalahti M: An international evaluation of the cancer preventive potential of vitamin A. Cancer Epidemiol Biomarkers Prev 8 (1): 107–109, 1999

Zile MH: Function of vitamin A in vertebrate embryonic development. J Nutr 131: 705–708, 2001

Vitamin D

Bischoff-Ferrari HA, Willett WC, Wong JB, Giovannucci E, Dietrich T, Dawson-Hughes B: Fracture prevention with vitamin D supplementation: a meta-analysis of randomized controlled trials. JAMA 293 (18): 2257–64, 2005

Calvo MS, Whiting SJ: Prevalence of vitamin D insufficiency in Canada and the United States: importance to health status and efficacy of current food fortification and dietary supplement use. Nutr Rev 61(3): 107–113, 2003

Cantorna MT: Vitamin D and autoimmunity: is vitamin D status an environmental factor affecting autoimmune disease prevalence? Proc Soc Exp Biol Med 223 (3): 230–233, 2000

Deutsche Gesellschaft für Ernährung (DGE), Österreichische Gesellschaft für Ernährung (ÖGE), Schweizerische Gesellschaft für Ernährungsforschung (SGE), Schweizerische Vereinigung für Ernährung (SVE): Referenzwerte für die Nährstoffzufuhr. Umschau/Braus, Frankfurt am Main, S. 79–85, 2000

Dusso AS, Brown AJ, Slatopolsky E: Vitamin D. Am J Physiol Renal Physiol 289 (1): F8–28, 2005

Gross MD: Vitamin D and calcium in the prevention of prostate and colon cancer: new approaches for the identification of needs. J Nutr 135 (2): 326–31, 2005

Guyton KZ, Kensler TW, Posner GH: Cancer chemoprevention using natural vitamin D and synthetic analogs. Annu Rev Pharmacol Toxicol 41: 421–442, 2001

Hochberg Z, Bereket A, Davenport M, Delemarre-Van de Waal HA, De Schepper J, Levine MA, Shaw N, Schoenau E, van Coeverden SC, Weisman Y, Zadik Z; European Society for Paediatric Endocrinology (ESPE) Bone Club. Consensus development for the supplementation of vitamin D in childhood and adolescence. Horm Res 58(1): 39–51, 2002

Holick MF: Sunlight and vitamin D for bone health and prevention of autoimmune diseases, cancers, and cardiovascular disease. Am J Clin Nutr 80 (6 Suppl): 1678S–88S, 2004

Rachez C, Freedman LP: Mechanisms of gene regulation by vitamin D(3) receptor: a network of coactivator interactions. Gene 246: 9–21, 2000

Wolters M, Ströhle A, Hahn A: Neue Erkenntnisse zu Vitamin D und Vitamin B_{12}. Dtsch Apoth Ztg 145 (2): 221–228, 2005

Vieth R: Vitamin D supplementation, 25-hydroxyvitamin D concentrations, and safety. Am J Clin Nutr 69: 842–856, 1999

Zittermann A: Vitamin D in preventive medicine: are we ignoring the evidence? Br J Nutr 89(5): 552–572, 2003

Vitamin E

Brigelius-Flohe R, Traber MG: Vitamin E: function and metabolism. FASEB J 13: 1145–1155, 1999

Bron D, Asmis R: Vitamin E and the prevention of atherosclerosis. Int J Vitam Nutr Res 71: 18–24, 2001

Bursell SE, King GL: Can protein kinase C inhibition and vitamin E prevent the development of diabetic vascular complications? Diabetes Res Clin Pract 45 (2–3): 169–182, 1999

Deutsche Gesellschaft für Ernährung (DGE), Österreichische Gesellschaft für Ernährung (ÖGE), Schweizerische Gesellschaft für Ernährungsforschung (SGE), Schweizerische Vereinigung für Ernährung (SVE): Referenzwerte für die Nährstoffzufuhr. Umschau/Braus, Frankfurt am Main, S. 87–93, 2000

Eitenmiller R, Lee J (eds.): Vitamin E – Food Chemistry, Composition, and Analysis. Marcel Dekker, New York 2004

Grundman M: Vitamin E and Alzheimer disease: the basis for additional clinical trials. Am J Clin Nutr 71 (Suppl): 630S–636S, 2000

Hacquebard M, Carpentier YA: Vitamin E: absorption, plasma transport and cell uptake. Curr Opin Clin Nutr Metab Care 8 (2): 133–8, 2005

Lodge JK: Vitamin E bioavailability in humans. J Plant Physiol 162 (7): 790–6, 2005

Meydani M: Vitamin E modulation of cardiovascular disease. Ann N Y Acad Sci 1031: 271–9, 2004

Morrissey PA, Sheehy PJ: Optimal nutrition: vitamin E. Proc Nutr Soc 58(2): 459–468, 1999

Tabet N, Birks J, Grimley Evans J: Vitamin E for Alzheimer-disease. Cochrane Database Syst Rev 4: CD002854, 2000

Singh U, Devaraj S, Jialal I: Vitamin E, oxidative stress, and inflammation. Annu Rev Nutr 25: 151–74, 2005

Traber MG, Arai H: Molecular mechanisms of vitamin E transport. Annu Rev Nutr 19: 343–355, 1999

Wang X, Quinn PJ: Vitamin E and its function in membranes. Prog Lipid Res 38: 309–336, 1999

Vitamin K

Berkner KL: The vitamin K-dependent carboxylase. Annu Rev Nutr 25: 127–49, 2005

Booth SL, Tucker KL, Chen H, Hannan MT, Gagnon DR, Cupples LA, Wilson PW, Ordovas J, Schaefer EJ, Dawson-Hughes B, Kiel DP: Dietary vitamin K intakes are associated with hip fracture but not bone mineral density in elderly men and women. Am J Clin Nutr 71: 1201–1208, 2000

Deutsche Gesellschaft für Ernährung (DGE), Österreichische Gesellschaft für Ernährung (ÖGE), Schweizerische Gesellschaft für Ernährungsforschung (SGE), Schweizerische Vereinigung für Ernährung (SVE): Referenzwerte für die Nährstoffzufuhr. Umschau/Braus, Frankfurt am Main, S. 95–99, 2000

Ferland G: The vitamin K dependent proteins: an update. Nutr Rev 56: 223–230, 1998

Feskanich D, Weber P, Willett WC, Rockett H, Booth SL, Colditz GA: Vitamin K intake and hip fractures in women: a prospective study. Am J Clin Nutr 69: 74–79, 1999

Hanslik T, Prinseau J: The use of vitamin K in patients on anticoagulant therapy: a practical guide. Am J Cardiovasc Drugs 4 (1): 43–55, 2004

Szulc P, Chapuy MC, Meunier PJ, Delmas PD: Serum undercarboxylated osteocalcin is a marker of the risk of hip fracture in elderly women. J Clin Invest 91: 1769–1774, 1993

Vermeer C, Schurgers LJ: A comprehensive review of vitamin K and vitamin K antagonists. Hematol Oncol Clin North Am 14: 339–353, 2000

Vermeer C, Shearer MJ, Zittermann A, Bolton-Smith C, Szulc P, Hodges S, Walter P, Rambeck W, Stocklin E, Weber P: Beyond deficiency: potential benefits of increased intakes of vitamin K for bone and vascular health. Eur J Nutr 43 (6): 325–35, 2004

Vitamin C

Ausman LM: Criteria and recommendations for vitamin C intake. Nutr Rev 57(7): 222–224, 1999

Cameron E, Pauling L: Supplemental ascorbate in the supportive treatment of cancer: prolongation of survival times in terminal human cancer. Proc Natl Acad Sci USA 73: 3685–3689, 1976

Cameron E, Pauling L: Supplemental ascorbate in the supportive treatment of cancer: reevaluation of prolongation of survival times in terminal human cancer. Proc Natl Acad Sci USA 75: 4538–4542, 1978

Carr A, Frei B: Does vitamin C act as a pro-oxidant under physiological conditions? FASEB J 13: 1007–1024, 1999

Carr AC, Frei B: Toward a new recommended dietary allowance for vitamin C based on antioxidant and health effects in humans. Am J Clin Nutr 69: 1086–1103, 1999

Carr AC, Zhu BZ, Frei B: Potential antiatherogenic mechanisms of ascorbate (vitamin C) and alpha-tocopherol (vitamin E). Circ Res 87 (5): 349–354, 2000

Chan SW, Reade PC: The role of ascorbic acid in oral cancer and carcinogenesis. Oral Dis 4(2): 120–129, 1998

Creagan ET, Moertel CG, OJR, Schutt AJ, OMJ, Rubin J, Frytak S: Failure of high-dose vitamin C (ascorbic acid) therapy to benefit patients with advanced cancer. A controlled trial. N Engl J Med 301: 687–690, 1979

Cunningham JJ: The Glucose/insulin system and vitamin C: implications in insulin-dependent diabetes mellitus. J Am Coll Nutr 17(2): 105–108, 1998

Deutsche Gesellschaft für Ernährung (DGE), Österreichische Gesellschaft für Ernährung (ÖGE), Schweizerische Gesellschaft für Ernährungsforschung (SGE), Schweizerische Vereinigung für Ernährung (SVE): Referenzwerte für die Nährstoffzufuhr. Umschau/Braus, Frankfurt am Main, S. 137–144, 2000

Duarte TL, Lunec J: Review: When is an antioxidant not an antioxidant? A review of novel actions and reactions of vitamin C. Free Radic Res 39 (7): 671–86, 2005

Gerster H: No contribution of ascorbic acid to renal calcium oxalate stones. Ann Nutr Metab 41: 269–282, 1997

Gokce N, Keaney JF Jr, Frei B, Holbrook M, Olesiak M, Zachariah BJ, Leeuwenburgh C, Heinecke JW, Vita JA: Long-term ascorbic administration reverses endothelial cell dysfunction in patients with coronary artery disease. Circulation 99: 3234–3240, 1999

Hemila H: Vitamin C supplementation and common cold symptoms: problems with inacurate reviews. Nutr 12: 804–809, 1996

Hemila H, Douglas RM: Vitamin C and acute respiratory infections. Int J Tuberc Lung Dis 3 (9): 756–761, 1999

Hoffer LJ: Proff versus plausibility: rules of engagement for struggle to evaluate alternative cancer therapies. CMAJ 164: 351–353, 2001

Levine M, Daruwala RC, Park JB, Rumsey SC, Wang Y: Does vitamin C have a pro-oxidant effect? Nature 395: 231, 1998

Levine M, Rumsey SC, Daruwala R, Park JB, Wang Y: Criteria and recommendations for vitamin C intake. JAMA 281: 1415–1423, 1999

Moertel CG, Fleming TR, Creagan ET, Rubin J, OMJ, Ames MM: High-dose vitamin C versus placebo in the treatment of patients with advanced cancer who have had no prior chemotherapy. A randomised double-blind comparison. N Engl J Med 312: 137–141, 1985

Ness AR, Chee D, Elliott P: Vitamin C and blood pressure – an overview. J Hum Hypertens 1: 343–350, 1997

Padayatty SJ, Levine M: New insights into the physiology and pharmacology of vitamin C. CMAJ 164: 353–355, 2001

Podmore ID, Griffiths HR, Herbert KE, Mistry N, Mistry P, Lunec J: Vitamin C exhibits pro-oxidant effects. Nature 392: 559, 1998

Poulsen HE, Weimann A, Salonen JT, Nyyssonen K, Loft S, Cadet J, Douki T, Ravanat JL: Does vitamin C have a pro-oxidant effect? Nature 395: 231–232, 1998

Sauberlich HE: Pharmacology of vitamin C. Annu Rev Nutr 14: 371–391, 1994

Will JC, Byers T.: Does diabetes mellitus increase the requirement for vitamin C? Nutr Rev 54(7): 193–202, 1996

Vitamin B$_1$

Bender DA: Optimum nutrition: thiamin, biotin and pantothenate. Proc Nutr Soc 58: 427–433, 1999

Day E, Bentham P, Callaghan R, Kuruvilla T, George S: Thiamine for Wernicke-Korsakoff Syndrome in people at risk from alcohol abuse. Cochrane Database Syst Rev (1): CD004033, 2004

Deutsche Gesellschaft für Ernährung (DGE), Österreichische Gesellschaft für Ernährung (ÖGE), Schweizerische Gesellschaft für Ernährungsforschungsforschung (SGE), Schweizerische Vereinigung für Ernährung (SVE): Referenzwerte für die Nährstoffzufuhr. Umschau/Braus, Frankfurt am Main, S. 101–104, 2000

Haas RH: Thiamin and the brain. Annu Rev Nutr 8: 483–515, 1988

Ledermann H, Wiedey KD: Behandlung der manifesten diabetischen Polyneuropathie. Therapiewoche 39: 1445–1449, 1989

Rodriguez-Martin JL et al.: Thiamine for Alzheimerdisease. Cochrane Database Syst Rev 2: CD001498, 2000

Schellenberger A: Sixty years of thiamin diphosphate biochemistry. Biochim Biophys Acta 1385(2): 177–186, 1998

Settembre E, Begley TP, Ealick SE: Structural biology of enzymes of the thiamin biosynthesis pathway. Curr Opin Struct Biol 13 (6): 739–47, 2003

Suter PM, Vetter W: Diuretics and vitamin B$_1$: are diuretics a risk factor for thiamin malnutrition? Nutr Rev 58(10): 319–323, 2000

Vitamin B$_2$

Bates CJ: Bioavailability of riboflavin. Eur J Clin Nutr 51 (Suppl 1): S38–42, 1997

Cummin RG: Diet and cataract: the Blue Mountains Eye Study. Ophthamology 197: 450–456, 2000

Deutsche Gesellschaft für Ernährung (DGE), Österreichische Gesellschaft für Ernährung (ÖGE), Schweizerische Gesellschaft für Ernährungsforschungsforschung (SGE), Schweizerische Vereinigung für Ernährung (SVE): Referenzwerte für die Nährstoffzufuhr. Umschau/Braus, Frankfurt am Main, S. 105–108, 2000

Gastaldi G, Ferrari G, Verri A, Casirola D, Orsenigo MN, Laforenza U: Riboflavin phosphorylation is the crucial event in riboflavin transport by isolated rat enterocytes. J Nutr 130 (10): 2556–61, 2000

Hinze-Selch D, Weber MM, Zimmermann U, Pollmacher T: Die Thiaminbehandlung in der Psychiatrie und Neurologie. Fortschr Neurol Psychiat 68: 113–120, 2000

Massey V: The chemical and biological versatility of riboflavin. Biochem Soc Trans 28: 283–296, 2000

Powers HJ: Current knowledge concerning optimum nutritional status of riboflavin, niacin and pyridoxine. Proc Nutr Soc 58: 435–440, 1999

Powers HJ: Riboflavin (vitamin B-2) and health. Am J Clin Nutr 77 (6): 1352–60, 2003

Sandor PS, Afra J, Ambrosini A, Schoenen J: Prophylactic treatment of migraine with beta-blockers and riboflavin: differential effects on the intensity dependence of auditory evoked cortical potential. Headache 40: 30–35, 2000

Schoenen J: Effectiveness of high-dose riboflavin in migraine prophylaxis. Neurology 50: 46–470, 1998

Vitamin B_6

Aufiero E, Stitik TP, Foye PM, Chen B: Pyridoxine hydrochloride treatment of carpal tunnel syndrome: a review. Nutr Rev 62 (3): 96–104, 2004

Bender DA: Non-nutritional uses of vitamin B6. Br J Nutr 81: 7–20, 1999

Deutsche Gesellschaft für Ernährung (DGE), Österreichische Gesellschaft für Ernährung (ÖGE), Schweizerische Gesellschaft für Ernährungsforschung (SGE), Schweizerische Vereinigung für Ernährung (SVE): Referenzwerte für die Nährstoffzufuhr. Umschau/Braus, Frankfurt am Main, S. 113–116, 2000

Leklem JE: Vitamin B6. In: Shils ME, Olson JA, Shike M, Ross AC (eds): Modern nutrition in health and disease. Williams and Wilkins, Baltimore, 9th ed. 1999, S. 413–422

Meydani SN: Vitamin B6 deficiency impairs interleukin 2 production and lymphocyte proliferation in elderly adults. Am J Clin Nutr 53: 1275–1280, 1991

Powers HJ: Current knowledge concerning optimum nutritional status of riboflavin, niacin and pyridoxine. Proc Nutr Soc 58: 435–440, 1999

Schneider G, Kack H, Lindqvist Y: The manifold of vitamin B6 dependent enzymes. Structure Fold Des 8(1): R1–R6, 2000

Strain JJ, Dowey L, Ward M, Pentieva K, McNulty H: B-vitamins, homocysteine metabolism and CVD. Proc Nutr Soc 63 (4): 597–603, 2004

Trakatellis A et al.: Pyridoxine deficiency: new approaches in immunosuppression and chemotherapy. Postgrad Med J 73(864): 617–622, 1997

Wyatt KM et al: Efficacy of vitamin B_6 in the treatment of premenstrual syndrome: a systematic review. Br Med J 318: 1375–1381, 1999

Vitamin B_{12}

Antony AC: Vegetarianism and vitamin B-12 (cobalamin) deficiency. Am J Clin Nutr 78 (1): 3–6, 2003

Banerjee R, Ragsdale SW: The many faces of vitamin B12: catalysis by cobalamin-dependent enzymes. Annu Rev Biochem 72: 209–47, 2003

Carmel R: Current concepts in cobalamin deficiency. Annu Rev Med 51: 357–375, 2000

Deutsche Gesellschaft für Ernährung (DGE), Österreichische Gesellschaft für Ernährung (ÖGE), Schweizerische Gesellschaft für Ernährungsforschung (SGE), Schweizerische Vereinigung für Ernährung (SVE): Referenzwerte für die Nährstoffzufuhr. Umschau/Braus, Frankfurt am Main, S. 131–135, 2000

Hathcock JN, Troendle GJ: Oral cobalamin for treatment of pernicious anemia? JAMA 265(1): 96–97, 1991

Hultberg B, Isaksson A, Nilsson K, Gustafson L: Markers for the functional availability of cobalamin/folate and their association with neuropsychiatric symptoms in the elderly. Int J Geriatr Psychiatry 16: 873–878, 2001

Hutto BR: Folate and cobalamin in psychiatric illness. Compr Psychiatry. 38 (6): 305–314, 1997

Marsh EN : Coenzyme B12 (cobalamin)-dependent enzymes. Essays Biochem 34: 139–154, 1999

Nourhashemi F, Gillette-Guyonnet S, Andrieu S, Ghisolfi A, Ousset PJ, Grandjean H, Grand A, Pous J, Vellas B, Albarede JL: Alzheimer disease: protective factors. Am J Clin Nutr. 71(2): 643S–649S, 2000

Reynish W, Andrieu S, Nourhashemi F, Vellas B: Nutritional factors and Alzheimerdisease. J Gerontol A Biol Sci Med Sci. 56(11): M675–M680, 2001

Schneede J, Ueland PM: Novel and established markers of cobalamin deficiency: complementary or exclusive diagnostic strategies. Semin Vasc Med 5 (2): 140–55, 2005

Seetharam B: Receptor-mediated endocytosis of cobalamin (vitamin B12). Annu Rev Nutr 19: 173–195, 1999

Wolters M, Ströhle A, Hahn A: Cobalamin: a critical vitamin in the elderly. Prev Med 39 (6): 1256–66, 2004

Biotin

Baumgartner ER, Suomala T: Inherited defects of biotin metabolism. BioFactors 10: 287–290, 1999

Bender DA: Optimum nutrition: thiamin, biotin and pantothenate. Proc Nutr Soc 58: 427–433, 1999

Colombo VE et al.: Treatment of brittle fingernails and onychoschizia with biotin: Scanning electron microscopy. J Am Acad Dermatol. 23 (6 Pt 1): 1127–1132, 1990

Deutsche Gesellschaft für Ernährung (DGE), Österreichische Gesellschaft für Ernährung (ÖGE), Schweizerische Gesellschaft für Ernährungsforschungsforschung (SGE), Schweizerische Vereinigung für Ernährung (SVE): Referenzwerte für die Nährstoffzufuhr. Umschau/Braus, Frankfurt am Main, S. 127–129, 2000

Floersheim GL: Behandlung brüchiger Fingernägel mit Biotin. Zeitschrift für Hautkrankheiten 64 (1): 41–48, 1989

Gehring W. Der Einfluss von Biotin bei reduzierter Nagelqualität. Eine placebokontrollierte doppelblinde klinische Studie. Akt Dermatol 22: 20–25, 1996

Gravel RA, Narang MA: Molecular genetics of biotin metabolism: old vitamin, new science. J Nutr Biochem 16 (7): 428–31, 2005

Hymes J, Wolf B: Human biotinidase isnjust for recycling biotin. J Nutr 129 (2S Suppl): 485S–489S, 1999

Ramaswamy K: Intestinal absorption of water-soluble vitamins focus on "Molecular mechanism of the intestinal biotin transport process". Am J Physiol 277(4 Pt 1): C603–C604, 1999

Siebert U, Schneeweiß S: Zur Dosierung und Wirkung von Biotin bei Nagel- und Haarwachstumsstörungen. Hautnah Dermatologie 6: 438–443, 1996

Zempleni J: Uptake, localization, and noncarboxylase roles of biotin. Annu Rev Nutr 25: 175–96, 2005

Zempleni J, Mock DM: Marginal biotin deficiency is teratogenic. Proc Soc Exp Biol Med 223: 14–21, 2000

Folsäure

Bailey LB, Gregory JF: Folate metabolism and requirements. J Nutr 129: 779–782, 1999

Choi SW, Mason JB: Folate and carcinogenesis: an integrated schema. J Nutr 130: 129–132, 2000

Deutsche Gesellschaft für Ernährung (DGE), Österreichische Gesellschaft für Ernährung (ÖGE), Schweizerische Gesellschaft für Ernährungsforschungsforschung (SGE), Schweizerische Vereinigung für Ernährung (SVE): Referenzwerte für die Nährstoffzufuhr. Umschau/Braus, Frankfurt am Main, S. 117–122, 2000

Fleming A: The role of folate in the prevention of neural tube defects: human and animal studies. Nutr Rev 59 (8 Pt 2): S13–S20, 2001

Krishnaswamy K, Madhavan Nair K: Importance of folate in human nutrition. Br J Nutr 85 (Suppl 2): S115–S124, 2001

Lucock M, Yates Z: Folic acid – vitamin and panacea or genetic time bomb? Nat Rev Genet 6 (3): 235–40, 2005

Lucock M: Folic aid: Nutritional biochemistry, molecular biology, and role in disease processes. Mol Gen Metabol 71: 121–138, 2000

Malouf M, Grimley EJ, Areosa SA: Folic acid with or without vitamin B12 for cognition and dementia. Cochrane Database Syst Rev (4): CD004514, 2003

Moat SJ, Doshi SN, Lang D, McDowell IF, Lewis MJ, Goodfellow J: Treatment of coronary heart disease with folic acid: is there a future? Am J Physiol Heart Circ Physiol 287 (1): H1–7, 2004

Rosenberg ICH: B vitamins, homocysteine and neurocognitive function. Nutr Rev 59 (8): S69–S73, 2001

Stanger O, Herrmann W, Pietrzik K, Fowler B, Geisel J, Dierkes J, Weger M; DACH-LIGA Homocystein e. V. DACH-LIGA homocystein (german, austrian and swiss homocysteine society): consensus paper on the rational clinical use of homocysteine, folic acid and B-vitamins in cardiovascular and thrombotic diseases: guidelines and recommendations. Clin Chem Lab Med 41 (11): 1392–403, 2003

Ströhle A, Wolters M, Hahn A: Folic acid and colorectal cancer prevention: molecular mechanisms and epidemiological evidence. Int J Oncol 26 (6): 1449–64, 2005

Wenzel U: Mikronährstoffe. In: Stein J, Jauch K-W: Praxishandbuch klinische Ernährung und Infusionstherapie. Springer, Berlin – Heidelberg – New York, S. 88–123, 2003

Wolters M, Ströhle A, Hahn A: Altersassoziierte Veränderungen im Vitamin-B_{12}- und Folsäurestoffwechsel. Pathophysiologische Konsequenzen und Empfehlungen. Z Gerontol Geriatr 37: 109–35, 2004

Niacin

Deutsche Gesellschaft für Ernährung (DGE), Österreichische Gesellschaft für Ernährung (ÖGE), Schweizerische Gesellschaft für Ernährungsforschungsforschung (SGE), Schweizerische Vereinigung für Ernährung (SVE): Referenzwerte für die Nährstoffzufuhr. Umschau/Braus, Frankfurt am Main, S. 109–112, 2000

Hageman GJ, Stierum RH: Niacin, poly(ADP-ribose) polymerase-1 and genomic stability. Mutat Res 475: 45–56, 2001

Hageman GJ, Stierum RH, van Herwijnen MH, van der Veer MS, Kleinjans JC: Nicotinic acid supplementation: effects on niacin status, cytogenetic damage, and poly(ADP-ribosylation) in lymphocytes of smokers. Nutr Cancer 32: 113–120, 1998

Jacobson EL, Shieh WM, Huang AC: Mapping the role of NAD metabolism in prevention and treatment of carcinogenesis. Mol Cell Biochem 193: 69–74, 1999

Kamanna VS, Kashyap ML: Mechanism of action of niacin on lipoprotein metabolism. Curr Atheroscler Rep 2: 36–46, 2000

Kirkland JB: Niacin and carcinogenesis. Nutr Cancer 46 (2): 110–8, 2003

Lampeter EF, Klinghammer A, Scherbaum WA, Heinze E, Haastert B, Giani G, Kolb H: The Deutsche Nicotinamide Intervention Study: an attempt to prevent type I diabetes. Diabetes 47: 980–984, 1998

Levy DR, Pearson TA: Combination niacin and statin therapy in primary and secondary prevention of cardiovascular disease. Clin Cardiol 28 (7): 317–20, 2005

Powers HJ: Current knowledge concerning optimum nutritional status of riboflavin, niacin and pyridoxine. Proc Nutr Soc 58: 435–440, 1999

Weitberg AB: Effect of nicotinic acid supplementation on oxygen radical-induced genetic damage in human lymphocytes. Mut Res 216: 197–201, 1989

Pantothensäure

Deutsche Gesellschaft für Ernährung (DGE), Österreichische Gesellschaft für Ernährung (ÖGE), Schweizerische Gesellschaft für Ernährungsforschungsforschung (SGE), Schweizerische Vereinigung für Ernährung (SVE): Referenzwerte für die Nährstoffzufuhr. Umschau/Braus, Frankfurt am Main, S. 123–126, 2000

Gaßmann B: Pantothensäure. Ernährungs-Umschau 46 (4): 43–47, 1999

Leonardi R, Zhang YM, Rock CO, Jackowski S: Coenzyme A: back in action. Prog Lipid Res 44 (2–3): 125–53, 2005

Leung LH: Pantothenic acid deficiency as the pathogenesis of acne vulgaris. Med Hypotheses 44: 490–492, 1995

Plesofsky-Vig N, Brambl R: Pantothenic acid and coenzyme A in cellular modification of proteins. Annu Rev Nutr 8: 461–482, 1988

van den Berg H: Bioavailability of pantothenic acid. Eur J Clin Nutr 51 (Suppl) 1: S62–63, 1997

Weinmann BJ, Hermann D: Studies on wound healing: effects of Calcium d-pantothenate on the migration, proliferation, and protein synthesis of human dermal fibroblasts in culture. Int J Vitam Nutr Res 69: 113–119, 1999

Carnitin

Atar D, Spiess M, Mandinova A, Cierpka H, Noll G, Luscher TF: Carnitine – from cellular mechanisms to potential clinical applications in heart disease. Eur J Clin Invest 27 (12): 973–976, 1997

Brass EP: Supplemental carnitine and exercise. Am J Clin Nutr 72 (2 Suppl): 618S–623S, 2000

Foster DW: The role of the carnitine system in human metabolism. Ann N Y Acad Sci 1033: 1–16, 2004

Kerner J, Hoppel C: Genetic disorders of carnitine metabolism and their nutritional management. Annu Rev Nutr 18: 179–206, 1998

Kazmi WH, Obrador GT, Sternberg M, Lindberg J, Schreiber B, Lewis V, Pereira BJ: Carnitine therapy is associated with decreased hospital utilization among hemodialysis patients. Am J Nephrol 25 (2): 106–15, 2005

Raskind JY, El-Chaar GM: The role of carnitine supplementation during valproic acid therapy. Ann Pharmacother 34 (5): 630–638, 2000

Rebouche CJ, Seim H: Carnitine metabolism and its regulation in microorganisms and mammals. Annu Rev Nutr 18: 39–61, 1998

Stanley CA: Carnitine deficiency disorders in children. Ann N Y Acad Sci 1033: 42–51, 2004

Cholin

Canty DJ, Zeisel SH: Lecithin and choline in human health and disease. Nutr Rev 52 (10): 327–339, 1994

Fioravanti M, Yanagi M: Cytidinediphosphocholine (CDP-choline) for cognitive and behavioural disturbances associated with chronic cerebral disorders in the elderly. Cochrane Database Syst Rev 18 (2): CD000269, 2005

Klein J: Cholin und Lezithin. Deutsche Apotheker Zeitung 139 (10): 1041–1050, 1999

Shronts EP: Essential nature of choline with implications for total parenteral nutrition. J Am Diet Assoc 97 (6): 639–646, 1997

Zeisel SH: Choline. A nutrient that is involved in the regulation of cell proliferation, cell death, and cell transformation. Adv Exp Med Biol 399: 131–141, 1996

Zeisel SH, Blusztajn JK: Choline and human nutrition. Annu Rev Nutr 14: 269–296, 1994

Zeisel SH: Choline: needed for normal development of memory. J Am Coll Nutr 19 (5 Suppl): 528S–531S, 2000

Liponsäure

Evans JL, Goldfine ID: Alpha-lipoic acid: a multifunctional antioxidant that improves insulin sensitivity in patients with type 2 diabetes. Diabetes Technol Ther 2 (3): 401–413, 2001

Packer L: alpha-Lipoic acid: a metabolic antioxidant which regulates NF-kappa B signal transduction and protects against oxidative injury. Drug Metab Rev 30 (2): 245–275, 1998

Packer L, Kraemer K, Rimbach G: Molecular aspects of lipoic acid in the prevention of diabetes complications. Nutrition 17 (10): 888–895, 2001

Smith AR, Shenvi SV, Widlansky M, Suh JH, Hagen TM: Lipoic acid as a potential therapy for chronic diseases associated with oxidative stress. Curr Med Chem 11 (9): 1135–46, 2004

Ströhle A: Liponsäure – zwischen experimentellen Befunden und klinischer Evidenz. Teil 1. J Orthomol Med 12 (2): 181–192, 2004

Ströhle A: Liponsäure – zwischen experimentellen Befunden und klinischer Evidenz. Teil 2. J Orthomol Med 12 (3): 311–322, 2004

Ziegler D, Reljanovic M, Mehnert H, Gries FA: Alpha-lipoic acid in the treatment of diabetic polyneuropathy in Germany: current evidence from clinical trials. Exp Clin Endocrinol Diabetes 107 (7): 421–430, 1999

Coenzym Q_{10}

Beal MF: Coenzyme Q_{10} administration and its potential for treatment of neurodegenerative diseases. Biofactors 9 (2–4): 261–266, 1999

Ebadi M, Govitrapong P, Sharma S, Muralikrishnan D, Shavali S, Pellett L, Schafer R, Albano C, Eken J: Ubiquinone (coenzyme q10) and mitochondria in oxidative stress of parkinsondisease. Biol Signals Recept 10 (3–4): 224–253, 2001

Hodgson JM, Watts GF: Can coenzyme Q_{10} improve vascular function and blood pressure? Potential for effective therapeutic reduction in vascular oxidative stress. Biofactors 18 (1–4): 129–36, 2003

Langsjoen PH, Langsjoen AM: The clinical use of HMG CoA-reductase inhibitors and the associated depletion of coenzyme Q_{10}. A review of animal and human publications. Biofactors 18 (1–4): 101–11, 2003

Mortensen SA: Overview on coenzyme Q_{10} as adjunctive therapy in chronic heart failure. Rationale, design and end-points of „Q-symbio" – a multinational trial. Biofactors 18 (1–4): 79–89, 2003

Overvad K, Diamant B, Holm L, Holmer G, Mortensen SA, Stender S: Coenzyme Q_{10} in health and disease. Eur J Clin Nutr 53 (10): 764–770, 1999

Shults CW, Haas RH, Beal MF: A possible role of coenzyme Q10 in the etiology and treatment of Parkinsondisease. Biofactors 9 (2–4): 267–272, 1999

Tran MT, Mitchell TM, Kennedy DT, Giles JT: Role of coenzyme Q_{10} in chronic heart failure, angina, and hypertension. Pharmacotherapy 21 (7): 797–806, 2001

6 Mineralstoffe

6.1 Klassifizierung und allgemeine Bedeutung

Neben den Hauptnährstoffen und Vitaminen ist der menschliche Organismus auf eine weitere Gruppe essenzieller Substanzen angewiesen, die unter dem Begriff Mineralstoffe zusammengefasst wird. Funktionell dienen diese **anorganischen Verbindungen** als Bau- und Wirkstoffe.

Die Heterogenität der einzelnen Mineralstoffe macht es schwer, eine Einteilung nach chemischen oder funktionellen Eigenschaften vorzunehmen. Ihre einzige Gemeinsamkeit besteht darin, dass sie in den Zellen in relativ geringen Konzentrationen enthalten sind. Ausgehend von ihrem mengenmäßigen Vorkommen hat sich die Einteilung in zwei Gruppen durchgesetzt: Mengen- und Spurenelemente.

Als **Mengenelemente** werden jene Mineralstoffe bezeichnet, die im Organismus in einer Konzentration von mehr als 50 mg/kg Körpergewicht vorhanden sind. Mineralstoffe, deren Konzentration unterhalb von 50 mg/kg Körpergewicht liegt, zählen dagegen zur Gruppe der **Spurenelemente**. Eine **Sonderstellung** nimmt das **Eisen** ein, das mit rund 60 mg/kg Körpergewicht im Organismus enthalten ist, aber aufgrund seiner Funktion den Spurenelementen zugerechnet wird.

Zu den Mengenelementen zählen die Metalle **Natrium, Kalium, Calcium** und **Magnesium** sowie die drei Nichtmetalle **Chlor, Schwefel** und **Phosphor**. Im wässrigen Milieu liegen die Mengenelemente vorwiegend als Kationen (Na$^+$, K$^+$, Ca^{2+}, Mg^{2+}) und Anionen (Cl$^-$, PO$_4^{3-}$, SO$_4^{2-}$) vor und werden deshalb auch als **Elektrolyte** bezeichnet. Sie erfüllen im Organismus sehr verschiedene Funktionen. Als Ladungsträger sind sie an der Aufrechterhaltung des **osmotischen Drucks** und damit an der Regulation des **Wasserhaushalts** beteiligt. Magnesium- und Calciumionen stellen **Enzymaktivatoren** dar, Phosphor ist in Form des Dihydrogen-Hydrogenphosphat-Systems an der Regulation des intrazellulären **pH-Wertes** beteiligt. Einige Mengenelemente, insbesondere Calcium, Magnesium und Phosphor, dienen als **Bausteine** der harten Gewebe wie Zähne und Knochen. Die unterschiedliche **Kompartimentierung** der Elektrolyte (Na$^+$ und Cl$^-$ hauptsächlich extrazellulär, K$^+$, Mg^{2+}, PO$_4^{3-}$ sowie SO$_4^{2-}$ vorwiegend intrazellulär) geht mit der Ausbildung eines **elektrochemischen Gradienten** einher, der die Grundvoraussetzung für die neuromuskuläre Erregbarkeit bildet. Auch verschiedene transzelluläre Transportprozesse (Bsp.: Glucoseaufnahme durch Epithelzellen des Dünndarms; siehe Kap. 1.3) werden hierdurch erst ermöglicht.

Die **Spurenelemente** bedürfen aus ernährungsphysiologischer Sicht einer differenzierten Betrachtung. Bislang sind **10 Elemente** bekannt, deren Essenzialität für den Menschen zweifelsfrei nachgewiesen werden konnte. Daneben finden sich im menschlichen Organismus zahlreiche weitere anorganische Verbindungen, deren Bedeutung für den menschlichen Organismus bislang nicht eindeutig geklärt ist. Tierexperimentelle Untersuchungen legen die Vermutung nahe, dass diese auch beim Menschen an Stoffwechselprozessen beteiligt sind. Der Nachweis der Essenzialität dieser Substanzen ist dadurch erschwert, dass bereits extrem geringe Mengen ausreichen, um die Versorgung sicherzustellen. Zur Gruppe der **möglicherweise essenziellen Spurenelemente** gehören u. a. Aluminium, Silicium und Zinn. Als nicht-essenziell gelten Antimon, Blei und Quecksilber, die bereits in geringen Konzentrationen toxisch wirken. Die biologische Bedeutung der Spurenelemente ergibt sich aus ihrer Beteiligung an enzymkatalysierten Vorgängen, wo sie als **Cofaktoren** fungieren. Je nach Bindungsart, die zwischen den Metall-Ionen und dem Proteinanteil des Enzyms herrscht, wird zwischen **Metalloenzymen** und **metallaktivierten Enzymen** unterschieden. Während bei Metalloenzymen die Bindungspartner fest und hochspezifisch miteinander verbunden sind, zeichnen sich metallaktivierte Enzyme durch die lockere Assoziation von Protein und Metallionen aus. Neben der Modulation der Enzymstruktur – besonders des aktiven Zentrums – binden Spurenelemente Substrate und Coenzyme, worauf ihr katalytisches Potenzial zurückzuführen ist. Viele Spurenelemente sind darüber hinaus wichtiger Strukturbestandteil nichtenzymatischer Verbindungen. Beispiel hierfür ist Iod bei den Schilddrüsenhormonen (siehe Kap. 6.3.3) und Eisen beim Hämoglobin (siehe Kap. 6.3.1).

Der Organismus bedient sich einer Vielzahl von Mechanismen, um die **Homöostase** der einzelnen Mengen- und Spurenelemente zu gewährleisten. Abhängig vom Versorgungszustand werden dabei Absorption und Exkretion angepasst. Daneben trägt die Speicherung von Mineralstoffen bzw. die Mobilisierung der Speicherverbindungen zur Aufrechterhaltung der Homöostase bei. Durch diese verschiedenen Regulationsmechanismen ist der Organismus in der Lage, große Zufuhrschwankungen innerhalb elementspezifischer Grenzen auszugleichen.

Der analytisch bestimmte **Mineralstoffgehalt** eines Nahrungsmittels hat häufig nur wenig Aussagekraft. Ähnlich den Vitaminen treten auch bei Mineralstoffen Verluste bei der Absorption auf. Die Verfügbarkeit der Mengen- und Spurenelemente wird von zahlreichen Faktoren beeinflusst. So kann die Absorption z. B. durch die chemische Bindungsform des Elements im Nahrungsmittel sowie durch Wechselwirkungen mit anderen Elementen und Nahrungskomponenten gefördert oder gemindert werden. Auch die Höhe der Zufuhr und der Versorgungsstatus des Organismus können die Absorption beeinflussen.

Eine mangelhafte Versorgung mit essenziellen Mineralstoffen führt auf Dauer zu tiefgreifenden Ausfallerscheinungen. Dabei ist das frühe klinische Bild häufig weitgehend unspezifisch, so dass eine frühzeitige Diagnostik erschwert wird.

Neben einseitiger bzw. inadäquater Ernährung sind häufig genetisch bedingte Stoffwechselerkrankungen oder Absorptionsstörungen die Ursache von Mangelzuständen. Auch Personengruppen mit einem erhöhten Mineralstoffbedarf, wie Schwangere (siehe Kap. 18.2.2) oder Leistungssportler (siehe Kap. 18.6.3), neigen zu latenten Mangelerscheinungen.

6.2 Mengenelemente

6.2.1 Natrium

Eigenschaften, Vorkommen und Verfügbarkeit

Natrium ist ein Alkalimetall, das als einfach geladenes Kation in der Natur vorwiegend in gebundener Form vorkommt. Für den Menschen ist **Kochsalz** (NaCl) eine wesentliche, aber nicht essenzielle **Natriumquelle**. In 1 g Kochsalz sind 400 mg Natrium enthalten. Es wird heute vorwiegend als Würz- oder Konservierungsmittel eingesetzt. Daher weisen alle industriell verarbeiteten und zubereiteten Nahrungsmittel einen hohen Gehalt an Natrium auf, insbesondere Fleisch- und Wurstwaren, Hartkäse, Brot sowie Dosengemüse und Fertigsaucen. Frische pflanzliche Produkte wie Gemüse, Obst und Getreide sind dagegen natriumarm. Die Verfügbarkeit von Natrium ist sehr gut, aufgrund seiner hohen Löslichkeit erfolgt die Absorption nahezu vollständig.

Stoffwechsel

Die **Aufnahme** von Natrium in die Mucosazelle erfolgt über verschiedene **Carriersysteme**, so z. B. mit der gleichzeitigen Absorption von Glucose oder Aminosäuren. Die treibende Kraft dieser Systeme ist ein elektrochemischer, zelleinwärts gerichteter Natriumgradient, der durch die Natrium-Kalium-Pumpe *(Na^+/K^+-ATPase)* in der basolateralen Membran der Epithelzelle erzeugt wird. Natrium folgt somit dem Konzentrationsgefälle zwischen Darmlumen und Mucosazelle. Neben dieser nährstoffgekoppelten Absorption trägt auch ein Na^+/H^+-Antiport zur intestinalen Natriumaufnahme bei.

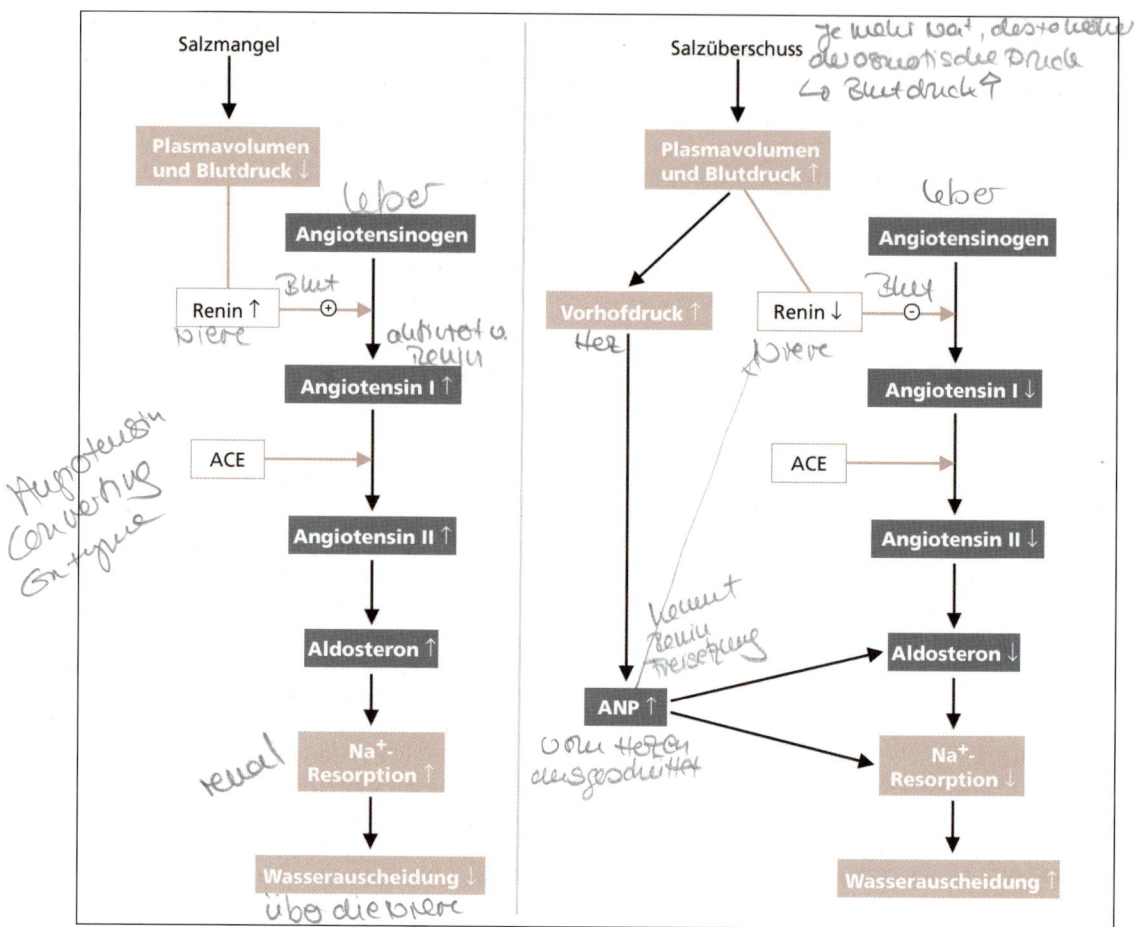

Abb. 6–1 Regulation des Natrium-Haushalts

Der gesamte **Körperbestand** an Natrium beträgt etwa 4000 mmol. Davon entfallen rund 95–98 % auf die extrazellulären Flüssigkeiten. Dort stellt Natrium mit 145 mmol/l das Hauptkation des **Extrazellulärraumes** dar, die intrazelluläre Natriumkonzentration beträgt hingegen nur ca. 10 mmol/l. Die **Ausscheidung** von Natrium erfolgt hauptsächlich über die Niere und wird hormonell über das **Renin-Angiotensin-Aldosteron-System** sowie das **atriale natriuretische Peptid (ANP)** reguliert (siehe Abb. 6–1).

Sinkt die Natriumkonzentration, so sezernieren die Nieren eine spezifische, als **Renin** bezeichnete Protease. Über die Blutbahn gelangt Renin zur Leber, wo es das Glycoprotein **Angiotensinogen** hydrolysiert und ein Decapeptid (**Angiotensin I**) abspaltet. Unter Einfluss einer weiteren, im Blutplasma und den Lungenkapillaren lokalisierten Protease (**Converting Enzyme**) wird Angiotensinogen I ebenfalls hydrolytisch gespalten. Das hierbei gebildete **Angiotensin II** stimuliert die **Aldosteronsynthese** und -sekretion der Nebennierenrinde und steigert auf diese Weise die renale Natriumreabsorption. Dieser effektive Regulationsmechanismus gestattet es, die Natriumausscheidung im Mangel nahezu vollständig zu unterbinden. Bei einem Anstieg des Blutvolumens wird aus den Vorhöfen des Herzens das **atriale natriuretische Peptid (ANP)** ausgeschüttet. ANP hemmt die Reninfreisetzung der Nieren und fördert die renale Natriumausscheidung. Die Regulation des intrazellulären Natriumgehalts erfolgt hauptsächlich über die Aktivität der *Na^+/K^+-ATPase*.

Funktion

Die Funktionen von Natrium im Stoffwechsel sind primär auf seine Eigenschaft als Ladungsträger (Na^+) zurückzuführen. So spielt Natrium eine wichtige Rolle bei der Aufrechterhaltung des **Membranpotenzials**, das Voraussetzung für die Erregbarkeit von Muskel- und Nervenzellen ist. Eine weitere wichtige Funktion des Natriums besteht in der **Osmoregulation** der Zellen und des Extrazellulärraumes. Je höher die Natriumkonzentration, desto höher ist der osmotische Druck. Durch den damit verbundenen Einfluss auf den Wasserhaushalt des Organismus ist Natrium wesentlich an der Regulation des **Blutdrucks** beteiligt (siehe Kap. 26.3.3). Darüber hinaus ist Natrium mineralischer Bestandteil der Knochen und wirkt als **Aktivator** verschiedener Enzyme, z. B. der α-Amylase. Auch die Absorption der Monosaccharide Glucose und Galactose sowie verschiedener Aminosäuren und Vitamine ist ein natriumabhängiger Prozess (siehe Kap. 1.3). Ebenso wird die Absorption von Wasser, die an einen osmotischen Gradienten gebunden ist, von Natrium beeinflusst.

Bedarf und Mangel

Ausgehend von Bilanzuntersuchungen ist für Erwachsene eine minimale Zufuhr von 550 mg Natrium/Tag notwendig. Generell wird eine **Aufnahme von 3 bis 6 g NaCl/Tag** ($\cong$ 2 g Na^+) als ausreichend erachtet. Durch den hohen Verzehr NaCl-reicher Nahrungsmittel wie Käse oder Wurstwaren übersteigt die Aufnahme durchweg die empfohlene Tagesmenge und liegt im Durchschnitt bei etwa 12–15 g NaCl/Tag. Insbesondere bei Männern liegt die Aufnahme ein Vielfaches über der empfohlenen Zufuhr. Da Natrium in Form von NaCl in den üblichen Nahrungsmitteln mehr als reichlich enthalten ist, ist ein ernährungsbedingter Natriummangel in den westlichen Industrienationen nicht zu befürchten. Selbst bei Personen, die aufgrund starker körperlicher Tätigkeiten z. T. erhebliche Natriumverluste über den Schweiß aufweisen (z. B. Sportler), sind in der Regel ausreichend versorgt (siehe Kap. 18.6.3).

Ein **Natriummangel (Hyponatriämie)** ist meist auf sekundäre Faktoren zurückzuführen. So treten bei Diarrhoen und Erbrechen hohe gastrointestinale Natriumverluste auf. Endokrine Störungen wie Aldosteronmangel (Morbus Addison), verschiedene Nierenerkrankungen (u. a. interstitielle Nephritis) und der inadäquate Einsatz von Diuretika steigern die renale Ausscheidung und können ebenfalls zu einem Abfall des Natriumgehalts im Blut führen. Sinkt die Natriumkonzentration im Serum unter 120 mmol/l, so treten klassische Symptome auf. Hierzu zählen vor allem Hypotonie, Tachykardie und Muskelkrämpfe. In schweren Fällen treten zentralnervöse Ausfallerscheinungen (Somnolenz, Lethargie) hinzu, die bis zum Koma reichen können. Sie sind meist Folge der osmotisch bedingten Abnahme des Extrazellulärraumes und damit des Plasmavolumens (Hypovolämie).

Präventive und therapeutische Aspekte

Kontrovers wird die Frage diskutiert, welche Bedeutung der Natriumzufuhr bei der Entstehung des primären Bluthochdrucks zukommt (siehe Kap. 26.3.3). Aus epidemiologischen Untersuchungen ist bekannt, dass erhöhte Blutdruckwerte in Populationen mit hoher Kochsalzzufuhr häufiger auftreten. Eine kritische Analyse dieser Daten zeigt jedoch, dass der Einfluss von Kochsalz auf den Blutdruck weniger stark ausgeprägt ist, als lange Zeit vermutet wurde. Dabei spielen individuelle Unterschiede eine wichtige Rolle. Vor allem bei Personen, die eine genetisch bedingte **Salzsensitivität** aufweisen, ist der Kochsalzverzehr mit einem Anstieg der Blutdruckwerte assoziiert. Der Anteil der salzsensitiven Personen wird auf ca. 25 % geschätzt. Zudem scheint nicht nur die absolute Höhe der Kochsalzzufuhr das Blutdruckverhalten zu beeinflussen, sondern auch das Verhältnis von Natrium zu Kalium in der Nahrung (siehe Kap. 26.4.9). Inwieweit ein überhöhter Kochsalzverzehr an der Entstehung von **Osteoporose** beteiligt ist, ist bisher nicht genau geklärt (siehe Kap. 29.5). Zwar steigt die renale Calciumexkretion mit zunehmender Kochsalzzufuhr an, in Querschnittsstudien zeigte sich allerdings kein Zusammenhang zwischen der Höhe des Kochsalzkonsums und der Knochendichte.

6.2.2 Kalium

Eigenschaften und Vorkommen

Mit einer Konzentration von 150–160 mmol/l ist das Alkalimetall Kalium das bedeutendste Kation des **Intrazellulärraumes**. Für die **Kaliumversorgung** stehen vor allem Nahrungsmittel pflanzlicher Herkunft im Vordergrund. Gute Kaliumquellen sind Obst, Gemüse, Hülsenfrüchte, Nüsse und Getreidevollkorn (siehe **Tab. 6–1**). Lebensmittel tierischer Herkunft sind hingegen kaliumarm. Die Gehalte in Lebensmitteln können durch die Verarbeitung, insbesondere durch Auslaugverluste beim Garen, stark minimiert werden.

Stoffwechsel

Die **Absorption** von Kalium erfolgt sehr rasch und nahezu vollständig über einen aktiven Transportmechanismus (H^+/K^+-*ATPase*) in den oberen Dünndarmabschnitten. Daneben trägt auch die passive Diffusion, die parazellulär erfolgt, zur Kaliumaufnahme bei.

Der **Körperbestand** an Kalium beträgt rund 2 g/kg Körpergewicht. Davon sind ca. 99 % intrazellulär lokalisiert. Der Kaliumgehalt der Zellen schwankt in Abhängigkeit vom jeweiligen Gewebe und ist Ausdruck ihrer metabolischen Aktivität. So ist z. B. die Kaliumkonzentration in den Muskelzellen höher als in den Fettzellen. Die Ausscheidung von Kalium erfolgt hauptsächlich mit dem Urin. Nur ein geringer Teil (ca. 10 %) geht mit den Faeces verloren. Die Verluste über den Schweiß sind gering. In der Niere wird Kalium glomerulär filtriert und der weitaus größte Teil im proximalen Tubulus reabsorbiert. Im aufsteigenden Teil der Henle'schen Schleife findet dann die Aufnahme des verbliebenen Kaliums statt.

Die **Kaliumhomöostase** wird durch ein Zusammenspiel von Na^+/K^+-Pumpe und der renalen Kaliumexkretion aufrechterhalten (siehe **Abb. 6–2**) und unterliegt einer komplexen endokrinen Regulation. Dabei stimulieren Insulin und Catecholamine den Kaliumtransport in die Zellen, wodurch die extrazelluläre Kaliumkonzentration rasch abfällt. Demgegenüber stellt **Aldosteron** ein langfristig wirkendes Mineralcorticoid dar. Unter seinem Einfluss nimmt die Dichte der K^+-Kanäle in der apikalen Membran des Sammelrohrs zu und steigert so die renale Kaliumexkretion. Im Gegensatz zu Natrium ist das renale Kompensationsvermögen für Kalium weniger gut ausgeprägt, so dass auch beim Absinken des Blutkaliumspiegels noch erhebliche Mengen mit dem Urin ausgeschieden werden. Daher kann ein Kaliumdefizit leichter auftreten als ein entsprechender Natriummangel.

Funktion

Die wichtigste Funktion von Kalium ist die Aufrechterhaltung des **intrazellulären osmotischen Drucks**. Es wirkt dabei als Antagonist zum Natrium. Die physiologische Verteilung der beiden Kationen wird vor allem über die Aktivität der Na^+/K^+-*ATPase* bestimmt. Die hohe intrazelluläre Konzentration von Kalium ist auch wesentlich an der **Bioelektrizität** von Zellmembranen beteiligt und somit essenziell für Muskelkontraktionen und Reizweiterleitung. Änderungen des zellulären Kaliumgradienten gehen daher mit teils schweren funktionellen Störungen (u. a. Herzrhythmusstörungen) einher. Im Zellstoffwechsel nimmt Kalium als **Aktivator** zahlreicher **Enzyme**, vor allem in der Glycolyse (siehe Kap. 1.5), eine zentrale Rolle ein. Des Weiteren ist Kalium für den Aufbau von Proteinen und energiereichen Phosphatverbindungen notwendig. Ebenso sind Kaliumionen an der Regulation der Aktivität spannungsabhängiger Kanäle (z. B. Ca^{2+}-Kanäle) beteiligt.

Bedarf, Mangel und Intoxikation

Der **Bedarf** an Kalium für den gesunden Erwachsenen wird auf etwa 2 g/Tag geschätzt. Diese Menge wird auch während der Schwangerschaft und Stillzeit als ausreichend angesehen. Eine

Tab. 6–1 Kaliumgehalte ausgewählter Lebensmittel

Lebensmittel	Kalium (mg/100 g)
Sojabohne	1750
Aprikosen (gekocht)	1370
Weiße Bohnen	1300
Pistazienkerne	1020
Spinat	465
Broccoli	443
Kartoffeln (gekocht)	393
Bananen	157

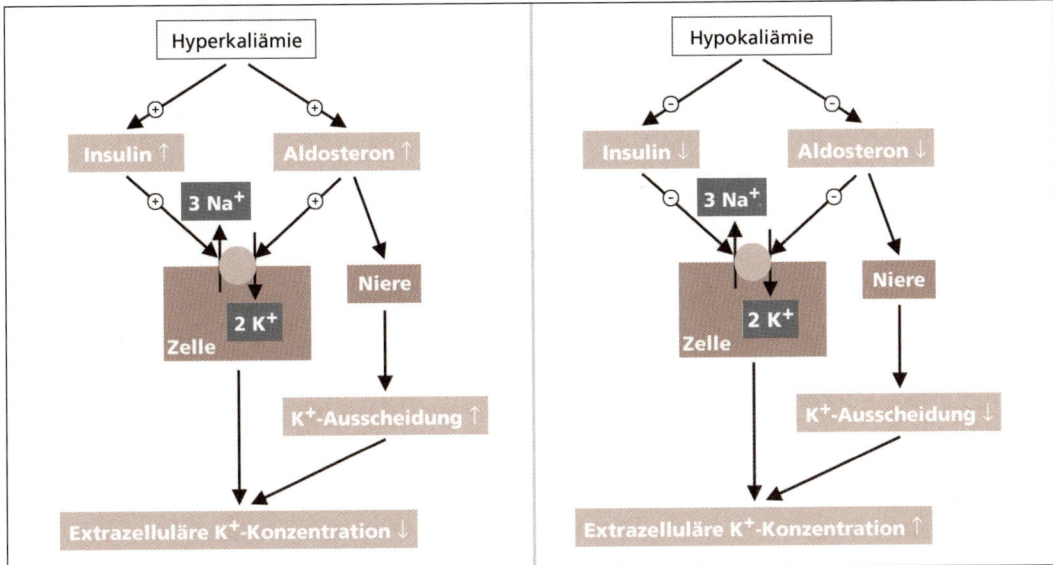

Abb. 6–2 Regulation des Kalium-Haushalts

durchschnittliche Mischkost enthält pro 4,2 MJ (1000 kcal) im Mittel 0,8–1,5 g Kalium und sichert daher eine ausreichende Bedarfsdeckung. Mit einer Zufuhr von 2–3 g Kalium ist die Versorgung in Deutschland in der Regel sichergestellt.

Ein **Kaliummangel** (Hypokaliämie) tritt in erster Linie infolge von gastrointestinalen oder renalen Verlusten auf. Insbesondere Diarrhoen, Erbrechen und Laxanzienabusus gehen mit hohen Verlusten einher. Endokrine Störungen wie Hyperaldosteronismus, Glucocorticoidüberschuss (Cushing-Syndrom) sowie Schleifendiuretika steigern die renale Ausscheidung und können zu einem Abfall des Kaliumgehalts im Blut führen. Eine Verschiebung des extrazellulären Kaliums in den Intrazellulärraum ist ebenso mit einem Abfall des Kaliumspiegels verbunden. Vor allem bei Alkalose ist dieses Phänomen anzutreffen. Grund hierfür ist die Wechselbeziehung zwischen K^+ und H^+, die dazu führt, dass bei einem erhöhten pH-Wert Kalium vermehrt ins Zellinnere gelangt. Da Kalium eine zentrale Stellung im Stoffwechsel der Muskel- und Nervenzellen einnimmt, äußert sich eine **Hypokaliämie** vor allem in Form von neuromuskulären Symptomen. Neben allgemeinen Erschöpfungszuständen kommt es zu Muskelschwäche und -krämpfen, Parästhesien, Lähmungen und Obstipation. Die Hyperpolarisation der Zellmembran führt am Herzen zur Störung der Erregungsleitung, die bis hin zu Rhythmusstörungen reichen. Besonders bei digitalisierten Personen treten verstärkt Extrasystolen auf.

Eine **Hyperkaliämie** beruht meist auf einer gestörten renalen Ausscheidung. Dies ist etwa bei endokrinen Erkrankungen (Addison-Krankheit, Niereninsuffizienz) zu beobachten. Bei Acidose gelangt Kalium im Austausch mit H^+ vermehrt in den Extrazellulärraum, was ebenfalls zur Entstehung einer Hyperkaliämie führt. Auch bei einer Digitalisintoxikation ist – über die Hemmung der Na^+/K^+-ATPase – die Kaliumkonzentration im Blut gesteigert. In Folge der erhöhten extrazellulären Kaliumwerte sinkt das Membranpotenzial der Nerven- und Muskelzellen. Klinisch tritt die gestörte Erregungsbildung und -leitung durch unspezifische Symptome wie Parästhesien und Muskelschwäche in Erscheinung. Am Herzen kommt es zu bradykarden Rhythmusstörungen, die bis hin zum Herzstillstand reichen können.

Präventive und therapeutische Aspekte

Aufgrund seiner physiologischen Eigenschaften besitzt Kalium einige Wirkungen, die von ernährungsmedizinischem Interesse sind. So wird das **Blutdruckverhalten** offenbar in einem hohen Maße von der Kaliumzufuhr beeinflusst. Eine kaliumreiche Ernährung bzw. Kaliumsupplemente können zusammen mit einer verminderten Kochsalzzufuhr (siehe Kap. 26.4.9) den Blutdruck effektiv senken. Zusätzlich reduziert eine hohe Kaliumaufnahme das Risiko für zahlreiche Erkrankungen. Hierzu gehören u. a. **Apoplektischer Insult** und calciumhaltige **Nierensteine**. Außerdem scheint Kalium die **Glucosetoleranz** zu verbessern.

6.2.3 Calcium

Eigenschaften, Vorkommen und Verfügbarkeit

Das Erdalkalimetall Calcium ist das fünfthäufigste Element der Erde. In seiner ionisierten Form trägt es zwei positive Ladungen. Zu den **Calciumlieferanten** (siehe Tab. 6-2) in der menschlichen Ernährung zählen vor allem Milch und Milchprodukte, wobei insbesondere Hartkäsesorten hohe Gehalte aufweisen. Auch Trinkwasser kann je nach Härtegrad beachtliche Mengen enthalten. Einige Gemüse wie Broccoli, Grünkohl und Fenchel sowie verschiedene Nusssorten (Mandeln, Haselnüsse, Paranüsse) sind ebenfalls reich an Calcium. Dagegen ist der Calciumgehalt von Obst, Fleisch und Fisch gering und trägt nur unwesentlich zur Bedarfsdeckung bei.

Die **Verfügbarkeit** des Nahrungscalciums wird von einer Vielzahl von Faktoren beeinflusst und liegt zwischen 30 und 50 %. Pflanzliche Nahrungsinhaltsstoffe schränken die Absorption von Calcium vielfach ein. Dies ist vor allem auf Komplexbildner wie Oxalsäure und Phytinsäure zurückzuführen. So bildet z. B. die in Spinat und Rhabarber reichlich enthaltene **Oxalsäure** mit Calcium einen schwerlöslichen Calcium-Oxalat-Komplex. Auch **Phytinsäure**, die in großen Mengen in den Kleiebestandteilen von Getreide zu finden ist, sowie langkettige gesättigte Fettsäuren reagieren mit Calcium zu schwerlöslichen Salzen. Hingegen verbessern Milchsäure, Citronensäure und Lactose sowie einige Aminosäuren die Calciumaufnahme.

Stoffwechsel

Die **Calciumabsorption** erfolgt im Duodenum und Jejunum über einen aktiven, transepithelialen Prozess. Daneben trägt die passive Diffusion, die parazellulär verläuft, zur Aufnahme bei. Der aktive Absorptionsmechanismus erfolgt unter Beteiligung eines calciumbindenden Proteins (**Calbindin**), das als spezifischer Calcium-Carrier fungiert und den Mineralstoff durch den Enterocyten zur basolateralen Membran transportiert. Über eine dort lokalisierte Ca^{2+}-ATPase gelangt Calcium ins Blut.

Von entscheidender Bedeutung für die Kontrolle der **Calciumaufnahme** ist Vitamin D (siehe Kap. 5.3.2). Physiologisch aktives **Vitamin D** (1,25-$(OH)_2$-D_3) induziert im Darm die Expression von Calbindin und steigert auf diese Weise die aktive Calciumabsorption in die Mucosazelle. Calcium kann zwar auch – wie bereits erwähnt – passiv die Darmwand durchdringen, allerdings ist dieser Prozess weit weniger effektiv und reicht zur Bedarfsdeckung alleine nicht aus.

Der **Gesamtbestand** des Erwachsenen beträgt etwa 400 mmol Calcium/kg Körpergewicht. Davon ist der größte Teil (99 %) im Knochen gespeichert. Im Blut befindet sich dagegen nur 1 % des Calciumbestandes; es liegt dort in drei verschiedenen Formen vor. **Ionisiertes Calcium** bildet mit rund 45 % den größten Anteil und stellt die eigentlich biologisch aktive Form dar. Etwa 15 % liegt als **Calciumproteinat** vor, davon ein Großteil in Albumin-gebundener Form. Auf **komplexiertes Calcium**, vor allem als Calciumphosphat, -citrat und -bicarbonat, entfallen rund 15 %.

Die Calciumkonzentration des Plasmas wird in einem relativ engen Bereich (2,2–2,5 mmol/l) konstant gehalten. Die Regulation erfolgt über mehrere Hormonsysteme. Dabei spielen Vitamin D, Parathormon und Calcitonin die wesentliche Rolle (**siehe Abb. 6–3**). Daneben können die

Tab. 6-2 Calciumgehalte ausgewählter Lebensmittel

Lebensmittel	Calcium (mg/100 g)
Parmesan (32 % Fett i. Tr.)	1180
Emmentaler (45 % Fett i. Tr.)	1100
Edamer (45 % Fett i. Tr.)	678
Mandeln	252
Haselnüsse	225
Grünkohl (roh)	212
Kuhmilch (3,5 % Fett)	120
Fenchel	109
Broccoli (roh)	105
Porree (Lauch) (roh)	87

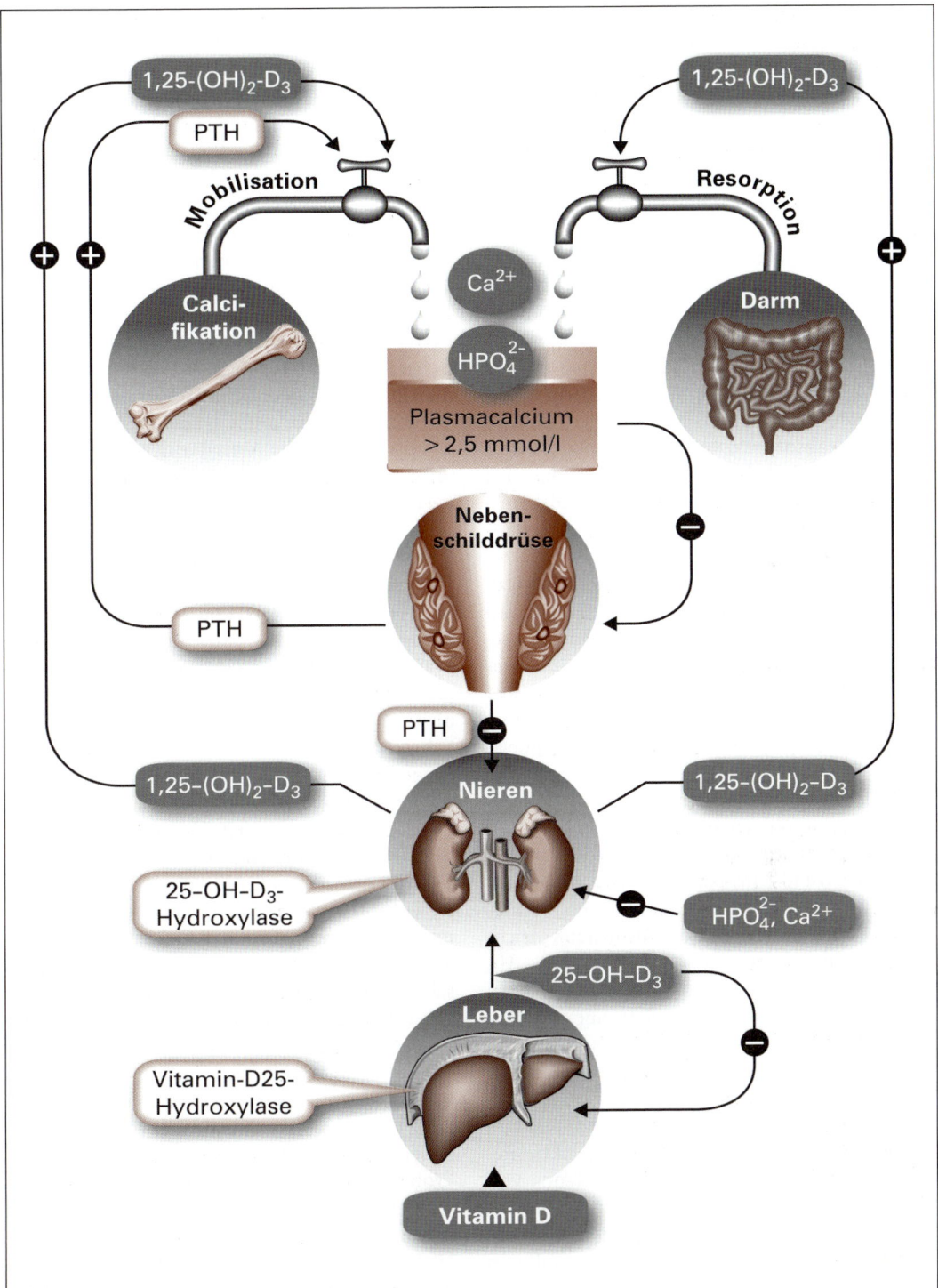

Abb. 6–3 Endokrine Regulation des Calciumstoffwechsels. PTH: Parathormon; 1,25-(OH)$_2$-D$_3$: 1,25-Dihydroxycholecalciferol, Calcitriol; 25-OH-D$_3$: 25-Hydroxycholecalciferol (Stettin et al. 2005)

Schilddrüsenhormone Thyroxin und Triiodthyronin sowie Estrogene, Androgene, Insulin und Glucagon modifizierend in das Geschehen eingreifen.

Sinkt die Calciumkonzentration im Plasma, wird aus der Nebenschilddrüse **Parathormon** (PTH) ausgeschüttet. PTH bewirkt in der Niere eine verstärkte Umwandlung von 25-Hydroxycholecalciferol in die biologisch aktive Form **1,25-Dihydroxycholecalciferol**. Unter dessen Einfluss wird in der Darmschleimhaut die Bildung des calciumbindenden Proteins (**Calbindin**) induziert, so dass die Calciumabsorption ansteigt. Gleichzeitig fördert 1,25-(OH)$_2$-D$_3$ (siehe Kap. 5.3.2) synergistisch mit Parathormon die Calciummobilisierung in den Knochen. Zudem wird die Reabsorption von Calcium in der Niere hochreguliert und der Calciumverlust über den Urin gemindert. Die verschiedenen Mechanismen führen insgesamt zu einem Anstieg des Blut-Calciumspiegels.

Übersteigt die Calciumkonzentration einen bestimmten Schwellenwert, wird das zum Parathormon antagonistisch wirkende **Calcitonin** sezerniert. Calcitonin senkt den Calcium-Plasmaspiegel, indem es gemeinsam mit **Estrogen** die Einlagerung von Calcium in die Knochen verstärkt sowie die tubuläre Reabsorption mindert.

Funktion

Calcium ist zusammen mit Phosphat in Form des Hydroxylapatits [Ca$_{10}$(OH)$_2$(PO$_4$)$_6$] Bestandteil der Knochen und Zähne und bestimmt wesentlich die Festigkeit der Hartgewebe. Neben seiner Stützfunktion dient die Knochensubstanz gleichzeitig als **Calciumdepot**, aus dem es bei einem Abfall der Serumkonzentration freigesetzt werden kann. Damit kommt dem Skelett eine wichtige Funktion bei der Calciumhomöostase zu. Zwar ist die Konzentration von Calcium in den Zellen der übrigen Gewebe gering, dennoch besitzt es gerade hier wichtige Funktionen als **Signalmolekül**. So wird z. B. die **Muskelkontraktion** (elektromechanische Kopplung) durch die Freisetzung von Calcium aus dem sarkoplasmatischen Retikulum eingeleitet. Bei der **Reizübertragung** im Nervensystem führt der Einstrom von extrazellulärem Calcium während des Aktionspotenzials zur Freisetzung von Neurotransmittern aus den Vesikeln der Synapsen. Auch die Sekretion endokriner Drüsen wie z. B. die Insulinausschüttung aus den β-Zellen des Pankreas ist ein calciumabhängiger Vorgang. Des Weiteren ist Calcium an der Aktivierung des **Blutgerinnungssystems** beteiligt, indem es mit Phospholipiden und Gerinnungsfaktoren Komplexe bildet. Die Fähigkeit des Calciums, sich an Phospholipide zu binden, ist ebenfalls bedeutsam für die Stabilisierung der **Zellmembran** sowie deren selektive Permeabilität. Innerhalb der Zellen assoziiert Calcium mit **Calmodulin**, einem spezifischen Polypeptid. Der Calcium-Calmodulin-Komplex bindet reversibel an verschiedene *Kinasen* und beeinflusst dadurch deren Aktivität. Auf diese Weise wirkt Calcium als Cofaktor einiger **Schlüsselenzyme** (z. B. von Glycogensynthese und Glycolyse). Weiterhin reguliert Calcium die Aktivität der *Phospholipase A2* und ist damit in den Eicosanoidstoffwechsel (siehe Kap. 2.8) eingebunden.

Bedarf und Mangel

Die **wünschenswerte Calciumzufuhr** für Erwachsene liegt bei 1000 mg/Tag. Dieser Wert berücksichtigt eine durchschnittliche Resorptionsrate von 40 % und einen zusätzlichen Sicherheitszuschlag. Besondere Bedeutung gewinnt eine ausreichende Calciumversorgung während der Schwangerschaft (siehe Kap. 18.2) und Stillzeit (siehe Kap. 18.3), da hier erhebliche Mengen für die Versorgung des Embryos bzw. für die Milchbildung benötigt werden. Zur Optimierung der maximalen Knochenmasse und Prävention der **Osteoporose** ist der Calciumbedarf im Jugendalter erhöht. Zwischen dem 13. und 18. Lebensjahr sollte die Calciumzufuhr daher 1200 mg/Tag betragen. Die Empfehlungen der amerikanischen National Institutes of Health (NIH) liegen mit 1200–1500 mg/Tag noch etwas höher (siehe Kap. 29.5). In Deutschland liegt die Calciumaufnahme in allen Altersgruppen weit unter den Empfehlungen. Besonders kritisch ist die Versorgung von jungen Frauen, die meist lediglich 83 % der empfohlenen Zufuhr oder weniger erreichen. Problematisch ist die Versorgung auch bei älteren Personen, insbesondere bei Frauen nach der Menopause, sowie bei Veganern (siehe Kap. 19.2.3) und Patienten mit Lactoseintoleranz (siehe Kap. 31), chronisch-entzündlichen Darmerkrankungen (siehe Kap. 36) und Kurzdarmsyndrom (siehe Kap. 34).

Eine **Hypocalcämie** (Serumcalcium < 2,0 mmol/l) ist meist auf eine Störung im Parathormon- (Hypoparathyreoidismus) oder Vitamin-D-Stoffwechsel zurückzuführen. Auch verschiedene Medikamente wie Calcitonin, Furosemid und Mithramycin senken die Calciumkonzentration. Bei Alkalose bindet das freie Calcium vermehrt an Plasmaproteine, was ebenfalls zu klinischen Symptomen führt. Leitsymptom ist die Tetanie, die mit typischen neuromuskulären Störungen (Parästhesien, **Pfötchenstellung**) einhergeht. In einzelnen Fällen treten cerebrale Krampfanfälle auf. Am Herzen kommt es zu Arrhythmien. Eine chronische Unterversorgung mit Calcium – meist aufgrund von Vitamin-D-Mangel – beeinträchtigt in der Kindheit die Mineralisation des Skeletts. Besonders an den Extremitäten und am Thorax treten typische rachitische Veränderungen auf (siehe Kap. 5.3.2).

Präventive und therapeutische Aspekte

Besondere Bedeutung gewinnt die Calciumzufuhr in der Phase des Knochenaufbaus hinsichtlich der **Osteoporose-Prophylaxe**. Die höchste Knochendichte und größte Knochenmasse wird zwischen dem 25. und 35. Lebensjahr erreicht. Danach verliert der Knochen kontinuierlich an Masse, womit das Risiko für Knochenbrüche steigt. Ein optimaler Aufbau der Knochenmasse in der Jugend, der eine ausreichende Calciumversorgung voraussetzt, verringert bzw. verzögert dieses Risiko. Allerdings ist die Calciumversorgung insbesondere bei Kindern und Jugendlichen sowie bei jungen Frauen häufig unzureichend (siehe Kap. 29.5). Auch Senioren sind vielfach unterversorgt, ein Umstand, der in Verbindung mit der marginalen Vitamin-D-Versorgung das Risiko für Frakturen ansteigen lässt. Hier bietet sich die Intervention mit entsprechenden Supplementen an (siehe Kap. 18.5.3). Neben seinem Einfluss auf die Knochenstruktur wird Calcium als **chemopräventiver Nahrungsfaktor** diskutiert. Hierfür sprechen epidemiologische Daten, die zeigen, dass eine hohe Calciumaufnahme mit einem verminderten Risiko für **Colon-Carcinome** assoziiert ist. Unterstrichen wird dieser Befund durch experimentelle Studien, wonach Calcium das Wachstum von Colon-Carcinomzellen hemmt. In Humanstudien inhibiert Calcium die Zellproliferation der Colon-Mucosa sowie die Bildung colorectaler Adenome. Neben der Fähigkeit, mit Fett- und Gallensäuren unlösliche Kalkseifen zu bilden, werden auch direkte Wirkungen von Calcium auf initiierte Zellen diskutiert. Allerdings sind solche protektiven Effekte erst ab einer Calciumaufnahme von 1500–2000 mg/Tag zu erwarten (siehe Kap. 28.3). Unklar ist bislang die Bedeutung, die Calcium bei **Bluthochdruck** (siehe Kap. 26.3.3) zukommt. Zwar weisen Hypertonie-Patienten häufig erniedrigte Plasma-Calciumkonzentrationen auf, allerdings ist nicht geklärt, ob dies als Folge oder Ursache der Hypertonie anzusehen ist. In Interventionsstudien bewirkten Calciumsupplemente eine leichte Senkung des Blutdrucks. Unter toxikologischen Gesichtspunkten gewinnt die Beobachtung an Bedeutung, dass eine hohe Calciumzufuhr in der Lage ist, die **Bleikonzentration** im Blut in einem niedrigen Bereich zu halten. Calcium hemmt sowohl die Bleiabsorption aus dem Darm als auch die Bleifreisetzung aus den Knochen.

6.2.4 Magnesium

Eigenschaften, Vorkommen und Verfügbarkeit

Das Erdalkalimetall Magnesium ist das achthäufigste Element der Erdkruste. Es findet sich sowohl im Pflanzen- wie auch im Tierreich. Im menschlichen Körper ist Magnesium nach Kalium das wichtigste **intrazelluläre Kation**; im Trinkwasser bestimmt es gemeinsam mit Calcium den Härtegrad.

Der Mineralstoff ist in den meisten Nahrungsmitteln tierischer und pflanzlicher Herkunft enthalten. In Pflanzen ist Magnesium essenzieller Bestandteil des Chlorophylls. Daher sind alle grünen Gemüse wichtige **Magnesiumlieferanten**. Daneben sind Vollkorngetreide, Hülsenfrüchte sowie Nüsse und Samen reich an Magnesium (**siehe Tab. 6–3**). Verschiedene Trink- und Mineralwässer sind ebenfalls gute Quellen. Bei der Zubereitung von Nahrungsmitteln können – besonders durch feuchte Garverfahren (Kochen, Blanchieren) – hohe **Magnesiumverluste** durch Auswaschen auftreten. Auch bei der Ausmahlung von Getreide gehen durch die Abtrennung der Kleie erhebliche Mengen an Magnesium verloren. Die Verfügbarkeit von Magnesium aus der

Tab. 6–3 Magnesiumgehalte ausgewählter Lebensmittel

Lebensmittel	Magnesium (mg/100 g)
Weizenvollkornmehl (Type 1700)	140
Haferflocken	139
Walnüsse	135
Spinat (roh)	58
Kohlrabi (roh)	43
Bananen	36
Edamer (45 % i. Tr.)	36
Schweinekotelett	24
Apfelsinen (roh)	14
Kuhmilch (3,5 % Fett)	12
Weizenmehl (Type 550)	10

Nahrung wird – ähnlich wie bei Calcium – durch absorptionshemmende Faktoren vermindert. Hierzu zählen Oxalat, Phytat, Ballaststoffe und Phosphate. Magnesiumsalze (z. B. Citrat und Lactat) werden hingegen gut absorbiert. Bei einer üblichen Mischkost ist von einer durchschnittlichen Absorptionsrate von 30 % auszugehen.

Stoffwechsel

Die **Absorption** erfolgt im gesamten Dünndarm, vorwiegend jedoch im distalen Jejunum und Ileum. Der daran beteiligte Transportmechanismus ist noch weitgehend ungeklärt. Vermutlich wird Magnesium bei niedrigen Konzentrationen über einen aktiven Prozess in die Mucosazelle transportiert, bei höherer Konzentration dominiert die passive Diffusion.

Der **Magnesiumbestand** eines Erwachsenen beträgt etwa 20–28 g. Damit liegt der Mineralstoff mengenmäßig hinter Natrium, Kalium und Calcium an vierter Stelle. Rund 60 % des gesamten Magnesiumbestandes sind in den **Knochen** lokalisiert. Weitere 35 % liegen **intrazellulär** (besonders in der Muskulatur) vor, die restlichen 5 % finden sich in der **extrazellulären** Flüssigkeit. Das im Knochen enthaltene Magnesium ist leicht verfügbar und steht mit dem extrazellulären Magnesium im Gleichgewicht. Das **Serummagnesium** liegt zu 2/3 in der biologisch aktiven, ionisierten Form vor; 1/3 ist dagegen proteingebunden.

Magnesium wird fast ausschließlich über die Nieren ausgeschieden. Die Höhe der renalen Magnesiumausscheidung wird mit Hilfe der **tubulären Rückresorption** kontrolliert. Dieser Prozess steht unter dem Einfluss verschiedener Hormone, u. a. von **Parathormon, ADH** und **Glucagon,** die vermutlich cAMP-vermittelt die renale Reabsorption stimulieren. Die genaue Regulation der Magnesiumhomöostase ist bislang nicht bekannt.

Funktion

Die Bedeutung des Magnesiums für den Organismus ergibt sich aus seiner Funktion als **Cofaktor** von Enzymen. Magnesium ist insbesondere Effektor von solchen Enzymen, die **ATP-abhängige Reaktionen** katalysieren. Somit ist Magnesium für all diejenigen Stoffwechselprozesse von Bedeutung, bei denen Phosphatgruppen übertragen sowie Phosphatester gebildet oder gespalten werden. Hierzu zählen z. B. die Atmungsketten-Phosphorylierung, die Glycolyse, der Citratcyclus sowie die Protein- und Nucleinsäuresynthese. Über seine Beteiligung an der cAMP-Synthese ist Magnesium in die G-Protein-gekoppelte Signaltransduktion eingebunden. Eine wesentliche Aufgabe besitzt Magnesium außerdem bei der **Muskelkontraktion** sowie der **Nervenreizleitung**. Dabei reguliert es die Stabilität und Permeabilität der Zellmembran und aktiviert die Na^+/K^+-ATPase. Als **physiologischer Calciumantagonist** kontrolliert Magnesium an der Zellmembran den Einstrom von Calcium in die Zellen. Diese Wirkungen sind wesentlich für den Ablauf von Kontraktionen und Gefäßmuskeltonus. An den motorischen Endplatten hemmt Magnesium die calciumabhängige **Acetylcholinfreisetzung**. Auch an der **Knochenmineralisation** ist Magnesium beteiligt.

Bedarf, Mangel und Überversorgung

In Bilanzstudien wurden Bedarfswerte zwischen 3,0–4,5 mg Magnesium/kg Körpergewicht ermittelt. Die DGE empfiehlt eine tägliche Magnesiumzufuhr von **350 mg für Männer** und **300 mg für Frauen**. Während Schwangerschaft und Stillzeit erhöht sich dieser Wert auf 310 bzw. 390 mg/Tag. In Stresssituationen, beim Leistungssport und großer Hitze ist der Magnesiumbedarf erhöht. Mit einer durchschnittlichen täglichen Zufuhr von ca. 350 mg bei Frauen bzw. 370 mg bei Männern ist die Magnesiumversorgung der Bevölkerung im Allgemeinen sichergestellt.

Ein **Magnesiumdefizit** kann auf verschiedenen Ursachen beruhen. Neben einer allgemein einseitigen und magnesiumarmen Ernährung führt auch ein Missbrauch von Alkohol langfristig zu einem Magnesiumdefizit, da Ethylalkohol die intestinale Absorption und die tubuläre Rückresorption des Mineralstoffs hemmt (siehe Kap. 10.2.6). Daneben sind eine Reihe gastrointestinaler Erkrankungen wie Diarrhoe (siehe Kap. 37), Kurzdarmsyndrom (siehe Kap. 34) und chronisch entzündliche Darmerkrankungen (siehe Kap. 36) mit teils erheblichen Magnesiumverlusten verbunden. Ebenso ist die intestinale Ausscheidung bei Laxanzienabusus erhöht. Renale Verluste werden insbesondere bei inadäquater Diuretikatherapie beobachtet. Auch verschiedene endokrine Erkrankungen (Hyperthyreose, Hyperparathyreoidismus, Hyperaldosteronismus) kommen als mögliche Ursachen einer Hypomagnesiämie in Betracht.

Die Symptomatik eines Magnesiummangels kann sehr vielschichtig sein. Das typische **Magnesium-Mangelsyndrom** umfasst die vier Symptombereiche ZNS, Herz-Kreislauf-System, Gastrointestinaltrakt und Muskulatur. Im Bereich des ZNS und der Muskulatur äußert sich ein Mangel u. a. in nervösen Störungen wie Zittern, Unruhe, Schwindel sowie neuromuskulärer Übererregbarkeit mit Neigung zu **Muskelkrämpfen**. Weiterhin besteht ein Zusammenhang zwischen einem Magnesiummangel und dem Auftreten von **Herz-Rhythmus-Störungen**. Aufgrund der niedrigen Magnesiumwerte strömt vermehrt Calcium in die Gefäße und reichert sich dort an. Dadurch kontrahieren die Blutgefäßwände und der Gefäßtonus wird gestört. Es kommt zu Durchblutungsstörungen, **Gefäßspasmen**, insbesondere Koronarspasmen und Tachykardien. Da Magnesium den Ionenkanal-abhängigen Calciumeintritt in die Muskulatur blockiert, entsteht ein **Ionenungleichgewicht** im Extrazellulärraum. In diesem Zusammenhang wird auch diskutiert, ob ein Magnesiumdefizit die Entstehung der **Hypertonie** begünstigt (siehe Kap. 26.4.9).

Eine **Hypermagnesiämie** findet sich praktisch nur bei Niereninsuffizienz. Bei gesunden Personen konnten bislang nach oraler Aufnahme von Magnesium keine ernsthaften **Nebenwirkungen** beobachtet werden. Lediglich über eine leicht laxierende Wirkung wurde berichtet. Bei höheren Dosierungen können **Diarrhoen** (siehe Kap. 37) auftreten, da das nicht absorbierte Magnesium im Darm verbleibt und die Wasserabsorption vermindert. Insgesamt ist bei Gesunden bei einer Aufnahme von bis zu 700 mg Magnesium/Tag (NOAEL) mit keinen ernsthaften Nebenwirkungen zu rechnen. Patienten mit **Niereninsuffizienz**, bei welchen die renale Magnesiumausscheidung beeinträchtigt ist, sollten zusätzliche Magnesiumgaben nur unter ärztlicher Kontrolle einnehmen. Auch bei Patienten mit **AV-Block** und **bradykarden Rhythmusstörungen** ist eine unkontrollierte Magnesiumgabe kontraindiziert.

Präventive und therapeutische Aspekte

Pharmakologische Dosierungen von Magnesium werden zunehmend therapeutisch eingesetzt. Gut dokumentiert und wissenschaftlich belegt ist der Einsatz von Magnesium bei **atrialen** und **supraventrikulären Tachyarrhythmien**. Auch bei therapierefraktären **ventrikulären Tachykardien** ist die Magnesiumtherapie indiziert. Aufgrund seiner kardioprotektiven Effekte kommt Magnesium bei akutem **Myocardinfarkt** zum Einsatz. Ebenso können **endotheliale Dysfunktionen**, die bei atherosklerotischen Veränderungen auftreten, mit Magnesium positiv beeinflusst werden. Gute Erfolge mit Magnesium konnten in einigen unkontrollierten Interventionsstudien bei **Hypertoniepatienten** erzielt werden (siehe Kap. 26.4.9). In zwei placebokontrollierten Doppelblindstudien bestätigte sich der blutdrucksenkende Effekt von Magnesium, wohingegen die Mehrzahl der gut kontrollierten Untersuchungen keine blutdrucksenkende Wirkung nachweisen konnte. Offenbar profitieren nur solche Patienten von einer Magnesiumsupplementierung, deren Magnesiumspiegel erniedrigt ist.

Aus experimentellen Studien ist bekannt, dass eine Verringerung der Magnesiumspiegel mit einem Abfall der Calciumkonzentration im Blutplasma einhergeht, ein Vorgang, der die Knochenabsorption beschleunigt. Mittels Magnesiumsupplementen lässt sich die Knochendichte und Knochenmineralisation positiv beeinflussen, wie zwei Interventionsstudien ergaben. Inwieweit Magnesium eine Bedeutung in der Prävention und Therapie der **Osteoporose** (siehe Kap. 29) zukommt, müssen allerdings erst weitere Studien zeigen. Offenbar spielt Magnesium auch in der Pathogenese von **Migräneanfällen** eine Rolle. Migränepatienten weisen häufig erniedrigte intrazelluläre Magnesiumspiegel auf. In zwei placebokontrollierten Doppelblindstudien reduzierte sich unter Magnesiumsupplementation (600 mg/Tag) sowohl die Dauer als auch die Anfallsfrequenz, ein Effekt, der sich in einer weiteren Untersuchung nicht bestätigen ließ. Möglicherweise war hierbei die verwendete Dosierung (486 mg/Tag) zu gering.

Unter hohen Dosen Magnesium lassen sich auch **Stressreaktionen** positiv beeinflussen. Bei einem hohen Magnesium-Plasmaspiegel wird die Blut-Hirnschranke überwunden, wodurch zentralnervöse Effekte ausgelöst werden (u. a. Hemmung spannungsabhängiger Glutamatrezeptoren). Auch die Freisetzung von Stresshormonen lässt sich durch eine hohe Magnesiumzufuhr vermindern. Zu den weiteren, bisher zum Teil nicht ausreichend wissenschaftlich belegten Einsatzgebieten hochdosierter Magnesiumpräparate zählen u. a. **Eklampsie** und **Schwangerschaftsgestose** (siehe Kap. 18.2.2) sowie **Asthma bronchiale**. Von praktischer Relevanz ist die Tatsache, dass Magnesium die Aktivität der *Na⁺/K⁺-ATPase* beeinflusst und den Kaliumtransport in die Zelle mitbestimmt (siehe Kap. 6.2.2). Eine Kaliumsubstitution sollte daher idealerweise immer in Kombination mit Magnesium erfolgen.

6.2.5 Chlorid

Eigenschaften, Vorkommen und Verfügbarkeit

In der Natur kommt Chlorid ausschließlich in gebundener Form vor, meist vergesellschaftet mit Natrium- oder Kaliumionen. Die Zufuhr erfolgt zum größten Teil als Kochsalz (NaCl). Unverarbeitete Lebensmittel enthalten nur geringe Mengen Chlorid, wobei die Gehalte pflanzlicher Produkte unter denen tierischer Herkunft liegen.

Stoffwechsel und Funktion

Die **Absorption** von Chlorid aus dem Intestinaltrakt erfolgt rasch und nahezu vollständig. Sie ist eng an die Natriumaufnahme gekoppelt und erfolgt entlang eines elektrochemischen Gradienten. Der Gesamtbestand an Chlorid im Organismus beträgt rund 33 mmol (= 1,2 g)/ kg Körpergewicht. Davon sind etwa 85–88 % im Extrazellulärraum lokalisiert, womit Chlorid dort das wichtigste Anion darstellt. Insbesondere in der Gehirnflüssigkeit (Liquor cerebrospinalis) sind hohe Konzentrationen zu finden. Der intrazelluläre Gehalt ist hingegen gering.

Zusammen mit Natrium ist Chlorid wesentlich an der Aufrechterhaltung des osmotischen Drucks und der **Elektroneutralität** beteiligt. Auch die Bildung der **Magensalzsäure** in den Belegzellen ist ein chloridabhängiger Prozess. Aufgrund seiner Wechselwirkung mit Bicarbonat beeinflusst Chlorid den **Säure-Basen-Haushalt**.

Die **Ausscheidung** von Chlorid erfolgt hauptsächlich über die Nieren. Die Regulation ist dabei eng an den Natriumstoffwechsel gekoppelt und unterliegt der endokrinen Kontrolle. Da nur ca. 1 % des glomerulär filtrierten Chlorids ausgeschieden werden, existiert ein effizienter Mechanismus, der die tubuläre Rückresorption ermöglicht. Etwa 60 % des filtrierten Chlorids werden bereits im proximalen Tubulus passiv reabsorbiert. Des Weiteren trägt ein sekundär aktiver Symport im dicken Teil der Henle'schen Schleife zur Chloridabsorption bei.

Bedarf und Mangel

Exakte Untersuchungen zum **Chloridbedarf** liegen nicht vor. Der Mindestbedarf für Jugendliche und Erwachsene wird auf etwa **830 mg/Tag** geschätzt. Da Chlorid fast ausschließlich in Form von Kochsalz zugeführt wird, leiten sich die Angaben über eine wünschenswerte Chloridzufuhr vorwiegend aus den Empfehlungen zur Aufnahme von NaCl ab. In der empfohlenen Kochsalzmenge von 6 g/Tag sind rund 3,5 g Chlorid enthalten, womit der Bedarf mehr als gedeckt ist.

Chloridmangelzustände sind selten und treten praktisch nur bei hohen Magensäureverlusten auf. Dies ist z. B. der Fall, wenn durch häufiges Erbrechen vermehrt Salzsäure nachgebildet werden muss. Da die HCl-Sekretion in das Magenlumen an die Abgabe von Bicarbonat ins Blut gekoppelt ist, führt dies zu einem Anstieg der Hydrogencarbonat-Konzentration im Plasma. Die Folge ist eine **hypochlorämische Alkalose**.

6.2.6 Schwefel

Eigenschaften, Vorkommen und Verfügbarkeit

Das Nichtmetall Schwefel ist überwiegend in gebundener Form als Baustein der Aminosäuren **Methionin** und **Cystein** in der Nahrung enthalten. Nur ein geringer Teil wird als anorganisches Sulfat zugeführt. Schwefelhaltige Verbindungen finden sich vor allem in proteinreichen Nahrungsmitteln wie Fisch, Fleisch, Eiern und Milch sowie in Nüssen und Leguminosen.

Stoffwechsel und Funktion

Die **Absorption** der schwefelhaltigen Aminosäuren und des anorganischen Schwefels ist sehr effizient. Während die Aufnahme der schwefelhaltigen Aminosäuren in die Dünndarmmucosa über spezielle Transportproteine erfolgt und einen natriumabhängigen, elektrogenen Prozess darstellt, ist die Absorption anorganischer Verbindungen ein passiver Vorgang.

Im Organismus kann Methionin zu Cystein umgewandelt werden, umgekehrt ist dieser Vorgang jedoch nicht möglich. Beim Abbau von Cystein wird Schwefel in Form von Schwefelwasserstoff frei. Dieser wird enzymatisch zu anorganischem Sulfat oxidiert, das mit verschiedenen Kationen über die Niere eliminiert werden kann. Die täglich ausgeschiedene Sulfatmenge korreliert daher mit der Höhe der Proteinzufuhr.

Die **physiologische Funktion** des Schwefels ergibt sich in erster Linie als Bestandteil der proteinogenen Aminosäuren **Methionin** und **Cystein** sowie daraus abgeleiteter Verbindungen. Beispiele sind das für die Konjugation der Gallensalze benötigte **Taurin** oder auch **Cysteamin**, das für den Aufbau von Coenzym A verwendet wird. Auch **Sulfat** besitzt Stoffwechselbedeutung. Es kann, nach ATP-abhängiger Aktivierung zu Phosphoadenosylphosphosulfat (**PAPS**), für Synthesen und Konjugationsreaktionen verwendet werden. So ist Sulfat beispielsweise an der Bildung von Heparin, Mucopolysacchariden oder Glucosaminoglycanen sowie an der Ausscheidung von Fremdstoffen über **Phase-II-Reaktionen** in der Leber beteiligt.

Bedarf, Mangel

Für Schwefel werden keine Zufuhrempfehlungen angegeben, da eine ausreichende Proteinversorgung den Schwefelbedarf deckt. Mangelerscheinungen sind nicht bekannt.

6.2.7 Phosphor

Eigenschaften, Vorkommen und Verfügbarkeit

Das weit verbreitete Nichtmetall Phosphor ist Baustein von organischen Verbindungen wie Protein-, Kohlenhydrat- und Lipidderivaten oder Nucleinsäuren. Phosphor ist praktisch in allen Nahrungsmitteln enthalten und liegt dort natürlicherweise in gebundener Form vor. Gute **Phosphatlieferanten** sind vor allem proteinreiche Lebensmittel wie Milch, Milchprodukte, Fleisch und Fisch. Daneben weisen industriell verarbeitete Produkte – durch den Zusatz von Ortho- und Polyphosphaten – oft hohe Gehalte auf. Beispiele hierfür sind Schmelzkäse, Brühwurst und andere Fleisch- und Wurstwaren. Freie Phosphorsäure wird u. a. als Säuerungsmittel, z. B. bei Colagetränken, verwendet. Allerdings ist der hierdurch erzielte Phosphatgehalt vergleichsweise gering. Einige Lebensmittelinhaltsstoffe können die **Phosphat-Ausnutzung** stark einschränken. So sind verschiedene Mineralien wie Eisen, Aluminium oder Calcium in der Lage, freie Phosphorsäure auszufällen und ihre Absorption zu vermindern. In Getreide liegt Phosphat vorwiegend in gebundener Form als **Phytinsäure** vor und ist für den menschlichen Organismus nicht verfügbar. Erst durch die Aktivierung der im Getreide enthaltenen Phytasen wird die Freisetzung von Phosphat ermöglicht. Dieser Prozess läuft u. a. bei der Sauerteigführung und beim Keimen ab. Bei einer üblichen Mischkost werden etwa 70 % der zugeführten Phosphatmenge absorbiert.

Stoffwechsel

Die **Aufnahme** von Phosphat mit der Nahrung erfolgt überwiegend in Form organischer Verbindungen (z. B. Phosphoproteide, Phospholipide), die zunächst mittels spezifischer *Phosphatasen* der Bürstensaummembran hydrolysiert werden. Das freigesetzte Phosphat gelangt dann im Duodenum und Jejunum zur Absorption. Hierbei handelt es sich um einen aktiven, natriumabhängigen Mechanismus, der HPO_4^{2-} als bevorzugtes Substrat benutzt. Daneben existiert ein passiver, parazellulärer Prozess, der insbesondere bei höheren Phosphatkonzentrationen an Bedeutung gewinnt.

Der Gesamtkörperbestand des Erwachsenen beträgt zwischen 600 und 1000 g. Davon sind über 85 % in Form von Hydroxylapatit $[Ca_{10}(OH)_2(PO_4)_6]$ im Skelett lokalisiert. In den übrigen Geweben liegt Phosphor vorwiegend als Bestandteil organischer Verbindungen (z. B. Phospholipide und Nucleinsäuren) vor. Die Phosphatkonzentration im Blut beträgt nur etwa 1–2 mmol/l. Hierbei entfällt der größte Anteil auf ionisierte Verbindungen, während nur ca. 17 % in proteingebundener und komplexierter Form vorliegen. Der Phosphatgehalt des Blutes unterliegt einem circadianen Rhythmus und variiert in Abhängigkeit vom Alter, dem Geschlecht und der Nahrungszufuhr.

Die Regulation der **Phosphathomöostase** steht unter hormoneller Kontrolle und erfolgt hauptsächlich über die Niere. Parathormon und Calcitonin senken den Phosphatspiegel, indem sie die tubuläre Ausscheidung erhöhen. Im Intestinaltrakt steigern Calcitriol und Parathormon die Absorption von Phosphat, während sie durch Calcitonin gehemmt wird. Auch der Knochen ist aufgrund seiner physiologischen Depotfunktion an der Regulation des Phosphathaushalts beteiligt. Parathormon bewirkt hier über die Aktivierung von Osteoklasten eine Auslagerung von Phosphat, während Calcitonin den gegenteiligen Effekt hervorruft. Im Gegensatz zu Calcium (siehe Kap. 6.2.3), dessen Plasmaspiegel in relativ engen Grenzen konstant gehalten wird, ist der Phosphathaushalt weniger strikt reguliert.

Funktion

Phosphor ist für zahlreiche Stoffwechselbereiche von Bedeutung. Im Knochen ist es, gemeinsam mit Calcium, Bestandteil und Bauelement der **Calcium-Hydroxyl-Apatitkristalle** und wesentlich am Aufbau des Stützapparates beteiligt (siehe Kap. 29.2). In Form von organischen Verbindungen findet sich Phosphor als Bestandteil jeder Zelle. Inbesondere in Form energiereicher Phosphatverbindungen wie **Adenosintriphosphat (ATP)** und **Creatinphosphat** ist es an Syntheseprozesse wie z. B. Gluconeogenese, Lipacidogenese und Proteinbiosynthese sowie an der Muskelkontraktion und aktiven Transportmechanismen beteiligt. Über letztere Funktion ist Phosphor auch in die Aufrechterhaltung osmotischer und elektrochemischer Gradienten eingebunden. Verschiedene zelluläre Bausteine enthalten Phosphor. Hierzu zählen u. a. die **Phospholipide**, die gemeinsam mit Proteinen am Aufbau von Zellmembranen beteiligt sind. Auch **Nucleinsäuren**, intermediäre Metabolite des Kohlenhydrat-, Lipid- und Aminosäurestoffwechsels sowie die **Coenzyme** NAD, NADP, FAD und CoA stellen phosphorhaltige Verbindungen dar. Ebenso enthalten die an der Signaltransduktion beteiligten **second messenger** cAMP, cGMP und Inositol-(1,4,5)triphosphat (IP_3) Phosphor als integralen Bestandteil. Für die kurzfristige Regulation enzymkatalysierter Reaktionen kommt der reversiblen Übertragung von Phosphatgruppen (**Interkonvertierung**) eine zentrale Stellung im gesamten Stoffwechsel zu. Im Intrazellulärraum und im Plasma bilden Dihydrogenphosphat ($H_2PO_4^-$) und Hydrogenphosphat (HPO_4^{3-}) außerdem ein **Puffersystem**.

Bedarf, Mangel und Überversorgung

Für Erwachsene wird der durchschnittliche **Phosphorbedarf** auf 580 mg/Tag geschätzt. Unter Beachtung eines Sicherheitszuschlags leitet sich hieraus eine empfohlene Zufuhr von 700 mg/Tag ab. Während der Wachstumsphase ist der Phosphorbedarf stark erhöht, weshalb Jugendliche 1250 mg/Tag zuführen sollten. Für Schwangere und Stillende wird eine täglich Aufnahme von 800 bzw. 900 mg Phosphor empfohlen. Die früher postulierte Einhaltung eines Calcium-Phosphat-Quotienten von 0,65 ist nach heutiger Kenntnis ohne praktische Relevanz. In Deutschland ist die Phosphorversorgung in allen Altersklassen gesichert und übersteigt sogar häufig die Empfehlungen.

Ein isolierter, alimentär bedingter **Phosphormangel** ist aufgrund des ubiquitären Vorkommens praktisch auszuschließen. Eine Hypophosphatämie tritt vielfach als Begleiterscheinung von Nierenfunktionsstörungen (tubuläre Acidose), **Hyperparathyreoidismus** und **Vitamin-D-Mangel** (siehe Kap. 5.3.2) auf. Auch bei **Alkoholismus** (siehe Kap. 10.2.6) kann über die Verschiebung von Phosphat in den Intrazellulärraum ein Abfall der Serumspiegel erfolgen. Intestinale Verluste sind bei **Malabsorption** und Einsatz **aluminiumhaltiger Medikamente** (Aluminiumhydroxid) zu beobachten. Eine akute Hypophosphatämie äußert sich klinisch in Form neuromuskulärer Symptome. Hierzu zählen Nervosität, Parästhesien und Krämpfe, die bis hin zum Coma reichen können. Bei chronischer Unterversorgung stehen Störungen der Knochenmineralisation (Osteomalazie) und Muskelschwäche im Vordergrund.

Zu den wichtigsten Ursachen einer **Hyperphosphatämie** zählen chronische Niereninsuffizienz und absoluter sowie relativer Parathormonmangel. Überschreitet die Phosphatkonzentration im Serum einen kritischen Wert (> 7 mmol/l), so bildet sich mit Calcium das schwerlösliche Calciumphosphat. Eine Hyperphosphatämie ist daher mit einem Abfall der Calciumwerte und Verkalkungen in extraossären Bereichen (Gefäße, Nieren) verbunden. Klinisch zeigt sich dies in Form von Tetanien.

6.3 Spurenelemente

6.3.1 Eisen

Eigenschaften, Vorkommen und Verfügbarkeit

Eisen ist ein Übergangsmetall und liegt in der Natur vorwiegend in zweiwertiger (Fe^{2+}) und dreiwertiger (Fe^{3+}) Form vor. Es ist das am weitesten verbreitete Spurenelement im menschlichen Organismus und bildet das vierthäufigste Element der Erdoberfläche. Die biochemischen Eigenschaften des Eisens beruhen zum einen auf der Fähigkeit zum Valenzwechsel und zum anderen darauf, dass Eisen – ebenso wie Kupfer – nicht nur mit Anionen, sondern auch mit neutralen Molekülen wie Sauerstoff und Schwefel Verbindungen eingeht. Das für die Körperfunktionen benötigte Eisen liegt in zwei unterschiedlichen Formen vor: **Hämproteine** wie Hämoglobin, Myoglobin und Cytochrome enthalten Eisen als Zentralatom in einem Porphyrinringgerüst, in **Nichthäm-Proteinen** (z. B. Fe-Metalloenzyme und Fe-S-Proteine) wird Eisen in der Regel über Histidin-, Glutamat- oder Aspartat- bzw. Cysteinreste an eine Proteinkette gekoppelt.

In Lebensmitteln pflanzlicher und tierischer Herkunft ist Eisen weit verbreitet (**siehe Tab. 6–4**). Hohe Konzentrationen finden sich in Schweineleber, Hülsenfrüchten, Hafer und Kalbfleisch. Der Beitrag eines Nahrungsmittels zur **Eisenversorgung** hängt jedoch weniger von seinem absoluten Eisengehalt ab, sondern vor allem von der Bindungsform des Eisens und der Anwesenheit absorptionshemmender und -fördernder Faktoren. Lebensmittel tierischen Ursprungs enthalten zu etwa 70 % **porphyringebundenes Eisen** in Form von **Hämoglobin, Myoglobin** und geringen Mengen hämhaltiger Enzyme. Dieses Eisen ist durch die Lipophilie des Ringsystems gut verfügbar und gelangt leicht in die intestinale Mucosa. Demgegenüber finden sich in pflanzlicher Nahrung ausschließlich **anorganische Eisenverbindungen**, in denen das Spurenelement in drei- und in geringerem Umfang auch in zweiwertiger Form vorkommt. Dreiwertige Eisenionen neigen zur Bildung schwerlöslicher Komplexe. So präzipitieren sie bereits bei pH-Werten über fünf als Eisenhydroxid und sind deshalb im schwach alkalischen Milieu des oberen Dünndarms nicht löslich. Zweiwertiges Eisen ist hingegen bis zu einem pH-Wert von etwa acht löslich und kann daher deutlich besser absorbiert werden. Aus diesem Grund wird die Eisenverwertung durch alle reduktiv wirksamen Faktoren begünstigt. In Nahrungsmitteln sind dies vor allem sulfhydrylgruppenhaltige Aminosäuren sowie Ascorbinsäure und andere organische Säuren (z. B. Milchsäure und Citronensäure). Dagegen wird die **Verfügbarkeit** von anorganischem Eisen durch Komplexbildner wie **Phytinsäure** und **Oxalsäure** sowie durch **Tannine** und andere Polyphenole reduziert. Auch Calcium, Phosphate und einige Ballaststoffe inhibieren die Eisenaufnahme. Insgesamt ist die Verfügbarkeit von Eisen aus pflanzlichen Nahrungsmitteln niedrig und liegt im Bereich von etwa 1–5 %. Dem gegenüber kann bei Eisen aus Lebensmitteln tierischen Ursprungs von einer Verfügbarkeit von etwa 10 % (Fisch) bis 20 % (Kalbfleisch) ausgegangen werden. Bereits der Zusatz kleiner Mengen an Fleisch (**meat factor**) erhöht die Eisenverfügbarkeit aus der Gesamtmahlzeit beträchtlich. Aus einer gemischten Kost werden ca. 10 %–15 % des Eisens absorbiert. Von praktischer Bedeutung ist die Tatsache, dass Fe^{2+}-haltige anorganische Verbindun-

Tab. 6–4 Eisengehalte ausgewählter Lebensmittel

Lebensmittel	Eisen (mg/100 g)
Schweineleber	15,8
Sesamsamen	10,0
Linsen	7,5
Pfifferlinge	6,5
Hafer (Korn)	5,8
Leberwurst (grob)	5,4
Spinat	4,1
Kalbfleisch (Schnitzel)	3,0
Reis (Vollkorn)	2,6
Rindfleisch	2,2
Feldsalat	2,0
Zucchini	1,5
Äpfel	0,5

gen wie z. B. Eisensulfat, die häufig in Nahrungsergänzungsmitteln enthalten sind, im nüchternen Zustand äußerst effektiv absorbiert werden (Absorptionsrate ca. 18–20 %).

Neben der Herkunft des Eisens und der Art und Zusammensetzung der Kost beeinflussen verschiedene Faktoren wie Geschlecht oder Versorgungszustand des Organismus das Ausmaß der **Absorption**. So kann z. B. bei erhöhtem Eisenbedarf die Absorptionsrate um das 2- bis 3 fache ansteigen. Dieser autoregulatorische Mechanismus trägt zur **Eisenhomöostase** des Organismus bei (siehe unten).

Stoffwechsel

Der molekulare Mechanismus der **intestinalen Eisenabsorption** erfolgt bindungsart-spezifisch (siehe Abb. 6–4). Freies zweiwertiges Eisen wird über ein definiertes Rezeptorprotein (Fe^{2+}/H^+-Symporter; DCT-1) in die intestinalen Epithelzellen aufgenommen und über das Shuttle-Protein **Mobilferrin** an das Speicherprotein **Ferritin** abgegeben. Die Resorption des Häm-Eisens wird hingegen über einen **vesikulären Mechanismus** vermittelt. Die Abspaltung des Eisens aus dem Häm-Molekül erfolgt über eine *Oxygenase*. Die freien Eisen-Ionen können dann auf Mobilferrin und Ferritin übertragen werden. Ferritin fungiert als kurzfristiges Eisendepot, aus dem das Spurenelement bei Bedarf freigesetzt und an das Blutplasma abgegeben werden kann. Benötigt der Organismus kein Eisen, geht das in der Mucosazelle gespeicherte Eisen mit der physiologischen Abschilferung des Darmepithels verloren. Über Transferrin, das an spezifische Rezeptoren der basolateralen Membran bindet, kann die Absorptionsrate von Eisen offenbar dem Bedarf angepasst werden. Bei erhöhtem Eisenbedarf bzw. niedrigem Eisenbestand nimmt die Anzahl der apikalen DCT-1-Proteine zu, gleichzeitig sinkt der Ferritingehalt in den Epithelzellen. Beide Mechanismen verbessern die Eisenversorgung des Organismus. Durch diesen Vorgang ergibt sich eine effektive Kontrolle der Eisenabsorption, die die Aufnahme an den aktuellen Bedarf anpasst und eine Eisenüberladung verhindert. Offenbar ist Hämeisen zumindest teilweise in der Lage, diesen Mechanismus zu umgehen. Eine dauerhafte Aufnahme großer Mengen Hämeisen induziert auf diesem Weg möglicherweise eine **Eisenüberladung**.

Im Zentrum des Eisenstoffwechsels steht das Plasmaeisen. Das Spurenelement gelangt mit Hilfe des Transportproteins **Transferrin** zu den einzelnen Zielzellen. Vor der Bindung an Transferrin wird das zweiwertige Eisen an der basolateralen Seite der Epithelzellen durch das kupferhaltige **Caeruloplasmin** zur dreiwertigen Form oxidiert. An dieser Stelle verknüpfen sich Kupfer- und Eisenstoffwechsel. Die gesamte **Eisenbindungskapazität** von Transferrin ist normalerweise nur zu etwa einem Drittel ausgenutzt. Der Rest steht als Reserve für weiteres zu transportierendes Eisen zur Verfügung. Transferrin dient jedoch nicht nur dem Eisentransport. Es verhindert gleichermaßen, dass freie Eisenionen ihre oxidativen Wirkungen entfalten und dadurch toxisch wirken.

Die **Eisenspeicherung** erfolgt nach der Bindung an die Proteine **Ferritin** und **Hämosiderin**. Sie finden sich insbesondere in der Leber, der Milz und dem Knochenmark. Besteht ein Eisenbedarf – vor allem zur Erythrocytenbildung – werden die Depots mobilisiert. Die Gesamtmenge an gespeichertem Eisen kann erheblichen Schwankungen unterliegen, ohne dass die eisenabhängigen Körperfunktionen sichtbar beeinträchtigt werden. Bei erhöhtem Eisenbedarf bzw. Eisenverlusten sinkt zunächst die Eisensättigung des Transferrins. In der Folge wird Eisen aus den Ferritinspeichern des reticuloendothelialen Systems und den Mucosazellen freigesetzt. Der **tägliche Eisenumsatz** liegt bei etwa 25 mg und wird im Wesentlichen durch die Syntheserate neuer Erythrocyten

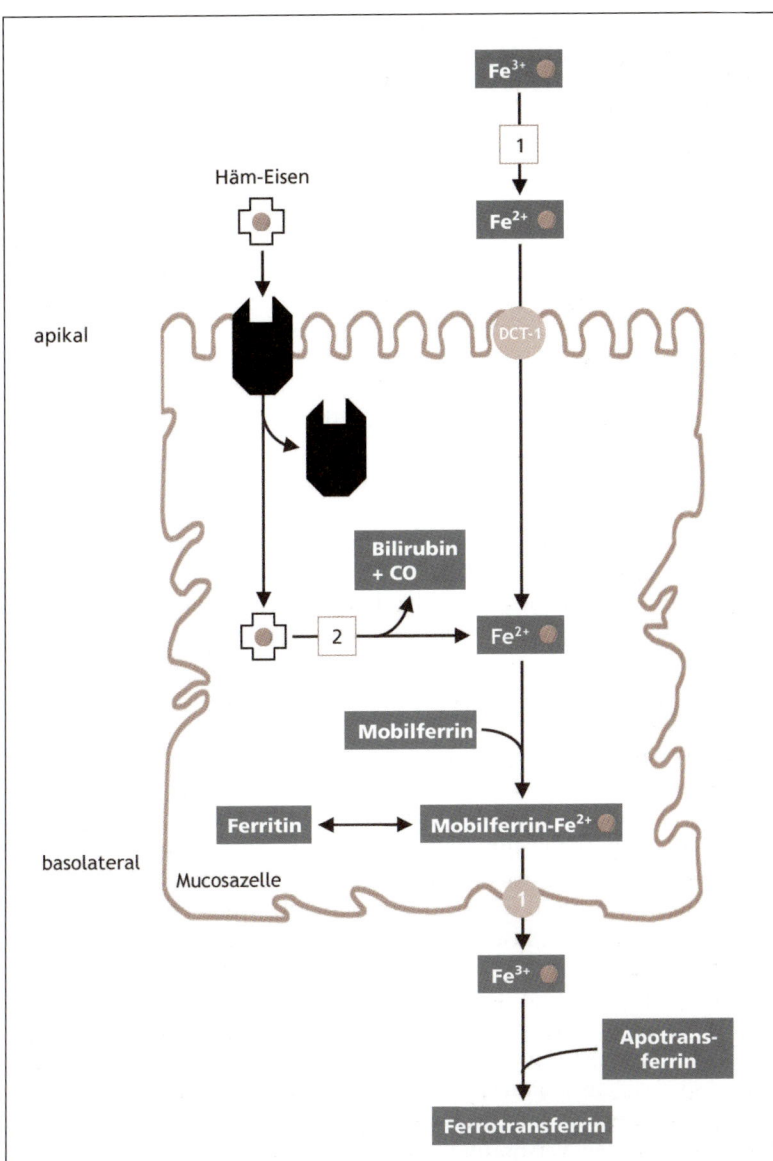

Abb. 6–4
Mechanismus der intestinalen Eisenabsorption.
1: Ferroxidase; 2: Hämoxygenase; DCT-1: Dikationischer Eisentransporter

bestimmt. Dabei wird der Großteil des beim Abbau der Erythrocyten freiwerdenden Eisens wiederverwertet.

Die **Eisenausscheidung** ist bei Männern und nicht-menstruierenden Frauen mit 1 mg/Tag extrem gering und erfolgt im Wesentlichen über Faeces, Haut, Schweiß und Galle. Eine Exkretion über den Urin ist durch die Bindung von Eisen an Transferrin kaum möglich. Sehr variable Eisenverluste treten durch die Menstruation auf. Sie bewegen sich im Bereich von 5–35 mg pro Cyclus.

Funktion

Der Gesamtkörperbestand an Eisen beträgt zwischen 50 und 60 mg/kg Körpergewicht. Der Anteil an **Speichereisen** umfasst bei ausreichender Versorgung ca. 20 % des Gesamtbestandes. Rund 60 % sind im **Hämoglobin** lokalisiert und für den Sauerstofftransport erforderlich. Etwa 5 % des Eisens liegen als **Myoglobin** vor und dienen als Sauerstoffreservoir des Muskels. Nur etwa 300 mg des Eisens finden sich in **Häm- oder Nicht-hämhaltigen Enzymen**. Zur ersten Kategorie zählt z. B. die an der Signaltransduktion beteiligte *Guanylat-Cyclase*, die *NO-Synthase* sowie verschiedene Cytochrome, die Elemente der Atmungskette bilden und an der Elektronenübertragung beteiligt sind. Auch Bestandteile des antioxidativen Systems, *Peroxidase* und *Katalase*, fallen in diese Gruppe. Unter den nicht-hämhaltigen Enzymen kommen insbesondere den eisenhaltigen **Metalloenzymen** vielfältige Funktionen zu. Hierzu gehören etwa *Dioxygenasen* und einige *Monooxygenasen*, die Hydroxylierungsreaktionen katalysieren. Über diese Funktion ist Eisen z. B. an der Eicosanoid-, Carnitin-, Kollagen- und Neurotransmittersynthese beteiligt. Weitere eisenabhängige Funktionen sind die Immunabwehr, die DNS-Synthese sowie die Desaturierung der Fettsäuren.

Bedarf und Mangel

Die **wünschenswerte Eisenzufuhr** ergibt sich aus dem effektiven Bedarf unter Berücksichtigung der Eisenverfügbarkeit. Die DGE empfiehlt eine Eisenzufuhr von 10 mg für Männer und nichtmenstruierende Frauen bzw. von 15 mg/Tag für Frauen im gebärfähigen Alter. Schwangere sollten täglich etwa 30 mg Eisen zuführen, Stillende 20 mg/Tag. Im Bundesdurchschnitt nehmen erwachsene Männer rund 13 mg Eisen/Tag auf, Frauen etwa 11 mg/Tag. Damit wird die erwünschte Größenordnung normalerweise erreicht, so dass ein manifester Eisenmangel sowohl bei Männern als auch bei Frauen eher selten ist. Häufiger treten Versorgungsengpässe in den ersten zwei Lebensjahren und während der Pubertät auf, wenn die Eisenzufuhr für die schnelle Vermehrung der Körpermasse nicht ausreicht. Kritisch ist die Eisenversorgung häufig bei Personen, die intensiv Ausdauersport betreiben (siehe Kap. 18.6.3) sowie bei schwangeren Frauen (siehe Kap. 18.2.2). Probleme treten teilweise auch bei rein veganer Ernährungsweise auf (siehe Kap. 19.2.3). Dennoch finden sich bei **Vegetariern** echte Eisenmangelerscheinungen nicht häufiger als im Bevölkerungsdurchschnitt, vorausgesetzt, eine ausgeglichene Nahrungsauswahl wird realisiert. Dies ist vermutlich auf die deutlich höhere Eisenzufuhr vegetarischer Kostformen zurückzuführen, die die schlechte Bioverfügbarkeit des pflanzlichen Eisens teilweise zu kompensieren vermag. Vermutlich trägt auch die höhere Ascorbinsäureaufnahme aus Früchten und Gemüsen zur vergleichsweise geringen Häufigkeit von Eisenmangelanämien bei.

Eisenmangel ist der am häufigsten zu beobachtende Nährstoffmangel. Weltweit sind davon etwa 500 Mio Menschen betroffen. Besonders in Entwicklungsländern ist die Versorgung häufig unzureichend. Hier weisen ca. 36 % der Bevölkerung Zeichen eines Mangels auf. In Deutschland leiden dagegen nur etwa 0,6 % der Bevölkerung an einer Eisenmangelanämie. Die Ursachen hierfür sind unterschiedlicher Natur (siehe Abb. 6-5). Neben alimentären Faktoren sind Resorptionsstörungen und Blutverluste von Bedeutung. Haupterscheinungsform des manifesten Eisenmangels ist die **hypochrome mikrocytäre Anämie**. Sie ist klinisch durch eine erhöhte Konzentration von Transferrin und erniedrigte Ferritinspiegel gekennzeichnet. Charakteristisch ist die Zunahme der totalen Eisenbindungskapazität des Serums sowie die Bildung hämoglobinarmer, kleiner Erythrocyten. Dies vermindert den Sauerstofftransport im Blut und beeinträchtigt die Sauerstoffversorgung der Organe und Gewebe. In der Folge stellen sich unspezifische **Symptome** wie Erschöpfung, Müdigkeit und Abgeschlagenheit ein. Zu den Frühsymptomen eines Eisenmangels zählen auch Mundwinkelrhagaden, Infektanfälligkeit, rissige, trockene und spröde Haut sowie Störungen von Haar- und Nagelwachstum. Latente und prälatente Eisenmangelerscheinungen sind auch in den Industrieländern häufiger. Sie sind dadurch gekennzeichnet, dass die Eisenspeicher weitgehend entleert sind. Etwa 10 % der Frauen und ca. 3 % der Männer sind davon betroffen. Hierdurch kommt es zwar noch nicht zu einem Ausfall eisenabhängiger Funktionen, allerdings stehen keine Reserven für Zeiten eines erhöhten Bedarfs zur Verfügung.

Überdosierungen

Die **akute Eisenintoxikation** ist äußerst selten. Betroffen sind meist Kinder, die nach unkontrollierter Einnahme eisenhaltiger Präparate Vergiftungserscheinungen entwickeln. Zu den Sympto-

- Blut- und damit Eisenverluste (Menstruation, Operationen, intestinale Parasiten, gastrointestinale Blutungen, Medikamente)
- Digestions- und Absorptionsstörungen (Magenerkrankungen, Diarrhoe, Magen- oder Dünndarmresektion, Malassimilation)
- Ungenügend alimentäre Zufuhr (Mangelernährung, fleischarme Kost)
- Gesteigerter Eisenbedarf (Schwangere, Stillende, Heranwachsende)

Abb. 6–5 Ursachen für Eisenmangel

men zählen Erbrechen, Diarrhoe, Fieber, Blutgerinnungsstörungen sowie Leber- und Nierenschäden. Beim Erwachsenen liegt die letale Dosis bei 200–250 mg/kg Körpergewicht.

Chronische Eisenvergiftungen sind meist Folgen genetischer Defekte (Hämochromatose) und wiederholter Blutübertragungen. Nur in seltenen Fällen beruhen sie auf der langfristigen, überhöhten Einnahme eisenhaltiger Präparate. Welche Konsequenzen eine chronische Eisenüberladung hat, zeigt sich am deutlichsten bei homozygoten Formen der **idiopathischen Hämochromatose**. Bei dieser Stoffwechselstörung ist die intestinale Eisenabsorption gesteigert, wodurch der Organismus chronisch mit Eisen überladen wird. Das überschüssige Eisen wird vorwiegend in Form von Hämosiderin gespeichert und in verschiedenen Geweben und Organen abgelagert. In der Folge treten Gewebeschäden v.a. im Bereich von Leber, Pankreas und Herzmuskel auf. Zu den Spätfolgen gehören u. a. Leberzirrhose und Diabetes mellitus.

Bei gesunden Personen ist bei einer chronischen Aufnahme von bis zu 65 mg/Tag (NOAEL) nicht mit unerwünschten Nebenwirkungen zu rechnen. Ein UL existiert mangels Daten nicht.

Präventive und therapeutische Aspekte

Lange Zeit wurde Eisen lediglich im Hinblick auf mögliche Mangelerscheinungen diskutiert. Allerdings gibt es auch Hinweise, dass ein überhöhter Eisenbestand von gesundheitlichem Nachteil sein kann. So sprechen einige Beobachtungsstudien dafür, dass ein hoher Ferritinspiegel einen Risikofaktor für radikalassoziierte Erkrankungen wie Atherosklerose und verschiedene Carcinome darstellt. Als Ursache hierfür wird die vermehrte Bildung **freier Radikale** (siehe Kap. 9.1) diskutiert, die durch freies Eisen verstärkt wird. In Deutschland weisen etwa 18 % der Männer und 3 % der Frauen erhöhte Ferritinwerte und damit eventuell ein gesteigertes Erkrankungsrisiko auf. Unter diesem Aspekt wären niedrige Speichereisenvorräte eher als günstig zu bewerten. Allerdings findet sich in neueren Kohortenstudien kein Zusammenhang zwischen dem Eisenstatus und dem KHK-Risiko bei Gesunden. Lediglich bei hohem Alkohol- und Fleischkonsum scheint das Risiko für kardiovaskuläre Erkrankungen erhöht zu sein. Widersprüchlich sind die Daten bei Personen mit heterozygoter Hämochromatose. In drei Beobachtungsstudien war das KHK-Risiko bei Trägern der Cys282Tyr-Mutation erhöht, sieben fanden keinen Zusammenhang.

6.3.2 Zink

Eigenschaften, Vorkommen und Verfügbarkeit

Das Übergangsmetall Zink liegt in organischen Verbindungen vorwiegend als zweiwertiges Kation vor. Aufgrund seiner Elektronenkonfiguration bildet es leicht koordinative Bindungen mit Aminosäuren aus. Die Ähnlichkeit der physikochemischen Eigenschaften bewirkt, dass zwischen Zink und Kupfer (siehe Kap. 6.3.5) eine antagonistische Wechselwirkung besteht.

Für die **Zinkversorgung** des Menschen sind vor allem Nahrungsmittel tierischer Herkunft von Bedeutung. Gute Zinkquellen sind Muskelfleisch, Geflügel, Hartkäse, Innereien sowie einige Fische und Schalentiere. Auch Vollgetreide, Hülsenfrüchte, Nüsse und Samen enthalten hohe Mengen. Gemüse, Obst und Produkte aus Auszugsmehlen tragen hingegen nur unwesentlich zur Bedarfsdeckung bei. Ähnlich wie bei Eisen (siehe Kap. 6.3.1) wird der Beitrag eines Nahrungsmittels zur Zinkversorgung weniger von seinem absoluten Zinkgehalt bestimmt, als vielmehr von der Anwesenheit absorptionshemmender und -fördernder Faktoren. Vor allem in pflanzlichen Lebensmitteln ist die Ausnutzung von Zink durch verschiedene Inhaltsstoffe herabgesetzt. So vermindert z. B. Phytinsäure durch Bildung unlöslicher **Zink-Komplexe** die Absorption. Auch Phosphat, einzelne Ballaststofffraktionen (Cellulose, Hemicellulose und Lignin), Casein aus Kuhmilchprodukten sowie hohe Mengen an Eisen, Kupfer und Calcium beeinträchtigen die Zinkabsorption. Aus diesem Grund ist die Bioverfügbarkeit von Zink aus lacto-ovo-vegetarischen Kostformen im Allgemeinen eingeschränkt, da diese hohe Gehalte an Calcium, Phytat, Ballaststoffen und Casein enthalten. Generell ist die Absorptionsrate von Zink aus pflanzlichen Lebensmitteln geringer als aus Lebensmitteln tierischer Herkunft. In der Praxis zeigen sich jedoch – auch bei ausschließlich pflanzlicher Ernährung – nur selten Anzeichen einer unzureichenden Zinkversorgung. Zu den Nahrungsfaktoren, die die Aufnahme von Zink steigern, zählen verschiedene Komplexbildner wie Aminosäuren (Histidin und Cystein), Peptide und organische Säuren (z. B. Citrat). Im Gegensatz zu Eisen verbessert Ascorbinsäure die Verfügbarkeit von Zink nicht. Bei einer normalen Mischkost beträgt die Absorptionsrate für Zink ca. 30 %.

Stoffwechsel

Die **Absorption** von Zink erfolgt vorwiegend im Dünndarm über ein energieabhängiges Transportsystem (siehe Abb. 6–6). Dabei ist der bereits erwähnte Eisencarrier DCT-1 (siehe Kap. 6.3.1) von Bedeutung, aber auch eine Reihe Zink-spezifischer Carrier (**Zip-Proteine**) sind daran beteiligt. In der Mucosazelle wird Zink an spezielle Proteine gebunden, die für den Transport zur basolateralen Membran verantwortlich sind. Hierzu zählen das cysteinreiche Protein Metallothionein und das cysteinreiche intestinale Protein (CRIP). Bei einer erhöhten Zinkzufuhr wird die Synthese von **Metallothionein** induziert. In Form von Zinkthionein speichert es das aufgenommene Zink und gibt dieses erst wieder bei Bedarf an das Blut ab. Eine ähnliche Funktion besitzt CRIP, dessen Zink-Bindungsaffinität allerdings besonders ausgeprägt ist. CRIP ist deshalb vorwiegend bei niedrigem alimentären Zinkangebot in den cytosolischen Zinktransport bzw. die Zinkspeicherung eingeschaltet. Über die basolaterale Membran gelangt Zink schließlich ins Blut und wird in Albumin-gebundener Form zu den Zielzellen transportiert.

Der gesamte **Körperbestand** an Zink beträgt rund 1,4–2,5 g, wovon 98 % intrazellulär lokalisiert sind. Ein großer Teil des Zinks befindet sich in den Knochen und ist daher nicht kurzfristig verfügbar. Die einzelnen Gewebe und Organe weisen unterschiedlich hohe Zinkkonzentrationen auf. Besonders hohe Gehalte finden sich in Haut, Haaren, Nägeln und in der Leber. Darüber hinaus ist die Zinkkonzentration in der **Retina** und der **Iris** des Auges sowie in den männlichen Reproduktionsorganen recht hoch. Innerhalb der Zellen kommt Zink meist nicht frei vor, sondern ist an verschiedene Strukturproteine gebunden. Im Plasma liegt mehr als die Hälfte des Zinks in albumingebundener Form vor. Daneben stellt α_2-Makroglobulin mit einem Anteil von ca. 40 % einen wichtigen Bindungspartner für Zink dar. Der Zinkgehalt im Plasma beträgt 11–17 mmol/l (70–110 µg/dl) und unterliegt einem circadianen Rhythmus. Ferner beeinflussen verschiedene Hormone und Cytokine die Zinkkonzentration. Im Gegensatz zu Eisen verfügt der Organismus über keine großen **Zinkspeicher**, die bei Bedarf mobilisiert werden könnten. Eine kontinuierliche Aufnahme über die Nahrung ist daher unabdingbar.

Die **Ausscheidung** des Spurenelementes erfolgt zu 90 % über das Pankreassekret und den Stuhl, da die enthaltenen Enzyme und Zymogene (siehe Kap. 3.3) teilweise mit Zink assoziiert sind. Die restlichen 10 % werden renal eliminiert. Geringe Mengen gehen auch über Schweiß, Haut und Haare verloren.

Funktion

Als Cofaktor und integraler Bestandteil von mehr als 300 Enzymen – insbesondere aus der Gruppe der Oxidoreduktasen und Hydrolasen – ist Zink an nahezu allen Lebensvorgängen beteiligt. In **Metalloenzymen** bildet Zink koordinative Bindungen aus und ist vielfach im aktiven Zentrum der Enzymproteine lokalisiert. Hier polarisiert es gebundene Substrate und erhöht ihre Reaktivität. Daneben stabilisiert Zink Holoenzym-Komplexe, indem es tetraedrische Bindungen mit Histi-

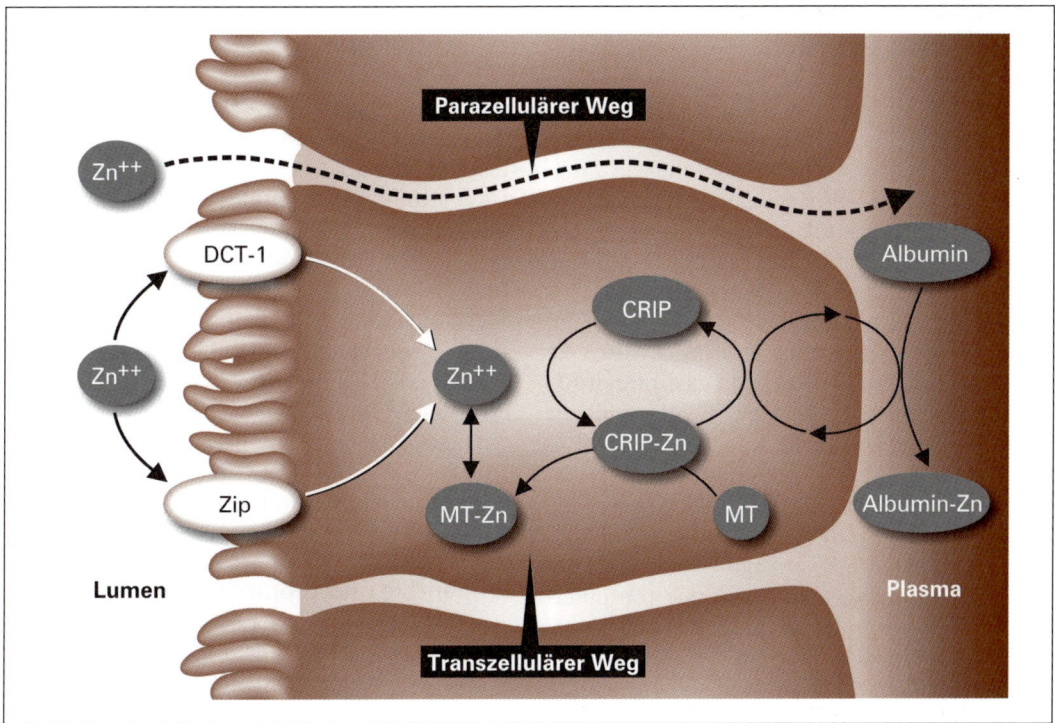

Abb. 6–6 Mechanismus der intestinalen Absorption von Zink (modifiziert nach Hülsmann et al. 2005). DCT-1: Dikationischer Eisentransporter; CRIP: Cysteinreiches intestinales Protein; MT: Metallothionin

dyl- und Cysteinylresten ausbildet. Zu den Zinkabhängigen Enzymen und ihren Funktionen zählen u. a.:

- *Alkohol-Dehydrogenase* (**Alkoholabbau**),
- *Superoxiddismutase* (**Antioxidative Abwehr**),
- *RNA-Polymerase* (**RNA-Biosynthese**),
- *Dipeptidase* und *Caroxypeptidase A* (intraluminale **Proteindigestion**),
- *Carboanhydrase* (**Sauerstoff- und Kohlendioxidtransport** der Erythrocyten),
- *δ-Aminolävulinsäure-Dehydratase* (**Hämbiosynthese**).

Ferner ist die Synthese des retinolbindenden Proteins (RBP) in der Leber ebenso ein zinkabhängiger Prozess wie die Retinoldehydrogenase-Reaktion. Damit besteht eine enge Beziehung zwischen Zink und **Vitamin A** (siehe Kap. 5.3.1). Neben seiner Funktion als Enzymaktivator ist Zink integraler Bestandteil DNA-bindender Proteine. Solche Transkriptionsfaktoren enthalten in ihrer DNA-Bindungsdomäne typische schleifenartige Ausstülpungen, weshalb auch von „**Zinkfingern**" die Rede ist. Abhängig von der Ausrichtung der Zinkatome im Protein können auch andersartige räumliche Strukturen enstehen, nämlich „**Zinkcluster**" und „**Zinktwist**". Bekannte Beispiele hierfür sind der Glucocorticoid- und Estrogenrezeptor. Unabhängig davon scheint Zink indirekt an der Genexpression beteiligt zu sein. So beeinflusst das Spurenelement den Histongehalt des **Chromatins** und auf diese Weise die Transkription. Weiterhin ist Zink am **Insulinstoffwechsel** beteiligt. Es bildet mit dem Peptidhormon koordinativ gebundene Komplexe aus, die als Hexamere die Speicherform von Insulin darstellen. Besondere Beachtung verdient der Einfluss von Zink auf das Immunsystem. So ist die Bildung von **Thymulin**, ein für die T-Lymphocytenreifung essenzielles Peptid, ein zinkabhängiger Prozess. Zudem verfügt Zink über antioxidative Effekte, da es an Moleküle binden kann und sie so vor oxidativen Schäden bewahrt („**site-specific-Antioxidans**").

Bedarf, Mangel und Toxizität

Ausgehend von einer durchschnittlichen Absorptionsrate von 30 % und der Berücksichtigung obligatorischer Verluste sowie eines Sicherheitszuschlags von 30 % empfiehlt die DGE für Jugendliche und Erwachsen eine Zinkzufuhr von 7 mg/Tag für Frauen und 10 mg/Tag für Männer. Während der Schwangerschaft und Stillzeit erhöht sich dieser Wert auf 10 bzw. 11 mg/ Tag. Diese Menge wird – nicht zuletzt wegen des vergleichsweise hohen Fleischkonsums – in Deutschland normalerweise problemlos erreicht. Kritisch ist die Versorgung bei Patienten mit gastrointestinalen Erkrankungen (chronisch entzündliche Darmerkrankungen; siehe Kap. 36, Kurzdarmsyndrom; siehe Kap. 34), multimorbiden Senioren (siehe Kap. 18.5.3), Alkoholikern (siehe Kap. 10.2.6) und HIV-infizierten Personen. Eine alimentär bedingte Unterversorgung ist bei den üblichen Ernährungsgewohnheiten nur von untergeordneter Bedeutung. Er findet sich primär bei allgemeiner Mangelernährung.

Aufgrund der zahlreichen zinkabhängigen Reaktionen, betrifft ein **Zinkmangel** praktisch alle Stoffwechselbereiche. Klassisches Beispiel einer Mangelerkrankung ist **Acrodermatitis enteropathica**, die durch eine angeborene, autosomal-rezessive Störung der Zinkabsorption charakterisiert ist. Zu ihren typischen Symptomen zählen Haut- und Schleimhautläsionen, Alopezia, Diarrhoe, gesteigerte Infektanfälligkeit sowie retardiertes Wachstum und neurologische Funktionsstörungen.

Häufiger anzutreffen ist ein **leichter Zinkmangel**, der sich in Dermatitis, Immunschwäche, Haarausfall und verzögerter Wundheilung zeigt. Zudem kann es zu einer Abschwächung bzw. Veränderung der Geruchs- und Geschmacksempfindungen kommen, was häufig zu Appetitverlusten führt. Dieses Problem findet sich besonders bei chronisch kranken Personen und Senioren. Durch eine Zinksupplementierung kann der Appetit in diesen Fällen vielfach wieder gesteigert werden. Auch die Immunabwehr sowie die neurophysiologische Entwicklung bei Kindern wird bereits durch ein marginales Zinkdefizit negativ beeinflusst.

Zinkintoxikationen sind sehr selten und verlaufen meist mit unauffälliger Symptomatik. Akute Zinkvergiftungen können nach dem Genuss von Nahrungsmitteln auftreten, die in zinkhaltigen Behältern gelagert wurden. Sie äußern sich in Erbrechen, Beklemmungsgefühl, Kopfschmerzen und Fieber. Die dabei zugeführte Zinkmenge liegt häufig um etwa zwei Zehnerpotenzen höher als die empfohlene tägliche Zufuhr. Unkontrollierte Substitutionen mit Zinkpräparaten können zu chronisch überhöhten Zinkspiegeln führen. Der toxische Effekt von Zink resultiert in diesem Fall aus der antagonistischen Wechselwirkung mit anderen Elementen, z. B. Kupfer, Eisen und Calcium. Die Symptomatik einer chronischen Zinkintoxikation wird dann in erster Linie durch einen Mangel an den genannten Elementen bestimmt. Bei einer Zufuhr von bis zu 50 mg/Tag (NOAEL) sind keine Nebenwirkungen zu befürchten. Langfristig sollte die Aufnahme 25 mg/Tag nicht überschreiten.

Präventive und therapeutische Aspekte

Außer zur Therapie der **Acrodermatitis enteropathica** werden weitere Einsatzgebiete von Zink diskutiert. Fraglich ist der Nutzen einer Zinksupplementierung, insbesondere in Form zinkhaltiger Lutschtabletten, bei **Erkältungskrankheiten**. In einzelnen Studien zeigten sich bei sehr hohen Mengen (60–140 mg/d) positive Effekte hinsichtlich Dauer und Schwere der Erkrankung. Andere Untersuchungen konnten das nicht bestätigen. Ausgehend von einer Metaanaylse, liegen bislang keine ausreichenden wissenschaftlichen Befunde vor, die die Effektivität einer Zinktherapie bei Erkältungskrankheiten belegen.

Möglicherweise kommt Zink für die Gesunderhaltung des Auges, insbesondere bei der im Alter häufig auftretenden **Makuladegeneration**, eine Bedeutung zu. Mehrere Zink-abhängige Enzyme, u.a. *Retinol-Dehydrogenase* und *Katalase* zeigen mit zunehmendem Alter einen Aktivitätsverlust. In epidemiologischen Studien findet sich kein eindeutiger Zusammenhang zwischen der Höhe der Zinkaufnahme und dem Risiko, an Makuladegeneration zu erkranken. Allerdings kann eine langfristige, hochdosierte Zinkzufuhr (80 mg Zinkoxid/Tag) das Fortschreiten der Erkrankung verlangsamen, wie eine placebokontrollierte Studie ergab. Eine ähnliche Untersuchung konnte diesen positiven Effekt jedoch nicht bestätigen. **AIDS-Patienten** weisen häufig einen unzureichenden Zinkstatus auf. Zinksupplemente verbessern bei diesem Personenkreis die Immunabwehr und vermindern das Auftreten opportunistischer Infektionen. Hinweise, wonach die HIV-Replikation – und damit das Fortschreiten der Erkrankung – bei erhöhter Zinkaufnahme stimuliert wird, mahnen jedoch zur Vorsicht. Aufgrund der hohen Zinkverluste über den Schweiß können Ausdauersportler im Einzelfall von einer moderaten Zinksupplementierung profitieren (etwa 5–10 mg/d).

Tab. 6–5 Iodgehalte ausgewählter Lebensmittel

Lebensmittel	Iod (µg/100 g)
Schellfisch	243
Seelachs	200
Miesmuscheln	130
Rotbarsch	99
Champignons	18
Broccoli	15
Schwarzer Tee	11
Hühnereier	10
Kuhmilch (3,5 % Fett)	6
Weizenbrot	6
Bananen	3

6.3.3 Iod

Eigenschaften, Vorkommen und Verfügbarkeit

Iod ist in Form von Iodid und Iodat ein wasserlöslicher Bestandteil von Gesteinen. Durch die Verwitterung des Gesteins und seine gute Löslichkeit erreicht Iod über das Wasser die Meere, die die größten Iodspeicher der Erde darstellen. Die **Iodkonzentration** pflanzlicher Nahrungsmittel ist, je nach Iodgehalt des Anbaugebiets, großen Schwankungen unterworfen. In Deutschland weisen die Böden im Allgemeinen nur geringe Iodmengen auf. In Lebensmitteln tierischer Herkunft variiert die Iodkonzentration in Abhängigkeit vom Iodgehalt des Futters. Insgesamt können pflanzliche und tierische Nahrungsmittel kaum zu einer ausreichenden Bedarfsdeckung beitragen. Eine Ausnahme bilden **Seefische** und **Krustentiere** (siehe Tab. 6–5). Allerdings bestehen bei den verschiedenen Fischarten teilweise große Unterschiede im Iodgehalt. Besonders iodreich ist Schellfisch. Auch iodiertes Speisesalz und damit hergestellte Lebensmittel können einen Beitrag zur Versorgung leisten. Allerdings wird diese Iodquelle bislang nur unzureichend genutzt.

Bei der Zubereitung von Nahrungsmitteln können aufgrund der guten Wasserlöslichkeit von Iodid große Verluste entstehen, soweit das Kochwasser nicht mitverwendet wird. Während die intestinale Absorption der Iodverbindungen im Wesentlichen nicht von anderen Inhaltsstoffen der Nahrung beeinflusst wird, hemmen verschiedene **Goitrogene** die Iodaufnahme in die Schilddrüse. Zu diesen Verbindungen zählt vor allem die Klasse der Isothiocyanate, die in Kreuzblütlern wie Rettich, Kresse, verschiedenen Kohlarten und Senf vorkommt. Goitrogene Effekte sind allerdings nur dann zu beobachten, wenn die Iodaufnahme niedrig ist und große Mengen Isothiocyanathaltiger Lebensmittel verzehrt werden. So ist eine tägliche Aufnahme von mindestens 400 g Weißkohl, 2 kg Chinakohl oder 2,8 kg Rettich über mehrere Monate hinweg erforderlich, um einen entsprechenden negativen Effekt auszulösen. Aus heutiger Sicht spielen sie daher für die Praxis keine Rolle. Daneben hemmen auch Nitrat, Perchlorat, verschiedene Medikamente (β-Rezeptorenblocker, Lithium und Carbimazol) sowie Thiocyanate aus dem Zigarettenrauch die Aufnahme von Iodid in die Schilddrüse.

Stoffwechsel

Iod wird mit der Nahrung vorwiegend als **Iodid** zugeführt und in dieser Form im Dünndarm rasch und nahezu vollständig absorbiert. Andere Iodverbindungen, wie z. B. Iodat, müssen vor der Absorption zu Iodid reduziert werden. Iodierte Aminosäuren werden als solche von der Mucosazelle absorbiert, allerdings langsamer und weniger vollständig. Das aufgenommene Iodid gelangt über die basolaterale Membran der Epithelzellen ins Blut und von dort in die Zielgewebe der **Schilddrüse**. Diese nimmt es mit Hilfe eines Na^+-gekoppelten Symporters aktiv in die Follikel auf. Die Schilddrüse ist in der Lage, Iod – im Vergleich zum Iodgehalt des Plasmas (10–15 µg/l) – auf das 20–200fache zu konzentrieren (Iodtrapping). Von den etwa 10–20 mg Iod, die der menschliche Organismus enthält, sind 70–80 % in der Schilddrüse lokalisiert. Iodid wird am apikalen Rand

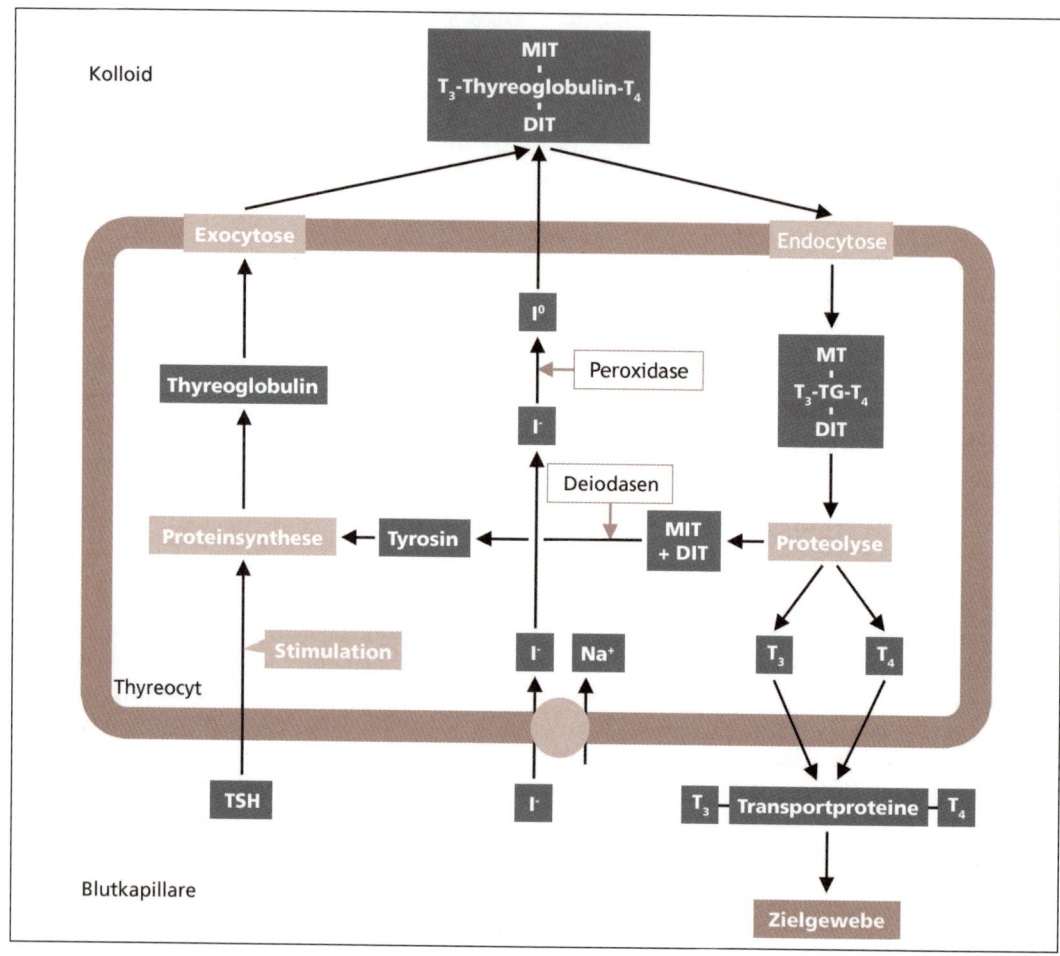

Abb. 6–7 Iodstoffwechsel und Synthese der Schilddrüsenhormone. TSH: Tyreoidea-stimulierendes Hormon; MIT: Monoiodtyrosin; DIT: Diiodtyrosin; T3: Triiodthyronin; T4: Tyroxin; TG: Thyreoglobulin

der Schilddrüsenzelle sehr schnell durch eine *Peroxidase* zu Iod oxidiert und anschließend an die Tyrosinreste des Glycoproteins **Thyreoglobulin** gekoppelt. Durch Kondensation der entstandenen Mono- bzw. DiIodtyrosinreste werden die Schilddrüsenhormone **Thyroxin** (= T_4) bzw. **Triiodthyronin** (= T_3) gebildet, die zunächst an Thyreoglobulin gebunden bleiben. Erst unter Einfluss des thyreoideastimulierenden Hormons (TSH) wird die Proteolyse des Thyreoglobulins eingeleitet. Anschließend werden die freigesetzten Hormone an das Blut abgegeben (siehe **Abb. 6–7**). Mehr als 99 % der Schilddrüsenhormone werden im Blut an Plasmaproteine (Thyroxin-bindendes Globulin, TBG; Thyroxin-bindendes Präalbumin, TBPA; Albumin) gebunden transportiert. Nur ein geringer Teil liegt in freier Form vor. In der Peripherie erfolgt dann die Überführung von T_4 in das biologisch wirksamere T_3, ein Vorgang, der durch die selenabhängige *Typ-I- und Typ-II-Deiodase* katalysiert wird. Das hierbei freiwerdende Iod gelangt überwiegend zurück in die Schilddrüse. Zur Hälfte entsteht aus T_4 durch die Typ-III-Deiodase das biologisch inaktive reverse T_3 (rT_3).

Die **Regulation** der Schilddrüsenhormone findet auf unterschiedlichen Ebenen statt. Mittels der neuroendokrinen Achse induziert das im Hypothalamus gebildete Thyreotropin Releasing Hormon (**TRH**) die Synthese und Freisetzung des

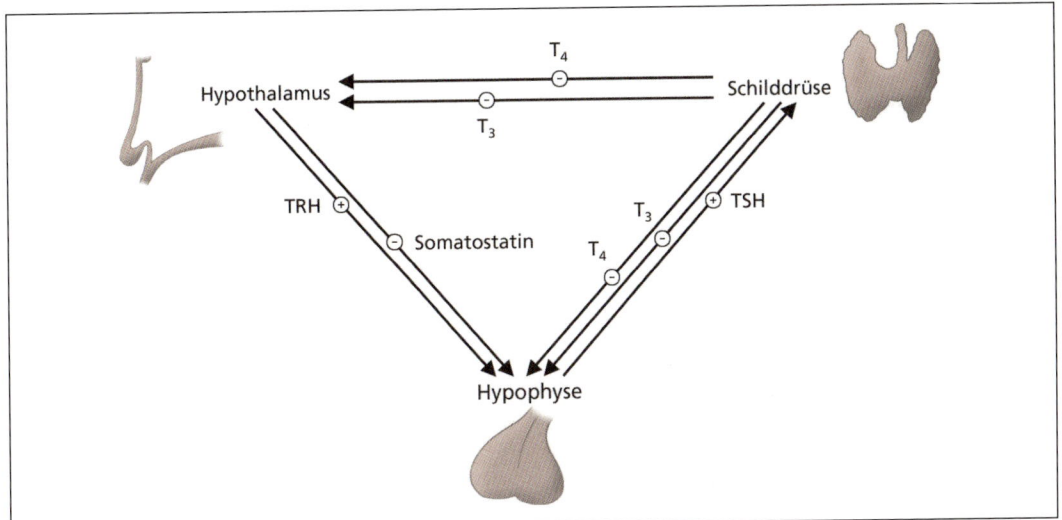

Abb. 6–8 Feedback-Mechanismus der TRH- und TSH-Sekretion

TSH. TSH wiederum bewirkt in der Schilddrüse die Bildung und Ausschüttung der Schilddrüsenhormone T_3 und T_4. Die Schilddrüsenhormone hemmen ihrerseits über eine negative Rückkopplung die Synthese und Freisetzung von TRH und TSH, so dass sich ein geschlossener Regelkreis ergibt (siehe Abb. 6–8).

Die **Inaktivierung** der Schilddrüsenhorme beruht auf unterschiedlichen Mechanismen. Zum einen erfolgt dies über oxidative Desaminierung und Decarboxylierung, ein Prozess, der vorwiegend in der Niere abläuft. Weiterhin ist die Deiodierung am nicht-phenolischen Ringsystem mit dem Verlust der biologischen Aktivität verbunden. Ein weiterer wichtiger Vorgang besteht darin, dass die Hormone mit Glucuronsäure Konjugate ausbilden, die dann über die Galle in das Darmlumen gelangen. Mit diesen Deaktivierungsmechansimen eng verknüpft ist die **Ausscheidung** von Iodid. Sie erfolgt vorwiegend mit dem Urin, in geringeren Mengen auch über den Stuhl und Schweiß. Die Ausscheidung hängt dabei stark von der Plasmakonzentration ab, die durch Iodaufnahme und Schilddrüsenaktivität beeinflusst wird.

Funktion

Iod fungiert im Stoffwechsel als integraler Bestandteil der **Schilddrüsenhormone** Thyroxin (T_4) und Triiodthyronin (T_3). Weitere Funktionen sind derzeit nicht bekannt. Ähnlich wie die Vitamine Retinsäure (siehe Kap, 5.3.1) und 1,25-$(OH)_2$-D_3 (siehe Kap. 5.3.2) fungiert T_3 als Ligand nucleärer Rezeptoren, die nach Bildung des Hormon-Rezeptorkomplexes mit anderen Mitgliedern der Hormon-Rezeptorfamilie (z. B. RXR) zu **Dimeren** assoziieren. Über ihre Bindung an spezifische Promotorregionen der DNS steuern sie die **Genexpression** von Enzymen und anderen Proteinen und sind auf diese Weise an der Regulation unterschiedlicher Stoffwechselbereiche beteiligt. So beeinflussen sie entscheidend das Wachstum und die Differenzierung von Geweben sowie die Zellteilung. Eine wichtige Bedeutung kommt ihnen bei der **Hirnentwicklung** im Säuglingsalter zu. Sowohl die Dendritenbildung als auch die Myelinisierung der Nervenzellen wird durch Schilddrüsenhormone stimuliert. An den **Mitochondrien** bewirken sie die verstärkte Synthese von Proteinen der Atmungskette und entkoppeln die ATP-Synthese vom transmembranären Rückfluss der Protonen in die mitochondriale Matrix. Dies hat zusammen mit der gesteigerten Synthese der Na^+/K^+-ATPase eine Erhöhung des **Grundumsatzes** und einen verstärkten Sauerstoffverbrauch zur Folge. Auch die vermehrte Expression von **β-adrenergen Rezeptoren** und die damit in Zusammenhang stehende Catecholamin-mimetische Wirkung, trägt zur Steigerung des Energieumsatzes bei. Schilddrüsenhormone üben ferner einen Einfluss auf den Stoffwechsel der Kohlenhydrate, Lipide und Proteine aus. Charakteristisch hierfür ist ihr dosisabhängiger, teils entgegengesetzter Effekt. Während z. B. geringe Mengen die Glycogensynthese stimulieren, wird dieser Prozess bei höheren Hormonkonzentrationen gehemmt. Eine ebenso paradoxe Wirkung zeigt sich im Proteinstoffwechsel. Geringe Mengen T_3 stimulieren die Proteinsynthese, bei höheren Konzentrationen ist diese jedoch vermindert; gleichzeitig ist eine Steigerung der Proteolyse zu beobachten. Ferner sind Einflüsse von T_3 auf die **Cholesterolbiosynthese** (siehe Kap. 2.7) dokumentiert, die über die Aktivitätszunahme der *HMG-CoA-Reduktase* ansteigt. Da gleichzeitig auch die biliäre Cholesterolsekretion gesteigert ist, sinkt der Cholesterolspiegel insgesamt ab.

Bedarf, Mangel und Toxizität

Je nach Körpergewicht wird der **minimale Iodbedarf** auf etwa 60–120 µg/Tag geschätzt. Darauf basierend empfiehlt die DGE für den gesunden Erwachsenen eine tägliche Zufuhr von 200 µg. Während der Schwangerschaft und Stillzeit sollte die Zufuhr auf 230 bzw. 260 µg/Tag gesteigert werden. Die **tatsächliche Aufnahme** liegt bei den meisten Personen mit durchschnittlich ca. 120 µg/Tag jedoch erheblich niedriger. Ohne den Einsatz von Iodsalz beträgt die Zufuhr sogar nur ca. 60 µg/Tag. Aufgrund der ungünstigen geochemischen Bedingungen ist Deutschland ein **endemisches Iodmangelgebiet**; die Iodversorgung ist in praktisch allen Teilen der Bevölkerung nicht gewährleistet. Die früher deutlichen regionalen Unterschiede hinsichtlich des Iodgehalts der Lebensmittel und der Iodversorgung (**Nord-Süd-Gefälle**) sind heute weitgehehend aufgehoben, da der rege Lebensmittelaustausch zu einer Nivellierung der Iodaufnahme geführt hat. Da eine adäquate Iodzufuhr praktisch nur durch Seefischverzehr sicherzustellen ist, ist die Anreicherung von Lebensmitteln mit Iod eine gesundheitspolitisch sinnvolle Maßnahme. Als besonders einfache und effektive Methode hat sich der Einsatz von Speisesalz mit Natriumiodat bzw. Kaliumiodat erwiesen. Angereichertes Kochsalz enthält mindestens 15 µg und höchstens 25 µg Iod/g. Mit einer empfohlenen Kochsalzzufuhr von 5 g pro Tag werden so zusätzlich etwa 100 µg Iod aufgenommen. Inzwischen wird Iodiertes Speisesalz auch zunehmend bei der Lebensmittelverarbeitung verwendet, so z. B. zur Herstellung von Back- und Fleischwaren. Durch eine **Iodanreicherung** von Lebensmitteln, wie sie z. B. in der ehemaligen DDR vorgeschrieben war, kann Iodmangelerscheinungen effektiv vorgebeugt werden. Auch die Ergebnisse des schweizerischen nationalen Iodsalzprogramms zeigen, dass der konsequente Einsatz von Iodiertem Speisesalz die Häufigkeit des Iodmangels deutlich reduziert.

Ein alimentärer **Iodmangel** zeigt sich im Krankheitsbild der **Struma** (Kropf), bei dem die Schilddrüse erheblich vergrößert ist. Schätzungen gehen davon aus, dass weltweit rund 1,6 Milliarden Menschen in Iodmangelgebieten leben, etwa 200 Millionen weisen eine Vergrösserung der Schilddrüse auf. In Deutschland liegt die Strumahäufigkeit bei 40 %. Besonders gefährdet sind Jugendliche zwischen 11 und 18 Jahren. Hier haben 52 % eine vergrößerte Schilddrüse. Generell sind Frauen häufiger betroffen als Männer. Insbesondere in der Schwangerschaft (siehe Kap. 18.2.2) und Stillzeit (siehe Kap. 18.3.2) treten häufig krankhafte Schilddrüsenveränderungen auf.

Die **Pathogenese** der Strumaentstehung ist weitgehend geklärt. Während sich bei leichtem Iodmangel noch normale intrathyreoidale Iodkonzentrationen nachweisen lassen, sinkt der Gehalt bei anhaltendem Mangel zunehmend ab. Dabei kommt es zu einem Defizit an Iodlipiden, die über proliferationshemmende Eigenschaften verfügen. Gleichzeitig bilden sich vermehrt Wachstumsfaktoren, die die Proliferation des Schilddrüsengewebes stimulieren und zur Hyperplasie der Thyreocyten beitragen (**diffuse Struma**). Hierzu zählen etwa fibroblast growth factor (FGF), transforming growth factor α (TGF-α), epidermal growth factor (EGF) und insulin-like growth factor I (IGF-I). Entgegen der langjährigen Auffassung, ist der T_3- und T_4-mangelbedingte kompensatorische Anstieg der TSH-Sekretion nicht ursächlich in die Pathogenese der Struma involviert.

Besteht der Iodmangel über längere Zeit, entwickeln sich häufig knotige Veränderungen im Schilddrüsengewebe. Dabei wird zwischen **kalten** und **heißen Knoten** differenziert. Während erstere funktionslose Areale darstellen, umschreiben die zweiten Gewebeabschnitte, die funktionell autonome Zellklone aufweisen. Bei Exposition mit höheren Mengen Iod (Medikamente, Iodhaltige Röntgenkontrastmittel) kann sich hierbei leicht eine Hyperthyreose manifestieren.

Neben der **Kropfbildung** äußert sich eine unzureichende Iodversorgung durch zahlreiche weitere Symptome, die teilweise bereits durch ein geringes Ioddefizit ausgelöst werden. Hierzu zählen ungewollte Gewichtszunahme, Konzentrationsschwäche, Obstipation, Kälteempfindlichkeit sowie trockene Haut. Im Anfangsstadium der **Hypothyreose** bilden verlangsamte Reflexe und die Neigung zum Frieren oftmals die einzigen Beschwerden. Bei Frauen sind häufig **Cyclus-** und **Fertilitätsstörungen** zu beobachten. Ein erheblicher Iodmangel während der Schwangerschaft führt zum klassischen Krankheitsbild des **Kretinismus**. Dieser äußert sich u. a. in schweren, irreparablen Entwicklungsstörungen von ZNS, Skelett und anderen Organen des Säuglings. Bei Neugeborenen kann bereits ein leichter Iodmangel zu Störungen der Gehirnentwicklung führen, wobei u. a. Hördefekte zu beobachten sind. Auch neuropsychische Entwicklungsstörungen, die in Form von Lern- und Merkschwierigkeiten zum Ausdruck kommen, können auf eine suboptimale Iodversorgung zurückgeführt werden.

Eine alimentäre **Überdosierung** mit Iod, z. B. durch Iodiertes Speisesalz, ist kaum zu befürchten. Bei gesunden Personen sollte die Aufnahme langfristig 600 μg/Tag (UL) nicht überschreiten. Selbst bei bestehender kompensierter Autonomie der Schilddrüse ist eine Iodzufuhr von bis zu 500 μg/Tag ohne ernsthafte Risiken möglich. Die immer wieder in der Diskussion stehenden Iod-Allergien sind nicht primär auf Iod zurückzuführen. Auslöser sind meist höhermolekulare Substanzen, die in Verbindung mit Iod aufgenommen werden und z. B. in iodhaltigen Pharmaka sowie in Desinfektions- und Röntgenkontrastmitteln enthalten sind. Kontraindiziert ist der Einsatz von Iodsupplementen bei Patienten mit Hyperthyreose, wie z. B. Morbus Basedow und Hashimoto-Thyreoiditis, da die Symptome verstärkt werden können.

6.3.4 Fluorid

Eigenschaften, Vorkommen und Verfügbarkeit

Fluor ist der reaktivste Vertreter der Halogene und kommt in der Natur nur in gebundener Form vor. Bevorzugte Reaktionspartner sind I- und II-wertige Metalle (wie z. B. Natrium, Kalium, Magnesium). Zusammen mit Fluor bilden sie Fluoride z. B. NaF, KF, MgF_2, die in geringen Mengen ubiquitär verbreitet sind. In den meisten **Nahrungsmitteln** liegt der **Fluoridgehalt** unter 1 mg/kg. Wesentlich höhere Konzentrationen finden sich in Fischen (5–10 mg/kg) und Teeblättern, die bis zu 100 mg Fluorid pro kg enthalten können. Im Trinkwasser schwankt der Fluoridgehalt je nach Region zwischen 0,02 und 1,8 mg/l. In Deutschland ist der Fluoridgehalt des Trinkwassers mit durchschnittlich weniger als 0,3 mg/l vergleichsweise gering. Deutlich höhere Mengen sind in manchen Mineralwässern enthalten, wobei Werte von über 5 mg/l erreicht werden können. Die Bioverfügbarkeit der Nahrungsfluoride ist abhängig von der Bindungsart. Freies Fluorid, wie es im Trinkwasser zu finden ist, wird nahezu vollständig absorbiert. In Anwesenheit von Calcium, Magnesium, Aluminium und anderen Kationen bilden sich leicht schwerlösliche Komplexe, die die Absorption deutlich vermindern. Bei einer üblichen Mischkost liegt die durchschnittliche Absorptionsrate zwischen 80 und 90 %.

Stoffwechsel

Etwa 40 % des Nahrungsfluorids wird bereits im Magen nach Protonierung zu Flusssäure (HF) über passive Diffusion aufgenommen. Die Absorption der restlichen Menge erfolgt vorwiegend im Dünndarm. Auch hier beruht der Mechanismus auf passiver Diffusion, wobei der Vorgang unabhängig vom pH-Wert erfolgt. Im Plasma wird das Spurenelement teils frei, überwiegend jedoch an Proteine gebunden transportiert. Der gesamte **Fluorbestand** im erwachsenen menschlichen Organismus beträgt etwa 2,5–4 g. Davon befinden sich etwa 99 % im Skelettsystem und in den Zähnen, wo es in Form von **Fluorapatit** vorliegt. Damit stellt das Skelett einen physiologischen Fluoridspeicher dar und ist an der Regulation der Fluoridhomöostase maßgeblich beteiligt. Bei einer Zunahme der Plamaspiegel wird Fluorid vermehrt in die Hartgewebe eingelagert, sinkt die Konzentration, so wird die Fluoridfreisetzung erhöht.

Die **Ausscheidung** von Fluorid erfolgt vorwiegend über den Urin. Die Höhe der Fluoridexkretion wird dabei langfristig an die Versorgungslage des Organismus angepasst.

Funktion

Die funktionelle Bedeutung des Spurenelements ergibt sich aus seiner Bedeutung für den Aufbau der Hartgewebe. Fluoride dienen hier als **Kristallisationskeime** und sind wesentlich für die Härtung des Zahnschmelzes sowie für die Stabilität der Knochenmatrix und die Knochendichte von Bedeutung. Bekannt ist die **karieshemmende Wirkung** des Spurenelements. So zeigen epidemiologische Studien eine negative Korrelation zwischen dem Fluoridgehalt des Trinkwassers und der Karieshäufigkeit. Dieser Effekt beruht darauf, dass Fluorid im Austausch gegen Hydroxylionen in die Apatitkristalle der Zahnhartsubstanz eingelagert wird, was zu einer Härtung des Zahnschmelzes führt. Läsionen im Zahnschmelz können über diesen Mechanismus remineralisiert werden. Des Weiteren hemmt Fluorid die glucoseabbauenden Enzyme der **Mundbakterien** und vermindert so die Entstehung kariesfördernder Säuren. Gerade bei der Zahnbildung und -entwicklung im Kindesalter sind daher ausreichende Mengen an Fluorid empfehlenswert. Daneben nimmt Fluorid Einfluss auf die Härte des Knochengewebes und die Widerstandsfähigkeit des Skeletts. Diesen Effekt macht man sich in der **Osteoporosetherapie** zunutze, wo pharmakologische Dosen Fluorid zum Einsatz kommen (siehe Kap. 29.5). Zusätzlich stimuliert Fluorid die knochenbildenden Osteoblasten, wodurch sich die Knochenresorption vermindern lässt. Allerdings liefern die bisher durchgeführten klinischen Studien widersprüchliche Ergebnisse, was die Effektivität einer solchen Maßnahme betrifft. Allgemein kann davon ausgegangen werden, dass die frühzeitige Fluoridtherapie – sinnvollerweise zusammen mit Vitamin D und Calcium (siehe Kap. 29.5) – das Fortschreiten der Erkrankung verlangsamt. Allerdings ist auf eine moderate Dosierung (10–20 mg/Tag) zu achten. Höhere Mengen verstärken das Risiko für Frakturen und gastrointestinale Nebenwirkungen.

Bedarf und Mangel

Für die Fluoridzufuhr wurden von der DGE altersgestaffelte Richtwerte erstellt. Danach wird Frauen und Männern eine Zufuhr von 3,1 bzw. 3,8 mg/Tag empfohlen. Dieser Wert gilt auch für Schwangere und Stillende. Im Rahmen der **Kariesprophylaxe** sollte die Fluoridaufnahme – in Abhängigkeit vom Trinkwassergehalt – durch Fluoridsupplemente optimiert werden (**siehe Tab. 6–6**).

In Regionen, in denen fluoridreiches Trinkwasser (> 0,7 mg/l) zur Verfügung steht, ist diese Maßnahme allerdings überflüssig. Generell sollte bei der Fluoridsupplementierung nur eine Form der Zufuhr gewählt werden (fluoridiertes Speisesalz *oder* Fluoridtabletten). Ausgenommen von dieser Regelung sind Säuglinge und Kleinkinder, da diese nur sehr geringe Salzmengen aufnehmen. Bei ihnen ist der Einsatz von Fluoridtabletten in jedem Fall indiziert.

In Deutschland variiert die Fluoridversorgung je nach Region und wird stark vom Fluoridgehalt des örtlichen Trinkwassers bestimmt. Generell ist die Fluoridzufuhr in weiten Teilen der Bevölkerung unbefriedigend. So liegt die tägliche Aufnahme bei Kindern zwischen 0,1 und 0,2 mg, während bei Erwachsenen Werte von 0,2–0,5 mg erreicht werden.

Viele Diskussionen zur Bedeutung von Fluorid gründen auf der Tatsache, dass die **therapeutische Breite** des Spurenelements gering ist, so dass es leicht zur Überdosierung kommen kann. Aus diesem Grund ist z. B. auch eine Fluoridierung des Trinkwassers, wie sie in der Schweiz erfolgt, umstritten. Leichte Überdosierungen zeigen sich bereits bei einer um den Faktor zwei über den Richtwerten liegenden Zufuhr, eine langfristige Zufuhr von 10 mg/Tag oder mehr kann bei Erwachsenen zu einer **Skelettfluorose** führen. Sie äußert sich in Form von Gelenkschmerzen, Verkalkung von Muskel- und Sehnenansätzen und eingeschränkter Beweglichkeit. Diese Symptome zeigen sich allerdings meist erst nach Jahrzehnten. Im Erwachsenenalter liegt die letale Dosis von Fluorid bei 32–64 mg/Tag. Langfristig sollten Erwachsene nicht mehr als 10 mg/Tag zuführen (UL). Kinder reagieren wesentlich sensitiver. Bis

Tab. 6–6 Altersabhängige Richtwerte für die Fluoridgesamtzufuhr und die Fluoridsupplementierung (DGE et al 2000, S. 185)

Alter	Angemessene Fluoridgesamtzufuhr mg/Tag m	w	Praktische Umsetzung in Abhängigkeit vom Trinkwasserfluoridgehalt mit empfohlenen Nahrungsergänzungen in Form von Tabletten oder von Fluoridspeisesalz (250/mg/kg)[1]				
			Trinkwasserfluorid mg/l				
			< 0,3		0,3–0,7		> 0,7[2]
			Fluoridspeisesalz	Tabletten (mg)	Fluoridspeisesalz	Tabletten (mg)	–
Säuglinge							
0 bis unter 4 Monate	0,25		–	0,25	+	0	–
4 bis unter 12 Monate	0,5		–	0,25	+	0	–
Kinder							
1 bis unter 4 Jahre	0,7		–	0,25	+	0	–
4 bis unter 7 Jahre	1,1		+	0,5	+	0,25	–
7 bis unter 10 Jahre	1,1		+	1,0	+	0,5	–
10 bis unter 13 Jahre	2,0		+	1,0	+	0,5	–
13 bis unter 15 Jahre	3,2	2,9	+	1,0	+	0,5	–
Jugendliche und Erwachsene							
15 bis unter 19 Jahre	3,2	2,9	+	1,0	+	0,5	–
19 bis unter 25 Jahre	3,8	3,1	+	1,0	+	0,5	–
25 bis unter 51 Jahre	3,8	3,1	+	1,0	+	0,5	–
51 bis unter 65 Jahre	3,8	3,1	+	1,0	+	0,5	–
65 Jahre und älter	3,8	3,1	+	1,0	+	0,5	–
Schwangere		3,1	+	1,0	+	0,5	–
Stillende		3,1	+	1,0	+	0,5	–

+ verwenden
– nicht verwenden

[1] Standardsituation: Trinkwasserfluorid < 0,3 mg/kg, kein fluoridiertes Speisesalz, keine Spezialdiät. Vor der ärztlichen Verordnung von Fluoridtabletten sollte eine kurze Fluoridanamnese erhoben werden
[2] Trinkwasserfluoridgehalt (mg/l). Ab 0,7 mg/l: sind weder Fluoridtabletten noch Speisesalz zulässig

zu einem Alter von acht Jahren besteht ab einer Aufnahme von 0,1 mg/kg Körpergewicht/Tag das Risiko für eine **Dentalfluorose**. Charakteristisch hierfür sind typische Zahnschmelzverfärbungen (mottled teeth), die sich in Form bandförmiger weißlicher Flecken zeigen. In schweren Fällen treten bräunliche Veränderungen auf. Aus diesem Grund sollte die tägliche Gesamtzufuhr an Fluorid bis zum Alter von acht Jahren die Dosis von 0,1 mg/kg Körpergewicht (UL) nicht überschreiten.

6.3.5 Kupfer

Eigenschaften, Vorkommen und Verfügbarkeit

Das Übergangsmetall Kupfer ist in der Natur vorwiegend in seiner di- und trivalenten Oxidationsform zu finden. In Gesteinen ist es meist als Sulfid, Chlorid oder Carbonat enthalten. In biologischen Systemen überwiegt die Oxidationsstufe Cu^{2+}. Seine besondere Elektronenkonfiguration prädestiniert Kupfer dazu, mit biochemisch wichtigen Verbindungen (z. B. Proteine) Komplexbindungen einzugehen. In Lebensmitteln ist Kupfer ubiquitär verbreitet. Besonders kupferreich sind Innereien, Fische, Schalentiere, Nüsse sowie Vollgetreide. Daneben sind Kakao und einige Gemüsesorten gute Kupferlieferanten. Verschiedene Nahrungskomponenten beeinflussen die **Bioverfügbarkeit** des Kupfers. So vermindern beispielsweise hohe Mengen an Calcium, Zink und Eisen die Absorption. Auch Phytinsäure setzt die Verfügbarkeit herab, allerdings sind die Effekte hier nicht so ausgeprägt wie bei Eisen und Zink. Daneben beeinträchtigt die gleichzeitige Zufuhr von Ascorbinsäure die Ausnutzung, indem es Cu^{2+} zu Cu^+ reduziert. Zu den Nahrungsfaktoren, die die Aufnahme von Kupfer steigern, zählen verschiedene Aminosäuren, organische Säuren (z. B. Citrat, Lactat, Malat) und Glucosepolymere. Im Durchschnitt ist von einer Absorptionsrate von 40–65 % auszugehen.

Stoffwechsel

Die **Absorption** von Kupfer beginnt bereits im Magen. Hauptort ist jedoch der Dünndarm. Die Kupferabsorption weist eine duale Kinetik auf. Bei niedrigen Konzentrationen dominiert ein aktiver, sättigbarer Transportmechanismus, in höheren Konzentrationen gewinnt die passive Diffusion an Bedeutung. Bislang ist der Mechanismus der Carrier-vermittelten Kupferaufnahme nicht genau bekannt. Fest steht, dass das in Zusammenhang mit der intestinalen Eisen- und Zinkabsorption erwähnte **Transportprotein DCT-1** (siehe Kap. 6.3.1) auch an der Absorption von Kupfer beteiligt ist. In der Mucosazelle wird Kupfer vermutlich mittels Liganden, wie z. B. dem im Cytoplasma lokalisierten **Metallothionein** (siehe Kap. 6.3.2), an die basolaterale Membran transportiert und von dort ins Blut abgegeben. Hier erfolgt die Bindung an Albumin oder **Transcuprein**, ein spezifisches Transportprotein für Kupfer. Über die Pfortader gelangt Kupfer schließlich zur Leber, die es über einen Carrier-vermittelten Vorgang aufnimmt.

Die **Leber** nimmt im Kupferstoffwechsel eine zentrale Stellung ein. Hier erfolgt der Einbau von Kupfer in bestimmte Metalloenzyme. Von besonderer Bedeutung ist das **Caeruloplasmin** (syn. *Ferroxidase I*), ein Glycoprotein mit spezifischer Bindungs- und Transportfunktion für Kupfer. Caeruloplasmin wird von der Leber an das Blut abgegeben, so dass Kupfer auch zu anderen Organen transportiert werden kann. Daneben bildet das Lebergewebe den wichtigsten Kupferspeicher des Organismus. Von den 80–100 mg Kupfer, die der menschliche Körper enthält, sind 10–15 mg in der Leber lokalisiert. Die übrigen Mengen finden sich vorwiegend in Muskel, Skelett, Gehirn, Herz und Nieren. Nur 6 % des gesamten Kupferbestandes sind im Blut enthalten; davon liegen über 95 % in Form des Caeruloplasmins vor.

Die **Ausscheidung** von Kupfer erfolgt vorwiegend mit der Galle und ist abhängig vom Versorgungszustand des Organismus. Ein geringer Teil gelangt über den enterohepatischen Kreislauf zurück in den Organismus, der überwiegende Teil wird mit dem Stuhl ausgeschieden.

Funktion

Kupfer ist integraler Bestandteil einer Reihe von **Enzymen**, die an Redoxreaktionen teilnehmen (siehe Tab. 6–7). Zu den Hauptaufgaben kupferhaltiger Enzyme zählt die Beteiligung an der Bildung des Bindegewebes, an der Hämatopoese, dem Elektronentransport in der Atmungskette (siehe Kap. 4.1) sowie an der Catecholaminsynthese und der antioxidativen Abwehr (siehe Kap. 9.3.1).

Bei der **Hämatopoese** kommt dem Caeruloplasmin eine wesentliche Bedeutung zu. Es katalysiert die Oxidation von Fe^{2+} zu Fe^{3+} als Voraussetzung für den Einbau von Eisen in das Eisentransportprotein **Transferrin**. Nur so ist Eisen für die Hämoglobinsynthese verfügbar. Hierdurch sind der Eisen- und der Kupferstoffwechsel eng miteinander verknüpft (siehe Kap. 6.3.1).

Des Weiteren ist Kupfer Bestandteil der *Lysyloxidase*, die im Bindegewebe die Quervernetzung von Kollagen und Elastin katalysiert. Ebenso ist die *Dopamin-β-Hydroxylase*, die für die Bildung der Catecholamine notwendig ist, ein kupferhaltiges Enzym. Das im Cytosol von Erythrocyten lokalisierte kupferhaltige Enzym *Superoxiddismutase* katalysiert die Reduktion von Peroxidradikalen und schützt somit die Zellen vor oxidativen Schäden. Auch die **Melaninsynthese** ist ein kupferabhängiger Vorgang. Eine zentrale Rolle spielt Kupfer im Energiestoffwechsel. Als Bestandteil des mitochondrialen Enzyms *Cytochrom-c-Oxidase* ist es an der ATP-Synthese beteiligt. Daneben beeinflusst Kupfer verschiedene Transkriptionsfaktoren und ist damit in die Regulation der Genexpression eingebunden.

Bedarf und Mangel

Die Kenntnisse über den Kupferbedarf des Menschen sind noch vergleichsweise gering. Als **Schätzwerte** für eine angemessene Kupferzufuhr werden von der DGE für den gesunden Erwachsenen 1,0–1,5 mg/Tag angegeben. Diese Menge sichert nach derzeitigem Kenntnistand eine ausreichende Bedarfsdeckung. Aufgrund der ubiquitären Verbreitung und der vergleichsweise guten Bioverfügbarkeit, ist die Kupferversorgung der Bevölkerung im Allgemeinen sichergestellt. Mit einer täglichen Aufnahme von etwa 2 mg bei Frauen und Männern bewegt sich die Zufuhr im Bereich der Empfehlung.

Ein ernährungsbedingter **Kupfermangel** ist beim Menschen sehr selten. Versorgungslücken sind primär auf eine gestörte gastrointestinale Absorption z. B. in Folge von Zöliakie (siehe Kap. 32) und Kurzdarmsyndrom (siehe Kap. 34) oder auf vermehrte Verluste (nephrotisches Syndrom) zurückzuführen. Aufgrund der engen Verknüpfung mit dem Eisenstoffwechsel äußert sich ein Mangel an Kupfer in einer **hypochromen, mikrocytären Anämie** (siehe Kap. 6.3.1). Durch die ungenügende Bildung von Caeruloplasmin ist die Umwandlung des Eisens gestört, was in einer verminderten Hämoglobinsynthese resultiert. Die Beeinträchtigung des Kollagen- und Elastinstoffwechsels führt zu Störungen der Knochenbildung mit einem erhöhten Risiko für Frakturen sowie zu kardiovaskulären Schäden. Des Weiteren sind Pigmentstörungen im Bereich von Haut und Haaren sowie eine Kräuselung der Haare zu beobachten.

Nur in äußerst wenigen Fällen ist ein Kupfermangel auf einen genetischen Defekt zurückzuführen. Ein bekanntes Beispiel ist die rezessive, X-chromosomal vererbte **Menke's kinky hair disease**. Dabei ist die intestinale Kupferabsorption sowie der Kupferstoffwechsel gestört, so dass sich bereits im Säuglingsalter schwerwiegende Komplikationen einstellen, die meist im Alter von 2–3 Jahren zum Tode führen.

Die **Toxizität** von Kupfer ist vergleichsweise gering. Nach Ansicht einer FAO/WHO-Expertenkommission ist bei langfristiger Zufuhr von bis zu 25 mg/Tag nicht mit unerwünschten Reaktionen zu rechnen. Andere Fachgremien halten eine etwas niedrigere Menge von 10 mg/Tag (NOAEL) als sicher. Eine wochen- oder monatelange Zufuhr von Kupfer in Dosierungen zwischen 100–200 mg/Tag kann Übelkeit, Durchfälle oder Krämpfe verursachen. Bei chronisch exzessiver Zufuhr des Spurenelements kann es zu Funktionsstörungen der Leber (Leberzirrhose) und Nieren kommen. Die tödliche orale Dosis liegt für Erwachsene bei 10 g.

Der **Morbus Wilson** ist ein autosomal rezessiv vererbter Defekt im Kupferstoffwechsel (Prävalenz 1:30 000), dem eine Störung im hepatobiliären System zugrunde liegt. Dabei kommt es aufgrund einer Mutation in dem auf Chromosom 13 lokalisierten Wilson-Gen zu einer Abnahme der biliären Kupferausscheidung, was schließlich zur Kupferüberladung in den verschiedenen Geweben und Organen führt. Betroffen sind vor allem Leber, Niere, Auge und Gehirn. Klinisch manifestiert sich die Erkrankung meist im Alter zwischen 15 und 40 Jahren. Neben neurologischen Symptomen (Dyskinese, Akinese, Rigor und Spastik) treten meist abdominal-hepatische Beschwerden auf. In schweren Fällen kommt es zur Hepatitis, die bis hin zur Leberzirrhose reichen kann. Charakteristisch für die Erkrankung ist die pigment-

Tab. 6–7 Kupferhaltige Metallcoenzyme und ihre Funktionen (ergänzt nach Schümann 2002, S. 148)

Enzym	Lokalisation	Funktion
Ceruloplasmin (Ferroxidase I)	Plasma	Oxidation von Fe^{2+} zu Fe^{3+}
Ferroxidase II	Plasma	Oxidation von Fe^{2+} zu Fe^{3+}
Aminooxidase	Mitochondrien	Oxidation primärer Amine zu Aldehyden
Zn, Cu-Superoxid-Dismutase	Cytosol	Umsetzung von $2\,O_2^-$ $+2\,H^+$ zu $H_2O_2 + O_2$
Cytochrom-c-Oxidase	Mitochondrien	Oxidative Phosphorylierung
Lysyloxidase	Knorpel, Knochen Haut, andere Gewebe	Vernetzung von Elastin und Kollagen
Tyrosinase	Nierenmark	Thyrosinhydroxylierung, Biosynthese von Melanin
Dopamin-β-Hydroxylase	ZNS	Biosynthese von Noradrenalin

förmige Kupferablagerung in der Cornea des Auges (**Kayser-Fleischer-Kornealring**).

6.3.6 Selen

Eigenschaften, Vorkommen und Verfügbarkeit

Das zur Gruppe der Chalkogene (Erzbildner) zählende Nichtmetall Selen ist ein relativ seltenes Element, das in unterschiedlichen Konzentrationen in der Erdkruste enthalten ist. Es kommt dort überwiegend als Beimengung von Schwefelverbindungen vor. Insbesondere Gestein vulkanischen Ursprungs weist hohe Mengen auf. In Pflanzen findet sich das Spurenelement vorzugsweise in Form von **Selenomethionin**, während in Tieren **Selenocystein** dominiert. Der Selengehalt pflanzlicher Lebensmittel hängt stark vom Selengehalt des Bodens ab und unterliegt damit grossen regionalen Schwankungen. In weiten Teilen Mittel- und Nordeuropas sind die Böden ausgesprochen selenarm, so dass pflanzliche Lebensmittel nur geringe Gehalte aufweisen und nur geringfügig zur Versorgung beitragen. Neben der geographischen Herkunft spielt auch der Proteingehalt der Nahrungsmittel eine große Rolle, da Selen zum größten Teil in der Proteinfraktion enthalten ist. Hohe Selenkonzentrationen finden sich daher in Nüssen (z. B. Paranüsse), Samen (z. B. Sesam) und Pilzen (z. B. Steinpilze), die zu den selenreichsten pflanzlichen Lebensmitteln zählen. Auch in importiertem Getreide aus Nordamerika sind hohe Mengen enthalten. Der Selengehalt von Lebensmitteln tierischen Ursprungs ist dagegen keinen großen Schwankungen unterworfen. Dies ist vor allem auf die Zufütterung selenreicher Mineralstoffmischungen zurückzuführen, die in den EU-Staaten weit verbreitet ist. Daher zählen Fleisch und Fleischwaren sowie Eier zu den wichtigsten **Selenlieferanten** der deutschen Bevölkerung. Die **Bioverfügbarkeit** des Selens wird wesentlich von dessen Bindung beeinflusst. Während bei aminosäuregebundenen Formen keine wesentlichen Interaktionen mit anderen Nahrungsbestandteilen zu erwarten sind, hemmen Sulfat, Thiosulfat, Molybdat u. a. verwandte Oxyanionen die Absorption von **Selenat**. Cystein, Glutathion sowie physiologische Mengen Vitamin C verbessern die intestinale Aufnahme von Selenit, während bei sehr hoher Ascorbatzufuhr der gegenteilige Effekt zu beobachten ist. Selenithaltige Therapeutika sollten daher nicht gemeinsam mit hochdosierten Ascorbinsäurepräparaten eingesetzt werden, da es hierbei zu einer Reduktion des Selenits kommen kann.

Stoffwechsel

Der molekulare Mechanismus der intestinalen **Selenabsorption** erfolgt in Abhängigkeit der Bindungsart. **Selenit** (SeO_3^{2-}) wird vermutlich über einen Na^+-abhängigen Symporter in die intestinale Epithelzelle aufgenommen. Für **Selenat** (SeO_4^{2-}) existieren zwei mögliche Transportprozesse. Zum einen ein Na^+/Selenat-Symporter sowie ein Selenat-Anionen-Antiporter. Mit der Nahrung wird Selen jedoch hauptsächlich in Form von **Selenomethionin** bzw. **Selenocystein** aufgenommen, die sehr gut verfügbar sind. Sie werden im Duodenum über die entsprechenden Aminosäuretransporter rasch und unverändert absorbiert. Die durchschnittliche **Absorptionsrate** liegt bei **etwa 90 %**, unabhängig vom jeweiligen Selenstatus des Organismus. Auf der Stufe der Absorption existiert keine **homöostatische Kontrolle**.

Über das Blut gelangen die einzelnen Selenverbindungen zur Leber. **Selenomethionin** wird hier in Selenocystein umgewandelt bzw. direkt anstelle schwefelhaltiger Methionins in Proteine eingebaut. Im menschlichen Organismus existiert keine Möglichkeit, Selenocystein direkt auf entsprechende tRNAs zu übertragen und zur Synthese von Proteinen zu verwenden. Vielmehr wird in einer PALP-abhängigen Reaktion (siehe Kap. 5.4.4) aus Selenocystein H_2S abgespalten, das als Substrat für die Bildung von Selenophosphat genutzt werden kann. Serin, das auf Selenocystein-spezifische tRNAs übertragen wurde, kann dann mit Hilfe von Selenophosphat in tRNA-gebundenes Selenocystein überführt werden und steht damit zur Proteinbiosynthese bereit. Alle funktionell bedeutsamen selenhaltigen Proteine enthalten ausschließlich **Selenocystein**. Selenomethionin fungiert dagegen als **Selenspeicher**, dessen Größe unmittelbar von der Zufuhr mit der Nahrung bestimmt wird und – im Gegensatz zur Selenocysteinsynthese – keinen Regulationsmechanismen unterliegt.

Der **Gesamtkörperbestand** eines Erwachsenen an Selen beträgt etwa 10–20 mg. Die höchsten Selenkonzentrationen finden sich in Herz, Leber, Pankreas, Nierenrinde und den Erythrocyten. Die **Ausscheidung** von Selen erfolgt vorwiegend über Urin und Faeces. Geringe Verluste treten auch über die Haut auf. Bei einem Überangebot des Spurenelements gewinnen flüchtige Methyl-Selenverbindungen an Bedeutung, die größtenteils über die Lunge abgeatmet werden (**Knoblauchatem**).

Funktion

Die bekannteste Funktion erfüllt Selen als essenzieller Bestandteil des Enzyms *Glutathionperoxidase*. Hiervon sind bislang vier verschiedene Isoenzyme identifiziert worden, die in unterschiedlichen Geweben exprimiert werden (**siehe Tab. 6–8**). *Glutathionperoxidase* ist neben der *Superoxiddismutase* und den antioxidativ wirkenden Vitaminen Teil der antioxidativen Abwehr des Organismus (siehe Kap. 9.3.1). *Glutathionperoxidase* katalysiert die Wasserstoffübertragung von Glutathion auf freie Peroxide. Glutathion selbst wird dabei oxidiert und muss anschließend durch das Enzym *Glutathionreduktase* reduziert werden (**siehe Abb. 6–9**).

Selen ist außerdem Cofaktor des Enzyms *Iodthyronin-5-Deiodase*, die in drei unterschiedlichen Isoformen vorliegt. Deiodasen katalysieren die Abspaltung von Iod aus dem Ringsystem des Thyroxins (T_4). Hierdurch sind sie an der Bildung des aktiven Schilddrüsenhormons Triiodthyronin (T_3) beteiligt. Ferner dient die *Typ-III-Deiodase* der Inaktivierung von T_4, indem bei der Iodsubtraktion reverse T_3 (rT_3) entsteht (siehe Kap. 6.3.3). Daneben existieren zahlreiche weitere selenhaltige Proteine und Enzyme, deren Funktionen im Stoffwechsel bisher teilweise nicht vollständig geklärt sind. Hierzu zählen u. a. *Thioredoxinreduktase*, **Plasma-Selenoprotein P**, **Muskelselenoprotein W** sowie *Selenophosphatsynthetase* (**siehe Tab. 6–8**).

Tab. 6–8 Selenhaltige Proteine und ihre Funktionen

Enzym/Protein	Katalytische Reaktion	Organlokalisation
Glutathion-Peroxidasen	Abbau von Wasserstoffperoxid und anderen Peroxiden	Ubiquitär
Deiodasen	Umwandlung von T_4 in T_3	Viele Gewebe, u. a. Gehirn, Niere, Schilddrüse
Thioreduktasen	Reduktion von Disulfiden zu SH-Gruppen	Zahlreiche Gewebe, u. a. Leber und Niere
Selenphosphatsynthase	Selenproteinsynthese	Testes
Selenprotein P	Abbau von Peroxynitrit? Schwermetallbildung?	Viele Gewebe u. a. Leber
Selenprotein W	Unklar	Viele Gewebe

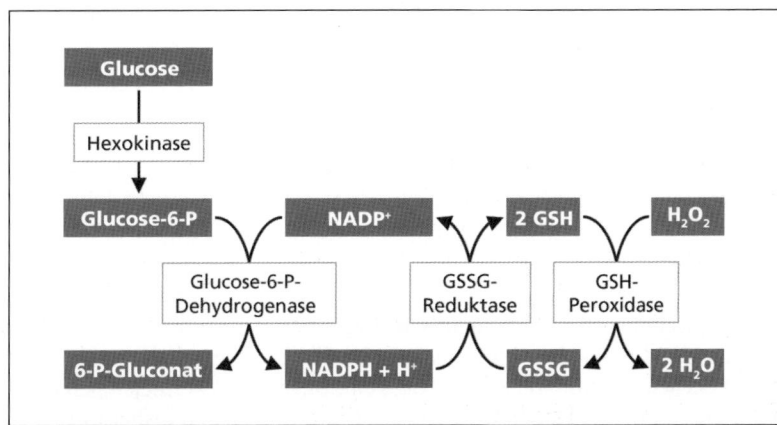

Abb. 6–9 Mechanismus der Glutathionperoxidase und -reduktase

Bedarf und Mangel

Aufgrund der lückenhaften Datenlage existieren bislang nur **Schätzwerte** für eine angemessene Selenzufuhr. Sie orientieren sich primär an der Aktivität der *Glutathionperoxidase* sowie der Selenkonzentration im Plasma. Die Höhe der wünschenswerten Selenaufnahme wird von der DGE für Erwachsene aller Altersstufen auf 30–70 µg pro Tag geschätzt. Dieser Wert gilt auch für Schwangere und Stillende. In Deutschland wurde eine mittlere Selenzufuhr von 30 µg für Frauen und 41 µg für Männer ermittelt. Damit erfüllt die Selenzufuhr bei der Mehrzahl der Bevölkerung lediglich die Minimalanforderungen. Fraglich ist, ob die von der DGE publizierten Schätzwerte für die Optimierung von Körperfunktionen (z. B. Immunsystem) und die Prävention verschiedener Erkrankungen (z. B. Krebserkrankungen) ausreichen (siehe unten). Einige Experten halten diese Werte für zu niedrig und fordern eine tägliche Zufuhr von 120–150 µg, um alle selenabhängigen Reaktionen optimal zu unterstützen.

Problematisch ist die Selenversorgung bei Veganern (siehe Kap. 19.2), Personen mit Phenylketonurie, Mukoviszidose und Kurzdarmsyndrom (siehe Kap. 34). Auch Alkoholiker und Dialysepatienten zählen zu den Risikogruppen.

Ausgeprägte **Selenmangelkrankheiten** sind in unseren Breiten praktisch nicht anzutreffen. Als klassische Erkrankung gilt die **Keshan-Krankheit**, die nach der selenarmen Provinz Keshan im nordostchinesischen Heilungjiang benannt wurde. Leitsymptom ist die endemisch auftretende **Kardiomyopathie**, von der vor allem Kinder und junge Frauen betroffen sind. Auslöser der Erkrankung sind Coxsackie-B3-Viren, die unter Selenmangel ihre Virulenz erlangen. Auch die **Kashin-Beck-Krankheit** ist auf eine chronisch unzureichende Selenversorgung zurückzuführen. Sie tritt vorzugsweise im frühen Jugendalter auf und ist durch eine degenerative Osteoarthritis gekennzeichnet. Neben der unzureichenden Selenversorgung sind vermutlich auch weitere Faktoren (u. a. Protein- und Iodmangel) an der Pathogenese beteiligt.

Die Toxizität von Selen wird häufig überschätzt, wenngleich die **therapeutische Breite** vergleichsweise gering ist. Langfristig zeigen sich selbst bei Selenzufuhr von 850 µg/Tag keine unerwünschten Effekte. Dieser Wert wurde als NOAEL festgelegt. Erste Nebenwirkungen sind bei einer dauerhaften Zufuhr von 900 µg/Tag (LOAEL) zu erwarten. Symptome einer chronischen Selenvergiftung (**Selenose**) treten bei langfristiger Aufnahme von etwa 1000 µg/Tag in Erscheinung. Sie äußern sich in Haarausfall, neurologischen Störungen, Nagelveränderungen, Diarrhoe, knoblauchartigem Atem und dem Auftreten einer Leberzirrhose.

Präventive und therapeutische Aspekte

In den letzten Jahren mehren sich die Hinweise, wonach eine höhere Selenzufuhr offenbar von Vorteil ist, um **Krebserkrankungen** vorzubeugen (siehe Kap. 28.3). Besonders in der Frühphase der Krebsentstehung kann Selen protektiv eingreifen. Aufgrund seiner antioxidativen Funktion bewahrt Selen die empfindlichen Zellstrukturen, u. a. die DNS, vor oxidativen Schäden. Auch die oxidative Aktivierung procancerogener Verbindungen wird so minimiert. Um einen optimalen antioxidativen Schutz zu gewährleisten, ist nach derzeitigem Kenntnisstand eine Selenzufuhr von etwa 100 µg/Tag erforderlich. Darüber hinaus verbessert eine optimale Selenzufuhr die zelluläre und humorale Immunabwehr. Hierzu gehört die verstärkte Produktion von **Cytokinen** sowie die erhöhte Aktivität **natürlicher Killerzellen**. Initiierte Zellen können so bereits in der Frühphase der Krebsentstehung besser erkannt und eliminiert werden. Daneben blockiert Selen die Weiterentwicklung bereits transformierter Zellen und moduliert den Stoffwechsel cancerogener Verbindungen. Mutagene werden durch Selen schneller detoxifiziert bzw. ihre Reaktion mit der DNS erschwert. Bei Dosierungen von 200–300 µg/Tag bilden sich zudem cytotoxische Selenmetabolite, welche die **Angiogenese** von Tumorgeweben hemmen und die **Apoptose** von Krebszellen induzieren. Auch verändert Selen die Oberflächenstruktur von Tumorzellen, mit der Folge, dass deren Überlebenszeit sowie ihre invasiven Eigenschaften abnehmen.

Zahlreiche epidemiologische Studien zeigen eine inverse Korrelation zwischen der Selenaufnahme und der Krebssterblichkeit. So haben Personen mit einem niedrigen Plasma- bzw. Serumselengehalt ein bis zu sechsfach höheres Krebsrisiko als diejenigen mit hohen Werten. Auch die wenigen bisher durchgeführten Interventionstudien belegen die chemopräventive Wirkung von Selen. Viel zitiert ist die „Clark-Study". An dieser Untersuchung nahmen 1312 Patienten teil, die bereits wegen Nichtmelanom-Hautkrebs behandelt worden waren. Sie erhielten 10 Jahre lang 200 µg Selen/Tag oder ein Placebo. In der Verumgruppe sank die Gesamtsterblichkeit an Krebs um 50 %, das Auftreten von Prostatakrebs reduzierte sich um 63 %, das von Dickdarmkrebs um 58 % und die Lundenkrebsinzidenz ging um 46 % zurück. Ein Einfluss auf die Hautkrebsentwicklung zeigte sich nicht. Der größte Nutzen war in der Gruppe mit den niedrigsten Selenspiegeln zu beobachten, wohingegen eine Supplementierung bei Plasmawerten >121 µg/l mit einer um 20 % erhöhten Krebsinzidenz im Vergleich zur Placebogruppe verbunden war. Aus den vorliegenden Daten lässt sich folgern, dass eine bezüglich des Krebsrisikos optimale Selenzufuhr etwa 1,5 µg/kg Körpergewicht und Tag beträgt.

Experimentelle und klinische Studien deuten darauf hin, dass **HIV-infizierte Personen** von einer Selensupplementierung profitieren können. Diese Patienten weisen meist eine niedrige Plasma-Selenkonzentration auf – ein empfindlicher Parameter für das Fortschreiten der Erkrankung. Neben seiner immunstimulierenden Effekte vermag Selen möglicherweise auch die Replikationsrate des HI-Virus zu inhibieren. Ein weiterer Seleneffekt betrifft verschiedene Cytokine (u. a. IL-8 und TNF-α), die bei AIDS-Patienten abnormal erhöht sind und die Proteolyse im Skelettmuskel steigern. Die für AIDS-Patienten typische Kachexie wird u. a. hierauf zurückgeführt. Gegenwärtig laufen zwei placebokontrollierte Studien, in welchen die Effektivität einer Selensupplementierung bei HIV-positiven Personen überprüft wird.

Widersprüchlich sind bislang die Ergebnisse zum Einsatz von Selensupplementen bei **chronischer Polyarthritis** (siehe Kap. 30.3). In zwei placebokontrollierten Doppelblindstudien ließen sich gute Ergebnisse erzielen (u. a. Abnahme des Gelenkschmerzes, Rückgang der Gelenkschwellung sowie Verbesserung der Entzündungszeichen), während in zwei weiteren Untersuchungen kein signifikanter Effekt festzustellen war. Da Patienten mit chronischer Polyarthritis häufig erniedrigte Plasmaselenwerte aufweisen, und freie Radikale zudem die Entzündungsreaktion forcieren, ist der adjuvante Einsatz von Selensupplementen (100–200 µg/Tag) zu empfehlen.

6.3.7 Chrom

Eigenschaften, Vorkommen und Verfügbarkeit

Das Nebengruppenelement Chrom findet sich in der Natur vorwiegend in Form seiner drei- und sechswertigen Kationen, wobei **dreiwertiges Chrom** die biologisch wichtigste Oxidationsstufe darstellt. Bedeutsame Chrommengen enthalten vor allem Bierhefe, Fleisch, Innereien, Eier, Vollkornprodukte und Pilze. Im Gegensatz zu organischen Chromverbindungen, wie sie v.a. in Leber und Bierhefe zu finden sind, weisen anorganische Chromsalze eine ausgesprochen schlechte **Bioverfügbarkeit** auf. Verschiedene Nahrungsbestandteile wie Aminosäuren sowie Nicotin- und Ascorbinsäure verbessern die intestinale Absorption. Dagegen schränken Zink, Eisen und Vanadium die Bioverfügbarkeit ein. Im Durchschnitt liegt die Absorptionsrate des aus der Nahrung stammenden Chroms bei 0,5 % und erreicht bei ca. 3 % ihr Maximum.

Stoffwechsel

Der überwiegende Anteil des Chroms wird im oberen Dünndarm absorbiert. Dabei differiert der Mechanismus in Abhängigkeit der Bindungsform. Während aminosäuregebundenes Chrom über die entsprechenden Aminosäuretransporter (siehe Kap. 3.3) in die Mucosazelle gelangt, ist der Transportprozess anorganischer Chromverbindungen weitgehend ungeklärt. Über die basolaterale Membran erreicht das Spurenelement schließlich das Blut. Neben Albumin scheint hier vor allem das eisenhaltige Plasmaprotein **Transferrin** für den Transport verantwortlich zu sein. Transferringebundenes Chrom wird vermutlich mittels insulinabhängiger, **rezeptorvermittelter Endocytose** in seine Zielzellen – vorwiegend Muskel- und Fettgewebe – internalisiert.

Der Chromgehalt der Organe und Gewebe liegt zwischen 20 und 30 µg/kg, die **Plasmawerte** bewegen sich zwischen 0,01 und 0,05 µg/l. Zu den Hauptspeicherorganen zählen Leber, Niere, Milz und Knochen.

Die **Ausscheidung** von Chrom erfolgt zu 80 % über die Nieren, der restliche Anteil entfällt auf Haut und Galle.

Funktion

Die physiologische Funktion von Chrom beruht auf seiner Eigenschaft, die zelluläre Wirkung von Insulin zu potenzieren. Auf molekularer Ebene wird dieser Effekt von einem chrombindenden Oligopetid, dem **Chromodulin**, vermittelt. In Anwesenheit von Chrom transformiert der biologisch inaktive Komplex **apo-Chromodulin** in seine aktive Form, das **holo-Chromodulin**. Dieses bindet auf der cytosolischen Seite an den Insulinrezeptor, wodurch die *Tyrosinkinase*-vermittelte Weiterleitung des Insulinsignals ins Zellinnere erst ermöglicht wird. Alle insulinabhängigen Stoffwechselvorgänge, insbesondere der Glucose- und Lipidmetabolismus, sind deshalb auf die Verfügbarkeit von Chrom angewiesen. Daneben wird vermutet, dass Chrom an der Expression von Genen des Glucosestoffwechsels mitbeteiligt ist.

Bedarf, Mangel und Toxizität

Trotz der biochemischen Bedeutung existieren bislang keine exakten Daten bezüglich des **Chrombedarfs**. Nach Angaben der WHO reichen bereits 20 µg/Tag aus, um Mangelerscheinungen zu verhüten. Als **Schätzwert** für eine angemessene Zufuhr wird von der DGE für Jugendliche und Erwachsene ein Bereich von 30–100 µg/Tag angegeben. Bei einer **Zufuhr** von 30–139 µg/Tag, wie sie für Deutschland gemessen wurde, dürfte die Versorgung üblicherweise gesichert sein. Da raffinierte Kohlenhydrate wie Weißmehlprodukte und Zucker die Chromausscheidung über den Harn erhöhen und selbst wenig bzw. nicht-verfügbare Chrommengen beinhalten, können Personen, die große Mengen dieser Lebensmittel verzehren, von einer marginalen Versorgung betroffen sein. Mit zunehmendem Alter sinkt die Chromkonzentration im Organismus, ein Befund, dessen (patho)physiologische Bedeutung bislang allerdings nicht bekannt ist.

Chrommangelzustände beim Menschen sind bisher ausschließlich bei wenigen parenteral ernährten Patienten beschrieben worden. Dabei stehen Störungen der Glucoseverwertung (Hyperglycämie, Glucoseintoleranz) im Vordergrund.

Die **Toxizität** III-wertigen Chroms ist vergleichsweise gering. Selbst bei langfristiger Zufuhr von mehr als 1000 µg/Tag wurden keine Nebenwirkungen beobachtet (NOAEL). Langfristig sollte die Zufuhr aus Supplementen 250 µg/Tag nicht überschreiten (UL). Diese Werte gelten nicht für Chrompicolinat. Insbesondere Nierenpatienten sollten auf hohe Dosen verzichten.

Präventive und therapeutische Aspekte

Immer wieder in der Diskussion steht der potenzielle gesundheitliche Nutzen, der von einer höheren Chromaufnahme ausgehen soll. Unseriöse Anbieter chromhaltiger Nahrungsergänzungsmittel sprechen ihren Produkten häufig **gewichtsreduzierende Effekte** zu. Hierbei soll insbesondere eine Mobilisation der Fettdepots erzielt werden. Kontrollierte Studien konnten allerdings nur äußerst marginale bzw. keine entsprechenden Wirkungen nachweisen. Widersprüchlich sind die Ergebnisse aus Untersuchungen, die den Einfluss einer Chromsupplementierung auf den **Lipidstoffwechsel** zum Gegenstand hatten. Während in einigen Studien über eine Reduktion des Gesamtcholesterols, der LDL-Fraktion und der Triglyceride berichtet wird, konnten andere Autoren diese Wirkungen nicht bestätigen. Vermutlich profitieren nur solche Personen von einer zusätzlichen Chromgabe, die einen inadäquaten Chromstatus aufweisen.

Ungeklärt ist bislang auch der mögliche therapeutische Nutzen einer Chromsupplementierung bei **Diabetes mellitus Typ 2**. Bekannt ist, dass Typ-2-Diabetiker erhöhte Chrommengen über den Harn ausscheiden. In einer Reihe gut kontrollierter Humanstudien ergab sich unter Chromsupplementierung jedoch keine Verbesserung der Glucoseparameter, obwohl eine Senkung der Insulinwerte erzielt werden konnte. Eine 1997 publizierte, großangelegte placebokontrollierte Doppelblindstudie, an der 180 Personen teilgenommen hatten, unterstrich den Nutzen hochdosierter Chromgaben. Unter der Gabe von 200 µg/Tag bzw. 1000 µg/Tag ließ sich eine Reduktion der Insulinkonzentration sowie des HbA1c-Wertes erzielen. Eine Senkung der Glucosekonzentration (15–19 %) wurde allerdings erst ab einer Dosierung von 1000 µg/Tag beobachtet.

6.3.8 Weitere Spurenelemente

Neben den genannten Spurenelementen existieren weitere Metalle, die ebenfalls essenziellen Charakter besitzen. Hierzu gehören **Cobalt**, **Molybdän** und **Mangan** (siehe Tab. 6–9). Experimentelle Studien deuten darauf hin, dass vermutlich auch Aluminium, Arsen, Nickel, Silicium, Vanadium und Zinn zu den essenziellen Substanzen zählen. Bisher ist die biochemische und er-

Tab. 6–9 Eigenschaften von Cobalt, Mangan und Molybdän

	Cobalt	**Mangan**	**Molybdän**
Physiologische Funktionen	Integraler Bestandteil von Vitamin B_{12} (siehe Kap. 5.4.5) in anorganischer Form stimuliert Cobalt die Erythropoese	Integraler Bestandteil verschiedener Metalloenzyme, die bei der Gluconeogenese, im Glutaminstoffwechsel und Harnstoffcyclus von Bedeutung sind. Auch das antioxidativ wirksame Enzym Superoxiddismutase ist manganabhängig. Daneben existiert eine Reihe weiterer enzymatischer Reaktionen, bei welchen Mangan als Cofaktor fungiert	Bislang sind drei Flavinenzyme bekannt (Xanthinoxidase, Aldehydoxidase und Sulfitoxidase), die Molybdän als Cofaktor enthalten. **Xanthinoxidase** ist neben der Bildung von Harnsäure vermutlich auch an der Bindung und Freisetzung von Eisen aus Ferritin sowie an der Reduktion von Cytochrom c beteiligt. Aufgabe der **Aldehydoxidase** ist es, verschiedene heterocyclische Verbindungen, u. a. die Katecholamine, zu oxidieren. **Sulfitoxidase** katalysiert den Endabbau schwefelhaltiger Aminosäuren (Methionin und Cystein), indem SO_2^- zu SO_4^{2-} oxidiert wird.
Nahrungsquellen	In Form von Vitamin B_{12} in Fleisch, Innereien, Milch und Milchprodukten, Fisch und Meeresfrüchten	Nüsse, Vollkorngetreide, grünes Blattgemüse, Tee, Hülsenfrüchte	Hülsenfrüchte, Getreide, Gemüse, Milchprodukte
Körperbestand des Erwachsenen	1,0–1,5 mg; hauptsächlich in Leber und Knochenmark	12–20 mg; besonders hohe Konzentrationen finden sich im Knochenmark, in der Leber sowie in Nieren und im Pankreas	8–10 mg; besonders hohe Konzentrationen im Skelett und der Leber
Ausscheidung	Vorwiegend renal	Hauptsächlich mit den Faeces, in geringen Teilen auch über den Urin	Vorwiegend renal
Mangelzustände	Mangel durch unzureichende Cobaltzufuhr nur in Verbindung mit Vitamin-B_{12}-Mangel (perniziöse Anämie)	Klinischer Mangel sehr selten (Dermatitis, Abfall des Cholesterins und der Triglyceride, Nagelveränderungen)	Aminosäure-Intoleranz; Störung des Purinabbaus
Symptome bei Überdosierung	Herzmuskelschäden, Polycytämie, Schilddrüsenhyperplasie	Parkinsonähnliche Symptome (manganic madness)	Herabgesetzte Kupferabsorption, erhöhte Kupferausscheidung, Hyperuricämie
Angemessene Zufuhr	Da für anorganisch gebundenes Cobalt kein Bedarf besteht, existieren nur Empfehlungen zur Vitamin-B_{12}-Aufnahme (3,0 µg/d)	2–5 mg/d	50–100 µg/d

nährungsphysiologische Bedeutung dieser Elemente allerdings nur ansatzweise erforscht, weshalb sie hier nicht weiter ausgeführt werden.

Weiterführende Literatur
Natrium/Chlorid
Adrogue HJ, Madias NE: Hyponatremia. N Engl J Med 342: 1581–1589, 2000
Cohen AJ, Roe FJ: Review of risk factors for osteoporosis with particular reference to a possible aetiological role of dietary salt. Food Chem Toxicol 38(2–3): 237–253, 2000
Deutsche Gesellschaft für Ernährung (DGE), Österreichische Gesellschaft für Ernährung (ÖGE), Schweizerische Gesellschaft für Ernährungsforschungsforschung (SGE), Schweizerische Vereinigung für Ernährung (SVE): Referenzwerte für die Nährstoffzufuhr. 1. Auflage, Umschau/Braus, Frankfurt/Main, S. 151–157, 2000
Kaplan NM: The dietary guideline for sodium: should we shake it up? No. Am J Clin Nutr 71(5): 1020–1026, 2000
Kotchen TA: Contributions of sodium and chloride to NaCl-induced hypertension. Hypertension 45 (5): 849–50, 2005
Logan AG: Sodium sensitivity, not level of salt intake, predicts salt effects. Curr Hypertens Rep 2(2): 115–119, 2000
McCarron DA: The dietary guideline for sodium: should we shake it up? Yes! Am J Clin Nutr 71(5): 1013–1019, 2000
Oh MS, Uribarri J: Electrolytes, water, and acid-base balance. In: Shils ME, Olson JA, Shike M, Ross AC (eds): Modern nutrition in health and disease. Williams and Wilkins, Baltimore, 9th ed, S. 105–139, 1999
Stamler J, Appel L, Cooper R, Denton D, Dyer AR, Elliott P, Greenland P, Kesteloot H, Kumanyika S, Liu K, Marmot M, Van Horn L, Whelton P: Dietary sodium chloride (salt), other dietary components and blood pressure: paradigm expansion, not paradigm shift. Acta Cardiol 55(2): 73–78, 2000

Kalium
Barri YM, Wingo CS: The effects of potassium depletion and supplementation on blood pressure: a clinical review. Am J Med Sci 314(1): 37–40, 1997
Coca SG, Perazella MA, Buller GK: The cardiovascular implications of hypokalemia. Am J Kidney Dis 45 (2): 233–47, 2005
Delgado MC: Potassium in hypertension. Curr Hypertens Rep 6 (1): 31–5, 2004
Demigne C, Sabboh H, Remesy C, Meneton P: Protective effects of high dietary potassium: nutritional and metabolic aspects. J Nutr 134 (11): 2903–6, 2004
Deutsche Gesellschaft für Ernährung (DGE), Österreichische Gesellschaft für Ernährung (ÖGE), Schweizerische Gesellschaft für Ernährungsforschung (SGE), Schweizerische Vereinigung für Ernährung (SVE): Referenzwerte für die Nährstoffzufuhr. 1. Auflage, Umschau/Braus, Frankfurt/Main, S. 151–157, 2000
Griffith LC: Potassium channels: the importance of transport signals. Curr Biol 11(6): R226–R228, 2001
He FJ, MacGregor GA: Fortnightly review: Beneficial effects of potassium. BMJ 323: 497–501, 2001
Weiner ID, Wingo CS: Hyperkalemia: a potential silent killer. J Am Soc Nephrol 9(8): 1535–1543, 1998

Calcium
Anderson JJ: Calcium requirements during adolescence to maximize bone health. J Am Coll Nutr 20 (2 Suppl): 186S–191S, 2001
Ballew C, Bowman B: Recommending calcium to reduce lead toxicity in children: a critical review. Nutr Rev 59 (3 Pt 1): 71–79, 2001
Bootman MD, Collins TJ, Peppiatt CM, Prothero LS, MacKenzie L, De Smet P, Travers M, Tovey SC, Seo JT, Berridge MJ, Ciccolini F, Lipp P: Calcium signalling – an overview. Semin Cell Dev Biol 12 (1): 3–10, 2001
Branca F, Valtuena S, Vatuena S: Calcium, physical activity and bone health – building bones for a stronger future. Public Health Nutr 4(1A): 117–123, 2001
Bushinsky DA, Monk RD: Calcium. Lancet 352: 306–311, 1998
Deutsche Gesellschaft für Ernährung (DGE), Österreichische Gesellschaft für Ernährung (ÖGE), Schweizerische Gesellschaft für Ernährungsforschung (SGE), Schweizerische Vereinigung für Ernährung (SVE): Referenzwerte für die Nährstoffzufuhr. 1. Auflage, Umschau/Braus, Frankfurt/Main, S. 159–164, 2000
Drueke TB: Dietary calcium and blood pressure. Am J Hypertens 12 (1 Pt 1): 96–98, 1999
Fleet J: How well you absorb calcium is important for limiting hip fracture risk. Nutr Rev 59 (10): 338–341, 2001
Geleijnse JM, Grobbee DE: Calcium intake and blood pressure: an update. J Cardiovasc Risk 7 (1): 23–29, 2000
Greger RF: Physiology and pathophysiology of calcium homeostasis. Z Kardiol 89 (Suppl 2): 4–8, 2000
Heaney RP: Calcium needs of the elderly to reduce fracture risk. J Am Coll Nutr 20 (2 Suppl): 192S–197S, 2001
Hoenderop JG, Nilius B, Bindels RJ: Calcium absorption across epithelia. Physiol Rev 85 (1): 373–422, 2005
Stettin D, Ströhle A, Walters M, Hahn A: Ernährung und Osteoporose – Bedeutung von Calcium und Vitamin D. Dtsch Apotheke Z 195(15): 1766–1772, 2005

Magnesium
Agus MS, Agus ZS: Cardiovascular actions of magnesium. Crit Care Clin 17(1): 175–186, 2001
Brugada P: Magnesium: an antiarrhythmic drug, but only against very specific arrhythmias. Eur Heart J 21(14): 1116, 2000
Deutsche Gesellschaft für Ernährung (DGE), Österreichische Gesellschaft für Ernährung (ÖGE), Schweizerische Gesellschaft für Ernährungsforschungsforschung (SGE), Schweizerische Vereinigung für Ernährung (SVE): Referenzwerte für die Nährstoffzufuhr. 1. Auflage, Umschau/Braus, Frankfurt/Main, S. 169–172, 2000
Durlach J, Bac P, Bara M, Guiet-Bara A: Physiopathology of symptomatic and latent forms of central nervous hyperexcitability due to magnesium deficiency: a current general scheme. Magnes Res 13(4): 293–302, 2000
Fawcett WJ, Haxby EJ, Male DA: Magnesium: physiology and pharmacology. Br J Anaesth 83(2): 302–320, 1999

Konrad M, Schlingmann KP, Gudermann T: Insights into the molecular nature of magnesium homeostasis. Am J Physiol Renal Physiol 286 (4): F599–605, 2004

Laires MJ, Monteiro CP, Bicho M: Role of cellular magnesium in health and human disease. Front Biosci 9: 262–76, 2004

Laurant P, Touyz RM: Physiological and pathophysiological role of magnesium in the cardiovascular system: implications in hypertension. J Hypertens 18(9): 1177–1191, 2000

Lu JF, Nightingale CH: Magnesium sulfate in eclampsia and pre-eclampsia: pharmacokinetic principles. Clin Pharmacokinet 38(4): 305–314, 2000

Mohnle P, Goetz AE: Physiologische Effekte, Pharmakologie und Indikationen zur Gabe von Magnesium. Anaesthesist 50(5): 377–389, 2001

Schuck P, Bohmer K, Resch KL.: Migräne und Migräneprophylaxe: die Bedeutung von Magnesium. Schweiz Med Wochenschr 129: 63–70, 1999

Phosphor

Anderson JJ: Calcium, phosphorus and human bone development, J Nutr 126 (4 Suppl): 1153S–1158S, 1996

Deutsche Gesellschaft für Ernährung (DGE), Österreichische Gesellschaft für Ernährung (ÖGE), Schweizerische Gesellschaft für Ernährungsforschungsforschung (SGE), Schweizerische Vereinigung für Ernährung (SVE): Referenzwerte für die Nährstoffzufuhr. 1. Auflage, Umschau/Braus, Frankfurt/Main, S. 165–168, 2000

Heaney RP: Phosphorus nutrition and the treatment of osteoporosis. Mayo Clin Proc 79 (1): 91–7, 2004

Root AW, Diamond FB Jr: Disorders of calcium and phosphorus metabolism in adolescents. Endocrinol Metab Clin North Am 22(3): 573–592, 1993

Sax L: The Institute of Medicine "dietary reference intake" for phosphorus: a critical perspective. J Am Coll Nutr 20(4): 271–278, 2001

Takeda E, Taketani Y, Sawada N, Sato T, Yamamoto H: The regulation and function of phosphate in the human body. Biofactors 21 (1–4): 345–55, 2004

Weisinger JR, Bellorin-Font E: Magnesium and phosphorus. Lancet 352: 391–396, 1998

Eisen

Bassett ML: Haemochromatosis: iron still matters. Intern Med J 31 (4): 237–242, 2001

Beard J, Tobin B: Iron status and exercise. Am J Clin Nutr 72 (2 Suppl): 594S–597S, 2000

Beard JL: Iron biology in immune function, muscle metabolism and neuronal functioning. J Nutr 131 (2S–2): 568S–579S, 2001

Deutsche Gesellschaft für Ernährung (DGE), Österreichische Gesellschaft für Ernährung (ÖGE), Schweizerische Gesellschaft für Ernährungsforschung (SGE), Schweizerische Vereinigung für Ernährung (SVE): Referenzwerte für die Nährstoffzufuhr. 1. Auflage, Umschau/Braus, Frankfurt/Main, S. 174–178, 2000

Donovan A, Andrews NC: The molecular regulation of iron metabolism. Hematol J 5 (5): 373–80, 2004

Fairweather-Tait SJ: Iron. J Nutr 131 (4 Suppl): 1383S–1386S, 2001

Fleming RE: Advances in understanding the molecular basis for the regulation of dietary iron absorption. Curr Opin Gastroenterol 21 (2): 201–6, 2005

Grantham-McGregor S, Ani C: A review of studies on the effect of iron deficiency on cognitive development in children. J Nutr 131 (2S–2): 649S–666S, 2001

Haram K, Nilsen ST, Ulvik RJ: Iron supplementation in pregnancy – evidence and controversies. Acta Obstet Gynecol Scand 80 (8): 683–688, 2001

Lieu PT, Heiskala M, Peterson PA, Yang Y: The roles of iron in health and disease. Mol Aspects Med 22 (1–2): 1–87, 2001

Ma J, Stampfer MJ: Body iron stores and coronary heart disease. Clin Chem 48 (4): 601–3, 2002

Nelson RL: Iron and colorectal cancer risk: human studies. Nutr Rev 59 (5): 140–148, 2001

Sharma N, Butterworth J, Cooper BT, Tselepis C, Iqbal TH: The emerging role of the liver in iron metabolism. Am J Gastroenterol 100 (1): 201–6, 2005

Teucher B, Olivares M, Cori H: Enhancers of iron absorption: ascorbic acid and other organic acids. Int J Vitam Nutr Res 74 (6): 403–19, 2004

Schümann K, Weiss G: Eisen. In: Biesalski HK, Köhrle J, Schümann, K: Vitamine, Spurenelemente und Mineralstoffe. Prävention und Therapie mit Mikronährstoffen. Thieme, Stuttgart, S. 137–147, 2002

Sullivan JL, Zacharski LR: Hereditary haemochromatosis and the hypothesis that iron depletion protects against ischemic heart disease. Eur J Clin Invest 31 (5): 375–377, 2001

Zink

Baum MK, Shor-Posner G, Campa A: Zinc status in human immunodeficiency virus infection. J Nutr 130 (5S Suppl): 1421S–1423S, 2000

Bhatnagar S, Taneja S: Zinc and cognitive development. Br J Nutr 85 (Suppl 2): S139–S145, 2001

Black RE, Sazawal S: Zinc and childhood infectious disease morbidity and mortality. Br J Nutr (85 Suppl 2): S125–S129, 2001

Cho E, Stampfer MJ, Seddon JM, Hung S, Spiegelman D, Rimm EB, Willett WC, Hankinson SE: Prospective study of zinc intake and the risk of age-related macular degeneration. Ann Epidemiol 111 (5): 328–336, 2001

DiSilvestro RA: Zinc in relation to diabetes and oxidative disease. J Nutr 130 (5S Suppl): 1509S–1511S, 2001

Dreosti IE: Zinc and the gene. Mutat Res 475 (1–2): 161–167, 2001

Deutsche Gesellschaft für Ernährung (DGE), Österreichische Gesellschaft für Ernährung (ÖGE), Schweizerische Gesellschaft für Ernährungsforschung (SGE), Schweizerische Vereinigung für Ernährung (SVE): Referenzwerte für die Nährstoffzufuhr. 1. Auflage, Umschau/Braus, Frankfurt/Main S. 191–194, 2000

Fischer Walker C, Black RE: Zinc and the risk for infectious disease. Annu Rev Nutr 24: 255–75, 2004

Grahn BH, Paterson PG, Gottschall-Pass KT, Zhang Z: Zinc and the eye. J Am Coll Nutr 20 (2 Suppl): 106–118, 2001

Hempe JM, Cousins RJ: Cysteine-rich intestinal protein and intestinal metallothionein: an inverse relationship as a conceptual model für zinc absorption in rats. J Nutr 122: 89–95, 1992

Hempe JM, Cousins RJ: Cysteine-rich intestinal protein binds zinc during transmuscosal zinc transport. Proc Natl Acad Dci USA 88: 9671–9674, 1991

Hülsmann O, Ströhle A, Wolters M, Hahn A: Selen und Zink in Prävention und Therapie. Dtsch Apotheker Z 145(11): 1288-96, 2005

Jackson JL, Lesho E, Peterson C: Zinc and the common cold: a meta-analysis revisited. J Nutr 130(5S Suppl): 1512S–1515S, 2000

Jampol LM: Antioxidants, zinc, and age-related macular degeneration: results and recommendations. Arch Ophthalmol 119 (10): 1533–1534, 2001

Liuzzi JP, Cousins RJ: Mammalian zinc transporters. Annu Rev Nutr 24: 151–72, 2004

N.N.: A randomized, placebo-controlled, clinical trial of high-dose supplementation with vitamins C and E, beta carotene, and zinc for age-related macular degeneration and vision loss: AREDS report no. 8. Arch Ophthalmol 119 (10): 1417–1436, 2001

Semrad CE: Zinc and intestinal function. Curr Gastroenterol Rep 1 (5): 398–403, 1999

Tapiero H, Tew KD: Trace elements in human physiology and pathology: zinc and metallothioneins. Biomed Pharmacother 57 (9): 399–411, 2003

Ugarte M, Osborne NN: Zinc in the retina. Prog Neurobiol 64 (3): 219–249, 2001

Iod

Delange F: The role of iodine in brain development. Proc Nutr Soc 59 (1): 75–79, 2000

Delange F, de Benoist B, Pretell E, Dunn JT: Iodine deficiency in the world: where do we stand at the turn of the century? Thyroid 11 (5): 437–47, 2001

Deutsche Gesellschaft für Ernährung (DGE), Österreichische Gesellschaft für Ernährung (ÖGE), Schweizerische Gesellschaft für Ernährungsforschung (SGE), Schweizerische Vereinigung für Ernährung (SVE): Referenzwerte für die Nährstoffzufuhr. 1. Auflage, Umschau/Braus, Frankfurt/Main, S. 179–184, 2000

Gärtner R: Ätiopathogenese und Therapie der Iodmangelstruma. Z Ärztl Fortbildung 89: 27–31, 1995

Gärtner R: Gibt es Risiken der Iodmangelprophylaxe? Ernährungs-Umschau 47: 86–91, 2000

Köhrle J: The deiodinase family: selenoenzymes regulating thyroid hormone availability and action. Cell Mol Life Sci 57 (13–14): 1853–1863, 2000

Lazarus JH: Thyroid disorders associated with pregnancy: etiology, diagnosis, and management. Treat Endocrinol 4 (1): 31–41, 2005

Markou K, Georgopoulos N, Kyriazopoulou V, Vagenakis AG: Iodine-induced hypothyroidism. Thyroid 11 (5): 501–510, 2001

Yen PM: Physiological and molecular basis of thyroid hormone action. Physiol Rev 81 (3): 1097–1142, 2001

Fluorid

Beltran-Aguilar ED, Goldstein JW, Lockwood SA: Fluoride varnishes. A review of their clinical use, cariostatic mechanism, efficacy and safety. J Am Dent Assoc 131 (5): 589–596, 2000

Browne D, Whelton H, O'Mullane D: Fluoride metabolism and fluorosis. J Dent 33 (3): 177–86, 2005

Deutsche Gesellschaft für Ernährung (DGE), Österreichische Gesellschaft für Ernährung (ÖGE), Schweizerische Gesellschaft für Ernährungsforschung (SGE), Schweizerische Vereinigung für Ernährung (SVE): Referenzwerte für die Nährstoffzufuhr. 1. Auflage, Umschau/Braus, Frankfurt/Main, S. 185–190, 2000

Haguenauer D, Welch V, Shea B, Tugwell P, Wells G: Fluoride for treating postmenopausal osteoporosis. Cochrane Database Syst Rev 4: CD002825, 2000

N.N.: Position of the American Dietetic Association: the impact of fluoride on health. J Am Diet Assoc 100 (10): 1208–1213, 2000

Schulz W: Therapie der Osteoporose mit Fluoriden. Wien Med Wochenschr. 150 (3): 42–52, 2000

Kupfer

Bertinato J, L'Abbe MR: Maintaining copper homeostasis: regulation of copper-trafficking proteins in response to copper deficiency or overload. J Nutr Biochem 15 (6): 316–22, 2004

Deutsche Gesellschaft für Ernährung (DGE), Österreichische Gesellschaft für Ernährung (ÖGE), Schweizerische Gesellschaft für Ernährungsforschung (SGE), Schweizerische Vereinigung für Ernährung (SVE): Referenzwerte für die Nährstoffzufuhr. 1. Auflage, Umschau/Braus, Frankfurt/Main, S. 201–208, 2000

Faa G, Crispino G: Molecular interactions in copper metabolism. Adv Clin Path 4 (4): 195–201, 2000

Harris ED: Cellular copper transport and metabolism. Annu Rev Nutr 20: 291–310, 2000

Percival SS: Copper and immunity. Am J Clin Nutr 67 (5 Suppl): 1064S–1068S, 1998

Schümann K: Kupfer. In: Biesalski HK, Köhrle J, Schümann, K: Vitamine, Spurenelemente und Mineralstoffe. Prävention und Therapie mit Mikronährstoffen. Thieme, Stuttgart, New York,147–150, 2002

Sharp P: The molecular basis of copper and iron interactions. Proc Nutr Soc 63 (4): 563–9, 2004

Solioz M, Bissig KD: Wie (kein) Kupfer krank macht. Schweiz Med Wochenschr 128 (31–32): 1175–1180, 1998

Uauy R et al.: Essentiality of copper in humans. Am J Clin Nutr 67 (5 Suppl): 952S–959S, 1998

Selen

Combs GF Jr: Selenium in global food systems. Br J Nutr 85 (5): 517–547, 2001

Combs GF Jr, Clark LC, Turnbull BW: An analysis of cancer dprevention by selenium. Biofactors 14 (1–4): 153–159, 2001

Deutsche Gesellschaft für Ernährung (DGE), Österreichische Gesellschaft für Ernährung (ÖGE), Schweizerische Gesellschaft für Ernährungsforschung (SGE), Schweizerische Vereinigung für Ernährung (SVE): Referenzwerte für die Nährstoffzufuhr. 1. Auflage, Umschau/Braus, Frankfurt/Main, S. 195–200, 2000

El-Bayoumy K: The protective role of selenium on genetic damage and on cancer. Mutat Res 475 (1–2): 123–139, 2001

Ghose A, Fleming J, Harrison PR: Selenium and signal transduction: roads to cell death and anti-tumour activity. Biofactors 14 (1–4): 127–133, 2001

Jacobs ET, Jiang R, Alberts DS, Greenberg ER, Gunter EW, Karagas MR, Lanza E, Ratnasinghe L, Reid ME, Schatzkin A, Smith-Warner SA, Wallace K, Martinez ME: Selenium and colorectal adenoma: results of a pooled analysis. J Natl Cancer Inst 96 (22): 1669–75, 2004

Köhrle J, Brigelius-Flohe R, Bock A, Gartner R, Meyer O, Flohe L: Selenium in biology: facts and medical perspectives. Biol Chem 381 (9–10): 849–864, 2000

Neve J: New approaches to assess selenium status and requirement. Nutr Rev 58 (12): 363–369, 2000

Rayman MP: The importance of selenium to human health. Lancet 356: 233–241, 2000

Schrauzer GN: Anticarcinogenic effects of selenium. Cell Mol Life Sci 57 (13–14): 1864–1873, 2000

Tarp U: Selenium in rheumatoid arthritis. A review. Analyst 120 (3): 877–881, 1995

Chrom

Anderson RA: Chromium in the prevention and control of diabetes. Diabetes Metab 26 (1): 22–27, 2000

Anderson RA: Effects of chromium on body composition and weight loss. Nutr Rev 56 (9): 266–270, 1998

Barceloux DG: Chromium. J Toxicol Clin Toxicol 37 (2): 173–194, 1999

Deutsche Gesellschaft für Ernährung (DGE), Österreichische Gesellschaft für Ernährung (ÖGE), Schweizerische Gesellschaft für Ernährungsforschung (SGE), Schweizerische Vereinigung für Ernährung (SVE): Referenzwerte für die Nährstoffzufuhr. 1. Auflage, Umschau/Braus, Frankfurt/Main, S. 201–208, 2000

Ducros V: Chromium metabolism. A literature review. Biol Trace Elem Res 32: 65–77, 1992

Hellerstein MK: Is chromium supplementation effective in managing type II diabetes? Nutr Rev 56 (10): 302–306, 1998

Kobla HV, Volpe SL: Chromium, exercise, and body composition. Crit Rev Food Sci Nutr 40 (4): 291–308, 2000

Lukaski HC: Chromium as a supplement. Annu Rev Nutr 19: 279–302, 1999

Vincent JB: The biochemistry of chromium. J Nutr 130 (4): 715–718, 2000

Vincent JB: The potential value and toxicity of chromium picolinate as a nutritional supplement, weight loss agent and muscle development agent. Sports Med 33(3): 213–30, 2003

Vincent JB: Recent advances in the nutritional biochemistry of trivalent chromium. Proc Nutr Soc 63(1): 41–7, 2004

Molybdän

Deutsche Gesellschaft für Ernährung (DGE), Österreichische Gesellschaft für Ernährung (ÖGE), Schweizerische Gesellschaft für Ernährungsforschung (SGE), Schweizerische Vereinigung für Ernährung (SVE): Referenzwerte für die Nährstoffzufuhr. 1. Auflage, Umschau/Braus, Frankfurt/Main, S. 201–208, 2000

Failla ML: Considerations for determining nutrition'for copper, zinc, manganese and molybdenum. Proc Nutr Soc 58 (2): 497–505, 1999

Hille R: Molybdenum enzymes. Essays Biochem 34: 125–137, 1999

Turnlund JR: Molybdenum metabolism and requirements in humans. Met Ions Biol Syst 39: 727–39, 2002

Vyskocil A, Viau C: Assessment of molybdenum toxicity in humans. J Appl Toxicol 19 (3): 185–192, 1999

Wright RM, Repine JE: The human molybdenum hydroxylase gene family: co-conspirators in metabolic free-radical generation and disease. Biochem Soc Trans 25 (3): 799–804, 1997

Mangan

Deutsche Gesellschaft für Ernährung (DGE), Österreichische Gesellschaft für Ernährung (ÖGE), Schweizerische Gesellschaft für Ernährungsforschung (SGE), Schweizerische Vereinigung für Ernährung (SVE): Referenzwerte für die Nährstoffzufuhr. 1. Auflage, Umschau/Braus, Frankfurt/Main, S. 201–208, 2000

Failla ML: Considerations for determining nutrition'for copper, zinc, manganese and molybdenum. Proc Nutr Soc 58 (2): 497–505, 1999

Finley JW, Davis CD: Manganese deficiency and toxicity: are high or low dietary amounts of manganese cause for concern? Biofactors. 10 (1): 15–24, 1999

Finley JW: Does environmental exposure to manganese pose a health risk to healthy adults? Nutr Rev 62(4): 148–53, 2004

Greger JL: Dietary standards for manganese: overlap between nutritional and toxicological studies. J Nutr 128 (2 Suppl): 368S–371S, 1998

7 Ballaststoffe

7.1 Definition und Vorkommen

Unter physiologischen Gesichtspunkten sind unter der Bezeichnung **Ballaststoffe** jene organischen Nahrungsbestandteile zusammengefasst, die von den körpereigenen Verdauungsenzymen nicht oder nur unvollständig abgebaut werden können. Zu den Ballaststoffen zählen u. a. die **Nicht-Stärke-Polysaccharide** (z. B. Cellulose, Hemicellulose), der Holzstoff **Lignin** sowie die **resistente Stärke**. Auch einige Substanzen in vom Tier stammenden Lebensmitteln besitzen Ballaststoffcharakter, sind aber mengenmäßig unbedeutend (z. B. Keratine). Ballaststoffe gelangen meist in unveränderter Form in den Dickdarm, wo sie zum Teil durch Darmbakterien zu kurzkettigen Fettsäuren und Gasen metabolisiert werden.

Ballaststoffe sind in allen unverarbeiteten pflanzlichen Nahrungsmitteln enthalten. Der Gesamtballaststoffgehalt sowie der Anteil der verschiedenen Ballaststoffkomponenten und deren Verhältnis zueinander ist für jedes Nahrungsmittel unterschiedlich. Außerdem beeinflussen z. B. Sorte, Alter und Wachstumsperioden der Pflanzen ihren Gehalt an Ballaststoffen. Ein wesentliches Unterscheidungskriterium für die unterschiedlichen Ballaststoffwirkungen ist die **Löslichkeit** des betreffenden Ballaststoffs in Wasser (siehe Tab. 7–1).

Quantitativ am bedeutsamsten sind jene Ballaststoffe, die als Strukturkomponenten pflanzlicher Zellwände und der Interzellularsubstanz dienen. Sie verleihen als **Struktur-** und **Gerüstsubstanzen** der Pflanze die notwendige Festigkeit und Stabilität. Für diesen Zweck enthält z. B. die

Tab. 7–1 Einteilung der Ballaststoffe

Unlösliche Ballaststoffe	
Cellulose	Pflanzliche Gerüstsubstanz (meist vergesellschaftet mit Lignin und Hemicellulosen)
Hemicellulosen	Endosperm von Getreide (Hafer, Gerste) Membranbestandteile in Obst, Gemüse, Kaffee, Kakao
Lignin	Verholzte Teile pflanzlicher Zellwände

Lösliche Ballaststoffe	
Meeresalgenextrakte Alginsäure (Alginate) Agar (Agar-Agar) Carrageen	Extrakte aus Zellwänden in: Braunalgen (Phaeophyceae) Rotalgen (Rhodophyceae)
Pflanzenextrakte Pektin	Extrakte aus Zellwänden in: Zitrusfrüchte, Apfeltrestern, Zuckerrübenschnitzel u. a.
Pflanzenexsudate Gummi arabicum Traganth	Exsudat des Stammes von: Acacia-Arten (Milchsaft aus Akazien) Astragalus-Arten
Samenschleime Johannisbrotkernmehl Guarkernmehl (Guaran) Leinsamenschleim	Endosperm des Samens von: *Ceratonia siliqua* (Johannisbrotkernbaum) *Cyamopsis tetragonolba* (Guarbohne) Extrakt aus der Samenschale von *Linum usitatissimum*
Cellulosederivate Methylcellulose Carboxymethylcellulose Ethylcellulose Mikrokristalline Cellulose	Synthetische Hydrokolloide auf der Basis der wasserunlöslichen Cellulose

Tab. 7–2 Ballaststoffgehalte ausgewählter Nahrungsmittel

Lebensmittel	Gesamt-Ballaststoffgehalt (g/100 g)	Wasserlösliche Ballaststoffe (g/100 g)	Wasserunlösliche Ballaststoffe (g/100 g)
Weizen, ganzes Korn	13,3	2,9	10,4
Weizenmehl, Type 405	4,0	1,7	2,3
Kartoffel	2,1	0,9	1,2
Karotten	3,6	1,7	1,9
Blumenkohl	2,9	0,5	2,4
Broccoli	3,0	1,3	1,7
Erbsen, Samen, trocken	16,6	5,1	11,6
Linsen, Samen, trocken	17,0	1,6	15,4
Apfel	2,0	0,5	1,5
Birnen	3,3	0,6	2,7
Haselnüsse	8,2	0,4	7,8
Erdnüsse, geröstet	11,4	k.A.	k.A.

pflanzliche Mittellamelle vor allem **Pektine**, während die Zellwände in unterschiedlichen Anteilen aus **Cellulose**, **Hemicellulosen** sowie **Lignin** bestehen.

Auch die Verteilung und Menge der Ballaststoffe in den einzelnen Kompartimenten der Pflanze ist verschieden und schwankt u. a. in Abhängigkeit vom Alter. So steigt z. B. der Ligningehalt mit zunehmendem Alter an.

Einen wesentlichen Beitrag zur **Ballaststoffversorgung** liefern alle Getreidearten und die aus ihnen hergestellten Vollkornmehle sowie die Pflanzenfamilie der Leguminosen. Sie sind reich an Cellulose, Hemicellulosen und β-Glucanen. Gemüse- und Obstarten enthalten dagegen vorwiegend Cellulose und Pektine (siehe Tab. 7–2). Pektine finden aufgrund ihrer Wasserbindungsfähigkeit vielseitig Anwendung in der Lebensmittelindustrie, wo sie als Geliermittel für die Herstellung zahlreicher Produkte, z. B. Konfitüren, dienen.

Als Pflanzengummis werden die Ausscheidungsprodukte sekretorischer Pflanzenzellen bezeichnet, Pflanzenschleime werden dagegen aus der Hülle oder dem Endosperm von Pflanzensamen gewonnen. Zu diesen Nicht-Struktur-Ballaststoffen zählen u. a. **Gummi arabicum, Traganth, Guarkern-** und **Johannisbrotkernmehl**. Eine weitere Ballaststoffgruppe bilden die aus Algen hergestellten Gelstoffe wie **Xanthan, Carrageen** und **Alginate**. Pflanzengummis, -schleime und Algengele werden überwiegend in der Lebensmittelindustrie als Stabilisatoren, Gelier- und Dickungsmittel eingesetzt. Aufgrund ihrer gelbildenden Eigenschaften sind sie auch unter der Sammelbezeichnung **Hydrokolloide** bekannt, zu denen ebenfalls das **Pektin** gerechnet wird.

Eine Sonderstellung unter den Ballaststoffen nehmen **resistente Stärken** ein. Hierunter wird jener Stärkeanteil verstanden, welcher der enzymatischen Hydrolyse im Dünndarm entgeht und unverändert in den Dickdarm gelangt. Daneben führen einige technologische Verarbeitungsprozesse zur Ausbildung unverdaulicher Stärkestrukturen durch **Retrogradation**.

7.2 Struktur und physikalische Eigenschaften

Chemisch betrachtet sind die meisten Ballaststoffe **hochmolekulare Polysaccharide** mit sehr unterschiedlicher Struktur. Je nach Bindungsart der einzelnen Strukturbestandteile sind sie linear oder stark verzweigt aufgebaut. Die am Aufbau beteiligten Monomere sind zumeist **Glucose, Fructose** und **Arabinose**, daneben können aber auch alle anderen Monosaccharide sowie **Zuckersäuren** Bestandteile sein. Ausnahmen bilden der Holzstoff **Lignin** sowie das **Cutin**. Lignin ist kein Kohlenhydrat, sondern setzt sich aus Phenylpropaneinheiten zusammen, Cutin ist ein Ether.

Die ernährungsphysiologische Bedeutung der Ballaststoffe beruht in erster Linie auf ihren physikalischen Eigenschaften, die im Gastrointestinaltrakt zum Tragen kommen, aber auch Auswirkungen auf den Gesamtorganismus besitzen. Hierzu zählen ihr Wasserbindungsvermögen, ihre Quellfähigkeit, ihre Eigenschaft, Gallensäuren zu binden, ihre Ionenaustauschfähigkeit sowie ihre Faserstruktur.

Das **Wasserbindungsvermögen** beruht auf der Fähigkeit einiger Ballaststoffe, Wasser zu adsorbieren oder innerhalb der Matrix einzuschließen und festzuhalten. Es steht damit in einem direkten Zusammenhang zu der **Quellfähigkeit** eines Stoffs und der daraus resultierenden **Viskositätserhöhung**. Zu den Ballaststoffen mit einem sehr guten Wasserbindungs- und Quellvermögen gehören Pektine, Pflanzengummis, -schleime sowie die Gelstoffe der Algen. In Wasser bilden sie **kolloidale Lösungen**, wodurch sich z. B. auch die Viskositätserhöhung des Nahrungsbreis erklären lässt. Cellulose, Hemicellulosen und Lignin sind hingegen wasserunlöslich und besitzen ein vergleichsweise geringes Wasserbindungsvermögen.

Einige Ballaststoffkomponenten sind in der Lage, **Gallensäuren** zu adsorbieren und so ihre Ausscheidung zu erhöhen. Diese Fähigkeit ist besonders bei Pektinen ausgeprägt, bei Cellulose und Hemicellulosen weniger. Dabei ist das Bindungsvermögen für Gallensäuren bei niedrigen pH-Werten am höchsten.

Für die **Ionenaustauschereigenschaft** einiger Ballaststoffe sind bestimmte funktionelle Gruppen innerhalb des Polymers verantwortlich. Meistens handelt es sich um freie **Carboxylgruppen** der **Galacturonsäure**. Als Beispiel sei das Pektin erwähnt, das im Gastrointestinaltrakt Mineralstoffe wie Calcium und Magnesium binden kann und somit deren Verfügbarkeit mindert. Trotzdem ist der Pektingehalt eines Lebensmittels kein Indikator für den Ionenaustausch, da ein großer Teil der Carboxylgruppen im Pektin nicht frei vorliegt, sondern mit Methanol verestert ist.

7.3 Wirkungsweise

Der Verzehr ballaststoffhaltiger Nahrungsmittel erfordert aufgrund der **Faserstruktur** (besonders bei Cellulose und Lignin) einen erhöhten Kauaufwand. Durch das längere und intensivere Kauen wird die Speichelsekretion angeregt. Die Zähne werden besser umspült und von Nahrungsresten gereinigt. Gleichzeitig besitzt der Speichel aufgrund seines **Bicarbonatgehalts** eine Pufferfunktion. Die bakteriell gebildeten Säuren in der Mundhöhle können so neutralisiert werden. Der vermehrte Speichelfluss sowie die **Alkalität** des Speichels tragen damit wesentlich zur Erhaltung der Zahngesundheit bei. Der höhere Kauaufwand bewirkt eine verlangsamte und verminderte Nahrungsaufnahme. Hieraus resultiert eine insgesamt niedrigere Energieaufnahme, die langfristig der Entstehung von Übergewicht entgegenwirkt. Das **Wasserbindungs-** und **Quellvermögen** einiger Ballaststoffe führt im Magen zu einer Volumen- und Viskositätserhöhung des Nahrungsbreis. Die Folge ist eine verzögerte Magenentleerung und ein länger anhaltendes **Sättigungsgefühl**. Im Dünndarm erhöht das große Volumen des Speisebreis den Widerstand und bewirkt dadurch eine längere Durchgangszeit. Dieser Effekt wurde allerdings nur für lösliche Ballaststoffe wie Pektine beobachtet, die unlösliche Cellulose beschleunigt hingegen die Transitzeit. Durch die **Viskosität** des Darminhaltes wird die Verdauung der Nahrungsbestandteile verzögert. **Hydrokolloidale Ballaststoffe** beeinträchtigen durch Bildung einer gelartigen Matrix den Angriff der Verdauungsenzyme an den entsprechenden Substraten. Gleichzeitig ist die Diffusion der Nährstoffe zur Bürstensaummembran herabgesetzt, die Absorption dadurch verlangsamt. Dieser Effekt ist besonders deutlich bei Kohlenhydraten: Durch den Verzehr ballaststoffhaltiger Nahrung steigt die Blutglucosekonzentration langsamer und gleichmäßiger an, was mit Hilfe des **glycämischen Index** (siehe Kap. 1.2) messbar ist. Von praktischer Bedeutung ist dies bei der Therapie des Diabetes mellitus (siehe Kap. 25.7.5).

Eine weitere Eigenschaft der Ballaststoffe ist ihr **Ionenaustauschvermögen**. Zum Ionenaustausch befähigte funktionelle Gruppen binden unterschiedliche niedermolekulare Bestandteile und vermindern deren **intestinale Verfügbarkeit**.

Soweit es sich um toxische Schwermetallionen handelt, ist dieser Effekt durchaus erwünscht. Andererseits können so auch Mineralstoffe wie Calcium (siehe Kap. 6.2.3) und Zink (siehe Kap. 6.3.2) der Absorption entzogen und ihre Verfügbarkeit herabgesetzt werden. Da eine ballaststoffreiche Ernährung gleichzeitig mit einer deutlich erhöhten Zufuhr an essenziellen Mineralstoffen verbunden ist, werden diese Verluste für gewöhnlich mehr als ausgeglichen. Problematisch erweist es sich, wenn langfristig größere Mengen isolierter Ballaststoffe zugeführt werden. Hierdurch können Engpässe bei der Mineralstoffversorgung auftreten.

Einige Ballaststoffe sind in der Lage, Gallensäuren zu binden und ihre Ausscheidung zu erhöhen. Dabei zeigen Pektine und Lignin die höchste Wirksamkeit. Diese **Adsorptionsfähigkeit** von Ballaststoffen führte lange Zeit zu der Annahme, dass eine ballaststoffreiche Ernährung zu einer Abnahme des endogenen **Cholesterolpools** beiträgt. Gallensäuren, die mit dem Kot verloren gehen und somit nicht in den **enterohepatischen Kreislauf** eintreten (siehe Kap. 2.7), müssen aus Cholesterol neugebildet werden, was zu einer Senkung des Plasmacholesterolspiegels führt. Nach heutiger Kenntnis ist dieses Prinzip jedoch zu vereinfacht dargestellt, da vermutlich mehrere Mechanismen zusammenspielen. So beeinträchtigt die Bindung von Gallensäuren und Phospholipiden an Ballaststoffe die **Micellenbildung**, wodurch die Verdauung und Absorption der Lipide beeinflusst wird. Möglicherweise hemmen Ballaststoffe auch die Aktivität der Pankreaslipase. Zudem ist eine ballaststoffreiche Ernährung meist energie- und fettreduziert oder beinhaltet einen höheren Gehalt an mehrfach ungesättigten Fettsäuren, was insgesamt den Cholesterolspiegel des Blutes senken kann. Schließlich üben die aus dem mikrobiellen Ballaststoffabbau stammenden kurzkettigen Fettsäuren einen hemmenden Einfluss auf die **endogene Cholesterolsynthese** aus (siehe unten).

Im **Dickdarm** nehmen Ballaststoffe vor allem Einfluss auf Stuhlmenge und Stuhlbeschaffenheit sowie auf den mikrobiellen Stoffwechsel. Sie erhöhen das Volumen des Darminhalts, regen dadurch die **Darmperistaltik** an und beschleunigen die **Transitzeit**. Die Defäkation des deutlich weicheren Stuhls erfolgt leichter und häufiger, wodurch der **Obstipation** vorgebeugt wird (siehe Kap. 38). Zudem wird die Konzentration cancerogener Stoffe, die z. B. beim **mikrobiellen Abbau** entstehen, durch den hohen Wassergehalt der Faeces verdünnt und ihr Kontakt mit der Mucosa, bedingt durch den beschleunigten Transit, verkürzt (siehe Kap. 28.3). Vor allem lösliche Ballaststoffe können von den Bakterien des Dickdarms weitgehend abgebaut werden. Dabei entstehen kurzkettige Fettsäuren wie **Acetat, Propionat** und **Butyrat** sowie verschiedene Gase (Methan, Kohlendioxid). Die Menge der gebildeten Fettsäuren hängt von Höhe und Art der Ballaststoffzufuhr ab. Durch die Anwesenheit der kurzkettigen Fettsäuren sinkt der pH-Wert im Dickdarm, wodurch das Wachstum unerwünschter Mikroorganismen unterdrückt wird. Die anaeroben Darmbakterien nutzen ca. 30 % der aus dem Ballaststoffabbau zu gewinnenden Energie für ihren eigenen Stoffwechsel. In der Folge kommt es zu einer Steigerung der **Bakterienproliferation;** die Bakterienmasse nimmt zu (siehe Kap. 22.2). Von physiologischer Bedeutung ist die damit verbundene Reduktion der **Ammoniakkonzentration**. In dem Maße, wie die faecale Stickstoffausscheidung in Form von Ammonium ansteigt, ist der Übertritt von Ammoniak ins Blut vermindert. Das bedingt eine Entlastung des Leberstoffwechsels, was für die diätetische Therapie von Lebererkrankungen, insbesondere der **hepatischen Encephalopathie** (siehe Kap. 10.2.4), von Interesse ist.

Kurzkettige Fettsäuren werden durch die Colonmucosa resorbiert und dienen dort als **Energiesubstrat**. Zudem wird vermutet, dass insbesondere **Butyrat** die **zelluläre Proliferation** des Dickdarmepithels normalisiert und die **Integrität der Schleimhaut** aufrecht erhält. Ein geringer Teil der Fettsäuren wird zur Leber transportiert, wo sie zur Energiegewinnung dienen. Daher tragen auch Ballaststoffe in geringem Umfang zur Energieversorgung bei. Im Mittel liegt ihr Brennwert bei etwa 8 kJ (ca. 2 kcal) pro g, so dass etwa 2–10 % des täglichen Energiebedarfs eines Erwachsenen durch Ballaststoffe gedeckt werden. **Propionat** hemmt darüber hinaus die **Cholesterolsynthese** der Leber und trägt so zur Senkung des Cholesterolspiegels bei. Dieser Effekt ist wesentlich verantwortlich für die **hypocholesterolämische Wirkung** der Ballaststoffe (**siehe Abb. 7–1**).

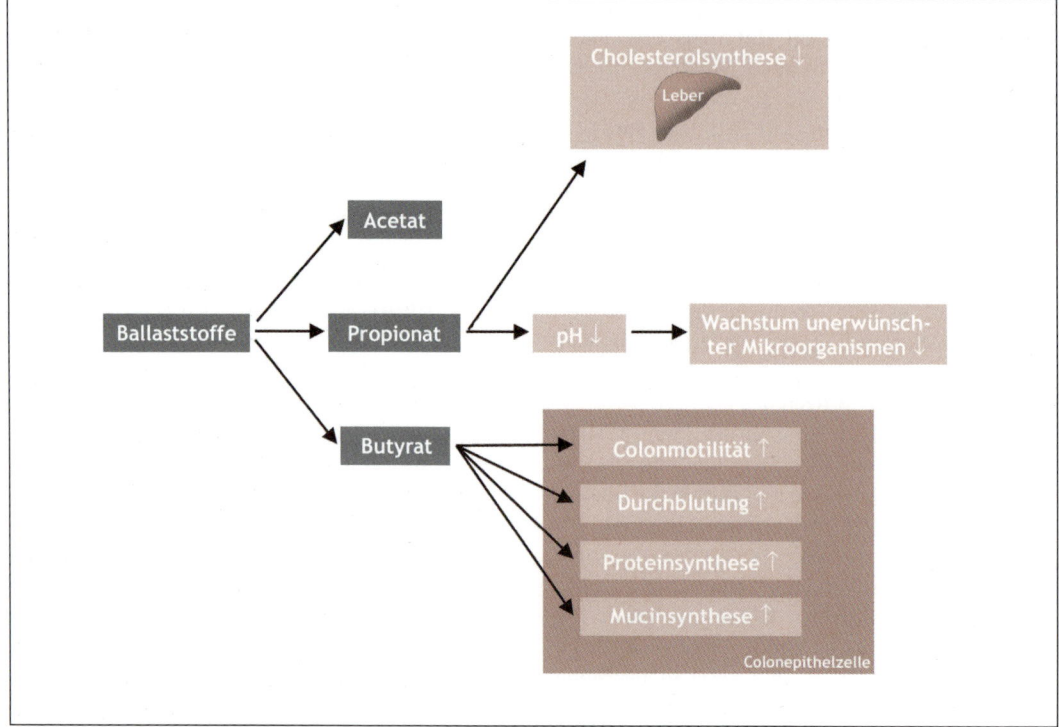

Abb. 7-1 Positive gesundheitliche Effekte bakterieller Fermentationsprodukte

7.4 Folgen unzureichender Ballaststoffzufuhr

Aufgrund ihrer vielfältigen Wirkungen überrascht es nicht, dass eine unzureichende Ballaststoffzufuhr mit der Enstehung zahlreicher Erkrankungen in Zusammenhang steht. Hierzu zählt insbesondere die **Obstipation**, die als primäre Folge des Ballaststoffmangels angesehen wird (siehe Kap. 38).

Die verschiedenen **Folgeerkrankungen** der Obstipation erklären sich aus den Wirkungsweisen der Ballaststoffe im Bereich des Dickdarms. So führt eine ballaststoffarme Ernährung zu einem hohen **intraluminalen Druck**. Als Folge stülpt sich die Darmschleimhaut im Bereich von Schwachstellen aus; es kommt zum Krankheitsbild der **Divertikulose** (siehe Kap. 35). Weiterhin steht eine ballaststoffarme Nahrung im Verdacht, die Entstehung von **Hämorrhoiden**, und **Gallensteinen** zu begünstigen.

Der rückläufige Verzehr von Ballaststoffen in den westlichen Industrienationen ist mit einem erhöhten Risiko **colorectaler Adenome** assoziiert. Eine geringe Ballastoffaufnahme trägt vermutlich auch zur Entstehung **maligner Tumoren** des Dickdarms und Mastdarms bei. Allerdings ist die Datenlage hierzu weit weniger konsistent als gemeinhin angenommen (siehe Kap. 28.3). Der protektive Effekt der Ballaststoffe, insbesondere der **resistenten Stärke,** ist auf eine Reihe von Mechanismen zurückzuführen. Sie

- verkürzen die **Darmpassage** und damit die Kontaktzeit potenzieller Noxen mit der Dickdarmschleimhaut,
- binden **sekundäre Gallensäuren**, die zum Teil cytotoxisch und cocarcinogen wirken, und forcieren ihre Ausscheidung,
- sie bilden **kurzkettige Fettsäuren** und hemmen so die Zellproliferation als auch die Synthese sekundärer Gallensäuren.

Im Bereich der Stoffwechselerkrankungen ist eine geringe Ballaststoffaufnahme mit einem erhöhten Risiko für **Adipositas** (siehe Kap. 24), **Diabetes mellitus Typ 2** (siehe Kap. 25) und **Herz-Kreislauferkrankungen** (siehe Kap. 26) assoziiert.

7.5 Empfehlungen zur Ballaststoffzufuhr

Ähnlich wie in allen westlichen Industrienationen ist der **Ballaststoffverzehr** in Deutschland im Verlauf der letzten hundert Jahre deutlich gesunken. Grund hierfür ist die zunehmend industrielle Verarbeitung der Nahrungsmittel (z. B. Erzeugung von Auszugsmehlen und Haushaltszucker). Damit verbunden sind Änderungen im Lebensmittelverzehr. So ist der Konsum ballaststoffreicher Lebensmittel wie Hülsenfrüchte und Vollkornprodukte gesunken, gleichzeitig ist ein Anstieg beim Verbrauch ballaststofffreier Produkte wie Fleisch, Milch und Eiern zu beobachten.

Als **Richtwert** empfiehlt die DGE eine tägliche Ballaststoffzufuhr von **mindestens 30 g**. Dieser Wert wird in Deutschland mit etwa 23 g deutlich unterschritten. Eine Erhöhung der Zufuhr ist deshalb anzustreben. Als ideal wird die Aufnahme von unlöslichen und löslichen Ballaststoffen im Verhältnis 3:1 angesehen. Ballaststoffe sollten dabei aus einer vielseitig zusammengestellten, pflanzlich dominierten Kost stammen, die einen hohen Anteil an Obst, Gemüse, Hülsenfrüchten und Vollkornprodukten aufweist. Aufgrund der unterschiedlichen Wirkungen der einzelnen Ballaststoffkomponenten stellt der Einsatz isolierter Ballaststoffe aus Präparaten keinen Ersatz dar für ballaststoffhaltige Lebensmittel. Ballaststoffe aus Konzentraten weisen oft eine veränderte Struktur auf, so dass sie auch andere physikochemische Eigenschaften aufweisen.

Weiterführende Literatur

Boeing H, Lochs H, Scheppach W et al.: Müssen die Ernährungsempfehlungen für die Ballaststoffaufnahme geändert werden? Aktuel Ernährungsmed 26: 107–112, 2001

Chaplin MF: Fibre and water binding. Proc Nutr Soc 62 (1): 223–7, 2003

Chu WW, Hanson PG: Dietary fiber and coronary artery disease. WMJ 99 (7): 32–36, 2000

Deutsche Gesellschaft für Ernährung (DGE), Österreichische Gesellschaft für Ernährung (ÖGE), Schweizerische Gesellschaft für Ernährungsforschung (SGE), Schweizerische Vereinigung für Ernährung (SVE): Referenzwerte für die Nährstoffzufuhr. Frankfurt am Main, Umschau/Braus 2000, S. 59–63

DeVries JW: On defining dietary fibre. Proc Nutr Soc 62 (1): 37–43, 2003

Hill M: Dietary fibre and colon cancer: where do we go from here? Proc Nutr Soc 62 (1): 63–5, 2003

Howarth NC, Saltzman E, Roberts SB: Dietary fiber and weight regulation. Nutr Rev 59 (5): 129–139, 2001

Jacobs ET, Lanza E, Alberts DS, Hsu CH, Jiang R, Schatzkin A, Thompson PA, Martinez ME: Fiber, sex, and colorectal adenoma: results of a pooled analysis. Am J Clin Nutr 83(2): 343–9, 2006

James SL, Muir JG, Curtis SL, Gibson PR: Dietary fibre: a roughage guide. Intern Med J 33 (7): 291–6, 2003

Park Y, Hunter DJ, Spiegelman D, Bergkvist L, Berrino F, van den Brandt PA, Buring JE, Colditz GA, Freudenheim JL, Fuchs CS, Giovannucci E, Goldbohm RA, Graham S, Harnack L, Hartman AM, Jacobs DR Jr, Kato I, Krogh V, Leitzmann MF, McCullough ML, Miller AB, Pietinen P, Rohan TE, Schatzkin A, Willett WC, Wolk A, Zeleniuch-Jacquotte A, Zhang SM, Smith-Warner SA: Dietary fiber intake and risk of colorectal cancer: a pooled analysis of prospective cohort studies. JAMA 294(22): 2849–57, 2005

Pereira MA, Pins JJ: Dietary fiber and cardiovascular disease: experimental and epidemiologic advances. Curr Atheroscler Rep 2 (6): 494–502, 2000

Story JA, Savaiano DA: Dietary fiber and colorectal cancer: what is appropriate advice? Nutr Rev 59 (3 Pt 1): 84–86, 2001

Theander O: Chemistry of dietary fibre components. Scand J Gastroenterol 129: S21–S28, 1986

Wong JM, de Souza R, Kendall CW, Emam A, Jenkins DJ: Colonic health: fermentation and short chain fatty acids. J Clin Gastroenterol 40(3): 235–43, 2006

8 Sekundäre Pflanzenstoffe

8.1 Klassifizierung und allgemeine Bedeutung

In den letzten Jahren ist eine Gruppe organischer Bestandteile von Lebensmitteln in den Fokus der Ernährungswissenschaft gerückt, die als sekundäre Pflanzenstoffe (**SPS**) bezeichnet werden. Im englischen Sprachraum sind diese auch unter dem Begriff **Phytochemicals** bekannt. Ihr Name rührt daher, dass sie – im Gegensatz zu den Hauptnährstoffen – dem Sekundärstoffwechsel von Pflanzen entstammen. Entsprechend sind SPS im Pflanzenreich ubiquitär verbreitet und dienen dort als Farb-, Abwehr- und Schutzstoffe sowie als Wachstumsregulatoren. Für SPS existiert bislang keine verbindliche Definition. Chemisch handelt es sich um höchst **heterogene Substanzen**. Inzwischen findet eine Einteilung Verwendung, die im Wesentlichen aufgrund ihrer chemischen Struktur erfolgt, aber auch auf ihren funktionellen Eigenschaften beruht. Entsprechend ist die Klassifikation in chemischer Hinsicht nicht stringent (siehe Tab. 8–1).

SPS kommen in Pflanzen nur in geringen Mengen vor, so dass die Gesamtaufnahme bei einer durchschnittlichen Mischkost nur bei etwa 1,5 g/Tag liegt. Von den bislang rund 30 000 bekannten Verbindungen werden Schätzungen zufolge etwa 5000–10 000 mit der Nahrung zugeführt. SPS können auf den Menschen sowohl gesundheitsfördernde als auch gesundheitsschädliche Wirkungen ausüben. Bis vor einigen Jahren stand hauptsächlich die Toxizität dieser Verbindungen im Mittelpunkt des wissenschaftlichen Interesses. Da einige Vertreter die Verfügbarkeit von Nährstoffen einschränken, wurden sie über lange Zeit als „antinutritive Pflanzeninhaltsstoffe" bezeichnet. Hierbei muss jedoch berücksichtigt werden, dass derartige Auswirkungen in den meisten Fällen nach sehr einseitigen Fütterungsversuchen an Tieren auftraten, die in dieser Form nicht auf die Ernährungsgewohnheiten des Menschen übertragbar sind. In den letzten Jahren ist bei der gesundheitlichen Bewertung von SPS ein vollständiger Wandel zu beobachten. Wenngleich es sich um nicht-essenzielle Verbindungen handelt, für die im engeren Sinne kein Nährstoffbedarf besteht, wird davon ausgegangen, dass die meisten Stoffe bei üblichen Verzehrsmengen **gesundheitsfördernde Eigenschaften** besitzen.

8.2 Carotinoide

Struktur und Eigenschaften

Carotinoide bilden eine große Klasse von Farbpigmenten, die im Pflanzenreich weit verbreitet ist. Bisher sind rund 700 Vertreter bekannt, etwa 20 sind im menschlichen Blut nachgewiesen. Chemisch zählen Carotinoide zu den **Tetraterpenen**, die aus acht Isopreneinheiten bestehen. Aufgrund ihrer konjugierten Doppelbindungen existieren zahlreiche **geometrische Isomere**, die sich thermisch z. T. ineinander umwandeln lassen. Viele natürlich vorkommende Carotinoide enthalten Chiralitätszentren, so dass sich unterschiedliche **Stereoisomere** ausbilden. Generell können Carotinoide in sauerstofffreie **Carotine** (syn. Carotene) und oxidierte **Xanthophylle** unterteilt werden. Für die menschliche Ernährung sind α- und β-**Carotin, Lycopin, Lutein, Zeaxanthin** sowie **Cryptoxanthin** quantitativ von Bedeutung (siehe Abb. 8–1).

Tab. 8–1 Übersicht der Hauptgruppen der sekundären Pflanzenstoffe

SPS	Funktionsbereiche	Diskutierte gesundheitliche Wirkung	Vorkommen	Bioverfügbarkeit	Durchschnittliche Zufuhr (mg/Tag)
Carotinoide ■ Carotine ■ Xanthophylle	■ Provitamin A-Aktivität ■ Antioxidative Abwehr ■ Zellkommunikation ■ Zellwachstum und -differenzierung ■ Immunmodulation	■ Prävention von Tumorerkrankungen ■ Schutz vor Lichtdermatosen ■ Prävention von Herz-Kreislauf-Erkrankungen	Rote, gelbe, grüne Gemüse- und Obstarten	■ Erhitzte Lebensmittel >15 % ■ Unerhitzte Lebensmittel <3 %	5–6
Polyphenole ■ Flavonoide ■ Phenolsäuren	■ Antioxidative Abwehr ■ Antiinflammatorische Aktivität ■ Biotransformation ■ Zellwachstum und -differenzierung ■ Immunmodulation ■ Signaltransduktion	■ Prävention von Tumorerkrankungen ■ Prävention von Herz-Kreislauf-Erkrankungen	Gemüse, Obst, Vollkorngetreide, Tee, Kakao	■ Anthocyane und Flavone <3 % ■ Übrige Flavonoide >15 %	■ Flavonoide 50–100 ■ Phenolsäuren 200–300
Phytoestrogene ■ Isoflavone ■ Lignane ■ Coumestane	■ Antioxidative Abwehr ■ Antiinflammatorische Aktivität ■ Biotransformation ■ Endokrine Effekte ■ Signaltransduktion ■ Zellwachstum und -differenzierung	■ Prävention von Tumorerkrankungen ■ Prävention von Herz-Kreislauf-Erkrankungen ■ Prävention der Osteoporose ■ Therapie menopausaler Beschwerden	Sojabohnen, Leinsamen, Vollkorngetreide	>15 %	<5
Phytosterole	Lipidstoffwechsel	■ Prävention gastrointestinaler Tumorerkrankungen ■ Prävention von Herz-Kreislauf-Erkrankungen	Samen und Nüsse sowie daraus hergestellte Öle	3–15 %	170–440
Glucosinolate	■ Antioxidative Abwehr ■ Antimikrobielle Aktivität ■ Biotransformation ■ Zellwachstum und -differenzierung	■ Prävention von Tumorerkrankungen	Kohlgemüse	>15 %	<50
Saponine	■ Lipidstoffwechsel ■ Immunmodulation ■ Zellwachstum und -differenzierung	■ Prävention von Tumorerkrankungen	Hülsenfrüchte	<3 %	<15

Tab. 8–1 Übersicht der Hauptgruppen der sekundären Pflanzenstoffe (Fortsetzung)

SPS	Funktionsbereiche	Diskutierte gesundheitliche Wirkung	Vorkommen	Bioverfügbarkeit	Durchschnittliche Zufuhr (mg/Tag)
Monoterpene	■ Antimikrobielle Aktivität ■ Zellwachstum und -differenzierung ■ Signaltransduktion	■ Prävention von Tumorerkrankungen	Zitrusfrüchte und Gewürzpflanzen	> 15 %	Nicht bekannt
Sulfide	■ Antioxidative Abwehr ■ Antiinflammatorische Aktivität ■ Antimikrobielle Aktivität ■ Biotransformation ■ Zellwachstum und -differenzierung	■ Prävention von Tumorerkrankungen ■ Prävention von Herz-Kreislauf-Erkrankungen	Lauch- und Zwiebelgewächse	> 15 %	Nicht bekannt
Protease-Inhibitoren	■ Zellwachstum und -differenzierung ■ Antiinflammatorische Aktivität	■ Prävention von Tumorerkrankungen	Hülsenfrüchte, Vollkornerzeugnisse, Nüsse	3–10 %	300
Phytinsäure	■ Antioxidative Abwehr ■ Immunmodulation	■ Prävention gastrointestinaler Tumorerkrankungen	Hülsenfrüchte, Vollkornerzeugnisse	< 3 %	Nicht bekannt

Carotinoide sind fettlösliche Verbindungen mit gelb-orange-roter Färbung. Entsprechend werden manche als Farbstoffe Lebensmitteln zugesetzt und sind als Zusatzstoffe zugelassen. Ernährungsphysiologisch von Interesse ist die Tatsache, dass rund 60 Carotinoide **Provitamin-A-Charakter** aufweisen. Voraussetzung hierfür ist die Anwesenheit eines β-Ionronrings im Molekül. Die höchste Provitamin-A-Wirksamkeit besitzt β-Carotin, gefolgt von α- und γ-Carotin sowie β-Cryptoxanthin. Aufgrund ihres hydroxylierten Ionronrings können Lycopin, Lutein und Zeaxanthin nicht in Vitamin A umgewandelt werden (siehe Kap. 5.3.1).

Vorkommen und Verfügbarkeit

Carotine wie α- und β-Carotin finden sich vorwiegend in gelben, orangefarbenen und roten Gemüsen und Obst. Sehr lycopinreich sind Tomaten, Papayas und Wassermelonen (**siehe Tab. 8–2**). Unter den **Xanthophyllen** zählt Lutein zu dem verbreitetsten Carotinoid in grünen Blattgemüsen. Hohe Gehalte an Zeaxanthin weisen rote Paprika und Mais auf, β-Cryptoxanthin findet sich vornehmlich in Südfrüchten (**siehe Tab. 8–3**). Allerdings schwanken die Gehalte in Abhängigkeit von Sorte, Reifegrad und Lagerung und können in den unterschiedlichen Teilen einer Pflanze deutlich variieren.

Die **Verfügbarkeit** von Carotinoiden kann durch die Nahrungszubereitung beeinflusst werden. Im Gegensatz zu Carotinen, die relativ thermostabil sind, treten bei Xanthophyllen höhere Verluste bei der Erhitzung auf. Im Durchschnitt ist bei Ersteren mit Zubereitungsverlusten von etwa 10 % zu rechnen, bei Letzteren bewegen sie sich um 50 %. Die Absorptionsrate der Carotinoide wird wesentlich von der Nahrungsmatrix bestimmt. Die Bioverfügbarkeit aus unbehandelten Lebensmitteln ist in der Regel mit <3 % gering, da Carotinoide in den Zellen kristallin vorliegen und von einem festen Cellulosemantel umschlossen sind. Aufgrund ihrer höheren Polarität erfolgt die Absorption von Lutein und Zeaxanthin im Allgemeinen effizienter als die von β-Carotin. Zu den Faktoren, die die Absorptionsrate

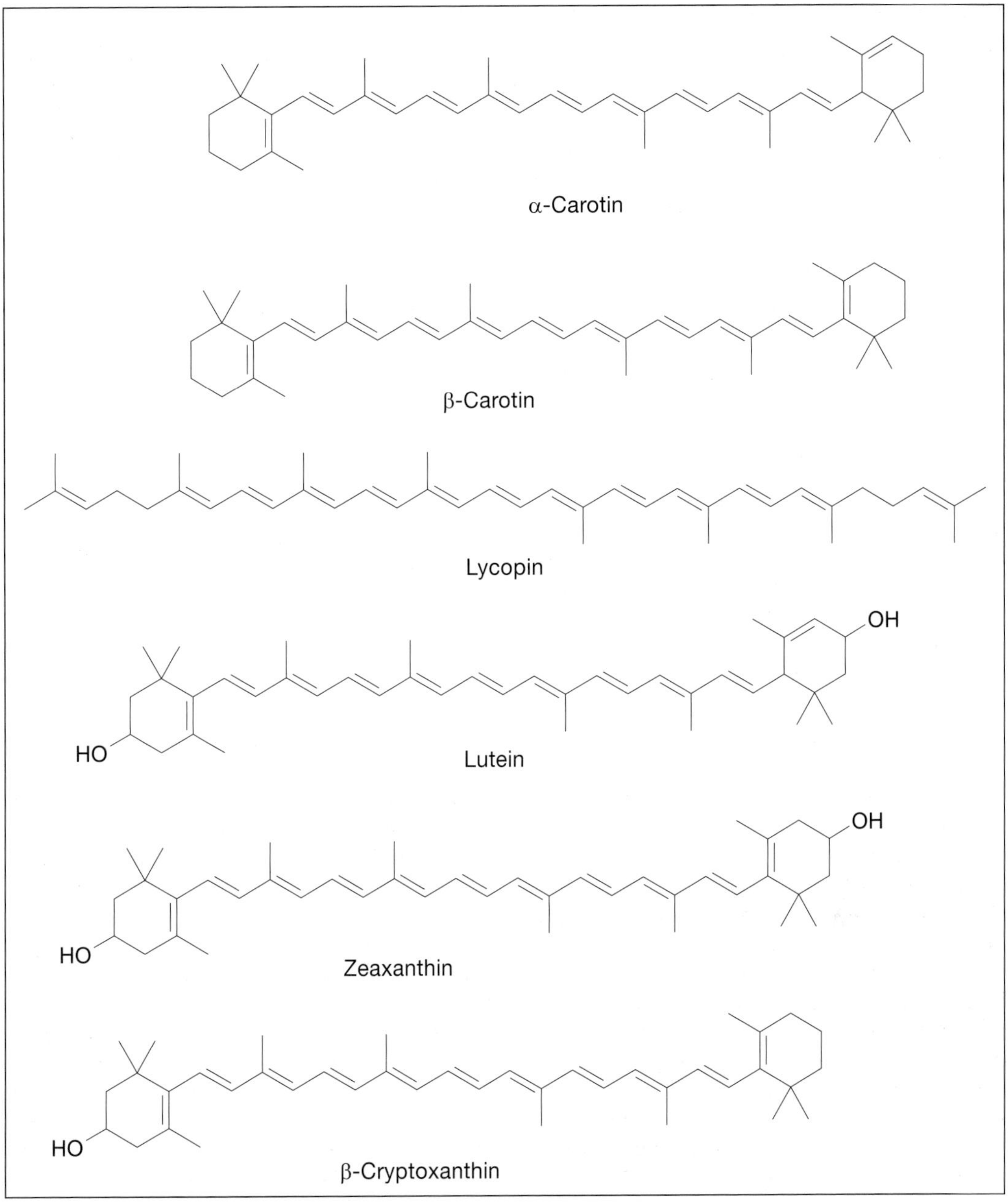

Abb. 8–1 Chemische Struktur ausgewählter Carotine und Xanthophylle

steigern, zählen **Nahrungsfette** sowie **thermische und mechanische Verfahren,** die die Feisetzung der Verbindungen aus der Nahrungsmatrix erhöhen. Auf diese Weise lässt sich die Bioverfügbarkeit auf >15 % steigern; maximal können 50–70 % absorbiert werden. Zu beachten ist, dass die Absorption der einzelnen Carotinoide wechselseitig beeinflusst wird. So können hohe Mengen β-Carotin die Aufnahme von Lutein und Canthaxanthin vermindern sowie die von Lycopin steigern.

Tab. 8–2 Carotingehalte ausgewählter Lebensmittel (nach Elmadfa et al. 2005; Meyer 2002)

Lebensmittel	β-Carotin (αg/100 g)	α-Carotin (µg/100 g)	Lycopin (µg/100 g)
Karotten	10 800	3600	–
Spinat, gekocht	4 000	90	–
Aprikosen	1 770	37	–
Tomaten, gekocht	650	150	3700
Rote Paprika	3 500	510	–
Bohnen, grün	370	26	–
Mais	60	60	–
Papayas	380	50	3700
Rote Grapefruit	590	1	3360
Rote Wassermelone	230	–	4700

–: nicht nachgewiesen

Tab. 8–3 Xanthophyllgehalte ausgewählter Lebensmittel (nach Elmadfa et al. 2005; Meyer 2002)

Lebensmittel	Lutein (µg/100 g)	Zeaxanthin (µg/100 g)	β-Cryptoxanthin (µg/100 g)
Spinat, gekocht	7410	179	–
Lattich	1611	187	–
Mais	522	437	–
Rote Paprika	503	1608	90
Papayas	8	9	470
Mandarinen	50	142	1774
Aprikosen	101	31	231

–: nicht nachgewiesen

Stoffwechsel

Die **intestinale Absorption** der Carotinoide erfolgt zusammen mit den Nahrungsfetten in Form gemischter Micellen über einen passiven Diffusionsprozess. Voraussetzung dafür ist die ausreichende Bereitstellung von Gallensäuren. In der Dünndarmmucosa erfolgt der Einbau der Carotinoide in Chylomikronen. In dieser Form gelangen sie über die Lymphe in den systemischen Kreislauf und von dort in die Leber. Dort wird ein Teil der Carotinoide gespeichert, ein anderer Teil gelangt über die von Hepatocyten sezernierten VLDL-Partikel ins Blut. Nach Konversion von VLDL zu IDL und LDL erreichen die Carotinoide die peripheren Zielzellen. Dort werden sie zusammen mit ihren Transportvesikeln, den LDL, über **rezeptorvermittelte Endocytose** aufgenommen. Ein Teil des β-Carotins wird bereits in den Enterocyten symmetrisch in **Retinol** gespalten. Verantwortliches Enzym hierfür ist die *15,15'-Carotinoid-Dioxygenase*. Daneben kann eine asymmetrische Spaltung erfolgen, wobei **Apocarotenal** entsteht.

Neben der Leber reichern sich Carotinoide vornehmlich im Fettgewebe und der Haut an. Einzelne Gewebe scheinen bestimmte Carotinoide selektiv zu akkumulieren. So werden z. B. Lutein und Zeaxanthin bevorzugt in der Makula des Auges angereichert, Lycopin vorzugsweise im Hodengewebe.

Funktion

Für Carotinoide wurde eine Reihe von Funktionen postuliert, die im Hinblick auf den menschlichen Organismus von Relevanz sein sollen. Dazu zählen:

- **Provitamin-A-Charakter:** Bei etwa 10 % der Carotinoide besteht die Möglichkeit zur Umwandlung in Vitamin A (siehe oben). Neben dem Dünndarm scheinen auch andere Organe wie Leber und Lunge über die dafür erforderliche enzymatische Ausstattung zu verfügen.

- **Antioxidative Wirkung:** Das antioxidative Potenzial der Carotinoide beruht auf ihrer Fähigkeit, Energie zu absorbieren und Elektronen bzw. Wasserstoff abzugeben. Am bekanntesten ist die Beteiligung von β-Carotin an Quenching-Reaktionen mit Singulettsauerstoff ($^1O_2$), wie er z. B. nach UV-Lichteinfall vermehrt gebildet wird. Dabei absorbieren die β-Carotin-Moleküle Energie vom Singulettsauerstoff und gehen in den Triplettzustand ($^3O_2$) über. Die überschüssige Energie wird dann in Form von Wärme abgegeben. Darüber hinaus fungieren einige Carotinoide wie β-Carotin und Lycopin als kettenabbrechende Antioxidanzien (siehe Kap. 9.3).
- **Immunmodulation:** Einige Carotinoide beeinflussen die Aktivität von Immunzellen und die Bildung von Cytokinen.
- **Zellkommunikation:** Carotinoide, insbesondere β-Carotin, stimulieren die interzelluläre Kommunikation über gap junctions.

Im Gegensatz zur Provitamin-A-Wirkung, sind die anderen potenziellen Funktionsbereiche der Carotinoide bislang vorwiegend aus In-vitro-, Ex-vivo- und Tier-Modellen abgeleitet. Eine Übetragung auf den Menschen ist nicht immer möglich.

Zufuhr und Toxizität

In Deutschland nehmen Männer im Durchschnitt etwa 2,3 mg β-Carotin/Tag auf, bei Frauen liegt die Zufuhr mit 3,2 mg/Tag etwas höher. Damit wird der von der DGE etablierte **Schätzwert** für eine angemessene Zufuhr von 2–4 mg/Tag im Schnitt erreicht. Die **Toxizität** von β-Carotin und anderen Carotinoiden wird als gering bewertet. Bei Gesunden hatte β–Carotin selbst in Mengen von bis zu 25 mg/Tag über einen Zeitraum von 10 Jahren keine Nebenwirkungen. Bei sehr hoher Zufuhr ist eine leichte Gelbverfärbung der Haut zu beobachten, die aber harmlos und vollständig reversibel ist. Entsprechend konnte für β-**Carotin** kein UL definiert werden. Lediglich die britische **Food Standards Agency** hat eine konkrete Höchstmengenempfehlung ausgesprochen. Diese beträgt für Personen, die weder rauchen noch Asbest ausgesetzt sind, 7 mg/Tag an isoliertem β-Carotin. **Raucher** sollten besser ganz auf höher dosierte β-Carotin-Präparate verzichten (siehe Kap. 9.5). Der Konsum β-Carotin-reicher Obst- und Gemüsesorten ist aber auch für diese Personen ohne Limitierung möglich.

Präventive und therapeutische Aspekte

Herz-Kreislauf- und Tumorerkrankungen. Während Beobachtungsstudien auf vielfältige Schutzeffekte von β-Carotin gegenüber Krebs- und Herz-Kreislauf-Erkrankungen hinweisen, ergaben große Interventionsstudien keinen Effekt einer ergänzenden Supplementierung mit β-Carotin auf das Erkrankungsrisiko. So führte die Gabe von 50 mg β-Carotin jeden zweiten Tag in einer Interventionsstudie mit 22000 Teilnehmern über 12 Jahre weder zu einem verminderten Auftreten koronarer Herzerkrankungen noch zu einer verminderten Mortalität durch kardiovaskuläre Erkrankungen. Zwischen Verum- und Placebogruppe waren außerdem keine Unterschiede im Auftreten von Myokardinfarkten oder Schlaganfällen sowie im Hinblick auf das Krebsrisiko festzustellen. Auch hatte eine Kombination aus 20 mg β-Carotin, 600 mg Vitamin E und 250 mg Vitamin C in einem Kollektiv aus 20536 Personen keine Auswirkung auf das Auftreten von Herzinfarkt, Schlaganfall oder auf die Mortalität über einen Beobachtungszeitraum von 5 Jahren. Im Rahmen der **ATBC-Studie** fanden sich sogar ein signifikant höheres Risiko tödlicher Herzinfarkte bei den Probanden, die 20 mg/Tag β-Carotin erhalten hatten. Das Kollektiv dieser Untersuchung bestand im Unterschied zu anderen Studien allerdings aus Männern, die bereits einen Myokardinfarkt überlebt hatten. Zudem zeigen die Ergebnisse der ATBC- und **CARET-Studie** negative Auswirkungen **hochdosierter** β-Carotin-Supplemente im Hinblick auf das Lungenkrebsrisiko. In diesen Studien erhielten langjährige, starke Raucher entweder nur β-Carotin (20 mg bzw. 30 mg) oder eine Kombination aus β-Carotin und Vitamin A mit der Folge, dass die Lungenkrebshäufigkeit in den Verumgruppen im Vergleich zu den Placebogruppen zunahm. Insgesamt legen die Daten zu Herz-Kreislauf- und Krebserkrankungen nahe, dass die durch Beobachtungsstudien belegten Effekte einer obst- und gemüsereichen Kost nicht ursächlich auf einzelne Carotinoide zurückzuführen sind. Insgesamt wird die **Evidenz** für einen risikosenkenden Effekt der Carotinoide sowohl im Hinblick auf

Tumor- als auch auf Herz-Kreislauf-Erkrankungen als **unzureichend** bewertet.

Altersbedingte Makuladegeneration und Katarakt. Epidemiologische Daten deuten darauf hin, dass eine hohe Nahrungszufuhr bzw. hohe Serumkonzentrationen an **Lutein** und **Zeaxanthin** das Risiko für die altersbedingte Makuladegeneration (**AMD**) sowie für die **Katarakt** reduziert, wenngleich dieser Zusammenhang nicht in allen Studien nachgewiesen wurde. Beide Xanthophylle werden in hoher Konzentration in der Netzhaut des Auges selektiv angereichert. Gemeinsam scheinen sie oxidative Schäden im gelben Fleck der Makula, die insbesondere durch kurzwelliges Licht induziert werden, zu vermindern. In zahlreichen Untersuchungen erhöhte eine vermehrte Luteinzufuhr durch Ernährungsmaßnahmen oder Supplementierung die Makulapigmentdichte. Ob hierdurch das AMD-Risiko zu senken ist, ist bislang nicht belegt. In einer randomisierten, placebokontrollierten Doppelblindstudie mit 90 Patienten, die an atrophischer AMD litten, erhielten die Probanden entweder täglich 10 mg Lutein, 10 mg Lutein kombiniert mit einer Antioxidanzien-/Vitamin-Mischung oder ein Placebo. Nach einem Jahr hatten sich die Dichte der Makulapigmente, die Sehschärfe und die Kontrastempfindlichkeit in den beiden Luteingruppen im Vergleich zur Basisuntersuchung erhöht, während in der Placebogruppe keine signifikanten Änderungen auftraten. Patienten, bei denen bereits eine Katarakt diagnostiziert worden war, zeigten eine verbesserte Sehschärfe nach Luteingabe. Die bisherige Datenlage spricht dafür, dass Lutein und Zeaxanthin den Verlauf der AMD und der Katarakt positiv beeinflussen, so dass sie in der Prävention und Therapie dieser Augenerkrankungen von Nutzen sein könnten. Um die potenziellen Wirkungen dieser Carotinoide nachzuweisen, sind allerdings langfristig angelegte, prospektive Interventionsstudien erforderlich.

Lichtdermatosen. Die Einnahme von β-Carotin-Supplementen (etwa 20 mg/Tag über 2–4 Monate) haben sich in der Prävention UV-induzierter Erytheme als wirkungsvoll erwiesen.

Immunmodulation. Die Aktivierung und Bildung verschiedener Immunzellen (u. a. T-Lymphocyten, natürliche Killerzellen), wie sie bei Einnahme sehr hoher Mengen β-Carotin (>30 mg/Tag) in manchen – aber nicht in allen – Humanstudien beschrieben wurden, dürfte für die Praxis ohne Relevanz sein.

8.3 Polyphenole

Zu den Polyphenolen zählen mehr als 7000 Verbindungen, die auf der Struktur des Phenols basieren. Sie sind im Pflanzenreich weit verbreitet und fungieren dort als Farb-, Gerb- und Bitterstoffe. Systematisch lassen sich Polyphenole in drei Hauptgruppen untergliedern:
- Flavonoide,
- Phenolsäuren,
- Phytoestrogene.

In diesem Abschnitt werden die beiden ersten Gruppen besprochen, die Phytoestrogene folgen gesondert in Kap. 8.4.

Struktur und Eigenschaften

Flavonoide. Die Verbindungsklasse der Flavonoide umfasst mehr als 6500 Einzelsubstanzen. Chemisch handelt es sich um Phenylchromanderivate, basierend auf einem **Diphenylpyran-Grundgerüst**. Charakteristisch sind die zwei **Benzenringe** (A und B) und der O-heterocyclische **Pyron-** oder **Pyranring** (C). Je nach Lokalisation des B-Rings und der Substituenten am Pyranring, ergeben sich sechs Verbindungsklassen (**siehe Abb. 8–2**):

- **Flavone, Flavonole** und **Isoflavone** besitzen im heterocyclischen O-Ring zwischen C2 und C3 eine Doppelbindung. Im Gegensatz zu Flavonen weisen Flavonole am C3 zusätzlich eine Hydroxylgruppe auf, **Isoflavone** tragen hier den zweiten B-Ring. Zu den typischen Vertretern der Flavone zählen **Luteolin** und **Apigenin**; **Quercetin** und **Kämpferol** sind Beispiele für Flavonole, **Genistein**, **Daidzein** und **Glycitein** stellen bekannte Isoflavone dar. Letztere werden auch zu den Phytoestrogenen gezählt (siehe Kap. 8.4).
- **Flavanone** und **Flavanole** zeichnen sich durch eine Einfachbindung zwischen C2 und C3 im C-Ring aus. **Naringenin** und **Hesperidin** sind Beispiele für Flavanone, **Catechin** und **Epicatechingallate** für Flavanole.
- **Anthocyane** sind durch eine positive Ladung im C-Ring und durch das Fehlen der Carbo-

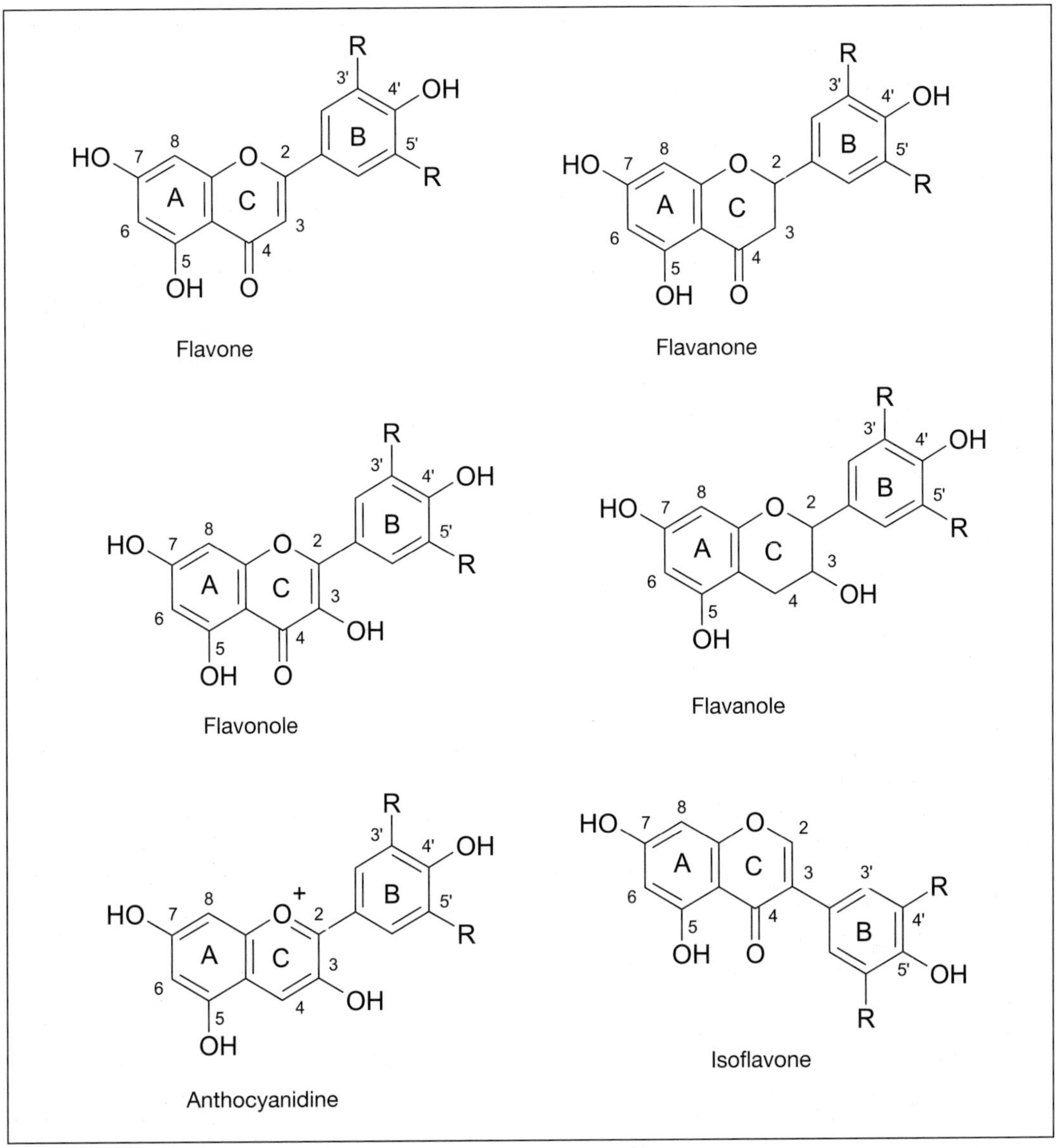

Abb. 8–2 Chemische Struktur der Flavonoide

nylgruppe charakterisiert. In Abhängigkeit vom Glycosilierungsgrad lassen sich **Anthocyanidine** (Aglycone) und **Anthocyanine** (Glycoside) unterscheiden. Weit verbreitet sind **Cyanidin** und **Malvidin**.

Generell liegen die Flavonoide in Pflanzen meist in glycosilierter Form vor, wobei sowohl Mono- als auch Di- und Trisaccharide β-glycosidisch gebunden sein können. Unkonjugierte Verbindungen wie Daidzein und Genistein finden sich dagegen nur in geringer Konzentration. Daneben kann die Flavonoidgrundstruktur durch phenolische **Hydroxyl-** und **Methoxygruppen** modifiziert und **sulfatiert** sein, worauf die strukturelle Vielfalt der Flavonoide beruht. Flavonoide sind im Gegensatz zu Carotinoiden wasserlöslich und – mit Ausnahme der Anthocyane – gelb gefärbt, was zu ihrer Namensgebung führte (lat. flavus = gelb). Die Färbung der Anthocyane

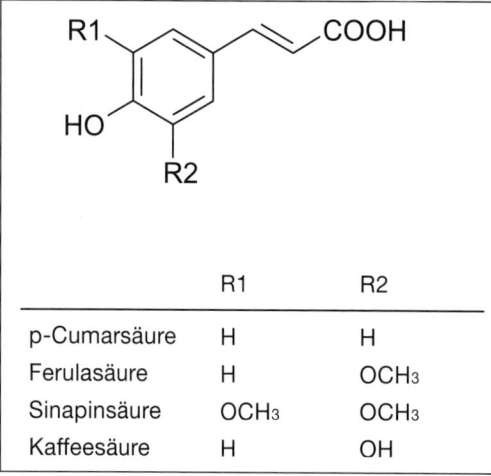

Abb. 8–3 Chemische Struktur der Hydroxyzimtsäuren

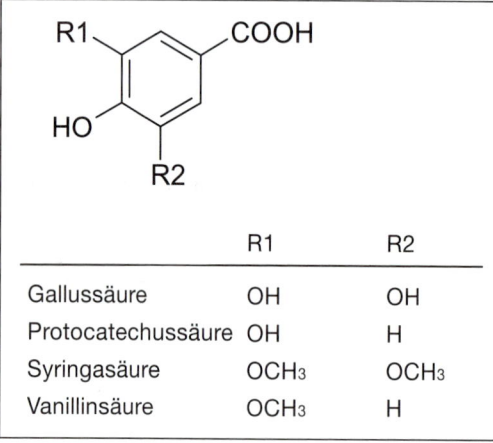

Abb. 8–4 Chemische Struktur der Hydroxybenzoesäuren

(gr. anthos = Blüte, kyanos = blau) variiert in Abhängigkeit vom pH-Wert zwischen rötlich, violett und blau.

Phenolsäuren. Unter diesem Begriff sind Hydroxyzimtsäuren und Hydroxybenzoesäuren zusammengefasst. **p-Cumarsäure** und **Kaffeesäure** sind typische Vertreter der Hydroxyzimtsäuren (siehe **Abb. 8–3**), **Gallussäure** und **Vanillinsäure** Beispiele für Hydroxybenzoesäuren (siehe **Abb. 8–4**). Ähnlich wie Flavonoide, liegen auch die meisten Phenolsäuren in der Nahrung nicht in freier, sondern in veresterter Form vor.

Vorkommen und Verfügbarkeit

Sowohl Flavonoide als auch Phenolsäuren sind vorwiegend in den Randschichten und den äußeren Blättern der Pflanzen lokalisiert. Der Gehalt in Nahrungsmitteln variiert stark in Abhängigkeit von den Anbaubedingungen, der Sorte und der Lichtintensität. Beachtliche Konzentrationen an **Flavonolen** finden sich in Zwiebel- und Kohlgewächsen (siehe **Tab. 8–4**). Schwarzer Tee, Rotwein und Kakao enthalten hohe Gehalte an **Catechinen** (siehe **Tab. 8–5**). **Anthocyane** sind vorwiegend in Beerenobst lokalisiert (siehe **Tab. 8–6**). Als reich an **Phenolsäuren** gelten Heidelbeeren und Kartoffeln. Bei der Lebensmittelzubereitung treten mitunter deutliche Verluste auf. Insbesondere längeres Erhitzen in wässriger Lösung reduziert den Gehalt an Flavonoiden. Im Mittel liegen die Zubereitungsverluste bei etwa 50 %.

Mit Ausnahme der Anthocyane und Flavone, die mit <3 % nur in geringem Umfang absorbiert werden, zählen Flavonoide zu den SPS mit hoher **Bioverfügbarkeit** (>15 %).

Stoffwechsel

Die **Absorption** der Flavonoidaglycone erfolgt im Dünndarm über passive Diffusion, die der freien Phenolsäuren über einen Natrium-abhängigen Transport. Während ein Teil der Flavonoidglycoside im Dünndarm über den sekundäraktiven Natrium-Glucosesymporter (**SGLT1**) intakt ins Mucosaepithel aufgenommen wird, besteht diese Möglichkeit für Phenolsäureester nicht. Letztere gelangen zusammen mit den nicht absorbierten Flavonoidglycosiden in das Colon. Dort erfolgt deren Umwandlung durch die Mikroflora in freie Phenolsäuren und Flavonoidaglycone. Ein Teil der Flavonoide wird passiv in das Colonepithel aufgenommen, während die größte Menge dem weiteren enzymatischen Abbau durch die Mikroorganismen unterliegt. Nach Öffnung des aromatischen Rings und mehrmaliger Reduktion bilden sich einfache Phenolsäuren, die absorbiert oder über den Kot zur Ausscheidung kommen.

Nach ihrer Absorption gelangen die Flavonoide und Phenolsäuren über die Pfortader zur Leber, wo sie im Zuge der **Phase-II-Reaktionen** überwiegend mit Glucuronsäure oder Sulfat konjugiert oder methyliert und biliär eliminiert werden. Ein Teil der Phenolsäuren kann in der Leber durch β-Oxidation abgebaut werden.

Funktion

Ausgehend von In-vitro-Studien und tierexperimentell gewonnenen Daten, wurden für Flavonoide und Phenolsäuren eine Reihe von Wirkmechanismen identifiziert, die auch beim Menschen von Relevanz sein könnten. Dazu zählen:

- **Biotransformation:** Kompetitive Hemmung von Phase-I-Enzymen und Aktivierung von Phase-II-Enzymen in der Leber. Über diesen Wirkmechanismus sollen Flavonoide und Phenolsäuren die Bildung cancerogener Verbindungen aus ihren procancerogenen Vorstufen vermindern und deren Ausscheidung über die Galle beschleunigen.
- **Antioxidative Aktivität:** Flavonoide und Phenolsäuren sind in der Lage, Elektronen aus der phenolischen Hydroxylgruppe abzugeben und so freie Radikale zu neutralisieren. Außerdem inhibieren sie prooxidativ wirksame Enzyme (z. B. *Xanthindehydrogenase*) und komplexieren Übergangsmetalle wie Eisen. Zu den Flavonoiden mit besonders ausgeprägter antioxidativer Wirkung zählen Quercetin, Myricetin und Rutin. Fraglich ist allerdings, ob derartige Effekte bei physiologischen Plasmakonzentrationen auch beim Menschen von Bedeutung sind.
- **Antiinflammatorische Aktivität:** Unterdrückung der Synthese von Entzündungsmediatoren über Hemmung von Enzymen wie *Cyclooxygenase-2* (COX-2), *Phospholipase A2* und induzierbarer *NO-Synthase* (iNOS).
- **Immunmodulation:** Flavonoide zeichnen sich generell als immunsuppressiv aus. In höheren Konzentrationen hemmen sie die Aktivität cytotoxischer T-Zellen und natürlicher Killerzellen sowie die Cytokinbildung und Histaminfreisetzung aus Mastzellen.
- **Signaltransduktion:** Einige Flavonoide und Phenolsäuren hemmen *Tyrosinkinasen*, die an der Signaltransduktion beteiligt sind.
- **Zellproliferation:** Hemmung *Cyclin-abhängiger Kinasen*, die in die Regulation des Zellcyclus eingeschaltet sind und bei transformierten Zellen proapoptotische Wirkungen entfalten.

Tab. 8–4 Flavonolgehalte ausgewählter Lebensmittel. (Watzl und Rechkemmer 2001)

Lebensmittel	Quercetin (mg/1000 g)	Kämpferol (mg/1000 g)
Zwiebeln	340–347	–
Grünkohl	110–120	211–470
Brokkoli	30–37	60–72
Äpfel	20–36	–
Trauben, blau	15–37	–

–: nicht nachgewiesen

Tab. 8–5 Flavanolgehalte ausgewählter Lebensmittel (Watzl und Rechkemmer 2001)

Lebensmittel	Catechin (mg/1000 g)	Epicatechin (mg/1000 g)
Äpfel mit Schale	4–15	67–103
Aprikosen	49	61
Süßkirschen	22	95
Schwarzer Tee	3–9	12–62
Rotwein	16–53	9–42
Dunkle Schokolade	132	327

Tab. 8–6 Anthocyangehalte ausgewählter Lebensmittel (Clifford 2000)

Lebensmittel	Anthocyane (mg/100 g)
Brombeeren	115
Himbeeren	10–60
Heidelbeeren	83–420
Schwarze Johannisbeeren	130–400
Auberginen	750
Rotwein	24–35

Zufuhr und Toxizität

Mit einer durchschnittlichen Mischkost werden täglich etwa 50–100 mg **Flavonoide** und 200–300 mg **Phenolsäuren** zugeführt. Im Hinblick auf die **Toxizität** gibt es derzeit keine Hinweise, dass der Verzehr polyphenolreicher Lebensmittel beim Menschen mit gesundheitlichen Nachteilen verbunden ist. Lediglich für Flavonoide aus schwarzem Tee wurde eine dosisabhängige Hemmung der Absorption von Nicht-Hämeisen nachgewiesen. Aufgrund eines möglicherweise erhöhten **Leukämierisikos** bei Kindern sollten Schwangere von der Einnahme flavonoidhaltiger Supplemente absehen. Hohe Mengen Chlorogensäure (2 g/Tag) steigern die Homocystein-Plasmakonzentration.

Präventive und therapeutische Aspekte

Herz-Kreislauf-Erkrankungen. Während tierexperimentelle Studien auf einen protektiven Effekt von Flavonoiden hindeuten, sind die Ergebnisse von Beobachtungsstudien inkonsistent. Auch die Daten zur Steigerung der Oxidationsresistenz von LDL-Partikeln durch Zufuhr flavonoid- und phenolsäurereicher Lebensmittel sind uneinheitlich. Insgesamt ist die **Evidenz** für einen risikosenkenden Effekt einer hohen Flavonoidzufuhr im Hinblick auf kardiovaskuläre Ereignisse als **möglich** zu werten.

Tumorerkrankungen. Ähnlich wie bei Herz-Kreislauf-Erkrankungen lassen auch hier die tierexperimentell gewonnenen Daten auf einen anticancerogenen Effekt der Polyphenole schließen. Dagegen sind die Ergebnisse von Beobachtungsstudien zum Zusammenhang zwischen der Aufnahme flavonoidreicher Lebensmittel und dem Auftreten epithelialer Tumoren weniger überzeugend. So hat z. B. die Auswertung von 30 Beobachtungsstudien keinen protektiven Einfluss eines hohen Teekonsums auf das Risiko colorectaler Tumoren gezeigt. Insgesamt gilt die **Evidenz** für einen risikosenkenden Effekt einer hohen Polyphenolzufuhr im Hinblick auf Tumorerkrankungen als **unzureichend**. Dagegen ist die Evidenz eines hohen Verzehrs von Obst und Gemüse bei Tumoren der Speiseröhre, des Magens, des Colons und Rectums als **wahrscheinlich** und bei Krebserkrankungen des Mund-Rachen-Raumes, des Kehlkopfs sowie der Ovarien als **möglich** zu werten.

8.4 Phytoestrogene

Struktur und Eigenschaften

Unter dem Begriff Phytoestrogene werden mehrere, chemisch den Polyphenolen zuzurechnende Verbindungen mit estrogener Aktivität zusammengefasst. Allen Substanzen gemeinsam ist ihre strukturelle Ähnlichkeit zu **17β-Estradiol** und eine hierauf zurückzuführende Interaktion mit Estrogenrezeptoren. Die von ihnen ausgeübte estrogene Wirkung ist jedoch um den Faktor 100 bis meist sogar 10 000 geringer als die des 17β-Estradiols.

Im Einzelnen lassen sich drei Verbindungsklassen differenzieren:
- **Isoflavone** (syn. Isoflavonoide) sind 3-Phenylchromanderivate. Zu den typischen Vertretern zählen **Genistein**, **Daidzein** und **Glycitein** (siehe Abb. 8–5).
- **Lignane** setzen sich aus zwei Phenylpropaneinheiten zusammen und besitzen eine große strukturelle Vielfalt. Bekannte Verbindungen sind **Secoisolariciresinol**, **Mataresinol** und **Pinoresinol** (siehe Abb. 8–6).
- **Coumestane** wie **Coumestrol** und **4-Methoxycoumestrol** (siehe Abb. 8–7) sind in der Ernährung quantitativ von untergeordneter Bedeutung.

Vorkommen und Verfügbarkeit

Isoflavone finden sich überwiegend in Fabaceae-Arten und Leguminosen (siehe Tab. 8–7). Quantitativ bedeutendste Nahrungsquelle ist die Sojabohne; sie enthält je nach Sorte und Anbaubedingungen Isoflavongehalte von 120 bis 300 mg/100 g. Dabei treten die Isoflavone Genistein, Daidzein und Glycitein etwa im Verhältnis 10:8:1 auf. Daneben liefert u. a. Rotklee die Isoflavone **Formononetin** und **Biochanin A**, bei denen es sich um die 4'-Methylether von Daidzein und Genistein handelt. In Pflanzen liegen Isoflavone in der Regel als Zuckerkonjugate, überwiegend als **Glucoside** vor, die zum Teil hitzelabil sind. **Lignane** sind ubiquitär verbreitet; besonders hohe Gehalte weisen Vollkornprodukte und Ölsaaten auf (siehe Tab. 8–8). **Coumestane** dagegen finden sich lediglich in wenigen Lebensmitteln wie Soja- und Alfalfasprossen. Ein Kriterium für die ernährungsphysiologischen Effekte der Isoflavone ist neben ihrem Gehalt in Lebensmitteln auch ihre **Bioverfügbarkeit**. Ob die von Isoflavon-Glycosiden und -Aglyconen wesentlich differiert, ist nicht abschließend geklärt. Untersuchungen zur Biokinetik der Aglycone und der natürlich vorkommenden Glucosidderivate konnten zeigen, dass die Aglycone zwar schneller absorbiert werden als die Glucoside; inwieweit die Gesamtverfügbarkeit unterschiedlich ist, bleibt aber unklar. Die mittlere Absorptionsrate wird für Phytoestrogene auf >15 % geschätzt.

Tab. 8–7 Isoflavongehalte ausgewählter Lebensmittel (Kulling und Watzl 2003)

Lebensmittel	Genistein (mg/100 g)	Daidzein (mg/100 g)	Glycitein (mg/100 g)	Biochanin A (mg/100 g)	Formononetin (mg/100 g)
Sojabohnen	30–92	20–52	10–14	0,01	0,07
Sojamilch	3–17	1–13	0–2	–	–
Tofu	8–20	7–11	0–5	–	–
Sojasprossen	2,0	2,5	–	–	0–0,2
Kleesprossen	0,1–0,4	0–0,1	–	0,4–0,8	2,3–4,0
Bohnen*	0–0,7	0–0,02	–	0–1,4	0–0,2
Erbsen*	0–0,2	0–7,3	–	–	–

* verschiedene Sorten –: nicht nachgewiesen

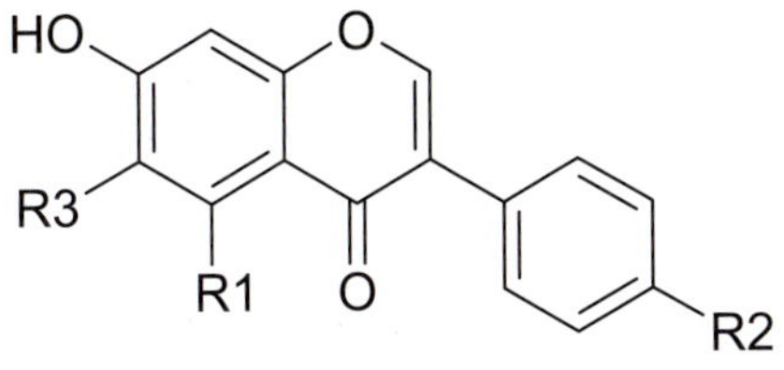

	R1	R2	R3
Genistein	OH	OH	H
Daidzein	H	OH	H
Glycitein	H	OH	OCH$_3$
Formononetin	H	OCH$_3$	H
Biochanin A	OH	OCH$_3$	H

Abb. 8–5 Chemische Struktur ausgewählter Isoflavone

Tab. 8–8 Lignangehalte ausgewählter Lebensmittel (Kulling und Watzl 2003)

Lebensmittel	Secoisolariciresinol (µg/100 g)	Matairesinol (µg/100 g)
Leinsamen	370 000	1100
Kürbiskerne	21 400	–
Roggen	47–720	65
Weizen	8–280	–
Nüsse*	96–257	0–6
Spargel	6510	–

* verschiedene Sorten –: nicht nachgewiesen

(+)-Secoisolariciresinol

(–)-Pinoresinol

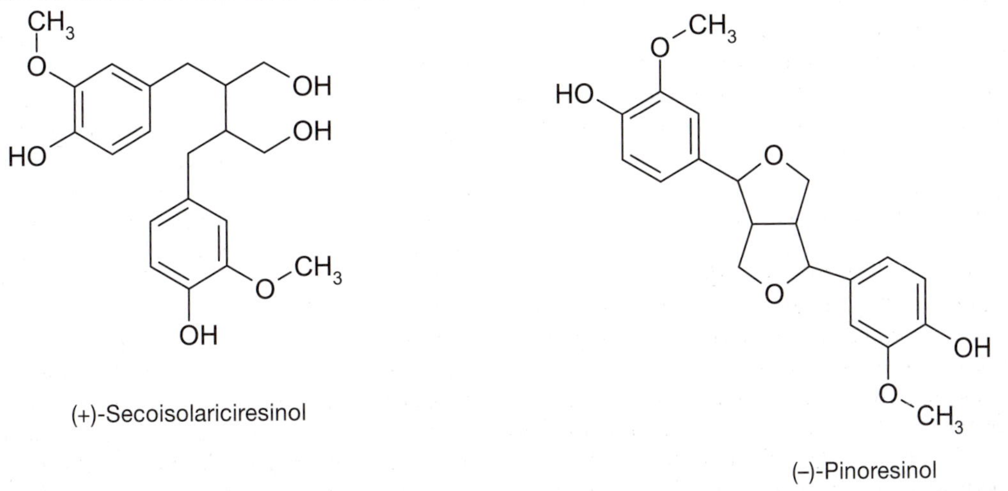

Abb. 8–6 Chemische Struktur ausgewählter Lignane

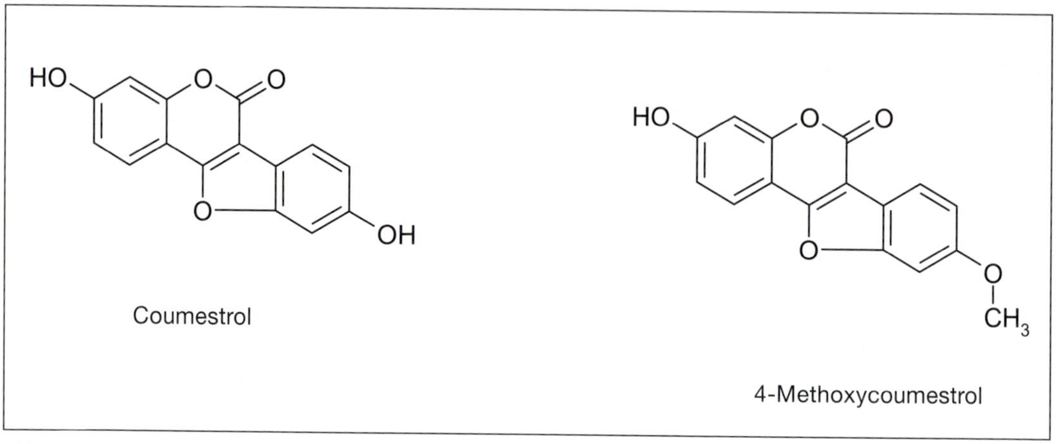

Abb. 8-7 Chemische Struktur ausgewählter Coumestane

Stoffwechsel

Nach oraler Aufnahme gelangen die Aglycon- und Glucosidformen der Isoflavone in den Dünndarm zur **Absorption**. Freie Isoflavone werden dort über passive Diffusion in das Mucosaepithel transportiert. Ein Teil der Isoflavon-Glucoside wird bereits im Dünndarm durch *Glucosidasen* der Bürstensaummembran hydrolysiert. Zudem können die Glucoside z. T. in intakter Form über den natriumabhängigen Glucosesymporter (**SGLT1**) zur Absorption gelangen. Nicht absorbierte Aglycon- und Glucosidformen gelangen in das Colon. Letztere können dort durch mikrobielle β-*Glucosidasen* gespalten und anschließend in geringem Umfang vom Dickdarmepithel aufgenommen werden. Nicht absorbierte Isoflavone unterliegen dem enzymatischen Abbau durch die Mikroflora. Dabei entsteht aus Daidzein **O-Demethylangolensin** oder das Isoflavon **Equol**, dessen Bildung in Abhängigkeit von der Zusammensetzung der Colonflora starken interindividuellen Schwankungen unterliegt. So ist etwa ein Drittel der Erwachsenen nicht zur Equolbildung befähigt, was insofern bedeutsam ist, da dieser Metabolit eine besonders hohe Estrogenaktivität aufweist.

Nach ihrer Absorption gelangen die Isoflavone und ihre Metaboliten über die Pfortader zur Leber, wo sie im Zuge der **Phase-II-Reaktionen** überwiegend mit Glucuronsäure, Sulfat und Glycin konjugiert werden und von dort zur Ausscheidung kommen. Darüber hinaus erfolgt bei Isoflavonen auch eine Hydroxylierung durch *Cytochrom-P-450-abhängige Monooxygenasen*. Die mittlere Isoflavon-Plasmakonzentration beträgt bei einer durchschnittlichen Mischkost etwa 50 nM. Mit Kostformen, die reich an Sojaprodukten sind, können hingegen Konzentrationen von etwa 870 nM erreicht werden.

Über die **Speicherung** und **Verteilung** der Isoflavone im Organismus ist bislang wenig bekannt. Im Tiermodell zeigte sich, dass Isoflavone bevorzugt in Brustgewebe, Eierstöcken und Uterus bzw. bei männlichen Tieren in der Prostata eingelagert werden.

Die **Ausscheidung** der konjugierten Isoflavonmetaboliten erfolgt primär über den Harn, zu einem kleineren Teil biliär. Analog zu den Steroidhormonen unterliegen die biliär ausgeschiedenen Isoflavone einem **enterohepatischen Kreislauf**. Wie auch die nicht absorbierten Isoflavone der Nahrung können die über die Galle sezernierten Isoflavone im Dickdarm durch die Darmflora metabolisiert werden.

Funktion

Wie bereits erwähnt, üben Phytoestrogene typische **endokrine Effekte** aus, die qualitativ denen der körpereigenen Estrogene vergleichbar sind. Dabei ist die estrogene Wirkung um den Faktor 100 bis 10 000 geringer als die des 17β-Estradiols. Allerdings kann auch die Konzentration

Tab. 8–9 Wirkungen der Phytoestrogene

Physiologische Wirkungen	Molekulare Basis
Estrogene Aktivität	▪ Bindung an Estrogenrezeptoren vom Typ α und β, bevorzugte Bindung an β-Rezeptoren ▪ Induktion der Transkription nach Bindung an Estrogenrezeptoren ▪ Stimulation der Synthese von sexualhormonbindendem Globulin (SHBG) in der Leber
Antiandrogene Aktivität	Hemmung der Aktivität der 5α-Reduktase und der 17β-Hydroxysteroiddehydrogenase
Beeinflussung der Biotransformation	Modulation von Cytochrom-P-450-Enzymen
Zellkommunikation und -proliferation	▪ Modulation der Signaltransduktion, z. B. Hemmung der Tyrosinkinase ▪ Hemmung der Synthese von TNFα
Antioxidative Aktivität	Radikalfänger
Modulation des Lipidstoffwechsels	Hemmung der LDL-Sekretion
Antithyreoidale Aktivität	▪ Hemmung der TSH-Sekretion ▪ Verminderung der Peroxidaseaktivität in der Schilddrüse

der Phytoestrogene im Organismus um bis zu 10000fach über der von körpereigenen Steroiden liegen.

Inzwischen konnten zahlreiche **Wirkprinzipien** von Phytoestrogenen identifiziert werden (siehe Tab. 8–9). So sind die Substanzen in der Lage, sowohl estrogene als auch antiestrogene Wirkungen zu entfalten, wobei der vorherrschende Effekt von der individuellen Menge zirkulierender endogener Estrogene sowie von Anzahl und Typ der Estrogenrezeptoren abhängt. In-vitro-Untersuchungen mit Sojabohnenextrakten zeigen deutliche Estrogenaktivität über die Estrogenrezeptoren alpha (**ER-α**) und beta (**ER-β**) sowie eine Affinität zum Progesteron- und Androgenrezeptor. Ein besonderer Stellenwert besitzt der aus Daidzein gebildete Metabolit Equol, da er einen potenten Induktor für die Transkription verschiedener Proteine darstellt. Dessen Aktivität entspricht etwa 50 % der von 17β-Estradiol.

Ob Isoflavone **estrogene** oder **antiestrogene** **Wirkung**en entfalten, hängt von der Verteilung von ER-α und ER-β in den verschiedenen Geweben sowie von der Konzentration endogener Estrogene ab. So findet sich ER-α vor allem in den Zellen von Brustdrüse, Uterus und Leber, wohingegen ER-β in Knochen, Gehirn, Blutgefäßen, Ovarien, Lunge und Urogenitaltrakt vorherrscht. Hierdurch erklärt sich, dass Phytoestrogene gewebespezifisch unterschiedlich wirken. In-vitro-Untersuchungen zeigen, dass Phytoestrogene als ER-Agonisten und ER-Antagonisten fungieren können und dementsprechend in vivo gewebetypische ER-agonistische oder -antagonistische Aktivität ausüben. Welche Eigenschaften die Phytoestrogene im jeweiligen Gewebe entfalten, hängt auch von Liganden-induzierten Konformationsänderungen am Rezeptor ab, die gewebespezifisch die Genexpression und die physiologische Antwort modulieren können. Jüngst publizierte In-vitro-Untersuchungen mit humanen Endometrium-Zellen bestätigen das estrogene und antiestrogene Potenzial von Phytoestrogenen an beiden Rezeptortypen. Offenbar wirken Isoflavone bei postmenopausalen Frauen mit niedrigen endogenen Estrogenspiegeln eher als Estrogenagonisten, während sie bei prämenopausalen Frauen mit hohen E_2-Konzentrationen estrogenantagonistische Eigenschaften ausüben, indem sie mit E_2 um die Bindungsstelle am Rezeptor konkurrieren und diesen kompetitiv hemmen. Aufgrund dieser Wechselwirkungen ergeben sich verschiedene physiologische Effekte von Phytoestrogenen.

Zufuhr und Toxizität

Bei einer typisch westlichen Ernährung (USA) wurde für postmenopausale Frauen eine durchschnittliche tägliche **Phytoestrogen-Aufnahme** von <1 mg ermittelt, davon waren 154 µg Isoflavone und 578 µg Lignane. Bei Europäern liegt die Zufuhr bei einer durchschnittlichen Mischkost <5 mg/Tag. Die übliche Aufnahme in asiatischen Ländern liegt mit 47 ± 23 mg/Tag dagegen deutlich höher.

Die **Toxizität** von Phytoestrogenen ist seit längerem Gegenstand kontroverser Debatten. Mit Ausnahme von Frauen, die eine familiäre Disposition für Mammacarcinome aufweisen, wird aufgrund epidemiologischer Daten eine Aufnahme von 50 mg/Tag Isoflavonen über die Nahrung zurzeit als sicher angesehen. Deutliche Bedenken bestehen bei der Gabe hochdosierter Isoflavone (über ca. 100 mg/Tag). Aufgrund ihrer schwach estrogenagonistischen Wirkung könnten Phytoestrogene bei Patienten mit **estrogenrezeptorpositiven Carcinomen** (Mamma, Prostata) zur Wachstumsstimulierung von Tumorzellen führen. In Zell- und Tierversuchen wurde diese Wirkung bereits gezeigt. Auch sanken bei gesunden Männern, die 6 Wochen lang 120 mg/Tag Isoflavone aufnahmen, die Testosteronspiegel um 5,7 %. Generell sollte deshalb in der Allgemeinbevölkerung auf die Zufuhr isoflavonhaltiger Nahrungsergänzungsmittel verzichtet werden.

Präventive und therapeutische Aspekte

Menopausale Beschwerden. Epidemiologische Studien zeigen, dass Frauen mit einer hohen Isoflavonzufuhr, z. B. Japanerinnen, selten unter klimakterischen Beschwerden wie Hitzewallungen leiden, während diese in westlichen Industrienationen weit verbreitet sind. Interventionsstudien mit sojareichen Lebensmitteln oder isolierten Isoflavonen führten allerdings zu widersprüchlichen Ergebnissen. Aufgrund eines starken Placeboeffekts und einer zeitabhängigen Abnahme der Beschwerden war in den meisten Studien kein signifikanter Effekt der Phytoestrogene zu beobachten. Auch scheint die Wirksamkeit der Isoflavone von der Bildung von Equol aus Daidzein durch die Mikroflora beeinflusst zu werden. Entsprechend sollen nur jene Personen von der Zufuhr von Isoflavonen profitieren, die zur Equolbildung befähigt sind. In Deutschland trifft dies nur auf 30–50 % der Bevölkerung zu.

Osteoporose. Während tierexperimentelle Befunde darauf hindeuten, dass Phytoestrogene einen positiven Einfluss auf die Knochendichte und das Osteoporoserisiko besitzen, sind die Daten aus Beobachtungs- und Interventionsstudien inkonsistent. Entsprechend ist die **Evidenz** für Isoflavone hinsichtlich des Osteoporoserisikos als **unzureichend** zu werten (siehe Kap. 29).

Tumorerkrankungen. Aus Zellkulturexperimenten ist bekannt, dass Phytoestrogene, insbesondere Isoflavone, eine Reihe anticancerogener Effekte (u. a. Hemmung der Zellproliferation und Angiogenese, Induktion der Apoptose) entfalten. Auch tierexperimentelle Daten und die Ergebnisse von Beobachtungsstudien deuten darauf hin, dass phytoestrogenreiche Kostformen das Risiko für **hormonabhängige epitheliale Tumoren** wie Mamma-, Prostata- und Endometriumcarcinom senken. Dabei scheint allerdings der Zeitpunkt der Phytoestrogenexposition entscheidend für die Risikominderung zu sein. Schutzeffekte ergeben sich vermutlich vor allem bei einer Isoflavonexposition, die schon im Kindes- und Jugendalter einsetzt. Demgegenüber scheint die spätere Gabe von Soja oder Isoflavonen keinen protektiven Effekt zu entfalten. Bei bestehenden Tumoren könnten größere (isolierte) Mengen an Isoflavonen (>100 mg/Tag) das Tumorwachstum sogar verstärken. Nicht zuletzt deshalb ist der Einsatz isoflavonhaltiger Präparate in der Allgemeinbevölkerung generell nicht zu empfehlen. Insgesamt gilt die **Evidenz** für Phytoestrogene bei Tumorerkrankungen als **unzureichend**.

Herz-Kreislauf-Erkrankungen. Isoflavone beeinflussen das Lipidprofil bei Hyper- und Dyslipoproteinämie in positiver Weise (Senkung des LDL-Cholesterols). Insbesondere bei Verzehr isoflavonhaltigen Sojaproteins sind derartige Effekte zu erwarten. Eine Meta-Analyse von 8 kontrollierten Studien kommt zu dem Schluss, dass die langfristige Aufnahme von 90 mg Isoflavonen/Tag zu einer LDL-Senkung um 6,9 mg/dl bei Patienten mit Hypercholesterolämie führt. Ob hierdurch das Risiko für koronare Ereignisse gesenkt werden kann, ist nicht bekannt. Die **Evidenz** für einen kardioprotektiven Effekt der Phytoestrogene wird insgesamt als **unzureichend** gewertet.

8.5 Phytosterole

Struktur und Eigenschaften

Gemeinsames Merkmal der Phytosterole ist ihr **Sterol-Grundgerüst**, wodurch sich ihre Ähnlichkeit zum Cholesterol erklärt. Chemisch handelt es sich um cyclische Triterpene mit einer am C3 lokalisierten Hydroxylgruppe. Phytosterole unterscheiden sich vom Cholesterol lediglich durch variierende C17-Seitenketten. Von den ca. 40 bekannten **Phytosterolen** zählen β-Sitosterol, Stigmasterol und Campesterol zu den quantitativ bedeutsamsten Vertretern in der menschlichen Ernährung. Durch Hydrierung der Sterole entstehen die korrespondierenden **Stanole**, wobei β-Sitostanol am häufigsten in Lebensmitteln vorkommt (**siehe Abb. 8–8**).

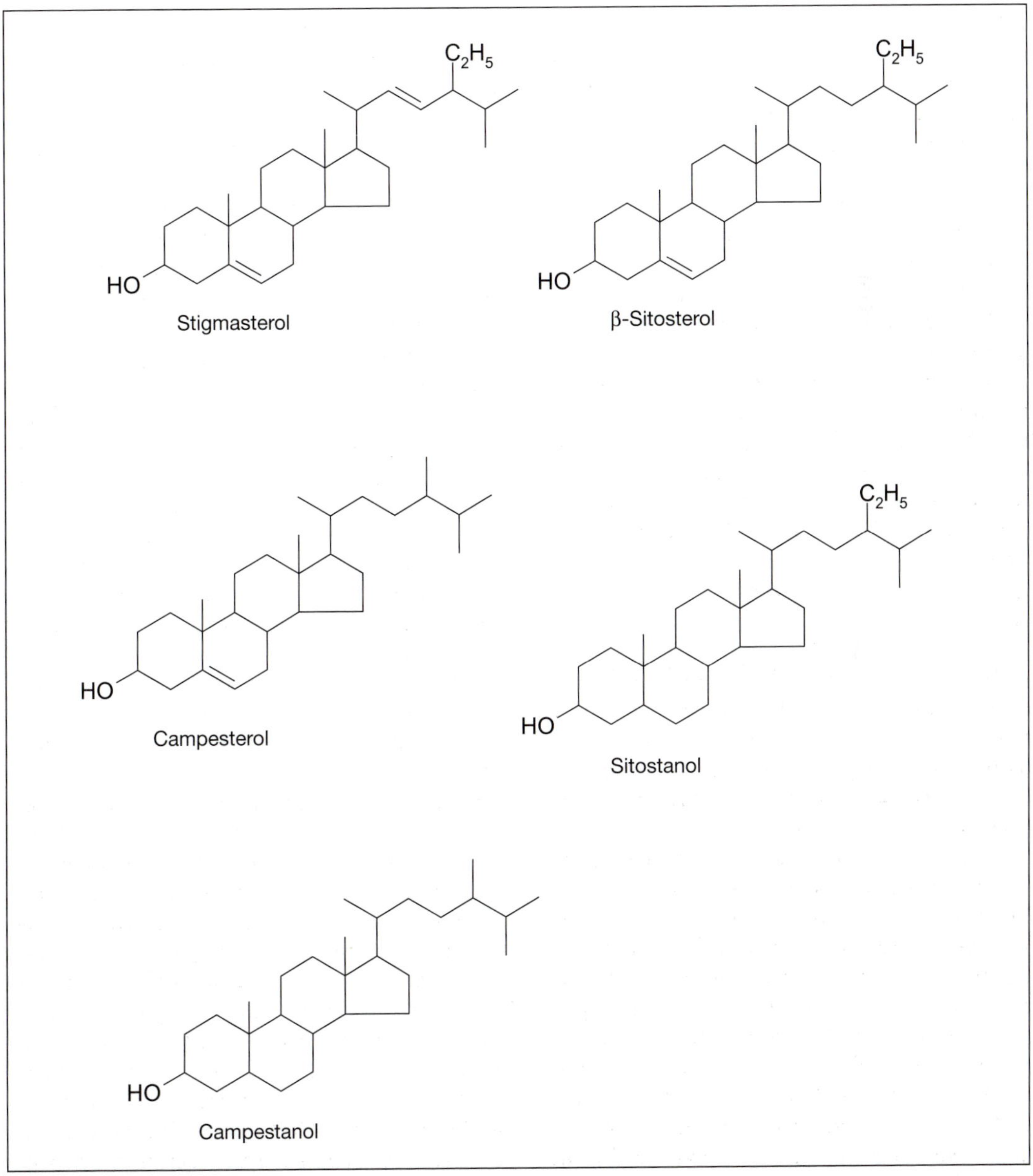

Abb. 8–8 Chemische Struktur ausgewählter Phytosterole und -stanole

Tab. 8–10 Phytosterolgehalte ausgewählter Lebensmittel (Weihrauch und Gardner 1978; Herrmann 1993)

Lebensmittel	Phytosterole (mg/100 g)
Sesamsamen	714
Sonnenblumenkerne	534
Sojaöl	132
Getreide	1–200
Obst	2–30
Gemüse	1–100

Vorkommen und Verfügbarkeit

Phytosterole finden sich vorwiegend in **fettreichen Pflanzenteilen** wie Samen und Nüssen. Besonders reichhaltige Quellen sind Sonnenblumenkerne, Sesamsaat und natives Sojaöl. Der Gesamtphytosterolgehalt in Pflanzenfetten liegt im Allgemeinen zwischen 0,15 und 0,9 %, wobei β-Sitosterol mit 54 % den Hauptbestandteil bildet. In manchen, speziell für die diätetische Therapie der Hypercholesterolämie entwickelten Margarinesorten, sind β-Sitosterol oder β-Sitostanol in Form ihrer korrespondierenden **Ester** enthalten. Mittlere Gehalte finden sich in Leguminosen, die bis zu 220 mg/100 g aufweisen. Gemüse, Obst und Getreideprodukte enthalten dagegen vergleichsweise geringe Konzentrationen (siehe Tab. 8–10). Dennoch liefern Getreideprodukte etwa 17 % der Gesamtzufuhr. Verarbeitungsbedingte Verluste treten vor allem bei der Raffination von Speiseölen auf. Phytosterole zählen zu den sekundären Pflanzenstoffen mit geringer **Bioverfügbarkeit**. Die Absorption aus der Nahrung erfolgt im Durchschnitt nur zu < 3 %. Eine Ausnahme bilden Campestanol und Campesterol, deren Absorptionsrate mit 12,5 % bzw. 9,5 % deutlich höher liegt.

Stoffwechsel und Funktion

Die **Absorption** der mit der Nahrung zugeführten Phytosterole erfolgt an der apikalen Membran des Dünndarmepithels vermutlich über passive Diffusion. Im Enterocyten erfolgt der Einbau der Phytosterole in Chylomikronen, die in Sekretgranula gespeichert und via Exocytose in das Lymphgefäßsystem gelangen. Über den **Ductus thoracicus** erreichen sie schließlich über den Blutweg die Leber, wo sie kurzzeitig gespeichert werden. Vermutlich nehmen sie dort Einfluss auf die Cholesterolsynthese, indem sie das Schlüsselenzym der Cholesterolbiosynthese, die **HMG-CoA-Reduktase** hemmen. Im Hepatocyten unterliegen die Phytosterole zwei alternativen Stoffwechselwegen:
- Einbau in VLDL-Partikel und Transport in die peripheren Gewebe,
- Abbau zu Gallensäuren, Konjugation mit Glycin und Taurin und Speicherung in der Gallenblase, anschließend Abgabe ins Darmlumen.

Der Großteil der Nahrungsphytosterole wird nicht absorbiert und hemmt im Dünndarm die Absorption von Cholesterol. Als mögliche **Mechanismen** gelten:
- Beeinträchtigung der Cholesterolabsorption durch ein gemeinsames Auskristallisieren von Phytosterolen mit Cholesterol,
- Verdrängung von Cholesterol aus den bei der Fettverdauung entstehenden Micellen durch Phytosterole,
- verminderte Cholesterolabgabe aus den Enterocyten durch Hemmung der intrazellulären Cholesterolveresterung.

Der nicht absorbierte Anteil des Nahrungsphytosterols gelangt ins Colon, wo die Phytosterole durch die Mikroflora zu **Coprastanol** und **Coprastanon** abgebaut und über den Kot ausgeschieden werden.

Zufuhr und Toxizität

Mit einer üblichen Mischkost werden zwischen 170 und 440 mg Phytosterole/Tag aufgenommen. Im natürlichen Verband der Lebensmittel, ist auch eine hohe Zufuhr von >1 g/Tag **toxikologisch** unbedenklich. Lediglich homozygoten Personen mit **Phytosterolämie** (syn.: Sitosterolämie), die eine gesteigerte Absorption und Akkumulation der mit der Nahrung aufgenommen Phytosterole aufweisen, sollten auf den Konsum entsprechender Lebensmittel verzichten. Bei Gabe isolierter Phytosterole in Mengen von etwa 2 g/Tag kann die Absorption von β-Carotin um bis 50 % und die von Vitamin E um 20 % abnehmen. Assoziiert damit ist ein Absinken der Plasmaspiegel an β-Carotin um 10–20 % und zusätzlich der von Coenzym Q_{10} um 12–15 %. Insgesamt ist der absorptionshemmende Effekt veresterter Phytosterole stärker ausgeprägt als der freier.

Präventive und therapeutische Aspekte

Herz-Kreislauf-Erkrankungen. In mehreren klinischen Studien wurde nachgewiesen, dass die Aufnahme von 2–3 g Phytosterol- oder Phytostanolestern in Form von angereicherter Margarine das Gesamt-Serumcholesterol sowie das LDL-Cholesterol nach 3–4 Wochen verglichen mit nicht angereicherter Margarine um bis zu 15 % senkt (siehe Kap. 26.4.3). Dagegen werden die HDL- und Triglyceridkonzentrationen nicht beeinflusst. Als therapeutische Mindestdosis gilt eine Zufuhr von 1 g/Tag. Hierdurch lässt sich die Cholesterolabsorption aus der Nahrung um etwa 40 % reduzieren. Mengen von über 3 g/Tag führen zu keiner weiteren Absenkung der intestinalen Cholesterolaufnahme und der LDL-Serum-Konzentration. Das Ausmaß der Cholesterolreduktion ist u.a abhängig von der Höhe der basalen Cholesterolwerte, vom Cholesterolgehalt der Nahrung und genetischer Faktoren. Bei **Non-Respondern**, wozu etwa 20 % der Bevölkerung zählen, zeigen Phytosterole keinen Effekt. Auch ist nicht bekannt, ob die mittels Phytosterolen erzielte LDL-Senkung langfristig mit einer Senkung koronarer Herzkrankheiten einhergeht. Insgesamt wird die **Evidenz** für einen kardioprotektiven Effekt der Phytosterole als **möglich** gewertet.

Tumorerkrankungen. Tierexperimentelle Studien legen die Vermutung nahe, dass Phytosterole das Risiko colorectaler Carcinome senken. Auch einige epidemiologische Befunde weisen in diese Richtung. Bislang allerdings ist die **Evidenz** hierfür beim Menschen als **unzureichend** zu werten.

8.6 Glucosinolate

Struktur und Eigenschaften

Der scharf-stechende Geschmack, wie er für **Kreuzblütler** typisch ist, geht auf Verbindungen zurück, die unter dem Begriff Glucosinolate zusammengefasst werden. Chemisch handelt es sich um **Glucose-β-thioglycoside**. Neben Glucose weisen sie eine schwefelhaltige Gruppe mit einem Aglucon-Rest und eine Sulfatgruppe auf. Die über 120 in Lebensmitteln identifizierten Glucosinolate unterscheiden sich lediglich im Aglucon-Rest, der entweder eine Alkyl-, eine Alkenyl- oder eine Aryl- bzw. Indolylgruppe aufweist. Zu den typischen Vertretern zählen die Alkenylglucosinolate **Sinigrin** und **Progoitrin** sowie das Indolglucosinolat **Glucobrassicin** (siehe Abb. 8–9). Bei der Lebensmittelzubereitung kann das pflanzeneigene Enzym **Myrosinase** (*Thioglucosidase*) aus den Zellen freigesetzt werden. Es katalysiert die Abspaltung der Aglucon-Reste aus dem Glucosinolat-Molekül, so dass neben Glucose und Sulfat äquimolare Mengen **Isothiocyanate**, **Nitrile** und **Thiocyanate** entstehen. Sie sind häufig die eigentlich physiologisch aktiven Stoffe. Je nach pH-Wert, Temperatur und Stabilität dieser Verbindungen können weitere Sekundärprodukte entstehen. Die thermische Zubereitung der Nahrung inaktiviert die *Myrosinase*. Entsprechend lässt sich damit die Bildung von Sekundärprodukten reduzieren.

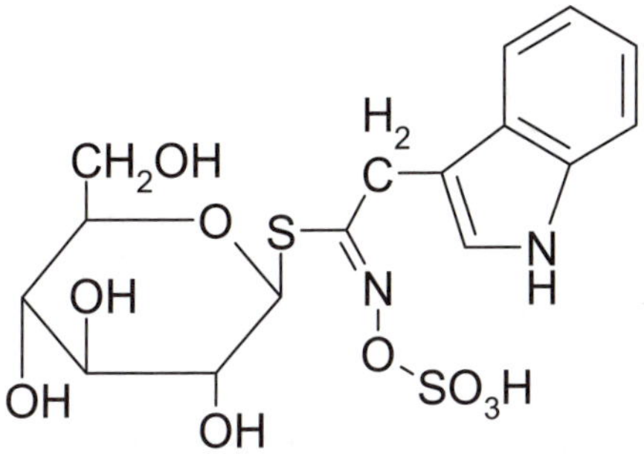

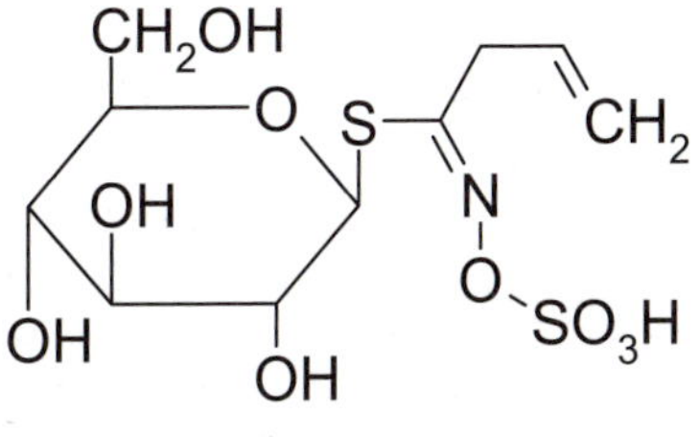

Abb. 8–9 Chemische Struktur ausgewählter Glucosinolate

Tab. 8–11 Glucosinolatgehalte ausgewählter Lebensmittel (Kushad et al. 1999; Sones et al. 1984)

Lebensmittel	Glucosinolate (mg/100 g)
Gartenkresse	121
Kohlrabi	109
Rosenkohl	25
Blumenkohl	15
Grünkohl	15
Brokkoli	13
Rettich	13
Weißkohl	11

Vorkommen und Verfügbarkeit

Glucosinolate finden sich vorwiegend in Kohl- und Krautsorten der Familie **Brassicaceae**. Hohe Konzentrationen enthalten Senf, Kresse und Kohlrabi (siehe Tab. 8–11). Glucosinolate zählen zu den SPS mit hoher **Bioverfügbarkeit** (>15 %). Insbesondere Isothiocyanate und Thiocyanate können ihres lipophilen Charakters wegen in hohem Unfang absorbiert werden. Aufgrund ihrer thermischen Instabilität, treten bei der Erhitzung **Zubereitungsverluste** auf. Sie bewegen sich bei Kohlgemüsen zwischen 35 und 65 %. Bei der Fermentation, wie sie z. B. bei der Herstellung von Sauerkraut stattfindet, verringert sich der Glucosinolatgehalt um nahezu 100 %.

Stoffwechsel und Funktion

Die intestinale **Absorption** der Glucosinolate erfolgt über passive Diffusion ins Dünndarmepithel. Von dort gelangen die Glucosinolate auf dem Blutweg in die Leber. Der größte Teil der Isothiocyanate wird hier mit Glutathion konjugiert, wobei **N-Acetylcysteinderivate** entstehen. Neben der Leber weisen das Dünndarmepithel und das Nierengewebe hohe Konzentrationen an Glucosinolatderivaten auf. Die **Ausscheidung** der Glucosinolate und ihrer Derivate (z. B. N-Acetylcysteinabkömmlinge) erfolgt hauptsächlich über den Urin, zu einem kleineren Teil über die Galle. Analog zu den Phytoestrogenen (siehe Kap. 8.4) unterliegen die biliär ausgeschiedenen Glucosinolatderivate einem **enterohepatischen Kreislauf**.

Die physiologischen Effekte der Glucosinolate auf den menschlichen Organismus sind bislang nur ansatzweise bekannt. Diskutiert werden:

- **Biotransformation:** Kompetitive Hemmung von Phase-I-Enzymen und Aktivierung von Phase-II-Enzymen in der Leber. Über diesen Wirkmechanismus sollen Isothiocyanate und Thiocyanate die Bildung cancerogener Verbindungen aus ihren procancerogenen Vorstufen vermindern und deren Ausscheidung über die Galle beschleunigen.
- **Antioxidative Aktivität:** Bestimmte Glucosinolate aus Rosenkohl haben sich in vivo als antioxidativ erwiesen.
- **Antibakterielle Aktivität:** Isothiocyanate besitzen gegenüber einigen humanpathogenen Keimen wie E. coli und Candida sp. antibiotische Effekte.
- **Zellproliferation:** manche Glucosinolatderivate beeinflussen die Zelldifferenzierung und induzieren bei transformierten Zellen die Apoptose.

Zufuhr und Toxizität

Die durchschnittliche **Zufuhr** an Glucosinolaten über die Nahrung wird bei Erwachsenen auf < 50 mg/Tag geschätzt. Aufgrund des vermehrten Verzehrs von Kohlgewächsen liegt die Aufnahme bei Vegetariern mit etwa 110 mg/Tag deutlich höher.

Im Hinblick auf die **Toxizität** finden sich Hinweise, dass einzelne der beim Glucosinolatabbau gebildeten Isothiocyanate und Thiocyanate **goitrogen** wirken können. Sie hemmen die Aufnahme von Jod in das Schilddrüsenepithel und reduzieren so dessen Jodgehalt. Die Schilddrüse kompensiert den relativen Jodmangel durch verstärktes Wachstum, wodurch es zum Kropf kommt. Allerdings sind die hierfür erforderlichen Glucosinolatmengen sehr hoch. Auf Lebensmittel umgelegt, müssten mehrere Monate lang täglich etwa 400 g Weißkohl oder 2,8 kg Rettich verzehrt werden, um einen derartigen Effekt auszulösen. Entsprechend gibt es keine epidemiologischen Hinweise, dass der Verzehr glucosinolathaltiger Lebensmittel das Risiko für Schilddrüsenerkrankungen erhöht.

Präventive und therapeutische Aspekte

Tumorerkrankungen. Sowohl tierexperimentelle Untersuchungen als auch Fall-Kontroll-Studien deuten darauf hin, dass der Verzehr glucosinolathaltiger Lebensmittel das Risiko für Tumoren des

Magen-Darm-Traktes reduzieren kann. Derartige Effekte werden vermutlich hauptsächlich durch Isothiocyanate vermittelt, die in der Frühphase der Krebsentstehung wirksam sind. Allerdings konnte die vermutete risikosenkende Wirkung eines hohen Verzehrs glucosinolatreicher Gemüse in einer Reihe von Kohortenstudien weder bei Lungen-, Prostata- und Brustkrebs, noch bei colorectalen Tumoren nachgewiesen werden. Insgesamt ist die **Evidenz** für einen risikosenkenden Effekt von Glucosinolaten bei Krebserkrankungen als **unzureichend** zu werten.

8.7 Saponine

Struktur und Eigenschaften

Unter dem Begriff Saponine wird eine chemisch sehr heterogene Gruppe von oberflächenaktiven Substanzen zusammengefasst, die in wässriger Lösung zur Schaumbildung neigen. Chemisches Charakteristikum der Saponine ist ihr **Steroid-** oder **Triterpengrundgerüst**, wobei die Mehrzahl der Saponine letzteres aufweist (**siehe Abb. 8–10**). Am C3 und C28 können verschiedene Zuckerreste gebunden sein, die meist aus Glucose-, Galactose und Rhamnoseresten bestehen. Saponinreiche Extrakte aus der Rinde des Seifenrindebaumes (**Quillaja saponaria**) sind in Deutschland als Zusatzstoffe zugelassen und finden in der Erfrischungsgetränkeindustrie Verwendung.

Tab. 8–12 Saponingehalte ausgewählter Lebensmittel (Watzl und Leitzmann 2005, S. 30)

Lebensmittel	Saponine (mg/1000 g)
Kichererbsen	50
Sojabohnen	39
Grüne Bohnen	16
Spinat	6
Haferflocken	1

Vorkommen und Verfügbarkeit

In Lebensmitteln pflanzlicher Herkunft sind Saponine weit verbreitet. Hohe Konzentrationen finden sich in Hülsenfrüchten, vor allem in Kichererbsen und Sojabohnen (**siehe Tab. 8–12**). Letztere enthalten vorwiegend **Sojasapogenol A, B und E**. Besonders hohe Konzentrationen sind in Lakritze zu finden, die bis zu 2000 mg/100 g enthalten kann. Hauptsaponin von Lakritze ist **Glycyrrhizin**. Bei der Zubereitung der Lebensmittel treten mitunter deutliche **Kochverluste** auf (etwa 50 %). Lediglich die Saponine der Sojabohne haben sich als thermisch stabil erwiesen.

Saponine zählen zu den SPS mit geringer **Bioverfügbarkeit**. Im Durchschnitt liegt die Absorptionsrate < 3 %.

Stoffwechsel und Funktion

Die mit der Nahrung zugeführten Saponine werden im Intestinaltrakt unter Einfluss von *Hydrolasen* in die korrespondierenden Aglycone und Zuckerreste gespalten. Die **Absorption** der Agly-

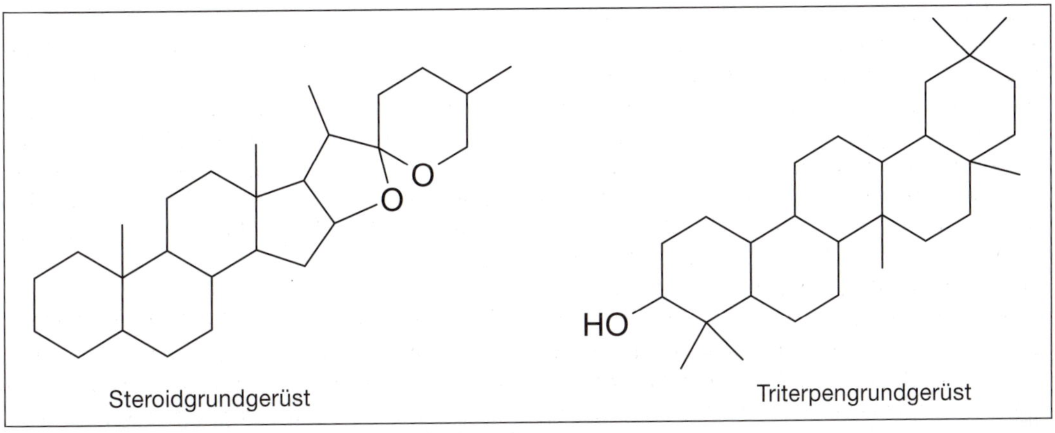

Abb. 8–10 Steroid- und Triterpengrundgerüst der Saponine

cone verläuft nach einem bislang nicht bekannten Mechanismus. Im Blut erfolgt ihr Transport vorwiegend in Albumingebundener Form. Von dort gelangen die Aglycone in die Leber, wo sie mit **Glucuronsäure** konjugiert und über die Niere ausgeschieden werden. Zu den physiologischen Funktionen der Saponine im menschlichen Organismus können derzeit keine detaillierten Angaben gemacht werden. Ausgehend von In-vitro- und tierexperimentellen Daten, werden u. a. folgende Effekte diskutiert:

- **Zellproliferation:** Saponine beeinflussen das Proliferationsverhalten transformierter Zellen.
- **Cholesterol-Bindung:** Saponine bilden zusammen mit Cholesterol und primären Gallensäuren einen nicht absorbierbaren Komplex. Möglicherweise lässt sich so der Cholesterolspiegel senken und die Synthese cytotoxischer und mutagener sekundärer Gallensäuren vermindern.
- **Immunmodulation:** Saponine steigern die Bildung von Antikörpern, stimulieren die Lymphocytenproliferation und aktivieren natürliche Killerzellen.

Zufuhr und Toxizität

Die **Aufnahme** liegt bei einer durchschnittlichen Mischkost bei < 15 mg/Tag. Kostformen wie z. B. die vegetarische Ernährung, die reichlich Hülsenfrüchte enthält, liefern mit 110–240 mg/Tag deutlich höhere Mengen. Bezüglich der **Toxizität** liegen beim Menschen wenige Daten vor. Mögliche negative Effekte, wie sie im Tierexperiment nach Gabe sehr hoher Mengen zu beobachten sind (u. a. Hämolyse, Schädigung des Darmepithels) konnten beim Menschen bei Verzehr saponinhaltiger Lebensmittel nicht bestätigt werden. Lediglich für Glycyrrhizin aus Lakritze konnte ein blutdrucksteigernder Effekt beobachtet werden. Entsprechend sollte die Zufuhr 100–300 mg/Tag nicht überschreiten.

Präventive und therapeutische Aspekte

Mangels Daten können hierzu bislang keine Aussagen getroffen werden.

8.8 Sulfide

Struktur und Eigenschaften

Chemisches Charakteristikum der Sulfide ist ihre **Allyl-Kohlenstoffkette**, an die über ein Schwefelatom unterschiedliche organische Reste gebunden sein können. In Abhängigkeit ihres Löslichkeitsverhaltens wurde eine Einteilung in wasserlösliche und lipidlösliche Sulfide vorgenommen. Zur ersteren Gruppe zählen **S-Allylcystein** und **(+)-S-Allyl-L-cysteinsulfoxidin**, das auch unter dem Begriff **Alliin** bekannt ist. Zu den lipidlöslichen Vertretern gehören **Allicin, Diallylsulfid** sowie **Diallyldi- und -trisulfid** (siehe Abb. 8–11). Bei der Lebensmittelzubereitung kann das in Lauch-, Zwiebel- und Kohlgewächsen enthaltene Enzym *Alliinase* aus den Pflanzen-Vakuolen freigesetzt werden. Es katalysiert die Abspaltung des Alkylrestes von Alliin, so dass Allicin entsteht. Allicin ist sehr instabil; entsprechend zerfällt es größtenteils in Sekundärprodukte wie **Diallyl- und Diallyldisulfid** sowie **Diallyltrisulfid** und **Ajoen**.

Vorkommen und Verfügbarkeit

Sulfide finden sich vorwiegend in Liliengewächsen wie Zwiebeln, Lauch und Knoblauch. Insbesondere letzterer weist hohe Konzentrationen auf (siehe Tab. 8–13). Auch in Kohlgewächsen sind Sulfide enthalten. Sulfide zählen zu den SPS mit hoher **Bioverfügbarkeit**. Insbesondere das wasserlösliche S-Allylcystein wird mit einer Absorptionsrate von etwa 60 % effizient aufgenommen.

Stoffwechsel und Funktion

Der Stoffwechsel der Sulfide ist beim Menschen nur unzureichend untersucht. Ausgehend von Tierstudien ist anzunehmen, dass Allicin und seine Abbauprodukte intakt absorbiert werden. Allerdings waren diese Verbindungen bislang nicht im Blut und Urin des Menschen zu detektieren.

Tab. 8–13 Gehalt verschiedener Sulfide in Knoblauch (Yu et al. 1989)

Sulfide	Gehalt (µg/g)
Diallyltrisulfid	903–1025
Diallyldisulfid	530–613
Methylallyltrisulfid	251–271
Methylallyldisulfid	83–104
Diallylsulfid	30–99

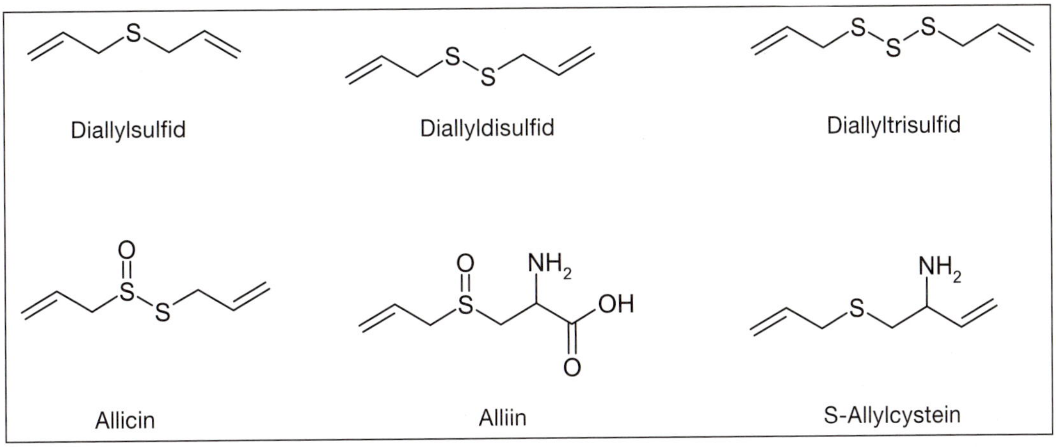

Abb. 8–11 Chemische Struktur ausgewählter Sulfide

Dies legt die Vermutung nahe, dass die entsprechenden Sulfide einem raschen Abbau unterliegen. Die Ausscheidung in Form von **N-Acetyl-S-allylcystein** erfolgt primär über den Harn; **Diallylsulfid** und **Allylmercaptane** sind in der Atemluft nachzuweisen.

Für Sulfide, insbesondere für die aus Knoblauch, werden folgende Funktionen diskutiert:

- **Biotransformation:** Kompetitive Hemmung von Phase-I-Enzymen und Aktivierung von Phase-II-Enzymen in der Leber. Über diesen Wirkmechanismus sollen Allicinderivate die Bildung cancerogener Verbindungen aus ihren procancerogenen Vorstufen vermindern und deren Ausscheidung über die Galle beschleunigen.
- **Antioxidative Aktivität:** Sulfide aus Knoblauch haben sich in vitro als antioxidativ erwiesen. Interessant ist die Beobachtung, dass diese die zelluläre Glutathion-Synthese steigern. Allerdings ist fraglich, inwieweit ein derartiger Effekt beim Menschen von Bedeutung ist.
- **Cholesterolsynthese:** S-Allylcystein und Ajoen hemmen die *HMG-CoA-Reduktase*, das Schlüsselenzym der Cholesterolbiosynthese.
- **Antiinflammatorische Aktivität:** Sulfide unterdrücken in vitro und ex vivo die Bildung von Entzündungsmediatoren.
- **Antimikrobielle Aktivität:** Sulfide weisen gegenüber einigen humanpathogenen Bakterien und Pilzen antibiotische Effekte auf. Als besonders antimikrobiell hat sich Allicin erwiesen. 1 mg dieser Sulfidverbindung entspricht der Aktivität von 15 I.E. Penicillin.
- **Zellproliferation:** Diallyldi- und -trisulfid hemmen die Zellproliferation und induzieren bei transformierten Zellen die Apoptose.

Zufuhr und Toxizität

Bislang liegen keine Daten zur **Aufnahme** von Sulfiden über die Nahrung vor. Hinweise zur **Toxizität** wurden aus tierexperimentellen Daten abgeleitet. Für S-Allylcystein liegt die LD_{50} >8,8 g/kg KG und ist damit vergleichbar mit der der essenziellen Aminosäuren. Bei Einnahme von Knoblauchpulver in Mengen von 900 mg/Tag sind in Einzelfällen gastrointestinale Beschwerden in Form von Übelkeit sowie Blutdruckabfall und allergische Reaktionen zu beobachten.

Präventive und therapeutische Aspekte

Herz-Kreislauf-Erkrankungen. Im Hinblick auf folgende Bereiche existieren für Knoblauchzubereitungen Daten aus Interventionsstudien:

- **Lipidstoffwechsel:** Inzwischen existieren mehr als 40 klinische Studien zum Einfluss von Knoblauchpräparaten auf das Gesamt- und LDL-Cholesterol. Wie mehrere Metaanalysen gezeigt haben, ist die Aufnahme derartiger Präparate (60–900 mg Knoblauchpulver über mindestens 4 Wochen) mit einer Reduktion des Gesamtcholesterols um etwa 11 % und der Triglyceride um etwa 13 % verbunden, verglichen mit Placebo. Dabei geht die Cholesterol-Senkung ausschließlich zu Lasten

des LDL-Cholesterols. Kritisch anzumerken ist, dass viele der in die Analyse eingeschlossenen Studien methodische Mängel aufweisen. In neueren Untersuchungen konnten keine klinisch relevanten Effekte auf den Lipidstoffwechsel nachgewiesen werden.
- **Blutdruck:** Die systematische Auswertung von 23 randomisierten Interventionsstudien zum Einfluss von Knoblauchpräparaten auf den Blutdruck ergab nur für drei einen statistisch signifikanten Effekt auf den diastolischen Wert; im Hinblick auf den systolischen Blutdruck zeigte nur eine Studie ein positives Ergebnis. Insgesamt ist die Evidenz für einen klinisch relevanten hypotonen Effekt von Knoblauchpräparaten als **unzureichend** zu werten.
- **Thrombocytenaggregation:** Vier von fünf Interventionsstudien belegen, dass der Verzehr konzentrierter Knoblauchzubereitungen die Plättchenaggregation hemmt. Inwieweit dies von klinischer Relevanz ist, ist ungeklärt.

Tumorerkrankungen. Sowohl tierexperimentelle Untersuchungen als auch Beobachtungsstudien legen die Vermutung nahe, dass der Verzehr sulfidreicher Lebensmittel das Risiko für Tumoren des Magens und Dickdarms reduziert. Wie eine Metaanalyse der Daten aus Beobachtungsstudien zeigt, weisen Personen mit dem höchsten Knoblauchverzehr ein um 50 % niedrigeres Magenkrebsrisiko auf, verglichen mit Personen mit geringer Aufnahme. Bei colorectalen Tumoren liegt die Risikoreduktion bei 30 %. Inwieweit diese Effekte auf einzelne Sulfidverbindungen zurückzuführen sind, ist nicht bekannt.

8.9 Monoterpene

Struktur und Eigenschaften
Die Gruppe der Monoterpene umfasst mehrere hundert verschiedene Verbindungen. Gemeinsames Charakteristikum ist ihr aus zwei **Isopreneinheiten** bestehendes Grundgerüst, das von ketten- oder ringförmiger Struktur sein kann. Monoterpene sind leicht flüchtig und sehr geruchsintensiv. Sie stellen die Aromastoffe reifer Früchte dar und machen den Hauptbestandteil ätherischer Öle aus. Zu den typischen Vertretern zählen D-Carvon, D- und L-Limonen, Perillinsäure und Perillylalkohol (siehe Abb. 8–12).

Tab. 8–14 D-Limonengehalte ausgewählter Lebensmittel (Watzl 2002)

Lebensmittel	Gehalt (mg/100 g bzw. mg/100 ml)
Orangensaft	0,04–21,9
Orangenschalenöl	74 000–97 000
Grapefruitsaft	1,57–8,6
Pfirsich	0,026–260
Sellerieblätter	21,4
Ingwer	700
Dill	0,33–5,1
Kaffee	0,17

Vorkommen und Verfügbarkeit
Monoterpene finden sich vorwiegend in Früchten, insbesondere Zitrusfrüchten sowie in Gewürzpflanzen wie Pfefferminze, Ingwer und Kümmel. Allerdings unterliegen die Gehalte in Lebensmitteln großen Schwankungen (**siehe Tab. 8–14**). Monoterpene zählen zu den SPS mit hoher **Bioverfügbarkeit** ($> 15\%$).

Stoffwechsel und Funktion
Ähnlich wie bei Sulfiden, ist sowohl der Stoffwechsel als auch die Funktion der Monoterpene beim Menschen nur unzureichend untersucht. Zu den möglichen physiologischen Effekten zählen:
- **Biotransformation:** Induktion von Phase-I- und Phase-II-Enzymen der Leber. Über diesen Wirkmechanismus sollen Monoterpene die Ausscheidung potenziell cancerogener Verbindungen beschleunigen.
- **Signaltransduktion und Zellproliferation:** Monoterpene hemmen die Farnesylierung der RAS-Oncogene, wodurch die Zellproliferation unterdrückt wird. Dies erklärt vermutlich die chemopräventiven Effekte der Monoterpene bei einer Reihe von Tumoren, wie sie tierexperimentell nachgewiesen werden konnten. In transformierten Zellen induzieren Monoterpene die Apoptose.
- **Antimikrobielle Aktivität:** Einzelne Monoterpene haben sich in vitro als antibiotisch gegenüber humanpathogenen Keimen erwiesen.

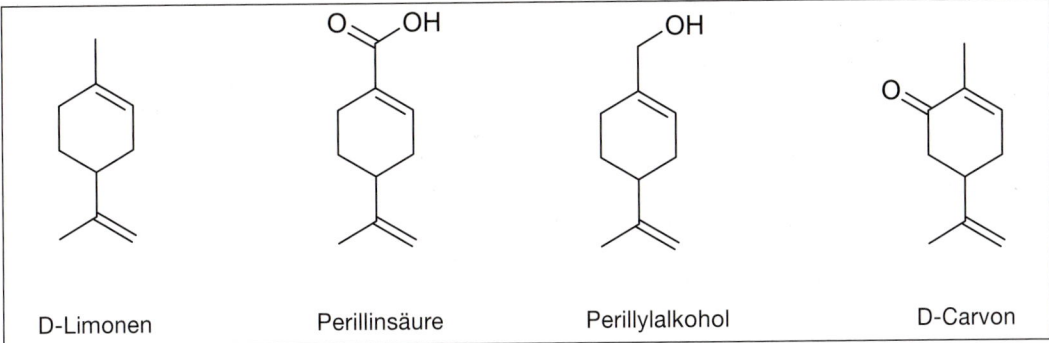

Abb. 8-12 Chemische Struktur ausgewählter Monoterpene

Zufuhr und Toxizität

Die **Aufnahme** von Monoterpenen liegt bei einer durchschnittlichen Mischkost < 2 mg/kg KG und Tag. Monoterpene wie D-Limonen gelten als gering **toxisch**. Entsprechend hat die FDA D-Limonen den **GRAS-Status** (generally recognized as safe) zuerkannt.

Präventive und therapeutische Aspekte

Mit Ausnahme potenziell anticancerogener Effekte von D-Limonen, die im Rahmen klinischer Studien an Krebspatienten getestet werden, liegen keine Daten vor, die eine Aussage zur gesundheitlichen Bedeutung von Monoterpenen beim Menschen gestatten.

8.10 Sonstige

Neben den in Kapitel 8.2–8.9 dargestellten Verbindungen existieren in Lebensmittel weitere SPS, die sich keiner der Gruppen zuordnen lassen. Aus ernährungsphysiologischer Sicht von Interesse sind **Proteaseinhibitoren** und **Phytinsäure**. Über deren Vorkommen und Eigenschaften informiert **Tabelle 8–1** (siehe Kap. 8.1).

Weiterführende Literatur
Allgemeines
Andlauer W, Fürst P: Special characteristics of non-nutrient food constituents of plants–phytochemicals. Introductory lecture. Int J Vitam Nutr Res 73 (2): 55–62, 2003
Bao Y, Fenwick R (eds.): Phytochemicals in health and disease. Marcel Dekker, New York 2004
Beecher GR: Phytonutrients' role in metabolism: effects on resistance to degenerative processes. Nutr Rev 57 (9): S3–S6, 1999
Bidlack WR (ed.): Phytochemicals as bioactive agents. Technomic Publication, Lancaster 2000
Grossklaus R: Sekundäre Pflanzenstoffe – Was ist beim Menschen wissenschaftlich hinreichend gesichert? Aktuel Ernährungsmed 25: 227–237, 2000
Kris-Etherton PM, Hecker KD, Bonanome A, Coval SM, Binkoski AE, Hilpert KF, Griel AE, Etherton TD: Bioactive compounds in foods: their role in the prevention of cardiovascular disease and cancer. Am J Med 30 (113 Suppl 9B): 71S–88S, 2002
Meskin MS (ed.): Phytochemicals. CRC Press, Boca Raton 2004
Meskin MS (ed.): Phytochemicals in nutrition and health. CRC Press, Boca Raton 2002
Pfannhauser W, Fenwick GR, Khokhar S (eds.): Biologically-active phytochemicals in food. Royal Society of Chemistry, Cambridge 2001
Rao BN: Bioactive phytochemicals in Indian foods and their potential in health promotion and disease prevention. Asia Pac J Clin Nutr 12 (1): 9–22, 2003
Watzl B, Leitzmann C: Bioaktive Substanzen in Lebensmitteln. Hippokrates Verlag, Stuttgart 2005
Watzl B, Rechkemmer G: Einfluss sekundärer Pflanzenstoffe auf die Gesundheit. In: Deutsche Gesellschaft für Ernährung (DGE) (Hrsg.): Ernährungsbericht 2004. Bonn, 2004, S. 325–46

Carotinoide
Beatty S, Nolan J, Kavanagh H, O'Donovan O: Macular pigment optical density and its relationship with serum and dietary levels of lutein and zeaxanthin. Arch Biochem Biophys 430 (1): 70–6, 2004
Bertram JS, Vine AL: Cancer prevention by retinoids and carotenoids: independent action on a common target. Biochim Biophys Acta 1740 (2): 170–8, 2005
Buijsse B, Feskens EJ, Schlettwein-Gsell D, Ferry M, Kok FJ, Kromhout D, de Groot LC: Plasma carotene and alpha-tocopherol in relation to 10-y all-cause and cause-specific mortality in European elderly: the Survey in Europe on Nutrition and the Elderly, a Concerted Action (SENECA). Am J Clin Nutr 82 (4): 879–86, 2005
Cooper DA, Eldridge AL, Peters JC: Dietary carotenoids and certain cancers, heart disease, and age-related macular degeneration: a review of recent research. Nutr Rev 57 (7): 201–214, 1999

During A, Harrison EH: Intestinal absorption and metabolism of carotenoids: insights from cell culture. Arch Biochem Biophys 430 (1): 77–88, 2004
Elliott R: Mechanisms of genomic and non-genomic actions of carotenoids. Biochim Biophys Acta 1740 (2):147–54, 2005
Elmadfa I, Aign W, Muskat E, Fritzsche D: Die große GU Nährwert-Kalorien-Tabelle. Gräfe & Unzer, München 2005
Genkinger JM, Platz EA, Hoffman SC, Comstock GW, Helzlsouer KJ: Fruit, vegetable, and antioxidant intake and all-cause, cancer, and cardiovascular disease mortality in a community-dwelling population in Washington County, Maryland. Am J Epidemiol 160 (12): 1223–33, 2004
Giovannucci E: Tomato products, lycopene, and prostate cancer: a review of the epidemiological literature. J Nutr 35 (8): 2030S–1S, 2005
Granado F, Olmedilla B, Blanco I: Nutritional and clinical relevance of lutein in human health. Br J Nutr 90 (3): 487–502, 2003
Hak AE, Ma J, Powell CB, Campos H, Gaziano JM, Willett WC, Stampfer MJ: Prospective study of plasma carotenoids and tocopherols in relation to risk of ischemic stroke. Stroke 35 (7):1584–8, 2004
Hak AE, Stampfer MJ, Campos H, Sesso HD, Gaziano JM, Willett W, Ma J: Plasma carotenoids and tocopherols and risk of myocardial infarction in a low-risk population of US male physicians. Circulation 108 (7): 802–7, 2003
Hammond BR Jr, Wooten BR, Curran-Celentano J: Carotenoids in the retina and lens: possible acute and chronic effects on human visual performance. Arch Biochem Biophys 385 (1): 41–46, 2001
Huang HY, Alberg AJ, Norkus EP, Hoffman SC, Comstock GW, Helzlsouer KJ: Prospective study of antioxidant micronutrients in the blood and the risk of developing prostate cancer. Am J Epidemiol 157(4):335–44, 2003
Malila N, Virtamo J, Virtanen M, Pietinen P, Albanes D, Teppo L: Dietary and serum alpha-tocopherol, beta-carotene and retinol, and risk for colorectal cancer in male smokers. Eur J Clin Nutr 56(7):615–21, 2002
Mares-Perlman JA, Millen AE, Ficek TL, Hankinson SE: The body of evidence to support a protective role for lutein and zeaxanthin in delaying chronic disease. Overview. J Nutr 132 (3): 518S–524S, 2002
Meyer K: Carotinoide – Bedeutung und technische Synthesen. ChiuZ 36 (3): 178–192, 2002
Moore TA, Gust D, Moore AL: Carotenoids, Chemistry and Biology. Plenum Press, New York/London 1998
Morris CD, Carson S: Routine vitamin supplementation to prevent cardiovascular disease: a summary of the evidence for the U.S. Preventive Services Task Force. Ann Intern Med 139 (1): 56–70, 2003
Ribaya-Mercado JD, Blumberg JB: Lutein and zeaxanthin and their potential roles in disease prevention. J Am Coll Nutr 23 (6 Suppl): 567S–587S, 2004
Sato R, Helzlsouer KJ, Alberg AJ, Hoffman SC, Norkus EP, Comstock GW: Prospective study of carotenoids, tocopherols, and retinoid concentrations and the risk of breast cancer. Cancer Epidemiol Biomarkers Prev 11 (5): 451–7, 2002
Schuurman AG, Goldbohm RA, Brants HA, van den Brandt PA: A prospective cohort study on intake of retinol, vitamins C and E, and carotenoids and prostate cancer risk (Netherlands). Cancer Causes Control 13 (6): 573–82, 2002
Sesso HD, Buring JE, Norkus EP, Gaziano JM: Plasma lycopene, other carotenoids, and retinol and the risk of cardiovascular disease in men. Am J Clin Nutr 81 (5): 990–7, 2005
Sesso HD, Buring JE, Norkus EP, Gaziano JM: Plasma lycopene, other carotenoids, and retinol and the risk of cardiovascular disease in women. Am J Clin Nutr 79 (1): 47–53, 2004
Shi J, Qu Q, Kakuda Y, Yeung D, Jiang Y: Stability and synergistic effect of antioxidative properties of lycopene and other active components. Crit Rev Food Sci Nutr 44 (7–8): 559–73, 2004
Sies H, Stahl W: Carotenoids and UV protection. Photochem Photobiol Sci 3 (8): 749–52, 2004
Stacewicz-Sapuntzakis M, Bowen PE: Role of lycopene and tomato products in prostate health. Biochim Biophys Acta 1740(2):202–5, 2005
Stahl W, Sies H: Bioactivity and protective effects of natural carotenoids. Biochim Biophys Acta 1740 (2): 101–7, 2005
Stahl W: Macular carotenoids: lutein and zeaxanthin. Dev Ophthalmol 38: 70–88, 2005
Stringham JM, Hammond BR Jr: Dietary lutein and zeaxanthin: possible effects on visual function. Nutr Rev 63 (2): 59–64, 2005
Tapiero H, Townsend DM, Tew KD: The role of carotenoids in the prevention of human pathologies. Biomed Pharmacother 58 (2): 100–10, 2004
Terry P, Jain M, Miller AB, Howe GR, Rohan TE: Dietary carotenoids and risk of breast cancer. Am J Clin Nutr 76 (4): 883–8, 2002
Young AJ, Lowe GM: Antioxidant and prooxidant properties of carotenoids. Arch Biochem Biophys 385 (1): 20–27, 2001
Yuan JM, Stram DO, Arakawa K, Lee HP, Yu MC: Dietary cryptoxanthin and reduced risk of lung cancer: the Singapore Chinese Health Study. Cancer Epidemiol Biomarkers Prev 12 (9): 890–8, 2003
Watzl B, Bub A: Carotinoide. Ernährungs-Umschau 48 (2): 71–74, 2001
Wu K, Erdman JW Jr, Schwartz SJ, Platz EA, Leitzmann M, Clinton SK, DeGroff V, Willett WC, Giovannucci E: Plasma and dietary carotenoids, and the risk of prostate cancer: a nested case-control study. Cancer Epidemiol Biomarkers Prev 13 (2): 260–9, 2004

Polyphenole

Arab L, Il'yasova D: The epidemiology of tea consumption and colorectal cancer incidence. J Nutr 133 (10): 3310S–3318S, 2003
Arts IC, Hollman PC: Polyphenols and disease risk in epidemiologic studies. Am J Clin Nutr 81 (1 Suppl): 317S–325S, 2005
Arts IC, Jacobs DR Jr, Harnack LJ, Gross M, Folsom AR: Dietary catechins in relation to coronary heart disease death among postmenopausal women. Epidemiology 12 (6): 668–75, 2001

Arts IC, Hollman PC, Bueno De Mesquita HB, Feskens EJ, Kromhout D: Dietary catechins and epithelial cancer incidence: the Zutphen elderly study. Int J Cancer 92(2):298–302, 2001

Beecher GR: Overview of dietary flavonoids: nomenclature, occurrence and intake. J Nutr 133 (10): 3248S–3254S, 2003

Bosetti C, Spertini L, Parpinel M, Gnagnarella P, Lagiou P, Negri E, Franceschi S, Montella M, Peterson J, Dwyer J, Giacosa A, La Vecchia C: Flavonoids and breast cancer risk in Italy. Cancer Epidemiol Biomarkers Prev 14 (4): 805–8, 2005

Cheynier V: Polyphenols in foods are more complex than often thought. Am J Clin Nutr 81 (1 Suppl): 223S–229S, 2005

Clifford MN: Anthocyanins – nature, occurence and dietary burden. J Sci Food Agric 80: 1063–72, 2000

Collins AR: Assays for oxidative stress and antioxidant status: applications to research into the biological effictiveness of polyphenols. Am J Clin Nutr 81 (1 Suppl): 261S–267S, 2005

Cushnie TP, Lamb AJ: Antimicrobial activity of flavonoids. Int J Antimicrob Agents 26 (5): 343–56, 2005

Dreosti IE: Antioxidant polyphenols in tea, cocoa, and wine. Nutrition 16: 692–694, 2000

Geleijnse JM, Launer LJ, Hofman A, Pols HA, Witteman JC: Tea flavonoids may protect against atherosclerosis: the Rotterdam Study. Arch Intern Med 159 (18): 2170–4, 1999

Gerhäuser C: Flavonoide und andere pflanzliche Wirkstoffe. Aktuel Ernährungsmed 26: 137–143, 2001

Hughes DA: Effects of carotenoids on human immune function. Proc Nutr Soc 58 (3): 713–718, 1999

King A, Young G: Characteristics and occurrence of phenolic phytochemicals. J Am Diet Assoc 99 (2): 213–218, 1999

Kris-Etherton PM, Lefevre M, Beecher GR, Gross MD, Keen CL, Etherton TD: Bioactive compounds in nutrition and health-research methodologies for establishing biological function: the antioxidant and anti-inflammatory effects of flavonoids on atherosclerosis. Annu Rev Nutr 24: 511–38, 2004

Kroon PA, Clifford MN, Crozier A, Day AJ, Donovan JL, Manach C, Williamson G: How should we assess the effects of exposure to dietary polyphenols in vitro? Am J Clin Nutr 80 (1): 15–21, 2004

Lambert JD, Hong J, Yang GY, Liao J, Yang CS: Inhibition of carcinogenesis by polyphenols: evidence from laboratory investigations. Am J Clin Nutr 81 (1 Suppl): 284S–291S, 2005

Le Marchand L, Murphy SP, Hankin JH, Wilkens LR, Kolonel LN: Intake of flavonoids and lung cancer. J Natl Cancer Inst 92 (2): 154–60, 2000

Manach C, Donovan JL: Pharmacokinetics and metabolism of dietary flavonoids in humans. Free Radic Res 38 (8): 771–85, 2004

Manach C, Mazur A, Scalbert A: Polyphenols and prevention of cardiovascular diseases. Curr Opin Lipidol 16 (1): 77–84, 2005

Manach C, Scalbert A, Morand C, Remesy C, Jimenez L: Polyphenols: food sources and bioavailability. Am J Clin Nutr 79 (5): 727–47, 2004

Manach C, Williamson G, Morand C, Scalbert A, Remesy C: Bioavailability and bioefficacy of polyphenols in humans. I. Review of 97 bioavailability studies. Am J Clin Nutr 81 (1 Suppl): 230S–242S, 2005

Moyers SB, Kumar NB: Green tea polyphenols and cancer chemoprevention: multiple mechanisms and endpoints for phase II trials. Nutr Rev 62 (5): 204–11, 2004

Mukhtar H, Ahmad N: Tea polyphenols: prevention of cancer and optimizing health. Am J Clin Nutr 71 (6 Suppl): 1698S–1702S, 2000

Neuhouser ML: Dietary flavonoids and cancer risk: evidence from human population studies. Nutr Cancer 50 (1): 1–7, 2004

Oak MH, El Bedoui J, Schini-Kerth VB: Antiangiogenic properties of natural polyphenols from red wine and green tea. J Nutr Biochem 16 (1): 1–8, 2005

Paiva SA, Russell RM: Beta-carotene and other carotenoids as antioxidants. J Am Coll Nutr 18 (5): 426–433, 1999

Rimm EB, Katan MB, Ascherio A, Stampfer MJ, Willett WC: Relation between intake of flavonoids and risk for coronary heart disease in male health professionals. Ann Intern Med 125 (5): 384–9, 1996

Scalbert A, Manach C, Morand C, Remesy C, Jimenez L: Dietary polyphenols and the prevention of diseases. Crit Rev Food Sci Nutr 45 (4): 287–306, 2005

Scalbert A, Williamson G: Dietary intake and bioavailability of polyphenols. J Nutr 130 (8S Suppl): 2073S–2085S, 2000

Sesso HD, Gaziano JM, Liu S, Buring JE: Flavonoid intake and the risk of cardiovascular disease in women. Am J Clin Nutr 77 (6): 1400–8, 2003

Song Y, Manson JE, Buring JE, Sesso HD, Liu S: Associations of dietary flavonoids with risk of type 2 diabetes, and markers of insulin resistance and systemic inflammation in women: a prospective study and cross-sectional analysis. J Am Coll Nutr 24 (5): 376–84, 2005

Spencer JP, Abd-el-Mohsen MM, Rice-Evans C: Cellular uptake and metabolism of flavonoids and their metabolites: implications for their bioactivity. Arch Biochem Biophys 423 (1): 148–61, 2004

Spencer JP: Metabolism of tea flavonoids in the gastrointestinal tract. J Nutr 133 (10): 3255S–3261S, 2003

Stoclet JC, Chataigneau T, Ndiaye M, Oak MH, El Bedoui J, Chataigneau M, Schini-Kerth VB: Vascular protection by dietary polyphenols. Eur J Pharmacol 500 (1–3): 299–313, 2004

Vita JA: Polyphenols and cardiovascular disease: effects on endothelial and platelet function. Am J Clin Nutr 81 (1 Suppl): 292S–297S, 2005

Walle T: Absorption and metabolism of flavonoids. Free Radic Biol Med 36 (7): 829–37, 2004

Watzl B, Rechkemmer G: Phenolsäuren. Ernährungs-Umschau 48 (10): 413–416, 2001

Watzl B, Briviba K, Rechkemmer G: Anthocyane. Ernährungs-Umschau 49 (4): 148–150, 2002

Williamson G, Manach C: Bioavailability and bioefficacy of polyphenols in humans. II. Review of 93 intervention studies. Am J Clin Nutr 81 (1 Suppl): 243S–255S, 2005

Yao LH, Jiang YM, Shi J, Tomas-Barberan FA, Datta N, Singanusong R, Chen SS: Flavonoids in food and their health benefits. Plant Foods Hum Nutr 59 (3): 113–22, 2004

Yochum L, Kushi LH, Meyer K, Folsom AR: Dietary flavonoid intake and risk of cardiovascular disease in postmenopausal women. Am J Epidemiol 149 (10): 943–9, 1999

Zern TL, Fernandez ML: Cardioprotective effects of dietary polyphenols. J Nutr 135 (10): 2291–4, 2005

Phytoestrogene

Adlercreutz H, Heinonen SM, Penalvo-Garcia J: Phytoestrogens, cancer and coronary heart disease. Biofactors 22 (1–4): 229–36, 2004

Branca F, Lorenzetti S: Health effects of phytoestrogens. Forum Nutr 57: 100–11, 2005

Cornwell T, Cohick W, Raskin I: Dietary phytoestrogens and health. Phytochemistry 65 (8): 995–1016, 2004

Dang ZC, Lowik C: Dose-dependent effects of phytoestrogens on bone. Trends Endocrinol Metab 16 (5): 207–13, 2005

Dixon RA: Phytoestrogens. Annu Rev Plant Biol 55: 225–61, 2004

Ganry O: Phytoestrogens and prostate cancer risk. Prev Med 41 (1): 1–6, 2004

Grace PB, Taylor JI, Low YL, Luben RN, Mulligan AA, Botting NP, Dowsett M, Welch AA, Khaw KT, Wareham NJ, Day NE, Bingham SA: Phytoestrogen concentrations in serum and spot urine as biomarkers for dietary phytoestrogen intake and their relation to breast cancer risk in European prospective investigation of cancer and nutrition-norfolk. Cancer Epidemiol Biomarkers Prev 13 (5): 698–708, 2004

Hernandez BY, McDuffie K, Franke AA, Killeen J, Goodman MT: Reports: plasma and dietary phytoestrogens and risk of premalignant lesions of the cervix. Nutr Cancer 49 (2): 109–24, 2004

Jefferson WN, Newbold RR: Potential endocrine-modulating effects of various phytoestrogens in the diet. Nutrition 16: 658–66, 2000

Keinan-Boker L, van Der Schouw YT, Grobbee DE, Peeters PH: Dietary phytoestrogens and breast cancer risk. Am J Clin Nutr 79 (2): 282–8, 2004

Kulling SE, Watzl B: Phytoöstrogene. Ernährungs-Umschau 50 (6): 234–239, 2003

Lissin LW, Cooke JP: Phytoestrogens and cardiovascular health. J Am Coll Cardiol 35 (6): 1403–1410, 2000

Low YL, Taylor JI, Grace PB, Dowsett M, Folkerd E, Doody D, Dunning AM, Scollen S, Mulligan AA, Welch AA, Luben RN, Khaw KT, Day NE, Wareham NJ, Bingham SA: Polymorphisms in the CYP19 gene may affect the positive correlations between serum and urine phytoestrogen metabolites and plasma androgen concentrations in men. J Nutr 135 (11): 2680–6, 2005

Low YL, Taylor JI, Grace PB, Dowsett M, Scollen S, Dunning AM, Mulligan AA, Welch AA, Luben RN, Khaw KT, Day NE, Wareham NJ, Bingham SA: Phytoestrogen exposure correlation with plasma estradiol in postmenopausal women in European Prospective Investigation of Cancer and Nutrition-Norfolk may involve diet-gene interactions. Cancer Epidemiol Biomarkers Prev 14 (1): 213–20, 2005

Mishra SI, Dickerson V, Najm W: Phytoestrogens and breast cancer prevention: what is the evidence? Am J Obstet Gynecol 188 (5 Suppl): S66–70, 2003

Schabath MB, Hernandez LM, Wu X, Pillow PC, Spitz MR: Dietary phytoestrogens and lung cancer risk. JAMA 294 (12): 1493–504, 2005

Setchell KD: Phytoestrogens: the biochemistry, physiology, and implications for human health of soy isoflavones. Am J Clin Nutr 68 (6 Suppl): 1333S–1346S, 1998

Sirtori CR, Arnoldi A, Johnson SK: Phytoestrogens: end of a tale? Ann Med 37 (6): 423–38, 2005

Stopper H, Schmitt E, Kobras K: Genotoxicity of phytoestrogens. Mutat Res 574 (1–2): 139–55, 2005

van der Schouw YT, Kreijkamp-Kaspers S, Peeters PH, Keinan-Boker L, Rimm EB, Grobbee DE: Prospective study on usual dietary phytoestrogen intake and cardiovascular disease risk in Western women. Circulation 111 (4): 465–71, 2005

Wietrzyk J, Grynkiewicz G, Opolski A: Phytoestrogens in cancer prevention and therapy – mechanisms of their biological activity. Anticancer Res 25 (3c): 2357–66, 2005

Wolters M, Hahn A: Sojaisoflavone – ein Therapeutikum gegen menopausale Beschwerden? Wien Med Wochenschr 154 (13–14): 334–341, 2004

Zhan S, Ho SC: Meta-analysis of the effects of soy protein containing isoflavones on the lipid profile. Am J Clin Nutr 81 (2): 397–408, 2005

Phytosterole

Andersson SW, Skinner J, Ellegard L, Welch AA, Bingham S, Mulligan A, Andersson H, Khaw KT: Intake of dietary plant sterols is inversely related to serum cholesterol concentration in men and women in the EPIC Norfolk population: a cross-sectional study. Eur J Clin Nutr 58 (10): 1378–85, 2004

Awad AB, Fink CS: Phytosterols as anticancer dietary components: evidence and mechanism of action. J Nutr 130 (9): 2127–30, 2000

Bouic PJ: The role of phytosterols and phytosterolins in immune modulation: a review of the past 10 years. Curr Opin Clin Nutr Metab Care 4 (6): 471–5, 2001

Chen JT, Wesley R, Shamburek RD, Pucino F, Csako G: Meta-analysis of natural therapies for hyperlipidemia: plant sterols and stanols versus policosanol. Pharmacotherapy 25 (2): 171–83, 2005

de Jong A, Plat J, Mensink RP: Metabolic effects of plant sterols and stanols (Review). J Nutr Biochem 14 (7): 362–9, 2003

Herrmann K: Vorkommen, Gehalt und Bedeutung von Inhaltsstoffen des Obst und Gemüses. XV. Sterole in Gemüse und Obst. Industrielle Obst- und Gemüseverarbeitung 0: 322–26, 1993

Miettinen TA, Gylling H: Effect of statins on noncholesterol sterol levels: implications for use of plant stanols and sterols. Am J Cardiol 96 (1A): 40D–46D, 2005

Normen L, Holmes D, Frohlich J: Plant sterols and their role in combined use with statins for lipid lowering. Curr Opin Investig Drugs 6 (3): 307–16, 2005

Ostlund RE Jr, Racette SB, Stenson WF: Effects of trace components of dietary fat on cholesterol metabolism: phytosterols, oxysterols, and squalene. Nutr Rev 60 (11): 349–59, 2002

Ostlund RE Jr: Phytosterols and cholesterol metabolism. Curr Opin Lipidol 15 (1): 37–41, 2004

Ostlund RE Jr: Phytosterols in human nutrition. Annu Rev Nutr 22: 533–49, 2002

Schmitt B, Ströhle A, Watkinson BM, Hahn A: Wirkstoffe funktioneller Lebensmittel in der Prävention der Arteriosklerose. Teil 3: Phytosterole. Ernährungs-Umschau 49 (7): 266–270, 2002

St-Onge MP, Jones PJ: Phytosterols and human lipid metabolism: efficacy, safety, and novel foods. Lipids 38 (4): 367–75, 2003

Sudhop T, von Bergmann K: Sitosterolemia – a rare disease. Are elevated plant sterols an additional risk factor? Z Kardiol 93 (12): 921–8, 2004

Tammi A, Ronnemaa T, Rask-Nissila L, Miettinen TA, Gylling H, Valsta L, Viikari J, Valimaki I, Simell O; STRIP project (Special Turku Coronary Risk Factor Intervention Project for children). Apolipoprotein E phenotype regulates cholesterol absorption in healthy 13-month-old children – The STRIP Study. Pediatr Res 50 (6): 688–91, 2001

Tammi A, Ronnemaa T, Valsta L, Seppanen R, Rask-Nissila L, Miettinen TA, Gylling H, Viikari J, Anttolainen M, Simell O: Dietary plant sterols alter the serum plant sterol concentration but not the cholesterol precursor sterol concentrations in young children (the STRIP Study). Special Turku Coronary Risk Factor Intervention Project. J Nutr 131 (7): 1942–5, 2001

Weihrauch JL, Gardner JM: Sterol content of foods of plant origin. J Am Diet Assoc 73 (1): 39–47, 1978

Watzl B, Rechkemmer G: Phytosterine. Ernährungs-Umschau 48 (4): 161–164, 2001

Glucosinolate

Bianchini F, Vainio H: Isothiocyanates in cancer prevention. Drug Metab Rev 36 (3–4): 655–67, 2004

Fahey JW, Zalcmann AT, Talalay P: The chemical diversity and distribution of glucosinolates and isothiocyanates among plants. Phytochemistry 56 (1): 5–51, 2001

Feskanich D, Ziegler RG, Michaud DS, et al: Prospective study of fruit and vegetable consumption and risk of lung cancer among men and women. J Natl Cancer Inst 92 (22): 1812–1823, 2000

Giovannucci E, Rimm EB, Liu Y, Stampfer MJ, Willett WC: A prospective study of cruciferous vegetables and prostate cancer. Cancer Epidemiol Biomarkers Prev 12 (12): 1403–1409, 2003

Holst B, Williamson G: A critical review of the bioavailability of glucosinolates and related compounds. Nat Prod Rep 21 (3): 425–47, 2004

Johnson IT: Glucosinolates: bioavailability and importance to health. Int J Vitam Nutr Res 72 (1): 26–31, 2002

Jongen WM: Glucosinolates in Brassica: occurrence and significance as cancer-modulating agents. Proc Nutr Soc 55 (1B): 433–46, 1996

Keum YS, Jeong WS, Kong AN: Chemoprevention by isothiocyanates and their underlying molecular signaling mechanisms. Mutat Res 555 (1–2): 191–202, 2004

Key TJ, Allen N, Appleby P, et al: Fruits and vegetables and prostate cancer: no association among 1104 cases in a prospective study of 130544 men in the European Prospective Investigation into Cancer and Nutrition (EPIC). Int J Cancer 109 (1): 119–124, 2004

Kojima M, Wakai K, Tamakoshi K, et al: Diet and colorectal cancer mortality: results from the Japan Collaborative Cohort Study. Nutr Cancer 50 (1): 23–32, 2004

Kristal AR, Lampe JW: Brassica vegetables and prostate cancer risk: a review of the epidemiological evidence. Nutr Cancer 42 (1): 1–9, 2002

Kushad MM, Brown AF, Kurillich AC, Juvik JA, Klein BP, Wallig MA, Jeffery EH: Variation of glucosinolates in vegetable crops of Brassica oleracea. J Agric Food chem 47: 1541–48, 1999

London SJ, Yuan JM, Chung FL, Gao YT, Coetzee GA, Ross RK, Yu MC: Isothiocyanates, glutathione S-transferase M1 and T1 polymorphisms, and lung-cancer risk: a prospective study of men in Shanghai, China. Lancet 356 (9231): 724–9, 2000

McNaughton SA, Marks GC: Development of a food composition database for the estimation of dietary intakes of glucosinolates, the biologically active constituents of cruciferous vegetables. Br J Nutr 90 (3): 687–97, 2003

McCullough ML, Robertson AS, Chao A, et al: A prospective study of whole grains, fruits, vegetables and colon cancer risk. Cancer Causes Control 14 (10): 959–970, 2003

Michels KB, Edward G, Joshipura KJ, et al: Prospective study of fruit and vegetable consumption and incidence of colon and rectal cancers. J Natl Cancer Inst 92 (21): 1740–1752, 2000

Miller AB, Altenburg HP, Bueno-de-Mesquita B, et al: Fruits and vegetables and lung cancer: Findings from the European Prospective Investigation into Cancer and Nutrition. Int J Cancer 108 (2): 269–276, 2004

Seow A, Yuan JM, Sun CL, Van Den Berg D, Lee HP, Yu MC: Dietary isothiocyanates, glutathione S-transferase polymorphisms and colorectal cancer risk in the Singapore Chinese Health Study. Carcinogenesis 23 (12): 2055–61, 2002

Sones K, Heaney RK, Fenwick GR: An estimate of the mean daily intake of glucosinolates from cruciferous vegetables in the UK. J Sci Food Agric 35: 712–20, 1984

Watzl B: Glucosinolate. Ernährungs-Umschau 48 (8): 330–33, 2001

Williamson G, Faulkner K, Plumb GW: Glucosinolates and phenolics as antioxidants from plant foods. Eur J Cancer Prev 7 (1): 17–21, 1998

Zhang Y, Li J, Tang L: Cancer-preventive isothiocyanates: dichotomous modulators of oxidative stress. Free Radic Biol Med 38 (1): 70–7, 2005

Monoterpene

Elegbede JA, Flores R, Wang RC: Perillyl alcohol and perillaldehyde induced cell cycle arrest and cell death in BroTo and A549 cells cultured in vitro. Life Sci 73 (22): 2831–40, 2003

Legault J, Dahl W, Debiton E, Pichette A, Madelmont JC: Antitumor activity of balsam fir oil: production of reactive oxygen species induced by alpha-humulene as possible mechanism of action. Planta Med 69 (5): 402–7, 2003

Loza-Tavera H: Monoterpenes in essential oils. Biosynthesis and properties. Adv Exp Med Biol 464: 49–62, 1999

Samaila D, Toy BJ, Wang RC, Elegbede JA: Monoterpenes enhanced the sensitivity of head and neck cancer cells

to radiation treatment in vitro. Anticancer Res 24 (5A): 3089–95, 2004
Wagner KH, Elmadfa I: Biological relevance of terpenoids. Overview focusing on mono-, di- and tetraterpenes. Ann Nutr Metab 47 (3–4): 95–106, 2003
Watzl B: Monoterpene. Ernährungs-Umschau 49 (8): 322–324, 2002

Saponine

Asada Y, Furuya T: Acylated saponins from Crocosmia plants. Adv Exp Med Biol 404: 459–69, 1996
Francis G, Kerem Z, Makkar HP, Becker K: The biological action of saponins in animal systems: a review. Br J Nutr 88 (6): 587–605, 2002
Kerwin SM: Soy saponins and the anticancer effects of soybeans and soy-based foods. Curr Med Chem Anticancer Agents 4 (3): 263–72, 2004
Kintia PK: Chemistry and biological activity of steroid saponins from Moldovian plants. Adv Exp Med Biol 404: 309–34, 1996
Konoshima T: Anti-tumor-promoting activities or triterpenoid glycosides; cancer chemoprevention by saponins. Adv Exp Med Biol 404: 87–100, 1996
MacDonald RS, Guo J, Copeland J, Browning JD Jr, Sleper D, Rottinghaus GE, Berhow MA: Environmental influences on isoflavones and saponins in soybeans and their role in colon cancer. J Nutr 135 (5): 1239–42, 2005
Matsuura H: Saponins in garlic as modifiers of the risk of cardiovascular disease. J Nutr 131 (3s): 1000S–5S, 2001
Sparg SG, Light ME, van Staden J: Biological activities and distribution of plant saponins. J Ethnopharmacol 94 (2–3): 219–43, 2004
Watzl B: Saponine. Ernährungs-Umschau 48 (6): 251–253, 2001
Watzl B, Leitzmann C: Bioaktive Substanzen in Lebensmitteln. Hippokrates, Stuttgart 2005
Yoshiki Y, Kudou S, Okubo K: Relationship between chemical structures and biological activities of triterpenoid saponins from soybean. Biosci Biotechnol Biochem 62 (12): 2291–9, 1998

Sulfide

Ackermann RT, Mulrow CD, Ramirez G, Gardner CD, Morbidoni L, Lawrence VA: Garlic shows promise for improving some cardiovascular risk factors. Arch Intern Med 161 (6): 813–24, 2001
Borek C: Antioxidant health effects of aged garlic extract. J Nutr 131 (3s): 1010S–5S, 2001
Fleischauer AT, Poole C, Arab L: Garlic consumption and cancer prevention: meta-analyses of colorectal and stomach cancers. Am J Clin Nutr 72 (4): 1047–52, 2000
Gardner CD, Chatterjee LM, Carlson JJ: The effect of a garlic preparation on plasma lipid levels in moderately hypercholesterolemic adults. Atherosclerosis 154 (1): 213–20, 2001
Kannar D, Wattanapenpaiboon N, Savige GS, Wahlqvist ML: Hypocholesterolemic effect of an enteric-coated garlic supplement. J Am Coll Nutr 20 (3): 225–31, 2001
Khanum F, Anilakumar KR, Viswanathan KR: Anticarcinogenic properties of garlic: a review. Crit Rev Food Sci Nutr 44 (6): 479–88, 2004
Kodera Y, Suzuki A, Imada O, Kasuga S, Sumioka I, Kanezawa A, Taru N, Fujikawa M, Nagae S, Masamoto K,

Maeshige K, Ono K: Physical, chemical, and biological properties of s-allylcysteine, an amino acid derived from garlic. J Agric Food Chem 50 (3): 622–32, 2002
Kyo E, Uda N, Kasuga S, Itakura Y: Immunomodulatory effects of aged garlic extract. J Nutr 131 (3s): 1075S–9S, 2001
Lau BH: Suppression of LDL oxidation by garlic. J Nutr 131 (3s): 985S–8S, 2001
Lawson LD, Wang ZJ: Allicin and allicin-derived garlic compounds increase breath acetone through allyl methyl sulfide: use in measuring allicin bioavailability. J Agric Food Chem 53 (6): 1974–83, 2005
Milner JA: Mechanisms by which garlic and allyl sulfur compounds suppress carcinogen bioactivation. Garlic and carcinogenesis. Adv Exp Med Biol 492: 69–81, 2001
Munday R, Munday CM: Induction of phase II enzymes by aliphatic sulfides derived from garlic and onions: an overview. Methods Enzymol 382: 449–56, 2004
Sivam GP: Protection against Helicobacter pylori and other bacterial infections by garlic. J Nutr 131 (3s): 1106S–8S, 2001
Song K, Milner JA: The influence of heating on the anticancer properties of garlic. J Nutr 131 (3s): 1054S–7S, 2001
Spigelski D, Jones PJ: Efficacy of garlic supplementation in lowering serum cholesterol levels. Nutr Rev 59 (7): 236–41, 2001
Stevinson C, Pittler MH, Ernst E: Garlic for treating hypercholesterolemia. A meta-analysis of randomized clinical trials. Ann Intern Med 133 (6): 420–9, 2000
Turner B, Molgaard C, Marckmann P: Effect of garlic (Allium sativum) powder tablets on serum lipids, blood pressure and arterial stiffness in normo-lipidaemic volunteers: a randomised, double-blind, placebo-controlled trial. Br J Nutr 92 (4): 701–6, 2004
Watzl B: Sulfide. Ernährungs-Umschau 49 (12): 493–496, 2002
Wu X, Kassie F, Mersch-Sundermann V: Induction of apoptosis in tumor cells by naturally occurring sulfur-containing compounds. Mutat Res 589 (2): 81–102, 2005
Yeh YY, Liu L: Cholesterol-lowering effect of garlic extracts and organosulfur compounds: human and animal studies. J Nutr 131 (3s): 989S–93S, 2001
Yu TH, Wu CM, Liou YC: Volatile compounds from garlic. J Agric Food Chem 37: 725–30, 1989

Sonstige

Friedman M, Brandon DL: Nutritional and health benefits of soy proteins. J Agric Food Chem 49 (3): 1069–86, 2001
Jariwalla RJ: Inositol hexaphosphate (IP6) as an anti-neoplastic and lipid-lowering agent. Anticancer Res 19 (5A): 3699–702, 1999
Kennedy AR: The Bowman-Birk inhibitor from soybeans as an anticarcinogenic agent. Am J Clin Nutr 68 (6 Suppl): 1406S–1412S, 1998
Urbano G, Lopez-Jurado M, Aranda P, Vidal-Valverde C, Tenorio E, Porres J: The role of phytic acid in legumes: antinutrient or beneficial function? J Physiol Biochem 56 (3): 283–94, 2000
Zhou JR, Erdman JW Jr: Phytic acid in health and disease. Crit Rev Food Sci Nutr 35 (6): 495–508, 1995

9 Oxidativer Stress und Antioxidanzien

Eine Flut experimenteller, klinischer und epidemiologischer Befunde belegt, dass **freie Radikale** und **oxidativer Stress** einen wichtigen pathogenetischen Faktor darstellen. Insbesondere für die Entstehung weitverbreiteter degenerativer Erkrankungen – wie etwa atherosklerotische Prozesse, Krebs, neurodegenerative Erkrankungen und Katarakt – werden diese radikalischen Verbindungen mitverantwortlich gemacht. Inzwischen konnte in zahlreichen Untersuchungen gezeigt werden, dass eine ausreichende Versorgung mit **Antioxidanzien** eine protektive Wirkung besitzt. Damit wächst auch das öffentliche Interesse an antioxidativ wirksamen Verbindungen, ein Umstand, der sich in Form des wachsenden Marktes entsprechender Nahrungsergänzungsmittel (siehe Kap. 14) bemerkbar macht.

9.1 Definition und Herkunft von freien Radikalen

Oxidative und reduktive Prozesse spielen als elementare biochemische Reaktionen in zellulären Systemen eine entscheidende Rolle. Als Zwischenprodukt fallen hierbei instabile, hochreaktive, kurzlebige Substanzen an, unter denen den **Sauerstoffradikalen** eine besondere Bedeutung zukommt. Freie Radikale sind Atome, Ionen oder Moleküle, die ein oder mehrere **ungepaarte Elektronen** aufweisen. Diese freien Elektronen haben das Bestreben, ein Elektronenpaar zu bilden und sind für den instabilen Charakter radikalischer Verbindungen verantwortlich. Daneben existiert eine Reihe von ebenfalls sehr reaktiven, nicht-radikalischen Sauerstoffmetaboliten (z. B. Singulettsauerstoff), die allerdings häufig zur Radikalbildung beitragen können. Unter dem Begriff **reaktive Sauerstoffspezies (ROS)** werden diese Sauerstoffmetaboliten und Sauerstoffradikale zusammengefasst.

Die Bildung von freien Radikalen und ROS ist sowohl auf **endogene** Mechanismen als auch auf **exogene** Faktoren zurückzuführen. Im Organismus existieren zahlreiche Reaktionen – meist enzymatischer Natur – die mit der Generierung radikalischer Verbindungen einhergehen (**siehe Tabelle 9–1**).

Reaktive Sauerstoffspezies werden in größerem Umfang bei der Energiegewinnung über die **Atmungskette** in der mitochondrialen Membran gebildet (siehe Kap. 4.1). Hier entsteht Superoxidanion direkt proportional zum Sauerstoffverbrauch infolge unvollständiger Reduktion des Sauerstoffs in der Elektronentransportkette. Das Ausmaß der Superoxidfreisetzung wird auf ca. 2,5–5 % des gesamten Sauerstoffverbrauchs geschätzt. Darüber hinaus kommt es auch beim **mikrosomalen Elektronentransport** zum Superoxidleak, dessen Größenordnung vom Durchsatz durch das **Cytochrom-P-450-System** abhängig ist

Tab. 9–1 Quantitativ bedeutsame endogene Quellen für reaktive Sauerstoffverbindungen

- Mitochondriale Atmungskette (Ein-e^--Oxidation von Ubichinol)
- Purinabbau (Xanthinoxidase-Reaktion)
- Catecholaminoxidation
- Autoxidation von Oxy-Hämoglobin, Thiolen und anderen reduzierten Verbindungen
- Xenobiotika-Entgiftung (Reaktionen des Cytochrom-P450-Systems)
- Arachidonsäuremetabolismus

Tab. 9–2 Wichtige reaktive Sauerstoffspezies (ROS) und ihre Herkunft

ROS	Quelle	ROS	Quelle
Superoxid-Anion-radikal (O_2^-)	■ Ein-e⁻-Reduktionsstufe ■ Oxidasereaktionen (Xanthinoxidase, NADPH-Oxidase) ■ Atmungskette	Singulett-Sauerstoff ($^1O_2$)	■ Eicosanoidstoffwechsel ■ Folgereaktion der Myeloperoxidase ■ UV-Licht (Haut!)
Wasserstoff-Peroxid (H_2O_2)	■ Zwei-e⁻-Reduktionsstufe ■ Enzymatisch aus O_2^- ■ Aminosäureoxidasen	Alkoxylradikal (RO·)	Organisches Radikal, bei Lipidperoxidation gebildet
Hydroxyl-Radikal (·OH)	■ Drei-e⁻-Reduktionsstufe ■ Fenton-Reaktion: $Fe^{2+} + H_2O_2 \rightarrow ·OH + OH^- + Fe^{3+}$ ■ Haber-Weiss-Reaktion: $O_2^- + H_2O_2 \rightarrow ·OH + OH^- + O_2$	Peroxylradikal (ROO·)	Organisches Radikal, bei Lipidperoxidation gebildet

und damit von der Xenobiotikaaufnahme beeinflusst wird. Andere Quellen für reaktive Sauerstoffspezies sind weitere enzymatische Oxidationsreaktionen. Hierzu gehören neben den Monoaminooxidasereaktionen beim Abbau der Catecholamine die Reaktionen der *NADPH-Oxidase*, der *Aldehydoxidase*, aber auch von *D-Aminosäureoxidasen*. Quantitativ von besonderer Bedeutung sind die Reaktionen der *Xanthinoxidase*, die die Oxidation von Xanthin zu Harnsäure katalysiert (siehe Kap. 27.1). Daneben entstehen Radikale auch im Zuge der Oxidation von Lipiden (siehe unten). Tabelle 9–2 fasst einige wichtige ROS zusammen.

Radikale und ROS können darüber hinaus durch äußere Einflüsse gebildet oder aus der Umwelt aufgenommen werden. So führen beispielsweise **UV-Licht, radioaktive Strahlung** und der Metabolismus von **Arzneimitteln** zur vermehrten Radikalbildung. Die Inhalation von **Zigarettenrauch** wie auch eine erhöhte Exposition gegenüber **Luftschadstoffen** (z. B. Ozon) geht ebenfalls mit einer vermehrten Radikalbelastung einher. Bei chronischem **Alkoholkonsum** (siehe Kap. 10.2) steigt die Radikalgenese ebenfalls an.

9.2 Physiologische und pathophysiologische Effekte von freien Radikalen

Radikale erfüllen im Organismus spezifische **physiologische Funktionen** und sind daher nicht generell als schädigende Substanzen zu betrachten. Dazu gehört die intrazelluläre Abtötung von Mikroorganismen durch phagocytierende Immunzellen. Monocyten, Makrophagen und neutrophile Granulocyten bilden über eine membranständige *NADPH-Oxidase* bakterizid wirkende Superoxidradikale. Darüber hinaus sind freie Radikale in mehrfacher Hinsicht als regulatorische Moleküle im Stoffwechsel aktiv. Sie üben Kontrollfunktionen bei verschiedenen Enzymreaktionen aus und regulieren über redoxsensitive Transkriptionsfaktoren die Genexpression. Auch gibt es Hinweise, dass ROS an der **Erythropoetinsynthese**, der **Atemregulation** und der **Signaltransduktion** von Insulin beteiligt sind.

ROS können jedoch andererseits aufgrund ihrer **toxischen Wirkungen** zu Schäden auf subzellulärer und zellulärer Ebene führen. Da die Entgiftung der im Stoffwechsel entstehenden reaktiven Spezies eine Grundvoraussetzung des aeroben Lebens darstellt, verfügt der Organismus über ein komplexes **antioxidatives Schutzsystem**. Verschiebt sich die Balance zwischen Synthese und Abbau reaktiver Sauerstoffspezies, so dass oxidative Prozesse überwiegen und es zu einer

Anreicherung von ROS kommt, können schwerwiegende Funktionsstörungen in Erscheinung treten. Dieser Zustand wird als **oxidativer Stress** bezeichnet.

Aufgrund ihrer hohen Reaktivität interagieren freie Radikale mit verschiedensten biologischen Strukturen wie **Lipiden, Proteinen, Kohlenhydraten** und **Nucleinsäuren** (siehe Tab. 9–3).

Da die meisten bioorganischen Moleküle nicht-radikalischer Natur sind, führt die Formation von reaktiven Radikalen zu **Kettenreaktionen**, die ständig neue, oxidativ wirksame Radikale hervorbringen. Diese kumulative Radikalbildung führt zu Schäden an verschiedenen Zellelementen. So können mehrfach ungesättigte Fettsäuren (MUFS) durch reaktive Sauerstoffspezies nicht nur oxidiert werden (**Lipidperoxidation**), sondern es kann auch zur Spaltung bzw. Verkürzung ihrer Kohlenstoffkette kommen. Aus der Oxidation membranständiger MUFS können Veränderungen der physiologischen Membranfunktionen resultieren, die im schlimmsten Fall zum völligen Zusammenbruch der Membraneigenschaften führen. Besonders betroffen ist hiervon die für die Energieversorgung der Zellen essenzielle Mitochondrienmembran. Auch die biologische Aktivität von **Proteinen** kann sich infolge von Reaktionen mit ROS stark verändern, während die oxidative Modifikation von **Kohlenhydraten** anscheinend weniger dramatische Konsequenzen hat. Oxidative Schäden an der **DNS** können schließlich über **Strangbrüche** und **Basenmodifikation** zu Mutationen führen. Die Auswirkungen der reaktiven Sauerstoffspezies auf diese makromolekularen Strukturen werden zunehmend mit der Entstehung oder dem Fortschreiten verschiedener Erkrankungen assoziiert, weshalb auch von **Free Radical Diseases** gesprochen wird.

Besonders gut untersucht ist in diesem Zusammenhang der Einfluss von freien Radikalen bei der **Krebsentstehung** (siehe Kap. 28.1) und der **Atherogenese** (siehe Kap. 26.2).

9.3 Antioxidative Systeme

Der Organismus verfügt sowohl über endogene als auch über exogene Faktoren bzw. Mechanismen, die einen effektiven Schutz vor freien Radikalen gewährleisten und so die Balance zwischen notwendiger Radikalbildung und deren übermäßigem Auftreten sichern. Bei diesen als **Antioxidanzien** bezeichneten Verbindungen handelt es sich um Substanzen, die die Oxidation von Substraten verhindern, hemmen oder unterbrechen. Im weitesten Sinne gehören hierzu auch Systeme, die zur Reparatur bereits oxidativ modifizierter Strukturen beitragen. Antioxidanzien sind nicht als isoliert wirkende Substanzen zu betrachten. Die antioxidativen Schutzmechanismen sind durch Interaktionen gekennzeichnet, die synergistische und additive Effekte ermöglichen. Darüber hinaus benötigen sie für ihre Aktivität oder Regenerierung weitere Nährstoffe wie z. B. Riboflavin oder Niacin. **Tabelle 9–4** zeigt eine Übersicht über **endogene** und **exogene** antioxidative Systeme.

9.3.1 Endogene antioxidative Systeme

Zu den endogenen antioxidativen Schutzmechanismen zählen spezielle Enzyme (z. B. *Superoxiddismutase*), Proteine (z. B. Bilirubin), Thiole (z. B. Glutathion) sowie weitere Substanzen (siehe Tab. 9–4). Das Verhältnis zwischen den Wirkungen von freien Radikalen und den entsprechenden Abwehrmechanismen befindet sich normalerweise in einem Gleichgewichtszustand, der im Krankheitsfall jedoch gestört sein kann.

Tab. 9–3 Oxidative Veränderungen an Makromolekülen – Beispiele und mögliche Konsequenzen

Angriffsort	Beispiele	Konsequenzen
Proteine	Rezeptoren Ionenkanäle Enzyme	Signalübertragung Zellschädigung Enzymaktivität
Lipide	Membranlipide LDL	Membranschäden Atherosklerose
Kohlenhydrate	Glycocalix	Veränderte Zelladhäsion
	Hyaluronsäure	Viskosität der Gelenkflüssigkeit
DNA	Strangbrüche Basenmodifizierungen	Mutationen Krebs

Tab. 9–4 Ausgewählte endogene und exogene antioxidative Systeme

Endogene Antioxidanzien	Exogene Antioxidanzien
Enzymatisch: ▪ Glutathionperoxidase (GPx) ▪ Mn-, Cu-, Zn-Superoxiddismutase (SOD) ▪ Fe-Katalase **Nicht-enzymatisch:** ▪ Ubichinol-10 (Coenzym Q_{10}) ▪ NADPH ▪ Liponsäure ▪ Hormone mit antioxidativer Aktivität (z. B. Melatonin, DHEA) ▪ Metallbindende Proteine (z. B. Albumine, Bilirubin) ▪ Harnsäure ▪ Glutathion	▪ Tocopherole und Tocotrienole (Vitamin E) ▪ Ascorbat (Vitamin C) ▪ Vitamin A und Carotinoide (z. B. β-Carotin, Lycopin, Lutein) ▪ Selen ▪ Polyphenole, Terpene, Phytoestrogene ▪ Ubichinol-10 (Coenzym Q_{10}), Glutathion, Liponsäure ▪ Synthetische und natürliche Lebensmittelzusatzstoffe mit antioxidativer Wirkung

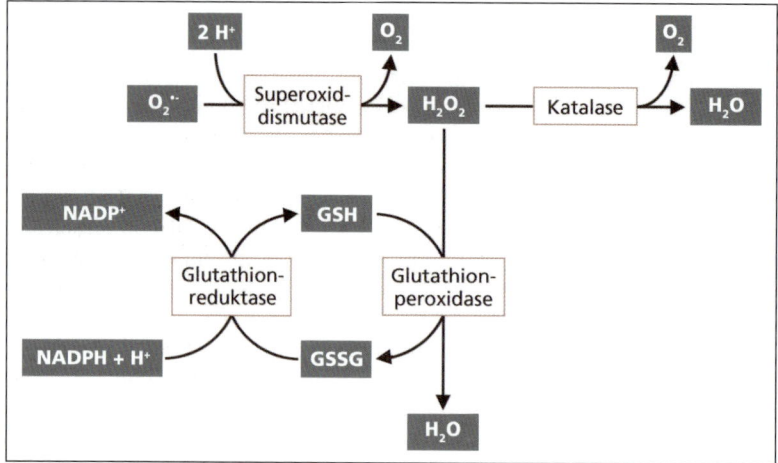

Abb. 9–1 Antioxidativ wirksame Enzyme und ihre Funktionen

Die antioxidativen Enzyme *Superoxiddismutase* (SOD), *Glutathionperoxidase* (GPx) und *Katalase* entfalten ihre Aktivität in erster Linie im intrazellulären Raum. Die wesentlichen SOD-Typen in Eukaryonten sind die mitochondriale, manganabhängige (MnSOD) und die cytosolische kupfer- und zinkabhängige SOD (CuZnSOD), die beide die Dismutation von Superoxidanionen-Radikalen bei physiologischem pH-Wert katalysieren (**siehe Abb. 9–1**). Die SOD ist durch verschiedene Faktoren wie z. B. Xenobiotika und Hyperoxie induzierbar. Bei der *Glutathionperoxidase* handelt es sich um ein selenhaltiges Protein, das in Säugetieren in vier verschiedenen Formen zu finden ist. *Glutathionperoxidasen* katalysieren die Reduktion von Hydroperoxiden, einschließlich Wasserstoffperoxid und Fettsäurehydroperoxiden, unter Bildung des korrespondierenden Alkohols und Wasser (**siehe Abb. 9–1**). Die Reaktion der *Glutathionperoxidase* ist mit der Oxidation des reduzierten Glutathions – ein cysteinhaltiges Tripeptid – verbunden. Hierfür sind das **Flavoprotein** *Glutathionreduktase* sowie die *Glucose-6-Phosphat-Dehydrogenase* erforderlich. Das eisenhaltige Enzym *Katalase* ist wie auch die *Glutathionperoxidase* in der Lage, Wasserstoffperoxid zu entgiften, wobei sie besonders bei hohen H_2O_2-Konzentrationen von Bedeutung ist (**siehe Abb. 9–1**).

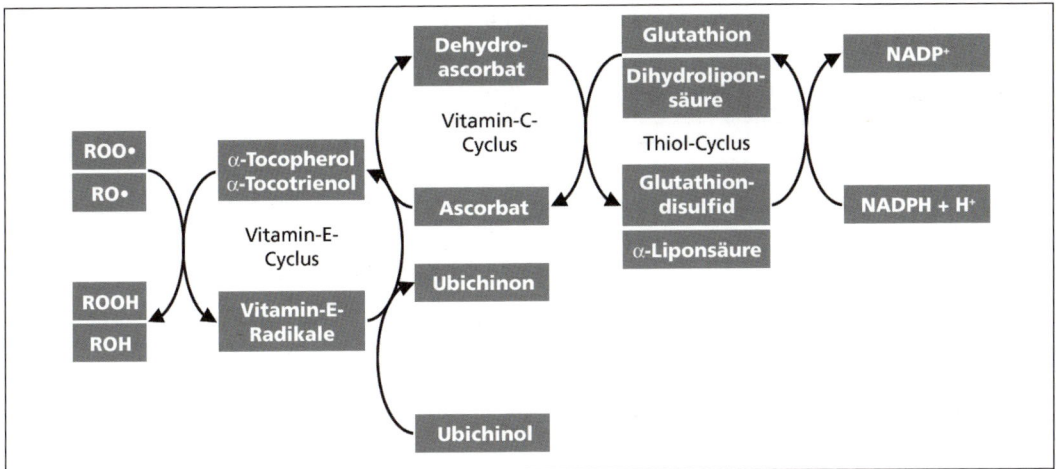

Abb. 9–2 Synergistische Wirkungen von Antioxidanzien (modifiziert nach Packer et al. 2001)

9.3.2 Exogene antioxidative Systeme

Die zu den **nicht-enzymatischen exogenen Antioxidanzien** zählenden Vitamine E (siehe Kap. 5.3.3), C (siehe Kap. 5.4.1) und β-Carotin (siehe Kap. 8.2) ergänzen sich in ihrer Wirkung. So stellt Vitamin C das wichtigste Antioxidans in der hydrophilen Phase dar, während Vitamin E in lipophilen Medien (z. B. Zellmembran, LDL) ROS eliminiert und lipidperoxidative Prozesse unterbricht. Im Bereich der Phasengrenzen wirken beide Vitamine synergistisch zusammen, wobei Vitamin E sein antioxidatives Potenzial zurückgewinnt (**siehe Abb. 9–2**). Das β-Carotin ergänzt die antioxidative Wirkung von Vitamin E, indem es eine Unterbrechung oxidativer Kettenreaktionen herbeiführt. Für die Regeneration von oxidiertem Vitamin E sind auch zwei weitere, als Vitaminoide bezeichnete Verbindungen von Bedeutung. Hierzu zählen **Ubichinol** (siehe Kap. 5.5.4) und **Liponsäure** (siehe Kap. 5.5.3).

9.4 Antioxidanzien in der Prävention

Verschiedene epidemiologische Studien legen nahe, dass antioxidative Vitamine sowohl bei Erkrankungen des **Herz-Kreislauf-Systems** als auch bei **Krebs, neurodegenerativen Erkrankungen** und **Katarakt** ein präventives Potenzial aufweisen. Mit Hilfe der Plasmaantioxidanzienspiegel ist eine Abschätzung der Antioxidanzienzufuhr möglich. Man geht mittlerweile davon aus, dass Plasmawerte, welche die präventiven Schwellenwerte (**siehe Tab. 9–5**) um 25–30 % unterschreiten, das Erkrankungsrisiko statistisch verdoppeln.

Aus vielfältigen epidemiologischen Beobachtungen geht hervor, dass Personen, in deren Ernährung pflanzliche Lebensmittel (v.a. Gemüse und Obst) nur einen geringen Stellenwert einnehmen oder die niedrige Carotinoid-, vor allem β-Carotinspiegel im Plasma aufweisen, ein erhöhtes Carcinomrisiko tragen. Jüngere Studienergebnisse legen zudem eine protektive Wirkung von Vitamin C bei Tumoren des Verdauungstrakts, der Lunge und anderer Organe nahe. Das Datenmaterial zur anticarcinogenen Wirkung von Vitamin E ist im Vergleich dazu weit inkonsistenter (siehe Kap. 28.3). Unter den sekundären Pflanzenstoffen scheinen insbesondere dem Carotinoid Lycopin sowie den Flavonoiden Schutzwirkungen zuzukommen, die vermutlich maßgeblich auf den antioxidativen Eigenschaften dieser Substanzen beruhen.

Für eine Optimierung der Antioxidanzienspiegel können nur Bereiche angegeben werden, da der Organismus – abhängig von individuellen

Tab. 9–5 Empfohlene tägliche Vitamin- und Selenaufnahmen zur Optimierung der Plasma-Antioxidanzienspiegel nach verschiedenen Autoren

Substanz	Empfohlene tägliche Zufuhr	Protektive Plasmakonzentration	Autoren
Vitamin C	75–150 mg 100–200 mg	> 50 µmol/l	Biesalski et al., 1995 Gey, 1998 Ginter, 1989 Carr & Frei, 1999
Vitamin E (TÄ)	15–30 mg	> 30 µmol/l	Biesalski et al., 1995 Gey, 1998
β-Carotin	2–4 mg	> 0,4 µmol/l	Biesalski et al., 1995 Gey, 1998
Selen	1,5 µg/kg KG und Tag	ca. 1,5 µmol/l	Combs et al. 2001

Merkmalen – unterschiedlich auf eine definierte Zufuhrmenge reagiert. Die Angaben für die Zufuhr von Antioxidanzien, die für einen **präventiven Plasmaspiegel** notwendig sind, beziehen sich daher lediglich auf die Mehrzahl der Gesunden bis zum 65. Lebensjahr, die keinem besonderen oxidativen Stress ausgesetzt sind (siehe Tab. 9–5). Für andere Gruppen (z. B. Personen mit erhöhtem Nährstoffbedarf wie Raucher oder chronisch Kranke) kann abhängig von der Stoffwechselsituation eine höhere Zufuhrmenge empfohlen werden.

Vitamin E

Eine **Vitamin-E-Zufuhr** im vorgeschlagenen Rahmen (15–30 mg/Tag) lässt sich alimentär lediglich über die Zufuhr von Pflanzenfetten erzielen, da Obst und Gemüse nur begrenzt Vitamin E enthalten ϑ(1–10 mg/100 g). Pflanzenöle mit einem hohen Vitamin-E-Gehalt und einem günstigen Vitamin E/Polyenfettsäuren Verhältnis (z. B. Weizenkeimöl) sind wichtige Vitamin-E-Quellen. Allerdings erreicht ein Großteil der Bevölkerung schon heute nicht die Zufuhrempfehlungen für Vitamin E von 14 mg/Tag (Männer) bzw. 12 mg/Tag (Frauen). Eine aus präventiven Gründen anzustrebende Erhöhung auf 15–30 mg/Tag erscheint vor diesem Hintergrund über die Nahrung unrealistisch. Zudem erfordert eine Erhöhung der Polyenfettsäurezufuhr über pflanzliche Öle gleichzeitig noch eine Steigerung der Vitamin-E-Zufuhr. So empfiehlt die DGE pro Gramm aufgenommener Dienfettsäure zusätzlich 0,4–0,6 mg α-Tocopherol.

β-Carotin und sekundäre Pflanzenstoffe

Nach einer für Deutschland repräsentativen Erhebung verzehren 10–15 % der Männer und 10 % der Frauen nur selten Obst und Gemüse. Eine Verbesserung der **β-Carotin-Versorgung** ließe sich über eine Verdoppelung der heute im Bundesdurchschnitt üblichen Obst- und Gemüseverzehrsmengen auf mindestens 500 g/Tag erzielen. Besonders orangefarbene, dunkelgrüne und tiefgelbe Gemüsesorten sind gute Quellen für β-Carotin. Für andere Carotinoide wie z. B. das α-Carotin der Karotten, das Lycopin der Tomaten, das Lutein aus Spinat und Broccoli sowie das β-Cryptoxanthin der Orangen gibt es noch keine Empfehlungen.

Auch andere **sekundäre Pflanzenstoffe** wie z. B. Flavonoide, Sulfide, Saponine oder Phytoöstrogene weisen antioxidative Eigenschaften auf. Eine vermehrte Aufnahme erscheint wünschenswert, obwohl der bisherige Kenntnisstand noch nicht ausreicht, um konkrete Zufuhrempfehlungen zu geben. Die vorhandenen Daten deuten aber auf eine Vielzahl von präventiven Effekten hin, insbesondere im Hinblick auf die Carcinogenese und die Atherogenese. Mit einer stärkeren Betonung pflanzlicher Nahrungsquellen steigt ihre Aufnahme ebenfalls an.

Ergebnisse aus Interventionsstudien

Obwohl vielfältige epidemiologische Studien auf eine inverse Beziehung zwischen dem Auftreten von Krebserkrankungen und der Antioxidantienversorgung hindeuten, lieferten Interventionsstudien (z. B. ATBC-Studie, CARET-Studie, Heart

Protection Study Collaborative Group 2002, Lonn et al. 2005) enttäuschende Ergebnisse.

Die über sechs Jahre hinweg durchgeführte **ATBC-Studie** untersuchte den Effekt von hochdosiertem β-Carotin (20 mg/Tag) und Vitamin E (50 mg/Tag) auf das Lungenkrebsrisiko. Untersucht wurden dabei 29 000 Raucher (Alter 50–69 Jahre), die über einen Zeitraum von 30 Jahren mehr als 20 Zigaretten/Tag konsumiert hatten. Das Ergebnis der ATBC-Studie war, dass sich die β-Carotin-Supplementierung nachteilig auswirkte. So stieg die Lungenkrebsrate im Vergleich zur Placebogruppe um 18 %, die Todesfälle infolge anderer Ursachen erhöhten sich um 8 %. In der Verum-Vitamin-E-Gruppe reduzierte sich die Lungenkrebsinzidenz nur unwesentlich, die Inzidenz von Prostatakrebs sank dagegen um 34 % und die von Colorectalkrebs um 19 %. Die Gesamtmortalität blieb davon unbeeinflusst. Allerdings hatten Kritiker schon vor Studienbeginn Befürchtungen zum Ausdruck gebracht, dass die Versuchsanordnung kaum geeignet sein dürfte, um das Potenzial dieser zwei antioxidativen Vitamine zur Primärprävention zu analysieren. Insbesondere die Auswahl der Probanden gab Anlass zu Kritik. So kann bei der späten Supplementierung der relativ alten, chronischen Raucher und der langen Entwicklungszeit von Lungencarcinomen nicht ausgeschlossen werden, dass bereits vor Studienbeginn Präneoplasien vorlagen und somit der Anspruch eines primärpräventiven Studiendesigns nicht erfüllt wurde.

Ähnlich liegt der Fall bei der **CARET-Studie**. Sie widmete sich der Frage, ob eine hochdosierte Supplementierung mit β-Carotin (30 mg/Tag) und Vitamin A (7,5 mg/Tag) bei rund 18 000 langjährigen starken Rauchern (~ 50 Zigaretten/Tag) und Ex-Rauchern im Alter von 45–64 Jahren, die zum Teil langfristig Asbest ausgesetzt waren, die Tumorinzidenz und die Gesamtmortalität senkt. Die Studie wurde nach vier Jahren Laufzeit abgebrochen, da ihre Zwischenergebnisse die Ergebnisse der ATBC-Studie bestätigten. So erhöhten sich die Lungenkrebsfälle um 28 % und die Todesfälle aufgrund anderer Ursache um 17 %. Auch in diesem Fall handelte es sich bei den Probanden um ein Hochrisikokollektiv.

Aus Zellkultur- und In-vivo-Studien ist bekannt, dass β-Carotin in erster Linie die **Initiation** einer Tumorzelle und nicht deren **Progression** hemmt. Unabhängig von dem späten Beginn der Intervention wäre es zudem wichtig gewesen, das gesamte antioxidative System zu mobilisieren. Die Zufuhr eines Vitamins oder einer Kombination Vitamin/Provitamin ist möglicherweise zum Ausgleich jahrzehntelangen Rauchens nicht geeignet. Aufgrund dieser Ergebnisse muss die Unbedenklichkeit hoher β-Carotin-Dosen bei Rauchern in Frage gestellt werden.

Demgegenüber deuten die Resultate der in einer schlecht mit Nährstoffen versorgten Region Chinas durchgeführten **Linxian-Studie** hinsichtlich der Krebsmortalität auf eine protektive Wirkung einer kombinierten Substitution von Vitamin E, β-Carotin und Selen (Bestandteil des Enzyms *Glutathionperoxidase*) hin. Die Supplementierung über einen Zeitraum von 5–6 Jahren führte zu einer Verringerung der letalen Hirninfarkte um 10 %, während eine kombinierte Multivitamin-/Multimineral-Mischung in der dreifachen RDA-Dosis die Anzahl der Schlaganfälle mit Todesfolge um 38 % verminderte. Sie legt den Schluss nahe, dass eine Supplementierung bei mangelhaft versorgten Personen einen signifikanten anticarcinogenen Effekt ausüben kann. Die Linxian-Daten stehen im Einklang mit den übrigen epidemiologischen Befunden, wonach eine suboptimale Antioxidanzienversorgung als Risikofaktor für die Carcinogenese eingestuft werden kann. Aufgrund der unterschiedlichen und synergistischen Antioxidanzieneffekte ist es möglich, dass sie zusammen mit anderen Nahrungsmittelinhaltsstoffen vor allem auf der Stufe der Initiation in das Krebsgeschehen eingreifen. Protektive Effekte während der Progressionsphasen sind nicht nachweisbar, weshalb Interventionsstrategien auf die frühe Prävention ausgerichtet sein müssen. Dies scheinen auch die Ergebnisse der französischen SU.VI.MAX-Studie zu belegen, in der ein krebsprotektiver Nutzen einer niedrig dosierten Supplementierung mit Vitamin C, E, β-Carotin, Selen und Zink nach 7,5 Jahren bei Männern, nicht jedoch bei Frauen beobachtet wurde. Dieser geschlechtsspezifische Unterschied ist zumindest teilweise auf die niedrigeren Basiswerte der Männer zurückzuführen.

Nach aktuellem Wissensstand ist eine Optimierung der Antioxidanzienzufuhr wünschenswert, obwohl ihre unterschiedlichen und teilweise auch synergistischen Wirkungen bisher noch nicht vollständig bekannt sind. Es spricht jedoch vieles dafür, dass antioxidative Vitamine zur frühzeitigen Prävention von kardiovaskulären Erkrankungen, Krebs und möglicherweise auch anderer Erkrankungen geeignet sind, wobei offenbar auch zahlreiche sekundäre Pflanzenstoffe bedeutende antioxidative Schutzfunktionen übernehmen.

Aktuelle Untersuchungen mit einer kombinierten Verabreichung von Vitamin C, E und β-Carotin in der Sekundärprävention kardiovaskulärer Erkrankungen zeigten keine positiven Ergebnisse. So schützte in der **HOPE-** bzw. **HOPE-TOO Studie** eine langfristige Vitamin-E-Supplementierung Patienten mit Gefäßerkrankungen oder Diabetes mellitus nicht vor Krebserkrankungen, Herzinfarkt oder Schlaganfall. Demgegenüber wurde nach Vitamin-E-Supplementierung sogar ein erhöhtes Risiko für Herzinsuffizienz ermittelt. Eine Meta-Analyse deutet zudem auf ein insgesamt erhöhtes Mortalitätsrisiko bei Gabe von ≥400 I.E. Vitamin E (268 mg TÄ).

9.5 Risikogruppen für erhöhten oxidativen Stress

Bestimmte Personengruppen sind aufgrund von Lebensstilfaktoren oder beruflichen Gegebenheiten einer erhöhten exogenen Belastung durch freie Radikale ausgesetzt. Daher sollte die Versorgung mit verschiedenen antioxidativ wirksamen Substanzen wie Vitamin C und E sowie ß-Carotin und Selen bei diesen Personenkreisen besondere Beachtung finden.

Tabelle 9–6 gibt eine Übersicht über Risikogruppen, bei denen von einer erhöhten Belastung durch freie Radikale ausgegangen wird.

Raucher

Mit dem Inhalieren von Zigarettenrauch werden große Mengen an freien Radikalen aufgenommen. Darüber hinaus führen Inhaltsstoffe des Zigarettenrauchs zu einer weiteren endogenen Bildung freier Radikale im Organismus. Seit langem ist bekannt, dass Raucher geringere **Vitamin-C-Spiegel** im Plasma aufweisen als Nichtraucher. So

Tab. 9–6 Personen mit erhöhtem oxidativen Stress

- Raucher
- Personen mit chronischer Medikamenten-Einnahme
- Leistungssportler
- Innenstadtbewohner
- Regelmäßige, starke Sonnenlicht-/UV-Exposition
- Chronisch Kranke (rheumatische Erkrankungen, Diabetiker)
- Flugpersonal

fand sich bei Erwachsenen ein um 21 % niedrigerer Vitamin-C-Spiegel als bei Nichtrauchern, während die Situation bei Jugendlichen noch ungünstiger zu sein scheint. Bei dieser Rauchergruppe wurden um 25 % erniedrigte Vitamin-C-Spiegel festgestellt. Diese Effekte gehen nicht allein auf eine verminderte Vitamin-C-Aufnahme bei Rauchern zurück, da die Zufuhr mit der Nahrung nur um 16 % niedriger lag als bei Nichtrauchern. Die Ursache für die niedrigen Plasmaspiegel liegt in einem erhöhten metabolischen Umsatz von Vitamin C, der offenbar 40 % über dem von Nichtrauchern liegt. Aufgrund der Aufnahme von freien Radikalen mit dem Zigarettenrauch und der vermehrten Radikalbildung als Konsequenz des Rauchens ergibt sich bei Rauchern daher eine sehr ungünstige Situation: Der erhöhten Radikalbelastung steht ein unbefriedigender Versorgungsstatus mit einem wichtigen Antioxidans gegenüber. Um dem höheren Vitamin-C-Bedarf von Rauchern Rechnung zu tragen, empfiehlt die DGE Rauchern eine Vitamin-C-Zufuhr von 150 mg/Tag, während nicht-rauchende Erwachsene 100 mg täglich aufnehmen sollen.

Chronische Arzneimitteleinnahme

Die Pharmakotherapie bei verschiedenen Erkrankungen ist vielfach mit einer erhöhten Bildung von freien Radikalen verbunden. Bei der Entstehung von Sauerstoffradikalen durch Pharmaka kann es sich entweder um einen erwünschten Wirkmechanismus handeln, wie bei den Anti-Malariamitteln **Primaquin** und anderen **Aminochinolinen**, oder aber die Radikalentstehung ist eine unerwünschte Nebenwirkung (**siehe Tab. 9–7**). So entstehen freie Radikale vielfach durch die enzymatische Arzneistoffmetabolisierung. Arzneistoffe werden häufig zu einem Radikal reduziert, welches dann durch molekularen Sauerstoff unter Bildung eines Superoxidradikals wieder zur Ausgangsverbindung oxidiert wird. Dieser Cyclus kann mehrfach durchlaufen werden, wobei pro Cyclus ein Superoxidradikal erzeugt wird, welches in der Folge wiederum zur Bildung weiterer aktiver Sauerstoffspezies führt. Ein solcher Aktivierungsmechanismus trifft z. B. für einige **Cytostatika, Laxanzien** sowie **Paracetamol** zu, aber auch das Antibiotikum **Chloramphenicol**, das Chemotherapeutikum **Nitrofurantoin** oder das Hypnotikum **Nitrazepam** werden zum Radikal überführt.

Andere Arzneimittel neigen zur **Autoxidation** mit Bildung radikalischer Zwischenprodukte, das heißt die Radikalentstehung erfolgt spontan ohne den Einfluss von Enzymen. Dies gilt z. B. für Substanzen wie **Dopa** und **Adrenalin** sowie für das in der Therapie der Schuppenflechte eingesetzte Antipsoriatikum **Dithranol**. Pharmaka können auch als Sensibilisatoren wirken. Dabei werden sie durch Lichtabsorption in einen angeregten Zustand versetzt und können die überschüssige Energie auf molekularen Sauerstoff übertragen, der dann in Singulett-Sauerstoff übergeht und zur Radikalbildung führen kann.

Eine ergänzende Zufuhr von Antioxidanzien könnte bei chronischer Einnahme bestimmter Arzneimittel die schädigenden Konsequenzen der Therapie bei den Betroffenen abschwächen. Eindeutige wissenschaftliche Belege hierfür liegen aber nicht vor.

Tab. 9–7 Beispiele von Arzneimitteln, deren Toxizität auf der Bildung freier Radikale beruht (nach Marquardt und Schäfer 2004)

Substanz	Zielorgan	Mechanismus
Adriamycin (Cytostatikum)	Herz	Reduktion zum Semichinon-Radikal; Entstehung reaktiver Sauerstoffspezies
Bleomycin (Cytostatikum)	Lunge	Interaktion mit Eisen; Redoxcyclus des Komplexes
6-Hydroxy-Dopamin	Nervensystem (periphere adrenerge und zentrale catecholaminerge Neuronen)	Autoxidation unter Chinonbildung; kovalente Bindung und Entstehung reaktiver Sauerstoffspezies
Paracetamol (Schmerzmittel)	Leber	Oxidation zum N-Acetyl-p-Benzolchinonimin. Weiter Oxidation zum Chinonimin; kovalente Bindung

Weiterführende Literatur

Andreoli TE: Free radicals and oxidative stress. Am J Med 108(8): 650–661, 2000

Biesalski HK, Böhles H, Esterbauer H, Fürst P, Gey KF, Kasper H, Sies H, Weisburger J, Hundsdörfer G: Antioxidative Vitamine in der Prävention. Dt Ärztebl 92: 1316–1321, 1995

Blot WJ, Li JY, Taylor PR, Guo W, Dawsey S, Wang GQ, Yang CS, Zheng SF, Gail M, Li GY, et al.: Nutrition intervention trials in Linxian, China: supplementation with specific vitamin/mineral combinations, cancer incidence, and disease-specific mortality in the general population. J Natl Cancer Inst 85(18): 1483–92, 1993

Carr AC, Frei B: Toward a new recommended dietary allowance for vitamin C based on antioxidant and health effects in humans. Am J Clin Nutr 69(6): 1086–107, 1999

Combs GF Jr, Clark LC, Turnbull BW: An analysis of cancer prevention by selenium. Biofactors 14 (1–4) 153–9, 2001

Deutsche Gesellschaft für Ernährung (DGE), Österreichische Gesellschaft für Ernährung (ÖGE), Schweizerische Gesellschaft für Ernährungsforschung (SGE), Schweizerische Vereinigung für Ernährung (SVE): Referenzwerte für die Nährstoffzufuhr. Frankfurt am Main, Umschau/Braus 2000, S. 211–227

Droge W: Free radicals in the physiological control of cell function. Physiol Rev 82(1): 47–95, 2002

Fang YX, Yang S, Wu G: Free radicals, antioxidants, and nutrition. Nutrition 18(10): 872–9, 2002

Gey, F: Vitamins E plus C and interacting conutrients required for optimal health. Biofactors 7: 113–174, 1998

Ginter E: Ascorbic acid in cholesterol metabolism and in detoxification of xenobiotic substances: problem of optimum vitamin C intake. Nutrition 5(6): 369–374, 1989

Gutteridge JM, Halliwell B: Free radicals and antioxidants in the year 2000. A historical look to the future. Ann N Y Acad Sci 899: 136–47, 2000

Halliwell B: Effect of diet on cancer development: is oxidative DNA damage a biomarker? Free Radic Biol Med 32(10): 968–74, 2002

Heart Protection Study Collaborative Group: MRC/BHF Heart Protection Study of cholesterol lowering with simvastatin in 20,536 high-risk individuals: a randomised placebo-controlled trial. Lancet 360(9326): 7–22, 2002

Lonn E, Bosch J, Yusuf S, Sheridan P, Pogue J, Arnold JM, Ross C, Arnold A, Sleight P, Probstfield J, Dagenais GR; HOPE and HOPE-TOO Trial Investigators: Effects of longterm vitamin E supplementation on cardiovascular events and cancer: a randomized controlled trial. JAMA 293: 1338–1347, 2005

Marquardt H, Schäfer SG: Lehrbuch der Toxikologie. 2. Aufl., Wissenschaftliche Verlagsgesellschaft, Stuttgart 2004

Miller ER 3rd, Pastor-Barriuso R, Dalal D, Riemersma RA, Appel LJ, Guallar E. Meta-analysis: high-dosage vitamin E supplementation may increase all-cause mortality. Ann Intern Med 142 (1): 37–46, 2005

Nagy IZ: On the true role of oxygen free radicals in the living state, aging, and degenerative disorders. Ann N Y Acad Sci 928: 187–99, 2001

N. N.: The effect of vitamin E and beta carotene on the incidence of lung cancer and other cancers in male smokers. The Alpha-Tocopherol, Beta Carotene Cancer Prevention Study Group. N Engl J Med 330(15): 1029–35, 1994

Packer L, Weber SU, Rimbach G: Molecular aspects of alpha-tocotrienol antioxidant action and cell signalling. J Nutr 131(2): 369S-73S, 2001

Pryor WA, Stahl W, Rock CL: Beta carotene: from biochemistry to clinical trials. Nutr Rev 58(2 Pt 1): 39–53, 2000

Schimmel KJ, Richel DJ, van den Brink RB, Guchelaar HJ: Cardiotoxicity of cytotoxic drugs. Cancer Treat Rev 30(2): 181–91, 2004

Schwedhelm E, Maas R, Troost R, Boger RH: Clinical pharmacokinetics of antioxidants and their impact on systemic oxidative stress. Clin Pharmacokinet 42(5): 437–59, 2003

Stanner SA, Hughes J, Kelly CN, Buttriss J: A review of the epidemiological evidence for the 'antioxidant hypothesis'. Public Health Nutr 7(3): 407–22, 2004

Thomas MJ: The role of free radicals and antioxidants. Nutrition 16(7–8): 716–8, 2000

Wolf G: The effect of low and high doses of beta-carotene and exposure to cigarette smoke on the lungs of ferrets. Nutr Rev 60(3): 88–90, 2002

10 Alkohol

Ethanol (Ethylalkohol), umgangssprachlich als Alkohol bekannt, entsteht aus der Vergärung von Mono- und Disacchariden durch Hefepilze. Je nach vergärbarer Menge an Kohlenhydraten im Ausgangssubstrat (z. B. Obst, Getreide, Zuckerrohr) variiert die Alkoholkonzentration in verschiedenen Getränken. Hochprozentige Alkoholika werden durch anschließende Destillation erzeugt; manchen werden auch Fruchtessenzen zugesetzt (Liköre). Der Ethanolgehalt alkoholischer Getränke wird üblicherweise als Volumenanteil in % (Vol%) ausgewiesen. Mit einem Energiegehalt von 29,4 kJ/g (ca. 7 kcal/g) liefert Alkohol fast doppelt soviel Energie wie Kohlenhydrate oder Proteine. Alkoholische Getränke können damit erheblich zur Energieversorgung beitragen, sie sind jedoch frei bzw. arm an essenziellen Nährstoffen. Der Alkoholkonsum ist in den letzten Jahren weitgehend konstant geblieben. Gegenwärtig konsumiert jeder Deutsche durchschnittlich etwa 33 g Alkohol/Tag. Im Vergleich mit anderen Ländern nimmt Deutschland damit eine Spitzenstellung ein, gefolgt von Frankreich, Portugal, der Schweiz, Ungarn und Spanien. Problematisch ist, dass Alkohol ein hohes Suchtpotenzial besitzt. Die Deutsche Hauptstelle gegen die Suchtgefahren schätzt die Anzahl an Alkoholkranken auf derzeit rund 2,5 Millionen Menschen; die Zahl der alkoholbedingten Todesfälle liegt bei etwa 40 000 pro Jahr.

10.1 Stoffwechsel des Alkohols

Alkohol ist sowohl wasser- als auch fettlöslich und kann Zellmembranen leicht permeieren. Die **Absorption** erfolgt hauptsächlich durch die Mucosa des oberen Gastrointestinaltraktes (etwa 20 % im Magen, 80 % im oberen Dünndarm). Die Diffusionsrate und -geschwindigkeit wird von verschiedenen Faktoren beeinflusst. Beschleunigend wirken:

- hohe Getränketemperatur (z. B. bei Glühwein),
- Mono- und Disaccharide,
- kohlensäurehaltige Getränke,
- Konsum auf nüchternen Magen.

Milch, protein- und fettreiche Mahlzeiten setzen dagegen die Geschwindigkeit der Alkoholaufnahme herab.

Der absorbierte Alkohol verteilt sich rasch und gleichmäßig im Körperwasser. Das Maximum der Blutkonzentration ist – in Abhängigkeit von der aufgenommenen Menge – bereits nach ca. 1–2 Stunden erreicht. Die renale und die pulmonale Ethanolelimination ist vergleichsweise gering und beträgt nur etwa 5 %. Der größte Teil des aufgenommenen Alkohols wird oxidativ abgebaut. In mittleren Konzentrationsbereichen liegt die Eliminationsgeschwindigkeit bei durchschnittlich 100 (Männer) bzw. 85 (Frauen) mg Ethanol/kg Körpergewicht und Stunde.

Alkoholoxidation

Bereits im Magen wird ein geringer Teil des Alkohols über den **First-Pass-Stoffwechsel** abgebaut. Das in der Magenmucosa lokalisierte zinkhaltige

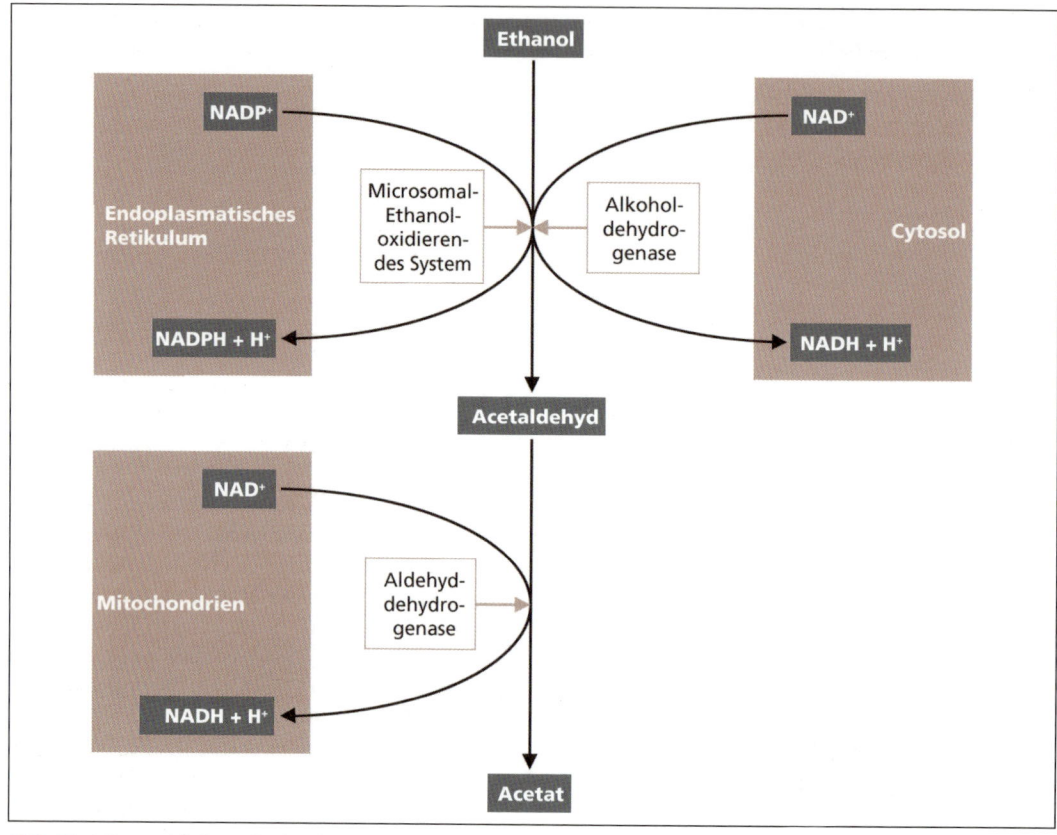

Abb. 10–1 Enzymatischer Alkoholabbau

Enzym *Alkoholdehydrogenase (ADH)* oxidiert Ethanol zu **Acetaldehyd**. Bei Frauen, älteren Menschen sowie bei Fastenden ist dieser First-Pass-Weg erheblich vermindert. Daher wird mehr Alkohol unverstoffwechselt über die Pfortader der Leber zugeführt, woraus letztendlich auch erhöhte Blutalkoholspiegel resultieren.

Der Hauptort des Alkoholmetabolismus ist die Leber (**siehe Abb. 10–1**). Auch hier ist v.a. die *Alkoholdehydrogenase*, die im Cytosol der Leberzellen lokalisiert ist, am Abbau des Ethanols beteiligt. Im Gegensatz zur ADH des Magens weist sie eine sehr viel höhere Affinität zu Ethanol auf. Das gebildete **Acetaldehyd** stellt ein toxisches und sehr reaktives Stoffwechselprodukt dar. Daher wird es in den Mitochondrien sofort durch ein weiteres Enzym, die *Acetaldehyddehydrogenase*, zu **Acetat** oxidiert. Acetat gelangt anschließend in Form von Acetyl-CoA in den Citratcyclus oder wird für Syntheseleistungen, wie etwa die Lipacidogenese (siehe Kap. 2.6), herangezogen. Als Nebenprodukt beider Dehydrierungsreaktionen entsteht **NADH**, dem eine zentrale Stellung bei der Pathogenese alkoholbedingter Folgeerkrankungen zukommt (siehe Kap. 10.2).

Beim Menschen verläuft der Alkoholabbau nicht exponenziell, sondern linear und ist daher weitgehend unabhängig von der Blutalkoholkonzentration. Die Ursache dafür ist, dass **NAD⁺**, das schon bei geringen Ethanolkonzentrationen für die Dehydrierung zu Acetaldehyd und die weitere Oxidation zu Acetat benötigt wird, nicht schnell genug nachgeliefert werden kann. Die erneute Bereitstellung von NAD⁺ ist damit der geschwindigkeitsbestimmende Faktor der Alkoholelimination.

Ethanol wird nicht nur mit Hilfe der ADH abgebaut, sondern des Weiteren über ein mikrosomales, Cytochrom-P-450 abhängiges System von Monooxygenasen (**MEOS** microsomal ethanol oxidation system). Dieses Enzymsystem ist im endoplasmatischen Retikulum lokalisiert und spielt bei normalem Alkoholkonsum nur eine untergeordnete Rolle. Erst bei höheren Alkoholkonzentrationen sowie bei chronischem Alkoholmissbrauch wird es vermehrt induziert, so dass der Ethanolabbau vermehrt über diesen Weg erfolgt (**siehe Abb. 10–1**). Auch bei dieser enzymatischen Reaktion ist Acetaldehyd das Endprodukt. Es fällt in großen Mengen an und schädigt die Mitochondrien der Hepatocyten. Die Folge ist eine verminderte Aktivität der mitochondrial lokalisierten *Acetaldehyddehydrogenase*, wodurch der Gehalt des lebertoxischen Acetaldehyds weiter ansteigt.

Neben den gannten Ezymsystemen existiert noch ein weiteres Enzym, das am Alkoholabbau beteiligt ist. Dabei handelt es sich um die *Katalase*, ein hämhaltiges Protein, das zur Gruppe der Oxidoreduktasen gehört (**siehe Abb. 10–1**). Allerdings besitzt es für den Alkoholabbau nur eine untergeordnete Bedeutung.

10.2 Folgen überhöhter Alkoholzufuhr

Chronischer Alkoholabusus ist die Ursache einer Reihe von Stoffwechselstörungen und Organschäden, die zum Teil tödliche Folgen haben können (**siehe Tab. 10–1**).

Obwohl Alkohol fast alle Organe schädigt, ist die Leber – als Hauptort des Alkoholabbaus – am stärksten betroffen. Dabei kommen unterschiedliche Mechanismen zum Tragen (**siehe Abb. 10–2**).

Beachtenswert ist die Tatsache, dass bereits moderate Mengen zu Veränderungen der Leber führen können; ein risikofreier **Schwellenwert** existiert nicht. Bei Männern ist das Risiko für Lebererkrankungen ab einer Alkoholzufuhr von 40 g/Tag deutlich erhöht. Bei Frauen liegt die tolerierbare Alkoholmenge weit niedriger. Hier liegt der Grenzwert bei ca. 20 g/Tag. Das Ausmaß und der Schweregrad der Leberschädigung wird neben der Dauer und Menge der Alkoholzufuhr auch von genetischen Faktoren mitbestimmt. Besonders gefährdet sind Personen, die neben Alkohol gleichzeitig Medikamente einnehmen.

Alkoholbedingte Lebererkrankungen lassen sich in vier Stadien unterteilen: Fettleber, Alkoholhepatitis, Leberzirrhose und primäres Leberzellcarcinom.

10.2.1 Fettleber

Die Fettleber stellt das Frühstadium der alkoholinduzierten Lebererkrankungen dar und ist der häufigste klinische Befund bei Personen mit Alkoholabusus. Etwa 90 % aller Alkoholiker sind hiervon betroffen. Das histologische Bild der Leberzellen ist geprägt von Lipideinschlüssen, die häufig das gesamte Cytoplasma ausfüllen und den Zellkern an den Rand verdrängen. Auf subzellulärer Ebene lassen sich Veränderungen an der Mitochondrienmorphologie (**Megamitochondrien**) nachweisen. Das endoplasmatische Retikulum ist ebenfalls häufig vergrößert. Liegt der Fettanteil des Leberfeuchtgewichts ≥10 % wird von einer mäßigen Fettleber gesprochen, ab einer Fettkonzentration von 20 % liegt eine ausgeprägte Fettleber vor. Bedeutend für die Entstehung einer Fettleber ist die Anhäufung von Redoxäquivalenten in Form von NADH, die aus dem Alkoholabbau stammen. Der daraus resultierende erhöhte **NADH/NAD$^+$-Quotient** forciert reduktive Stoffwechselreaktionen. So wird z. B. die Synthese von Fettsäuren und α-**Glycerophosphat** stimuliert. Diese Verbindungen dienen als Substrate der hepatischen **Lipacidogenese**. Gleichzeitig hemmt NADH die Fettsäureoxidation. Beide Mechanismen sind mit einer Erhöhung der Lipidkonzentration im Hepatocyten verbunden. Unterstützt wird dieser Prozess durch die beeinträchtigte Bildung und Abgabe der **VLDL-Partikel** aus der Leber. Dabei kommt dem toxisch wirkenden **Acetaldehyd** eine zentrale pathogenetische Bedeutung zu (**siehe Abb. 10–2**). Acetaldehyd schädigt neben den **Mitochondrien** das mikrotubuläre System der Leberzellen. Die Folge davon ist, dass die Zellatmung sowie die Lipidabgabe beeinträchtigt wird und sich typische, lipidbeladene und vergrößerte Leberzellen bilden.

Die alkoholbedingte Änderung des intrazellulären NADH/NAD$^+$-Quotienten beeinträchtigt zudem andere Reaktionen des Intermediärstoffwechsels. So wird z. B. die hepatische **Gluconeogenese** gehemmt. Sind außerdem die Glycogenre-

Tab. 10–1 Alkoholassoziierte Erkrankungen verschiedener Organsysteme

Organlokalisation	Pathologisch relevante Mechanismen
Oropharynx/Larynx	■ Schädigung der Mucosa ■ Atrophie mit nachfolgender lipomatöser Umwandlung der großen Kopfspeicheldrüsen; verminderte Speichelsekretion ■ Carcinome
Oesophagus	■ Vermehrter Einstrom von Magensaft ■ Reflux-Ösophagitis ■ Carcinom
Magen	■ Schädigung der Mucosa ■ Akute/chronische Gastritis mit Übelkeit, Erbrechen und subepithelialen Blutungen ■ Evtl. Geschwürbildung
Dünndarm	■ Schädigung der Mucosa mit Absorptionsstörungen und erhöhter Permeabilität für Makromoleküle ■ Beeinträchtigte Motilität ■ Diarrhoen infolge gesteigerter intestinaler Sekretion von Wasser und Elektrolyten
Pankreas	■ Chronische Pankreatitis
Leber	■ Alkohol-induzierte Fettleber ■ Alkohol-Hepatitis ■ Zirrhotische Veränderungen ■ Leberzell-Carcinom
Dickdarm	■ Rectum-Carcinom
Niere	■ Nierenschädigung mit erhöhter renaler Ausscheidung von Mineralstoffen (v.a. Kalium, Magnesium und Zink)
Herz	■ Kardiomyopathie infolge vermehrter Catecholaminausschüttung nach Alkoholgenuss
ZNS	■ Nervenfunktionsstörungen infolge von Vitaminmangelzuständen oder toxischen Stoffwechselprodukten aus Alkohol
Immunsystem	■ Autoimmunerkrankungen ■ Alkohol-induzierte Immunreaktionen
Stoffwechsel	■ Diabetes mellitus ■ Hyperlipoproteinämien ■ Gicht
Embryo	■ Vermindertes Geburtsgewicht ■ Verminderter Kopfumfang; Schädelmissbildungen ■ Defekte und Anomalien der Gliedmaßen und Gelenke ■ Missbildungen der Nieren ■ Störungen des ZNS (spätere Lern-, Verhaltens- und Bewegungsstörungen)

serven aufgrund mangelnder Nahrungszufuhr oder bereits fortgeschrittener Lebererkrankungen erschöpft, kann sich eine **Hypoglycämie** entwickeln. Ein hoher NADH/NAD$^+$-Quotient hemmt zudem die *Pyruvatdehydrogenase* und stimuliert die Reduktion von Pyruvat zu Lactat, wodurch der Serumlactatspiegel ansteigt und eine **Lactatacidose** auftreten kann (**siehe Abb. 10–2**). Da Lactat und Harnsäure um denselben tubulären Carrier konkurrieren, nimmt die renale Harnsäureausscheidung ab. Die daraus resultierende **Hyperurikämie** kann zu einem akuten Gichtanfall (siehe Kap. 27.1) führen.

10.2.2 Alkoholhepatitis

Etwa 10–30 % aller Alkoholiker entwickeln nach langjährigem Alkoholabusus eine Hepatitis. Dabei lässt sich eine akute, meist schwer verlaufende Form von einem milderen chronischen Verlauf unterscheiden. Histologisch ist die Alkoholhepatitis durch Degeneration und Nekrose von Leberzellen gekennzeichnet, in deren Folge es zu ausgedehnten Infiltrationen von Granulocyten, Lymphocyten und Makrophagen kommt. Unter dem Einfluss von Acetaldehyd entstehen **Proteinaddukte**, die Kupferzellen zur Abgabe

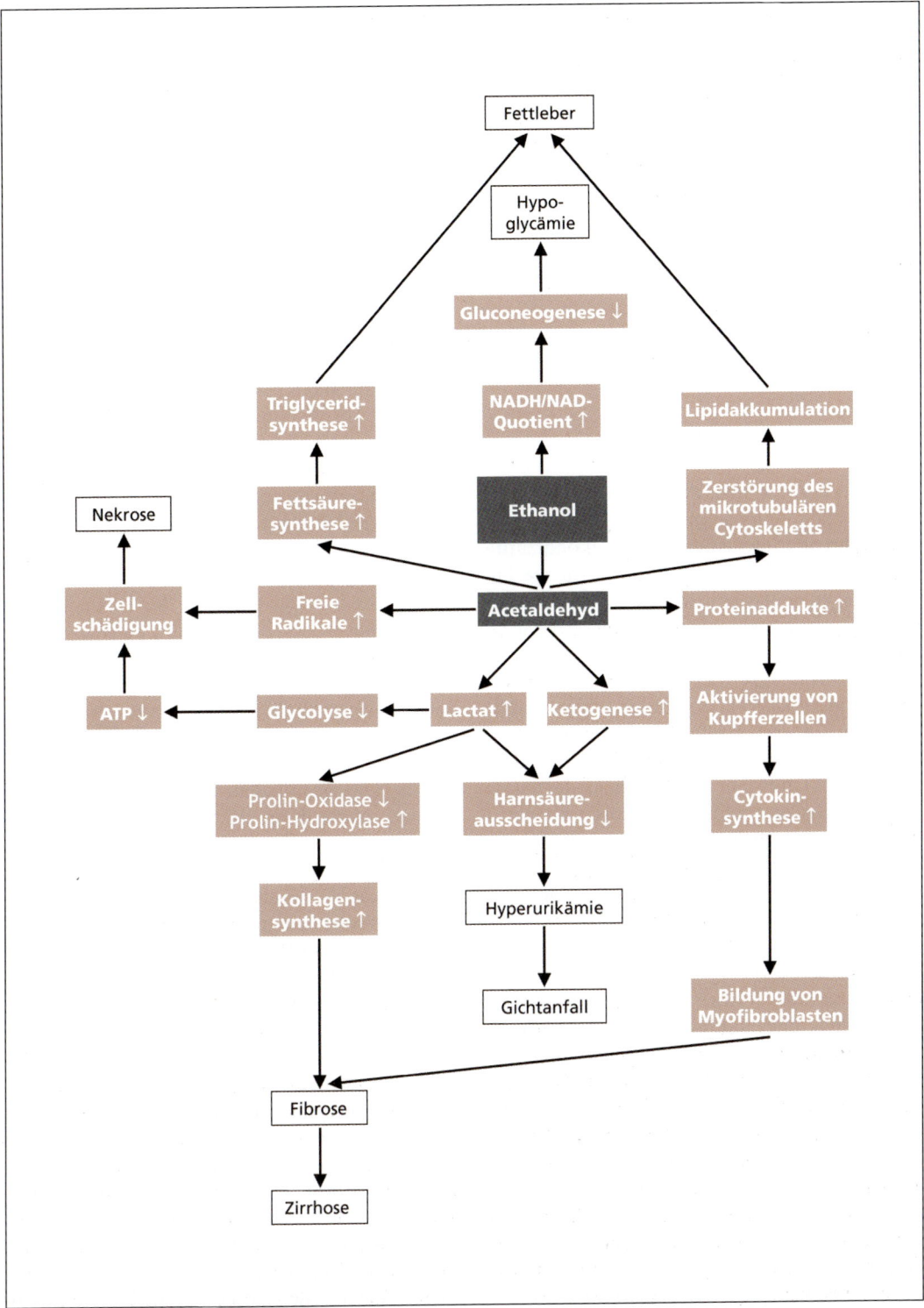

Abb. 10–2 Pathophysiologische Folgen chronischen Alkoholkonsums

von Entzündungsmediatoren (TNF-α) anregen und die Umwandlung von Ito-Zellen in **Myofibroblasten** einleiten. Zudem induziert Acetaldehyd die Synthese **reaktiver Sauerstoffspezies**, die u. a. die Integrität von Membranen schädigen. Am Ende des pathogenetischen Prozesses steht die Kollagenisierung und Fibrosierung des Lebergewebes (siehe Abb. 10–2). Klassisch ist auch das Auftreten cytoplasmatischer **Mallory-Körper** (alkoholisches Hyalin). Dabei handelt es sich um Aggregate, bestehend aus Mikrotubuli und Mikrofilamenten. Häufig zu beobachten ist eine zentrale **hyaline Sklerose**, die in Folge nekrotischer Schübe entsteht.

10.2.3 Leberzirrhose

Die Leberzirrhose stellt den irreparablen Endzustand der alkoholbedingten Lebererkrankungen dar. Während früher eine tägliche Alkoholzufuhr von 160 g/Tag als kritische Grenze für die Entwicklung einer alkoholbedingten Zirrhose angesehen wurde, zeigen neuere Studien, dass sich – über mehrere Jahre hinweg – bei Männern bei einer Tagesdosis von etwa 80 g reinen Alkohols das Erkrankungsrisiko bereits verdoppelt und im Bereich von 100–120 g auf das Zehnfache ansteigt. Die ausgeprägten individuellen Unterschiede in der Entwicklung einer Leberzirrhose deuten darauf hin, dass andere Einflussfaktoren wie die Ernährungsgewohnheiten oder genetische Faktoren bei der Krankheitsentstehung beteiligt sind. Charakteristisch für die Zirrhose ist der fortschreitende Untergang von funktionsfähigem Leberparenchym, an dessen Stelle nachfolgend Bindegewebe einwächst. Dies führt sowohl zur Ausbildung narbiger Knoten als auch zu strukturellen Veränderungen des hepatovaskulären Systems. Die klinische Manifestation der Erkrankung variiert in Abhängigkeit verschiedener Stadien. Während die initiale Symptomatik dem Bild bei chronischer Hepatitis entspricht, kommt es in fortgeschrittenen Phasen durch zunehmende Fibrinosierung zu einer gestörten Organdurchblutung. Daraus resultiert eine **portale Hypertension**, die ihrerseits eine Reduktion der intestinalen Absorptionskapazität, verbunden mit mangelhafter Gasabsorption und Flatulenzen, herbeiführt. Andererseits bilden sich Umgehungskreisläufe, so genannte **portokavale Shunts**, die die Pfortader unter Umgehung der Leber mit der unteren Hohlvene verbinden. Ein Großteil dieser **Kollateralkreisläufe** befindet sich im Bereich des Magens und der Speiseröhre. Die Gefäße neigen dazu, sich stark zu erweitern, wodurch sie prall gefüllt und dünnwandig werden und leicht reißen. Besonders die **Varizenbildung** im Ösophagus zählt zu den gefährlichsten, mit starken, häufig kaum stillbaren Blutungen einhergehenden Komplikationen. So verstirbt etwa ein Drittel der Zirrhosekranken an den Folgen einer **Ösophagusvarizenblutung**. Die portale Hypertension führt durch den Anstieg des hydrostatischen Drucks zu einem Austritt von Flüssigkeit aus der Pfortader in die Bauchhöhle, so dass es zum typischen Erscheinungsbild des **Ascites** kommt.

In metabolischer Hinsicht kommt es in Folge einer Leberzirrhose zu umfangreichen Störungen. Diese betreffen – was die klinischen Folgen angeht – weniger den Kohlenhydrat- und Lipidstoffwechsel als den Proteinmetabolismus und die Detoxifikationsfunktion der Leber. Die gestörte Glucosehomöostase führt zu einer Hyperglycämie und einem **hepatogenen Diabetes**. Dessen Ursache liegt primär in einer Insulinresistenz aufgrund einer hohen Konzentration von insulinantagonisierenden Hormonen, besonders **Glucagon**. Dies wird zum einen dadurch bedingt, dass der bei Leberinsuffizienz erhöhte Blutammoniakspiegel (siehe Kap. 10.2.4) die Glucagonausschüttung stimuliert, zum anderen – bei bestehenden portokavalen Shunts – die Elimination des Glucagons durch die Leber vermindert ist. Eine hepatisch bedingte **Hypoglycämie** als Folge einer verminderten Glucosebereitstellung und -abgabe durch die Leber tritt durch die hohen gluconeogenetischen Reserven des Organs hingegen nur selten auf. Der **Gallensäurestoffwechsel** ist bei Leberzirrhose in starkem Umfang beeinträchtigt. So findet sich in den meisten Fällen eine Erhöhung der Plasma-Gallensäure-Konzentration bei gleichzeitiger Verminderung der Gallensäurenfraktion, die über den enterohepatischen Kreislauf zirkuliert. Hierdurch kommt es zu Störungen der Fettdigestion und -absorption und dadurch möglicherweise zu einem Mangel an fettlöslichen Vitaminen. Bedingt durch die hohe Reservekapazität des Organs ist die **Proteinbiosynthese** der Leber zunächst nicht verringert. Bei starker Schädigung des Leberparenchyms sinkt im Allgemeinen die Syntheserate des Albumins und die anderer Plasmaproteine wie des Fibrinogens und verschiedener Transportproteine. Dies führt unter anderem zu **Gerinnungsstörungen** und somit einer verstärkten Blutungsneigung. Da Albumin wesentlich an der Aufrechterhaltung des **kolloidosmotischen Drucks** in den Gefäßen beteiligt ist, begünstigt der Albuminmangel die Entstehung einer **Ascites** (siehe oben). Als laborchemische Indikatoren für die verminderte Syntheseleistung der Leber werden u. a. die Konzentrationen des retinolbindenden Proteins oder auch des Transferrins herangezogen.

Die nachhaltigsten und für die Prognose wichtigsten physiologischen Veränderungen sind eng mit dem Aminosäurestoffwechsel verknüpft. Sie sind letztlich maßgeblich für die Entstehung der **hepatischen Encephalopathie** verantwortlich.

Tab. 10–2 Stadien der hepatischen Encephalopathie

Stadium	Symptomatik	EEG-Veränderungen
I (Prodromalstadium)	Verlangsamte Bewegungsabläufe, verwaschene Sprache, Ermüdbarkeit, Neigung zu Depressionen	Meist fehlend
II (drohendes Coma)	Zunehmende Schläfrigkeit, Apathie, Flapping-Tremor	Nachweisbar
III (Stupor)	Somnolenz, gesteigerte Sehnenreflexe, beginnender Foetor hepaticus	Nachweisbar
IV (tiefes Coma)	Tiefer Schlaf, fehlende Reflexe, tiefe Atmung, ausgesprochener Foetor hepaticus	Nachweisbar

10.2.4 Hepatische Encephalopathie

Die hepatische Encephalopathie (HE) kann als klinisches Hauptmerkmal der Leberinsuffizienz angesehen werden und manifestiert sich in einer ganzen Reihe neurologischer und psychischer Auffälligkeiten. Sie wird anhand des Schweregrads in vier Stadien unterteilt (siehe Tab. 10–2).

Unbehandelt kommt es zur Entwicklung des Lebercomas (Coma hepaticum), das in 30 bis 60 % der Fälle tödlich endet. Während eine beginnende HE häufig laborchemisch nicht erfasst werden kann, sind erste **psychometrische Störungen** wie Gedächtnis- und Konzentrationsschwäche sowie Anzeichen eines **Flattertremors** (flapping tremor) früh erkennbar. Diese latente Form der HE, auch als Stufe 0 bezeichnet, findet sich bei 60 % der Patienten mit Leberzirrhose und betrifft vorwiegend die Psychomotorik.

Die Entstehung der HE ist ein multifaktorieller, sich selbst verstärkender Vorgang, dessen **Pathophysiologie** bislang nicht in allen Einzelheiten geklärt werden konnte. Als ein Hauptauslöser der HE wird eine Erhöhung der **Ammoniakkonzentration** im Blut und im Liquor cerebrospinalis angesehen. Hierfür sind mehrere Prozesse verantwortlich. Wie in Kapitel 22 erwähnt, entsteht im Darm, überwiegend durch **bakterielle Vorgänge**, kontinuierlich aus Aminosäuren leicht absorbierbares Ammoniak. Diese Quelle liefert, unabhängig von der Proteinzufuhr, rund zwei Drittel des gesamten freien Ammoniaks im Organismus. Aufgrund der intestinalen Ammoniakbildung resultiert ein, im Vergleich zum übrigen venösen Blut, etwa dreifach erhöhter Ammoniakspiegel des Pfortaderbluts, wobei die Leber des Gesunden das anflutende Ammoniak rasch durch die Harnstoffsynthese entgiftet. Bei einer Leberinsuffizienz, vor allem bei Leberzirrhose, ist diese Eliminationsfähigkeit der Leber auf etwa 10 bis 90 % des Normalwertes eingeschränkt. Zudem führen die **portokavalen Kollateralkreisläufe** dazu, dass ein Großteil des Pfortaderblutes unter Umgehung der Leber direkt in die systemische Zirkulation gelangt. Eine weitere Quelle des Körperammoniakpools ist der Abbau körpereigener Proteine. Da viele Alkoholiker nicht ausreichend mit Nährstoffen versorgt sind, wird der Energiebedarf verstärkt durch **Proteolyse** von Muskelprotein gedeckt. Ein zusätzlicher Faktor, der zur Erhöhung des Gehalts an freiem Ammoniak im Blut führt, ist die NH_3-Freisetzung in der Niere aus Glutamin und Glutamat.

Im Hirngewebe wirkt das anfallende Ammoniak auf mehreren Wegen toxisch. Durch die erhöhte NH_3-Fixierung muss das Gehirn vermehrt α-Ketoglutarat und Glutamat für die Bildung von

Glutamin bereitstellen. Der erhöhte Bedarf an Glutamat führt zu einem Entzug dieser Aminosäure aus dem Cytosol. Hierdurch wird die Bildung und Übertragung von **Reduktionsäquivalenten** (**NADH**) vom Cytosol in die Mitochondrien indirekt gehemmt. Somit steht weniger NADH für die Atmungskette zur Verfügung, wodurch letztlich die Energiebereitstellung durch oxidative Phosphorylierung und damit der gesamte Energiestoffwechsel der Gehirnzellen vermindert wird. Ammoniak beeinflusst offenbar auch direkt neuronale Membranfunktionen. So verändert es die Fluidität der synaptischen Membranen und vermindert die Dichte der postsynaptischen Serotoninrezeptoren.

Ein wesentliches Charakteristikum chronischer Lebererkrankungen sind Veränderungen im Verteilungsmuster der Plasmaaminosäuren. So kommt es zu einem starken Anstieg des Plasmaspiegels der aromatischen Aminosäuren (**AAS**) Phenylalanin, Tyrosin und Tryptophan sowie der schwefelhaltigen Aminosäure **Methionin**. Demgegenüber fallen die Konzentrationen der verzweigtkettigen Aminosäuren (**VKAS**) Valin, Leucin und Isoleucin ab. In pathogenetischer Hinsicht hat dies verschiedene Konsequenzen. Zum einen bilden sich in Folge des erhöhten Methioninspiegels bestimmte Neurotoxine wie Methanthiol (Methylmercaptan), Dimethylsulfid und Dimethyldisulfid. Andererseits konkurrieren AAS und VKAS um das gleiche Transportsystem an der **Blut-Hirn-Schranke**. Die Imbalance der beiden Aminosäuregruppen führt somit zu einem gesteigerten Einstrom von AAS in das Hirngewebe. Hohe Konzentrationen an Phenylalanin hemmen die Synthese der Neurotransmitter **Dopa** und **Noradrenalin**. Stattdessen entstehen als Ausweichreaktion β-Phenylethanolamin und Octopamin, deren physiologische Aktivität nur etwa 2 % der Wirksamkeit von Noradrenalin beträgt, weshalb sie auch als **falsche Neurotransmitter** bezeichnet werden. Diese hemmen ihrerseits die Biosynthese von Dopamin und Noradrenalin und verstärken damit die cerebralen Funktionsstörungen. Der erhöhte Einstrom von **Tryptophan** in das Gehirn führt zu einer gesteigerten Synthese des Neurotransmitters **Serotonin**, der für bestimmte Verhaltensstörungen bei HE verantwortlich gemacht wird. Eine Rolle in der Pathogenese der HE wird auch der γ-**Aminobuttersäure** (**GABA**) zugeschrieben, die inhibitorisch auf die postsynaptischen Rezeptoren wirkt.

10.2.5 Alkohol und Krebserkrankungen

Obwohl Ethanol selbst keine carcinogene Wirkung besitzt, besteht ein Zusammenhang zwischen chronischem Alkoholkonsum und dem **Tumorrisiko**. Bereits geringe Mengen (25–30 g/Tag) steigern das Risiko für maligne Tumoren des Magens, des Dick- und Mastdarms sowie der Leber und der Brustdrüsen (siehe Kap. 28.2). Die dabei zugrunde liegenden Mechanismen sind nur unzureichend erforscht. In der Diskussion sind folgende Effekte von Alkohol:
- Aktivierung mikrosomaler Enzymsysteme, die Umwandlung von Procancerogenen in aktive, carcinogen wirkende Verbindungen fördern,
- direkte carcinogene Wirkung von Acetaldehyd,
- gesteigerte Bildung reaktiver Sauerstoffspezies, die potenziell mutagen wirken,
- Steigerung der Estrogenkonzentration und dadurch Stimulation der Zellproliferation.

Daneben sind alkoholbedingte Schäden der **Schleimhäute** und des **Immunsystems** sowie alkoholassoziierte Mangel- und Fehlernährung mutmaßliche Faktoren, die das erhöhte Krebsrisiko erklären.

10.2.6 Einfluss von Alkohol auf die Nährstoffversorgung

Neben zahlreichen Organschäden, die durch Alkohol verursacht werden können, führt chronischer Alkoholmissbrauch nach einiger Zeit zu einer **Mangel**- bzw. **Fehlernährung**. Dies ist u. a. darauf zurückzuführen, dass chronische Trinker häufig mehr als 50 % ihrer Gesamtenergiezufuhr in Form von Alkohol decken. Dadurch werden vitamin-, mineralstoff- und eiweißreiche Nahrungsmittel meist automatisch vom Speiseplan verdrängt. Hinzu kommt eine **sekundäre Mangelernährung** als Folge einer durch Alkoholmissbrauch gestörten Digestion und Absorption. Hierbei spielt insbesondere die Schädigung der Dünndarmmucosa eine große Rolle. Die Hemmung aktiver Transportmechanismen, wie z. B. der Na^+/K^+-ATPase, vermindert die Absorption einiger Nährstoffe. Davon sind z. B. Monosaccharide, verschiedene wasserlösliche Vitamine sowie die L-Aminosäuren betroffen. Bei einer bestehenden Leberschädigung ist zudem sowohl der katabole als auch der anabole Stoffwechsel der Nährstoffe gestört.

Vitamine

Chronischer Alkoholkonsum beeinträchtigt den Stoffwechsel fast aller Vitamine. Besonders betroffen sind die Vitamine der B-Gruppe.

Ein **Thiaminmangel** findet sich bei etwa 20–70 % der Alkoholkranken. Besonders dramatisch ist die Situation bei schweren Trinkern; hier findet sich in 80 % der Fälle eine ausgeprägte Hypovitaminose. Abgesehen von der oftmals unzureichenden alimentären Thiaminzufuhr beeinträchtigt Alkohol die intestinale Absorption des Vitamins im Duodenum und Ileum. Auch die intrazelluläre Phosphorylierung – und damit Aktivierung – von Thiamin wird durch Alkohol gehemmt. Zudem steigert Alkohol die Thiaminausscheidung über die Nieren. Thiaminmangel hat eine Reihe von neurologischen Ausfallserscheinungen zur Folge, ein Krankheitsbild, das als **Wernicke-Korsakow-Syndrom** bekannt ist (siehe Kap. 5.4.2).

Auch **Pyridoxin** zählt zu den kritischen Nährstoffen. Etwa 50–90 % aller Alkoholiker sind unzureichend versorgt. Alkohol beeinträchtigt insbesondere die in der Leber ablaufende Phosphorylierung von Pyridoxin zu **Pyridoxalphosphat** (PALP) – die biologisch aktive Form des Vitamins. Daneben hemmt Alkohol die intestinale Freisetzung von Pyridoxin aus der Nahrung. Aufgrund der Bedeutung von PALP für die Synthese verschiedener Neurotransmitter ergeben sich Ausfallserscheinungen im zentralen und peripheren Nervensystem (siehe Kap. 5.4.4).

Störungen im **Folsäurestoffwechsel** werden bei Alkoholkranken sehr häufig festgestellt. Alkohol hemmt nicht nur die Freisetzung und Absorption von Folsäure im Darmlumen, sondern steigert auch den Abbau und die Verluste über die Niere. Zudem beeinträchtigt Alkohol die Speicherung von Folsäure in der Leber. Folsäuremangel führt zu morphologisch veränderten Mucosazellen im Bereich des Dünndarms. Daraus resultiert wiederum eine gestörte intestinale Folsäureabsorption – der Beginn eines Teufelskreises. Klinische Zeichen eines Folsäuredefizits sind megaloblastische Anämie, Leukopenie und neurologische Störungen (siehe Kap. 5.4.6).

Der **Vitamin-A-Stoffwechsel** (siehe Kap. 5.3.1) ist bei Alkoholikern in vielfältiger Weise gestört. Neben der beeinträchtigten intestinalen Spaltung und Absorption der Retinylester steigert Alkohol den Vitamin-A-Abbau durch Induktion von Cytochrom-P-450–2E1. Zudem ist die alimentäre Vitamin-A-Zufuhr bei Alkoholkranken häufig unzureichend.

Besonders häufig findet sich eine Unterversorgung mit **Vitamin D** (siehe Kap. 5.3.2), ein Umstand, der das Risiko für osteopathische Symptome (Entmineralisierung der Knochen, Knochenbrüche) erhöht. Als Ursache konnten verschiedene Faktoren identifiziert werden. Hierzu zählen die unzureichende Zufuhr mit der Nahrung, die geringe Sonnenexposition sowie Absorptionsstörungen. Am bedeutsamsten dürfte allerdings die eingeschränkte Aktivierung der Vitamin-D-Metaboliten im Lebergewebe sein. Skelettanomalien (Osteoporose, Osteopenie, Frakturen) erklären sich jedoch nicht nur über die Störung des Vitamin-D-Haushalts. Vielmehr entfaltet Alkohol auch direkte Effekte auf das Skelettsystem (siehe Kap. 29).

Mineralstoffe

Bei chronischem Alkoholismus finden sich insbesondere Störungen im Stoffwechsel von Magnesium, Zink und Selen.

Etwa 30 % aller Alkoholiker sind unzureichend mit **Magnesium** versorgt. Abgesehen von der oftmals unzureichenden alimentären Magnesiumzufuhr vieler Alkoholiker steigert Alkohol die Verluste von Magnesium über den Stuhl (Diarrhoe) und den Urin. Klinisch zeigt sich ein Magnesiummangel in Form von Tetanien und Parästhesien (siehe Kap. 6.2.4).

Störungen im **Zinkstoffwechsel** werden bei Alkoholkranken sehr häufig festgestellt. Neben der geringen alimentären Zinkaufnahme trägt hierzu die alkoholinduzierte Ausscheidung von Zink über die Nieren bei. Aufgrund der zahlreichen physiologischen Funktionen von Zink sind bei einem Mangel fast alle Stoffwechselvorgänge betroffen. Insbesondere Wundheilungsstörungen, Hautveränderungen, Appetitlosigkeit und Diarrhoe werden häufig beobachtet (siehe Kap. 6.3.2). Bedeutsam ist die Interaktion zwischen Zink und Vitamin A. Sowohl die Synthese des retinolbindenden Proteins als auch die Oxidation von Retinal aus Retinol sind zinkabhängige Prozesse. Ein Zinkmangel beeinträchtigt daher den Vitamin-A-Stoffwechsel (siehe Kap. 5.3.1). Auch der oxidative Alkoholabbau durch das Enzym ADH ist bei defizitärer Zinkversorgung gehemmt.

10.3 Mögliche protektive Effekte von Alkohol

Kontrovers wird immer wieder die Frage diskutiert, inwieweit ein **moderater Alkoholkonsum** (10–30 g Alkohol/Tag) gesundheitlich positive Wirkungen entfaltet. Tatsächlich zeigt die Mehrzahl der retro- und prospektiv durchgeführten epidemiologischen Studien einen entsprechenden gesundheitlichen Nutzen. Ein moderater Alkoholkonsum kann insbesondere zu einer Reduktion **koronarer Herzerkrankungen** (siehe Kap. 26.4.8) und ischämischer Schlaganfälle beitragen. Auch die Gesamtmortalität liegt bei Personen, die geringe bis mittlere Mengen an Alkohol konsumieren, niedriger, als bei abstinent lebenden Personen. Zu berücksichtigen ist hierbei allerdings die ausgeprägte Altersabhängigkeit der Alkoholwirkung. Während bei älteren Personen der Zusammenhang zwischen Alkoholkonsum und Gesamtmortalität eine – ähnlich dem BMI (siehe Kap. 24.2) – U-förmige Beziehung aufweist, ist bei jüngeren Personen (< 40 Jahre) ein positiver linearer Verlauf gegeben. Für jüngere Personen ist daher bereits ein moderater Alkoholkonsum mit gesundheitlichen Risiken verbunden, während Ältere hiervon profitieren. Obwohl bestimmten Inhaltsstoffen alkoholischer Getränke, hier vor allem den in Rotwein reichlich enthaltenen **Polyphenolen** (siehe Kap. 8.2), ein präventives Potenzial zugesprochen wird, scheint Alkohol auch eigenständige protektive Effekte zu besitzen. Moderate Mengen erhöhen u. a. die HDL-Spiegel, hemmen die Thrombocytenaggregation und wirken fibrinolytisch. Bei all diesen positiven Aspekten, die von einem moderaten Alkoholkonsum ausgehen, sollte die damit in Verbindung stehende potenzielle Suchtgefahr nicht aus den Augen verloren werden. Tatsächlich kann bereits eine geringe Alkoholmenge das Suchtrisiko bei einzelnen Personen drastisch steigern. Daher wird der regelmäßige moderate Alkoholkonsum bislang nicht von entsprechenden Fachgesellschaften (z. B. DGE) empfohlen. Vollständig auf Alkohol verzichten sollten insbesondere **Schwangere**, da bereits geringe Mengen Alkohol zu schweren Entwicklungsstörungen des Embryo und Feten führen (siehe Kap. 18.2.2).

Weiterführende Literatur
Cook CC, Hallwood PM, Thomson AD: B Vitamin deficiency and neuropsychiatric syndromes in alcohol misuse. Alcohol Alcohol 33(4): 317–336, 1998
Deutsche Gesellschaft für Ernährung (DGE), Österreichische Gesellschaft für Ernährung (ÖGE), Schweizerische Gesellschaft für Ernährungsforschung (SGE), Schweizerische Vereinigung für Ernährung (SVE): Referenzwerte für die Nährstoffzufuhr. Umschau/Braus, Frankfurt am Main 2000, S. 65-67
Diehl AM: Liver disease in alcohol abusers: clinical perspective. Alcohol 27(1): 7–11, 2002
Eriksson CJ: The role of acetaldehyde in the actions of alcohol (update 2000). Alcohol Clin Exp Res 25 (5 Suppl ISBRA): 15S–32S, 2001
Fernandez Checa JC, Bellentani S, Tiribelli C: Alcohol-induced liver disease: from molecular damage to treatment. Rev Med Chil 130(6): 681–90, 2002
Hines LM, Rimm EB: Moderate alcohol consumption and coronary heart disease: a review. Postgrad Med J 77 (914): 747–752, 2001
Maddrey WC: Alcohol-induced liver disease. Clin Liver Dis 4(1): 115–31, 2000
Ong JP, Mullen KD: Hepatic encephalopathy. Eur J Gastroenterol Hepatol 13: 325–334, 2001
Poschl G, Seitz HK: Alcohol and cancer. Alkohol Alcohol 39 (3): 155–65, 2004
Seiler C: Alkohol, Herz und Kreislauf. Ther Umschau 57 (4): 200–204, 2000
Seitz HK: Wieviel Alkohol macht krank? Trägt Alkohol zur Gesundheit bei? Ergebnisse einer Arbeitstagung der Deutschen Hauptstelle gegen Suchtgefahren. Dtsch Ärzteblatt 97B: 1304–1307, 2000
Seitz HK, Poschl G: Alkohol und die Leber. Ther Umsch 57 (4): 227–231, 2000
Suter PM: Alcohol and mortality: if you drink, do not forget fruits and vegetables. Nutr Rev 59 (9): 293–297, 2001
Thomson AD: Mechanisms of vitamin deficiency in chronic alcohol misusers and the development of the Wernicke-Korsakoff syndrome. Alcohol Alcohol Suppl 35 Suppl 1: 2–7, 2000

Teil II:

Lebensmittelwissenschaftliche Aspekte

11 Ernährungsphysiologische Bedeutung der Lebensmittel

Der ernährungsphysiologische Wert eines Lebensmittels ergibt sich aus den wertgebenden und wertmindernden Inhaltsstoffen. Zu den wertgebenden Anteilen zählen die Makro- und Mikronährstoffe sowie der Gehalt an Ballaststoffen und sekundären Pflanzenstoffen. Wertmindernde Inhaltsstoffe hingegen sind Toxine, Rückstände, Verunreinigungen, pathogene Mikroorganismen sowie antinutritive Faktoren (z. B. Oxalsäure) (siehe Kap. 12). Über den gesundheitlichen Wert der Ernährung entscheidet letztlich aber nicht das einzelne Lebensmittel, sondern die Zusammenstellung der gesamten Kost über einen längeren Zeitraum.

Die üblicherweise verzehrten Lebensmittel lassen sich in verschiedene Hauptgruppen einteilen, von denen die Wesentlichsten im Folgenden kurz beschrieben werden.

11.1 Lebensmittel pflanzlichen Ursprungs

Getreide und Getreideerzeugnisse

Unter dem Begriff Getreide werden verschiedene Nutzpflanzen aus der Familie der Gräser (*Poaceae*) zusammengefasst. Zu den wichtigsten Getreidesorten zählen Weizen (*Triticum*), Roggen (*Secale*), Gerste (*Hordeum*), Hafer (*Avena*), Reis (*Oryza*), Hirse (*Pennisetum*) und Mais (*Zea*). In der Ernährung der meisten Völker stellen Getreide und Getreideprodukte die wichtigsten Grundnahrungsmittel dar. Sie liefern Energie vor allem in Form von Stärke (mindestens 60 % des Korns) und sind weltweit betrachtet die Hauptproteinlieferanten (10–17 % des Korns). Darüber hinaus weisen sie einen hohen Anteil an Ballaststoffen, B-Vitaminen, insbesondere Thiamin (Vitamin B_1) und Pyridoxin (Vitamin B_6) sowie Mineralstoffen auf. Wie hoch der Anteil dieser wertgebenden Inhaltsstoffe tatsächlich ist, hängt wesentlich vom **Ausmahlungsgrad** ab. Bei niedrig ausgemahlenen Mehlen wird nur der Mehlkörper verarbeitet, während bei hoch ausgemahlenen Mehlen auch die nährstoffreiche Samenschale vermahlen wird. Der **Aschegehalt**, also der Anteil, der bei vollständiger Verbrennung des Mehls übrig bleibt, entspricht dem Mineralstoffgehalt und kennzeichnet den Ausmahlungsgrad eines Mehls. Ein Weizenmehl Type 405 weist nur 405 mg Asche pro 100 g Mehl auf, ist also ein niedrig ausgemahlenes Mehl; Type 1050 hingegen liefert 1050 mg pro 100 g. Vollkornmehl, das nicht mit einer Typebezeichnung gekennzeichnet wird, enthält alle Schalenbestandteile und hat somit den höchsten Anteil an Ballaststoffen, Vitaminen und Mineralstoffen. **Tabelle 11–1** zeigt beispielhaft einige Nährstoffgehalte von Weißbrot und Vollkornbrot. Beim Backvorgang können unterschiedlich hohe Vitaminverluste auftreten. So kann der Thiaminanteil um etwa 25 % sinken, während die Gehalte an Niacin und Riboflavin nahezu unverändert bleiben.

Vollkornbrote müssen zu mindestens 90 % aus Vollkornmahlerzeugnissen bestehen. Der hohe Phytinsäuregehalt in den Randschichten des Getreidekorns wirkt sich bei **Vollkornprodukten** ungünstig auf die Verfügbarkeit der enthaltenen Mineralstoffe aus, da **Phytate** mit Kationen wie Eisen und Zink stabile Komplexe bilden und sie so der Absorption entziehen. So konnte gezeigt werden, dass sich trotz des im Vergleich zu Weißbrot etwa doppelt so hohen Zinkgehalts in Weizenvollkornbrot die bioverfügbare Menge nur

Tab. 11–1 Vergleich einiger Nährstoffgehalte von Weizenvollkornbrot und Weißbrot je 100 g

Nährstoffgehalt	Weizenvollkornbrot	Weißbrot
Energie (kJ) [kcal]	843 [201]	1009 [241]
Protein (g)	7,0	7,6
Ballaststoffe (g)	7,4	3,2
Magnesium (mg)	60	24
Eisen (mg)	2,0	0,7
Zink (mg)	1,5	0,7
Thiamin Vitamin B_1 (µg)	250	86
Riboflavin Vitamin B_2 (µg)	150	60
Pyridoxin Vitamin B_6 (µg)	79	17
Nicotinamid (µg)	3300	850

unwesentlich unterscheidet. Auch eine stark verminderte Eisenresorption nach Austausch von 25 g Mehl durch Weizenkleie spricht für den ungünstigen Effekt von Phytat, da Kleie diese Wirkung nicht aufwies, wenn der Phytatanteil enfernt wurde. Eine Kost, die ausschließlich hoch ausgemahlene Getreideerzeugnisse enthält, liefert jedoch im Vergleich zu einer Kost mit hohem Anteil raffinierter Kohlenhydrate mehr Vitamine und Mineralstoffe, so dass die potenziellen Absorptionsbeeinträchtigungen hierdurch vermutlich kompensiert werden.

Im Getreidekorn enthaltene *Phytasen* bauen Phytate enzymatisch ab, wenn dem unerhitzten Mehl oder Schrot Wasser zugesetzt wird. Die Bioverfügbarkeit steigt dementsprechend zum Beispiel bei der Sauerteigbereitung oder dem Keimen von Getreide an. In industriell gefertigtem Müsli können die Phytasen jedoch nicht mehr aktiv werden, da die Getreideflocken grundsätzlich erhitzt werden, um eine ausreichende Lagerstabilität zu gewährleisten. Im Gegensatz zur unerwünschten Herabsetzung der Bioverfügbarkeit von Mineralstoffen weisen Phytate auch gesundheitsfördernde Eigenschaften auf. Hierzu zählen anticancerogene Mechanismen beim Coloncarcinom sowie positive Effekte auf den postprandialen Blutglucoseverlauf.

Unter den angebotenen Reisvarianten enthält der **Naturreis** noch den Keim und das darunter liegende **Silberhäutchen** und ist aufgrund des höheren Vitamin- und Mineralstoffanteils ernährungsphysiologisch am wertvollsten. **Parboiled-Reis** wird vor dem Entspelzen mit heißem Wasser unter Druck gedämpft, so dass ein Teil der Mikronährstoffe aus den Außenschichten und dem Keim in das Innere des Korns wandert. Damit ist er dem polierten Reis im Nährstoffgehalt überlegen.

Gemüse, Kartoffeln und Hülsenfrüchte

Als **Gemüse** werden Pflanzenteile meist einjähriger Nutzpflanzen in frischem oder zubereitetem Zustand bezeichnet. Sie werden in Blüten-, Wurzel-, Knollen-, Samen-, Frucht-, Stängel-, Spross-, Blatt-, Zwiebel- und Wildgemüse eingeteilt. Mit 85–95 % weisen die meisten frischen Gemüsearten einen hohen Wassergehalt auf. Der Kohlenhydratanteil liegt bei 2–20 %, der Fettanteil unter 1 % und der Proteingehalt beträgt mit Ausnahme der Leguminosen, die bis zu 15 % Protein aufweisen können, nur 1–4 %. Ernährungsphysiologisch von Vorteil ist der geringe Energiegehalt von etwa 100 kJ (25 kcal)/100 g, wobei Kartoffeln und Hülsenfrüchte aufgrund ihres hohen Stärkeanteils eine Ausnahme bilden.

Gemüse liefert Ballaststoffe sowie zahlreiche Mineralstoffe und Vitamine. Neben Kalium und Magnesium, das in hoher Menge in Grünbestandteilen enthalten ist, tragen sie auch zur Calcium-, Eisen- und Kupferversorgung bei. Kohl, Paprika und Broccoli sind besonders reich an Vitamin C, grüne Blattgemüse stellen eine gute Folsäurequelle dar. Darüber hinaus liefert Gemüse **sekundäre Pflanzenstoffe**, die gesundheitsfördernde Wirkungen, wie z. B. antioxidative und anticancerogene Effekte, ausüben (siehe Kap. 8.2). **Carotinoide** finden sich insbesondere in grünem, gelbem und rotem Gemüse. Die Randschichten von Gemüse weisen vielfach hohe Anteile an **Polyphenolen** auf, Zwiebel und Knoblauch enthalten **Sulfide** und Kohl liefert **Glucosinolate**. Sekundäre Pflanzenstoffe und Vitamine werden als wesentliche Ursachen für die in zahlreichen Studien nachgewiesene inverse Korrelation zwischen vielen Tumorarten und einem hohen Gemüse- und Obstkonsum angesehen (siehe Kap. 28.3).

Ernährungsphysiologisch von Nachteil ist die relativ geringe **Bioverfügbarkeit** einiger Mineralstoffe. Dies gilt zum Beispiel für **oxalsäurereiche** Lebensmittel wie Spinat und Rhabarber. Spinat trägt nicht nennenswert zur Eisen- und Calciumversorgung bei, sondern kann diese Mineralstoffe sogar der Absorption entziehen. Lagerung und

Verarbeitung von Gemüse und Kartoffeln führen zu unterschiedlich hohen Nährstoffverlusten. So sinkt der Vitamin-C-Gehalt in kühl gelagerten Kartoffeln innerhalb von 1–2 Monaten um ein Drittel. Während die Vitaminverluste in tiefgekühltem Gemüse sehr gering sind, und nur ein sehr langsamer Vitaminabbau erfolgt, kommt es bei der Herstellung von Gemüsekonserven zu größeren Verlusten. Um Nährstoffverluste im Zuge der Lagerung und Verarbeitung zu minimieren, sollte Gemüse möglichst nur kurze Zeit und kühl gelagert werden und mit minimalen Wassermengen zubereitet und gegart werden. Die Erhitzungsdauer ist möglichst kurz zu halten (hohe Temperaturen für kurze Zeit, wenn notwendig). Gegartes Essen sollte direkt verzehrt und weder gelagert noch warm gehalten werden.

In einigen Fällen wird die **Nährstoffausnutzung** durch Verarbeitungsschritte aber auch verbessert. So werden Carotinoide, wie β-Carotin oder Lycopin, aus rohen Möhren oder Tomaten nur in geringer Menge absorbiert, wohingegen sich die Bioverfügbarkeit durch starke Zerkleinerung und Garen erhöht (siehe Kap. 5.3.1).

Obst

Unter dem Begriff Obst werden die essbaren Früchte und Samen mehrjähriger Pflanzen zusammengefasst. Es wird zwischen Beeren-, Kern-, Stein-, Schalenobst, Südfrüchten, Exoten und Wildfrüchten differenziert. Obst weist einen hohen Wassergehalt von 80–90 % auf, der Kohlenhydratgehalt liegt bei 5–20 % (vorwiegend niedermolekulare Kohlenhydrate) und der Protein- und Fettanteil liegt jeweils unter 1 %. Ausnahmen bilden **Schalenobst** (Nüsse) sowie Oliven und Avocado, die größere Mengen an Lipiden enthalten. Ernährungsphysiologisch bedeutende Inhaltsstoffe des Obstes sind **Vitamine**, insbesondere Vitamin C und β-Carotin, Mineralstoffe (Kalium, Phosphor, Magnesium), **Ballaststoffe** (Cellulose, Pektin) und **organische Säuren**. Die Gehalte schwanken auch innerhalb der Obstarten je nach Sorte, Umweltbedingungen und Reifegrad. Reich an Vitamin C sind schwarze Johannisbeeren, Erdbeeren, Kiwi und Zitrusfrüchte. Gesundheitsfördernde Wirkungen besitzt Obst vermutlich auch aufgrund seines Gehaltes an **sekundären Pflanzenstoffen** wie Flavonoiden, Carotinoiden und Terpenen (siehe Kap. 8.2). Der Energiegehalt von Obst liegt überwiegend über dem von Gemüse und wird vielfach unterschätzt. Vitaminverluste ergeben sich vor allem bei längerer Lagerung.

11.2 Lebensmittel tierischen Ursprungs

Fleisch und Fleischerzeugnisse

Fleisch umfasst die Skelettmuskulatur von warmblütigen Schlachttieren wie Rind, Kalb, Schwein, Schaf, Ziege, Einhufer, Geflügel, Kaninchen und Wild. Im weiteren Sinne wurden bisher auch andere Schlachttierteile wie Binde-, Fett-, Nervengewebe, Knochen, Innereien, Schlachtabschnitte und Schlachtfette dazugezählt. Nach einer neuen **EU-Richtlinie** muss aber ab Juli 2003, bei Erzeugnissen, die Fleisch als Zutat enthalten, deutlich gekennzeichnet werden, ob Muskelfleisch, Fett oder Innereien enthalten sind. Fleisch besitzt einen hohen Nährwert und trägt wesentlich zur Versorgung mit essenziellen Nährstoffen bei. Muskelfleisch enthält 15–25 % Protein, das sich durch eine **hohe biologische Wertigkeit** auszeichnet (siehe Kap. 3.6). Der Fettanteil liegt je nach Tierart bei 2–30 %. Ernährungsphysiologisch günstig ist das Vorkommen der Vitamine B_1, B_6, B_{12}, A und Niacin sowie der Spurenelemente Eisen und Zink, die beide in gut verfügbaren Verbindungen vorliegen.

Während Geflügel- und Schweinefleisch relativ günstige **Fettsäuremuster** aufweisen, enthält Rindfleisch einen hohen Anteil gesättigter Fettsäuren. Zu beachten ist weiterhin der hohe Cholesterolgehalt von Fleisch und Fleischwaren. Insbesondere Wurstwaren sind vielfach sehr fettreich und damit im Hinblick auf das Risiko erhöhter LDL-Cholesterolwerte als ungünstig anzusehen. Nachteilig wirkt sich auch der Gehalt an **Purinen** aus, der bei bereits vorliegender Hyperurikämie die Harnsäurewerte zusätzlich erhöhen kann (siehe Kap. 27.1). Als ungünstig ist außerdem die mögliche Umsetzung von Nitrit aus gepökelten Fleischwaren mit Aminen und Amiden anzusehen, die zur Bildung von cancerogenen Nitrosaminen (siehe Kap. 28.2) führt.

Bei **Wurst** handelt es sich um Fleischprodukte, die aus zerkleinerten Teilen von Muskelfleisch, Organen, Schwarten, Fett und Blut unter Verwendung weiterer Zutaten (Gewürze, pflanzliche Lebensmittel) hergestellt werden. Man unterscheidet Roh-, Brüh- und Kochwürste. Rohwürste wie Salami, Mett- und Teewurst weisen einen hohen Fettgehalt von 40–60 % auf. Der Fettgehalt von Kochwurst wie Blut-, Leber- und Sülzwurst liegt zwischen 20 und 50 %. Brühwürste wie z. B. Wiener Würstchen, Jagdwurst und Mortadella werden aus rohem Muskelfleisch, Fettgewebe, Innereien und Blut hergestellt und sind durch einen Fettgehalt von 15–35 % gekennzeichnet.

Fisch

Fische lassen sich nach ihrem Fettgehalt (siehe Tab. 11–2) sowie nach ihrer Herkunft in **Süßwasser-** und **Meeresfische** unterteilen. Ernährungsphysiologisch bedeutend ist insbesondere der Gehalt an hochwertigem Protein sowie an Iod, Selen und den Vitaminen A und D. Dabei sind Meeresfische die einzigen Lebensmittel mit einem hohen Iodgehalt, der für Seelachs, Schellfisch, Kabeljau und Rotbarsch in einem Bereich von 100–200 μg/100 g liegt. Fettfische wie Heilbutt, Lachs, Makrele und Thunfisch weisen die höchsten Mengen an Vitamin A (20–40 μg/100 g) und Vitamin D (5–16 μg/100 g) auf.

Präventive Effekte gehen von im Fisch enthaltenen **ω-3-Fettsäuren** (Eicosapentaen- und Docosahexaensäure) aus, deren vermehrte Zufuhr das Herz-Kreislauf-System (siehe Kap. 26.4.1) sowie entzündliche Erkrankungen (siehe Kap. 30.3) positiv beeinflussen kann. Besonders reich an ω-3-Fettsäuren sind Makrele, Hering, Thunfisch und Lachs.

Milch und Milchprodukte

Unter dem Begriff Milch wird nach deutschem Lebensmittelrecht ausschließlich **Kuhmilch** verstanden. Milch enthält in unverarbeitetem Zustand 4–6 % Lactose, 3–5 % Fett, 3–4 % Protein und 0,7–0,9 % Mineralstoffe. Herausragend ist der hohe Gehalt an **Calcium** von 1,2 g je Liter, aber auch für die Vitamin-B_2-Versorgung spielt Milch eine wichtige Rolle. Daneben liefert Milch je nach Fettgehalt und Fütterung unterschiedlich hohe Mengen an Vitamin A sowie Vitamin B_{12}.

Pasteurisierte Milch weist etwas höhere Vitamingehalte auf als **H-Milch**, aber selbst bei der H-Milch-Herstellung liegen die Verluste nur im Bereich von 5–20 %. Bei **Vorzugsmilch** handelt es sich um eine unbehandelte Rohmilch, die bestimmten hygienischen Anforderungen entsprechen muss und direkt beim Erzeuger abgefüllt wird. Da Rohmilch pathogene Keime enthalten kann, sollte sie nicht von immunschwachen Menschen wie Säuglingen (siehe Kap. 18.4.2) und Kleinkindern sowie älteren Personen verzehrt werden. Dies gilt auch für aus Rohmilch hergestellten Käse. (Achtung: Schwangere).

Bei der Erzeugung von Konsummilch wird in der Regel ein Fettgehalt von mindestens 3,5 % bei Vollmilch und 1,5 % bei teilentrahmter (fettarmer) Milch eingestellt. Entrahmte Milch weist nur noch einen Fettgehalt von höchstens 0,5 % auf.

Für die Verdauung der **Lactose** ist das in der Dünndarmmucosa lokalisierte Enzym β-Galactosidase (Lactase) erforderlich, das beim überwiegenden Teil der Weltbevölkerung in nicht ausreichender Aktivität vorliegt, so dass es zu Verwertungsstörungen kommt (siehe Kap. 31). Joghurt und andere fermentierte Milchprodukte werden meist besser vertragen als Milch selbst, da Lactase aus lebenden Keimen die Wirkung des menschlichen Enzyms unterstützen kann und bei der Herstellung von **Sauermilchprodukten** Lactose bereits durch die Starterkulturen teilweise zu Milchsäure und Ethanol abgebaut wird. Durch die für die Fermentation von Joghurt eingesetzten Kulturen kann sich ein regelmäßiger Joghurtverzehr insbesondere auf die Darmgesundheit positiv auswirken (siehe Kap. 22).

Tab. 11–2 Einteilung der Fische nach dem Fettgehalt

	Fettgehalt [%]	Fischarten
Magerfische	< 1	Kabeljau, Köhler, Schellfisch, Leng, Blauleng, Hecht, Barsch, Zander, Alaska-Seelachs
Geringer Fettgehalt	> 1–5	Weißer Heilbutt, Katfisch, Scholle, Seehecht, Meeräsche, Meerbarbe, Seezunge, Steinbutt, Forelle
Mittelfette Fische	> 5–10	Thunfisch, Lachs, Sardine, Schwertfisch, Wels, Brassen, Dornhai, Rotbarsch
Fettfische	> 10	Sprotte, Schwarzer Heilbutt, Makrele, Hering, Aal

Käse wird aus dickgelegter Milch durch Abscheidung der Molke und durch mehr oder weniger weitgehende Reifung mit Hilfe spezieller Mikroorganismen gewonnen. **Labkäse** (Hart-, Schnittkäse) weist im Gegensatz zu **Sauermilchkäse** hohe Calciumgehalte auf. Die Einteilung erfolgt nach Fettstufen (Fettgehalt in der Trockenmasse) oder nach der Konsistenz (z. B. Hartkäse, Schnittkäse, Sauermilchkäse, Weichkäse).

Aufgrund des hohen Anteils gesättigter Fettsäuren, sollte bei Milch und Milchprodukten grundsätzlich auf fettarme Varianten zurückgegriffen werden.

Eier

Das im Hühnerei enthaltene Protein wird als das hochwertigste Nahrungseiweiß angesehen. Hühnerei liefert außerdem zahlreiche essenzielle Mikronährstoffe. So weisen Eier einen relativ hohen Gehalt an den Vitaminen A, D und B_{12} auf. Ernährungsphysiologisch von Nachteil ist der hohe Cholesterolgehalt im Eidotter. Der im rohen Eiklar enthaltene Inhibitor **Avidin** beeinträchtigt die Verfügbarkeit des B-Vitamins Biotin, weshalb Eiklar nicht in größerer Menge roh verzehrt werden sollte (siehe Kap. 5.4.8).

11.3 Nahrungsfette und -öle

Nahrungsfette lassen sich in pflanzliche und tierische Öle und Fette unterteilen. Ernährungsphysiologisch bedeutsam ist die **Fettsäurezusammensetzung** eines Fetts. Landtierfette wie Butter, Schmalz und Talg weisen hohe Gehalte an gesättigten Fettsäuren auf und enthalten im Unterschied zu den pflanzlichen Fetten die mehrfach ungesättigte Arachidonsäure sowie Cholesterol. Seetierfette enthalten neben Arachidonsäure vielfach hohe Mengen der ω-3-Fettsäuren Eicosapentaen- und Docosahexaensäure, aus denen Eicosanoide mit überwiegend präventiven Eigenschaften gebildet werden (siehe Kap. 26.4.1).

Einige wenige **Pflanzenfette** wie Palmkernfett, Kokosfett und Kakaobutter weisen überwiegend gesättigte Fettsäuren auf. Demgegenüber sind pflanzliche Öle reich an ernährungsphysiologisch wertvollen einfach und mehrfach ungesättigten Fettsäuren. Vielfältige epidemiologische Untersuchungen zeigen, dass insbesondere ein hoher Anteil **einfach ungesättigter Fettsäuren** (Ölsäure) in der Nahrung positive Effekte auf den Plasmacholesterolspiegel ausübt. Diese finden sich in erster Linie in Olivenöl, aber auch in Erdnuss- und Rapsöl. Sonnenblumen-, Mais-, Weizenkeim- und Sojaöl liefern die essenzielle zweifach ungesättigte Linolsäure in großer Menge. Die ω-3-Fettsäure α-**Linolensäure** macht einen hohen Anteil in Leinöl aus und liegt in geringeren Mengen auch in Raps- und Sojaöl vor (siehe Tab. 2–4: Prozentuale Verteilung der Fettsäuren in tierischen und pflanzlichen Fetten und Ölen).

Mit Ausnahme von **kaltgepressten Ölen** werden die meisten Fette einer **Raffination** unterzogen. Dabei werden nicht nur freie Fettsäuren, Schwefel, Eisen, Peroxide und Umweltschadstoffe, sondern auch wertgebende Stoffe wie Tocopherole und Carotinoide abgetrennt. Kaltgepresste Öle weisen dementsprechend zwar etwas höhere Gehalte an Umweltschadstoffen und eine geringere Lagerfähigkeit, aber höhere Anteile an erwünschten Inhaltsstoffen wie Vitamin E, Carotinoiden und Phytosterolen auf.

Pflanzenmargarine besteht zu mindestens 98 % aus Pflanzenfetten, wobei der Gehalt an Linolsäure bei mindestens 15 % liegen muss. Demgegenüber enthält linolsäurereiche Margarine bei gleich hohem Anteil von Pflanzenfetten mindestens 30 % Linolsäure.

11.4 Zucker und zuckerreiche Erzeugnisse

Raffinierter Weißzucker besteht aus **Saccharose** (siehe Kap. 1.1). Er ist praktisch frei von Mikronährstoffen sowie von Verunreinigungen. Brauner Zucker (Rohzucker) stellt ein nicht vollkommen gereinigtes Zwischenprodukt bei der Weißzuckerherstellung aus Zuckerrüben oder Zuckerrohr dar und weist nur unbedeutende Gehalte an Mikronährstoffen auf. **Honig** besteht zu 75 % aus Monosacchariden, überwiegend in Form von Fructose und Glucose. Sein Mineralstoffgehalt von bis zu 1 % und sein geringfügiger Proteinanteil spielen ernährungsphysiologisch keine Rolle. Ein hoher Konsum an Zucker und zuckerreichen Erzeugnissen stellt im Hinblick auf die geringe Nährstoffdichte und einem damit verbundenen möglichen Defizit essenzieller Nährstoffe sowie in Hinsicht auf die Förderung von **Karies** ein Problem dar.

11.5 Getränke

Unter den **alkoholfreien Erfrischungsgetränken** werden Mineral-, Quell- und Tafelwässer, Fruchtsaftgetränke, Limonaden und Brausen zusammengefasst. **Mineralwässer** entstammen unterirdischen Quellen und müssen am Gewinnungsort abgefüllt werden. Sie sind ebenso wie **Quellwässer** naturbelassen, letztere weisen jedoch geringere Mineralstoffgehalte auf. **Tafelwasser** wird aus Trink- und/oder Mineralwasser hergestellt, indem Natursole, Salze und Kohlensäure zugesetzt werden. Die verschiedenen Wässer liefern Mineralstoffe in gut verfügbarer Form, so dass sie maßgeblich zur Versorgung mit Magnesium und Calcium beitragen können. Mineralwässer dürfen als „geeignet für eine **natriumarme Ernährung**" ausgewiesen werden, wenn der Natriumgehalt unter 20 mg/l liegt. Eine Kennzeichnung „geeignet für die Zubereitung von **Säuglingsnahrung**" erfordert weitere Beschränkungen hinsichtlich des Nitrat- (≤ 10 mg/l) Nitrit- (≤ 0,02 mg/l) und Fluoridgehalts (≤ 0,7 mg/l). Darüber hinaus werden Begrenzungen zu den Gehalten an Mangan, Arsen und Radium verschrieben.

Limonaden, zu denen auch Cola- und Tonicgetränke gehören, weisen einen hohen Zuckergehalt (mindestens 7 %, bei **coffeinhaltigen Erfrischungsgetränken** im Mittel 10–11 %) auf. Darüber hinaus kann ihr zum Teil hoher Phosphorsäuregehalt die Calciumbilanz ungünstig beeinflussen. **Fruchtsaftgetränke, -nektare** und **-säfte** weisen unterschiedliche Gehalte an Fruchtsaft auf. So enthalten Fruchtsaftgetränke je nach Obst nur 6–30 % und Nektare 25–50 %. Fruchtsaft muss dagegen zu 100 % aus der Frucht bzw. aus dem Fruchtsaftkonzentrat hergestellt werden.

Als **Tee** werden die getrockneten Blattknospen und jungen Blätter des Teestrauchs (*Camellia sinensis*) bzw. ein daraus hergestellter Aufguss bezeichnet. Schwarzer und grüner Tee enthalten **Coffein** (früher auch als Thein bezeichnet) in einer Größenordnung von 30–70 mg pro Tasse. Da es an Gerbstoffe gebunden vorliegt, wird es langsamer aufgenommen als aus Kaffee. Polyphenole, vor allem **Catechine** des Tees, werden für gesundheitsfördernde, antioxidative Wirkungen verantwortlich gemacht, können aber die Mineralstoffverfügbarkeit verschlechtern. Insbesondere die in höheren Konzentrationen in **grünem Tee** vorkommenden Epigallocatechingallate werden mit anticancerogenen Eigenschaften assoziiert. Aufgrund seines **Fluoridgehalts** trägt schwarzer Tee wesentlich zur Fluoridversorgung bei (siehe Kap. 6.3.4).

Unter **Kaffee** versteht man ein aus gemahlenen Kaffeebohnen, den Samen des Kaffeestrauchs (*Coffea*), hergestelltes Getränk. Der Coffeingehalt einer Tasse Kaffee liegt bei etwa 80 mg. Ein hoher Kaffeekonsum wurde immer wieder mit erhöhten Plasmacholesterolwerten in Zusammenhang gebracht. Die Auswertung randomisierter, kontrollierter Studien zeigt, dass ungefilterter Kaffee, nicht jedoch Filterkaffee, mit steigendem Konsum zu einer Erhöhung von Gesamt- und LDL-Cholesterol führt. Für diesen Effekt werden die durch Papierfilter zurückgehaltene Diterpene **Cafestol** und Kahweol verantwortlich gemacht. Zudem wurde ein geringfügig höherer Blutdruck bei Kaffeetrinkern festgestellt.

Unter den alkoholhaltigen Getränken kommen **Bier** und **Wein** die größte Bedeutung zu. Sie weisen einen Ethanolgehalt von 4–14 % auf. Aufgrund des Energiegehalts von etwa 29 kJ/g kann ein hoher Alkoholkonsum zur Entstehung von Adipositas beitragen. Zu den weiteren physiologischen Wirkungen von Alkohol siehe Kapitel 10.

11.6 Zusatzstoffe

Zusatzstoffe werden Lebensmitteln bzw. Rohstoffen zur Verbesserung der Haltbarkeit, der Konsistenz, des Geschmacks, des Aussehens, des ernährungsphysiologischen Werts oder als technischer Hilfsstoff zugesetzt (**siehe Tab. 11–3**). Ihr Einsatz in Lebensmitteln unterliegt einem **Verbotsprinzip mit Erlaubnisvorbehalt**, d. h. sie dürfen nur eingesetzt werden, wenn sie lebensmittelrechtlich ausdrücklich erlaubt sind. Außerdem müssen sie toxikologisch unbedenklich sein. Der Zusatz ist auf bestimmte Lebensmittel beschränkt und die eingesetzte Menge in den meisten Fällen limitiert. Die duldbare tägliche Zufuhrmenge wird durch den **ADI-Wert** (Acceptable Daily Intake) beschrieben. Zusatzstoffe sind vor allem in schnell verderblichen Lebensmitteln von Bedeutung, wenn sie zur Verminderung gesundheitlicher Risiken (z. B. Schimmelpilzbefall) beitragen.

Weiterführende Literatur

Baltes W: Lebensmittelchemie. Springer, Berlin – Heidelberg 2000
Belitz H-D, Grosch W, Schieberle P: Lehrbuch der Lebensmittelchemie. Springer, Berlin – Heidelberg 2001
Combs GF: The vitamins. Fundamental aspects in nutrition and health. Academic Press, San Diego 1998
Couzy F, Kastenmayer P, Vigio M, Clough J, Munoz-Box R, Barclay DV: Calcium bioavailability from a calcium- and sulfate-rich mineral water, compared with milk, in young adult women. Am J Clin. Nutr 62: 1239–1244, 1995
de Roos B, Katan MB: Possible mechanisms underlying the cholesterol-raising effect of the coffee diterpene cafestol. Curr Opin Lipidol 10: 41–45, 1999
DGE (Deutsche Gesellschaft für Ernährung e.V.): Ernährungsbericht 1996. Deutsche Gesellschaft für Ernährung, Frankfurt a. M. 1996
Deutsche Gesellschaft für Ernährung (DGE), Österreichische Gesellschaft für Ernährung (ÖGE), Schweizerische Gesellschaft für Ernährungsforschung (SGE), Schweizerische Vereinigung für Ernährung (SVE): Referenzwerte für die Nährstoffzufuhr. Umschau/Braus, Frankfurt am Main 2000
Franzke C: Milch und Milcherzeugnisse. In: Franzke C: Allgemeines Lehrbuch der Lebensmittelchemie. Behr's Verlag, Hamburg, 1996, S. 419–437
Franzke C: Honig, Invertzuckercreme. In: Franzke C: Allgemeines Lehrbuch der Lebensmittelchemie. Behr's Verlag, Hamburg 1996, S. 545–549
Gassman B, Steinhart H: Fleisch und Fleischerzeugnisse. In: Franzke C: Allgemeines Lehrbuch der Lebensmittelchemie. Behr's Verlag, Hamburg 1996, S. 359–394.
Jee SH, He J, Appel LJ, Whelton PK, Suh I, Klag MJ: Coffee consumption and serum lipids: a meta-analysis of randomized controlled clinical trials. Am J Epidemiol 153: 353–362, 2001
Kasper H: Ernährungsmedizin und Diätetik. Urban & Fischer, München – Jena, 2000
McKay DL, Blumberg JB: The role of tea in human health: an update. J Am Coll Nutr 21: 1–13, 2002
Rehbein H, Oehlenschläger J: Fische und Fischerzeugnisse, Krebs- und Weichtiere. In: Franzke C: Allgemeines Lehrbuch der Lebensmittelchemie. Behr's Verlag, Hamburg 1996, S. 395–411.
Rimbach G, Ingelmann HJ, Pallauf J: Antinutritive and beneficial effects of dietary phytate. Akt Ern-Med 19: 141–146, 1994
Schmidt EB, Skou HA, Christensen JH, Dyerberg J: ω-3 fatty acids from fish and coronary artery disease: implications for public health. Public Health Nutr 3: 91–98, 2000
Singer P: Was sind, wie wirken Omega-3-Fettsäuren? Umschau Zeitschriftenverlag, Frankfurt – Eschborn 1994
Souci SW, Fachmann W, Kraut H: Die Zusammensetzung der Lebensmittel. Nährwerttabellen. Medpharm, Stuttgart 2000

Tab. 11–3 Zusatzstoffklassen und Beispiele (Auswahl)

Klassenname	Zusatzstoffe (Beispiele)
Konservierungsstoffe	Sorbinsäure, Benzoesäure, Schwefeldioxid, Natriumnitrit, Kaliumnitrat
Antioxidationsmittel	Tocopherole, Ascorbinsäure, Gallate
Komplexbildner	Zitronensäure, Weinsäure
Dickungs-, Geliermittel	Guarkernmehl, Pektin, Gelatine, Stärke, Johannisbrotkernmehl
Feuchthaltemittel	Sorbit, Mannit, Glycerin
Emulgatoren	Monoglyceride, Diphosphate
Backtriebmittel	Natriumcarbonat, Ammoniumcarbonat
Lebensmittelfarbstoffe	β-Carotin, Chlorophylle, Chinolingelb, Tatrazin
Süßstoffe	Saccharin, Cyclamat, Aspartam, Acesulfam K, Neohesperidin DC, Thaumatin

Stehle P: Lebensmittelkunde – Qualitätskriterien der Ernährung. In: Kluthe H (Hrsg.): Ernährungsmedizin in der Praxis. Aktuelles Handbuch zur Prophylaxe und Therapie ernährungsabhängiger Erkrankungen. Spitta Verlag, Balingen, Stand September 1997
Trautwein EA: Omega-3-Fettsäuren. In: Erbersdobler HF, Meyer AH (Hrsg): Praxishandbuch Functional Food. Behr's Verlag, Grundwerk 12/1999
Urbano G, Lopez-Jurado M, Aranda P, Vidal-Valverde C, Tenorio E, Porres J: The role of phytic acid in legumes: antinutrient or beneficial function? J Physiol Biochem 56: 283–294, 2000
van Het Hof KH, West CE, Weststrate JA, Hautvast JG: Dietary factors that affect the bioavailability of carotenoids. J Nutr 130: 503–506, 2000
van't Veer P, Jansen MC, Klerk M, Kok FJ: Fruits and vegetables in the prevention of cancer and cardiovascular disease. Public Health Nutr 3: 103–107, 2000
Walker R, Lupien JR: The Safety Evaluation of Monosodium Glutamate. J Nutr 130 (4SSuppl): 1049S–1052S, 2000
Watzl B, Leitzmann C: Bioaktive Substanzen in Lebensmitteln. Hippokrates, Stuttgart 1999
Willett WC: Diet and cancer. Oncologist 5: 393–404, 2000

Nützliche Internetadressen zum Thema
Deutsche Forschungsanstalt für Lebensmittelchemie: http://www.dfa.leb.chemie.tu-muenchen.de
United Department of Agriculture (USDAP): http://www.usda.gov
Was-wir-essen. Alles über Lebensmittel: http://was-wir-essen.de
International Food Information Council (IFIC) Foundation: http://www.ific.org

12 Toxische Lebensmittelinhaltsstoffe

12.1 Natürlich vorkommende Nahrungsbestandteile mit toxischer Wirkung

Lebensmittel tierischen oder pflanzlichen Ursprungs können neben erwünschten Nähr- und Schutzstoffen auch eine Reihe gesundheitlich bedenklicher Verbindungen enthalten. Bei den üblichen Ernährungs- und Zubereitungsbedingungen sind die Konzentrationen der potenziell **toxischen Verbindungen** jedoch meist so gering, dass mit gesundheitsgefährdenden Wirkungen nur in seltenen Fällen zu rechnen ist.

Die potenziell toxischen Lebensmittelinhaltsstoffe umfassen zahlreiche Verbindungen, von denen im Folgenden nur die wichtigsten dargestellt werden.

Steroid-Alkaloide

Einer der wohl bekanntesten Vertreter ist das **Solanin**, das in zahlreichen **Nachtschattengewächsen** vorkommt. Es findet sich z. B. in grünen Tomaten sowie in den oberirdisch wachsenden Teilen von Kartoffeln. Daneben enthalten auch unreife oder unter Lichteinwirkung grün gewordene Anteile der Kartoffelknolle das Alkaloid. Der Solaningehalt in den Pflanzenteilen schwankt je nach Art, Reifezustand und Alter der Pflanze und kann unter bestimmten Lagerbedingungen, z. B. während der Keimung ansteigen. 100 g Kartoffeln enthalten im Durchschnitt zwischen 1,8 und 9,4 mg Solanin. Solanin ist hitzestabil, kann aber aufgrund seiner Wasserlöslichkeit beim Kochen aus der Kartoffel extrahiert werden. Solanin schädigt lokal die Schleimhäute, systemisch beeinträchtigt es vor allem die Funktion des zentralen Nervensystems. Bei kleinen Solaninmengen sind die Symptome recht unspezifisch. Sie äußern sich in Form gastrointestinaler Beschwerden (Leibschmerzen, Brechdurchfall), Mattigkeit oder Kopfschmerzen. Schwere **Solaninvergiftungen** sind beim Erwachsenen sehr selten. Dabei bestimmen zentralnervöse Ausfallerscheinungen (Apathie, Lähmungen, Krämpfe) das klinische Bild. Die tödliche Dosis liegt bei etwa 400 mg.

Biogene Amine

Biogene Amine entstehen durch Decarboxylierung von Aminosäuren (siehe Kap. 3.4). Bekannte Vertreter sind **Histamin** und **Serotonin**. In Lebensmitteln pflanzlichen Ursprungs sind biogene Amine z. T. in höheren Konzentrationen enthalten, in tierischen Nahrungsmitteln kommen primär nur geringe Mengen vor. Sekundär entstehen biogene Amine durch mikrobielle Vorgänge während Lagerung, Fermentation oder Verderb von Lebensmitteln. Insbesondere Käse, Sauerkraut sowie bestimmte Weine sind reich an biogenen Aminen. Einige Fische, wie Thunfisch oder Makrele, weisen nach längerer Lagerung sehr hohe Konzentrationen auf (siehe Tab. 12–1). Da biogene Amine auch im menschlichen Organismus gebildet werden und hier u. a. als **Neurotransmitter** fungieren, sind sie auch nach exogener Zufuhr z. T. in der Lage, pharmakologische Wirkungen zu entfalten. Allerdings ist nur dann mit einer Wirkung zu rechnen, wenn die aufgenommene Stoffmenge die Abbaurate in der Leber übersteigt, so dass die physiologische Schwelle überschritten wird. Personen, die **Monoaminooxidase-Hemmer** einnehmen, sind hiervon in besonderem Maße betroffen. **Vergiftungserscheinungen** äußern sich u. a. in Kopfschmerzen, Übelkeit, Erbrechen und Durchfällen (siehe Kap. 39.3).

Cyanogene Glycoside

Cyanogene Glycoside, wie z. B. **Amygdalin**, sind u. a. in Kernen von Steinobst, Zuckerhirse, Bambus oder Leinsamen enthalten. Sehr hohe Konzentrationen dieser Stoffgruppe finden sich in **bitteren Mandeln**. Bereits fünf bis zehn Mandeln stellen für Kleinkinder die letale Dosis dar. Noch weitaus gefährlicher ist das natürliche **Bittermandelöl**. Von Leinsamen, die häufig zur Therapie von Obstipation eingesetzt werden, geht hingegen keine Gefährdung aus, da die Blausäure aus Leinsamen nur wenig absorbiert wird. Die Toxizität der cyanogenen Glycoside ist allein auf die Blausäure zurückzuführen, die durch Spaltung des Glycosids freigesetzt wird und die *Cytochromoxidase* der Atmungskette inaktiviert. Neben schwerwiegenden Vergiftungsfällen, die sich in Form von Krampfanfällen, Bewusstlosigkeit und Atemstillstand äußern, sind auch leichtere Vergiftungserscheinungen von Bedeutung. Symptomatisch stehen hierbei Schwindelgefühle, Kopfschmerzen und Tachykardie im Vordergrund.

Phytohämagglutinine

Samen von Leguminosen enthalten häufig Proteine mit hämagglutinierender Wirkung, die als **Phytohämagglutinine** oder **Lektine** bezeichnet werden. Aus ernährungswissenschaftlicher Sicht sind v.a. die Sojabohne sowie einige grüne Bohnen von Bedeutung. Viele Lektine wirken auf menschliche Erythrocyten **agglutinierend**, zum Teil ist ihre Wirkung blutgruppenspezifisch. Lektine schädigen das Darmepithel und verursachen Blutungen in lymphatischen Geweben. Auch Thrombosen sowie degenerative Veränderungen von Leber und Myocard wurden beschrieben. Da die Lektine durch Hitze inaktiviert werden, besteht bei den üblichen Zubereitungs- und Verzehrsgewohnheiten keine Gefahr.

Proteaseinhibitoren

Viele pflanzliche und tierische Gewebe sowie Eier enthalten **Proteaseinhibitoren**. Für die menschliche Ernährung spielen insbesondere solche in **Leguminosensamen** – beispielsweise in Erbsen, Bohnen und Erdnüssen – eine große Rolle. Proteaseinhibitoren sind Proteine, die durch Bindung an bestimmte Hydrolasen die enzymatische Eiweißspaltung hemmen. Die davon betroffenen

Tab. 12–1 Bildung und Vorkommen ausgewählter biogener Amine

Aminosäure	Biogenes Amin	Vorkommen
Histidin	Histamin	Fisch, Käse, Wein
Lysin	Cadaverin	Verdorbenes Fleisch
Ornithin	Putrescin	Verdorbenes Fleisch
Arginin	Agmatin	Käse
Tyrosin	Tyramin	Käse, Hering

Enzyme sind häufig *Trypsin* und *Chymotrypsin*. Da Proteaseinhibitoren **hitzelabil** sind, werden sie durch die üblichen Zubereitungsverfahren weitgehend inaktiviert. Neuere Studien zeigen, dass Proteaseinhibitoren auch potenziell gesundheitsfördernde Eigenschaften besitzen (siehe Kap. 8.2).

12.2 Mikrobielle Verunreinigungen

Zahlreiche Lebensmittelvergiftungen sind auf Mikroorganismen und ihre Toxine zurückzuführen. Zu den häufig kontaminierten Lebensmitteln zählen vor allem Fleisch und Fleischerzeugnisse (Hackfleisch, Wurstwaren), Milch- und Eiprodukte sowie Feinkostsalate und Geflügel. Die mikrobielle Kontamination kann **primär**, d. h. bereits vor oder während der Schlachtung bzw. Ernte erfolgen. **Sekundär** können die Lebensmittel durch Staub, Schmutz oder unsachgemäße Behandlung infiziert werden. Je nach Mikroorganismus und Art der Vergiftung wird zwischen Lebensmittelinfektion und -intoxikation unterschieden:

Lebensmittelinfektionen sind die Folge **invasiver Mikroorganismen**, die in das menschliche Gewebe (z. B. Schleimhautepithelzellen von Dünndarm oder Colon) eindringen und sich dort vermehren. Im Lebensmittel selbst erfolgt meist keine Ausbreitung. Mikroorganismen, die bereits im Lebensmittel Toxine bilden, sind Auslöser von **Intoxikationen**. Während die hitzestabilen **Endotoxine** natürliche Bestandteile von Bakterienzellwänden sind und erst beim Absterben der Zelle freigesetzt werden, werden **Exotoxine** bereits im Lebensmittel gebildet. Angriffsort dieser meist hitzeempfindlichen Gifte ist der Darm (**Enterotoxine**) oder, wie bei Clostridium botulinum, das Nervensystem (**Neurotoxine**).

Mycotoxine

Mycotoxine (Pilzgifte) sind Stoffwechselprodukte von Pilzen. Sie werden bei deren Wachstum auf Lebens- oder Futtermitteln gebildet und sind für Mensch und Tier giftig. Zu den toxikologisch **wichtigsten Mycotoxinbildnern** zählen *Aspergillus*, *Penicillium* und *Fusarium*. Die verschiedenen Arten bzw. ihre Sporen sind immer auf Nahrungsmitteln vorhanden. Nur eine sachgemäße Behandlung und Aufbewahrung kann das Wachstum der Pilze verhindern bzw. einschränken. Besonders pilzanfällige Lebensmittel sind Erd-, Hasel- und Walnüsse, Mandeln, Sesam und Getreide (siehe Tab. 12–2). Des Weiteren können Backwaren durch die Verarbeitung von verpilztem Getreide oder infolge sekundärer Kontamination belastet sein. Über kontaminierte Futtermittel können Mycotoxine vom Tier aufgenommen werden und so auch in Fleisch oder Milch gelangen. Die wohl bekanntesten Schimmelpilzgifte sind die von *Aspergillus flavus* und *Aspergillus parasiticus* gebildeten **Aflatoxine**, von denen mehrere Haupttypen existieren. Obwohl die Toxizität dieser sehr hitzestabilen Verbindungen relativ hoch ist, sind akute Erkrankungen eher selten. Weitaus bedeutsamer ist die chronische Toxizität, die zu Leberschäden wie Zirrhose oder Fibrose führen kann. Im Tierversuch entfalten Aflatoxine teratogene und carcinogene Effekte (siehe Kap. 28.2). **Aflatoxin B_1** scheint dabei die stärkste toxische Verbindung darzustellen. Nach Aktivierung in der Leber bildet sich ein **Aflatoxin-B_1-Epoxid**, das aufgrund seiner elektrophilen Eigenschaften zur Schädigung der DNS führt. Aufgrund der Gefährdung, die von Aflatoxinen ausgeht, wurde in vielen Ländern ein Grenzwert festgelegt, der in Lebens- und Futtermitteln nicht überschritten werden darf (Aflatoxin- bzw. Futtermittel-Verordnung).

Eine weitere Gruppe toxikologisch bedeutsamer Mycotoxine stellen die **Ochratoxine** dar, die von verschiedenen Aspergillus-Arten (u. a. *Aspergillus ochraceus*) sowie durch *Penicillium verrucosum* gebildet werden. In Lebensmitteln findet sich vorwiegend **Ochratoxin A**. Vor allem Getreide und Kaffeebohnen sind häufig kontaminiert. Bekannt sind die nephrotoxischen Effekte von Ochratoxin A. Daneben werden cancerogene, teratogene und immunsuppressive Eigenschaften vermutet. Bisher liegen in Deutschland keine Angaben zur tolerierbaren Höchstmenge in Lebensmitteln vor.

Tab. 12–2 Vorkommen und Wirkung ausgewählter Mycotoxine

Pilz	Toxin	Wirkung	Vorkommen
Claviceps purpurea (Mutterkorn)	Ergotalkaloide	Ergotismus (Gangrän, Krämpfe)	Vorzugsweise Roggen, weniger Weizen
Aspergillus flavus	Aflatoxine	Leberzirrhose Leberkrebs	Erdnüsse, andere Nüsse (Mandeln, Paranüsse) Mais und andere Getreidearten, Futtermittel, Milch
Aspergillus versicolor *A. nidulans*	Sterigmatocystin	Leberkrebs	Mais, Weizen, Futtermittel
Penicillium expansum *P. uriticae*	Patulin	Zellgift	Faules Obst, Fruchtsäfte
Aspergillus ochraceus	Ochratoxin A	Fettleber, Nierenschäden	Gerste, Mais, Kaffee, Tee, Nüsse und Pistazien
Fusarium graminearum	Zearalenon (Fusariotoxin F_2)	Estrogen, Unfruchtbarkeit	Mais, andere Getreidearten, Futtermittel
Fusarium oxysporum	Fusariotoxin T_2	Toxische Aleukie, Hämorrhagisches Syndrom	Getreide, Futtermittel
Fusarium roseum	Vomitoxin	Erbrechen	Getreide, Futtermittel

In angefaultem Obst und Gemüse sowie in daraus gewonnenen Produkten (Säfte, Tomatenketchup) findet sich häufig **Patulin**, ein Mycotoxin, das von rund 60 Schimmelpilzarten, insbesondere von *Aspergillus terreus*, *Penicillium expansum* und *Penicillium patalum*, gebildet wird. Besonders gefährdet scheint ökologisch erzeugtes Obst und Gemüse zu sein, das keiner Fungizidbehandlung unterzogen wird. Patulin entfaltet u. a. immunsuppressive, cancerogene und teratogene Effekte. Für Deutschland existiert bislang keine rechtsverbindliche Höchstmengenverordnung, der von der WHO empfohlene Wert liegt bei max. 50 µg/kg.

Enteritissalmonellose

Aus der Familie der **Enterobakterien** sind neben den toxinbildenden Stämmen von *Escherichia coli* (siehe unten) vor allem die **Salmonellen** von großer Bedeutung. So hat die Anzahl der Erkrankungen durch **enteritiserregende Salmonellen** in den letzten Jahren stetig zugenommen. Die vorwiegenden Infektionsquellen für den Menschen sind tierische Lebensmittel. Viele Nutztiere, insbesondere Schlachtgeflügel, sind Träger von Salmonellen. Ein großes Risiko stellen Geflügeleier dar. In den vergangenen Jahren wurden vermehrt Lebensmittelvergiftungen durch Eiprodukte beobachtet. Daher wurden zum Schutz der Verbraucher zahlreiche gesetzliche Vorschriften erlassen (z. B. Eier-Verordnung, Verordnung über Enteneier). Die hitzebeständigen Endotoxine der Salmonellen führen zum Krankheitsbild der **akuten Gastroenteritis**, die nicht selten mit starkem Fieber einhergeht. In der Mehrzahl der Fälle verläuft die Infektion ohne schwerwiegende Komplikationen, bei immungeschwächten Personen – z. B. bei Kleinkindern, älteren Menschen oder AIDS-Patienten – kann sie jedoch einen lebensbedrohlichen Verlauf nehmen. Nach dem Abklingen der Erkrankung können die Salmonellen noch einige Zeit im Darm angesiedelt bleiben und mit dem Stuhl ausgeschieden werden.

Botulismus

Der gefährlichste mikrobielle Sporenbildner ist *Clostridium botulinum*, dessen Exotoxine **Botulismus** hervorrufen. Bereits 10 µg des Toxins reichen aus, um einen Menschen zu töten. Auslöser der Infektionskette sind meist Sporen, die durch unsaubere Verarbeitungsmethoden in bzw. auf das Lebensmittel gelangen. Dort keimen die Sporen unter ausschließlich **anaeroben** Bedingungen aus. Aufgrund dessen sind vor allem solche Nahrungsmittel gefährdet, die luftdicht verpackt wurden (z. B. Konserven) oder in denen ein sehr niedriger Sauerstoffpartialdruck herrscht (z. B. Fleisch und Fleischerzeugnisse). Das **Botulismusrisiko** industriell hergestellter Produkte ist heute jedoch gering. Die meisten Vergiftungen treten nach dem Genuss hausgemachter Konserven auf, die unzureichend sterilisiert wurden. Die hochtoxischen und hitzelabilen (30 min bei 80 °C) Botulinumgifte gehören zu den **Neurotoxinen**. Sie sind in der Lage, die Acetylcholinfreisetzung aus den präsynaptischen Nervenendigungen zu blockieren. In Abhängigkeit von der Menge des aufgenommenen Toxins stellen sich nach 12–36 Stunden die ersten Symptome ein. Zu Beginn kommt es häufig zu gastrointestinalen Beschwerden (Diarrhoe, Erbrechen). Im weiteren Verlauf stellen sich typische neurologische Ausfallserscheinungen (Akkomodations-, Schluck- und Sprachstörungen) ein, die bis hin zu Lähmungserscheinungen führen. Unbehandelt kommt es zum Tod in Folge von Atemlähmung.

Staphylokokkenenteritis

Viele Lebensmittelvergiftungen werden durch **Staphylokokken** bzw. deren Enterotoxin verursacht. Die Bakterien kommen in eiternden Wunden sowie im Schleim des Respirationstrakts vor. Die Kontamination der Nahrungsmittel erfolgt meist direkt durch den Menschen. Besonders gefährdet sind alle protein- und kohlenhydratreichen Produkte mit einem hohen Wassergehalt. Auslöser der Erkrankung sind Enterotoxine mit einer Molekülmasse von 30 kDa, von denen bislang sieben verschiedene Typen identifiziert werden konnten. Sie sind äußerst hitzestabil und werden von den Proteasen des Verdauungstrakts nur geringfügig hydrolysiert. Eine **Staphylokokkenintoxikation** äußert sich in schweren gastrointestinalen Beschwerden (Erbrechen, Diarrhoe, Leibschmerzen), die in der Regel bereits ein bis sechs Stunden nach Aufnahme des verdorbenen Lebensmittels einsetzen.

12.3 Anthropogene Schadstoffe

Durch den Einsatz neuer Technologien gelangen zunehmend potenziell toxische Substanzen in die Natur, die dort natürlicherweise nicht bzw. nur in sehr geringen Konzentrationen vorkommen. Diese **anthropogenen Substanzen**, auch Schad- bzw. Fremdstoffe genannt, können entweder ungewollt in die Umwelt eingebracht werden, wie z. B. Cadmium und Quecksilber, oder sie erfüllen spezielle Aufgaben (z. B. Medikamente) und verbleiben dann als Rückstände in pflanzlichen oder tierischen Nahrungsmitteln. Unklar ist noch, welche Rolle diese Schadstoffe im toxischen Gesamtgeschehen tatsächlich spielen, da sie in Lebensmitteln meist nur in sehr geringen Konzentrationen vorkommen. Dabei darf jedoch nicht außer Acht gelassen werden, dass viele dieser Substanzen bereits in geringen Konzentrationen eine sehr hohe Bioaktivität besitzen. Hierzu zählen insbesondere verschiedene cancerogene Stoffe oder Verbindungen, die als **Enzyminduktoren** wirken. Von großer Bedeutung für das toxische Potenzial dieser Schadstoffe ist ihre Fähigkeit, sich in der Nahrungskette sowie im Organismus anzureichern. Diese **Bioakkumulation** erfolgt insbesondere bei vielen fettlöslichen und abbauresistenten Verbindungen.

12.3.1 Rückstände

Bei der Produktion oder Lagerung von tierischen und pflanzlichen Lebensmitteln werden vielfach Substanzen eingesetzt, die sich positiv auf die Ertragssteigerung und Qualitätssicherung auswirken. Im Endprodukt können dann Restmengen dieser Wirkstoffe bzw. ihrer toxikologisch bedeutsamen Abbauprodukte enthalten sein. Derartige Fremdstoffe werden als **Rückstände** bezeichnet.

Laut Lebensmittel- und Futtermittelgesetzbuch (LFGB) werden die Rückstandsbildner in zwei Gruppen unterteilt. Zur ersteren zählen **Pflanzenschutzmittel** sowie Stoffe mit pharmakologischer Wirkung. Letztere umfassen v.a. **Tierarzneimittel** und **Futterzusätze**. Tierarzneimittel werden sowohl zur Therapie als auch zur Prophylaxe von bakteriellen oder parasitären Erkrankungen in z. T. recht hohen Dosierungen verabreicht. Ihr Einsatz ist besonders in der Massentierhaltung verbreitet, da hier Infektionskrankheiten sehr rasch übertragen werden. Darüber hinaus werden einige Arzneimittel, insbesondere **Antibiotika**, als Futtermittelzusatz zur Wachstumssteigerung verwendet. Auch **Hormone** und hormonähnliche Stoffe finden in der Tierproduktion Verwendung, da sie als Anabolika ein wirksames Masthilfsmittel darstellen. Der Gebrauch dieser Futtermittelzusätze wird in verschiedenen Gesetzen und Verordnungen geregelt. Daneben schreibt das **Fleischhygienegesetz** eine amtliche Schlachttieruntersuchung vor, um eine Gefährdung der menschlichen Gesundheit durch Arzneimittelrückstände auszuschließen.

Zu den Pflanzenschutzmitteln zählen **Pestizide** (Schädlingsbekämpfungsmittel), **Herbizide** (Unkrautbekämpfungsmittel) sowie Wachstumsregulatoren. Die große Gruppe der Pestizide umfasst eine Vielzahl verschiedener Anwendungsgebiete, die gegen bestimmte Zielorganismen wirksam sind. Dementsprechend wird z. B. zwischen **Insektiziden** (Abtötung von Insekten), **Nemitziden** (Abtötung von Würmern) und **Fungiziden** (Abtötung von Pilzen) unterschieden. Viele Pflanzenschutzmittel werden zur Saatgut- und Bodenbehandlung sowie bei der Lagerung des Ernteguts eingesetzt. Zu den Wirkstoffgruppen, die als Pflanzenschutzmittel Verwendung finden, zählen u. a. **chlorierte Kohlenwasserstoffe** und **Phenoxycarbonsäuren**, **Carbamate**, **Harnstoffverbindungen** sowie **Triazine**.

Laut **Pflanzenschutzgesetz** dürfen nur solche Mittel eingesetzt werden, die hinsichtlich ihrer Eigenschaften – wie z. B. Wirksamkeit, Rückstandsverhalten oder Toxizität – ausreichend getestet und durch die Biologische Bundesanstalt für Land- und Forstwirtschaft zugelassen wurden. Auf der Grundlage von § 9 LFGB sind für die einzelnen Stoffe festgelegte Höchstmengen geregelt. Die Rückstände im Lebensmittel dürfen diese Grenzwerte nicht überschreiten.

12.3.2 Kontaminanten

Kontaminanten sind Stoffe, die unbeabsichtigt mit Lebensmitteln bzw. ihren Rohprodukten in Berührung kommen und dabei partiell in oder auf diese übergehen. Sie gelangen beispielsweise durch **Emissionen** von Industrie, Handwerk und Haushalt in Boden, Wasser und Luft, so dass Lebensmittel auf vielfältige Weise kontaminiert werden können. Auch während der Lebensmittelverarbeitung oder -lagerung können Kontaminationen durch Apparate oder Verpackungsmaterialien auftreten. Grundsätzlich sind Fremdstoffe dieser Art unerwünscht, auch wenn sie, im Gegensatz zu den anthropogenen Rückständen, in vielen Fällen nicht zu vermeiden oder vom Hersteller nicht ohne weiteres zu beeinflussen sind.

Die Zahl der theoretisch möglichen Kontaminanten ist groß. Von praktischer Bedeutung sind vor allem verschiedene **Schwermetalle** (wie z. B. Blei, Cadmium, Arsen) und **Organochlorverbindungen**, insbesondere **polychlorierte Biphenyle** (PCB). Beide Substanzgruppen können sich, aufgrund ihrer physiko-chemischen Eigenschaften, innerhalb der Nahrungskette anreichern.

Schwermetalle

Schwermetalle gelangen meist mit dem industriellen Abwasser oder Staub in die Umwelt. Der Staub setzt sich an den Pflanzen ab und dringt in die Gewebe ein. Auf diese Weise gelangt **Blei** in die Pflanze, während **Cadmium** über die Wurzeln aus dem Boden aufgenommen wird. Die in tierischen Lebensmitteln enthaltenen Schwermetalle stammen in erster Linie aus schwermetallhaltigem Futter. Je nach Dauer der **Exposition** können sich die Schwermetalle im tierischen Organismus anreichern. Charakteristische Speichergewebe sind Fettgewebe, Knochen, Leber und Nieren. Milch und Eier enthalten in der Regel nur geringe Konzentrationen, da sie innerhalb sehr kurzer Zeit gebildet werden.

Polychlorierte Biphenyle

Polychlorierte Biphenyle finden in der Technik zahlreiche Anwendungsbereiche, so z. B. als Bestandteil für Lacke und technische Öle. Da sie eine sehr hohe Stabilität aufweisen, sind sie nur schwer biologisch abzubauen. Aufgrund ihrer lipophilen Eigenschaften reichern sich PCB besonders in den fettreichen Geweben von Pflanzen, Tieren und Menschen an. Obwohl die Verwendung von PCB in den letzten Jahren stark eingeschränkt wurde, konnte noch keine wesentliche Änderung der PCB-Konzentrationen in Lebensmitteln beobachtet werden. Die toxikologische Bedeutung von PCB liegt in ihrer Eigenschaft, **mikrosomale Leberenzyme** zu induzieren. Zudem kann nicht ausgeschlossen werden, dass PCB die Entwicklung sowie das Wachstum maligner Tumore fördern.

Nitrat

Nitrat ist eine seit langem bekannte potenziell toxische Verbindung. Neben dem Trinkwasser tragen vorwiegend pflanzliche Lebensmittel zur Aufnahme bei. Dabei variiert der Gehalt pflanzlicher Produkte in Abhängigkeit verschiedener Faktoren. Hierzu gehören u. a. die Pflanzenart, das Alter der Pflanze sowie die Intensität der UV-Exposition. Zu den nitratreichen Gemüsesorten zählen Feldsalat, Spinat, Grünkohl und Rote Bete. Insbesondere im Winter können hohe Werte erreicht werden. Die toxische Eigenschaft von Nitrat beruht auf seiner Fähigkeit, im Organismus zu **Nitrit** reduziert zu werden. Nitrit stellt ein reaktives Oxidans dar, das bevorzugt mit Hämoglobin reagiert und dieses in **Methämoglobin** überführt. Während Erwachsene über die Fähigkeit verfügen, Methämoglobin zu reduzieren, ist das hierfür erforderliche Enzymsystem bei Säuglingen nur mangelhaft entwickelt. Säuglinge sind deshalb besonders von einer nitritinduzierten Blauverfärbung der Haut (**Cyanose**) gefährdet. Ohne Therapie kann dies tödlich enden. Darüber hinaus bilden Nitrite mit **sekundären Aminen** so genannte **Nitrosamine**. Vor allem in **gepökelten Fleischwaren** wurden z. T. sehr hohe Konzentrationen ermittelt. Nitrosamine sind genotoxische und mutagene Substanzen, welche die Cancerogenese induzieren (siehe Kap. 28.2).

Weiterführende Literatur

Bodmer S, Imark C, Kneubuhl M: Biogenic amines in foods: histamine and food processing. Inflamm Res 48 (6): 296–300, 1999

Cammack R, Joannou CL, Cui XY, Torres Martinez C, Maraj SR, Hughes MN: Nitrite and nitrosyl compounds in food preservation. Biochim Biophys Acta 1411 (2–3): 475–488, 1999

Creppy EE: Update of survey, regulation and toxic effects of mycotoxins in Europe. Toxicol Lett 127(1–3): 19–28, 2002

Dirheimer G: Mechanistic approaches to ochratoxin toxicity. Food Addit Contam 13 (Suppl): 45–48, 1996

Ekperigin HE, Nagaraja KV: Microbial food borne pathogens. Salmonella. Vet Clin North Am Food Anim Pract 14(1): 17–29, 1998

Friedman M: Tomato glycoalkaloids: role in the plant and in the diet. J Agric Food Chem 50(21): 5751–80, 2002

Fung F, Clark RF: Health effects of mycotoxins: a toxicological overview. J Toxicol Clin Toxicol 42(2): 217–34, 2004

Gangolli SD, van den Brandt PA, Feron VJ, Janzowsky C, Koeman JH, Speijers GJ, Spiegelhalder B, Walker R, Wisnok JS: Nitrate, nitrite and N-nitroso compounds. Eur J Pharmacol 292 (1): 1–38, 1994

Graham RD, Stangoulis JC: Trace element uptake and distribution in plants. J Nutr 133(5 Suppl 1): 1502S–5S, 2003

Groopman JD, Wang JS, Scholl P: Molecular biomarkers for aflatoxins: from adducts to gene mutations to human liver cancer. Can J Physiol Pharmacol 74 (2): 203–209, 1996

Hathcock JN, Rader JI: Food additives, contaminants, and natural toxins. In: Shils ME, Olson JA, Shike M, Ross AC (eds): Modern nutrition in health and disease. Williams and Wilkins, Baltimore, 9th ed. 1999, S. 1835–1860

Hatheway CL: Botulism: the present status of the disease. Curr Top Microbiol Immunol 195: 55–75, 1995

Jarup L: Hazards of heavy metal contamination. Br Med Bull 68: 167–82, 2003

Krämer J: Lebensmittel-Mikrobiologie. Ulmer 2002

Kuiper-Goodman T: Risk assessment of ochratoxin A: an update. Food Addit Contam 13 (Suppl): 53–57, 1996

Nau H, Steinberg P, Kietzmann M: Lebensmitteltoxikologie. Thieme, Stuttgart 2002

Peshin SS, Lall SB, Gupta SK: Potential food contaminants and associated health risks. Acta Pharmacol Sin 23(3): 193–202, 2002

Petz M: Toxikologische Aspekte der Ernährung. In: Deutsche Gesellschaft für Ernährung (Hrsg.): Ernährungsbericht 2004. Bonn, 2004

Rawles DD et al.: Biogenic amines in fish and shellfish. Adv Food Nutr Res 39: 329–365, 1996

Silla Santos MH: Biogenic amines: their importance in foods. Int J Food Microbiol 29 (2–3): 213–231, 1996

Slanina P: Solanine (glycoalkaloids) in potatoes: toxicological evaluation. Food Chem Toxicol 28 (11): 759–761, 1990

Teufel P: Mikrobiologische Aspekte der Ernährung. In: Deutsche Gesellschaft für Ernährung (Hrsg.): Ernährungsbericht 2004. Bonn, 2004

Nützliche Internetadressen zum Thema

Robert Koch Institut, Berlin (RKI): http://www.rki.de

Deutsche Gesellschaft für Mikrobiologie und Hygiene e.V. (DGHM): http://www.dghm.org

European Society of Clinical Microbiology and Infectious Diseases (ESCMID): http://www.escmid.org

13 Functional Food

Functional Food (funktionelle Lebensmittel) erscheinen als Trendbewegung des letzten Jahrzehnts. Tatsächlich ist das zugrunde liegende Konzept sehr alt. So prägte bereits um 400 v. Chr. der griechische Arzt **Hippokrates** die Aussage „Eure Nahrungsmittel sollen eure Heilmittel und eure Heilmittel eure Nahrungsmittel sein". Dieser Satz verdeutlicht, dass auch damals Lebensmittel neben klassischen Funktionen wie der Grundversorgung mit lebensnotwendigen Nährstoffen und der Befriedigung geschmacklicher Bedürfnisse auch eine gesundheitsbezogene Dimension umfassten. Inzwischen ist das Interesse der Bevölkerung an gesundheitsbezogenen Themen stärker denn je, wobei insbesondere der Ernährung ein besonders hoher Stellenwert eingeräumt wird. Die Ernährungsindustrie hat diese Impulse aufgegriffen und beantwortet den Gesundheits- und Wellness-Trend mit der Entwicklung und Vermarktung entsprechender Produkte. Bereits heute scheint das Konzept gesunde Lebensmittel mit Erfolg aufzugehen: Schon 1998 lag Deutschland mit einem Marktvolumen von 406 Mio US$ an der Spitze des europäischen Functional-Food-Sektors, gefolgt von Frankreich und Großbritannien. Umso mehr muss kritisch hinterfragt werden, ob der Begriff Functional Food den hohen Erwartungen Rechnung trägt oder aber primär als Marketing-Label anzusehen ist.

13.1 Definition, rechtliche Situation und Abgrenzungsprobleme

Bisher findet sich in Deutschland und anderen europäischen Ländern weder eine rechtlich verbindliche noch eine wissenschaftlich einheitliche Definition des Begriffs Functional Food. Zudem sind zahlreiche unterschiedliche Begriffe in Gebrauch, die meist synonym verwendet werden, sich aber teilweise trotzdem inhaltlich unterscheiden. Eine Übereinstimmung aller Definitionen besteht darin, dass Lebensmittel als funktionell betrachtet werden, wenn sie neben ihrer klassischen ernährungsphysiologischen Bedeutung einen zusätzlichen Nutzen (**added value**) besitzen. Dieser Zusatznutzen wird vor allem darin gesehen, den individuellen Gesundheitszustand des Verbrauchers zu verbessern und der Entstehung von bestimmten – vornehmlich ernährungsassoziierten – Erkrankungen gezielt vorzubeugen. Generell kann nach einer umfassenden Definition jedes Lebensmittel als funktionell angesehen werden, das nachweislich einen positiven Einfluss auf den Stoffwechsel ausübt. Danach ist ein Functional Food ein Lebensmittel, das

- aus natürlich vorkommenden Inhaltsstoffen besteht bzw. von diesen abstammt. Dabei handelt es sich also z. B. weder um eine Kapsel, eine Tablette noch um ein Pulver.
- als Teil der täglichen Ernährung verzehrt werden kann.
- eine bestimmte Funktion im Hinblick auf die Regulation spezifischer Stoffwechselprozesse erfüllt. Dies beinhaltet beispielsweise die Verbesserung der körpereigenen Abwehr, die Prä-

vention bestimmter, z. T. ernährungsabhängiger Erkrankungen sowie Einflüsse auf die physische und mentale Leistungsfähigkeit oder die Vorbeugung vorzeitiger Alterungsprozesse.

In Europa stellte erstmals das von der Europäischen Kommission beauftragte EU-Expertenteam des **FUFOSE-Projekts** (Functional Food Science in Europe) einen wissenschaftlichen Ansatz für Functional Food vor. Dieses funktionsbezogene Konzept geht über einzelne Produkte hinaus und skizziert eine länderübergreifend verwendbare Idee für funktionelle Lebensmittel. Der Arbeitsdefinition zufolge wird ein Lebensmittel als funktionell eingestuft, wenn „zufriedenstellend nachgewiesen wurde, dass es über seine entsprechende Ernährungswirkung hinaus eine oder mehrere Zielfunktionen im Körper positiv beeinflusst, entweder in Richtung Verbesserung der Gesundheit und Wohlbefinden und/oder im Hinblick auf die Reduktion von Krankheitsrisiken. Ein funktionelles Lebensmittel muss ein Lebensmittel bleiben und seine Wirkung in verzehrsüblichen Mengen entfalten. Es ist keine Pille oder Kapsel, sondern Bestandteil einer normalen Ernährungsweise".

In Deutschland unterliegt Functional Food keinen speziellen rechtlichen Vorgaben. Es gelten vielmehr die allgemeinen lebensmittelrechtlichen Vorgaben. Bestimmte **Functional Food** unterliegen den **Vorschriften** der **Diätverordnung**, sofern sie für einen besonderen Ernährungszweck bestimmt sind. In einigen Fällen können funktionelle Lebensmittel auch in den Anwendungsbereich der **Novel-Food-Verordnung** (Verordnung EG Nr. 258/97) fallen. Diese im Mai 1997 in Kraft getretene Verordnung regelt das Inverkehrbringen aller neuartigen Lebensmittel und Lebensmittelzutaten, die in der Europäischen Gemeinschaft bislang noch nicht in nennenswertem Umfang für den menschlichen Verzehr verwendet worden sind. Ihrem Geltungsbereich können sechs definierte Produktkategorien zugeordnet werden, zu denen Lebensmittel(zutaten) mit neuer oder gezielt veränderter Molekülstruktur (z. B. Olestra®) gezählt werden. Für den überwiegenden Anteil der derzeit auf dem deutschen Markt erhältlichen Produkte, die sich als Functional Food verstehen, greifen jedoch die Rechtsbestimmungen „konventioneller" Lebensmittel, die seit September 2005 im Lebensmittel- und Futtermittelgesetzbuch (LFGB) verankert sind. Dort wird auch festgelegt, dass Arzneimittel nicht zu den Lebensmitteln gehören (siehe auch Kap. 14). Dieser Punkt ist im Hinblick auf Functional Food von Interesse, weil Arzneimittel nach § 2 des **Arzneimittelgesetzes** dazu bestimmt sind, Krankheiten zu heilen, zu lindern oder zu verhüten oder den Zustand bzw. die Funktion des Körpers zu beeinflussen. Diese Funktionen werden aber teilweise auch durch funktionelle Lebensmittel ausgeübt, deren Aufgabe es u. a. ist, das Wohlbefinden zu steigern und Erkrankungen vorzubeugen. Deshalb ist diese rechtliche Abgrenzung aus physiologischer Sicht anachronistisch und willkürlich. Sie führt deshalb in der Praxis auch zu vielen Diskussionen. Besondere Probleme ergeben sich vor allem bei der **Bewerbung** funktioneller Produkte, da es sich hier verständlicherweise anbietet, den Nutzen des Produkts in Form **gesundheitsbezogener Aussagen** hervorzuheben. Werbeaussagen, die sich auf die Beseitigung, Linderung oder Prävention von Erkrankungen beziehen, sind nach § 12 Abs. 1 LFGB bislang verboten.

Die derzeitige **Rechtssituation** zur Bewerbung von Lebensmitteln wird aus Sicht verschiedener Interessengruppen unterschiedlich bewertet. Verbraucherschützer sind vielfach der Auffassung, dass der bestehende rechtliche Rahmen ein spezielles Regelwerk für Functional Food nicht erforderlich mache. Bestimmte funktionelle Werbeaussagen sollen nur dann möglich sein, wenn sie wissenschaftlich abgesichert sind, wobei die Wissenschaft und nationale Gesundheitsbehörden zukünftig strengere Maßstäbe setzen sollten. Demgegenüber sehen Kritiker in der geltenden Rechtssprechung eine Behinderung von informativer Werbung, die den Verbraucher über den Zusammenhang von Ernährung und Gesundheitsvorsorge aufklären könnte. Sie fordern deshalb eine Liberalisierung krankheitsbezogener Aussagen nach US-amerikanischem Vorbild, welche erst durch eine Ergänzung der Etikettierungs-Richtlinie auf EU-Ebene möglich ist.

13.2 Funktionelle Lebensmittel in der Prävention und Therapie

Funktionelle Lebensmittel können ihre Wirkung im Hinblick auf Förderung und Erhaltung der Gesundheit auf unterschiedliche Weise entfalten. Hierbei kommen Nahrungsmittel bzw. deren Bestandteile zum Einsatz,
- die eine **regulierende Wirkung** besitzen oder eine bestimmte Körperfunktion (positiv) beeinflussen,
- mit einer **spezifischen Funktion**, die z. B. die Bedürfnisse einer bestimmten Bevölkerungsgruppe abdecken,
- welche im Rahmen **der Primärprävention** der Entstehung von Krankheiten entgegenwirken,
- die bei bereits bestehenden Erkrankungen **therapieunterstützend** eingesetzt werden können.

Tab. 13–1 Wirkungsbereiche von Functional Foods (modifiziert nach Erbersdobler 1999)

Wirkungsbereiche	Wirkungen auf
Herz-Kreislauf-System	Bluthochdruck Lipidstoffwechsel Blutgerinnung
Krebserkrankungen	Abwehr freier Radikale (Antioxidanzien) Antiestrogene
Substratstoffwechsel, Entwicklung und Wachstum	Fehlernährung und Übergewicht Knochenwachstum (Osteoporose) Immunantwort Genregulation Neurale/Kognitive Entwicklung
Magen-Darm-Trakt	Mikroflora Funktion der Darmmucosa (des Lymphsystems) Risiko für Darmkrebs
Psychologische Funktionen und Verhalten	Aktivität Beruhigung Bewusstseinsbildung

Aus Sicht des FUFOSE-Expertenteams können funktionelle Lebensmittel hierbei auf die Zielfunktionen (a) Wachstum, Entwicklung und Differenzierung, (b) den Stoffwechsel von Makronährstoffen, (c) den Schutz vor reaktiven oxidativen Spezies, (d) das Herz-Kreislauf-System, (e) die Physiologie des Magen-Darm-Trakts sowie (f) Verhalten, Stimmung, psychische und physische Leistungsfähigkeit abzielen. Auf welchen physiologischen Ebenen die Wirkung funktioneller Lebensmittel dabei im Einzelnen zum Tragen kommen könnte, zeigt **Tabelle 13–1**.

Es ist zwar bekannt, dass bestimmte Nahrungskomponenten positive Effekte auf den menschlichen Organismus entfalten; in vielen Fällen lassen sich einzelne Wirkstoffe jedoch noch nicht definitiv benennen oder es fehlen solide, wissenschaftliche Wirkungsnachweise. Bei der Entwicklung eines funktionellen Produkts sollten daher im Voraus umfangreiche Tests über die möglichen Wirkmechanismen der einzelnen Inhaltsstoffe stattgefunden haben. Zu ihrer Beurteilung können dabei Daten aus epidemiologischen Studien oder Interventionsstudien herangezogen werden sowie biochemische Parameter aus tierexperimentellen Studien, In-vitro-Modellsystemen oder Untersuchungen am Menschen selbst. Eine zuverlässige Methode zur Identifizierung und Bedeutung von Stoffwechselvorgängen, die mit dem Verzehr bestimmter Lebensmittel(-bestandteile) im Zusammenhang stehen, bietet dabei der Einsatz von **Biomarkern**. Erst durch sie ist es möglich, die durch Nahrungseinflüsse hervorgerufenen Veränderungen exakt quantitativ ermitteln zu können. Besonders geeignet sind hierbei Marker, die Aufschluss über Änderungen in der Aktivität oder Konzentration bestimmter Metabolite geben (**funktionelle Marker**) sowie solche, die eine direkte Wirkung einer Lebensmittelkomponente auf die Gesundheit oder Krankheit zeigen (**intermediärer Endpunktmarker**).

Neben Anforderungen für einen Wirksamkeitsnachweis unterliegen Functional Food wie andere Lebensmittel den üblichen **Sicherheitsanforderungen**, da von ihrem Verzehr auch potenzielle Risiken ausgehen können. Über die hygienische Unbedenklichkeit und die Abwesenheit toxischer Substanzen hinaus gibt es einige unerwünschte Wirkungen, die bei funktionellen Produkten stärker als bei konventionellen Nahrungsmitteln zum Tragen kommen können, da z. B. vielfach höhere Aufnahmemengen an bestimmten Inhaltsstoffen erzielt werden. Auch besteht die Gefahr, dass einzelne Inhaltsstoffe indirekte Effekte entfalten. So ist z. B. bekannt, dass der Fettersatzstoff Olestra® oder die cholesterolsenkenden Phytosterole (siehe Kap. 26.4.3) die Absorption fettlöslicher Mikronährstoffe beeinträchtigen können.

13.3 Inhaltsstoffe funktioneller Lebensmittel

Bei funktionellen Inhaltsstoffen handelt es sich überwiegend um Substanzen, die auch im Rahmen der täglichen Ernährung aufgenommen werden, beispielsweise durch den Verzehr von frischem Obst und Gemüse sowie Getreideprodukten. Zu ihrer **Klassifizierung** können charakteristische Merkmale wie chemische Struktur (z. B. funktionelle Kohlenhydrate, mehrfach ungesättigte Fettsäuren), physiologische Wirkungen (z. B. antioxidative oder anticancerogene Eigenschaften) oder die Herkunft des Inhaltsstoffs (z. B. Phytochemikalien) herangezogen werden. Eine einheitliche, international verbindliche Gruppierung existiert dagegen bislang nicht.

Eine Klassifizierung, die in der wissenschaftlichen Literatur sehr häufig benutzt wird, ist die des japanischen Gesundheitsministeriums. Danach werden die Inhaltsstoffe funktioneller Lebensmittel in 12 Stoffklassen eingeteilt (**siehe Tab. 13–2**).

Tab. 13–2 Klassifizierung von Inhaltsstoffen funktioneller Lebensmittel (Rowan 1999)

- Ballaststoffe
- Oligosaccharide
- Zuckeralkohole
- Aminosäuren, Peptide und Proteine
- Glycoside
- Alkohol
- Isoprenoide und Vitamine
- Choline
- Milchsäurebakterien
- Mineralstoffe
- Ungesättigte Fettsäuren
- Andere (z. B. Sekundäre Pflanzenstoffe)

13.3.1 Probiotika

Die Bezeichnung Probiotika (griech.: pro bios = für das Leben) geht auf eine 1965 in Science publizierte Arbeit der beiden Wissenschafter Lilly und Stillwell zurück, wobei sie unter diesem Begriff „Substanzen" definierten, „die von einem Mikroorganismus sezerniert werden und das Wachstum eines anderen Mikroorganismus unterstützen". Gegenwärtig existieren für Probiotika unterschiedliche Charakterisierungen. Eine bekannte, weitverbreitete und vielfach zitierte ist die auf Fuller (1989) zurückgehende Definition. Danach ist ein Probiotikum „eine Präparation aus **lebenden Mikroorganismen**, die nach oraler Applikation das Verhältnis intestinaler Keime so beeinflusst, dass daraus positive Effekte auf den Organismus resultieren". Auf europäischer Ebene wurde im Rahmen eines von der EU in Brüssel im Herbst 1995 initiierten Expertentreffens zum Thema Probiotika der Begriff folgendermaßen definiert: „Probiotika sind lebende, definierte Mikroorganismen, die nach ihrem Verzehr gesundheitsfördernde Effekte ausüben, die über das Maß der grundgegebenen ernährungsphysiologischen Effekte hinausgehen. Sie können als Lebensmittelbestandteil oder in Form einer Nicht-Lebensmittelpräparation aufgenommen werden". Diese Definition wurde 1996 im exakt gleichen Wortlaut auch von der LABIP-Arbeitsgruppe (Lactic Acid Bacteria Industrial Platform) übernommen. Als probiotische Kulturen kommen vor allem ausgewählte Milchsäurebakterien, überwiegend Vertreter der Gattungen *Lactobacillus* und *Bifidobacterium*, zum Einsatz. Daneben finden sich auch Zubereitungen mit weiteren Bakterienarten wie Enterokokken, Lactokokken und Streptokokken (**siehe Tab. 13–3**).

Die Entfaltung der probiotischen Wirkung von Mikroorganismen im Intestinaltrakt ist an bestimmte **Voraussetzungen** geknüpft. Die hierfür erforderlichen Kriterien sind **Abbildung 13–1** zu entnehmen.

Gesundheitsrelevante Funktionen

Die meisten probiotischen Lebensmittel finden im Bereich der **fermentierten Milchprodukte** Verwendung, einer Lebensmittelgruppe, die von Natur aus lebende Milchsäurebakterien enthält und die sich aufgrund der allgemeinen Akzeptanz

Tab. 13–3 Beispiel für Mikroorganismen, die als Probiotika eingesetzt werden (nach de Vrese und Schrezenmeir 1998; Lee et al. 1999)

Lactobacillen	Bifidobakterien	Sonstige
L. acidophilus (LA7, BactoLab-Kulturen)	B. longum (BB536)	Enterococcus faecalis
L. crispatus (L. acidoph. „Gilliand")	B. bifidum (Yakult)	Enterococcus faecium
L. johnsonii (LA 1, Biogarde-Kulturen)	B. animalis	Lactococcus lactis
L. rhamnosus (L. casei GG)	B. infantis	Streptococcus thermophilus
L. casei (L. casei „Shirota", Yakult)	B. breve (Yakult)	Saccharomyces boulardii
L. plantarum, L. reuteri	B. adolescentis	

- Probiotische Kulturen müssen gesundheitlich unbedenklich sein, d. h. von ihrem Konsum dürfen keine pathogenen oder toxischen Wirkungen ausgehen. Die als Probiotika eingesetzten Kulturen besitzen daher GRAS- Status (generally recognized as safe).
- Der Mikroorganismus sollte aus dem menschlichen Intestinaltrakt stammen, da davon auszugehen ist, dass solche Keime am besten an das humane mikrobielle Ökosystem angepasst sind.
- Die Keime müssen die Magen- und Dünndarmpassage lebend überstehen und somit resistent gegenüber Magen- und Gallensäuren sowie Verdauungsenzymen sein.
- Für die temporäre bzw. permanente Besiedlung der Darmschleimhaut bzw. des Darmtraktes sollten sie die Fähigkeit besitzen, an der Oberfläche menschlicher Enterocyten haften zu können. Hierzu exprimieren Mikroorganismen spezielle Adhäsionsfaktoren (bakterieneigene Proteine und Polysaccharide), mit denen eine – gegen äußere Einflüsse relativ stabile – Bindung zwischen Milchsäurebakterien und Darmepithelzellen hergestellt werden kann.
- Da die probiotische Wirkung innerhalb gewisser Grenzen (z. B. individuelle Konstitution des Konsumenten, Art des Bakteriums, Lebensmittelmatrix) dosisabhängig ist, ist hierbei auch die Frage nach der Mindestkeimzahl von Bedeutung. Als Mindestmengen werden ca. 10^6 lebende Keime pro g Lebensmittelerzeugnis gefordert.
- Schließlich muss sich der probiotische Organismus auch technologisch eignen, d. h. seine Überlebensfähigkeit in Milch sollte sowohl vor als auch nach der Fermentation gegeben sein, wobei bis zum Ablauf des Mindesthaltbarkeitsdatums ein Keimgehalt garantiert sein soll, für den Wirkungsnachweise aus entsprechenden Studien vorliegen.
- Die für die Kultur postulierten Gesundheitswirkungen müssen durch geeignete klinische Studien an Menschen belegt werden. Dabei ist zu berücksichtigen, dass probiotische Effekte ausgesprochen stammspezifisch sind und selbst nahverwandte Bakterienstämme der gleichen Spezies unterschiedliche physiologische Effekte haben können. Weiterhin ist zu beachten, dass die Erzielung erwünschter Gesundheitseffekte nicht nur von der probiotischen Kultur selbst, sondern auch von Art, Zusammensetzung und physikalischem Zustand der verzehrten Lebensmittel (so genannte Matrixeffekte) abhängt.

Abb. 13–1 Anforderungen an probiotische Kulturen (zusammengestellt nach de Vrese und Schrezenmeir 1998, Meile 1998, Fernandes et al. 1987)

beim Verbraucher als besonders glaubwürdiges Transportmittel für den gesundheitlichen Zusatznutzen funktioneller Lebensmittel nutzen lässt. Neben probiotischer Butter, Käse und Quarkzubereitungen werden probiotische Keime inzwischen auch bei der Herstellung von Back- und Süßwaren, Eiscreme, Müsli sowie milchfreien Lebensmitteln wie Rohwurst als funktionelle Zutat eingesetzt. Inwieweit sie auch in diesen Produkten gesundheitsfördernde Wirkungen ausüben können, ist bisher kaum untersucht.

Beim Einsatz probiotischer Mikroorganismen stehen nicht – wie etwa bei konventionellen Starterkulturen – technologische oder sensorische

- Linderung von Symptomen der Lactoseintoleranz sowie Verbesserung der Lactoseverdauung bei Malabsorption
- Verkürzung der Dauer verschiedener Durchfallerkrankungen, insbesondere durch Rotaviren oder nach Antibiotikabreitbandbehandlung
- Förderung/Erhalt einer optimalen Darmflora
- Senkung der Konzentration gesundheitsschädlicher Stoffwechselprodukte und krebspromovierender Enzyme im Colon; mögliche Schutzeffekte gegenüber Krebserkrankungen
- Modulation des Immunsystems, Verhinderung von Infektionen und der Translokation pathogener Keime, Reduktion von Allergien und Autoimmunerkrankungen
- Steigerung der Mineralstoffabsorption – insbesondere von Calcium; Osteoporoseprävention
- Motilitätssteigerung des Darms; Linderung von Obstipation und Blähungen
- Senkung des Cholesterolspiegels, Beeinflussung des Lipidstoffwechsels

Abb. 13-2 Erwiesene und postulierte Gesundheitseffekte von Probiotika (zusammengestellt nach de Vrese und Schrezenmeir 1998; Goldin 1998; Rolfe 2000)

Aspekte, sondern **ernährungsphysiologische Gesichtspunkte** im Vordergrund. Hierzu gibt es inzwischen zahlreiche Studien mit probiotischen Keimen, aus denen sich ein mögliches Spektrum gesundheitsfördernder Effekte ableiten lässt (**siehe Abb. 13-2**).

Viele Untersuchungen mit probiotischen Bakterien befassen sich mit den Wirkmechanismen. Diese Hinweise liefern zwar interessante Einblicke in die zellulären und molekularen Effekte, eine Aussage, ob und inwieweit der Verzehr dieser Produkte den allgemeinen Gesundheitszustand gesunder Personen positiv zu beeinflussen vermag, lässt sich hieraus jedoch nicht ableiten. Trotz der stetig wachsenden Anzahl von Interventionsstudien ist bisher nicht bekannt, inwieweit sich ein regelmäßiger Verzehr von Probiotika im Rahmen primärpräventiver Bemühungen auf das Krankheitsrisiko auswirkt. Als gesichert gilt, dass Probiotika in der Lage sind, die Aktivität einiger **krebspromovierender Enzyme** im Dickdarm (z. B. β-*Glucuronidase*, *Nitroreduktase* und *Azoreduktase*) zu reduzieren. Die Verabreichung von *Bifidobacterium bifidum*, *Lactobacillus GG*, Stämmen von *Lactobacillus acidophilus* oder *Lactobacillus casei* führte sowohl in Human- als auch in Tierstudien zu einer deutlichen Reduzierung dieser Enzmye in Darminhalt und Faeces. Inwieweit diese Effekte allerdings tatsächlich zur Prävention des **Coloncarcinoms** (siehe Kap. 28) beitragen, lässt sich zurzeit noch nicht ableiten. Ein weiterer gesicherter Effekt probiotischer Kulturen ist die Förderung der Lactosespaltung bei **Lactoseintoleranz** (siehe Kap. 31) sowie die präventive und therapeutische Wirkung auf Durchfallerkrankungen (siehe Kap. 37). Darüber hinaus sind immunstimulierende Effekte der probiotischen Keime durch Studien belegt. So konnte beispielsweise eine Steigerung der Phagocytoseaktivität menschlicher Abwehrzellen durch *Lactobacillus acidophilus* gezeigt werden. Ein direkter Gesundheitseffekt wurde allerdings nicht nachgewiesen. In anderen Studien wurde eine Erhöhung spezifischer Abwehrfaktoren wie z. B. Interferone, Interleukine und Immunglobuline festgestellt.

Neben den als gesichert geltenden Wirkungen werden weitere gesundheitsfördernde Effekte diskutiert. Hierzu zählen unter anderem die Zunahme der Darmmotilität bei **Obstipation** (siehe Kap. 38), die Senkung der **Serumcholesterolspiegel** (siehe Kap. 26.4.2), ein **Barriereeffekt** für pathogene und andere unerwünschte Mikroorganismen im Darm (siehe Kap. 22.2), die Prophylaxe von **vaginalen Pilzinfektionen** sowie eine Förderung des allgemeinen Gesundheitszustands und des Wohlbefindens. Bei der Beurteilung von Probiotika sollte auch berücksichtigt werden, dass die Wirkungen für den einzelnen Konsumenten nicht individuell vorhersagbar sind und in Abhängigkeit des jeweiligen Bakterienstammes unterschiedlich ausfallen. Da sich die Keime nicht langfristig im Darm ansiedeln lassen, müssen sie regelmäßig zugeführt werden, um einen gesundheitlichen Nutzen zu erbringen. Trotz der hohen Resistenz gegenüber den Verdauungssekreten erreichen in der Regel nur etwa 10–30 % der verzehrten probiotischen Mikroorganismen den Dickdarm lebend. Aus diesem Grund fordern verschiedene Experten eine Mindestmenge von 10^6 lebenden Keimen pro g Erzeugnis, die noch am Ende der Haltbarkeitsfrist im jeweiligen Produkt enthalten sein sollen. Bei Stichproben von probiotischen Joghurtkulturen des Handels wurden Werte zwischen 10^4 und 10^7 KBE/g ermittelt, wobei die meisten Produkte einen Keimgehalt von 10^7/g aufwiesen.

13.3.2 Präbiotika

In Abgrenzung zur Gruppe der probiotischen Lebensmittel werden **Präbiotika** definiert als „**unverdauliche Nahrungsbestandteile**, die den Wirt positiv beeinflussen, indem sie das Wachstum oder die Aktivität bestimmter Bakterien im Darm selektiv stimulieren". Somit würde praktisch jedes fermentierbare Substrat (Ballaststoffe, resistente Stärken, Oligosaccharide) ein potenzielles Präbiotikum darstellen; allerdings werden hierunter nur solche Substanzen verstanden, die speziell das Wachstum milchsäureproduzierender Dickdarmbakterien fördern. Diese Eigenschaft besitzen spezielle **Oligosaccharide** (siehe Kap. 1.1), auch als **non-digestible oligosaccharides** (NDO) bezeichnet, die sich im Allgemeinen aus drei bis zehn monomeren Zuckermolekülen zusammensetzen. Insbesondere die Vertreter aus der Gruppe der **Fructooligosaccharide** (**Oligofructose** und **Inulin**) gelten aufgrund ihrer bifidogenen Wirkung als Prototypen der Präbiotika.

Chemisch gesehen gehören Fructooligosaccharide (**FOS**) zur Gruppe der **D-Fructane**, die aufgrund der β-(1–2)-glycosidischen Bindung der einzelnen Fructoseeinheiten der Hydrolyse durch menschliche Verdauungsenzyme widerstehen. Inulin, das als Reservekohlenhydrat in über 36 000 höheren Pflanzenarten vertreten ist, ist ein Oligo-/Polysaccharidgemisch aus überwiegend linearen Ketten mit einer Länge von bis zu 60 Fructoseeinheiten. Durch partielle enzymatische Hydrolyse erhält man die kürzerkettige Oligofructose, die sich aus zwei bis zehn Fructosebausteinen zusammensetzt. Beide Fructanformen sind natürlicherweise in zahlreichen Gemüsesorten wie Artischocken, Chicoree, Spargel und auch Lauch enthalten, ebenso in Bananen sowie in geringen Mengen auch in Getreide. Inulin selbst wird kommerziell aus **Chicoree-Wurzeln** durch Heißwasserextraktion gewonnen und teilweise enzymatisch zu kürzerkettigen Produkten hydrolysiert.

Ebenfalls als erwiesen gilt inzwischen auch die präbiotische Wirkung der **Galactooligosaccharide**, während in Bezug auf die präbiotische Eignung anderer Substanzen wie z. B. Lactulose und Oligosaccharide aus Sojabohnen noch Forschungsbedarf besteht. Auch bestimmte Proteine und Peptide, hauptsächlich aus Milch, kommen als bifidogene Fermentationssubstrate in Frage.

Anforderungen an Präbiotika

Teilweise überschneiden sich die Anforderungen an Prä- und Probiotika. Auch Präbiotika müssen zunächst ihre gesundheitliche Unbedenklichkeit unter Beweis stellen. Postulierte Gesundheitseffekte sind in gleicher Art und Weise zu belegen wie es für Probiotika zu erfolgen hat. Bestimmten – für Probiotika geltenden – Restriktionen unterliegen Präbiotika jedoch nicht, dafür müssen diese eine Reihe anderer Kriterien erfüllen. So dürfen sie keine enzymatische Hydrolyse im oberen Bereich des Gastrointestinaltrakts erfahren und müssen als fermentierbares Substrat für Bakterienstämme mit gesundheitsfördernden Eigenschaften dienen. Durch Stimulation der Stoffwechselaktivität und des Bakterienwachstums soll die Zusammensetzung der Darmflora insgesamt günstig beeinflusst werden. Dies soll letztendlich – neben der Wirkung auf den Darm – zu systemischen Effekten führen, welche die menschliche Gesundheit insgesamt fördern.

Gesundheitsrelevante Funktionen

In zahlreichen In-vivo-Studien konnte gezeigt werden, dass Inulin und Oligofructose von der Colonflora fermentativ metabolisiert werden. Neben CO_2 und Methan entstehen dabei insbesondere kurzkettige Fettsäuren (hauptsächlich Acetat, Propionat und Butyrat) als Fermentationsprodukte, wodurch es zu einer signifikanten

Tab. 13–4 Erwiesene und postulierte Effekte von Präbiotika im menschlichen Organismus (Salminen 1998; Roberfroid 2000)

In Humanstudien nachgewiesene Wirkungen	Postulierte Wirkungen und Forschungsbedarf
▪ Nichtverdaulichkeit und niedriger Energiewert (< 9 kJ/g) ▪ Stuhlvolumen (bulking effect), Verbesserung obstipativer Beschwerden ▪ Förderung von Bifidusbakterien und Unterdrückung von Clostridien	▪ Prävention von Magen- und Darmerkrankungen, Infektionen, Diarrhöen und Colon-Carcinom ▪ Immunmodulation ▪ Senkung von Serumlipiden (Triglyceride und Cholesterin) ▪ Verbesserte Bioverfügbarkeit von Mineralstoffen (Calcium, Magnesium)

Absenkung des Dickdarm-pH-Wertes kommt. Da – abgesehen von den Bifidusbakterien – nur sehr wenige Vertreter der übrigen Darmflora eine β-*Fructosidase* besitzen, die sie zur Hydrolyse der β-1,2-glycosidischen Bindung in den Fructooligosacchariden befähigt, haben Inulin und Oligofructose eine hochspezifische bifidusstimulierende Wirkung. Dieser Effekt konnte auch in einer Reihe von Humanstudien belegt werden. So kam es bei gesunden Probanden nach zweiwöchigem Verzehr einer kontrollierten Diät, die 15 g Fructooligosaccharide/Tag aufwies, zu einem Anstieg der Bifidobakterienkonzentration in den Faeces um mehr als 400 %, während die Keimzahlen anderer Bakterien unverändert blieben oder zurückgingen. Bifidobakterien – dies zeigen In-vitro-Untersuchungen – hemmen das Wachstum potenziell pathogener Mikroorganismen (u. a. *Vibrio cholerae*, *Shigella sonnei*, *Listeria monocytogenes*, *Campylobacter*- und *Salmonellaspecies*, *Clostridium perfringens* und *Bacteroides fragilis*). Die hierfür verantwortlichen Mechanismen sind bisher nicht völlig aufgeklärt. Derzeit wird davon ausgegangen, dass dieser Effekt nicht allein auf die Absenkung des pH-Wertes zurückzuführen ist. Neben bakteriostatisch und mikrobizid wirksamen Peptiden wird auch der ökologischen Konkurrenz um Nahrungssubstrate und Adhäsionsstellen eine hohe Bedeutung beigemessen. Zusätzlich zu ihrer Eigenschaft, das Wachstum unerwünschter Keime im Intestinum zu unterdrücken, besitzen Präbiotika eine Reihe weiterer potenziell gesundheitsfördernder Eigenschaften (**siehe Tab. 13–4**).

Die Mehrzahl dieser postulierten Effekte wurde bislang allerdings vorwiegend aus experimentellen Modellen abgeleitet. Aussagekräftige Humanstudien stehen vielfach noch aus; lediglich bei **obstipativen Beschwerden** liegen entsprechend gut dokumentierte Ergebnisse vor. Ferner können bestimmte Stoffwechseleffekte von präbiotischen Oligosacchariden auf die fermentativen Prozesse an sich zurückgeführt werden sowie auf die dabei gebildeten kurzkettigen Fettsäuren (KKFS). Da diese Effekte vielfach auch für andere lösliche Ballaststoffe beschrieben werden (siehe Kap. 7), fällt eine klare Unterscheidung, welche Wirkungen tatsächlich präbiotischer Natur sind und welche eher allgemein typisch für Ballaststoffe sind, schwer.

Weiterführende Literatur
Functional Food
Arvanitoyannis IS, Van Houwelingen-Koukaliaroglou M: Functional foods: a survey of health claims, pros and cons, and current legislation. Crit Rev Food Sci Nutr 45 (5):385–404, 2005
Diplock AT, Aggett PJ, Ashwell M. Bornet F, Fern EB, Roberfroid MB: Scientific concepts of functional foods in Europe: consensus document. Br J Nutr 81(Suppl 1): S1–S27, 1999
Erbersdobler HF: Neu entdeckte Lebensmittelinhaltsstoffe – Wirkungen und Wirkungsbehauptungen. Was können Lebensmittel mit gesundheitlichem Zusatznutzen? Moderne Ernährung heute 11: 1–5, 1999
Fogliano V, Vitaglione P: Functional foods: planning and development. Mol Nutr Food Res 49(3):256–62, 2005
Groeneveld M: Funktionelle Lebensmittel: Definition und lebensmittelrechtliche Situation. EU 45 (5): 156–161, 1998
Hirahara T: Key factors for the success of functional foods. Biofactors 22(1–4):289–94, 2004
Katan MB, De Roos NM: Promises and problems of functional foods. Crit Rev Food Sci Nutr 44 (5):369–77, 2004
Roberfroid MB: European consensus of scientific concepts of functional foods. Nutrition 16(7/8): 689–691, 2000
Roberfroid MB: Concepts and strategy of functional food science: the European perspective. Am J Clin Nutr 71(6 Suppl): 1660S–1664S, 2000
Taylor CL: Regulatory frameworks for functional foods and dietary supplements. Nutr Rev 62 (2): 55–9, 2004
Wolters M, Siekmann D, Hahn A: Functional Foods – Aktuelle Situation und Perspektiven. ERNO 2 (1): 36–46, 2001

Probiotika und Präbiotika
Bischoff SC, Manns MP: Probiotika, Präbiotika und Synbiotika. Stellenwert in Klinik und Praxis. Dtsch Ärzteblatt 102 (11): A752–759, 2005

Chen CC, Walker WA: Probiotics and prebiotics: role in clinical disease states. Adv Pediatr 52: 77–113, 2005

D'Souza AL, Rajkumar C, Cooke J, Bulpitt CJ: Probiotics in prevention of antibiotic associated diarrhoea: meta-analysis. BMJ 324 (7350):1361, 2002

de Vrese M, Schrezenmeir J: Pro- und Präbiotika – Stand der Diskussion. EU 45 (Sonderheft): S79– S89, 1998

Fernandes CF, Shahani KM, Amer MA: Therapeutic role of dietary lactobacilli and lactobacillic fermented dairy products. FEMS Microbiol Rev 46: 343–356, 1987

Gibson GR, McCartney AL, Rastall RA: Prebiotics and resistance to gastrointestinal infections. Br J Nutr 93 Suppl 1: S31–4, 2005

Gionchetti P, Lammers KM, Rizzello F, Campieri M: Probiotics and barrier function in colitis. Gut 54 (7): 898–900, 2005

Goldin BR: Health benefits of probiotics. Br J Nutr 80(4): S203–S207, 1998

Kullen MJ, Bettler J: The delivery of probiotics and prebiotics to infants. Curr Pharm Des 11 (1):55–74, 2005

Lee YK, Nomokoto K, Salminen S, Gorbach SL (eds): Handbook of Probiotics. John Wiley & Sons, New York 1999

Holst H, Breves G: Probiotika – von der Erfahrungsmedizin zum therapeutischen Standard. Z Gastroenterol 43 (6):601–6, 2005

Manning TS, Gibson GR: Microbial-gut interactions in health and disease. Prebiotics. Best Pract Res Clin Gastroenterol 18 (2):287–98, 2004

Meile L: Mikroorganismen in Lebensmitteln: Umsetzung des probiotischen Konzepts. Lebensmittel-technologie 31 (3): 68–72, 1998

Montrose DC, Floch MH: Probiotics used in human studies. J Clin Gastroenterol 39 (6):469–84, 2005

Ogden NS, Bielory L: Probiotics: a complementary approach in the treatment and prevention of pediatric atopic disease. Curr Opin Allergy Clin Immunol 5 (2):179–84, 2005

Ouwehand AC, Derrien M, de Vos W, Tiihonen K, Rautonen N: Prebiotics and other microbial substrates for gut functionality. Curr Opin Biotechnol 16 (2): 212–7, 2005

Rowan C: Functional Phenomen. Int Food Ingredients 1: 27–28, 1999

Roberfroid MB: Prebiotics and probiotics: are they functional foods? Am J Clin Nutr 71(6 Suppl): 1682S–7S, 2000

Rolfe RD: The role of probiotic cultures in the control of gastrointestinal health. J Nutr 130(2S Suppl): 396S–402S, 2000

Salminen SJ, Gueimonde M, Isolauri E: Probiotics that modify disease risk. J Nutr 135 (5):1294–8, 2005

Salminen S, Bouley C, Boutron-Ruault MC, Cummings JH, Franck A, Gibson GR, Isolauri E, Moreau MC, Roberfroid M, Rowland I: Functional food science and gastrointestinal physiology and function. Br J Nutr 80 (Suppl 1): S147–71, 1998

Sartor RB: Therapeutic manipulation of the enteric microflora in inflammatory bowel diseases: antibiotics, probiotics, and prebiotics. Gastroenterology 126 (6):1620–33, 2004

Schrezenmeir J, de Vrese M: Probiotics, prebiotics, and synbiotics – approaching a definition. Am J Clin Nutr 73(2 Suppl): 361S–364S, 2001

Snelling AM: Effects of probiotics on the gastrointestinal tract. Curr Opin Infect Dis 18 (5): 420–6, 2005

Sullivan A, Nord CE: Probiotics and gastrointestinal diseases. J Intern Med 257 (1): 78–92, 2005

14 Nahrungsergänzungsmittel

Nahrungsergänzungsmittel zählen nicht nur zum etablierten Sortiment von Apotheken, sondern erreichen den Verbraucher auch über viele andere Vertriebskanäle (z. B. Lebensmitteleinzelhandel, Drogerien, Reformhäuser, Strukturvertrieb, Direktversand). In rechtlicher Hinsicht sind Nahrungsergänzungsmittel Lebensmittel; durch ihre arzneitypische Darreichung in Form von z. B. Tabletten oder Kapseln und eine gesundheitsbezogene Auslobung siedeln sie sich aber faktisch in einem Grenzbereich zu Arzneimitteln an. Deshalb hat kaum eine Produktgruppe im Gesundheitsmarkt in den letzten Jahren so kontroverse Diskussionen ausgelöst. Diese betreffen sowohl Fragen nach dem ernährungsphysiologischen Nutzen als auch juristische Aspekte.

Nutzen und Risiken von Nahrungsergänzungsmitteln werden kontrovers beurteilt. Allzu häufig sind die Argumentationen dabei eher interessenspolitisch und ideologisch motiviert als naturwissenschaftlich fundiert. Merkantile Gesichtspunkte spielen bei vielen Standpunkten eine wesentliche Rolle, nicht zuletzt deshalb, weil Nahrungsergänzungsmittel in starker Marktkonkurrenz zu Selbstmedikationsarzneimitteln stehen. Gegner sprechen Nahrungsergänzungsmitteln meist jeden Nutzen ab, während manche Befürworter sie als nahezu unverzichtbar darstellen. Von den Verbrauchern werden die Produkte teils mit begründbaren Erwartungen, bisweilen aber auch mit völlig überzogenen Hoffnungen auf die Verhütung oder sogar Therapie von Erkrankungen konsumiert. Eine einheitliche und abschließende Bewertung der Produktgruppe ist beim momentanen wissenschaftlichen Kenntnisstand nicht möglich.

14.1 Begriffsbestimmung

Für den Begriff Nahrungsergänzungsmittel existierten in Deutschland und in der Europäischen Union über viele Jahre hinweg keine spezifischen gesetzlichen Festlegungen. Nach langjährigen Diskussionen wurde im Sommer 2002 auf europäischer Ebene eine Richtlinie für Nahrungsergänzungsmittel erlassen (RL 2002/46/EG), die von allen Mitgliedsstaaten der EU in nationales Recht umgesetzt werden musste. In Deutschland erfolgte dies mit der im Mai 2004 in Kraft getretenen **Nahrungsergänzungsmittelverordnung (NemV)**. Hiernach sind Nahrungsergänzungsmittel „Lebensmittel, die dazu bestimmt sind, die allgemeine Ernährung zu ergänzen". Sie enthalten „Konzentrate von Nährstoffen oder sonstigen Stoffen mit ernährungsspezifischer Wirkung allein oder in Kombination". Charakteristisch für Nahrungsergänzungsmittel ist außerdem, dass sie in dosierter Form (Kapseln, Tabletten usw.) in Verkehr gebracht werden. Nahrungsergänzungsmittel dienen nicht dazu, vermehrt Energie und Hauptnährstoffe zuzuführen, sondern die Ernährung mit Mikronährstoffen und anderen physiologisch bedeutsamen Nahrungsbestandteilen zu ergänzen. Nährstoffe im Sinne der NemV sind nur **Vitamine und Mineralstoffe**. Nur für diese Stoffgruppen finden sich bislang Angaben dazu, welche Substanzen in welcher chemischen Verbindung in Nahrungsergänzungsmitteln eingesetzt werden dürfen. Festlegungen für Mindest- und Höchstmengen liegen bisher nicht vor. Nahrungsergänzungsmittel enthalten neben Vitaminen und Mineralstoffen zahlreiche weitere Stoffe unterschiedlichster Art (**siehe Tab. 14–1**). Grundsätzlich ist dies nach der in der NemV gegebenen und sehr allgemein gehaltenen Definition auch möglich. Auch der europäische Gesetzgeber hat in den Erläuterungen zur Nahrungsergänzungsmittel-Richtlinie auf solche Stoffe hingewiesen. Dabei ist allerdings u. a. zu beachten, dass ein Nahrungsergänzungsmittel ausschließlich aus erlaubten Zutaten besteht. In der Praxis finden sich allerdings viele Substanzen, deren Einsatz umstritten ist. Geprüft werden muss in jedem Einzelfall insbesondere, ob es sich bei den jeweiligen Stoffen um nicht zugelassene (und damit verbotene) Zusatzstoffe handelt.

Für die **Kennzeichnung** von Nahrungsergänzungsmitteln ergaben sich aus der NemV zahlreiche Vorgaben. So müssen die Produkte die Verkehrsbezeichnung Nahrungsergänzungsmittel tragen; gleichzeitig ist die Angabe der charakteristischen Stoffkategorie(n) notwendig (z. B. „Nahrungsergänzungsmittel mit Vitaminen und Mineralstoffen"). Daneben ist ein **Zutatenverzeichnis** vorgeschrieben ebenso wie eine **Nährstoffkennzeichnung,** aus der hervorgeht, welche Mengen der wertgebenden Nährstoffe oder sonstigen Stoffe pro empfohlener Tagesverzehrsmenge aufgenommen werden. Weiterhin sind Hinweise darauf erforderlich, dass die empfohlene Tagesverzehrsmenge nicht überschritten werden sollte und dass Nahrungsergänzungsmittel außerhalb der Reichweite von Kindern aufzubewahren sind.

Tab. 14–1 Substanzgruppen, die in Nahrungsergänzungsmitteln häufig enthalten sind (Hahn und Wolters 2000)

Substanzgruppe	Beispiele
Vitamine und Provitamine	Ascorbinsäure, Vitamin E, Folsäure, β-Carotin
Mengen- und Spurenelemente	Calcium, Magnesium, Eisen, Zink, Chrom, Molybdän
Vitaminoide	Coenzym Q_{10}, α-Liponsäure, Inositol
Fettsäuren und Phospholipide	ω-3-Fettsäuren (Fischöl), ω-6-Fettsäuren (Borretsch-, Nachtkerzen-, Schwarzkümmelöl), Lecithin, Phosphatidylserin
Aminosäuren und Aminosäurenderivate	L-Lysin, L-Cystein, L-Carnitin
Peptide und Proteine	Glutathion, Gelatine
Kohlenhydrate	Inulin, Oligofructose
Sekundäre Pflanzenstoffe (Phytochemicals)	Lycopin, Phytosterine, Polyphenole
Makromolekulare Naturstoffe	Kieselerde
Pflanzenextrakte, Produkte tierischen Ursprungs, auch chemisch modifiziert	Obstkonzentrate, Gemüsekonzentrate, Haifischknorpel, Chitosan
Sonstiges	Bierhefe, Gelee Royale, Algen, probiotische Bakterienkulturen

14.2 Abgrenzung von Nahrungsergänzungsmitteln und Arzneimitteln

In der Praxis stellt sich häufig die Frage, ob ein als Nahrungsergänzungsmittel angebotenes Produkt nicht möglicherweise als Arzneimittel anzusehen ist. Im Hinblick auf diese Abgrenzungsfrage haben sich im Vergleich zur früheren Rechtssituation einige wesentliche Änderungen gegeben. Durch das seit September 2005 geltende Lebensmittel- und Futtermittelgesetzbuch (LFGB) sowie die 14. Novelle des Arzneimittelgesetzes im August 2005 ist neben der Zweckbestimmung eines Produktes die Frage nach seiner objektiven Funktion entscheidend. Präparate, deren Wirkung **pharmakologisch, metabolisch** oder **immunologisch** ist, gelten danach als Arzneimittel. Nur wenn keine solche für Arzneimittel als typisch angesehene Eigenschaft vorliegt, kann ein Produkt überhaupt Lebensmittel sein. Dieser aus juristischer Sicht sehr klaren Abgrenzung von Lebensmitteln und Arzneimitteln steht die variable naturwissenschaftliche Interpretation der Begriffe pharmakologisch, metabolisch und immunologisch entgegen, so dass eine eindeutige Grenzziehung nicht erreicht werden kann. Dies gilt sowohl für die Einordnung bestimmter Stoffe als Lebensmittel als auch für die Frage, welche Dosierungen bestimmter Nährstoffe noch Lebensmittel bzw. schon Arzneimittel sind. Die früher oft angewendete Dreifachregel ist nach höchstrichterlicher Rechtsprechung überholt. Danach wurden z. B. Vitaminpräparate, die bis zum dreifachen der empfohlenen Zufuhrmenge enthielten, noch als Lebensmittel angesehen, während sie darüber oft als Arzneimittel galten.

Die Abgrenzung eines Lebensmittels zu Arzneimitteln orientiert sich nicht nur an Art und Menge der Inhaltsstoffe, sondern gleichermaßen an der gesamten Produktpräsentation (Aufmachung, Deklaration, Werbung usw.). Lebensmittel dürfen nach § 12 Abs. 1 Nr. 1 LFGB gegenüber dem Verbraucher grundsätzlich nicht mit **krankheitsbezogenen Aussagen** beworben werden. Dieses Verbot gilt nicht gegenüber Fachkreisen. In der Laienwerbung sind hingegen Hinweise wie „schützt vor Arterienverkalkung" oder „beugt Osteoporose vor" grundsätzlich verboten. Nicht erlaubt sind außerdem Bezüge zu ärztlichen Empfehlungen oder Dankesschreiben. Möglich ist es bislang allerdings noch, **allgemeine** gesundheitsbezogene **Aussagen** wie „für Gesundheit und Fitness" oder „stärkt das Immunsystem" zu machen. Unabhängig davon, ob krankheitsbezogen oder nicht, verbietet § 11 Abs. 1 Nr. 2 LFGB **irreführende Werbung**. Danach ist es u. a. verboten, Lebensmitteln den Anschein eines Arzneimittels zu geben oder sie mit wissenschaftlich nicht hinreichend gesicherten Aussagen zu bewerben.

14.3 Marktsituation und Verbraucherverhalten

Das Angebot an Nahrungsergänzungsmitteln ist vielgestaltig und insbesondere im Hinblick auf das in den Produkten zu findende Substanzspektrum kaum überschaubar. Neben „klassischen" Nährstoffen wie **Vitaminen, Mengen- und Spurenelementen** finden sich verschiedene **Fettsäuren** (z. B. in Form von Fischöl oder Borretschöl), **Aminosäuren** und deren Derivate, **Pflanzenextrakte** (z. B. Sojaextrakt, Grünteeextrakt), isolierte **sekundäre Pflanzenstoffe** sowie **Produkte tierischen Ursprungs** (z. B. Muschelextrakt, Haifischknorpel) (**siehe Tab. 14–1**). Einige dieser Inhaltsstoffe sind rechtlich umstritten bzw. eindeutig nicht zulässig.

Die Erweiterung des in Nahrungsergänzungsmitteln enthaltenen Substanzspektrums basiert meist auf neuen wissenschaftlichen Erkenntnissen. Allerdings ist die tatsächliche Evidenz oftmals nicht ausreichend, um einen Nutzen des jeweiligen Supplementes zu belegen. Zunehmend gelangen inzwischen Präparate auf den Markt, die neben klassischen Nährstoffen andere Substanzen enthalten, die einen gesundheitlichen Zusatznutzen besitzen (sollen). Vornehmlich in Produkten, die aus dem Ausland nach Deutschland versendet werden und telefonisch oder über das Internet geordert werden können, finden sich zudem **Hormone** wie Melatonin, DHEA, sehr hohe Dosen bekannter Nährstoffe oder **Phytopharmaka**. Diese Produkte werden meist auch mit ausgesprochen therapeutischen Werbeversprechen versehen und sind meist als nicht zugelassene und damit illegale Arzneimittel anzusehen.

Das Interesse an Gesundheit, Fitness und Wellness ist in den letzten Jahren stetig gestiegen. Diesem Trend entsprechend ist die Bereitschaft der Bevölkerung gewachsen, Produkte zu konsumieren, die diese Wünsche unterstützen. Dies spiegelt sich auch in einem Anstieg bei der Einnahme von Vitamin- und Mineralstoffpräparaten wider. Verschiedene Untersuchungen im deutschsprachigen Raum zeigen, dass zwischen ca. 20 und 35 % der Erwachsenen auf Nahrungsergänzungspräparate zurückgreifen und dass Frauen häufiger Supplemente verwenden als Männer. Zudem weisen Verwender von Nahrungsergänzungsmitteln einen **gesundheitsbewussteren Lebensstil** auf als Nichtverwender. Die **Einnahmeprävalenz** von Supplementen steigt mit dem Alter und korreliert darüber hinaus positiv mit einem höheren Bildungsstand. Der Großteil der Verwender sieht in den Produkten nicht, wie häufig behauptet, primär einen Ausgleich für eine unausgewogene Ernährungsweise, sondern erwartet vor allem den Schutz vor Erkrankungen.

14.4 Potenzieller Nutzen von Nahrungsergänzungsmitteln

Inwieweit Nahrungsergänzungsmittel einen **physiologischen Nutzen** aufweisen, wird nach wie vor kontrovers diskutiert. Die Nahrungsergänzungsmittelverordnung verlangt nicht, dass Nahrungsergänzungsmittel einen ernährungsphysiologischen Nutzen besitzen müssen. Die zugrunde liegende EU-Richtlinie verweist allerdings darauf, dass die von Fachgremien geforderte abwechslungsreiche Ernährung nicht in allen Bevölkerungsgruppen und bei allen Nährstoffen zu finden ist. Nahrungsergänzungsmittel sollen demnach hier bei Bedarf einen Ausgleich schaffen.

Es ist wissenschaftlich unstritten, dass eine vielseitige Ernährung grundsätzlich in der Lage ist, alle heute bekannten Ernährungsbedürfnisse gesunder Menschen in normalen Lebenssituationen abzudecken. Für die immer wieder zu findende Behauptung, die heutige Nahrung liefere im Vergleich zu früher nicht mehr ausreichend Nährstoffe, gibt es keine wissenschaftlichen Belege. Die zentralen Ernährungsprobleme liegen vielmehr in zwei anderen Bereichen: Zum einen weicht die tatsächliche Ernährungsweise in der Bevölkerung mehr oder minder von den Empfehlungen ab. Zum anderen werden die Aufgaben der Ernährung inzwischen sehr viel weiter gefasst als noch vor 20 Jahren. Die Bedeutung einer adäquaten Ernährung beschränkt sich nicht darauf, einen definierten Mangel an bestimmten Nährstoffen zu vermeiden. Ziel ist es vielmehr, die Gesundheit langfristig zu erhalten. Dabei hat es sich wie in Kapitel 8 angeführt gezeigt, dass auch Nahrungsinhaltsstoffe wie sekundäre Pflanzenstoffe eine zentrale Bedeutung besitzen. Diese Stoffe zeigen Wirkmechanismen (antioxidative Effekte, hormonartige Wirkungen, Induktion fremdstoffabbauender Enzyme), die sich deutlich von dem unterscheiden, was früher als Ernährungsfunktion angesehen wurde (Energielieferung, Baustoffe etc.).

Welche Aufgabe Nahrungsergänzungsmitteln zukommen könnte, hat die Würzburger Deklaration aus dem Jahr 2000 zusammengefasst; sie nimmt Bezug auf die heute etablierten umfassenden Aufgaben der Ernährung. Nahrungsergänzungsmittel dienen danach der gezielten Ergänzung der Ernährung in Fällen einer **unausgewogenen Ernährung**, bei **erhöhtem Nährstoffbedarf** und zur **Erhaltung** von **Gesundheit** und **Wohlbefinden**.

Die Zufuhr **kritischer Nährstoffe** ist damit eine zentrale Aufgabe von Nahrungsergänzungsmitteln. Dabei muss allerdings die Frage geklärt werden, was unter einem kritischen Nährstoff zu sehen ist und welche Gründe hierfür ursächlich sind. Ein für Bevölkerungsgruppen, nicht aber für Einzelpersonen, geeignetes Kriterium ist der Vergleich zwischen der empfohlenen Aufnahme eines Nährstoffes mit der tatsächlichen, durch Ernährungsanamnesen ermittelten Aufnahme. Tatsächlich unterschreitet die Aufnahme einzelner Nährstoffe, zumindest bei bestimmten Bevölkerungsgruppen, die empfohlenen Werte (**siehe Tab. 14–2**).

Besonders auffällig ist die Differenz zwischen empfohlener und tatsächlicher Zufuhr bei **Iod** (siehe Kap. 6.3.3). Hier werden durchschnittlich nur rund 50 % der Empfehlung aufgenommen, so dass von einer weit verbreiteten Unterversorgung – mit ihrer weitreichenden Konsequenz einer Schilddrüsenerkrankung – ausgegangen werden kann. In einer Untersuchung an 6815 Probanden aus 32 Regionen Deutschlands im Alter von 1–89 Jahren wurde die **Strumahäufigkeit** anhand der sonographischen Volumetrie ermittelt. Die Ergebnisse zeigen eine Häufigkeit von 21 % bei Kindern unter 10 Jahren, von 52 % bei den 11–18-Jährigen und von 50 % bei den 18 bis 70-Jährigen. Obwohl durch die Anreicherung von

Tab. 14–2 Kritische Nährstoffe in Deutschland (zusammengestellt nach DGE 2000, S. 46 ff)

Nährstoff	Bevölkerungsgruppe
Calcium	Frauen und Männer in allen Altersgruppen
Magnesium	Frauen und Männer in fast allen Altersgruppen
Eisen	Frauen im gebärfähigen Alter
Iod	Gesamtbevölkerung, durchschnittliche Zufuhr < 50 % der Empfehlung
Vitamin D	Frauen < 25 Jahre, Frauen und Männer > 65 Jahre
Vitamin E	Frauen und Männer in fast allen Altersgruppen unterhalb des Schätzwertes
Carotinoide	Frauen und Männer in fast allen Altersgruppen: nur der untere Schätzwert von 2–4 mg/d wird erreicht
Vitamin C	Frauen und Männer in allen Altersgruppen
Folsäure	Frauen und Männer in allen Altersgruppen; Frauen erreichen durchschnittlich nur 50 % der Empfehlung

Speisesalz und die Herstellung von Brot, Backwaren sowie Fleischwaren mit **iodiertem Speisesalz** eine Verbesserung der Situation erzielt wurde, reicht die Versorgung noch immer nicht aus. Dies wird daran deutlich, dass zwar die Urin-Iodausscheidung gestiegen ist, eine Abnahme der Strumahäufigkeit jedoch nur beim Auftreten der *Struma neonatorum*, nicht aber bei älteren Jugendlichen und Erwachsenen zu beobachten ist. Eine tägliche Supplementierung von 100 µg Iod könnte zur Entschärfung der Situation beitragen. Die Empfehlung der DGE, regelmäßig zweimal wöchentlich eine Seefischmahlzeit zu verzehren, würde die Versorgungssituation zwar ebenfalls erheblich verbessern, ist in der Praxis für die meisten Menschen jedoch unrealistisch. Zudem ist sie ökologisch problematisch.

Obwohl die Versorgungslage mit **Folsäure** (siehe Kap. 5.4.6) auf der Basis von biochemischen Parametern als gut zu bezeichnen ist – nur bei 3,8 % der untersuchten Personen lagen die Plasmafolatkonzentrationen unter dem Referenzwert (6 nmol/l) –, deuten Untersuchungen, in denen der folsäureabhängige Parameter **Homocystein** gemessen wurde, auf eine unzureichende Versorgungslage hin. So findet sich bei etwa 5–7 % der Allgemeinbevölkerung eine milde Erhöhung der Plasma-Homocystein-Konzentration (>10 µmol/l). Personen mit atherosklerotischen Erkrankungen weisen sogar in 20–50 % der Fälle erhöhte Homocysteinwerte auf. Epidemiologische Befunde zeigen, dass bereits leicht erhöhte Plasmahomocysteinspiegel mit einem vermehrten **Atheroskleroserisiko** assoziiert sind (siehe Kap. 26.3.4). Zahlreiche Studien konnten belegen, dass der Homocysteinspiegel durch Vitaminsupplemente gesenkt werden kann. Hierbei hat sich insbesondere **Folsäure** als effektives Agens erwiesen: Mittels Folsäuresupplementierung (0,5 mg/Tag) lässt sich der Homocysteinwert in Abhängigkeit von der Ausgangskonzentration zwischen 10 und 60 % senken. Allerdings ist der kausale Zusammenhang zwischen Atherosklerose und Homocystein bis heute nicht eindeutig geklärt. Bislang rechtfertigt vor allem die **epidemiologische Evidenz** die Empfehlung einer ergänzenden Zufuhr auch für gesunde Personen mit normalem Ernährungsstatus. In 2005 publizierte Daten einer norwegischen Studie stellen aber die bisherigen Vermutungen besonders im Hinblick auf die Sekundärprävention in Frage

Breiter Konsens besteht über die Empfehlung zur Supplementierung von Folsäure bei jungen Frauen, insbesondere solchen mit Kinderwunsch. So sprechen zahlreiche Untersuchungen dafür, dass eine Folsäureunterversorgung in der **Schwangerschaft** mit einem erhöhten Risiko für Komplikationen und Entwicklungsstörungen des Fötus verbunden ist. Insbesondere **Neuralrohrdefekte** werden mit einer unzureichenden Folsäureversorgung in Zusammenhang gebracht. Frauen, die schwanger werden wollen oder könnten, wird deshalb ausdrücklich zur Folsäuresupplementierung geraten (400 µg/Tag). Da die Verwendung oraler Kontrazeptiva mit einer Erniedrigung des Folsäurespiegels einhergeht, ist eine frühzeitige Supplementierung zu empfehlen, evtl. bereits begleitend zur Einnahme der Pille (siehe Kap. 18.2.2).

Über die in der Gesamtbevölkerung kritische Versorgungssituation bei einigen Nährstoffen hinaus lassen sich weitere **potenzielle Risikogruppen** für eine Minderversorgung ausmachen. Hierzu zählen hochbetagte und multimorbide Menschen, die häufig eine Unterversorgung bei den Vitaminen B_1, B_6, B_{12}, D, Niacin und Folsäure sowie bei den Mineralstoffen Magnesium, Calcium, Eisen, Zink und Selen aufweisen. Während der Nährstoffstatus von gesunden, „jungen" Alten im Allgemeinen als ausreichend angesehen wird, ist die Versorgungssituation mit den **Vitaminen D und B_{12}** auch dort als kritisch einzustufen. Aufgrund der unsicheren Bedarfsdeckung bei zahlreichen Nährstoffen und möglichen protektiven Effekten einer erhöhten Zufuhr liegen inzwischen Empfehlungen zur generellen Supplementierung von Mikronährstoffen bei älteren Menschen vor. So wurde die aus den **Dietary Guidelines for the Americans** abgeleitete Ernährungspyramide in einer modifizierten Version für Menschen im Alter von über 70 Jahren veröffentlicht. Nach dieser Pyramide sollen täglich Calcium, Vitamin D und Vitamin B_{12} supplementiert werden (siehe Kap. 18.5).

Schwangerschaft (siehe Kap. 18.2) und **Stillzeit** (siehe Kap. 18.3) stellen besondere Ansprüche an die Nährstoffversorgung. So werden die Empfehlungen zur Aufnahme bestimmter Vitamine (vor allem Folsäure) und Mineralstoffe wie

Iod und Eisen von Schwangeren häufig nicht erreicht. Dies gilt besonders für Personen aus niederen sozio-ökonomischen Schichten. In den USA liegen Empfehlungen des Food-and-Nutrition-Board-Komitees vor, wonach Eisen, Zink, Kupfer, Calcium, Vitamin B_6, Folsäure, Vitamin C und D von schwangeren Frauen, die sich unausgewogen ernähren oder einer Hochrisikogruppe angehören (Mehrlingsschwangerschaft, starkes Rauchen, Alkohol- oder Drogenabusus), supplementiert werden sollten.

Eine Supplementierung von Mikronährstoffen ist auch dann sinnvoll, wenn Personen über längere Zeit nur eine eingeschränkte Lebensmittelauswahl nutzen können oder wollen. Hierzu gehören beispielsweise **Veganer**, die sämtliche Produkte tierischen Ursprungs meiden und daher gefährdet sind, einen Vitamin-B_{12}-Mangel zu entwickeln. Darüber hinaus ist bei ihnen auch die Versorgung mit Vitamin D, Eisen und Iod kritisch zu bewerten (siehe Kap. 19.2.3). Neben Personen, die bestimmte einseitige alternative Kostformen praktizieren, können auch bei Menschen, die über einen längeren Zeitraum **Diäten** durchführen, Nährstoffunterversorgungen auftreten. So werden zur Gewichtsreduktion üblicherweise Diäten mit einer Energiezufuhr im Bereich von 3,3–6,2 MJ/Tag (800–1500 kcal) eingesetzt. Zu Engpässen kommt es insbesondere bei Eisen, Folsäure, Vitamin B_6 und Zink. Bei Diäten mit nur bis zu etwa 5 MJ/Tag (rund 1200 kcal) ist eine Supplementierung mit Vitaminen und Mineralstoffen obligatorisch. Auch bei Diäten mit anderer Intention wie etwa bei Lactoseintoleranz (siehe Kap. 31) und Lebensmittelallergien (siehe Kap. 39) muss auf entsprechenden Ausgleich der Defizite geachtet werden.

Ein erhöhter Bedarf an Mikronährstoffen durch körperliche Belastung ergibt sich erst bei extremen Anforderungen. So wird nur bei **Leistungssport** gelegentlich von einem Nutzen einer ergänzenden Supplementierung berichtet. Allerdings kommt es in einigen Sportarten, wie der rhythmischen Sportgymnastik oder beim Turnen, zu einer bewusst limitierten Energiezufuhr, bei der entsprechende Defizite an Mikronährstoffen vorprogrammiert sind. Hierdurch treten bei den betroffenen Sportlern häufig diverse Beschwerden auf wie Muskel- und Magenkrämpfe im **Magnesiummangel**. **Eisenmangel** und hypoenergetische Versorgung führen bei Sportlerinnen vielfach zu **Anämien** und **Amenorrhoe** bzw. verspäteter **Menarche**. Hier ist eine Supplementierung in physiologischer Dosierung zum Ausgleich der Nährstoffmängel sinnvoll (siehe Kap. 18.6).

Für Nährstoffmängel gefährdet sind darüber hinaus auch **Raucher**. Mit dem Inhalieren von Zigarettenrauch werden große Mengen an **freien Radikalen** aufgenommen und ihre endogene Bildung induziert (siehe Kap. 9.1). Raucher weisen im Vergleich zu Nichtrauchern um über 20 % niedrigere **Vitamin-C-Spiegel** im Plasma auf. Um einen adäquaten Versorgungsstatus zu erreichen, wird Rauchern eine Vitamin-C-Zufuhr von 150 mg empfohlen. Auch bei anderen Nährstoffen ergeben sich bei Rauchern niedrigere Zufuhren und damit verringerte Plasmaspiegel, da sie in der Regel eine weniger ausgewogene Kost aufnehmen als Nichtraucher. Unter Rauchern fanden sich niedrigere Aufnahmen an Eisen, Calcium, β-Carotin, Folsäure und Vitamin E. Da Raucher seltener Nahrungsergänzungsmittel verwenden, ist ein Ausgleich der Nährstoffdefizite besonders bei niedrigem sozialem Status eher selten.

Darüber hinaus existiert eine Reihe von **chronischen Erkrankungen**, die häufig mit Nährstoffdefiziten einhergehen, hier allerdings nicht im Detail ausgeführt werden können. Beim **Diabetes mellitus** (siehe Kap. 25) bestehen Hinweise, dass eine ergänzende Zufuhr einiger Nährstoffe hilfreich sein könnte. Dies betrifft die antioxidativ wirksamen Nährstoffe wie **Vitamin C und E**, wobei Vitamin E eine besondere Stellung einnimmt. Bei Diabetikern zeigte sich, dass durch Vitamin E eine verlangsamte Intima-Media-Verdickung in der Arteria carotis erreichbar ist. Diese Verdickung gilt als klinischer Indikator der Frühatherosklerose. Darüber hinaus erwies sich die Vitamin-E-Supplementierung als nützlich in der Vorbeugung einer Vitamin-E-Verarmung der Thrombocyten, wodurch eine reduzierte **Aggregationsneigung** und eine verminderte **Thromboxanbildung** erzielt werden konnte. Allerdings sind für diese Effekte therapeutische Vitamin-E-Dosierungen im Bereich von mehreren 100 mg erforderlich, die mit Nahrungsergänzungsmitteln nicht erreicht werden.

Auch die **chronische Dialyse** stellt höhere Nährstoffanforderungen an die betroffenen Patienten, da es dabei nicht nur zur erwünschten Entfernung bestimmter Substanzen, sondern auch zu unbeabsichtigten Verlusten an z. B. wasserlöslichen Vitaminen kommt. Darüber hinaus führt die bei Niereninsuffizienten notwendige proteinreduzierte und kalium- sowie natriumarme Kost zu einer Einschränkung der Nahrungsmittelauswahl, was die Bedarfsdeckung zusätzlich erschweren kann. Unter zusätzlicher Berücksichtigung der Auswirkungen der Dialyse ist eine Substitution von Calcium, Eisen und Zink sowie sämtlicher wasserlöslicher Vitamine dringend notwendig. Zum Teil handelt es sich jedoch um Mengen, die üblicherweise nicht über Nahrungsergänzungsmittel erreicht werden, sondern eher bei bilanzierten Diäten (siehe Kap. 15.2.4) oder Arzneimitteln zu finden sind.

Auch bei Patienten mit **konsumierenden Erkrankungen** wie Krebserkrankungen oder AIDS kann eine Supplementierung mit einem Multivitamin-/Mineralstoffpräparat notwendig sein, da häufig Appetitlosigkeit und therapeutisch bedingte Ernährungsprobleme auftreten. So verlieren etwa 50 % aller Tumorkranken im Verlauf der Erkrankung an Gewicht. Der gleiche Anteil der Krebspatienten gilt als mangelernährt (siehe Kap. 28.5).

Zudem besteht bei verschiedenen **Erkrankungen des Gastrointestinaltrakts** die Gefahr von Nährstoffdefiziten. Während bei Erkrankungen des Magens vor allem die Absorption von Vitamin D, Folsäure und Vitamin B_{12} (Mangel an Intrinsic Factor) beeinträchtigt ist, kommt es bei **Pankreasinsuffizienz** zu einer verminderten Resorption der fettlöslichen Vitamine. Krankheiten, die mit Nährstoffdefiziten einhergehen, sind z. B. **chronisch-entzündliche Darmerkrankungen** (siehe Kap. 36), **Zöliakie** (siehe Kap. 32) und das **Kurzdarmsyndrom** (siehe Kap. 34), aber auch eine mikrobielle Überbesiedelung im Dünndarm (**Overgrowth-Syndrom**) kann Vitamine des Chymus, speziell Vitamin B_{12}, der Absorption entziehen. Auch bei anderen Vitaminen wie Niacin, Vitamin E und K wird über Defizite berichtet. Darüber hinaus weisen Patienten mit entzündlichen Darmerkrankungen häufig verminderte Serumkonzentrationen an Calcium, Kalium, Magnesium und Zink auf.

Bei **Erkrankungen des rheumatischen Formenkreises** kommt es im Verlauf der Gelenkentzündung zu einer vermehrten Bildung von **freien Radikalen** (siehe Kap. 30). Der vermehrte oxidative Stress erfordert bei diesen Patienten eine höhere Zufuhr an **Antioxidanzien**. So hat sich gezeigt, dass eine optimale Zufuhr der Vitamine E, C und des Spurenelements Selen die Bildung von Entzündungsmediatoren vermindert. Vermutlich aufgrund des gesteigerten Bedarfs an Antioxidanzien bei rheumatoider Arthritis wurden bei diesen Patienten erniedrigte Vitamin-E-, β-Carotin- und Selenkonzentrationen im Serum festgestellt. Die Empfehlungen bezüglich der **Vitamin-E-Zufuhr** bewegen sich in einem therapeutischen Bereich von bis zu 400 mg α-Tocopherol pro Tag. In zahlreichen klinischen Studien wirkten sich **Fischölfettsäuren** positiv auf klinische Symptome und laborchemische Parameter bei chronischer Polyarthritis aus. Auch für die ω-6-Fettsäuren γ-Linolensäure und Dihomo-γ-Linolensäure wurden in Dosierungen von 2–3 g entzündungshemmende Eigenschaften nachgewiesen, so dass auch hier eine Supplementierung sinnvoll erscheint (siehe Kap. 30.3). Wie zahlreiche experimentelle und klinische Befunde ergaben, entfalten ω-3-Fettsäuren in der Sekundärprävention von **Herz-Kreislauf-Erkrankungen** ebenfalls positive Eigenschaften (siehe Kap. 26.4.1). In physiologischer Hinsicht ist es in allen vorgenannten Situationen für die zu erzielende Wirkung unerheblich, in welche Kategorie die notwendigen Produkte fallen. In regulatorischer Hinsicht bleibt allerdings anzumerken, dass es sich meist um die diätetische Beeinflussung von Erkrankungen handelt. Entsprechende Produkte wären daher meist im Bereich der diätetischen Lebensmittel anzusiedeln (siehe Kap. 15).

14.5 Mögliche Risiken von Nahrungsergänzungsmitteln

Grundsätzlich ist bei Nahrungsergänzungsmitteln die Möglichkeit einer überhöhten Aufnahme bestimmter Substanzen und damit ein toxikologisches Risiko gegeben. Die akute Toxizität ist dabei in der Praxis unbedeutend, da hierfür extrem hohe Dosen von Nährstoffen erforderlich sind, die selbst bei einer missbräuchlichen Ver-

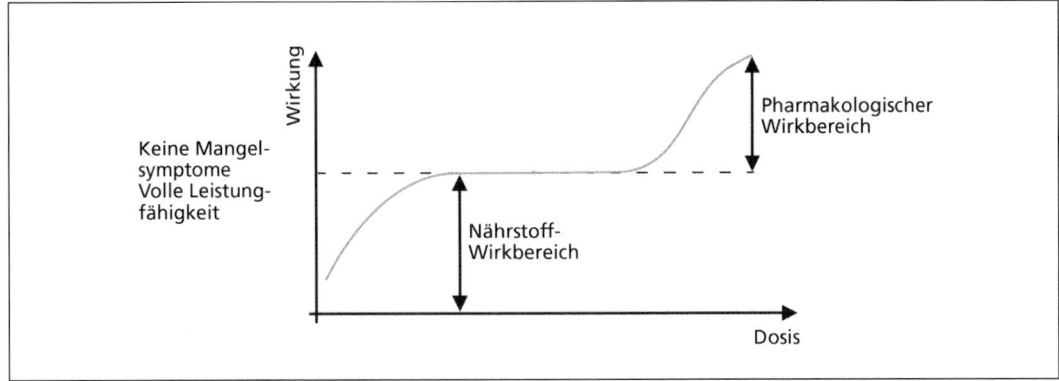

Abb. 14–1 Dosis-Wirkungs-Kurve von Nährstoffen

wendung von Nahrungsergänzungsmitteln kaum erreicht werden können. Risiken gehen vielmehr von einer chronisch überhöhten Zufuhr aus, wobei auch diese Effekte bei den meisten bekannten Nährstoffen unbedeutend sind. Dennoch finden sich Situationen oder Personengruppen, in denen schwerwiegende Nebenwirkungen auftreten können. Diese Problematik wurde durch zwei Studien (ATBC- und CARET-Studie) deutlich, die gezeigt haben, dass höher dosierte Supplemente, insbesondere β-Carotin, das Bronchialcarcinomrisiko bei Rauchern erhöhen können (siehe Kap. 9.4). Wenngleich diese Daten nur für Raucher und asbestexponierte Personen gelten, zeigen sie das potenzielle Problem einer Supplementierung, bei der Dosierungen zum Einsatz kommen, die deutlich über das Maß der normalen Ernährung hinausgehen.

Mit Ausnahme von Vitamin A, D und einigen Spurenelementen erlaubt die **Dosis-Wirkungs-Kurve** der meisten Nährstoffe eine deutlich über den Bedarf hinausgehende Zufuhr, ohne dass dies gesundheitlich bedenklich wäre. Grund hierfür ist die Tatsache, dass sich für die meisten Nährstoffe ein breiter **Indifferenzbereich** ergibt, innerhalb dessen der Nährstoff vermindert absorbiert, vermehrt gespeichert und/oder verstärkt ausgeschieden wird (**siehe Abb. 14–1**).

Das Risiko einer **Überdosierung** durch legal im Verkehr befindliche Nahrungsergänzungsmittel ist gering und nur bei unsachgemäßer Verwendung zu erwarten, da extreme Dosierungen praktisch nicht vorkommen. Zudem zeigen die in **Tabelle 14–3** dargestellten toxikologischen Kenndaten von Mikronährstoffen, dass die therapeutische Breite bei den meisten Substanzen recht groß ist. Allerdings sollte der Wert für β-Carotin, der bei dauerhafter Zufuhr als unbedenklich anzusehen ist, aus heutiger Sicht auf etwa 10 mg herabgesetzt werden, da die Ergebnisse der beiden erwähnten Interventionsstudien mit 20 bzw. 30 mg β-Carotin auf ein erhöhtes Lungenkrebsrisiko bei Rauchern schließen ließen.

Kritisch zu betrachten sind Substanzen, bei denen weder Angaben über eine wünschenswerte Zufuhr gemacht werden können, noch ausreichende Daten zur Toxikologie vorliegen. Dies gilt vor allem für mit bestimmten sekundären Pflanzenstoffen angereicherte Extrakte sowie isolierte sekundäre Pflanzenstoffe. So sind für eine ganze Reihe von Substanzen aus pflanzlichen Lebensmitteln protektive Effekte belegt. Dennoch dürfen in der Prävention auf den ersten Blick viel versprechende Substanzen nicht bedenkenlos in hoher Dosierung in Nahrungsergänzungsmitteln eingesetzt werden. Insbesondere bei **sekundären Pflanzenstoffen** sollten die Gehalte aufgrund des derzeit noch unzureichenden Kenntnisstands auf Mengen begrenzt werden, die auch mit einer üblichen Ernährung realisierbar wären. Dies scheint auch im Hinblick darauf notwendig, dass die Bioverfügbarkeit vieler dieser Substanzen in isolierter Form höher liegt als aus pflanzlicher Nahrung. Unerwünschte Nebeneffekte sind bisher nicht ausreichend erforscht. So ist z. B. bekannt, dass **Phytoestrogene**, wie Genistein aus Soja, das **Mammacarcinomrisiko** reduzieren können und daher einen Ansatzpunkt für neue Produkte bie-

Tab. 14–3 Toxikologische Kenndaten von Vitaminen und Mineralstoffen im Vergleich zur empfohlenen Zufuhr (modifiziert nach Hathcock 1997; DGE et al., 2000)

Nährstoff	DGE et al[1]	NOAEL[2]	LOAEL[3]	UL[4]
Vitamin A (mg R[5])	1,0/0,8	3,0	6,5	3
β-Carotin (und andere Carotinoide) (mg)	2–4	10	-	-
Vitamin D (µg)	5,0	20	50	50
Vitamin E (mg T[6])	14/12	800	-	300
Vitamin K (µg)	70/60	30 000	-	-
Vitamin C (mg)	100	> 1 000	-	600[8]
Vitamin B_1 (mg)	1,2/1,0	50	-	-
Vitamin B_2 (mg)	1,4/1,2	200	-	-
Nicotinsäure (mg)	16/13	500	1000	10
Nicotinsäureamid (mg)	16/13	1 500	-	900
Vitamin B_6 (mg)	1,5/1,2	200	500	25
Folsäure (µg FÄ[7])	400	1 000	-	1000
Vitamin B_{12} (µg)	3,0	3 000	-	-
Biotin (µg)	30–60	2 500	-	-
Pantothensäure (mg)	6,0	1 000	-	-
Calcium (mg)	1000	1 500	> 2500	2500
Phosphor (mg)	700	1 500	> 2500	-
Magnesium (mg)	350/300	700	-	250[9]
Chrom III (µg)	30–100	1 000	-	-
Kupfer (mg)	1,0–1,5	9	-	5
Iod (µg)	200	1 000	-	600
Eisen (mg)	10/15[8]	65	100	15[8]
Mangan (mg)	2,0–5,0	10	-	-
Molybdän (µg)	50–100	350	-	600
Selen (µg)	30–70	200	910	300
Zink (mg)	10/7	30	60	25

[1] Empfehlungen bzw. Schätzwerte für eine angemessene Zufuhr für die Altersgruppe der 25–51 jährigen Männer bzw. Frauen
[2] No Observed Adverse Effect Level
[3] Lowest Observed Adverse Effect Level
[4] Tolerable Upper Intake Level
[5] Retinoläquivalente
[6] Tocopheroläquivalente
[7] Folsäureäquivalente
[8] Menstruierende Frauen, sonst 10 mg
[9] als Supplement

ten. In Tierversuchen zeigte sich jedoch, dass hohe Phytoestrogengaben morphologische Veränderungen der Genitalorgane induzieren. Außerdem bleibt die Frage offen, ob Phytoestrogene bei Patientinnen mit estrogenrezeptorpositivem Mammacarcinom aufgrund ihrer estrogenagonistischen Wirkung kontraindiziert sind. Auch neuere Daten, die eine Proliferation des Endometriums bei Gabe hochdosierter Phytoestrogene belegen, mahnen zur Vorsicht.

Weiterführende Literatur
Siehe Kap. 15 (Diätetische Lebensmittel).

15 Diätetische Lebensmittel

Als diätetische Lebensmittel werden Produkte bezeichnet, die für eine **besondere Ernährung** bestimmt sind. Sie sind für Personen gedacht, bei denen sich aufgrund physiologischer Besonderheiten oder dem Vorliegen von Erkrankungen spezielle Ernährungsanforderungen ergeben, die von der allgemeinen Situation abweichen, so dass die Verwendung normaler Lebensmittel nicht möglich ist oder nicht ausreicht. Hierzu zählen z. B. Menschen mit Störungen der Verdauung, der Resorption oder des Stoffwechsels, Säuglinge und Kleinkinder sowie Personen, die einen besonderen Nutzen aus der kontrollierten Aufnahme bestimmter Nahrungsinhaltsstoffe ziehen können.

15.1 Rechtliche Einordnung

Die rechtlichen Rahmenbedingungen für die Produktgruppe ergeben sich aus der Diätverordnung (DiätV). Danach müssen diätetische Lebensmittel:
1. einem besonderen Ernährungszweck bei einer definierten Personengruppe dienen,
2. für diesen Zweck geeignet sein und
3. sich in Zusammensetzung oder Herstellung deutlich von Lebensmitteln des allgemeinen Verzehrs unterscheiden.

Ein Produkt kann also grundsätzlich immer nur dann ein diätetisches Lebensmittel sein, wenn es diese drei Grundvoraussetzungen erfüllt. Für bestimmte Gruppen von diätetischen Lebensmitteln gibt die DiätV Vorgaben für die Zusammensetzung (z. B. Energiegehalt, Mindest- und Höchstmengen der Inhaltsstoffe). Darüber hinaus gelten in vielen Bereichen besondere Kennzeichnungsbestimmungen. Den diätetischen Lebensmitteln zugeordnet sind auch Kochsalzersatz und natriumreduzierte Produkte, wenn sie bestimmten Vorgaben entsprechen. Bei einigen Gruppen von diätetischen Lebensmitteln ist – wie bei Nahrungsergänzungsmitteln – das erste Inverkehrbringen bei der zuständigen obersten Bundesbehörde zu melden. Nachfolgend sollen einige bedeutende Produktgruppen unter den diätetischen Lebensmitteln kurz dargestellt werden.

15.2 Produktgruppen

15.2.1 Formula Diäten

Lebensmittel für eine kalorienarme Ernährung, meist als **Formula-Diäten** bezeichnet, sind Produkte, die zur Gewichtsverringerung bestimmt sind. Sie sollten nicht mit fettreduzierten üblichen Lebensmitteln wie z. B. „Light"-Produkten verwechselt werden, die als Bestandteil der üblichen Ernährung Verwendung finden. Formula-Diäten werden häufig als trinkfertige Zubereitungen, in Pulverform oder auch als Riegel angeboten und dienen als Ersatz für einzelne Mahlzeiten oder die gesamte normale Ernährung. Ihre Zusammensetzung ist festgelegt und wird durch § 14a DiätV sowie die Anlagen 9 und 17 dieser Verordnung geregelt. So müssen Erzeugnisse, die als Ersatz für eine komplette Tagesration dienen, z. B. zwischen 3360 kJ (800 kcal) und 5040 kJ (1200 kcal) aufweisen und festgelegte Gehalte an Proteinen, Kohlenhydraten, Fetten, Ballaststoffen sowie Vitaminen und Mineralstoffen enthalten. Die Produkte sind so beschaffen, dass sie die Versorgung mit allen essenziellen Nahrungsbestandteilen sicherstellen und durch einen Mindestgehalt an

Proteinen und Kohlenhydraten einem übermäßigen (unerwünschten) Verlust an Muskelmasse beim Abnehmen entgegenwirken. Hierdurch sind sie der Nulldiät, aber auch Ernährungsformen zur Gewichtsreduktion (z. B. Schroth-Kur) deutlich überlegen. Formula-Diäten besitzen in der **Adipositastherapie** einen etablierten Stellenwert, insbesondere in Kombination mit anderen Maßnahmen (vgl. Kap. 24.5.1). Sie eignen sich gut als Einstieg in eine Ernährungsumstellung bei stark Übergewichtigen (BMI >30 kg/m²), da sie einerseits eingefahrene Ernährungsgewohnheiten radikal durchbrechen und gleichzeitig zu einem deutlichen Gewichtsverlust führen und deshalb die Motivation der Patienten verbessern; sie sollten aber nicht als Dauerdiät eingesetzt werden. Lebensmittel für eine kalorienarme Ernährung sind die einzige Lebensmittelgruppe, die mit Hinweis auf gewichtsverringernde Eigenschaften ausgelobt werden darf. Verboten sind allerdings Angaben zur Höhe einer möglichen Gewichtsabnahme und der dafür erforderlichen Zeit sowie zu einer Beeinflussung des Hunger- oder Sättigungsgefühls.

15.2.2 Lebensmittel für Säuglinge und Kleinkinder

Zu den **Lebensmitteln für gesunde Säuglinge und Kleinkinder** zählen Säuglingsanfangsnahrungen, Folgenahrungen und Beikost. Die früher verwendeten Begriffe „adaptiert" und „teiladaptiert" sind nicht mehr gebräuchlich. **Säuglingsanfangsnahrungen** sind für Säuglinge in den ersten vier bis sechs Monaten geeignet, die nicht gestillt werden. Sie dienen als vollständiger Ersatz für Muttermilch und sind deshalb in ihrer Beschaffenheit möglichst nahe an die Muttermilch angelehnt (vgl. Kap. 18.3.2). Als Säuglingsmilchnahrungen dürfen nur die Säuglingsanfangsnahrungen bezeichnet werden, deren Proteinanteil ausschließlich aus Kuhmilchprotein besteht. Als Proteinbasis kommen neben Kuhmilch auch Sojaprotein sowie Proteinhydrolysate zum Einsatz (hypoallergene Nahrungen). Säuglingsnahrungen mit Lactose als einzigem Kohlenhydrat werden mit der Vorsilbe „Pre" gekennzeichnet. Stärker sättigend wirken im Vergleich dazu Säuglingsmilchnahrungen mit einem zusätzlichen Stärkeanteil (gekennzeichnet mit der Zahl „1" im Namen). Bei ihnen besteht jedoch ein höheres Risiko der Überfütterung des Säuglings. Da Säuglingsanfangsnahrungen nicht die ernährungsphysiologische Qualität von Muttermilch erreichen können, müssen sie u. a. mit einem Hinweis auf die Überlegenheit des Stillens gekennzeichnet werden.

Folgenahrungen eignen sich für die Ernährung von Säuglingen ab vier Monaten. Sie sind durch die Ziffer „2" im Namen erkennbar. Ihre Verwendung ist aus ernährungsphysiologischer Sicht nicht zwingend, da bis zum Alter von einem Jahr auch weiterhin Anfangsnahrungen gefüttert werden können, wenn sie mit einer geeigneten Beikost kombiniert werden. Als **Beikost** werden Nahrungsmittel bezeichnet, die zusätzlich zur Milchnahrung eingesetzt werden. Beikost dient der Ernährung von Säuglingen in der Entwöhnungsphase und für deren Umstellung auf normale Kost. Die Zusammensetzung von gewerbsmäßig hergestellten Lebensmitteln für gesunde Säuglinge und Kleinkinder wird durch zahlreiche Vorschriften innerhalb der DiätV geregelt. Neben den vorgenannten Lebensmitteln werden in der DiätV auch Produkte erfasst, die Säuglingen bei Störungen von Darmmotilität und Darmflora verabreicht werden können. Sofern sie heilende Eigenschaften besitzen, dürfen sie als „Heilnahrung" gekennzeichnet werden.

15.2.3 Spezielle Lebensmittel zur Therapie von Erkrankungen

Weitere in der DiätV erfasste Lebensmittelgruppen sind u. a. Produkte zur Behandlung von angeborenen Stoffwechselstörungen (z. B. bei Phenylketonurie), zur Behandlung von Leber- und Niereninsuffizienz (adaptierte Protein- und Elektrolytgehalte) sowie zur besonderen Ernährung bei Störungen der Nahrungsaufnahme (z. B. Trinknahrungen), bei chronisch entzündlichen Darmerkrankungen oder bei chronischer Pankreatitis. Eine seit langem etablierte Produktgruppe stellen die diätetischen Lebensmittel für **Diabetiker** dar. Ursprünglich fanden sich in dieser Produktgruppe primär Lebensmittel wie Diabetikerschokolade oder Diabetikerkekse mit einem modifizierten Kohlenhydratanteil (kein Zusatz von z. B. Glucose, Glucosesirup, Disacchariden, stattdessen Fructose als Süßungsmittel). Ihre Verwendung ist aus heutiger Sicht wenig sinnvoll (vgl. Kap. 25.7). Zunehmend werden auch Nährstoffsupplemente für Diabetiker angeboten (diätetische Ergänzungsmittel), die für sich beanspruchen, der besonderen Ernährungssituation von Diabetikern (z. B. verminderter Antioxidanzienstatus) Rechnung zu tragen. Neben Vitaminen, Mineralstoffen und anderen Mikronährstoffen finden sich in solchen Präparaten zunehmend auch Pflanzenextrakte (z. B. Extrakte aus Zimt und Balsambirne), die Einfluss auf die Glucosehomöostase nehmen sollen.

15.2.4 Lebensmittel für besondere medizinische Zwecke

Auf besonderes Interesse stoßen in jüngster Zeit „Lebensmittel für besondere medizinische Zwecke". Nach § 1 Abs. 4a DiätV sind „diätetische Lebensmittel für besondere medizinische Zwecke (bilanzierte Diäten)" „Erzeugnisse, die auf besondere Weise verarbeitet oder formuliert und für die diätetische Behandlung von Patienten bestimmt sind". § 21 Abs. 2 DiätV fordert weiterhin den Hinweis „zur diätetischen Behandlung von..." ergänzt um die Beschwerde, Krankheit oder Störung, für die das Diätetikum vorgesehen ist. Hierdurch ergibt sich die aus Marketingsicht interessante Möglichkeit, ein Lebensmittel – wie ein Arzneimittel – indikationsbezogen zu vermarkten. Da die Krankheit, Störung oder Beschwerde, für die das Lebensmittel gedacht ist, genannt werden muss, ist es einfacher als beispielsweise bei Nahrungsergänzungsmitteln einen spezifischen Nutzen zu kommunizieren. Die Tatsache, dass Lebensmittel für besondere medizinische Zwecke, auch als bilanzierte Diäten bezeichnet, zur diätetischen *Behandlung* eingesetzt werden und dabei teilweise wissenschaftlich unhaltbare Indikationen benannt sind, hat zu einer starken Polarisierung der Diskussion geführt. Einerseits versuchen Anbieter, sich durch diese Produkte neue Märkte zu erschließen und andererseits viele Arzneimittelhersteller die Produktgruppe erbittert zu bekämpfen, da sie Umsatzrückgänge bei ihren Arzneimitteln befürchten oder bereits beobachten.

Bilanzierte Diäten werden in zwei Untergruppen eingeteilt. **Vollständig bilanzierte Diäten** sind Produkte, die sich als alleinige Nahrungsquelle für die jeweilige Patientengruppe eignen. Sie müssen folglich so zusammengesetzt sein, dass Energie und alle notwendigen Nährstoffe in ausreichender Menge zugeführt werden. Ein typisches Beispiel hierfür sind Trinknahrungen, wie sie beispielsweise bei Personen mit Kau- und Schluckstörungen Verwendung finden. **Ergänzende bilanzierte Diäten** sind demgegenüber nicht als alleinige Nährstoffquelle geeignet. Der Ergänzungscharakter besagt, dass sie zusammen mit anderen Lebensmitteln verzehrt werden müssen, um eine ausreichende Nährstoffversorgung sicherzustellen. Zu den typischen Produkten dieser Art, die schon lange am Markt zu finden sind, zählen proteinreiche Ergänzungsdrinks, die Kachexiepatienten verabreicht werden. Ihr Nutzen wird im Allgemeinen ebenso wenig angezweifelt wie ihre rechtliche Zulässigkeit. Anders stellt sich dies allerdings bei den ergänzenden bilanzierten Diäten in arzneitypischer Darreichungsform dar (Tabletten, Kapseln, Trinkampullen usw.). Sie enthalten in dieser komprimierten Form keine nennenswerten Mengen an Energie, Kohlenhydraten, Fetten und Proteinen und sind wie Nahrungsergänzungsmittel als reine Supplemente anzusehen. Gegner der ergänzenden bilanzierten Diäten in Kapselform bezweifeln die grundsätzliche Rechtmäßigkeit wie auch die Notwendigkeit solcher Produkte. Die bisherige Rechtsprechung zu ergänzenden bilanzierten Diäten in Kapselform ist sehr heterogen und aus fachlicher Sicht nicht immer sachgerecht.

In der DiätV wird der besondere Ernährungszweck bilanzierter Diäten dahingehend konkretisiert, dass sie der „Ernährung von Patienten mit eingeschränkter, behinderter oder gestörter Fähigkeit zur Aufnahme, Verdauung, Resorption, Verstoffwechselung oder Ausscheidung gewöhnlicher Lebensmittel oder darin enthaltener Nährstoffe oder ihrer Metaboliten" dienen. Sie können aber auch gedacht sein für „Patienten mit einem sonstigen medizinisch bedingten Nährstoffbedarf, für deren diätetische Behandlung eine Modifizierung der normalen Ernährung, andere

Lebensmittel für eine besondere Ernährung oder eine Kombination aus beidem nicht ausreicht". Ein Lebensmittel kann daher nur dann eine bilanzierte Diät sein, wenn es einem besonderen Ernährungszweck im vorgenannten Sinne dient. Außerdem muss sich das Produkt für den Patienten sicher und nutzbringend verwenden lassen und seinen besonderen Ernährungserfordernissen entsprechen.

Anforderungen an bilanzierte Diäten

Die diätetische Behandlung von Erkrankungen besitzt eine lange Tradition. Ziel der Diätetik ist es, durch eine an die besondere Situation des Patienten angepasste *Ernährung* dessen nutritive Grundbedürfnisse zu decken und dadurch auch den Verlauf der jeweiligen Erkrankung günstig zu beeinflussen. Dabei hat sich in den letzten Jahren gezeigt, dass auch Beschwerdebilder und Krankheiten, die nicht als klassisch ernährungsabhängig galten, diätetisch beeinflussbar sind. Für bilanzierte Diäten ergeben sich aus der DiätV verschiedene Anforderungen, die erfüllt sein müssen. So muss das Produkt der diätetischen Behandlung einer definierten Krankheit, Beschwerde oder Störung dienen, bei denen z. B. eine Resorptions- oder Verwertungsstörung vorliegt oder ein sonstiger medizinisch bedingter Nährstoffbedarf. Während die erste Gruppe von Krankheiten relativ klar zu fassen ist, ist dies im Fall des sonstigen medizinischen Nährstoffbedarfs weit weniger eindeutig und Grund vieler Beanstandungen.

Keine bilanzierten Diäten können solche Produkte sein, die mit nicht existenten Pseudoindikationen angeboten werden. Hierzu zählen Angaben wie die „diätetische Behandlung von Beschwerden in Folge oxidativen Stresses" oder „bei erhöhtem Nährstoffbedarf". Sie entsprechen entweder keinem diätetisch behandelbaren Zustand oder zielen auf die Prävention von Erkrankungen ab. Bilanzierte Diäten dienen aber ausschließlich der diätetischen *Behandlung*; eine präventive Zweckbestimmung darf daher nicht angegeben sein. Nicht konform mit der DiätV sind auch unscharfe, d. h. nicht klar abgegrenzte Indikationen wie beispielsweise die diätetische Behandlung von „Personen mit eingeschränkter Immunleistung" oder von „Personen mit kardiovaskulären Erkrankungen". Eine diätetische Behandlung derart weit gefasster Krankheits- und Beschwerdebilder ist schon deshalb nicht möglich, weil eine bilanzierte (also auf einen speziellen Zweck zugeschnittene) Diät nicht für die Behandlung unterschiedlichster Zustände gleichermaßen geeignet sein kann. Eindeutig umrissene Krankheiten, Beschwerden oder Störungen sind hingegen z. B. rheumatoide Arthritis (siehe Kap. 30), Osteoporose (siehe Kap. 29) oder erhöhte Homocysteinspiegel (siehe Kap. 26.4.5). Diese Patientengruppen können eindeutig definiert werden und sind auch diätetischen Maßnahmen zugänglich. Grundsätzlich sollte bedacht werden, dass bei den meisten Erkrankungen, Störungen oder Beschwerden die diätetische Therapie eine begleitende Maßnahme ist, die andere Behandlungen nicht ersetzt. Auch aus diesem Grund müssen bilanzierte Diäten einen Hinweis darauf tragen, dass sie nur unter ärztlicher Aufsicht verwendet werden sollen.

Bilanzierte Diäten müssen sich für den jeweiligen Zweck eignen. Sie müssen sich sicher und nutzbringend verwenden lassen und nach vernünftigen medizinischen und diätetischen Gesichtspunkten hergestellt sein. Faktisch bedeutet dies, dass ein Lebensmittel für besondere medizinische Zwecke in der konkreten Dosierung bei der angesprochenen Patientengruppe einen Nutzen erbringt und keine Gesundheitsgefahren birgt. Die Wirksamkeit ist anhand geeigneter und allgemein akzeptierter Daten zu belegen. Epidemiologische Plausibilitätsbetrachtungen, wie sie vielfach bei Nahrungsergänzungsmitteln zu finden sind, genügen deshalb bei bilanzierten Diäten nicht. Viele der derzeit am Markt angebotenen Produkte erfüllen den Nachweis der nutzbringenden Verwendung nicht; vielfach sind für die jeweiligen Zusammensetzungen oder Dosierungen keine ausreichenden wissenschaftlichen Belege zu erbringen.

Neben diesen mehr wissenschaftlichen Anforderungen sind bei bilanzierten Diäten zwei weitere formelle Anforderungen zu erfüllen, wenn die Produkte rechtmäßig im Verkehr sein sollen. Wie auch schon bei Nahrungsergänzungsmitteln (siehe Kap. 14) angeführt, darf die diätetische Behandlung nicht auf einer pharmakologischen, metabolischen oder immunologischen Wirkung beruhen, sondern muss auf nutritivem Wege erfolgen. Zudem haben bilanzierte Diäten nur dann eine Berechtigung, wenn der diätetische Zweck nicht auch ersatzweise durch eine Modifizierung der normalen Ernährung, andere diätetische Lebensmittel oder eine Kombination erreicht werden kann. Strittig ist, inwieweit dabei auch die Modifikation der normalen Ernährung durch Nahrungsergänzungsmittel in Betracht zu ziehen ist. Wie diese auch als Subsidiaritätsklausel bezeichnete Vorgabe für bilanzierte Diäten zu interpretieren ist, wird immer noch kontrovers diskutiert. Zu klären ist insbesondere, welche anderen Maßnahmen einem Patienten zuzumuten und wie deren Compliance und Sicherheit zu bewerten sind.

Derzeit kann nicht abgeschätzt werden, welche Zukunft und Marktentwicklung die ergänzenden bilanzierten Diäten in Form von Mikronährstoffen nehmen werden. Aus wissenschaftlicher Sicht stellen sie bei bestimmten Erkrankungen und Störungen praktikable und für den Patienten leicht zu handhabende Wege einer begleitenden diätetischen Behandlung dar. Zahlreiche der derzeit angebotenen Produkte weisen allerdings keinen konkreten Nutzen für den Patienten auf und sind deshalb als nicht verkehrsfähig anzusehen.

Weiterführende Literatur
Deutsche Gesellschaft für Ernährung (DGE), Österreichische Gesellschaft für Ernährung (ÖGE), Schweizerische Gesellschaft für Ernährungsforschung (SGE), Schweizerische Vereinigung für Ernährung (SVE): Referenzwerte für die Nährstoffzufuhr. Umschau/Braus, Frankfurt am Main, S. 69–77, 2000
Fairfield KM, Fletcher RH: Vitamins for chronic disease prevention in adults. Scientific Review. JAMA 287(23): 3116–3126, 2002
Fletcher RH, Fairfield KM: Vitamins for chronic disease prevention in adults. Clinical applications. JAMA 287(23): 3127–3129, 2002
Hagenmeyer M, Hahn A: Die Nahrungsergänzungsmittelverordnung (NemV): neue Regelungen, alte Probleme – und Höchstmengenempfehlungen. Zeitschrift für das gesamte Lebensmittelrecht 4: 417–447, 2003
Hagenmeyer M, Hahn A: Im SumV der NemV – Trittbretter zur Zusammensetzung, Kennzeichnung und Bewerbung von Nahrungsergänzungsmitteln. Wettbewerb in Recht und Praxis 12, 1445–1456, 2004
Hahn A: Nahrungsergänzungsmittel und bilanzierte Diäten. Wissenschaftliche Verlagsgesellschaft, Stuttgart 2006
Hahn A: Bilanzierte Diäten. Zeitschrift für das gesamte Lebensmittelrecht 29(5): 543–568, 2002
Hahn A: Ernährung, Nährstoff, Ernährungszweck aus ernährungsphysiologischer Sicht. Zur Notwendigkeit, naturwissenschaftliche Erkenntnisse bei der juristischen Beurteilung zu berücksichtigen. Zeitschrift für das gesamte Lebensmittelrecht 1: 1–17, 2002
Hahn A, Hagenmeyer M: „Pharmakologische Wirkung": Ein untaugliches Abgrenzungskriterium – und seine irreführende Anwendung in der Rechtsprechung. Zeitschrift für das gesamte Lebensmittelrecht 6: 707–728, 2003
Hahn A, Wolters M: Nahrungsergänzungsmittel – Eine Bestandsaufnahme. Teil I: Einordnung, Marktsituation und Verbraucherverhalten. ERNO 1 (3): 125–186, 2000
Hahn A, Wolters M: Nahrungsergänzungsmittel – Eine Bestandsaufnahme. Teil II: Zielgruppen, Nutzen und Risiken. ERNO 1 (4): 215–230, 2000
Hahn A, Winters J: Die Neuordnung des Lebensmittel- und Futtermittelrechts, Ernähr-Umschau 52 (10): 398–403, 2005
Hathcock JN: Vitamin and mineral safety. Council for Responsible Nutrition, Washington DC, 1997
Jasti S, Siega-Riz AM, Bentley ME: Dietary supplement use in the context of health disparities: cultural, ethnic and demographic determinants of use. J Nutr 133(6): 2010S–2013S, 2003
Lebensmittel- und Futtermittelgesetzbuch (LFGB) v. 1. September 2005, BGBl I v. 06.09.2005, S. 2618
Taylor CL: Regulatory frameworks for functional foods and dietary supplements. Nutr Rev 62(2): 55–9, 2004
Verordnung (EG) Nr. 178/2002 des Europäischen Parlaments und des Rates zur Festlegung der allgemeinen Grundsätze und Anforderungen des Lebensmittelrechts, zur Errichtung der Europäischen Behörde für Lebensmittelsicherheit und zur Festlegung von Verfahren zur Lebensmittelsicherheit vom 28. Januar 2002, Abl. Nr. L 31, S. 1.
Verordnung über diätetische Lebensmittel (Diätverordnung) in der Fassung vom 25. August 1998, in der Bekanntmachung der Neufassung vom 28.04.2005, BGBL. I v. 06.05.2005, S. 1161.
Verordnung über Nahrungsergänzungsmittel (NemV) v. 24. Mai 2004, BGBl I v. 28.05.2004, S. 1011
Winters J, Hahn A: Nahrungsergänzungsmittel und ergänzende bilanzierte Diäten – Möglichkeiten und Grenzen – Teil 1: Nahrungsergänzungsmittel J Orthomol Med 13 (3): 314–332, 2005

Nützliche Internetadressen zum Thema
Council for Responsible Nutrition: http://www.crnusa.org
Gesellschaft für angewandte Vitaminforschung e. V. (GVF): http://www.vitaminforschung.org
U.S. Food and Drug Administration (FDA): http://www.fda.gov
National Institute of Health Office of Dietary Supplements: http://www.ods.od.nih.gov
The Linus Pauling Institute: http://www.oregonstate.edu

Teil III:

Angewandte Humanernährung

16 Ermittlung des Ernährungsstatus und der Nährstoffzufuhr

Die Erfassung des Ernährungsstatus einer Population oder eines Individuums ist eine wichtige Grundlage für ernährungsmedizinische und gesundheitspolitische Fragestellungen. Eine über einen längeren Zeitraum bestehende Fehlernährung kann zu schwerwiegenden Gesundheitsstörungen führen. Neben Beeinträchtigungen der Lebensqualität ist das erhöhte Risiko einer allgemeinen Morbidität und einer frühzeitigen Mortalität – durch den volkswirtschaftlichen Schaden (hohe Krankenkosten und Arbeitsunfähigkeit) – nicht zuletzt auch von politischem Interesse.

Für die Beschreibung des Ernährungszustands existieren in der Fachliteratur unterschiedliche **Definitionen**, die oftmals ungenau und mehrdeutig angewendet werden (siehe Tab. 16–1). Um Fehlinterpretationen vorzubeugen, sollte auf eine klare Nomenklatur geachtet werden.

Der Ernährungszustand ist primär von dem Verhältnis zwischen **Nährstoffbedarf** (siehe Kap. 17.2) und **Nährstoffaufnahme** (siehe Kap. 16.2) bestimmt. Zu den sekundären Faktoren, die diese Größen beeinflussen, zählen u. a. Geschlecht, Alter, allgemeiner Gesundheitszustand sowie sozioökonomische, kulturelle und klimatische Faktoren. Des Weiteren ist die Verfügbarkeit, Zubereitung und Zusammenstellung der Lebensmittel eine wesentliche Größe für den Versorgungsstatus.

16.1 Methoden zur Ermittlung des Ernährungsstatus

Bislang existieren keine allgemeinverbindlichen Richtlinien und Parameter zur Erfassung des Ernährungsstatus. Für die Praxis hat es sich als erfolgreich erwiesen, eine Kombination unterschiedlicher Messgrößen zu verwenden. Zur Beurteilung des Ernährungsstatus stehen grundsätzlich vier verschiedene Methoden zur Verfügung. Neben der **Anamnese** und **klinischen Diag-**

Tab. 16–1 Wichtige Definitionen zur Beschreibung des Ernährungsstatus (zusammengestellt nach Pirlich et al. 2003; Müller und Bosy-Westphal 2003)

Begriff	Definition
Fehlernährung (nutritional deficiencies)	Oberbegriff für alle Ernährungsdefizite, d. h. ausschließlich auf Mangelzuständen bestehend
Unterernährung (undernutrition)	Verringerte Energiespeicher
Mangelernährung (malnutrition)	Krankheitsassoziierter Gewichtsverlust Nährstoffmangel (Protein, Vitamine, Mineralstoffe, Wasser, essenzielle Fettsäuren)
Kachexie	Auszehrung, extreme Form der Fehlernährung
Wasting	Verlust an substanzieller Körpermasse, im engeren Sinne als muscle wasting fortschreitender Abbau der Muskulatur, z. B. bei AIDS-Patienten
Sarkopenie	Verlust an Muskelmasse bei länger andauernder körperlicher Inaktivität und Bettlägerigkeit
Marasmus	Untergewicht, Verlust an Fett- und Muskelmasse, noch normale viszerale Proteinsynthese
Kwashiorkor	Verminderte viszerale Proteinsynthese bei noch normalem Körpergewicht

Anamnese und klinische Diagnostik
- Art und Ausmaß der Nahrungszufuhr
- Nahrungskarenz (Verzicht)
- Derzeitiger Zustand
- Allgemeiner Gesamteindruck
- Körperliche Untersuchung

Anthropometrische Messmethoden
- Körpergewicht
- Gewichts-Größen-Indices (Broca-Index, BMI)
- Hautfaltendicke (Trizepshautfalte)
- Oberarmmuskelumfang
- Bioelektrische Impedanz-Analyse (BIA)

Laborchemische Parameter
- Stickstoffbilanz
- Kreatinindex
- Blutglucose, Triglyceride, Cholesterol, Plasmaaminosäuren
- Serumalbumin, Gesamteiweiß
- Kurzlebige Plasmaproteine (Präalbumin, Serumtransferrin, RBP)
- Immunstatus (Multitest, T4/T8-Ratio, Lymphocyten)
- Serum/Plasmawerte der Vitamine und Mineralstoffe
- Enzymaktivitäten vitamin- und spurenelementabhängiger Enzyme

Funktionelle Tests/Lebensqualität
- Muskelstärke, Reißfähigkeit der Haut
- Fragebogen zur Lebensqualität

Abb. 16–1 Methoden zur Erfassung des Ernährungszustands (modifiziert und ergänzt nach Hackl 2003, S. 7)

nostik zählen hierzu **anthropometrische** und **laborchemische Verfahren** sowie **funktionelle Tests**, die auch die Beurteilung der Lebensqualität umfassen (siehe Abb. 16–1). Letztere sind für die Erfassung und Interpretation des Ernährungsstatus jedoch noch relativ ungebräuchlich, weshalb hierauf nicht näher eingegangen wird. Für weiterführende Informationen sei auf die Ausführungen von Hackl (2003) verwiesen.

16.1.1 Anamnese und klinische Diagnostik

Die Anamnese liefert einen ersten Überblick über die Nährstoffversorgung und den Ernährungszustand des Patienten. Dabei stehen zunächst Fragen zur Ernährungs- und Lebensweise, aktuellen Krankheiten und Beschwerden sowie zur Medikamenteneinnahme im Vordergrund. Besonderes Gewicht sollte auf die Auskunft zu den **Ernährungsgewohnheiten** gelegt werden. Hierdurch lassen sich gezielte Informationen über die Art und Menge der verzehrten Lebensmittel gewinnen. Wichtige Fragen, die in diesem Zusammenhang zu beachten sind, finden sich in **Abbildung 16–2**.

Weitere Informationen liefert die **klinische Diagnostik**, die eine körperliche Untersuchung notwendig macht. So können beispielsweise Veränderungen der Haut, Augen und Schleimhäute auf mögliche Nährstoffdefizite hinweisen (**siehe Tab. 16–2**).

- Besteht eine veränderte Nahrungszufuhr und/oder werden spezifische Lebensmittelgruppen nur unzureichend zugeführt?
- Wird eine besondere Ernährungsform (z. B. Vegetarismus, Makrobiotik etc.) praktiziert?
- Wie ist die Anzahl und die Größe der Mahlzeit?
- Wie sind die Kaufunktionen? Bestehen Brechreiz, Erbrechen, Appetitlosigkeit oder Durchfälle?
- Ist es in der letzten Zeit zu einem Gewichtsverlust gekommen und welches Ausmaß hat dieser?
- Liegt eine Erkrankung vor, die ein erhöhtes Risiko für eine Fehlernährung nahelegt (z. B. Erkrankungen des Magen-Darmtraktes, chronische Pankreatitis, Apoplexie, HIV-Infektion, Tumorerkrankung)?
- Werden Medikamente eingenommen und wenn ja, welche und in welcher Dosierung?
- Besteht ein erhöhter Alkoholkonsum?

Abb. 16–2 Wichtige anamnestische Fragen zur Beurteilung der Nährstoffzufuhr und -versorgung (modifiziert nach Hackl 2003, S. 7)

Tab. 16–2 Klinische Symptome, die auf einen Nährstoffmangel hinweisen können (Pirlich et al. 2003)

Klinischer Befund	Mögliches Ernährungsdefizit	Klinischer Befund	Mögliches Ernährungsdefizit
Hautveränderungen		**Augen**	
Punktförmige Hautblutungen	Vitamin A, C	Blasse Konjunktiva	Folsäure, Vitamin B_{12}, Eisen
Purpura (Unterhautblutungen)	Vitamin C, K	Nachtblindheit, Keratomalazie	Vitamin A
Pigmentation	Niacin	Photophobie	Zink
Geringer Turgor	Wasser	**Neurologisch**	
Ödeme	Protein, Vitamin B_1	Desorientiertheit, Verwirrung	Vitamin B_1, B_2, B_{12}, Wasser
Blässe	Eisen, Folsäure, Biotin, Vitamin B_{12}, B_6	Depression, Lethargie	Biotin, Folsäure, Vitamin C
Dekubiti	Protein, Energie	Schwäche, Lähmung der Beine	Vitamin B_1, B_6, B_2, Pantothensäure
Seborrhöische Dermatitis	Vitamin B_6, Biotin, Zink, essenzielle Fettsäuren	Periphere Neuropathie	Vitamin B_2, B_6, B_{12}
Schlechte Wundheilung	Vitamin C, Protein, Zink	Ataktischer Gang	Vitamin B_{12}
Mund und Lippen		Hyporeflexie	Vitamin B_1
Glossitis	Vitamin B_2, B_6, B_{12}, Niacin, Folsäure, Eisen	Zuckungen, Krämpfe	Vitamin B_6, Calcium, Magnesium
Gingivitis	Vitamin C	**Sonstiges**	
Anguläre Fissuren, Stomatitis	Vitamin B_2, Eisen, Protein	Durchfall	Niacin, Folat, Vitamin B_{12}
Cheilose	Niacin, Vitamin B_2, B_6, Protein	Anorexie	Vitamin B_{12}, B_1, C
Blasse Zunge	Eisen, Vitamin B_{12}	Übelkeit	Biotin, Pantothensäure
Atrophische Papillen	Vitamin B_2, Niacin, Eisen	Müdigkeit, Apathie	Energie, Biotin, Magnesium, Eisen

16.1.2 Anthropometrische Methoden

Zu den anthropometrischen Parametern zählen die Körpergröße, das Körpergewicht, Gewichts-Größen-Indices (Broca-Index, BMI) und die Körperzusammensetzung. Über letztere können u.a die Bestimmung der Hautfaltendicke (Trizepshautfalte), der Oberarmmuskelumfang und die Bioelektrische Impedanz-Analyse (BIA) Aufschluss geben.

Körpergewicht

In der Praxis ist die Ermittlung des Körpergewichts der einfachste und wichtigste Parameter zur Beurteilung des Ernährungsstatus einer Person. Vereinzelt wird auch noch heute der **Broca-Index** zur Beurteilung des relativen Körpergewichts herangezogen. Das **Broca-Normalgewicht** errechnet sich für Männer aus der Körpergröße (cm) minus 100, für Frauen werden von diesem Wert noch einmal 5–10 % abgezogen. Diese Berechnungsgrundlage hat allerdings den Nachteil, dass kleine Personen zu häufig als übergewichtig eingestuft werden, große dagegen zu selten. Aus diesem Grund sollte der Broca-Index nicht mehr verwendet werden. Ebenso überholt und wenig aussagekräftig ist die Interpretation des Körpergewichts anhand von **Idealgewichten**, wie sie erstmals 1959 von amerikanischen Lebensversicherungsgesellschaften publiziert wurden.

Tab. 16–3 Klassifikation des Gewichts anhand des BMI (nach WHO 2000)

BMI (kg/m²)	Bewertung
< 18,5	Untergewicht
18,5–25,0	Normbereich
> 25,0–30,0	Übergewicht
> 30,0–35,0	Adipositas Grad I
> 35,0–40,0	Adipositas Grad II
> 40,0	Adipositas Grad III

Tab. 16–4 Empfohlene Referenzbereiche für den BMI (National Research Council 1991, S. 564)

Alter	Empfohlener BMI (kg/m²)
19–24	19–24
25–34	20–25
35–44	21–26
45–54	22–27
55–65	23–28
> 65	24–29

Heute hat sich weltweit die Klassifikation des Gewichts mit Hilfe des Body Mass Index (BMI; Quetelet-Index) durchgesetzt. Hierunter wird der Quotient aus dem Körpergewicht (kg) und dem Quadrat der Körpergröße (m²) verstanden:

Body Mass Index = Körpergewicht (kg)/Quadrat der Körpergröße (m²)

Der Vorteil des BMI besteht darin, dass er eine lineare Beziehung zum absoluten und prozentualen Fettanteil aufweist und die durch die Körpergröße bedingten Unterschiede des Gewichts relativiert. Dadurch erlaubt er eine valide Einstufung des gewichtsassoziierten Gesundheitsrisikos. Allerdings ist die Korrelation zwischen dem BMI und dem prozentualen Fettanteil bei schlanken und untergewichtigen Personen geringer ausgeprägt. Zwischen der Höhe des BMI und der Mortalitätsrate besteht ein hyperboler Zusammenhang. So steigt die Mortalität bei einem BMI <18,5 kg/m² ebenso an wie bei einem BMI > 30,0 kg/m². Für die Beurteilung des Ernährungszustands wurden von der WHO Referenzbereiche publiziert, die eine Klassifikation des Gewichts erlauben (**siehe Tab. 16–3**). Für Erwachsene existieren geschlechts- und altersspezifische Empfehlungen zu den BMI-Werten, die als Orientierung für die Praxis dienen (**siehe Tab. 16–4**).

Im Gegensatz zu Übergewicht besteht bei Untergewicht keine differenzierte Unterteilung. Generell ist jedoch davon auszugehen, dass bei einem BMI < 16,0 kg/m² eine schwerwiegende Mangelernährung besteht.

Körperzusammensetzung

Für eine gezieltere und detailliertere Beurteilung des Ernährungsstatus ist die Kenntnis der Körperzusammensetzung von besonderer Relevanz. Insbesondere die Ermittlung von **Körperfettmasse** (**Total Body Fat; TBF**) und **Lean Body Mass** (**LBM**) sind wichtige Kriterien in der ernährungsmedizinischen Diagnostik.

Eine relativ einfache Methode zur Bestimmung des Fettanteils ist die Ermittlung der **Trizepshautfaltendicke** (**THF**) mit Hilfe eines Kalipers. Dabei handelt es sich um eine Messzange, mit deren Hilfe bei einem konstanten Druck an der Dorsalseite des rechten Arms, im Bereich über dem *Musculus triceps brachii*, die Dicke der Haut und des subcutanen Fettgewebes bestimmt wird. Die Methode beruht auf der Tatsache, dass etwa die Hälfte des Körperfetts im Unterhautgewebe lokalisiert ist. Der Geräteaufwand ist minimal und das Verfahren preiswert; es liefert jedoch nur dann reproduzierbare Ergebnisse, wenn es von erfahrenen Personen durchgeführt wird. Zur Beurteilung der Messwerte ist ein Vergleich mit entsprechenden Referenzwerten nötig. Für Männer liegt der Normbereich bei 13,7–11,3 mm, bei Frauen zwischen 18,1 und 14,9 mm.

Die Erfassung des **Oberarmumfangs** (**OAU**) erlaubt eine grobe Abschätzung der Muskelmasse. Hierbei wird mit Hilfe eines flexiblen Maßbandes am ausgestreckten Oberarm in halber Höhe zwischen Olekranonfortsatz und Akromiumspitze der Armumfang bestimmt. Mit Hilfe des OAU und der Trizepshautfaltendicke lässt sich der **Armmuskelumfang** (**AMU**) und die **Armmuskelfläche** (**AMF**) bestimmen, die eine Aussage über den Proteinanteil des Körpers gestatten (**siehe Abb. 16–3**). Für Männer liegt der Normbereich des AMF zwischen 27,8 und 22,8 cm, bei Frauen zwischen 22,5 und 20,9 cm. Die routinemässige Anwendung beider Methoden hat sich in der Praxis allerdings nicht durchgesetzt.

Bei der **Bioelektrischen Impedanzanalyse** (**BIA**) handelt es sich um ein relativ einfach einsetzbares Verfahren, das zur genaueren Charakterisierung der Körperzusammensetzung dient. Dabei wird ermittelt, welchen elektrischen Widerstand (Impedanz) ein durch den Körper geleiteter, gesundheitlich unbedenklicher und nicht wahrnehmbarer Strom erfährt. Je höher der (nicht-leitende) Körperfettanteil, desto stärker ist der gemessene Widerstand. Da der Strom ausschließlich durch das ionisierte Körperwasser geleitet wird, ist es möglich, aus dem ermittelten Widerstand auf das Volumen des **Gesamtkörperwassers** (Total Body Water; **TBW**) zu schließen. Über entsprechende Formeln lässt sich aus dem TBW die **fettfreie** (**FFM**) und die **fettarme Körpermasse** (Lean Body Mass; **LBM**) sowie die **Gesamtfettmasse** (Total Body Fat; **TBF**) berechnen. Dabei lässt sich die Aussagekraft der BIA für die einzelnen Körperkompartimente wie folgt gliedern: Ganzkörperwasser > fettfreie Masse >> Fettmasse.

Interpretationsschwierigkeiten ergeben sich insbesondere bei Personen mit Hydratationsstörungen. Dehydratationszustände, wie sie in Folge von starkem Schwitzen und Diuretikaeinnahme auftreten, liefern ebenso keine zuverlässigen Daten wie Hyperhydratation in Folge von Herz- und Niereninsuffizienz.

$$\text{AMU (cm)} = \text{OAU (cm)} - [0{,}314 \cdot \text{TSF (mm)}]$$
$$\text{AMF (cm}^2\text{)} = \text{AMU}^2/4\pi$$

Abb. 16–3 Berechnung der AMU und der AMF

16.1.3 Laborchemische Methoden

Von besonderer klinischer Relevanz sind **biochemische Parameter** zur Beurteilung des Ernährungsstatus (siehe Tab. 16–5). Sie haben eine hohe Genauigkeit und zeigen Mangelzustände meist bereits im Frühstadium an. Als Indikatoren werden die Plasmakonzentrationen verschiedener Proteine (wie Präalbumin und Retinolbindendes Protein), Cholesterol, einzelne Vitamine bzw. Enzymaktivitäten vitaminabhängiger Enzyme oder Mineralstoffe gemessen. Des Weiteren können die Konzentrationen von Metaboliten (z. B. Homocystein) und Stoffwechselendprodukten (z. B. Harnstoff oder Kreatinin) im Urin untersucht oder auch immunologische Parameter herangezogen werden. Ein Vergleich dieser Werte mit den wissenschaftlich ermittelten Referenzwerten ermöglicht eine Beurteilung des Ernährungsstatus.

Tab. 16–5 Biochemische Parameter zur Beurteilung des Ernährungsstatus

Nährstoff	Parameter	Referenzbereich
Protein	Plasmaalbumin, Thyroxinbindendes Präalbumin, Retinolbindendes Protein (RbP) und Transferrin	Albumin: > 3,5 g/dl; Präalbumin: 20–30 mg/dl; RbP: 4–6 mg/dl; Transferrin: > 0,2 g/dl
Lipide	Serum-Cholesterol (HDL, LDL) Serum-Triglyceride	HDL-Cholesterol: > 35 mg/dl (0,01 mmol/l), LDL < 110 mg/dl (2,85 mmol/l) Triglyceride: < 200 mg/dl (2,2 mmol/l) Serum
Essenzielle Fettsäuren	Gesamtgehalt an ω-3- und ω-6-PUFA; 20:3ω-3/20:4ω-6-Quotient	Quotient: < 0,4
Vitamin A	Plasmaretinol	> 20 µg/dl
Vitamin D	25(=H)D$_3$ im Plasma alkalische Phosphatase im Plasma	> 10 ng/ml 57–99 U/ml
Vitamin E	α-Tocopherol im Plasma	> 20 mg/dl
Vitamin K	Blutungszeit	ca. 10 min

Tab. 16–5 Biochemische Parameter zur Beurteilung des Ernährungsstatus (Fortsetzung)

Nährstoff	Parameter	Referenzbereich
Thiamin	Thiamin im Urin (µg/g Kreatinin) Thiamin im 24 h Urin Erythrocytäre Transketolase nach Stimulierung mit Thiamin-PP	> 65 µg/g Kreatinin > 100 µg/24 Std. < 15 %
Riboflavin	Riboflavin im Urin (µg/g Kreatinin) Riboflavin im 24 h Urin Riboflavin in Erythrocyten Erythrocytäre Glutathionreduktase nach Stimulierung mit FAD	>80 µg/g Kreatinin > 120 µg/24 Std. > 14, 9 µg/dl < 20 %
Vitamin B_6	Pyridoxalphosphat im Plasma Pyridoxin im Urin Xanthurensäure im Urin nach Tryptophan-Belastung Erythrocytäre Alanin-Aminotransferase nach Stimulierung mit PALP	$\geq$ 60 nmol/l $\geq$ 60 (µg/g Kreatinin) < 0,25 µg/24 Std. $\leq$ 25 %
Vitamin B_{12}	Vitamin B_{12} im Plasma Methylmalonsäure im Serum Ausscheidung von radioaktiv markiertem Vitamin B_{12} nach oraler Zufuhr	> 150 pg/ml 73–271 nmol/l > 8 %
Folsäure	Folsäure im Plasma Folsäure in Erythrocyten Homocystein im Plasma	> 6 ng/ml >160 ng/ml < 12 µmol/l
Biotin	Biotin im 24 h Urin Biotin im Gesamtblut	> 25 µg/24 Std > 0,8 ng/ml
Niacin	N-Methylnicotinamid im Urin	> 1,6 µg/g Kreatinin
Pantothensäure	Pantothensäure im Plasma Pantothensäure im Urin	$\geq$ 6 µg/dl $\geq$ 80 µg/dl
Vitamin C	Ascorbat im Plasma Ascorbat im Gesamtblut	> 0,3 mg/dl > 0,5 mg/dl
Eisen	Serum-Eisen Ferritin im Serum Hämoglobin	> 60 µg/dl >15 mg /l 13–17 (m) bzw. 12–17 g/dl (w)
Iod	Iod im Urin T3 und T4 im Serum	$\geq$ 100 µg/24 Std. 2–4 (T3) bzw. 7–19 (T4) pg/ml
Calcium	Ca-Ausscheidung im Urin Ca im Serum	> 32 mg/ 24 Std. > 84 mg/l
Phosphor	Phosphorspiegel im Blut	> 0,8 mmol/l
Magnesium	Magnesium im Serum	>10 mg/l
Zink	Zink im Serum	> 0,8 mg/l
Kupfer	Kupfer im Serum	>0,8 mg/l
Selen	Selen im Serum	> 50 µg/l
Mangan	Mangan im Serum	> 0,1 µg/l

16.2 Methoden zur Ermittlung der Nahrungsaufnahme

Zur Erfassung der Ernährungssituation werden häufig keine direkten Verfahren, sondern **Ernährungserhebungsmethoden** herangezogen. Ziel dieser Vorgehensweise ist es, die ermittelte Aufnahme der Lebensmittel bzw. Nährstoffe (Ist-Werte) mit offiziellen Empfehlungen zur Nährstoffzufuhr (Soll-Werte) zu vergleichen. Je größer die Übereinstimmung zwischen ermittelter Zufuhr und Soll-Aufnahme ist, umso besser entspricht die Nahrungsauswahl den physiologischen Erfordernissen. Zur Ermittlung des Lebensmittelverzehrs stehen verschiedene Methoden zur Verfügung (siehe Tab. 16–6)

Bei der **indirekten Methode** werden Daten zur Abschätzung der Ernährungssituation herangezogen, die ursprünglich nicht für diesen Zweck erhoben wurden, z. B. Statistiken aus den Bereichen Nahrungsmittelproduktion und Demoskopie. Diese Methode ist dafür geeignet, den Versorgungszustand einer großen Bevölkerungsgruppe zu ermitteln. Bei einem kleineren Kollektiv werden **direkte Messungen** der Nahrungsaufnahme, entweder durch mündliche (Interview) oder schriftliche (Fragebogen/Ernährungsprotokoll) Befragungen, angewendet. Sie können sowohl **prospektiv** als auch **retrospektiv** erfolgen. Die Zuverlässigkeit der direkt erhobenen Daten ist stark von der Kooperationsbereitschaft der Probanden abhängig. Ungenaue Angaben z. B. zum Lebensmittelverzehr (Schätzungen statt Wiegen), Falschaussagen (Verschleierung ungünstiger Ess- oder Lebensgewohnheiten), mangelndes Sachwissen sowie lückenhaftes Erinnerungsvermögen sind nur einige der möglichen Fehlerquellen (siehe Tab. 16–7).

Bei **Wiegeprotokollen** werden alle zum Verzehr bestimmten Lebensmittel und Essensreste einzeln gewogen und dokumentiert. Dies erlaubt eine exakte Erfassung des tatsächlichen Lebensmittelverzehrs. Die finanziell und personell sehr aufwändige Methode eignet sich vornehmlich für klinische und experimentelle Fragestellungen, wobei meist kleine Kollektive untersucht werden (siehe Tab. 16–7).

Im Gegensatz hierzu wird der Lebensmittelverzehr bei **Schätzprotokollen** nicht durch Wägung, sondern durch Schätzung ermittelt. Zur Dokumentation der Nahrungsaufnahme dienen Protokollhefte, in die die aufgenommenen Lebensmittel, die Art der Zubereitung und die verzehrte Menge eingetragen werden. In **Tabelle 16–7** sind Vor- und Nachteile dieser Methode aufgeführt.

Mit der **Doppelportionstechnik** (Duplikatsmethode) steht ein äußerst aufwändiges Verfahren zur Verfügung, das eine sehr exakte Erfassung der Nährstoffaufnahme erlaubt. Dabei werden die zum Verzehr bestimmten Lebensmittel in zwei Portionen geteilt. Ein Teil der Mahlzeit wird verzehrt, während der andere Teil laborchemisch analysiert und der tatsächliche Nährstoffgehalt bestimmt wird. Essensreste werden ebenfalls erfasst. Aufgrund des hohen finanziellen, personellen und zeitlichen Aufwands ist diese Methode spezifischen experimentellen Fragestellungen vorbehalten (siehe Tab. 16–7).

Das **24-Stunden-Erinnerungsprotokoll** ist ein retrospektives Verfahren, bei dem die Art und Menge der am Vortag konsumierten Lebensmittel erfasst wird. Dies erfolgt mit Hilfe eines speziellen Fragebogens, wobei Befragung und Protokollierung durch geschultes Personal erfolgen. Vorteile dieser Methode sind vorwiegend organisatorischer Natur (geringer Zeit- und Arbeitsaufwand, Nachfrage möglich) sowie die Tatsache, dass das Ernährungsverhalten der Befragten

Tab. 16–6 Methoden zur Erfassung des Lebensmittelverzehrs (zusammengestellt nach Oltersdorf 1995, S. 167 sowie Schneider und Heseker 2003, S. 369)

Art der Ermittlung	Methoden
Indirekt	■ Ernährungsökonomische Rahmendaten ■ Nahrungsbilanzen
Direkt	**1. Prospektive Messung der Nahrungsaufnahme** ■ Verzehrsprotokollmethoden – Wiegeprotokolle – Schätzprotokolle ■ Doppelportionstechnik **2. Retrospektive Messung der Nahrungsaufnahme** ■ 24-Stunden-Erinnerungsprotokolle ■ Fragebogenmethode ■ Einkaufsliste

Tab. 16–7 Vor- und Nachteile verschiedener Ernährungserhebungsmethoden (zusammengestellt nach Ketz 1990, S. 385 sowie Schneider und Heseker 2003, S. 370–374)

Erhebungsmethode	Vorteile	Nachteile
Indirekte (Verbrauchserhebung auf Basis der Agrarstatistik)	<ul><li>Ermittlung der Nährstoffaufnahme großer Kollektive</li><li>Beobachtung der zeitlichen Entwicklung des Verbrauchs</li><li>Keine Belastung für Einzelpersonen</li><li>Nützlich für volkswirtschaftliche Planungen und Maßnahmen</li></ul>	<ul><li>Pro-Kopf-Verbrauch stellt Durchschnittswerte dar</li><li>Keine konkrete Aussage zum tatsächlichen Verzehr des Einzelnen</li><li>Nicht auf kleine Kollektive einer Population anwendbar</li><li>Fehlerquelle in der Gewinnung der ernährungsökonomischen Rahmendaten</li></ul>
Direkte		
1. Wiegeprotokolle	<ul><li>Verzehrte Lebensmittel und Essensreste werden genau erfasst</li><li>Möglichkeit, Nährstoffmengen zu berechnen</li><li>Dient häufig als Referenzmethode für andere Erhebungsmethoden</li></ul>	<ul><li>Sehr kosten- und zeitaufwändig</li><li>Hohe Belastung des Befragten</li><li>Die Validität der Protokolle kann mit zunehmender Dauer abnehmen</li><li>Außer-Haus-Verzehr wird nicht erfasst</li></ul>
2. Schätzprotokolle	<ul><li>Portionen können zur Erhöhung der Genauigkeit gemessen werden</li><li>Weitgehend vollständige Erfassung der verzehrten Lebensmittel</li><li>Berechnung der Nährstoffmenge möglich</li><li>Erfassung von Ernährungsgewohnheiten</li></ul>	<ul><li>Hohe Belastung des Befragten</li><li>Reaktives Erhebungsinstrument</li><li>Die Validität der Protokolle kann mit zunehmender Dauer abnehmen</li><li>Außer-Haus-Verzehr wird u.U ungenau erfasst</li></ul>
3. Doppelportionstechnik	<ul><li>Sehr genaue Erfassung der aufgenommenen Lebensmittel- und Nährstoffmengen</li><li>Befragter muss sich nicht auf sein Gedächtnis verlassen</li><li>Referenzmethode für andere Erhebungsmethoden</li></ul>	<ul><li>Sehr kosten- und zeitaufwendig</li><li>Der Befragte muss sehr kooperativ sein</li><li>Reaktives Erhebungsinstrument</li><li>Keine langen Untersuchungszeiträume möglich</li></ul>
4. 24-Stunden-Erinnerungsprotokolle	<ul><li>Geringe Belastung des Befragten</li><li>Geringer Arbeitsaufwand</li><li>Interviewer kann nachfragen</li><li>Geeignet zur Bewertung von großen Gruppen</li></ul>	<ul><li>Portionsgrößen können nicht genau geschätzt werden</li><li>Die tatsächliche Nahrungsaufnahme wird unterschätzt</li><li>Die individuelle Nährstoffversorgung kann nicht bewertet werden</li></ul>

nicht beeinflusst wird. Aufgrund des kurzen Erhebungszeitraums ist es nicht möglich, die individuelle Nährstoffversorgung zu beureilen. Weitere Vor- und Nachteile finden sich in **Tabelle 16–7**.

16.3 Berechnung der Nährstoffaufnahme

Unabhängig von der gewählten Erhebungsmethode ergeben sich Probleme bei der Auswertung und Interpretation der Protokolle. Ausgehend von den ermittelten Verzehrsmengen wird versucht, mit Hilfe von PC-gestützten Nährstoffdatenbanken bzw. Nährwerttabellen die Nährstoffaufnahme zu bestimmen. Für wissenschaftliche Fragestellungen steht hierzu im deutschsprachigen Raum der Bundeslebensmittelschlüssel (BLS) zur Verfügung, der vom ehemaligen Bundesinstitut für gesundheitlichen Verbraucherschutz und Veterinärmedizin (BgVV) herausgegeben und laufend aktualisiert wird.

Je nach Datenbank bzw. Tabellenwerk und Aktualität der Daten können sich beachtliche Unterschiede bei der Nährstoffberechnung ergeben. Dies hat verschiedene Gründe. Zum einen sind die Datensammlungen unterschiedlich umfangreich, andererseits haben sich für verschiedene Lebensmittel durch Züchtung, Umwelteinflüsse und verbesserte Analysenmethoden die Werte für einzelne Nährstoffe – insbesondere für Vitamine und Spurenelemente – erheblich verändert. Zudem sind die Nährstoffgehalte der Lebensmittel nicht standardisiert, sondern nur als Durchschnittswerte anzusehen. Je nach Herkunft, Sorte, Anbauart und -ort, Lagerung und Zubereitung ergeben sich für viele Nährstoffe teils erhebliche Schwankungsbreiten. Zudem erlaubt die Berechnung mittels Nährwerttabellen keine Aussage über die tatsächlich zugeführte Nährstoffmenge, da die **Bioverfügbarkeit** der Nährstoffe stark von der Verarbeitung des Lebensmittels und von der Anwesenheit absorptionsfördernder und -hemmender Faktoren beeinflusst wird. Beispiele hierfür sind β-Carotin (siehe Kap. 5.3.1), Eisen (siehe Kap. 6.3.1) und Zink (siehe Kap. 6.3.2).

Insgesamt erlaubt die Nährstoffberechnung daher nur einen groben Anhaltspunkt für die Nährstoffversorgung einer Person. In der Praxis wird ihre Aussagekraft vielfach überbewertet.

Weiterführende Literatur

Hackl JM: Ermittlung des Ernährungsstatus. In: Stein J, Jauch K-W (Hrsg.): Praxishandbuch klinische Ernährung und Infusionstherapie. Springer, Berlin-Heidelberg-New York, S. 3–20, 2003

Heymsfield SB, Baumgartner RN, Pan S-H: Nutritional assessment of malnutrition by anthropometric methods. In: Shils ME, Olson JA, Shike M, Ross AC (eds): Modern nutrition in health and disease. Williams and Wilkins, Baltimore, 9th ed., S. 903–921, 1999

Ketz HA (Hrsg.): Grundriß der Ernährungslehre. 3. überarbeitete Auflage, Steinkopf, Darmstadt 1990

Klein S, Kinney J, Jeejeebhoy K et al.: Nutrition support in clinical practice: review of published data and recommendations for future research directions. Summary of a conference sponsored by the National Institutes of Health, American Society for Parenteral and Enteral Nutrition, and American Society of Clinical Nutrition. Am J Clin Nutr 66: 683–706, 1998

Müller MJ, Bosy-Westphal A: Wie beurteile ich den Ernährungszustand bei kranken Menschen? Aktuel Ernährungsmed 28: 66–71, 2003

National Research Council: diet and health. Implications for reducing chronic disease risk. National Academy Press, Washington DC, 3rd ed. 1991

Newton JM, Halsted CH: Clinical and functional assessment of adults. Shils ME, Olson JA, Shike M, Ross AC (eds): Modern nutrition in health and disease. Williams and Wilkins, Baltimore, 9th ed. 1999, S. 895–902

NIH Conference. Bioelectrical impedance analysis in body composition measurement: National Institute of Health Technology Assessment Conference Statetement. Am J Clin Nutr 64: 524S–532S, 1996

Oltersdorf MS: Ernährungepidemiologie. Mensch, Ernährung, Umwelt. Ulmer, Stuttgart 1995

Pirlich M, Lauth M, Lochs H: Bioelektrische Impedanzanalyse: Fehlerquellen und methodische Grenzen bei der klinischen Anwendung zur Analyse der Körperzusammensetzung. Akt Ernähr Med 24: 81–90, 1999

Pirlich M, Schwenk A, Müller MJ: DGEM-Leitlinie enterale Ernährung: Ernährungsstatus. Aktuel Ernährungsmed 28 (Suppl 1): S10–S25, 2003

Schauder P, Arends J: Erfassung und Beurteilung des Ernährungszustandes. In: Schauder P, Ollenschläger H (Hrsg.): Ernährungsmedizin. Prävention und Therapie. Urban & Fischer, München – Jena, S. 345–367, 2003

Schneider R, Heseker H: Erfassung von Ernährungsgewohnheiten. In: Schauder P, Ollenschläger H (Hrsg.): Ernährungsmedizin. Prävention und Therapie. Urban & Fischer, München – Jena, S. 368–377, 2003

Selberg O: The adjunctive value of routine biochemistry in nutritional assesment of hospitalized patients. Clin Nutr 20: 477–485, 2001

WHO: Report of a WHO Expert Committe. Physical status: the use and interpretation of anthropometry. Technical Report Series 854, Geneva, 1995

WHO: Obesity-preventing and managing the global epidemic. Report of a WHO Consultation on Obesity. Technical Report Series 894, Geneva, 2000

17 Anforderungen an eine gesunderhaltende Ernährung

Auf der Basis von epidemiologischen und experimentellen Studien werden weltweit von verschiedenen Gremien **Empfehlungen für die Nährstoffzufuhr** ausgesprochen. In Deutschland übernimmt diese Aufgabe die Deutsche Gesellschaft für Ernährung (**DGE**). Als übergeordnete Leitlinien gelten die **Recommended Dietary Allowances (RDA)** und die **Dietary Reference Intakes (DRI)** des Institute of Medicine der USA sowie die von der World Health Organisation (**WHO**) veröffentlichten Werte. Teilweise gibt es Unterschiede in den Empfehlungen der einzelnen Institutionen. Diese erklären sich zum einen durch den Interpretationsspielraum der wissenschaftlichen Ergebnisse. Aber auch klimatische und kulturelle Einflüsse sowie gesundheitspolitische Zielsetzungen der verschiedenen Länder sind mitbestimmende Faktoren bei der Festlegung von Nährstoffempfehlungen.

17.1 Nährstoffbegriff

Lange Zeit war der wissenschaftliche Focus darauf gerichtet, die Grundbedürfnisse der Ernährung zu definieren, d. h. die lebensnotwendigen Nährstoffe zu identifizieren und die erforderlichen Mengen festzulegen. Aus diesen Erkenntnissen heraus wurde der Begriff **Nährstoff** definiert. Hierzu finden sich im Detail voneinander abweichende Definitionen, die aber in ihrer grundsätzlichen Orientierung identisch sind. Eine bei genauer Interpretation umfassende und zeitgemäße Definition findet sich in den Allgemeinen Grundsätzen für den Zusatz von essenziellen Nährstoffen zu Lebensmittel des **Codex Alimentarius**. Danach ist ein „Nährstoff [...] ein normalerweise als Bestandteil der Nahrung verzehrter Stoff,

a) der Energie liefert; oder
b) der für das Wachstum, Entwicklung und den Erhalt des gesunden Lebens notwendig ist; oder
c) bei dessen Fehlen charakteristische biochemische oder physiologische Veränderungen auftreten".

In diesen Begriffsbestimmungen findet sich als erstes unstrittiges Kriterium die Bereitstellung von Energie. Primär sind die energieliefernden Bestandteile von Lebensmitteln bekanntlich Kohlenhydrate (siehe Kap. 1) und Fette (siehe Kap. 2). Zwar liefern auch Proteine, Alkohol, organische Säuren, Zuckeraustauschstoffe und die beim bakteriellen Abbau bestimmter Ballaststoffe entstehenden kurzkettigen Fettsäuren in unterschiedlichem Ausmaß Energie. Die ernährungsphysiologische Bedeutung dieser Stoffe ist aber nicht primär in ihrer Rolle als Energielieferant zu sehen.

Schon deutlich schwieriger zu bewerten ist, ob das Fehlen eines Stoffs zum Auftreten charakteristischer biochemischer oder physiologischer Veränderungen führt. Dies setzt nämlich in der Regel ein gezieltes **Mangelexperiment** voraus. Nur wenn es experimentell gelingt, die zu untersuchende Substanz aus der Nahrung zu entziehen, sind Rückschlüsse darauf zulässig, welche Veränderungen auftreten können. Zwar liegen ältere Daten aus Mangelexperimenten am Menschen vor, grundsätzlich verbieten sich derartige Untersuchungen aber schon aus ethischen Erwägungen. Selbst wenn solche Studien durchführbar sind, finden sich Limitationen: Zum einen muss es gelingen, die zu untersuchende Substanz tatsächlich und vollständig zu entfernen, zum anderen gestaltet es sich unter Umständen schwierig, Parameter zu identifizieren, die durch einen Mangel an diesem Stoff beeinflusst werden.

Besonders abstrakt, aber gleichzeitig am Umfassendsten definiert ist der Nährstoffbegriff durch das unter b) genannte Kriterium („für das Wachstum, Entwicklung und den Erhalt des gesunden Lebens notwendig ist"). In der Regel lässt sich die Wirkung eines Nährstoffs auf diese Parameter wegen der langen Beobachtungszeiträume gezielt, d. h. durch Intervention, meist nur tierexperimentell untersuchen.

Grundsätzlich macht der umfassende Nährstoffbegriff deutlich, dass alle diejenigen Inhaltsstoffe von Lebensmitteln als Nährstoffe anzusehen sind, die für die Funktion und Gesunderhaltung des Organismus notwendig sind. Dies umfasst eindeutig nicht nur Kohlenhydrate, Fette, Proteine, Vitamine, Mineralstoffe und Wasser. Aus heutiger Sicht erfüllen auch zahlreiche weitere Verbindungen wie z. B. **Vitaminoide** (siehe Kap. 5.5), **Ballaststoffe** (siehe Kap. 7.1) und **sekundäre Pflanzenstoffe** (siehe Kap. 8.1) diese Kriterien und sind deshalb ebenfalls als Nährstoffe im Sinne dieser Definition anzusehen.

Im Zusammenhang mit dem Nährstoffbegriff ist auch das vor rund 100 Jahren entwickelte Konzept der **essenziellen Nährstoffe** von Bedeutung. Nach einer Definition des Codex Alimentarius versteht man hierunter einen „normalerweise als Bestandteil der Nahrung verzehrte(n) Stoff, der für Wachstum, Entwicklung und Erhaltung gesunden Lebens notwendig ist und nicht in angemessenen Mengen vom Körper synthetisiert werden kann." Wie bereits angemerkt, ist ein Nachweis von Essenzialität aus methodischen und ethischen Gründen vielfach kaum machbar. Besonders deutlich wird dies bei den Ultra-Spurenelementen. So ist beispielsweise die Essenzialität von **Silicium** bei vielen Tierarten nachgewiesen. Für den Menschen steht ein solcher Nachweis aber noch aus. Noch schwieriger wird die Situation bei **sekundären Pflanzenstoffen**. Sie werden im Körper weder synthetisiert, noch ist definitiv bekannt, ob eine unzureichende Versorgung mit einzelnen Vertretern aus diesen Gruppen zu gesundheitlichen Beeinträchtigungen führt. Unbestritten ist allerdings, dass die in zahlreichen epidemiologischen Studien ermittelten Befunde über die schützenden Effekte eines hohen Gemüse- und Obstverzehrs im Hinblick auf die Cancerogenese auch auf die Gehalte an sekundären Pflanzenstoffen in diesen Lebensmitteln zurückzuführen sind (siehe Kap. 28.3).

Die Essenzialität einzelner Nährstoffe wird zudem unterschiedlich beurteilt. So gilt z. B. **Cholin** in Deutschland als nichtessenziell. In USA hingegen wird die Substanz als essenziell eingestuft (siehe Kap. 5.5.2). Auch in Abhängigkeit von Alter und physiologischer Situation ergeben sich Veränderungen. Besonders deutlich wird dies etwa bei den Aminosäuren (siehe Kap. 3.6). Neben der absoluten, für alle Menschen gegebenen Essenzialität existiert daher noch eine **konditionelle Essenzialität**.

Im Hinblick auf die Beurteilung des Ernährungswerts ist die Essenzialität deshalb ein denkbar ungeeignetes Kriterium. Sie reduziert die Funktion der Ernährung nämlich auf das absolute Minimum, d. h. auf das Überleben. Aus heutiger Sicht existieren zahlreiche Nahrungsbestandteile, die diese Eigenschaft nicht erfüllen, aber aufgrund ihrer gesundheitlichen Wirkungen wünschenswerte Bestandteile von Lebensmitteln darstellen und Nährstoffeigenschaften besitzen. Es ist erkennbar, dass der Einzug zellbiologischer und molekularbiologischer Methoden in die Ernährungswissenschaft das Verständnis für die Wirkung von Lebensmittelinhaltsstoffen wesentlich erweitert hat und noch erweitern wird. Dabei ist bereits jetzt offensichtlich, dass auch nicht-essenzielle Nährstoffe zelluläre Stoffwechselprozesse modulieren und zur Gesunderhaltung beitragen.

17.2 Ermittlung des Nährstoffbedarfs

Der **Nährstoffbedarf** bezeichnet diejenige Menge eines Nährstoffs, die zugeführt werden muss, um biochemisch oder klinisch nachweisbare Mangelerscheinungen zu verhüten bzw. die Aufrechterhaltung aller Körperfunktionen zu gewährleisten. Ein Nährstoffmangel durchläuft grundsätzlich verschiedene **Stadien** (siehe Kap. 5.2). Beginnend mit einem sinkenden Nährstoffspeicher, kommt es zunächst zu reversiblen Funktionseinschränkungen, die sich in fortgeschrittenen Fällen in Form unterschiedlicher Krankheitsbilder manifestieren. Die historisch nachvollziehbare Beschränkung der Bedarfsdeckung als Mangelvermeidung ist aus heutiger Sicht allerdings unzureichend.

Der Bedarf für die einzelnen Nährstoffe ist eine individuelle, auf den einzelnen Menschen bezogene Größe, die zahlreichen exogenen und endogenen Einflüssen (u. a. Lebensalter, Geschlecht, Gesundheitszustand, Einnahme von Medikamenten) unterliegt und bereits von Tag zu Tag schwankt. Eine genaue Bestimmung ist nur unter exakt definierten experimentellen Bedingungen möglich. Eine weitere Voraussetzung ist, dass detaillierte Kenntnisse über die **Absorption**, die **Retention**, den **Umsatz** und die **Ausscheidung** des zu untersuchenden Nährstoffs sowie dessen Funktion im Organismus vorliegen. Dies ist jedoch mit einem erheblichen Aufwand verbunden und daher nur in Einzelstudien realisierbar. Hinzu kommt die Schwierigkeit, dass eine exakte Bestimmung des Nährstoffbedarfs zwar im Tierexperiment durchgeführt werden kann, derartige Untersuchungen am Menschen aber nur bedingt möglich sind bzw. sich aus ethischen Gründen verbieten. Aus diesem Grund werden neben experimentellen Daten auch Ergebnisse **epidemiologischer Untersuchungen** berücksichtigt. Hierbei wird an größeren Bevölkerungsgruppen der biochemische oder klinische Ernährungszustand erfasst und versucht, dies mit der ermittelten Nahrungsaufnahme (siehe Kap. 16.2) in Verbindung zu setzen. Dadurch lassen sich für eine Bevölkerungsgruppe letztlich Anhaltspunkte dafür gewinnen, welche Nährstoffmenge bedarfsdeckend ist. Daneben liefern Mangelerscheinungen – wie z. B. der Vitamin D-Mangel im Säuglingsalter (siehe Kap. 18.4.1), der endemische Iodmangel (siehe Kap. 6.3.3) oder der Eisenmangel bei Frauen im gebärfähigen Alter (siehe Kap. 6.3.1) – der ernährungswissenschaftlichen Forschung grundlegende Daten zur Ermittlung von Nährstoffbedarfswerten. Von hoher Spezifität und Empfindlichkeit sind in der Regel **biochemische Parameter**, die bereits vor dem Auftreten klinischer Symptome auf eine unzureichende Versorgung hindeuten können, wie z. B. vitaminabhängige Metaboliten oder Enzymaktivitäten (siehe Kap. 16.1). Solche funktionsabhängigen Messgrößen sind dadurch charakterisiert, dass ihre Dosis-Wirkungs-Kurve bei gedecktem Nährstoffbedarf eine Sättigung erreicht. Hierbei sind allerdings interindividuelle sowie alters- und geschlechtsabhängige Unterschiede zu berücksichtigen.

17.3 Empfehlungen für die Nährstoffzufuhr

Trotz der methodischen Schwierigkeiten bei der Festlegung des Nährstoffbedarfs wird versucht, der Bevölkerung eine Orientierungshilfe zu geben, wie hoch die Nährstoffzufuhr sein sollte. Von verschiedenen nationalen und internationalen Gremien werden daher Empfehlungen zur Nährstoffzufuhr erarbeitet. Diese gelten für definierte Bevölkerungsgruppen und werden in regelmäßigen Abständen dem wissenschaftlichen Erkenntnisstand angepasst. Als Grundlage für die Erstellung von Nährstoffempfehlungen dienen – soweit sie bekannt sind – die Durchschnittswerte des Nährstoffbedarfs einer bestimmten Bevölkerungsgruppe.

Grundsätzlich muss zwischen den Begriffen **Nährstoffbedarf** (siehe Kap. 17.2) und **Empfehlungen für die Nährstoffzufuhr** unterschieden werden. Die in den Empfehlungen aufgeführten Nährstoffmengen sind so bemessen, dass sie die Nährstoffversorgung nahezu aller Personen der jeweiligen Bevölkerungsgruppe sicherstellen sollen. Sie liegen deshalb höher als der durchschnittliche Nährstoffbedarf. Daher können derartige Empfehlungen auch nur bedingt bzw. gar nicht zur Beurteilung der Nährstoffversorgung von Bevölkerungsgruppen bzw. Einzelpersonen herangezogen werden. So bedeutet z. B. eine unter den Empfehlungen liegende Nährstoffversorgung nicht automatisch eine Mangelsituation. Umgekehrt gewährleistet eine Nährstoffzufuhr, die den Empfehlungen entspricht oder sie sogar übersteigt, nicht für alle Personen eine gute Versorgung mit Nährstoffen.

Grundsätzlich gelten die Empfehlungen für die Nährstoffzufuhr für **gesunde Personen**. Ein erhöhter Nährstoffbedarf, wie er sich unter bestimmten physiologischen Anforderungen ergibt, wird nicht oder nur teilweise berücksichtigt. So ist der Nährstoffbedarf u. a. durch schwere physische Belastungen, extreme Klimabedingungen,

Tab. 17–1 Definitionen der Dietary Reference Intakes (Yates u. Schlicker 1998, Hages et al. 1999)

Abkürzung	Bedeutung	Definition
RDA	Recommended Dietary Allowance	Tägliche Zufuhrmenge eines Nahrungsbestandteils, die ausreicht, um den Bedarf von 97–98 % der gesunden Personen einer definierten Bevölkerungsgruppe zu decken.
EAR	Estimated Average Requirement	Tägliche Zufuhrmenge eines Nahrungsbestandteils, die ausreicht, um den Bedarf von 50 % der gesunden Personen einer definierten Bevölkerungsgruppe zu decken.
AI	Adequate Intake	Experimentell ermittelte tägliche Zufuhrmenge eines Nahrungsbestandteils, die ausreicht, um den Bedarf (von) einer Versuchsgruppe(n) zu decken. Wird verwendet, wenn RDA nicht bestimmt werden kann.
UL	Tolerable Upper Intake Level	Höchste tägliche Zufuhr eines Nahrungsbestandteils, die bei dauerhafter Zufuhr keinen gesundheitlich nachteiligen Einfluss auf die Gesamtbevölkerung hat.

chronische Erkrankungen oder starke Fremdstoffbelastungen erhöht.

Unter Berücksichtigung der recht unsicheren wissenschaftlichen Daten sowie der individuell variierenden Werte für den Nährstoffbedarf unterscheiden die Ernährungsgesellschaften in Deutschland (DGE), Österreich (ÖGE) und der Schweiz (SGE/SVE) in ihren **Referenzwerten für die Nährstoffzufuhr** prinzipiell zwischen Schätzwerten, Richtwerten und Empfehlungen. Alle Zahlenwerte werden nach dem Geschlecht getrennt sowie gestaffelt nach dem Lebensalter angegeben. Zusätzlich wird die besondere Lebenssituation von Schwangeren und Stillenden berücksichtigt.

Schätzwerte werden für solche Nährstoffe angegeben, bei denen die wissenschaftliche Datenlage zu unvollständig ist, um gesicherte Empfehlungen auszusprechen. Dies trifft auf Vitamin E und K, Biotin, Pantothensäure, Natrium, Kalium, Chlorid und einige Spurenelemente (Selen, Kupfer, Mangan, Chrom und Molybdän) zu.

Richtwerte dienen als **Orientierungshilfe** für wünschenswerte Zufuhrbereiche. Sie werden für Wasser, Fett, Cholesterol, Saccharose, Ballaststoffe und Fluorid angegeben. Für den **Energiebedarf** wird ein Richtwert gewählt, der dem Durchschnittswert der jeweiligen Gruppe entspricht (siehe Kap. 4.5). Daher haben bei einer angenommenen statistischen Normalverteilung 50 % der Personengruppe einen höheren Energiebedarf, während bei den anderen 50 % der Bedarf gedeckt wäre. Der tatsächliche Energiebedarf des Einzelnen kann jedoch – zumindest annähernd – leicht durch eine regelmäßige Messung des Körpergewichts ermittelt werden.

Empfehlungen werden auf der Basis von Bedarfswerten erstellt, wobei dem ermittelten durchschnittlichen Bedarf zwei Standardabweichungen hinzuaddiert werden, so dass der Wert für 97,5 % einer Population bedarfsdeckend ist. Zusätzlich wird noch ein Sicherheitszuschlag von 20–30 % addiert, um einen Spielraum für gewisse Risiken – wie z. B. einen kurzfristig erhöhten Bedarf – zu schaffen. Daher sind die Empfehlungen in der Regel höher als der individuelle Bedarf. Somit ist eine unterhalb der Empfehlung liegende Nährstoffzufuhr keinesfalls gleichbedeutend mit einem Mangel. Zufuhrempfehlungen werden für Protein, essenzielle Fettsäuren, Vitamine (A, D, B_1, B_2, Niacin, B_6, Folsäure, B_{12} und C) sowie einige Mineralstoffe (Calcium, Magnesium und Phosphor) ausgesprochen. Die Empfehlungen für die Nährstoffzufuhr sind dabei jedoch keine feste Größe, sie ändern sich entsprechend der jeweiligen Erkenntnisse. Die Veränderungen betreffen sowohl die Zahl der zu berücksichtigenden Nährstoffe als auch die Höhe ihrer Zufuhr. Das Ziel ist dabei immer, die Versorgung der gesamten Bevölkerung sicherzustellen.

Die aktuellen amerikanischen und kanadischen Empfehlungen **Dietary Reference Intakes (DRI)** wie auch die Empfehlungen der DGE orientieren sich nicht nur an rein nutritiven Bedarfs-

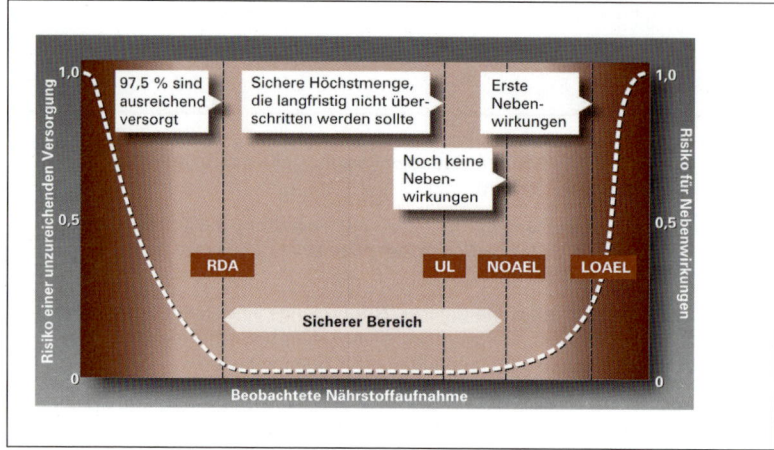

Abb. 17–1
Dosis-Wirkungskurve zur Ableitung toxikologischer Eckdaten

mengen, sondern berücksichtigen darüber hinaus zusätzliche Kriterien wie die Anpassung an spezifische Lebenssituationen oder auch präventive Aspekte. So hat sich das Food and Nutrition Board der USA im Wesentlichen von der bisherigen Grundlage der Empfehlungen „Vermeidung des an klinisch messbaren Veränderungen feststellbaren Mangels" abgewandt. Stattdessen gelten Grundsätze, die u. a. zur Reduktion des Risikos für chronische Erkrankungen beitragen sollen, nämlich die „Maximierung der Gesundheit" und die „Verbesserung der Lebensqualität". Im Rahmen dieser Vorstellungen liegt es nahe, dass auch solche Nährstoffe aufgenommen wurden, die im klassischen Sinne nicht essenziellen Charakter haben, wie z. B. Cholin (siehe Kap. 5.5.2). Um nicht nur bekannten Einflüssen auf den Bedarf wie Alter und Geschlecht gerecht zu werden, umfasst die neue Konzeption auch Lebensstilfaktoren wie Rauchen, Alkohol und Umweltbedingungen. Die DRIs umfassen vier Kenngrößen, die unterschiedliche Aufnahmeniveaus der Nährstoffe beschreiben (siehe Tab. 17–1).

Die Ermittlung des **EAR** (**Estimated Average Requirement**) erfolgt unter Berücksichtigung streng kontrollierter Studien, wobei sehr viel sensitivere Messgrößen als nur klinische Symptome herangezogen wurden und auch die Bioverfügbarkeit berücksichtigt wird. Der EAR kann zur Bewertung der Häufigkeit einer unzureichenden Zufuhr in Bevölkerungsgruppen dienen. Der **RDA-Wert** (**Recommended Dietary Allowance**) wird vom EAR abgeleitet und stellt eine Zielgröße dar, die die Einzelperson erreichen sollte. Wenn der RDA erreicht wird, ist das Risiko einer unzureichenden Bedarfsdeckung wenig wahrscheinlich (2–3 %). Der **AI** (**Adequate Intake**) wiederum wird verwendet, wenn das Datenmaterial zur Festlegung von EAR und RDA nicht ausreicht. Er dürfte in aller Regel den RDA-Wert übersteigen, ist aber aufgrund mangelnder Studien mit größerer Unsicherheit behaftet. Der **Tolerable Upper Intake Level** (**UL**) gibt die höchste Aufnahmemenge an, die bei langfristiger Zufuhr keine unerwünschten Nebenwirkungen in sich birgt (**siehe Abb. 17–1**). Er wurde etabliert, da die zunehmende Nährstoffanreicherung von Lebensmitteln sowie der vermehrte Supplementenkonsum zu Aufnahmemengen führen kann, die die Empfehlungen deutlich überschreiten.

Insgesamt sind die neuen DRIs weitaus umfangreicher als die bisherigen Empfehlungen; sie wurden zudem mit hohem wissenschaftlichem Aufwand erstellt. Aufgrund der Erarbeitung dieser Werte durch ausgewählte Spezialisten, die in sieben speziell zusammengesetzten Expertengruppen in mehrjähriger Arbeit die Werte erstellen, wird davon ausgegangen, dass ein hohes Maß an Objektivität gegeben ist.

Weiterführende Literatur

Deutsche Gesellschaft für Ernährung (DGE), Österreichische Gesellschaft für Ernährung (ÖGE), Schweizerische Gesellschaft für Ernährungsforschung (SGE), Schweizerische Vereinigung für Ernährung (SVE): Referenzwerte für die Nährstoffzufuhr. Umschau/Braus, Frankfurt am Main, S. 69–77, 2000

Gaßmann B: Dietary reference Intakes (DRI), Report 6. Übersicht, Kommentar und Vergleich mit den D-A-C-H-Referenzwerten für die Nährstoffzufuhr. Teil 1: Nahrungsenergie, Kohlenhydrate und Faserstoffe. Ernähr-Umschau 50: 96–102, 2003

Gaßmann B: Dietary reference Intakes (DRI), Report 6. Übersicht, Kommentar und Vergleich mit den D-A-C-H-Referenzwerten für die Nährstoffzufuhr. Teil 2: Nahrungsfett, Fettsäuren und Cholesterin. Ernähr-Umschau 50: 128–133, 2003

Gaßmann B: Dietary reference Intakes (DRI), Report 6. Übersicht, Kommentar und Vergleich mit den D-A-C-H-Referenzwerten für die Nährstoffzufuhr. Teil 3: Protein und Aminosäuren. Ernähr-Umschau 50: 178–183, 2003

Hages M, Brönstrup A, Prinz-Langenohl R, Pietrzik K: Die neuen Dietary Reference Intakes – ein Beitrag zur internationalen Harmonisierung der Zufuhrempfehlungen? Ernähr-Umschau 46: 130–135, 1999

Hahn A: Ernährung, Nährstoff, Ernährungszweck aus ernährungphysiologischer Sicht. Zur Notwendigkeit, naturwissenschaftliche Erkenntnisse bei der juristischen Bewertung zu berücksichtigen. Zeitschrift für das gesamte Lebensmittelrecht 1: 1–17, 2002

Institute of Medicine of the National Academy (Food and Nutrition Board): Dietary Reference Intakes for Calcium, Phosphorus, Magnesium, Vitamin D, and Fluoride. National Academy Press, Washington D.C. 1997

Institute of Medicine of the National Academy (Food and Nutrition Board): Dietary Reference Intakes for Thiamin, Riboflavin, Niacin, Vitamin B6, Folate, Vitamin B12, Pantothenic Acid, Biotin and Choline. National Academy Press, Washington D.C. 1998

Institute of Medicine of the National Academy (Food and Nutrition Board): Dietary Reference Intakes for Vitamin A, Vitamin K, Arsenic, Boron, Chromium, Copper, Iodine, Iron, Manganese, Molybdenum, Nickel, Silicon, Vanadium and Zinc: National Academy Press, Washington D.C. 2001

Yates AA, Schlicker SA: Dietary Reference Intakes: The new basis for recommendations for calcium and related nutrients, B vitamins, and choline. J Am Diet Assoc 98: 699–706, 1998

18 Ernährung ausgewählter Personengruppen

Die körperliche und geistige Leistungsfähigkeit des Menschen wird maßgeblich von seiner Ernährung beeinflusst. Mit der täglichen Nahrungsaufnahme können dem Organismus alle Nährstoffe geliefert werden, die für den optimalen Ablauf sämtlicher Körperfunktionen sowie für den Erhalt und die Erneuerung von Körpersubstanz notwendig sind. Zudem zielt die Ernährung darauf ab, den Organismus langfristig gesund zu halten, also ernährungsabhängige Krankheiten zu vermeiden. Eine Ernährung, die den Bedürfnissen des Organismus nicht angepasst ist, kann langfristig zur Manifestation zahlreicher Erkrankungen führen. So wurde in zahlreichen epidemiologischen Studien ein deutlicher Zusammenhang zwischen Fehlernährung und der Entstehung von atherosklerotischen Gefäßerkrankungen (siehe Kap. 26), malignen Tumoren (siehe Kap. 28) oder Stoffwechselerkrankungen (wie z. B. Diabetes mellitus Typ II; siehe Kap. 25) aufgezeigt.

Die wissenschaftliche Aufklärung dieser Zusammenhänge führte u. a. zu fundierten „Empfehlungen zur gesunden Ernährung". Verschiedene ernährungswissenschaftliche Gesellschaften oder Gremien, z. B. die **Deutsche Gesellschaft für Ernährung** (DGE), erarbeiten und publizieren aktuelle Empfehlungen für die Nährstoffzufuhr (siehe Kap. 17.3).

18.1 Empfehlungen für eine gesunderhaltende Ernährung des Erwachsenen

Eine gesunderhaltende Ernährung muss neben einer adäquaten Energiezufuhr alle essenziellen Nährstoffe sowie gesundheitsfördernden Substanzen wie Ballaststoffe und sekundäre Pflanzenstoffe in ausreichender Menge liefern. Während die Bedeutung der Ernährung in der Vergangenheit in erster Linie in der Erhaltung von Bau und Funktion des Organismus und in der Vermeidung von Mangelerscheinungen gesehen wurde, wird heute darüber hinaus die **Prävention verschiedener Erkrankungen** als eine vorrangige Aufgabe der Ernährung betrachtet.

Die derzeitigen Ernährungsgewohnheiten in den westlichen Industrienationen gehen in der Regel mit einer überhöhten Energiezufuhr einher und fördern auf diese Weise Adipositas sowie eine Reihe von chronischen Folgeerkrankungen. Trotz dieser energetischen Überversorgung wird eine Reihe von Nährstoffen nicht in den empfohlenen Mengen aufgenommen. So zeigt der Vergleich zwischen der empfohlenen und tatsächlichen Zufuhr an Mikronährstoffen, dass die Aufnahme von Calcium, Iod und Folsäure nahezu in der gesamten Bevölkerung die Empfehlungen deutlich unterschreitet. Daher zielen die Ernährungsempfehlungen auch darauf ab, eine hohe **Nährstoffdichte** zu gewährleisten. Die Nährstoffdichte gibt das Verhältnis der essenziellen Nährstoffe zur Energie in der Nahrung an, d. h. die Menge eines Nährstoffs pro 1 MJ.

Wie eine optimale gesunderhaltende Ernährung aussieht, ist nach wie vor Gegenstand wissenschaftlicher Diskussionen. Fakt ist, dass der Mensch eine hohe Anpassungsfähigkeit an die Nahrungsversorgung aufweist, was sich insbesondere bei Populationen zeigt, die in Lebensräumen mit eingeschränktem Nahrungsangebot, z. B. unter extremen klimatischen Bedingungen leben. Epidemiologische Befunde belegen allerdings, dass bestimmte Ernährungsmuster mit einem verminderten Risiko der für westliche Industrienationen typischen Erkrankungen wie z. B. Atherosklerose (siehe Kap. 26), Diabetes mellitus (siehe Kap. 25) und Tumorleiden (siehe Kap. 28), einhergehen.

Um Ernährungsempfehlungen für eine gesunderhaltende Kost in leicht verständlicher Form zu vermitteln, wurde von der DGE der **Ernährungskreis** als Beratungsgrundlage entwickelt (**siehe Abb. 18–1**). Dieser teilt die Lebensmittel in 7 Gruppen ein, wobei aus den Gruppen 1–5 täglich und reichlich und aus den Gruppen 6 und 7 weniger häufig ausgewählt werden soll.

In ähnlicher Weise wird die empfohlene Lebensmittelauswahl auch in der **Ernährungspyramide** dargestellt.

Aus den vorliegenden Daten lassen sich, in Anlehnung an die American Heart Association,

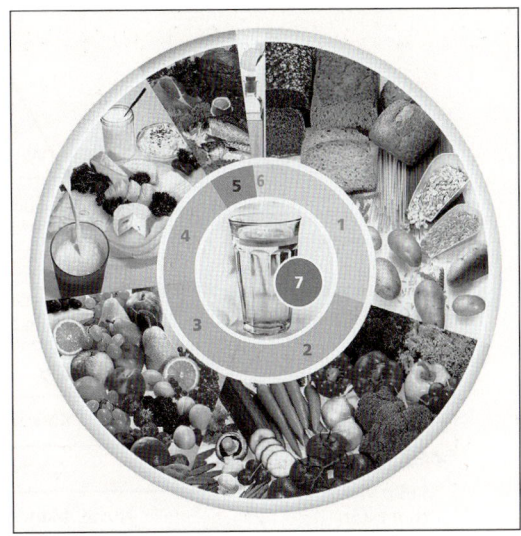

Abb. 18–1 Ernährungskreis der DGE (schematisch)

erweiterte **Empfehlungen** ableiten (**siehe Abb. 18–2**).

Die Umsetzung dieser Empfehlungen dient u. a. der Senkung des Cholesterolspiegels und des Blutdrucks sowie der Verminderung weiterer Risikofaktoren für häufige chronische Erkrankungen. Zunehmend besteht Konsens darüber, dass

---

1. Täglich eine Vielzahl an **Gemüse und Obst** verzehren (mindestens 5 Portionen).
2. Täglich reichlich **Vollkornprodukte**.
3. Fettarme **Milchprodukte, Fisch, Hülsenfrüchte** und **Geflügel** sind wertvolle Bestandteile des Speiseplans
4. Bevorzugt **pflanzliche Öle und Fette** wie Olivenöl, Rapsöl oder Margarine verwenden. Fette mit einem hohen Anteil gesättigter Fettsäuren, trans-Fettsäuren oder Cholesterol weitgehend meiden, z. B. vollfette Milchprodukte, fettreiches Fleisch, Kokos- oder Palmkernfett, teilgehärtete Fette und Eigelb.
5. Die **Energiezufuhr** sollte dem Bedarf entsprechen. Eine einfache Berechnung der angemessenen Kalorienaufnahme ergibt sich aus dem Körpergewicht in Kilogramm multipliziert mit 30 bzw. für wenig aktive Menschen mit 26.
6. Beschränkung der **Salzzufuhr** möglichst auf max. 6 g Kochsalz pro Tag.
7. Begrenzung der Zufuhr **nährstoffarmer oder hochkalorischer Produkte** wie Limonaden und Süßwaren.
8. Eine Ergänzung von **Iod und Folsäure** durch Supplemente oder angereicherte Nahrungsmittel ist empfehlenswert.
9. Nicht mehr als ein alkoholisches Getränk am Tag für Frauen (Schwangere ausgenommen) und nicht mehr als zwei für Männer (1 alkoholisches Getränk entsprechend 10–12 g reiner **Alkohol**, d. h. etwa 150 ml Wein).

Abb. 18–2 Erweiterte Empfehlungen für eine gesunderhaltende Ernährung

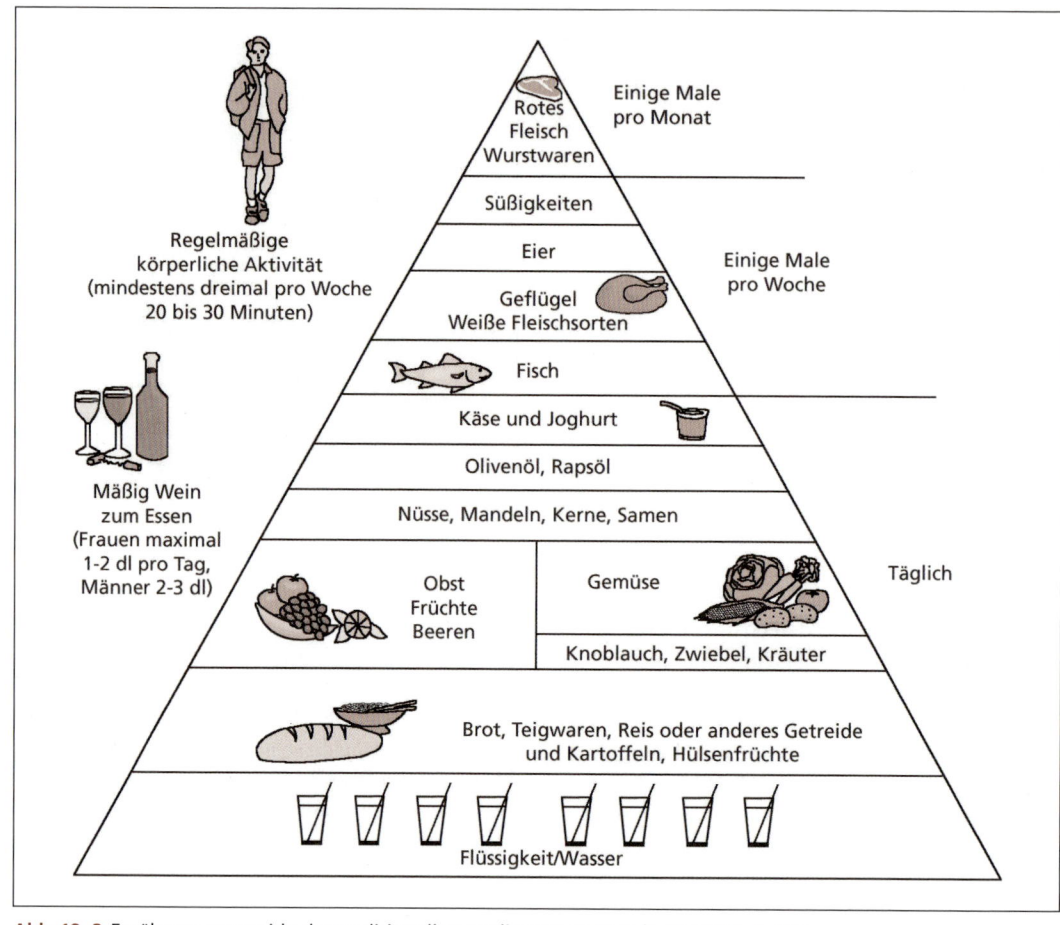

Abb. 18–3 Ernährungspyramide der traditionellen mediterranen Kost (Suter 2002, S. 363)

eine gesunderhaltende Ernährung im Wesentlichen der typischen **mediterranen Kost** entspricht. Wie diese umgesetzt werden kann, zeigt anschaulich die Ernährungspyramide der WHO/FAO (siehe **Abb. 18–3**). Die mediterrane Ernährung unterscheidet sich von den gängigen Empfehlungen der DGE insbesondere dadurch, dass die Gesamtzufuhr an Fett nicht limitiert wird. Allerdings wird der Großteil des aufgenommenen Fettes in Form von **Olivenöl** zugeführt, das reich an der einfach ungesättigten Ölsäure ist. Der Anteil an tierischen Fetten ist abgesehen von **Fisch** gering. Darüber hinaus ist die Kost durch eine hohe Zufuhr an **Gemüse, Früchten** und **Cerealien** sowie **mäßigen Weinkonsum** mit den Mahlzeiten charakterisiert. Die Vorteile der mediterranen Ernährung liegen vermutlich in ihrem hohen Anteil an Vitaminen, sekundären Pflanzenstoffen und Ballaststoffen sowie in ihrer Fettqualität begründet, die sich positiv auf das Lipidprofil auswirken. Die praktische Umsetzung erfordert allerdings im Hinblick auf die klassischen Ernährungsgewohnheiten in Deutschland einige Veränderungen. So sollte insbesondere auf eine Senkung der Zufuhr gesättigter Fettsäuren und eine höhere Aufnahme **einfach ungesättigter Fettsäuren** hin gearbeitet werden. Alternativ zum Olivenöl können auch Raps- und Sojaöl sowie Sonnenblumen-, Weizenkeimöl oder auch Nussöle verwendet werden. Die herkömmlichen Brotbeläge wie Wurst und Käse können teilweise durch pflanzliche Aufstriche, Avocadomus, Fisch oder auch gehacktes, in Öl mit Gewürzen zubereitetes Gemüse ersetzt werden.

Eine neuartige Ernährungspyramide wurde von dem bekannten amerikanischen Ernährungsepidemiologen **Walter C. Willett** vorgestellt. Sie ähnelt in Teilen der mediterranen Pyramide und lässt pflanzlichen Fetten einen sehr hohen Stellenwert zukommen. Ein weiterer wesentlicher Unterschied zur etablierten Ernährungspyramide des US Department of Agriculture (USDA) besteht in der differenzierten Bewertung kohlenhydratreicher Lebensmittel. Laut Willett sollte der Verzehr von Vollkornprodukten, Gemüsen, Obst und Leguminosen zu Lasten von Auszugsmehlprodukten, Kartoffeln und weißem Reis gesteigert werden. Fisch, weißes Fleisch (Geflügel), Nüsse und Leguminosen bilden die bevorzugten Proteinquellen. Dagegen wird geraten, nur geringe Mengen an Milchprodukten und rotem Fleisch zu verzehren. Neben mäßigem Alkoholgenuss und regelmäßiger Bewegung empfiehlt Willett auch die Supplementierung von Multivitaminen (siehe Kap. 14) für fast alle Personen. Anstelle des täglichen Verzehrs von Milchprodukten könnten nach Angaben von Willett auch Calciumsupplemente aufgenommen werden.

18.2 Ernährung in der Schwangerschaft

Die im Verlauf der Schwangerschaft stattfindenden physiologischen Veränderungen des mütterlichen Organismus erfordern eine adäquate Nährstoffzufuhr. Durch die Neubildung fetalen und mütterlichen Gewebes und die damit verbundene hohe Zellteilungsrate ergibt sich ein erheblicher Mehrbedarf an zahlreichen Vitaminen und Mineralstoffen, während der Energiebedarf nur geringfügig anwächst. Die Nährstoffzufuhr beeinflusst nicht nur den Schwangerschaftsverlauf, sondern auch die langfristige Gesundheit des Kindes. So ist davon auszugehen, dass die intrauterine Nährstoffversorgung die Disposition für bestimmte Erkrankungen im Erwachsenenalter (z. B. Adipositas, Diabetes mellitus 2, Hypertonie) beeinflusst (**metabolische Programmierung**).

18.2.1 Physiologische Veränderungen

Eine Schwangerschaft ist mit einer Reihe von tief greifenden Veränderungen des mütterlichen Organismus verbunden. Die physiologische Umstellung erstreckt sich auf alle Zellen und Gewebe, die sowohl direkt als auch indirekt von Schwangerschaft, Geburt und Ernährung des heranwachsenden Kindes betroffen sind.

Körpergewichtszunahme

Die Gewichtszunahme in der Schwangerschaft verläuft in der Regel parallel zum Wachstum des Fetus und beträgt, bei einer dem Energiebedarf angepassten Ernährung, 11 bis 16 kg. Während der Gewichtsanstieg im ersten Schwangerschaftsdrittel mit insgesamt 1–2 kg nur gering ausfällt, ist in den letzten beiden Dritteln mit einer wöchentlichen Zunahme von rund 500 g zu rechnen. Zusätzlich zum Gewicht von Fetus, Plazenta und Uterus ergibt sich der Körpergewichtsanstieg durch die Erhöhung des Gesamtkörperwassers um bis zu 8 l. Hiervon sind 6 l extrazellulär und 2 l intrazellulär lokalisiert, die sich auf Uterus, Plazenta, Mamma und Intravasalraum verteilen. Darüber hinaus nimmt der mütterliche Fettanteil um 1,5–3,5 kg zu. Sowohl eine unter- als auch eine überdurchschnittliche Gewichtszunahme ist mit gesundheitlichen Risiken verbunden und kann den Schwangerschaftsverlauf sowie die Gesundheit des Kindes negativ beeinflussen. So sind bei untergewichtigen Frauen **Frühgeburten** häufiger zu beobachten. Bei einem Anstieg des Gewichts um mehr als 12 kg erhöht sich das Risiko für das Auftreten einer **EPH-Gestose** sowie von **Eklampsie**. Bei übergewichtigen Frauen sollte die Gewichtszunahme während der Schwangerschaft 10 kg nicht überschreiten. Von **Reduktionsdiäten** (siehe Kap. 24.5.1) während der Schwangerschaft sollte jedoch abgesehen werden.

Blutvolumen und hämodynamische Veränderungen

Bereits zwischen der 10. und 12. Schwangerschaftswoche kommt es zu einem Anstieg des **Plasmavolumens**, welches im letzten Drittel der Schwangerschaft um 30–40 % über dem einer Nichtschwangeren liegt. Das **Erythrocytenvolu-**

men steigt mit rund 24 % weniger stark an. Daraus resultiert eine relative Verminderung der Erythrocytenmenge sowie der **Hämoglobinkonzentration**. Durch diese Art der physiologischen Blutverdünnung werden die Fließeigenschaften des Bluts verbessert und somit die Plazentadurchblutung erleichtert. Die Ursache der beschriebenen Veränderungen sind Umstellungen im Hormonhaushalt (siehe unten) der Schwangeren. So bewirken z. B. die vermehrt gebildeten Estrogene eine erhöhte Wasser- und Elektrolytretention. Gleichzeitig ist die Aktivität von Renin, Angiotensin und Aldosteron gesteigert.

Veränderungen des Hormonhaushaltes

Die Aufgabe der Plazenta besteht in der Versorgung des Fetus mit Nährstoffen und Sauerstoff. Daneben fungiert sie als endokrines Organ und ist wesentlich für die hormonellen Veränderungen während der Schwangerschaft verantwortlich. Zu den Syntheseprodukten der Plazenta zählen **Proteohormone** wie **Choriongonadotropin** (HCG, human chorionic gonadotropin), das für die Aufrechterhaltung der Gelbkörperfunktion sorgt, und **humanes plazentares Lactogen** (HPL). HPL erhöht den Glucosespiegel, so dass mehr Glucose für die Versorgung des Fetus bereitsteht und fördert die Entwicklung und das Wachstum von Gewebe. Daneben werden ab der 12. Woche auch **Steroidhormone** (Estrogene, Progesteron) gebildet, die u. a. der Entwicklung eines geburtsfähigen mütterlichen Genitals dienen. Die von der Plazenta gebildeten Estrogene bewirken zudem ein Wachstum der Brüste und des Uterus, eine verstärkte Natrium- und Wasserretention sowie einen Anstieg der Lipoproteine, während Progesteron auch die Muskelaktivität des Uterus hemmt und so Kontraktionen verhindert.

Veränderungen des Stoffwechsels

In der Zeit der Schwangerschaft bewirken die hormonellen Veränderungen eine Umstellung des mütterlichen Kohlenhydrat-, Fett- und Proteinstoffwechsels.

Veränderungen des **Kohlenhydratstoffwechsels** sorgen dafür, dass Glucose, die Hauptenergiequelle des Fetus, mittels erleichterter Diffusion über die Plazenta zum Fetus transportiert wird. 30–40 % der mütterlichen Blutglucose werden von der **Plazenta** beansprucht, die in der Lage ist, **Glycogen** zu speichern. Im letzten Schwangerschaftsdrittel legt auch die fetale Leber Glycogenspeicher an. Diese können im Bedarfsfalle, d. h. bei Hungerzuständen der Mutter, abgebaut werden.

Im letzten Schwangerschaftsdrittel wird die mütterliche Glucose hauptsächlich dem Fetus zugeführt. Ursache ist die steigende Konzentration an HPL und die damit verbundene zunehmende Insulinresistenz der mütterlichen Gewebe. Gleichzeitig aktiviert das Hormon die **Lipolyse**, so dass der Schwangeren **freie Fettsäuren** als Energiequelle zur Verfügung stehen. Dies erklärt die Neigung der Schwangeren zu Hypoglycämie und Ketose.

Auch der **Fettstoffwechsel** ist von den hormonellen Veränderungen betroffen. Es kommt zum Anstieg fast aller Lipidfraktionen (Schwangerschaftshyperlipidämie).

In den ersten beiden Schwangerschaftsdritteln ist der **Proteinstoffwechsel** anabol, nicht zuletzt aufgrund der Zunahme mütterlichen Gewebes. Zum Ende der Schwangerschaft gibt die Plazenta mittels aktiven Transports vermehrt mütterliche **Aminosäuren** an den Fetus weiter. Aufgrund dessen zeigen die Aminosäurespektren von Mutter und Kind keine qualitativen Unterschiede. Allerdings ist die Aminosäurekonzentration im fetalen Blut im Vergleich zur Mutter um ein Vielfaches höher.

Veränderungen im Bereich des Gastrointestinaltrakts

Die typischen **Schwangerschaftsbeschwerden** wie z. B. Übelkeit, Sodbrennen oder Obstipation sind z. T. auf Veränderungen im Magen-Darm Bereich zurückzuführen. So ist, gerade zu Beginn einer Schwangerschaft, eine verminderte Sekretion von Magensäure sowie eine vermehrte Mucusbildung vermutlich die Ursache der häufig auftretenden **Morgenübelkeit**. Zudem sind Tonus und Motilität des Magens herabgesetzt. Schwangeren mit derartigen Beschwerden werden v. a. kleinere Mahlzeiten empfohlen, die gleichmäßig über den Tag verteilt sind. **Sodbrennen** tritt meist im letzten Drittel der Schwangerschaft auf. Hauptursachen sind eine Verlagerung des Magens durch die Größenzunahme des Kindes sowie eine Abnahme des Ruhedrucks im unteren Schließmuskel der Speiseröhre. Leichtverdauliche Speisen und häufige kleine Mahlzeiten können die Beschwerden lindern.

Durch die hormonellen Umstellungen ist die **Motilität** sowohl im Dünn- als auch im Dickdarm herabgesetzt. Gleichzeitig wird dem Dickdarm aufgrund der gesteigerten Aldosteron-Angiotensinbildung und der dadurch erhöhten Natriumrückresorption mehr Wasser entzogen. Dies erklärt die in der zweiten Schwangerschaftshälfte häufig auftretende **Obstipation** (siehe Kap. 38). Verstärkt werden diese Beschwerden meist durch die Einnahme von **Eisenpräparaten**. Anstelle von Laxanzien sollte versucht werden, das Problem auf diätetischem Wege in den Griff zu bekommen. Empfehlenswert ist die reichliche Zufuhr von Flüssigkeit sowie ballaststoffreicher Nahrung. Dörrobst und Milchzucker können zusätzlich eingesetzt werden (siehe Kap. 38.3).

18.2.2 Energie- und Nährstoffbedarf

Energiebedarf

Der im Verlauf der Schwangerschaft erhöhte **Energiebedarf** ergibt sich aus dem Wachstum von Fetus, Plazenta und anderer mütterlicher Gewebe. Der Mehrbedarf an Energie sollte durch eine zusätzliche Zufuhr von 1,1 MJ/Tag (255 kcal/Tag) während der gesamten Schwangerschaft gedeckt werden. Verglichen mit dem Mehrbedarf an Vitaminen und Mineralstoffen ist der zusätzlich erforderliche Nahrungsenergiebedarf jedoch relativ gering und wird in der Praxis – gemäß dem Motto Essen für zwei – häufig überschätzt.

Kohlenhydrate

Die Empfehlungen zur Kohlenhydratzufuhr unterscheiden sich für schwangere Frauen nicht wesentlich von denen für nicht schwangere und liegen im Bereich von 50–60 % der Gesamtenergieaufnahme. Aufgrund des veränderten Glucose- und Insulinstoffwechsels (siehe Kap. 18.2.1) sollte die Kohlenhydratzufuhr über mehrere kleine, gleichmäßig über den Tag verteilte Mahlzeiten erfolgen. Ebenso wie andere Personengruppen sollten auch Schwangere bevorzugt Kohlenhydrate aus Vollkornprodukten, Hülsenfrüchten, Gemüse und Obst bevorzugen. Hierdurch werden nicht nur starke Schwankungen des Blutglucosespiegels vermieden, sondern gleichzeitig wertvolle Begleitstoffe wie Mineralstoffe, Vitamine und Ballaststoffe zugeführt (siehe Kap. 1.6).

Proteine

Der Aufbau des fetalen Organismus sowie dessen gesunde Entwicklung ist wesentlich von einer adäquaten Proteinzufuhr abhängig. Nach den derzeitigen Empfehlungen sollte eine normalgewichtige Schwangere über die Grundproteinzufuhr von 0,8 g/kg Körpergewicht hinaus eine Zulage von etwa 10 g Eiweiß pro Tag zu sich nehmen. Dies entspricht einer **durchschnittlichen Proteinzufuhr** von 1 g/kg Körpergewicht und Tag (etwa 60 g/Tag). Eine erhöhte Zufuhr an hochwertigem Protein ist insbesondere im letzten Trimenon notwendig. In den Industrieländern liegt die Proteinzufuhr weit über den Empfehlungen, so dass in der Regel der Bedarf mehr als gedeckt ist. Lediglich bei Veganerinnen bzw. Rohköstlerinnen kann die Versorgung problematisch sein (siehe Kap. 19.2.3). Sie sollten insbesondere auf eine ausreichende Energiezufuhr achten, um den Proteinabbau zum Zwecke der Energiegewinnung gering zu halten. Spezielle Lebensmittel wie Sojamehl können die Proteinversorgung optimieren.

Fett

Während einer Schwangerschaft wird eine **Fettzufuhr** von etwa 30 % der Gesamtenergiezufuhr empfohlen. Dies deckt sich mit den Empfehlungen für gesunde Erwachsene. Da die Serumlipide in der Schwangerschaft ohnehin aufgrund hormoneller Veränderungen vielfach erhöht sind, sollte bei der Auswahl des Nahrungsfetts auf einen hohen Anteil an mehrfach ungesättigten, essenziellen Fettsäuren geachtet werden. Die Aufnahme von gesättigten Fetten, wie sie insbesondere in fettreichen Milchprodukten und Wurstwaren reichlich enthalten sind, sollte dagegen eingeschränkt werden. Besonders zu beachten ist eine ausreichende Zufuhr von **ω-3-Fettsäuren**, die für das fetale Wachstum und die frühkindliche Entwicklung von essenzieller Bedeutung sind. Es wird davon ausgegangen, dass der Fetus pro Woche ca. 30 mg ω-3-Fettsäuren im Gehirn anreichert. Vor allem die Gehirnentwicklung so-

Tab. 18-1 Empfohlene Mehrzufuhr an Vitaminen in der Schwangerschaft (zusammengestellt nach Angaben von DGE et al. 2000)

Vitamine	Empfohlene Mehrzufuhr	Relative Mehrzufuhr	Empfohlene Gesamtzufuhr
Vitamin A[1]	0,3 mg	38 %	1,1 mg
Vitamin E[2]	2,0 mg	17 %	14,0 mg
Vitamin B_1	0,2 mg	20 %	1,2 mg
Vitamin B_2	0,3 mg	25 %	1,5 mg
Vitamin B_6	0,17 mg	58 %	1,9 mg
Vitamin B_{12}	0,5 µg	17 %	3,5 µg
Vitamin C	10,0 mg	10 %	110,0 mg
Niacin[3]	2,0 mg	15 %	15,0 mg
Folsäure[4]	0,2 mg	50 %	0,6 mg

[1] Retinol-Äquivalent (RÄ)
[2] α-Tocopherol-Äquivalent (TÄ)
[3] Niacin-Äquivalent (NÄ)
[4] Folat-Äquivalent (FÄ)

wie die Ausbildung des Sehvermögens werden von der Zufuhr langkettiger ω-3-Fettsäuren beeinflusst. So ist z. B. die langkettige **Docosahexaensäure (DHA)** ein wichtiger Bestandteil der membranständigen Phosphoglyceride in Photorezeptoren der Netzhaut. Der DHA-Gehalt scheint die photochemische Aktivität des Rhodopsins zu beeinflussen, d. h. er bestimmt die Reizschwelle zur Lichtwahrnehmung und setzt biochemische Reaktionskaskaden in Gang, die letztlich die Auslösung eines Nervenimpulses bewirken. Ab Beginn des 3. Trimenon ist der Fetus besonders auf die Versorgung mit langkettigen mehrfach ungesättigten Fettsäuren wie DHA angewiesen, da in dieser Zeit die Entwicklung des zentralen Nervensystems stark voranschreitet. Diese **Cerebralisierungsphase** erstreckt sich bis in die ersten Monate nach der Geburt. Aus diesem Grund verwundert es nicht, dass die Muttermilch entsprechend hohe Konzentrationen an ω-3-Fettsäuren enthält (siehe Kap. 18.3.1). Ein Mangel an ω-3-Fettsäuren während dieser kritischen Phase ist offenbar mit mentalen und psychomotorischen Schäden sowie Störungen visueller Funktionen (z. B. Sehschärfe) assoziiert.

Vitamine

In Schwangerschaft und Stillzeit ist der Bedarf an den meisten **Vitaminen** deutlich erhöht. Dies betrifft insbesondere die Vitamine A, D, B_1, B_6 und Folsäure (**siehe Tab. 18-1**), deren Zufuhr in der Schwangerschaft oftmals nicht ausreichend sichergestellt ist.

Hinzu kommt, dass ein Teil der Schwangeren vor allem im ersten Trimenon Arzneimittel verwendet, und zwar vor allem Antiemetika, Laxanzien, Tranquillanzien, Analgetika und Barbiturate. Hierdurch kann die Versorgung mit den bereits ohne Medikamenteneinnahme als kritisch einzustufenden Nährstoffen Folsäure, Eisen, Thiamin, Riboflavin, Pyridoxin, Vitamin A und D zusätzlich erschwert werden.

Der **Vitamin-A**-Bedarf ist vor allem im letzten Drittel der Schwangerschaft erhöht. Vitamin A wird während der Schwangerschaft für das plazentare Wachstum, die Entwicklung des Fetus und die Anlage eines fetalen Retinolspeichers in der Leber benötigt. Bei einer Unterversorgung der Mutter kann es zu intrauteriner Wachstumsretardierung, niedrigem Geburtsgewicht und vorzeitiger Geburt kommen. Im Falle einer Supplementierung mit Vitamin A muss jedoch beachtet werden, dass eine überhöhte Retinolaufnahme zu kongenitalen Defekten führen kann. Aufgrund der möglichen Nebenwirkungen wird schwangeren Frauen geraten, nicht mehr als 10 000 I.E. Vitamin A/Tag (= 3 mg) aufzunehmen. Da **Leber** sehr hohe Vitamin-A-Gehalte aufweisen kann, sollten Frauen im ersten Drittel der Schwangerschaft hierauf verzichten. Zur **Bedarfsdeckung** eignen sich carotinreiche pflanzliche Lebensmittel (z. B. Karotten, Grünkohl, Feldsalat, Broccoli und Spinat). Bei β-Carotin und anderen Carotinoiden zeigt selbst eine hohe Zufuhr keine toxischen Effekte, da die Umwandlung zu Vitamin A begrenzt ist und dem aktuellen Bedarf des Körpers angepasst wird (siehe Kap. 5.3.1).

Ein Mangel an **Vitamin D** in der Schwangerschaft führt zu Störungen des Calciumhaushalts bei Mutter und Kind. Tetanien, neonatale Hypocalcämie und Osteomalazie der Mutter sind mögliche Konsequenzen. Aufgrund der geringen Sonneneinstrahlung ist die körpereigene Vitamin-D-Produktion in den Wintermonaten besonders niedrig. Daher kann eine Substitution von Vitamin D in der Schwangerschaft erforderlich sein (siehe Kap. 5.3.2).

Bei **Thiamin** steigt der Bedarf bereits aufgrund der höheren Energiezufuhr, so dass Schwangeren eine Zulage von 20 % empfohlen wird. Der Mehrbedarf lässt sich normalerweise über eine entsprechende Lebensmittelauswahl decken. Vor allem Schweinefleisch, Hülsenfrüchte, Nüsse und Kartoffeln sind gute Thiaminlieferanten (siehe Kap. 5.4.2).

Aufgrund des leicht erhöhten Protein- und Energiebedarfs besteht ab der 4. Schwangerschaftswoche bei **Riboflavin** ein Mehrbedarf von 25 %. Riboflavinmangel konnte bei 25–40 % der Schwangeren festgestellt werden, insbesondere, wenn Milch und Milchprodukte als Hauptquelle von Riboflavin gemieden werden (siehe Kap. 5.4.3).

Pyridoxin gilt ebenfalls als kritischer Nährstoff während der Schwangerschaft. Aufgrund des gesteigerten Proteinbedarfs sollte die Zufuhr von 1,6 mg/Tag auf 2,6 mg/Tag erhöht werden. Diese Zulage von über 60 % ist alimentär sehr schwer zu realisieren. Zudem bestehen oft durch langjährige Anwendung oraler Kontrazeptiva schon vor Beginn der Schwangerschaft Defizite. Daneben erreichen die Gruppen der 15–25-Jährigen im Schnitt nur 75 % der Pyridoxinempfehlungen. Pyridoxindefizite führen zu einer erhöhten Frühgeburtenrate und einem niedrigen Neugeborenengewicht. Es kommt beim Neugeborenen zu Gedeihstörungen, Durchfällen, Veränderungen des Blutbildes und Krampfanfällen. Gute Vitamin-B_6-Quellen sind Fleisch, Leber und Fisch, sowie Vollkornprodukte, Hülsenfrüchte, Kartoffeln und Nüsse. Zur Optimierung der Vitamin-B_6-Versorgung kann auch der Einsatz entsprechender Nahrungsergänzungsmittel (siehe Kap. 14) in Erwägung gezogen werden.

Folsäure (siehe Kap. 5.4.6) ist einer der kritischsten Nährstoffe in der Schwangerschaft. Mit 600 µg/Tag liegt die Empfehlung doppelt so hoch wie bei Nicht-Schwangeren. Der Mehrbedarf an Folsäure ist durch die gesteigerte mütterliche Erythropoese, das plazentare und fetale Wachstum sowie die erhöhten renalen Verluste begründet. Zudem werden in den letzten Wochen der Schwangerschaft beim Fetus Folsäurereserven angelegt. Fetale Anomalien, geringes Geburtsgewicht, Wachstumsretardierung, Knochenmarksveränderungen sowie neurologische Auffälligkeiten bei Neugeborenen werden mit einer unzureichenden Folsäureversorgung während der Schwangerschaft in Verbindung gebracht. Eine besonders schwerwiegende Folge einer unzureichenden Folsäurezufuhr ist der **Neuralrohrdefekt**. Hierbei handelt es sich um angeborene Schäden, die das Gehirn und/oder das Rückenmark betreffen. Klinisch können zwei Grundtypen unterschieden werden: **Spina bifida** (offener Rücken) und **Anencephalie** (teilweise oder komplettes Fehlen des Großhirns). In Deutschland liegt die Inzidenz der Neuralrohrdefekte bei etwa 1,8 : 1000. Da der Neuralrohrschluss zwischen dem 22. und 28. Tag der Schwangerschaft erfolgt, muss bereits in diesem Zeitraum die Folsäureversorgung gesichert sein. Zur Prävention eines embryonalen Neuralrohrdefektes wird daher allen Frauen, die schwanger werden können oder wollen, empfohlen, zusätzlich 400 µg synthetische Folsäure (Pteroylmonoglutamat) in Form entsprechender Nahrungsergänzungsmittel (siehe Kap. 14) aufzunehmen. Die Supplementierung sollte spätestens 4 Wochen vor der Empfängnis beginnen und während des ersten Drittels der Schwangerschaft beibehalten werden. Speziell bei Frauen, die bereits ein Kind mit Neuralrohrdefekt geboren haben, werden für weitere Schwangerschaften 4 mg Folsäure bereits einen Monat vor der Konzeption und während des ersten Trimenons empfohlen, in dem der Neuralrohrschluss erfolgt. Vermutlich weisen Frauen, die Kinder mit Neuralrohrdefekten geboren haben, Transportstörungen auf, die die Vitamine Folsäure und Cobalamin betreffen, so dass eine stark erhöhte Zufuhr notwendig wird, um trotzdem entsprechende Gewebespiegel zu realisieren. Während der restlichen Schwangerschaft sind 300–400 µg Folsäure in Form eines Supplements anzuraten.

Mineralstoffe

Unter den Mineralstoffen ist in der Schwangerschaft insbesondere der Bedarf an Phosphor, Eisen, Zink und Iod erhöht (**siehe Tab. 18–2**).

Die für Schwangere empfohlene Gesamtzufuhr an **Calcium** (siehe Kap. 6.2.3) von 1000 mg/Tag unterscheidet sich nicht von der für nichtschwangere Frauen. Dennoch wird diese vielfach nicht erreicht. Insbesondere bei einer Abneigung gegen Milch und Milchprodukte ist die Versorgung als kritisch zu betrachten, so dass eine ergänzende

Tab. 18–2 Empfohlene Mehrzufuhr an Mineralstoffen in der Schwangerschaft (zusammengestellt nach Angaben von DGE et al. 2000)

Mineralstoff	Empfohlene Mehrzufuhr	Relative Mehrzufuhr	Empfohlene Gesamtzufuhr
Phosphor	100 mg	14,0 %	800 mg
Magnesium	10 mg	3,3 %	310 mg
Eisen	15 mg	100,0 %	30 mg
Zink	3 mg	43,0 %	10 mg
Iod	30 µg	15,0 %	230 µg

Supplementierung ratsam ist. Eine niedrige Calciumzufuhr während der Schwangerschaft erhöht das Risiko für **EPH-Gestosen** und **Eklampsie**. Um die Calciumversorgung des Feten zu gewährleisten, wird bei einer zu geringen Calciumaufnahme Calcium aus dem mütterlichen Skelettsystem mobilisiert. Dennoch stellen wiederholte Schwangerschaften keinen Risikofaktor für eine Osteoporose dar, da hormonelle Adaptationsmechanismen den kurzfristigen Verlust an Knochenmasse wieder ausgleichen können.

Für **Magnesium** besteht ab der 4. Schwangerschaftswoche ein nur geringer Mehrbedarf von 10 mg. Während der Schwangerschaft ist die adäquate Magnesiumzufuhr deshalb von Bedeutung, weil ein Zusammenhang zwischen Magnesiummangel und dem Auftreten nächtlicher Wadenkrämpfe, Frühgeburten, Gestose und vorzeitigen Wehen besteht. In diesen Fällen ist eine Supplementierung mit Magnesium indiziert (siehe Kap. 6.2.4). Hierdurch lässt sich oftmals auch eine Obstipation günstig beeinflussen.

Bedingt durch die Anlage eines fetalen Eisenspeichers, die Einlagerung von Eisen in Plazenta und Uterus sowie die Zunahme des Erythrocytenvolumens und den Blutverlust während der Geburt ist der **Eisenbedarf** von Schwangeren erheblich gesteigert. Die DGE empfiehlt daher eine Verdoppelung der **Eisen**zufuhr auf 30 mg/Tag. Da junge Frauen vielfach mit niedrigen Eisenspeichern in die Schwangerschaft gehen, tritt ein Eisenmangel relativ häufig auf. Zudem ist die Aufnahme der empfohlenen Eisenmenge selbst durch die Berücksichtigung eisenreicher Lebensmittel wie Kalbfleisch, Hülsenfrüchte und Vollkornprodukte nur schwer zu realisieren. Charakteristisches Symptom des Mangels ist die hypochrome Anämie, die wiederum für verschiedene Schwangerschaftskomplikationen und Fehlentwicklungen beim Kind verantwortlich sein kann. Dennoch sollte eine Eisensubstitution nur nach sorgfältiger Diagnose erfolgen. Es ist bekannt, dass die im Laufe der Schwangerschaft abnehmende Eisenkonzentration im Blut einen Schutzmechanismus darstellt und eine protektive Wirkung gegen **Infektionskrankheiten** ausübt. Zur Substitution sollten gut resorbierbare zweiwertige Eisenverbindungen eingesetzt werden. Hierbei ist zu beachten, dass die gleichzeitige Anwesenheit von Vitamin C die Eisenaufnahme fördert, während natürliche Eisenkomplexbildner in der Nahrung die Bioverfügbarkeit des Eisens herabsetzen (siehe Kap. 6.3.1).

Aufgrund der besonderen Bedeutung der iodhaltigen Schilddrüsenhormone für Wachstum und Zellteilung wird für die Zeit der Schwangerschaft eine Mehrzufuhr von 30 µg **Iod**/Tag empfohlen. Die sich hieraus ableitende empfohlene Gesamtzufuhr von 230 µg/Tag lässt sich über die Nahrung praktisch nicht decken. Bereits jede vierte Frau geht laut einer Stellungnahme des Arbeitskreises „Iodmangel" mit einer Iodmangelstruma in die Schwangerschaft. Eine ausreichende Iodzufuhr ist im Hinblick auf mögliche Folgeerkrankungen beim Kind jedoch von großer Bedeutung. So kann es im Mangel zu Kretinismus, geistiger Retardierung, erhöhter perinataler Mortalität und Säuglingssterblichkeit sowie zu Hypothyreose und Kropf beim Neugeborenen kommen (siehe Kap. 6.3.3). Da auch über die zusätzliche Iodierung des Speisesalzes kein befriedigender Versorgungsstatus der Schwangeren erreicht werden kann, fordert der Arbeitskreis Iodmangel bei Frauen mit gesicherter Schwangerschaft eine generelle Iodmangelprophylaxe in Höhe von 200 µg täglich oder einmal wöchentlich mit 1,5 mg Iod. Die Substitution sollte während der Stillzeit fortgesetzt werden.

Während der Schwangerschaft erhöht sich die empfohlene **Zink**zufuhr um 43 % (**siehe Tab. 18–2**). Bekannt ist, dass die Zinkspiegel während der Schwangerschaft kontinuierlich bis auf Werte sinken, die nur etwa 35 % der Zinkspiegel Nichtschwangerer betragen. In tierexperimentellen Untersuchungen erwies sich ein Zinkdefizit als teratogen und beeinträchtigt die Entwicklung des

Zentralnervensystems. Zudem beeinflusst die Zinkversorgung der Schwangeren das fetale Wachstum. So besteht zwischen dem Zinkstatus der Schwangeren und dem Geburtsgewicht des Kindes ein inverser Zusammenhang. Bislang nicht abschließend geklärt ist die Frage, inwieweit eine optimierte Zinkversorgung den Schwangerschaftsverlauf günstig beeinflussen kann bzw. das Auftreten von Schwangerschaftskomplikationen (z. B. Schwangerschaftshypertonus, vorzeitiger Blasensprung) vermindert.

Alkohol

Bereits geringe bis moderate Mengen **Alkohol** (siehe Kap. 10) beeinträchtigen die Entwicklung des Fetus; ein sicherer Schwellenwert existiert nicht. Generell besteht zwischen dem Ausmaß der Alkoholschäden und der konsumierten Alkoholmenge eine deutliche Dosis-Wirkungsbeziehung. Besonders gefürchtet ist das **fetale Alkoholsyndrom** (Alkoholembryopathie), das die häufigste Ursache für eine geistige Retardierung des Neugeborenen darstellt. In den westlichen Industrienationen wird die Häufigkeit zwischen 1:100 und 1:1000 geschätzt. Für Alkoholikerinnen ist das Risiko, ein Kind mit Alkoholembryopathie zu gebären, mit 32–43 % stark erhöht. Klinisch äußert sich die Fehlbildung des Kindes an charakteristischen Veränderungen des Gesichts. Auffällig sind der breite Nasenrücken, die kurzen Lidspalten und schmale Lippen.

18.3 Ernährung in der Stillzeit

Die Stillzeit stellt besondere Anforderungen an die Nährstoffzufuhr. Bedingt durch die Bereitstellung von Baustoffen für die Synthese der Frauenmilch, liegt der Bedarf an Nahrungsenergie, Protein, Mineralstoffen (Calcium, Magnesium, Eisen, Iod, Zink) und den meisten Vitaminen höher als während der Schwangerschaft. Zudem müssen in der Stillzeit Nährstoffverluste ausgeglichen werden, die im Verlauf der Schwangerschaft entstanden sind. Da die Zusammensetzung der Frauenmilch u. a. von der Nährstoffzufuhr der Stillenden beeinflusst wird, wirkt sich die Ernährung auch auf die Versorgung des Kindes aus.

18.3.1 Zusammensetzung der Frauenmilch

Für den Säugling ist die Muttermilch die weitaus beste Nahrung, da ihre spezifische Beschaffenheit den Bedürfnissen des Säuglings optimal entspricht. Die Zusammensetzung der Frauenmilch weist starke interindividuelle Schwankungen auf und verändert sich auch im Verlauf der Stillzeit. In den ersten Tagen nach der Geburt wird eine charakteristische, proteinreiche, fett- und kohlenhydratarme Vormilch (**Kolostralmilch**) sezerniert, die sich durch ihren Reichtum an Immunglobulinen auszeichnet. Die **transitorische Milch** (Übergangsmilch), die zwischen dem 3. und 14. Tag nach der Geburt abgegeben wird, enthält weniger Proteine, dafür ist ihr Fett-, Lactose- und Energiegehalt höher. Ab etwa der 2. Woche nach der Geburt wird die **reife Milch** sezerniert. Sie liefert nur geringe Mengen Protein, besitzt aber einen hohen Fett- und Lactosegehalt, der den gestiegenen Energiebedarf des Säuglings deckt (siehe Kap. 18.4.1).

Proteine

Mit einem Proteingehalt von 0,8–1,1 g/100 g ist die reife Frauenmilch, verglichen mit Kuhmilch, relativ proteinarm. Der Proteinanteil besteht aus unterschiedlichen Fraktionen. Hierzu zählen das **verdauliche Protein** (Caseine und Molkenproteine im Verhältnis 40:60), der **immunologische Anteil** (Lysozym, Lactoferrin, Immunglobuline und zelluläre Komponenten) und der **Nicht-Protein-Stickstoff** (Harnstoff, Harnsäure, Kreatin, Aminozucker, Taurin, Carnitin). Die verschiedenen Proteinfraktionen erfüllen unterschiedliche Funktionen. Während Caseine und Molkenproteine die Aminosäuren für das Wachstum des Kindes bereitstellen, dienen Immunglobuline wesentlich der Infektabwehr. **Carnitin** erfüllt wichtige Funktionen bei der Fettsäureoxidation (siehe Kap. 5.5.1) und **Taurin** ist u. a. an der Gehirnentwicklung sowie am Sehvorgang beteiligt. Im Gegensatz zum Erwachsenen ist die Fähigkeit des Säuglingsorganismus nur unzureichend entwickelt, die Verbindungen endogen zu synthetisieren.

Fette

Der Fettgehalt der Frauenmilch liegt mit etwa 4 g Gesamtfett/100 g relativ hoch. Auffallend ist der hohe Anteil an mehrfach ungesättigten Fettsäuren, insbesondere an **Linol-** und **α-Linolensäure**, die u. a. an der Myelinisierung und Entwicklung des Nervensystems beteiligt sind (siehe Kap. 18.2.2). Auch einfach ungesättigte Fettsäuren (Ölsäure) sind in vergleichsweise hohen Konzentrationen enthalten, während gesättigte Fettsäuren (Laurin-, Caprin-, Palmitin-, Stearinsäure) in geringen Mengen vorkommen. Diese spezifische Lipidzusammensetzung ermöglicht eine erleichterte intestinale Digestion und Absorption und entspricht in besonderer Weise den Bedürfnissen des Säuglings.

Kohlenhydrate

Reife Frauenmilch weist einen Kohlenhydratgehalt von etwa 7 % auf, wobei **Lactose** den größten Anteil stellt. Nur etwa 20 % der Kohlenhydrate entfallen auf andere Zuckerarten, insbesondere auf **Oligosaccharide**. Lactose dient nicht nur als Energielieferant, sondern wird auch von der säurebildenden Darmflora des Säuglings als Substrat genutzt. Einige Oligosaccharide fungieren als Wachstumsfaktoren für Bifidobakterien, die zur Entstehung eines sauren intestinalen Milieus beitragen und die Vermehrung pathogener Keime hemmen (siehe Kap. 22.2).

Mineralstoffe und Vitamine

Im Vergleich zu Kuhmilch ist der **Mineralstoffgehalt** der Frauenmilch mit etwa 0,2 g/l relativ gering. Von Bedeutung ist der Gehalt spezifischer Liganden, die die Absorption der Mengen- und Spurenelemente fördern. Während Frauenmilch eine hohe Konzentration an den Vitaminen A, C und E aufweist, ist ihr Gehalt an den Vitaminen D und K relativ niedrig, weshalb die Versorgung des Säuglings über die exogene Zufuhr sichergestellt werden sollte (siehe Kap. 18.3.2).

18.3.2 Energie- und Nährstoffbedarf

Energie

In der Stillzeit ist der **Energiebedarf** der Mutter deutlich gesteigert. So werden etwa einen Monat nach der Entbindung durchschnittlich 750 ml Frauenmilch pro Tag gebildet. Diese Milchmenge entspricht einem Energiegehalt von rund 2,5 MJ. Voll stillenden Müttern wird in den ersten vier Monaten eine zusätzliche Energieaufnahme von 2,7 MJ/Tag (655 kcal/Tag) empfohlen. Nach dem 4. Monat sollten voll stillende Mütter eine zusätzliche Energiezufuhr von etwa 2,2 MJ/Tag (525 kcal/Tag) zuführen, bei partiell stillenden Müttern wird eine zusätzliche Energieaufnahme von 1,2 MJ/Tag (286 kcal/Tag) empfohlen.

Nicht selten wird die Stillzeit als Gelegenheit zur **Gewichtsreduktion** genutzt. Eine hypoenergetische Ernährung führt jedoch zu einer unnötigen Mehrbelastung für den mütterlichen Organismus und zur Verminderung der Milchproduktion. Aus diesen Gründen sollten entsprechende Diäten unterbleiben.

Hauptnährstoffe

Generell entsprechen die Empfehlungen zur **Kohlenhydrat- und Fettzufuhr** für Stillende denen gesunder Erwachsener. Lediglich der **Proteinbedarf** ist während der Stillzeit erhöht. So erfordert die Bildung von 100 ml Milch rund 2 g zusätzlich verfügbares Protein. Die Deutsche Gesellschaft für Ernährung (DGE) empfiehlt Stillenden daher eine durchschnittliche Aufnahme von 1,1 g Protein pro kg Körpergewicht und Tag. Dabei sollen hochwertige Proteine bevorzugt werden. Eine über diesen Empfehlungen liegende Proteinzufuhr bewirkt keine weitere Steigerung des Proteingehaltes der Milch.

Vitamine

Während der Stillzeit ist der Bedarf der meisten Vitamine deutlich erhöht (**siehe Tab. 18–3**)

Mit der Frauenmilch gibt die Stillende täglich etwa 0,5 mg Retinoläquivalente (RÄ) ab. Da bei längerer Stilldauer die **Vitamin-A**-Spiegel abfallen, sollte die Zufuhr um rund 90 % gesteigert werden, woraus sich eine empfohlene Gesamtaufnahme von 1,5 mg RÄ ableitet. Zur Bedarfsdeckung eignen sich insbesondere Milch und Milchprodukte sowie carotinreiche Gemüse wie Karotten, Spinat und Grünkohl (siehe Kap. 5.3.1).

Aufgrund des Mehrbedarfs an Energie und der erhöhten Zufuhr ungesättigter Fettsäuren ergibt sich während der Stillzeit ein erhöhter Bedarf für **Vitamin E**. Empfohlen wird eine Zulage von 5 mg TÄ/Tag, weshalb die Gesamtaufnahme 17 mg/TÄ Tag betragen sollte. Gute Vitamin-E-Lieferanten sind verschiedene Speiseöle (Weizenkeim-, Sonnenblumen- und Maiskeimöl) sowie einige Nüsse und Saaten (siehe Kap. 5.3.3).

Die Verluste mit der Frauenmilch machen es erforderlich, die Aufnahme der **B-Vitamine** Thiamin (B_1), Riboflavin (B_2), Pyridoxin (B_6), Cobalamin (B_{12}) sowie Niacin und Folsäure zu erhöhen. Die empfohlene Mehrzufuhr bewegt sich je nach Vitamin zwischen 33 und 58 %, wobei insbesondere die Bedarfsdeckung der Vitamine Pyridoxin und Folsäure – ähnlich wie bei Schwangeren – als kritisch zu betrachten ist (siehe Kap. 18.2.2). Hier ist die Indikation zum Einsatz entsprechender Nahrungsergänzungsmittel gegeben.

Für die Synthese der Frauenmilch muss die Stillende etwa 6,5 mg **Vitamin C**/100 ml zur Verfügung stellen. Mit einer durchschnittlichen Milchproduktion von 750 ml/Tag resultiert ein Vitamin-C-Verlust von etwa 50 mg/Tag. Für Stillende wird daher eine Gesamtzufuhr von 150 mg/Tag empfohlen. Diese Menge kann über die Nahrung zugeführt werden, erfordert jedoch eine gezielte Lebensmittelauswahl. Zu berücksichtigen sind insbesondere Gemüsepaprika, Broccoli, Spinat, Kartoffeln, Zitrusfrüchte und Obstsäfte. Besonders Vitamin-C-reich ist Sanddornsaft (siehe Kap. 5.4.1).

Mineralstoffe

Unter den **Mineralstoffen** ist in der Stillzeit insbesondere der Bedarf an Magnesium, Phosphor, Eisen, Zink und Iod erhöht (**siehe Tab. 18–4**).

Die Empfehlungen zur **Phosphorzufuhr** liegen in der Stillzeit 29 % über den Empfehlungen nichtstillender Frauen. Während der Stillzeit müssen täglich etwa 90–120 mg für die Milchbildung bereitgestellt werden. Unter Berücksichtigung der intestinalen Absorptionsrate leitet sich hieraus ein Zuschlag von 200 mg/Tag ab. Gute Phosphatlieferanten sind vor allem proteinreiche Lebensmittel wie Milch, Milchprodukte, Fleisch und Fisch. Daneben weisen industriell verarbeitete Produkte – durch den Zusatz von Ortho- und Polyphosphaten – oft hohe Gehalte auf. Aufgrund der ubiquitären Verbreitung ist die Phosphorversorgung bei Stillenden üblicherweise gesichert und übersteigt sogar häufig die Empfehlungen (siehe Kap. 6.2.7).

Für **Magnesium** wird Stillenden eine Zulage von 90 mg/Tag empfohlen, um die Verluste von 24 mg/Tag auszugleichen. Die Gesamtzufuhr sollte deshalb 390 mg/Tag betragen. Um diesen Wert zu erreichen, sollte die Nahrung reichlich Obst, Gemüse und Vollkornprodukte enthalten. Auch magnesiumreiche Mineralwässer können die Versorgung optimieren (siehe Kap. 6.2.4).

Tab. 18–3 Empfohlene Mehrzufuhr an Vitaminen in der Stillzeit (zusammengestellt nach Angaben von DGE et al. 2000)

Vitamine	Empfohlene Mehrzufuhr	Relative Mehrzufuhr	Empfohlene Gesamtzufuhr
Vitamin A[1]	0,7 mg	88 %	1,5 mg
Vitamin E[2]	5,0 mg	42 %	17,0 mg
Vitamin B_1	0,4 mg	40 %	1,4 mg
Vitamin B_2	0,4 mg	33 %	1,6 mg
Vitamin B_6	0,7 mg	58 %	1,9 mg
Vitamin B_{12}	1,0 µg	33 %	4,0 µg
Vitamin C	50,0 mg	50 %	150,0 mg
Niacin[3]	4,0 mg	31 %	17,0 mg
Folsäure[4]	0,2 mg	50 %	0,6 mg

[1] Retinoläquivalent (RÄ)
[2] α-Tocopheroläquivalent (TÄ)
[3] Niacinäquivalent (NÄ)
[4] Folatäquivalent (FÄ)

Tab. 18–4 Empfohlene Mehrzufuhr an Mineralstoffen in der Stillzeit (zusammengestellt nach Angaben von DGE et al. 2000)

Mineralstoff	Empfohlene Mehrzufuhr	Relative Mehrzufuhr	Empfohlene Gesamtzufuhr
Phosphor	200 mg	29 %	900 mg
Magnesium	90 mg	30 %	390 mg
Eisen	5 mg	33 %	20 mg
Zink	4 mg	57 %	11 mg
Iod	60 µg	30 %	260 µg

Obwohl das Stillen selbst nicht mit einem erhöhten **Eisenbedarf** einhergeht, wird eine Zulage von 10 mg empfohlen, um die während der Schwangerschaft und Geburt aufgetretenen Verluste auszugleichen und die entleerten Eisenspeicher zu füllen. Die Realisierung der empfohlenen Gesamtzufuhr von 20 mg Eisen/Tag gestaltet sich in der Praxis als schwierig. Gute Eisenquellen sind Fleisch, Vollkornprodukte, Hülsenfrüchte und bestimmte Gemüse (siehe Kap. 6.3.1). Zur Verbesserung der Absorption sollten gleichzeitig Vitamin-C-reiche Nahrungsmittel verzehrt werden. Absorptionshemmende Getränke wie schwarzer Tee sollten dagegen nicht zu den Mahlzeiten genossen werden. Lässt sich hierdurch der Eisenstatus nicht zufriedenstellend verbessern, so ist die Einnahme eines entsprechenden Eisenpräparats indiziert.

Für **Zink** (siehe Kap. 6.3.2) besteht während der Stillzeit ein Mehrbedarf von 57 %, der auf die Verluste mit der Milch zurückzuführen ist. Der Zinkgehalt der Frauenmilch liegt bei etwa 2 mg/l, so dass Stillende täglich etwa 1,0 mg Zink zusätzlich verlieren. Unter Berücksichtigung der Absorptionsverluste leitet sich hieraus eine empfohlene Gesamtzufuhr von 11 mg/Tag ab. Gute Zinkquellen sind Muskelfleisch, Geflügel, Hartkäse, Innereien sowie einige Fische und Schalentiere. Auch Vollgetreide, Hülsenfrüchte, Nüsse und Samen enthalten hohe Mengen.

Mit einer empfohlenen Gesamtzufuhr von 260 μg/Tag, ist der **Iodbedarf** während der Stillzeit deutlich erhöht. Bedeutsam ist, dass die Iodversorgung der Mutter den Iodgehalt der Frauenmilch und damit die Iodzufuhr des Säuglings bestimmt. Aufgrund des geringen Iodgehalts der meisten Lebensmittel und der Tatsache, dass selbst bei Verwendung von iodiertem Speisesalz die Versorgung als kritisch zu bewerten ist, sollten Stillende 200 μg Iod/Tag in Form von Supplementen zuführen (siehe Kap. 6.3.3).

18.4 Ernährung von Säuglingen

Das Säuglingsalter erstreckt sich von der Geburt bis zur Vollendung des zwölften Lebensmonats. Während dieses Zeitraums erfährt der kindliche Organismus eine dramatische Wandlung. Während der Fetus intrauterin kontinuierlich mit Energie und Nährstoffen versorgt wurde, erfolgt die Nahrungsaufnahme nun ausschließlich aktiv und oral sowie mit zeitlichen Unterbrechungen. Innerhalb der ersten fünf Monte verdoppelt der Säugling sein Gewicht. Im ersten Lebensjahr erfolgen rund 40 % des Kopf- und Gehirnwachstums sowie etwa 20 % des Gesamtkörperwachstums. Die Gewichtszunahme beträgt im ersten Lebensjahr durchschnittlich 6500 g. Um diesen Wachstumsschub zu ermöglichen, ist die adäquate Nährstoffversorgung des Säuglings unabdingbar. Eine unzureichende oder falsch zusammengesetzte Ernährung kann sowohl die geistige als auch die körperliche Entwicklung des Kindes beeinträchtigen.

18.4.1 Nährstoffbedarf des Säuglings

In Relation zu seinem Körpergewicht hat der junge Säugling den höchsten Energie- und Nährstoffbedarf. Die Empfehlungen zur Nährstoffzufuhr im Säuglingsalter sind altersspezifisch, wobei zwischen Säuglingen im Alter von null bis vier Monaten und Säuglingen von vier bis unter zwölf Monaten differenziert wird (**siehe Tab. 18–5**). Generell gelten die Empfehlungen für gesunde, reifgeborene Säuglinge. Für Frühgeborene existieren gesonderte Werte (siehe Lehrbücher der Pädiatrie).

Energiebedarf

Der im Vergleich zum Erwachsenen höhere Grundumsatz des Säuglings sowie die verstärkte Neusynthese körpereigener Stoffe in den ersten Lebensmonaten erfordern eine entsprechend hohe Energiezufuhr. Dabei ist der relative Energiebedarf in den ersten vier Lebensmonaten, bedingt durch das schnelle Wachstum, mit schätzungsweise 368 kJ (88 kcal)/kg Körpergewicht und Tag für Jungen und 356 kJ (85 kcal)/kg Körpergewicht und Tag für Mädchen am höchsten. Hieraus ergibt sich ein Richtwert von 500 kcal bzw. 450 kcal für die Gesamtenergiezufuhr (**siehe Tab. 18–5**). Aufgrund des gesteigerten Körpergewichts erhöht sich dieser Wert ab dem 4. Monat auf 700 kcal.

Protein

Die Gewichtszunahme und der Aufbau von Körpermasse verlaufen im Säuglingsalter besonders schnell und erfordern daher eine adäquate **Proteinversorgung**. Obwohl die Frauenmilch einen vergleichsweise niedrigen Proteingehalt (1,1 g/100 ml) aufweist, befinden sich Säuglinge mit einer durchschnittlichen Trinkmenge von 750 ml/Tag in einer positiven Stickstoffbilanz. Diese Tatsache deutet darauf hin, dass die Milchproteine gut verwertbar sind und eine hohe **biologische Wertigkeit** aufweisen. Die Empfehlungen zur täglichen Proteinzufuhr basieren auf der Gesamtproteinaufnahme eines vollgestillten Säuglings. Die DGE empfiehlt für Säuglinge bis zum ersten Lebensmonat eine tägliche Zufuhr von 2,7 g Eiweiß pro kg Körpergewicht, was einer Gesamtzufuhr von 12 g/Tag entspricht. Anschließend sinkt der Proteinbedarf etwas, so dass eine Zufuhr von 10 g/Tag als ausreichend angesehen wird. Zu beachten ist, dass das Protein-Energie-Verhältnis 3,2 g/100 kcal nicht überschreiten sollte, um eine Belastung der noch nicht voll ausgereiften Nieren des Säuglings zu verhindern und eine Dehydratation zu vermeiden.

Kohlenhydrate und Lipide

Für die **Kohlenhydratzufuhr** im Säuglingsalter existieren derzeit keine offiziellen Empfehlungen. Allerdings nimmt ein vollgestillter Säugling rund 40 % der Gesamtenergie in Form von Lactose auf. Die später eingeführte Beikost sollte zunehmend auch komplexe Kohlenhydrate enthalten, um die Darmperistaltik des Kindes anzuregen.

Bedingt durch die Zusammensetzung der Frauenmilch deckt der vollgestillte Säugling 40 bis 50 % seines Energiebedarfes mit Fett. Die hohe Energiedichte der Milch ist von großer Bedeutung, denn Säuglinge können aufgrund ihres kleinen Magens nur begrenzte Nahrungsmengen aufnehmen. Mit Einführung der Beikost verringert sich die prozentuale Fettzufuhr. Die DGE empfiehlt für Säuglinge bis zum vierten Lebensmonat eine Fettzufuhr von 45–50 %, für Säuglinge zwischen dem vierten und zwölften Lebensmonat wird eine Fettzufuhr von 35 bis 45 % der Gesamtenergie als ausreichend erachtet. Aufgrund ihres schnellen Wachstums weisen Säuglinge einen relativ hohen Bedarf an ω-3- und ω-6-Fettsäuren auf. Insbesondere die längerkettigen ω-3-Fettsäuren sind für die neurophysiologische Entwicklung des Säuglings von Bedeutung (siehe Kap. 18.2.2). Frauenmilch enthält 10–15 % des Gesamtfetts als Linolsäure und >1 % α-Linolensäure einschließlich deren längerkettigen Derivate. Industriell hergestellte Säuglingsnahrungen werden mit linolsäurereichen Pflanzenölen angereichert, um dem erhöhten Linolsäurebedarf des Säuglings gerecht zu werden.

Vitamine

Als besonders kritische Nährstoffe in der Säuglingsernährung sind die Vitamine D (siehe Kap. 5.3.2) und K (siehe Kap. 5.3.4) anzusehen.

Tab. 18–5 Empfehlungen für die Nährstoffzufuhr von Säuglingen (DGE et al. 2000)

Nährstoffe	Säuglinge 0 bis < 4 Monate	Säuglinge 4 bis < 12 Monate
Nahrungsenergie (kcal)	500 (m); 450 (w)	700 (m); 700 (w)
Protein (g)	12[1]	10[2]
Fett (% der Energie)	45–50	35–45
Ess. Fettsäuren (% der Energie)	4,0[3]; 0,5[4]	3,5[3]; 0,5[4]
Vitamin A (mg RÄ)	0,5	0,6
Vitamin D (µg)	10	10
Vitamin E (mg TÄ)	3	4
Vitamin K (µg)	4	10
Thiamin (mg)	0,2	0,4
Riboflavin (mg)	0,3	0,4
Niacin (mg NÄ)	2	5
Vitamin B_6 (mg)	0,1	0,3
Folsäure (mg FÄ)	60	80
Vitamin B_{12} (µg)	0,4	0,8
Vitamin C (mg)	50	55
Calcium (mg)	220	400
Magnesium (mg)	24	60
Eisen (mg)	0,5	8
Iod (mg)	40	80
Zink (mg)	1,0	2,0

[1] 0 bis < 1 Monat
[2] 1 bis < 12 Monate
[3] ω-6-Fettsäuren
[4] ω-3-Fettsäuren

Bei Säuglingen ist insbesondere auf eine ausreichende **Vitamin-D-Aufnahme** zu achten. Mit einem durchschnittlichen Gehalt von etwa 0,33 µg/l enthält Frauenmilch nur unzureichende Mengen an Vitamin D, die zur Deckung des Bedarfs nicht ausreichen. Zur Sicherstellung der Versorgung wird daher geraten, Säuglingen eine prophylaktische Vitamin-D-Dosis von 10–12,5 µg/Tag zu verabreichen.

Aufgrund der geringen Permeation von **Vitamin K** durch die Plazenta ist bereits das Neugeborene nur unzureichend versorgt. Zudem findet sich Vitamin K – unabhängig vom Ernährungszustand der Mutter – nur in sehr geringen Mengen in der Milch. Hinzu kommt, dass die Darmflora, die beim erwachsenen Menschen zur Vitamin-K-Versorgung beiträgt, beim Säugling erst schwach ausgeprägt ist und daher nur unzureichende Mengen des Vitamins bildet. Diese Faktoren bedingen einen Vitamin-K-Mangel, der zu gefürchteten **cerebralen Blutungen** führen kann. Diese treten meist innerhalb der ersten Lebenswoche auf, können sich jedoch auch erst später (2. bis 12. Lebenswoche) manifestieren. Zur Prävention dieser Komplikationen hat es sich durchgesetzt, Säuglingen sofort nach der Geburt 2 mg Vitamin K oral zu verabreichen. Die gleiche Dosis sollte noch einmal zwischen dem 3. und 10. Lebenstag sowie in der 4.–6. Lebenswoche gegeben werden.

Mineralstoffe

Derzeit ist der genaue Mineralstoffbedarf eines Säuglings nur unzureichend bekannt. Von den verschiedenen Mineralstoffen sind insbesondere Calcium, Eisen, Iod und Fluorid hervorzuheben.

Eine adäquate **Calciumzufuhr** ist im Hinblick auf das intensive Wachstum des Skeletts von großer Bedeutung. Im Allgemeinen deckt Frauenmilch den Calciumbedarf des Säuglings. Bei einer durchschnittlichen Trinkmenge von 750 ml pro Tag nimmt der Säugling etwa 220 mg Calcium auf. Diese Menge entspricht dem Schätzwert für eine angemessene Zufuhr für Säuglinge bis zum vierten Lebensmonat. Anschließend sollte die Zufuhr auf 400 mg/Tag gesteigert werden. Nach Einführung der Beikost stellen Milch und Milchprodukte die wichtigsten Calciumquellen dar. Die im Vergleich zu Frauenmilch geringere Absorptionsrate von etwa 50 % ist bei der Ableitung des Schätzwertes bereits berücksichtigt.

Der **Eisenbedarf** des Säuglings wird durch die Eisenverluste und den Wachstumsbedarf bestimmt. Über Faeces, Haut, Schweiß und Galle verliert der kindliche Organismus täglich etwa 0,2–0,4 mg Eisen. Für das Körperwachstum werden zusätzlich etwa 0,7 mg (6. bis 12. Lebensmonat) bzw. 0,3–0,5 mg (ab dem 1. Lebensjahr) pro Tag benötigt. In den ersten drei Lebensmonaten verfügt der Säugling aufgrund der plazentaren Transfusion über ausreichende Eisenbestände. Mit der Frauenmilch nimmt der Säugling zudem rund 2,2 mg Eisen pro Tag auf. Ab dem vierten Lebensmonat sind die Eisenspeicher jedoch erschöpft, so dass eine Zufuhr von etwa 1 mg absorbierbarem Eisen empfohlen wird. Unter Beachtung der Absorptionsrate leitet sich hieraus ein **Schätzwert** von 8 mg/Tag ab. Eine mangelhafte Eisenzufuhr kann schwerwiegende Entwicklungsstörungen nach sich ziehen. Betroffen sind insbesondere das Wachstum und die Gehirnentwicklung.

Eine bedarfsdeckende **Iodversorgung** des vollgestillten Säuglings ist nur bei einem entsprechenden Versorgungsstatus der Mutter gewährleistet. Säuglinge, die industriell gefertigte Ersatznahrungen erhalten, sind in der Regel zufriedenstellend mit Iod versorgt, da Säuglingsnahrungen auf Kuhmilchbasis mit Natrium- oder Kaliumiodid angereichert werden. Bei der Umstellung auf Beikost sollte mindestens eine Breimahlzeit aus iodierten Produkten bestehen.

Grundsätzlich wird bei Säuglingen zur **Kariesprophylaxe** eine Supplementierung mit **Fluorid** empfohlen. Dabei sollten Säuglinge von 0–4 Monaten 0,25 mg/Tag erhalten und Säuglinge von 4–11 Monaten 0,5 mg/Tag aufnehmen.

18.4.2 Formen der Säuglingsnahrung

Frauenmilch – Vorteile des Stillens

Aufgrund ihrer spezifischen Zusammensetzung ist die Frauenmilch die ideale Nahrungsquelle für den Säugling. Die Vielfalt ihrer Inhaltsstoffe, die besonders auf die Bedürfnisse des Säuglings abgestimmt sind, kann durch keine andere Säuglingsnahrung ersetzt werden (**siehe Tab. 18–6**).

Zudem bietet sie in den ersten Lebenswochen einen umfangreichen Infektionsschutz. Vor allem die in den ersten Tagen nach der Geburt sezernierte Kolostralmilch enthält wichtige **immunologische Schutzfaktoren**. Hierzu zählen das sekretorische Immunglobulin A (sIgA), Lysozym, Lactoferrin sowie zelluläre Komponenten (Makrophagen, Granulocyten, T- und B-Lymphocyten). Hervorzuheben ist insbesondere das **sIgA**, das eine hohe Digestionstoleranz besitzt und die Adhäsion von Bakterien an die Darmschleimhaut verhindert sowie Enterotoxine bindet. Unterstützt wird dieser Effekt durch **Lactoferrin** und **Lysozym**, die ebenfalls bakteriostatische Wirkungen aufweisen. Auch **Makrophagen** tragen zum Infektionsschutz bei, indem sie Mikroorganismen phagocytieren. Insgesamt sind gestillte Säuglinge daher besser gegen infektiöse Erkrankungen des Magen-Darmtrakts und der Atemwege geschützt als Flaschenkinder. Für die Infektabwehr und Gesunderhaltung des Säuglings sind darüber hinaus die in Frauenmilch enthaltenen **Oligosaccharide** von Bedeutung. Sie dienen im Darm als Substrate der säurebildenden Bifidusflora. Bei ihrem Abbau entstehen vorwiegend Lactat und Acetat, die zur Ansäuerung des Darmmilieus beitragen. Dadurch wird das Wachstum pathogener Mikroorganismen gehemmt und die Infektabwehr des Säuglings positiv beeinflusst.

Ein weiterer Vorteil der Frauenmilch ist ihr **hypoallergener** Charakter. Dieser ist vornehmlich auf das Fehlen des **β-Lactoglobulins** zurückzuführen, das als wichtigstes Allergen der Kuhmilch angesehen wird (siehe Kap. 39.2.4).

Neben den rein ernährungsphysiologischen Vorteilen der Frauenmilch bietet das Stillen eine Reihe weiterer Vorzüge. So ermöglicht der Stillvorgang einen engen Haut- und Blickkontakt, wodurch die **Mutter-Kindbindung** gefestigt und die seelische und körperliche Entwicklung des Kindes günstig beeinflusst werden.

Aufgrund dieser zahlreichen Vorteile haben verschiedene internationale und nationale Organisationen und Fachgremien Aufklärungskampagnen gestartet mit dem Ziel, das Stillen zu fördern. Richtungsweisend sind in dieser Hinsicht die gemeinsam von WHO und UNICEF erarbeiteten **10 Schritte zum erfolgreichen Stillen**, die inzwischen auch in etwas modifizierter Form von der nationalen Stillkommission Deutschlands publik gemacht werden (**siehe Abb. 18–4**).

Tab. 18–6 Inhaltsstoffe der Muttermilch und ihre ernährungsphysiologische Bedeutung (nach Wachtel 1990, S. 98)

Inhaltsstoff	Physiologische Bedeutung
Hoher Lactoseanteil	■ Energielieferant ■ Substrat für säureproduzierende Darmbakterien ■ Aufbau der Darmflora ■ Unterstützung der Infektabwehr ■ Steigerung der intestinalen Calcium-Absorption
Oligosaccharide	■ Wachstumsfaktor für säureproduzierende Bifidusbakterien ■ Abwehr von Infekten
Hoher Linolsäureanteil	Myelinisierung und Entwicklung des Nervensystems
Relativ geringer Mineralstoffanteil	An geringere Ausscheidungskapazität der Nieren des Säuglings angepasst
Taurin, Carnitin	An unzureichende Eigensynthese des Säuglings angepasst
Liganden für Calcium, Eisen, Zink, Kupfer	Verbesserte intestinale Absorption
Immunglobuline	Gesteigerte Infektabwehr
Fehlen des β-Lactoglobulins	Geringeres allergenes Potenzial der Frauenmilch im Vergleich zu Kuhmilch und Milch anderer Tiere

Im Zusammenhang mit dem Stillen wird immer wieder die Belastung der Frauenmilch mit **Schadstoffen** und **Rückständen** diskutiert (siehe Kap. 12.3). Als problematisch wird insbesondere der Gehalt an einigen **chlorierten Kohlenwasserstoffen** angesehen. Dabei handelt es sich vorwiegend um **Insektizide** wie DDT (Dichlordiphenyltrichlorethan), HCB (Hexachlorbenzol) und PCB (polychlorierte Biphenyle). Auch die Konzentration an **Dioxinen** und **Dibenzofuranen** kann bedenkliche Werte erreichen. Die meisten dieser Schadstoffe sind sehr persistent und reichern sich aufgrund ihrer lipophilen Eigenschaften im mütterlichen Fettgewebe an. Durch die Mobilisation der Fettdepots gelangen die Kontaminanten in die Milch und werden im Organismus akkumuliert. Um die Belastung des Säuglings gering zu halten, sollte von einer Reduktionsdiät während

- Anlegen möglichst gleich nach der Geburt im Kreißsaal
- 24-Stunden-Rooming-in (Mutter und Kind dürfen ständig zusammen bleiben)
- Stillen nach Bedarf und ohne Einschränkung
- Vermittlung der korrekten Anlegetechnik in verschiedenen Stillpositionen durch geschultes Personal
- Aufklärung über die richtige Pflege der Brustwarze
- Brusthütchen oder Brustssalben werden nicht empfohlen
- Zufütterung bei gesunden reifen Neugeborenen im Allgemeinen nicht notwendig
- Wenn kurzzeitig Zufütterung notwendig wird, Methoden auswählen, die nicht zur „Saugverwirrung" beitragen, z. B. Füttern mit dem Becher, Löffel oder Finger

Abb. 18–4 Hinweise zum erfolgreichen Stillen (nach Przyrembel 1997)

der Stillzeit Abstand genommen werden. Eine besonders schadstoffarme Ernährung während der Stillzeit hat nur einen unwesentlichen Einfluss auf die Schadstoffkonzentration der Frauenmilch, da der Großteil aus den mütterlichen Fettdepots stammt. Eine strengere gesetzliche Reglementierung hat in den letzten Jahren dazu beigetragen, die Schadstoffgehalte der Frauenmilch deutlich zu senken. Nach heutigem Kenntnisstand geht von der bestehenden Belastung der Milch keine gesundheitsgefährdende Wirkung für den Säugling aus.

Zu den weiteren Kontaminanten der Frauenmilch zählen Arzneimittel, Alkohol, Coffein und Nikotin sowie Mykotoxine. Insbesondere die Einnahme von **Medikamenten** wird von vielen Ärzten und Frauen als kritisch betrachtet und führt häufig dazu, eine Stillpause einzulegen bzw. abzustillen. Allerdings ist dieses undifferenzierte Vorgehen nicht gerechtfertigt, da zahlreiche Medikamente existieren, die es erlauben, das Stillen fortzusetzen. Hierzu zählen z. B. orale Kontrazeptiva, Tetracycline, Sulfonamide, Glucocorticoide und Lokalanästhetika. Ein Abbruch bzw. eine Unterbrechung des Stillens ist dann in Betracht zu ziehen, wenn eine Langzeitbehandlung erfolgt bzw. Cytostatika, Radionuklide, Antiepileptika, Psychopharmaka und iodhaltige Kontrastmittel zum Einsatz kommen.

Alkohol (siehe Kap. 10) tritt ebenfalls in die Milch über und kann bei chronischem und überhöhtem Konsum zu Schäden des kindlichen Organismus führen. Hierzu zählen insbesondere Entwicklungsstörungen und die Induktion eines Cushing-Syndroms. Zudem hemmt Alkohol die Milchabgabe.

Rauchen wirkt sich besonders negativ auf den Gesundheitszustand des Säuglings aus. Sowohl Nikotin als auch sein Derivat Cotinin reichern sich in der Frauenmilch an. Beide Verbindungen gelten als hochtoxisch und stehen im Verdacht, cancerogen zu sein. Zudem beeinträchtigt der inhalierte Zigarettenrauch die Atemwegsorgane. Frauen sollten deshalb während der Stillzeit möglichst auf das Rauchen verzichten oder, wenn dies nicht möglich ist, zumindest den Konsum einschränken.

Industriell gefertigte Formulamilch

Fehlt der Mutter die Möglichkeit zum Stillen, so bieten sich verschiedene Formen industriell erzeugter Formulapräparate zur Säuglingsernährung an. Diese kommen auch dann zum Einsatz, wenn die gebildete Milchmenge nicht ausreicht, die Bedürfnisse des Säuglings zu befriedigen. Im Gegensatz zu der früher üblichen Einteilung in **adaptierte** und **teiladaptierte** Nahrung wird gemäß den neuen Richtlinien der Kommission der Europäischen Union heute zwischen Anfangsnahrungen und Folgenahrungen unterschieden. Die Bezeichnung adaptiert bezieht sich jetzt lediglich auf den Proteinanteil, wobei die Proteinmenge weniger als 2,5 g/100 kcal beträgt. **Säuglingsanfangsnahrungen** dienen der Ernährung nicht gestillter Säuglinge während der ersten 4–6 Lebensmonate. Eine besondere Form der Anfangsnahrung ist die **Säuglingsmilchnahrung**, die auf der Grundlage von Kuhmilch basiert. Ausgehend von ihrem Kohlenhydratanteil werden zwei Gruppen unterschieden. Nahrungen, die mit der Silbe **Pre** gekennzeichnet sind, enthalten Lactose als einziges Kohlenhydrat. Im Gegensatz hierzu weisen die mit der **Ziffer 1** gekennzeichneten Säuglingsmilchnahrungen neben Lactose weitere Kohlenhydrate auf, z. B. Saccharose oder Dextrinmaltose. Ihr Kohlenhydratgehalt ist in der Regel höher als bei der ausschließlich Lactose enthaltenden Milch und sie sättigen besser. Allerdings können sie auch leichter zur Überfütterung des Säuglings führen.

Folgenahrung ist für die Ernährung von Säuglingen über vier Monaten vorgesehen und durch die **Ziffer 2** kenntlich gemacht. Zur Vermeidung von Eisenmangelanämien sind Folgemilchen meist mit leicht verfügbarem Eisen angereichert. Die Einführung dieser Variante ist jedoch nicht unbedingt erforderlich. Es besteht auch die Möglichkeit, die Anfangsnahrung bis zum Ende des ersten Lebensjahres weiter zu füttern, wobei jedoch der Zusatz einer dem Alter entsprechenden Beikost notwendig ist (siehe Kap. 18.4.3).

Selbsthergestellte Säuglingsmilch

Weniger empfehlenswert ist die Selbstherstellung von Säuglingsmilch, da sich hier einige Probleme ergeben können. So ist die Gefahr der Keimbesiedelung im Haushalt auch bei Einhaltung strenger Hygienevorschriften höher als bei industriell gefertigten Produkten. Zudem ist die Anpassung des Nährstoffgehalts an die Bedürfnisse des Säuglings auch bei Verwendung ausgewogener Rezepturen weniger gut möglich.

Als besonders kritisch ist der Einsatz selbsthergestellter **alternativer Säuglingsmilch** zu betrachten, wie sie von verschiedenen Autoren alternativer Ernährungsformen empfohlen werden. Ein Beispiel hierfür ist die Verwendung von **Frischkornmilch**, wie sie insbesondere von Bruker (siehe Kap. 19.3.2) und Schnitzer (siehe Kap. 19.3.4) propagiert wird. Sie besteht aus Rohmilch, Wasser, Weizenvollkorn und Honig. Auch in der Makrobiotik kommt eine ähnlich zusammengesetzte **Getreidemilch** zum Einsatz. Eine weitere, von Anhängern alternativer Kostformen häufig verwendete Variante der Säuglingsernährung ist die **Mandelmilch**.

Alle genannten Formen alternativer Säuglingsernährung sind mit erheblichen Risiken verbunden. So ist etwa die Verwendung von **Rohmilch** für die Säuglingsernährung unter ernährungsphysiologischen und hygienischen Gesichtspunkten abzulehnen. Zum einen weist Rohmilch erhebliche Schwankungen im Fett- und Energiegehalt auf, so dass eine bedarfsgerechte Energiezufuhr nicht gewährleistet ist. Zum anderen ist der Fettanteil der Rohmilch nur schwer verdaulich, da die Fettkügelchen relativ groß und weniger stark dispergiert sind als bei der Frauenmilch. Problematisch ist auch, dass Rohmilch einen guten Nährboden für Mikroorganismen darstellt und häufig mit Krankheitserregern wie z. B. *Escherichia coli* (siehe Kap. 12.2), insbesondere der enterohämorrhagischen Typen (EHEC), und **Listerien** kontaminiert ist. Bei Letzteren handelt es sich um gram-positive Bakterien, die das Krankheitsbild der **Listeriose** auslösen können. Auch das Risiko für **Toxoplasmose** ist bei Verzehr von Rohmilch nicht auszuschließen. Daher ist von der Verwendung von Rohmilch in der Säuglingsernährung abzuraten.

Bedenklich ist die frühe Fütterung von unerhitztem Getreide, da so das Risiko, eine Zöliakie auszulösen, deutlich steigt (siehe Kap. 32). Zudem entspricht der Nährstoffgehalt der meisten alternativen Säuglingsmilchen nicht den Bedürfnissen des Säuglings. Insbesondere die Aminosäurezusammensetzung, die Gehalte an den Vitaminen A, D und K sowie die geringe Konzentration an Eisen sind aus ernährungsphysiologischer Sicht als problematisch anzusehen. Insgesamt sollte daher auf den Einsatz alternativer Säuglingsmilchen verzichtet werden.

18.4.3 Praxis der Säuglingsernährung

Richtlinien für die ersten vier Lebensmonate

In den ersten vier Lebensmonaten sollte der Säugling nach Möglichkeit **gestillt** werden. Dadurch erhält er alle Nährstoffe in der richtigen Menge und im richtigen Verhältnis. Der Milcheinschuss erfolgt meist am 3. Tag post partum, kann sich jedoch auch erst im Laufe der ersten Lebenswoche einstellen. Während dieser Zeit wird der Säugling mit **kohlenhydratreicher Trinklösung** wie z. B. Maltodextrinlösung versorgt. Eine Zufütterung von Beikost – dies gilt auch für die zusätzliche Gabe von Flüssigkeit – ist während der ersten 5–6 Monate der Stillperiode nicht notwendig. Eine Ausnahme besteht bei den Vitaminen D und K sowie bei Fluorid. Wie bereits erwähnt (siehe Kap. 18.4.1) sollten alle Säuglinge mit entsprechenden Zusätzen versorgt werden. Dabei sind folgende Mengen vorgesehen: 10–12,5 µg (400–500 IE) **Vitamin D** täglich, **Vitamin K** (3 × 2 mg)

- Vollstilldauer von mindestens vier, besser von sechs Monaten.
- Bei Kindern mit hohem Allergierisiko Elimination von bekannten Allergenen aus der Nahrung der stillenden Mutter (z. B. Kuhmilch, Eier, Fisch, Zitrusfrüchte, Soja, Weizen, andere Getreide, Nüsse und Schokolade).
- Keine Zufütterung mit Kuhmilch oder Sojaprotein im ersten Lebensjahr.
- Einführung von Beikost frühestens nach vier, besser nach sechs Monaten.
- Vermeidung von möglichen Allergenen in der Beikostnahrung (z. B. Kuhmilch, Eier, Fisch, Zitrusfrüchte, Soja, Weizen, andere Getreide, Nüsse und Schokolade).
- Verwendung von hypoallergener Säuglingsnahrung, wenn nicht gestillt wird.

Abb. 18–5 Ernährungsempfehlungen zur Verringerung des Allergierisikos (Leitzmann et al. 2001, S. 128)

und – je nach Lebensalter – täglich 0,25–0,5 mg **Fluorid**.

Ist das Stillen nicht möglich, so wird der Säugling mit industriell hergestellter **Anfangsnahrung** versorgt. Zusätzlich erhält er die oben erwähnte Vitamin-D-, Vitamin-K- und Fluoridprophylaxe.

Zur Vermeidung von **Nahrungsmittelallergien** sollten Eltern auf die in **Abbildung 18–5** genannten Punkte hingewiesen werden. Bei atopiegefährdeten Kindern wird geraten, hypoallergene Formulanahrung (**HA-Nahrung**) zu verwenden. Liegt bereits eine Allergie gegen Kuhmilch vor, so müssen spezielle Proteinhydrolysate zum Einsatz kommen.

Richtlinien ab dem fünften Lebensmonat

Ab dem fünften oder sechsten, spätestens jedoch ab dem siebten Lebensmonat wird zusätzlich zur Milch eine **Beikost** in Form von Säften, Gemüse und Obst in die Ernährung eingeführt. Eine alleinige Versorgung mit Milch würde den Energie- und Nährstoffbedarf des älteren Säuglings nur noch unzureichend decken. Als Beikost bieten sich neben industriell hergestellten Säuglingsfertignahrungen auch selbst hergestellte Breie an. Diese sollten als Hauptmahlzeit Gemüse, Kartoffeln, Fleisch und etwas pflanzliches Öl enthalten. Empfehlungen für die verschiedenen Formen der Säuglingsnahrung wurden vom **Forschungsinstitut für Kinderernährung** herausgegeben (siehe Abb. 18–6).

Im fünften Monat wird anstelle einer Milchmahlzeit ein **Karotten-Kartoffel-Fleisch-Brei** gefüttert. Hierdurch wird ein Großteil der benötigten essenziellen Fettsäuren, der Mineralstoffe Ka-

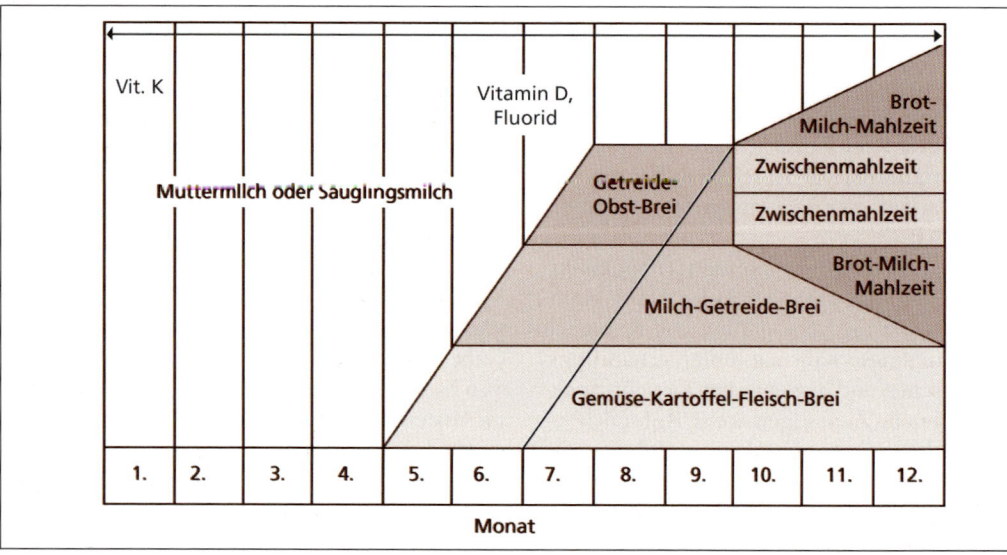

Abb. 18–6 Ernährungsplan für das erste Lebensjahr (Forschungsinstitut für Kinderernährung 2001)

lium, Magnesium, Eisen und Zink sowie der Vitamine C, B$_1$, B$_6$ und Niacin bereitgestellt. Im Laufe des sechsten Lebensmonats ersetzt ein **Vollmilch-Getreide-Brei** eine weitere Milchmahlzeit. Im siebten Monat entfällt eine weitere Milchmahlzeit. An ihre Stelle tritt ein **Getreide-Obst-Brei**.

18.5 Ernährung von Senioren

Die Anzahl der älteren Menschen nimmt in Deutschland wie auch in anderen hochentwickelten Industrienationen seit Jahren kontinuierlich zu. So liegt der Anteil der über 60-jährigen in Deutschland derzeit bereits bei rund 20 % der Gesamtbevölkerung. Aus diesem Grund sind Fragen der Ernährung von Senioren von aktueller Bedeutung.

Untersuchungen belegen, dass die Ernährungssituation älterer Menschen vielfach unbefriedigend ist. Insgesamt sind Senioren häufiger von Mangelernährung betroffen als jüngere Menschen. Besonders gefährdet sind kranke und pflegebedürftige sowie hochbetagte Personen. Hier findet sich in 60 % der Fälle eine ausgesprochene **Mangelernährung**. Zu den wesentlichen Faktoren, die den Ernährungszustand im Alter beeinflussen, zählen neben altersbedingten **physiologischen Veränderungen** auch das **soziale Umfeld** sowie verschiedene **Erkrankungen** und der damit assoziierte **Medikamentenkonsum**.

18.5.1 Altersabhängige strukturelle und funktionelle Veränderungen

Der Prozess des Alterns ist ein äußerst komplexer Vorgang, der mit zahlreichen, z. T. tiefgreifenden organischen Veränderungen einhergeht und zu einer stetigen Abnahme der physiologischen Funktionen führt. Die Ursachen des Alterns konnten bisher noch nicht vollständig geklärt werden. Derzeit existieren verschiedene **Alterungstheorien**, die versuchen, die molekularen Ursachen des Alterns zu erklären. Eine wesentliche Bedeutung spielen **oxidative Schäden**, die insbesondere den mitochondrialen Stoffwechsel betreffen. Verantwortlich hierfür sind **freie Radika-**

Tab. 18–7 Altersassoziierte Erkrankungen, die auf oxidative Schäden zurückgeführt werden

- Degenerative Hirnerkrankungen (Morbus Alzheimer, Morbus Parkinson)
- Ophthalmologische Erkrankungen (Katarakt, senile Makuladegeneration)
- Erkrankungen des atherosklerotischen Formenkreises (KHK, Apoplex, periphere arterielle Verschlusskrankheit)
- Dermatologische Veränderungen (Altersflecken, Falten, Hautkrebs)

le (siehe Kap. 9.1) und hochreaktive Sauerstoffverbindungen, die aus endogenen und exogenen Quellen stammen und für das Auftreten zahlreicher altersassoziierter Erkrankungen verantwortlich gemacht werden (**siehe Tab. 18–7**).

Experimentelle Studien sprechen für diese als **Free Radical Theory of Aging** bezeichnete Alterungstheorie. So ist es beispielsweise gelungen, die Lebensdauer der Taufliege *Drosophila melanogaster* dadurch zu erhöhen, indem Forscher das antioxidativ wirksame Enzym *Glutathionperoxidase* überexprimierten. Auch die Beobachtung, wonach die Lebensspanne von Organismen wesentlich von der **Energieaufnahme** abhängt, unterstreicht die Bedeutung freier Radikale. Bereits 1930 gelang es einem Forscherteam, die Lebensdauer von Ratten, die eine um 30–50 % energiereduzierte Kost erhalten hatten, drastisch zu steigern. Begründet wird dieser Effekt, der inzwischen auch bei Primaten nachgewiesen wurde, mit einer hierdurch verminderten Radikalbildung. Da der oxidative Abbau der Nährstoffe unausweichlich mit der Entstehung reaktiver Sauerstoffmetabolite verbunden ist, kann der Radikalbildung mit einer eingeschränkten Energiezufuhr, bei gleichzeitig optimaler Zufuhr aller essenziellen Nährstoffe, begegnet werden. Reaktive Sauerstoffspezies bilden offenbar auch das Bindeglied zur **Telomertheorie** des Alterns. Ein Charakteristikum von Zellen ist die Tatsache, dass jede Zellteilung mit einer Verkürzung ihrer Chromosomenenden, den **Telomeren**, einhergeht. Damit verliert die Zelle mit jeder Teilung einige DNS-Sequenzen. Der Tod eines Organismus tritt – so die Theorie – dann ein, wenn die Telomere eine kritische Minimallänge erreicht haben. Oxidativer Stress führt – zumindest in vitro – zu einer verstärkten Verkürzung der Telomere.

18.5.2 Veränderungen der Körperzusammensetzung und der Organfunktionen

Mit zunehmendem Alter sinkt der Anteil der fettarmen, stoffwechselaktiven Körpermasse (Lean Body Mass, LBM). Davon sind insbesondere die **Skelettmuskulatur**, die **inneren Organe** sowie die **Knochenmasse** betroffen. Zudem fördert ein Rückgang der körperlichen Aktivität die altersbedingte Abnahme der Knochendichte (siehe Kap. 29). Weiterhin ist das Absinken der fettarmen Körpermasse mit einer kompensatorischen Zunahme des Körperfettgehalts verbunden.

Mit steigendem Lebensalter zeigen sich an der **Niere** strukturelle und funktionelle Veränderungen. Durch die altersbedingte Atrophie des Organs kommt es zu einer Verminderung der renalen Durchblutung und zur Abnahme der **glomerulären Filtrationsrate**. Dadurch werden Stoffwechselendprodukte – aber auch andere Substanzen wie z. B. Pharmaka – sehr viel langsamer aus dem Blut eliminiert. Gleichzeitig ist die Fähigkeit zur **Harnkonzentration** deutlich herabgesetzt, was z. T. zu erheblichen Wasserverlusten führen kann. Aus diesem Grund kann eine zu geringe Flüssigkeitszufuhr und eine sehr hohe Protein- oder Elektrolytaufnahme kritische Folgen für den älteren Menschen haben. Zu den regulativen Mechanismen des **Flüssigkeitshaushaltes** zählt u. a. das Durstempfinden, das bei älteren Menschen ebenfalls erheblich reduziert ist. Selbst bei offensichtlichen Dehydratationszuständen wird kein entsprechendes Verlangen nach Flüssigkeit verspürt. Als mögliche Ursache wird eine Regulationsstörung im Zentralen Nervensystem (ZNS) diskutiert.

Veränderungen der **Hunger- und Sättigungsmechanismen** (siehe Kap. 23) bewirken eine für das höhere Alter typische Reduktion der Nahrungsaufnahme. Die Ursachen dieser **Altersanorexie** sind vielschichtig und bisher nur unzureichend geklärt. Eine wesentliche Bedeutung scheint dem gastrointestinalen Sättigungshormon **Cholecystokinin** (CCK) zuzukommen, dessen Wirkung im Alter zunimmt. Daneben spielt vermutlich die abnehmende **Geschmacks-** und **Geruchswahrnehmung** eine Rolle. Weitere mögliche Erklärungsansätze für die Appetitlosigkeit sind eine verlangsamte Umsatzrate des Stoffwechsels und die im Alter häufig verringerte körperliche Aktivität.

Auch im **Gastrointestinaltrakt** kommt es zu Veränderungen, ihr Ausmaß scheint jedoch – mit Ausnahme des Magens – funktionell relativ bedeutungslos zu sein. So ist die Nährstoffabsorption aus dem Darmlumen trotz morphologisch veränderter **Mikrovilli** weiterhin ausreichend. Ebenso ist die Enzym- und HCO_3^--Sekretion des **Pankreas** selbst in höherem Lebensalter zufriedenstellend. Im Bereich des **Colons** zeigt sich im Alter eine deutliche Abnahme des **Defäkationsreflexes**. Daher leiden ältere Menschen häufiger an **Obstipation** (siehe Kap. 38) als jüngere. Zudem verstärken weitere Faktoren (z. B. Bewegungsmangel, geringe Flüssigkeitszufuhr und ballaststoffarme Kost) die Obstipationsbeschwerden. Als problematisch ist die altersbedingte Veränderung der **Magenschleimhaut** anzusehen. Aufgrund umfangreicher epidemiologischer Studien wird davon ausgegangen, dass zwischen 20 und 50 % der über 65-Jährigen von einer chronischen **atrophischen Gastritis** betroffen sind. Funktionell äußert sich diese Erkrankung in einer reduzierten **HCl- und Pepsinogen-Sekretion**, im fortgeschrittenen Stadium ist auch die Bildung des Intrinsic-Faktors (IF) vermindert, wodurch die Vitamin-B_{12}-Resorption negativ beeinflusst wird (siehe Kap. 5.4.5). Mit abnehmender HCl- und Pepsin-Ausschüttung reduziert sich die Freisetzung des an Nahrungsprotein gebundenen Vitamin B_{12}. Der in Verbindung mit der verminderten Säuresekretion des Magens stehende Anstieg des gastralen und intestinalen pH-Werts fördert zudem das bakterielle Wachstum, was schließlich zu einem **Overgrowth-Syndrom** führt und die Vitamin-B_{12}- und Folsäure-Verfügbarkeit reduziert.

Neben diesen organischen Veränderungen trägt auch die Verschlechterung des allgemeinen Gesundheitszustands zu einer Beeinträchtigung der Nahrungsaufnahme und der Nährstoffverwertung bei. So sind z. B. viele ältere Menschen aufgrund von Gelenkerkrankungen in ihrer **körperlichen Aktivität** stark eingeschränkt. Dadurch werden der Einkauf oder die Zubereitung von frischen Nahrungsmitteln erheblich erschwert. Daneben begrenzen sehr häufig auch **Kaubeschwerden** aufgrund von Zahnverlusten oder schlechtem Zahnersatz sowie **Schluckbeschwerden** infolge neuromuskulärer Störungen die Mahlzeitenzusammensetzung und -frequenz. So werden v.a. solche Nahrungsmittel bevorzugt, die sehr weich und infolgedessen relativ ballaststoff- und nährstoffarm sind.

Einen wesentlichen Einfluss auf die Nährstoffversorgung bzw. -verfügbarkeit haben auch akute oder chronische Erkrankungen sowie die damit verbundene Einnahme von Medikamenten (siehe Kap. 21.3).

18.5.3 Energie und Nährstoffbedarf

Bei der **Energiezufuhr** muss berücksichtigt werden, dass sowohl der Grund- als auch der Leistungsumsatz bei älteren Menschen im Vergleich zu jüngeren Erwachsenen deutlich sinken und somit auch der Energiebedarf verringert ist. Während der **sinkende Grundumsatz** eng mit der sich verändernden Körperzusammensetzung (Abnahme der stoffwechselaktiven Körpermasse, Zunahme des Fettgewebsanteils) korreliert, resultiert die meist geringe körperliche Aktivität von Senioren in einem sinkenden Leistungsumsatz. Die DGE gibt als Richtwerte für Männer über 65 Jahren eine Energiezufuhr von 9,5 MJ pro Tag, für Frauen über 65 Jahren 7,5 MJ pro Tag an. Eine Anpassung an den individuellen Energiebedarf ist jedoch erforderlich.

Für gesunde Senioren werden weitgehend die gleichen Mengen an essenziellen Nährstoffen empfohlen wie für jüngere Erwachsene. Allerdings ergibt sich für ältere Menschen durch den herabgesetzten Energiebedarf die Notwendigkeit einer insgesamt **höheren Nährstoffdichte** der Nahrung. Aus diesem Grund sollte die Fettzufuhr reduziert werden, wobei jedoch die Versorgung mit essenziellen Fettsäuren weiterhin gesichert sein muss. Eine abwechslungsreiche Gestaltung der Mahlzeiten mit ausreichend frischem Obst und Gemüse sowie Milch- und Vollkornprodukten versorgt den Körper mit allen essenziellen Nährstoffen.

Bei der Wahl der Nahrungskohlenhydrate ist zu berücksichtigen, dass mit fortgeschrittenem Alter die **Glucosetoleranz** sinkt. Daher empfiehlt sich eine Reduktion von Nahrungsmitteln, die einen hohen **glycämischen Index** (siehe Kap. 1.2) aufweisen. Besonders der Verzehr von ballaststoffreichen Lebensmitteln sollte daher erhöht werden. Dies wirkt sich gleichzeitig positiv auf die Darmtätigkeit aus.

Eine ausreichende **Flüssigkeitszufuhr** gewinnt im Alter zunehmend an Bedeutung, da sowohl das Gesamtkörperwasser als auch die Konzentrationsfähigkeit der Niere herabgesetzt sind. Um Störungen der Homöostase und Austrocknungszustände zu vermeiden, sollten Senioren ganz bewusst auf eine regelmäßige Flüssigkeitsaufnahme achten, auch wenn kein physiologisches Durstgefühl vorhanden ist.

Der **Vitamin**- und **Mineralstoffbedarf** älterer Menschen ist im Vergleich zu jüngeren weitgehend unverändert. Viele Senioren, insbesondere **alleinstehende Männer**, zeigen eine deutliche Unterversorgung an einzelnen Vitaminen und Mineralien. Zu den kritischen Vitaminen zählen Thiamin, Riboflavin, Cobalamin, Niacin, Folsäure und Vitamin D. Auch die Vitamin-C-Zufuhr ist häufig unbefriedigend. Dabei wird die Versorgung mit Vitamin B_{12} (siehe Kap. 5.4.5) und Vitamin D (siehe Kap. 5.3.2) als zentrales geriatrisches Problem angesehen.

Neben einer im Alter verminderten endogenen Synthese tragen verschiedene Medikamente, insbesondere Antiepileptika und Barbiturate, zur inadäquaten Versorgungssituation mit **Vitamin D** bei. Zur Optimierung der Calciumresorption und zur Reduktion des Knochenabbaus sind vermutlich noch höhere Vitamin-D-Mengen (bis zu 20 µg/Tag) erforderlich als bisher empfohlen. Als äußerst problematisch ist die Versorgungssituation mit **Vitamin B_{12}** anzusehen. Atrophische Veränderungen der Magenschleimhaut (siehe Kap. 18.5.1) führen bei ca. 15 % der über 65-Jährigen zu einem klinisch relevanten Vitamin-B_{12}-Mangel. Unter Beachtung von sensitiven Labormarkern (Homocystein und Methylmalonsäure) weisen 20–50 % der über 65-jährigen Personen eine unzureichende Vitamin-B_{12}-Versorgung auf. Möglicherweise bewirkt dies eine Störung im Methylstoffwechsel der Nervenzelle, was u. a. den **Neurotransmitterstoffwechsel** negativ beeinflusst. Hiermit in Verbindung stehen vermutlich neuropsychiatrische Ausfallserscheinungen, die sich vorwiegend im Alter manifestieren (Vergesslichkeit, depressive Stimmungslage). Älteren Personen, die an atrophischer Gastritis leiden, ist deshalb die kontinuierliche Einnahme eines hochdosierten **Vitamin-B$_{12}$-Supplements** (mindestens 100 µg/Tag) zu empfehlen. Möglicherweise ist auch die bisherige Empfehlung zur Vitamin-B$_6$-Aufnahme zu niedrig angesetzt. Um die **Immunfunktion** im Alter zu optimieren, sind vermutlich höhere Mengen an Vitamin B$_6$ erforderlich (ca. 3 mg/Tag).

Auch die Versorgung mit **Folsäure** ist bei älteren Menschen häufig nicht sichergestellt. Abgesehen davon, dass nur etwa die Hälfte der empfohlenen Zufuhr erreicht wird, führen gastrointestinale Dysfunktionen zu einer Erhöhung des pH-Werts, die die Folsäureabsorption verschlechtert. Darüber hinaus gehen viele Medikamente mit einer Beeinträchtigung des Folsäurestatus einher (siehe Kap. 5.4.6). Derartige Risiken können durch die Nahrungsaufnahme in der Regel nicht aufgefangen werden. Folsäureverluste durch lange Steh- und Warmhaltezeiten des Essens und das Weichkochen der Speisen, wie es insbesondere in der Gemeinschaftsverpflegung, z. B. in Altenheimen, vielfach üblich ist, verschärfen die Situation. Da bei Senioren neben einer kritischen Folsäureversorgung vielfach auch ein unzureichender Vitamin-B$_{12}$-Versorgungsstatus vorliegt, tritt ein erhöhter **Homocysteinspiegel** häufiger auf. Eine Studie, in der die vitaminabhängigen Metaboliten Homocystein und Methylmalonsäure bei gesunden älteren Menschen und bei stationär-geriatrischen Patienten ermittelt wurden, ergab bei 81 % der stationär-geriatrischen und bei immerhin 67 % der gesunden Älteren einen Verdacht auf einen Mangel an verschiedenen B-Vitaminen.

Unter den **Mineralstoffen** treten subnormale Werte vor allem bei Eisen, Zink, Iod, Magnesium, Calcium und Selen auf. Eine Reihe von Interventionsstudien, die an Senioren durchgeführt wurden, ergab positive Effekte einer Supplementierung mit physiologisch dosierten Multivitamin-/Mineralstoff-Präparaten. Diese positiven Auswirkungen zeigten sich unter anderem auch für die **Immunkompetenz**. Aus verschiedenen Untersuchungen ist bekannt, dass eine unzureichende Versorgung mit den Vitaminen A, C, B$_6$, Folsäure sowie mit Eisen, Zink und Selen immunologische Parameter negativ beeinflusst. Die Verabreichung eines Multivitamin-/Multimineralstoff-Präparats an gesunde ältere Probanden führte in einer placebokontrollierten Studie zu einer signifikanten Erhöhung der Hautreaktion vom verzögerten Typ. Auch andere immunologische Parameter wurden durch eine Supplementierung mit Mikronährstoffen positiv beeinflusst. So zeigte sich, dass die ergänzende Zufuhr von Mikronährstoffen in physiologischer Dosierung bei gesunden älteren Menschen zu einer Stimulierung des Immunsystems führt. Verbesserungen traten bei verschiedenen Indikatoren für die Immunfunktion wie Anzahl natürlicher Killerzellen, Interleukin-2-Produktion, Lymphocytenproliferation und der Antikörperausschüttung auf. Auch die Anfälligkeit für **Infektionskrankheiten** war im Vergleich zur Placebogruppe in der Supplementgruppe herabgesetzt. Insbesondere **Zink** (siehe Kap. 6.3.2) scheint aufgrund seiner Bedeutung für die Aktivierung der **T-Lymphocyten** einen positiven Effekt auf die Immunantwort zu besitzen. Dies ergab sich auch in einer Studie mit 118 Bewohnern eines Altenheims, bei denen eine Supplementierung von Zink zu Verbesserungen der zellvermittelten Immunreaktion führte.

Aufgrund der unsicheren Bedarfsdeckung bei zahlreichen Nährstoffen und möglichen protektiven Effekten einer erhöhten Zufuhr liegen inzwischen Empfehlungen zur generellen Supplementierung von Mikronährstoffen bei älteren Menschen vor. So wurde die aus den amerikanischen **Dietary Guidelines for the Americans** abgeleitete Ernährungspyramide in einer modifizierten Version für Menschen im Alter von über 70 Jahren veröffentlicht (**siehe Abb. 18–7**). Nach dieser Pyramide sollen täglich Calcium, Vitamin D und Vitamin B$_{12}$ supplementiert werden.

18.6 Ernährung von Sportlern

Leistungs- und Hochleistungssport erfordern eine Ernährungsgestaltung, die sich an die jeweiligen Bedingungen von Training und Wettkampf anpasst. Nur eine leistungsgerechte und sportartspezifische Ernährung kann sowohl die aktuelle Leistungsfähigkeit als auch die Reaktionen des Organismus auf die intensive körperliche Belastung günstig beeinflussen.

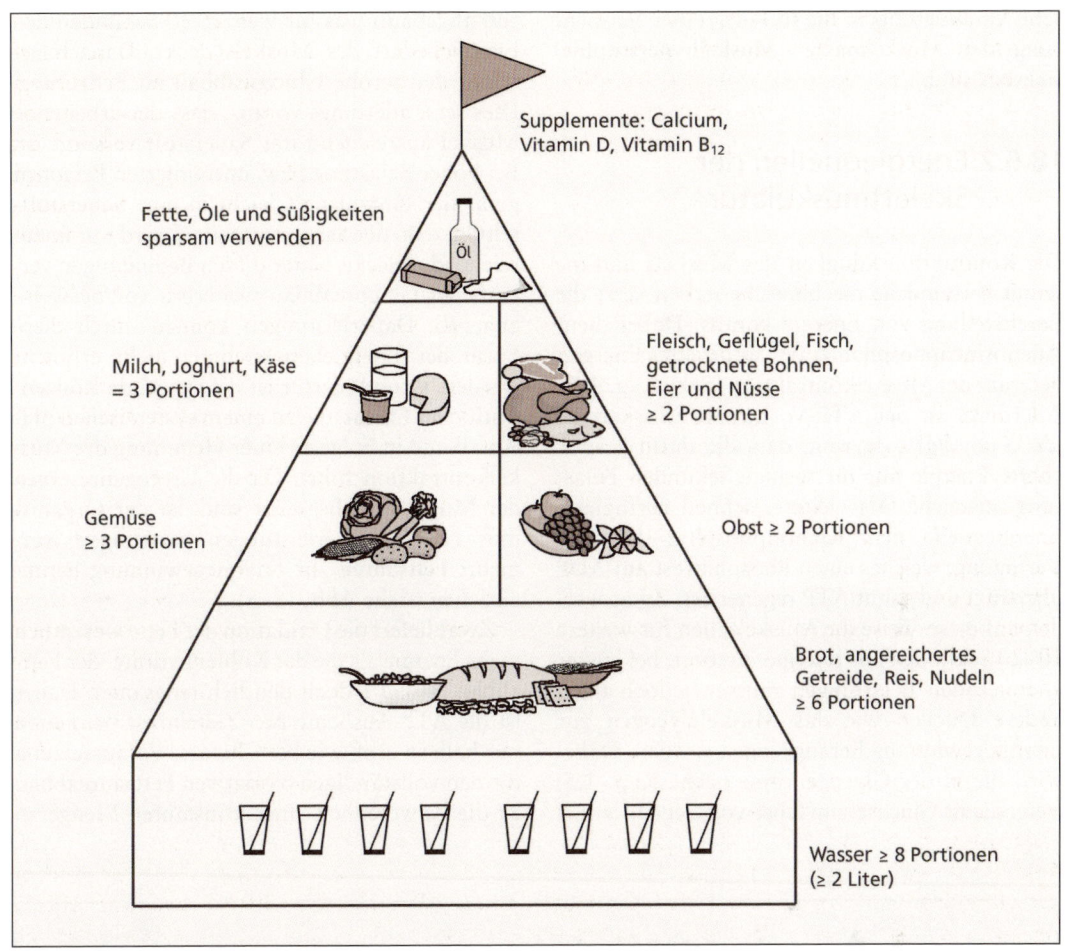

Abb. 18–7 Ernährungspyramide für Menschen ab 70 Jahren (Russell et al. 1999)

18.6.1 Trainingsinduzierte Anpassungen des Organismus

Körperliches Training induziert im Organismus eine Vielzahl physiologisch-biochemischer Adaptationsprozesse, die mit funktionellen und morphologischen Veränderungen einhergehen. Diese als **Superkompensation** bezeichneten Veränderungen betreffen – in Abhängigkeit von der Sportart – das Herz-Kreislauf-System, die Atmung, die neuromuskuläre Koordination sowie die Skelettmuskulatur und den Substratstoffwechsel. Vor allem Ausdauersportarten gehen mit einem Anstieg des **Atem-, Herz-** und **Blutvolumens** einher. Zusammen mit der gesteigerten **Kapillarisierung** der Muskulatur verbessert sich hierdurch die Sauerstoffversorgung des Organismus. Die gleichzeitig stattfindende **Biogenese** von **Mitochondrien** steigert die oxidative Kapazität erheblich. Daneben erhöht sich die Fähigkeit der Muskulatur, Fette zur Energiegewinnung heranzuziehen. Ausdauertrainierte Personen weisen bereits unter Ruhebedingungen eine erhöhte **Fettoxidation** auf. Regelmäßige Bewegung steigert auch die **Glucoseaufnahme** der Skelettmuskulatur – sowohl kurz- als auch langfristig. Daneben nimmt die Synthese von **Muskel-** und **Leberglycogen**, dem wichtigsten und limitierenden Faktor körperlicher Aktivität, zu. Bei Kraftsportarten vollziehen sich tiefgreifende morphologische Veränderungen, die in Form einer Vermehrung der Muskelmasse (**Muskelhypertrophie**) sichtbar sind.

18.6.2 Energiequellen der Skelettmuskulatur

Die Kontraktionsfähigkeit des Muskels und die damit verbundene mechanische Arbeit setzt die Bereitstellung von Energie voraus. Dabei dient **Adenosintriphosphat (ATP)** als direkter Energielieferant der Muskelkontraktion (siehe Kap. 4.1). Allerdings ist der ATP-Vorrat der Muskelzelle (ca. 5 µmol/g) so gering, dass die darin gespeicherte Energie nur für wenige Sekunden Belastung ausreicht. Als weitere, schnell verfügbare Energiequelle steht **Kreatinphosphat (KP)** zur Verfügung, welches einen Phosphatrest auf ADP überträgt und somit ATP regeneriert. Zwar werden auf diese Weise die Muskelzellen für weitere 10–20 Sekunden mit Energie versorgt, bei länger andauernden Belastungen müssen jedoch noch andere Quellen wie das **Muskelglycogen** zur Energiegewinnung herangezogen werden. Dabei wird die in der Glycogenolyse (siehe Kap. 1.5) freigesetzte Glucose zunächst vorwiegend **anaerob** abgebaut, was für weitere 30 Sekunden den Energiebedarf des Muskels deckt. Danach gewinnt der **aerobe Glucoseabbau** an Bedeutung. Dies setzt allerdings voraus, dass der arbeitende Muskel ausreichend mit Sauerstoff versorgt ist. Bei hoher Belastung bzw. untrainierten Personen gerät der Organismus leicht in eine **Sauerstoffschuld**, d. h. der Sauerstoffbedarf wird nur unzureichend gedeckt. Unter diesen Bedingungen verläuft der Glucoseabbau weiterhin vorzugsweise anaerob. Dauerleistungen können durch diese Form der Energiebereitstellung nicht erbracht werden. Grund hierfür ist die steigende Konzentration an **Lactat**, die zu einem systemischen pH-Abfall und in Folge zu einer Hemmung der Muskelkontraktion führt. Da die Glycogenreserven der Muskulatur begrenzt sind, ist der Organismus bei Ausdauerleistungen gezwungen, vermehrt **Fettsäuren** zur Energiegewinnung heranzuziehen (**siehe Abb. 18-8**).

Zwar liefert die Oxidation der Fette wesentlich mehr Energie als die der Kohlenhydrate, der Fettabbau erfolgt jedoch deutlich langsamer. Daher ist die ATP-Ausbeute pro Zeiteinheit bei Fetten nur halb so groß wie bei Glucose. Voraussetzung für den vollständigen oxidativen Fettsäureabbau ist die Anwesenheit einer konstanten Menge an

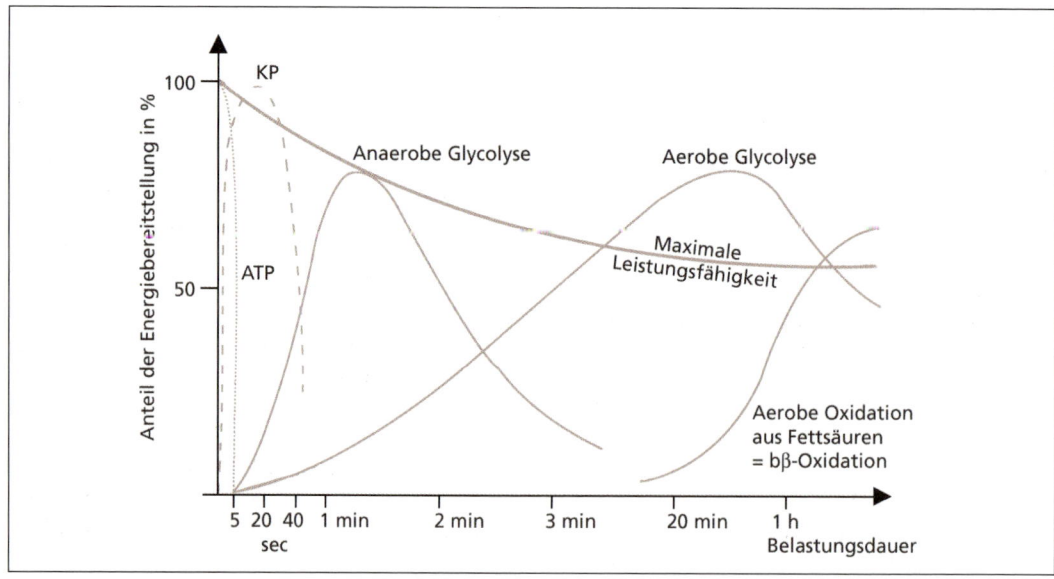

Abb. 18-8 Anteil der energieliefernden Prozesse an der Energiebereitstellung bei körperlicher Belastung. ATP = Adenosintriphosphat, KP = Kreatinphosphat

Glucose – nur so kann der **Citratcyclus** aufrechterhalten werden (siehe Kap. 2.6). Daneben wird die verfügbare Sauerstoffmenge zum entscheidenden Engpass bei der Energiegewinnung. Die Fettsäureoxidation erfordert wesentlich mehr Sauerstoff als die aerobe Glycolyse. Dieser Mehrbedarf kann jedoch nicht vollständig durch eine gesteigerte Sauerstoffaufnahme kompensiert werden – schließlich ist die Sauerstoffkapazität der Gewebe begrenzt. Fettdepots können daher vor allem bei einer längerwierigen niedrigen Belastungsintensität (z. B. Walking) effektiv genutzt werden.

18.6.3 Nährstoffbedarf des Sportlers

Energiebedarf

Die deutlich gesteigerte Aktivität der Leistungssportler ist mit entsprechend erhöhten Energieumsätzen verbunden, die von der Trainingsdauer, -häufigkeit und -intensität bestimmt werden. Besonders an Wettkampftagen steigt der Energieverbrauch in Korrelation zur körperlichen Belastung stark an. Engpässe in der Energieversorgung finden sich vor allem bei Sportlern bestimmter Disziplinen, in denen ein niedriges Körpergewicht von Vorteil ist (z. B. beim Bodenturnen). Häufig ernähren sich insbesondere Sportlerinnen hypokalorisch.

Kohlenhydratbedarf

Da Kohlenhydrate im Energiestoffwechsel des Muskels eine dominierende Rolle spielen (siehe Kap. 1.5), ist eine ausreichende Kohlenhydratzufuhr für die Ernährung von Sportlern von wesentlicher Bedeutung.

Die Glycogenspeicher des Organismus umfassen rund 400–500 g. Bei ausdauertrainierten Sportlern können sie um etwa 250 g zunehmen. Sind die Glycogenspeicher in der Leber erschöpft, so kann sich eine Hypoglycämie (**Hungerast**) entwickeln, die zu Kraftlosigkeit, Schwindelgefühlen und Leistungsunfähigkeit führt.

Die Sportlerernährung hat zum Ziel, die Kapazität der **Glycogenspeicher** soweit anzuheben, dass die im Training und Wettkampf auftretenden Verluste möglichst schnell kompensiert werden können. Dementsprechend wird intensiv trainierenden Sportlern ein **Kohlenhydratanteil** von ca. 60 Energieprozent der Gesamtenergiezufuhr empfohlen. Die Kohlenhydratzufuhr sollte dabei vorrangig in Form von **komplexen Kohlenhydraten** erfolgen. Vollkornbrot, Reis und Teigwaren sowie Gemüse- und Kartoffelgerichte sollten die Basis der Ernährung bilden. Während oder nach intensiver körperlicher Belastung sind rasch verfügbare Kohlenhydratquellen indiziert. Hier bieten sich beispielsweise verdünnte Obstsäfte und Bananen an. Spezielle **Kohlenhydratpräparate** werden hingegen auch im leistungsorientierten Ausdauersport nicht benötigt.

Fettbedarf

Obwohl Fette bei Ausdauerleistungen zur Energiegewinnung herangezogen werden, existieren keine Hinweise darauf, dass eine fettreiche Ernährung Vorteile für den Sportler bringt. Im Gegenteil zeigen gut kontrollierte Studien, dass die Leistungskapazität mit zunehmendem Fettanteil abnimmt. In der Basisernährung sollten Fette mit einem Anteil von maximal 25–30 % des täglichen Energiebedarfs vertreten sein. Nur bei stark erhöhten Energieumsätzen kann der Fettanteil in der Kost über 30 % liegen, um so eine ausreichende Bedarfsdeckung zu sichern. Bei der Nahrungszusammenstellung sollte deshalb auf **fettarme Produkte** – insbesondere bei Fleisch- und Milchwaren – geachtet werden.

Proteinbedarf

Neben dem Alter und dem Körpergewicht beeinflusst auch die Sportart und die mit ihr verbundene Belastungsart und -dauer den täglichen Proteinbedarf eines Sportlers. Der Muskelaufbau, der Erhalt der größeren Muskelmasse sowie die intensive Muskelarbeit erhöhen den **Proteinumsatz** und somit auch den Bedarf (siehe Kap. 3.6). Im Gegensatz zu älteren Empfehlungen zur Proteinzufuhr wird mittlerweile die Ansicht vertreten, dass Aufnahmen von mehr als 2 g Protein/kg Körpergewicht und Tag weder hinsichtlich des Muskelzuwachses noch der Kraftleistung wesentliche Vorteile mit sich bringen. Verschiedene Bilanzrechnungen, die eine maximal gesteigerte Proteinsynthese sowie den erhöhten oxidativen Proteinverlust berücksichtigen, ergaben, dass der durchschnittliche Proteinbedarf eines **Ausdauersportlers** zwischen 1,2 und 1,4 g/kg Körpergewicht, der eines **Kraftsportlers** bei 1,4–1,8 g/kg Körpergewicht liegt. Lediglich Hochleistungssportlern wird eine höhere Proteinzufuhr (1,8–2,2 g/Tag) empfohlen. Berücksichtigt man den gesteigerten Energiebedarf des Sportlers, so ist diese Menge problemlos mit einer ausgewogenen und abwechslungsreichen Kost zu realisieren. Selbst bei ovo-lacto-vegetarischer Ernährung (siehe Kap. 19.2) sind Proteinsupplemente überflüssig. Eine höhere Proteinzufuhr ist, aufgrund einer übermäßigen Harnstoffbildung, eher mit Nachteilen verbunden. Durch die gesteigerte Nierentätigkeit verliert der Organismus größere Mengen an Flüssigkeit, was sich negativ auf die Leistungsfähigkeit auswirkt.

Bei der Auswahl der Proteinquellen sollten insbesondere auch **pflanzliche Nahrungsmittel** berücksichtigt werden. Damit ist gleichzeitig eine verminderte Aufnahme an Fett, Cholesterol und Purinen gewährleistet, während der Kohlenhydratgehalt der Kost gesteigert wird. Als geeignete Proteinlieferanten bilden Getreide- und Kartoffelprodukte, Hülsenfrüchte sowie magere Milch- und Milchprodukte die Basis der Ernährung. Mäßige Mengen mageres Fleisch, Fisch und Eier ergänzen die Proteinversorgung. Sportlich aktive Veganer können ihre Proteinversorgung durch die Ergänzung mit Sojamehl und -flocken und entsprechenden Hefeprodukten verbessern.

Vitaminbedarf

Sportliche Betätigung geht mit einer Erhöhung des Vitaminbedarfs einher. Allerdings steigt dieser nicht überproportional zum Energiebedarf, weshalb eine ausgewogene Mischkost zur Bedarfsdeckung normalerweise ausreicht. Dennoch können sich infolge einer qualitativ und/oder quantitativ unzureichenden Ernährung schnell Versorgungslücken ergeben. Wie Analysen biochemischer Parameter zeigen, weisen Sportler häufiger ein Defizit an bestimmten **Vitaminen** der **B-Gruppe** (B_1, B_2, B_6) auf, auch die **Vitamin-C-Versorgung** ist häufig kritisch zu bewerten. In diesen Fällen wirken sich zusätzliche Vitamingaben positiv auf die Leistungs- und Regenerationsfähigkeit des Organismus aus. Bei ausreichender Versorgungslage erbringen zusätzliche Vitamine keine erkennbare Steigerung der körperlichen Leistungsfähigkeit. Einzelne Studien, die einen leistungssteigernden Effekt höher dosierter Vitaminpräparate nachweisen konnten, müssen aufgrund ihres mangelhaften Studiendesigns kritisch betrachtet werden. Anders erscheint die Situation bei den **antioxidativ** wirkenden **Vitaminen**. Da die Sauerstoffaufnahme und somit die Peroxidationsrate bei starker körperlicher Belastung gesteigert ist, sind höher dosierte Gaben – z. B. von Vitamin E – möglicherweise empfehlenswert. Werden die Vitamine C, E sowie andere antioxidative Verbindungen in höherer Dosierung verabreicht, so lässt sich hierdurch der oxidative Stress bei Sportlern reduzieren. Allerdings konnte dieser Effekt nicht in allen Studien reproduziert werden. Da der Organismus des Sportlers langfristig mit einer vermehrten Expression katalytisch wirksamer antioxidativer Schutzsysteme antwortet (*Katalase*, *Superoxiddismutase*), ist fraglich, inwieweit die vermehrte exogene Zufuhr antioxidativer Vitamine langfristig von Vorteil ist. Derzeit liegen keine Daten vor, auf deren Basis konkrete Empfehlungen zur Mehrzufuhr antioxidativer Vitamine gegeben werden können. Bei einer gewünschten **Supplementierung** sollten Antioxidanzien aufgrund ihres Synergismus kombiniert verwendet werden (z. B. Vitamin C ca. 150 mg, Vitamin E ca. 30 mg, **β**-Carotin 2–4 mg) (siehe Kap. 9.4).

Mineralstoffbedarf

Mineralstoffe sind an zahlreichen biologischen Funktionsabläufen beteiligt und stehen im engen Zusammenhang mit dem Wasserhaushalt (siehe Kap. 6.1). Im Muskelgewebe wirken Mineralstoffe zum einen als **Enzymaktivatoren**, zum anderen bestimmen sie maßgeblich die **Kontraktionsfähigkeit** der Muskelfasern. Insbesondere **Kalium, Magnesium, Calcium** und **Natrium** werden für die Umwandlung der chemischen Energie in mechanische Energie, d. h. für die Muskelkontraktion, benötigt. Bereits eine geringfügig veränderte Zusammensetzung oder Konzentration der Mineralstoffe innerhalb oder außerhalb der Zelle kann das Leistungspotenzial des Muskels herabsetzen.

Jede körperliche Mehrbelastung verändert die physiologische Regulation des Mineralstoffhaushalts, so dass es zu entsprechenden Verschiebungen kommt. So konnte z. B. für Kalium, Magnesium und Zink gezeigt werden, dass die renale Ausscheidung unter Trainingsbedingungen deutlich erhöht ist. Daneben gehen bedeutende Mengen an Mineralstoffen durch die Schweißabsonderung verloren. **Kalium** (siehe Kap. 6.2.2) dient der Aufrechterhaltung des **Membranpotenzials** und ist somit essenziell für Nervenreizleitung und Muskelkontraktion. Bei intensiver körperlicher Belastung sind die Kaliumverluste – auch bedingt durch die vermehrte Schweißbildung – z. T. stark erhöht. Zur Kompensation der Kaliumverluste und im Hinblick auf eine optimale Leistungsfähigkeit der Muskulatur sollten Sportler auf kaliumreiche Nahrungsmittel achten.

Magnesium (siehe Kap. 6.2.4) ist für einen störungsfreien Ablauf des Muskelstoffwechsels von wesentlicher Bedeutung. Sowohl die **neuromuskuläre Koordination** als auch fast alle **Enzymreaktionen** im Muskel erfordern die Anwesenheit von Magnesiumionen. Im Hinblick auf die intensive muskuläre Beanspruchung sollte deshalb gerade für Sportler eine ausreichende Magnesiumversorgung garantiert sein. Ein Mangel an Magnesium zeigt sich insbesondere in Form von Muskelkrämpfen und -verhärtungen sowie einer beschleunigten muskulären Ermüdbarkeit.

Auch das Spurenelement **Zink** (siehe Kap. 6.3.2) spielt in der Sportlerernährung eine wichtige Rolle. Als Baustein von muskulären Enzymsystemen hat es großen Anteil an der körperlichen Leistungsfähigkeit. Bei vielen Sportlern finden sich erniedrigte Serumzinkspiegel. Die Ursachen liegen sowohl in einer unzureichenden Zufuhr mit der Nahrung als auch in den bei Belastung gesteigerten Verlusten über Urin und Schweiß.

Eisen ist – als Bestandteil des Hämoglobins – für die **Sauerstoffversorgung** sämtlicher Gewebe unerlässlich (siehe Kap. 6.3.1). Da der Sauerstoffumsatz bei Leistungssportlern insgesamt höher ist als bei Normalpersonen, benötigen sie vergleichsweise mehr Hämoglobin und damit auch Eisen. Vor allem junge Frauen, die Ausdauersport betreiben, sind häufig von Eisenmangel betroffen. Eine Unterversorgung an Eisen kann die körperliche Leistungsfähigkeit stark reduzieren. Auch die Immunabwehr wird geschwächt. Die Verwendung eines niedrig dosierten Eisenpräparates kann für gefährdete Sportlerinnen deshalb von Nutzen sein. Von einer hochdosierten prophylaktischen Eisensubstitution ist allerdings abzuraten.

Flüssigkeitszufuhr

Von wesentlicher Bedeutung für die Leistungsfähigkeit des Sportlers ist der Ausgleich der Flüssigkeitsverluste. Die Wasserabgabe über den Schweiß ist der wichtigste Regulationsmechanismus zur Aufrechterhaltung der **Körpertemperatur**. Wasserverluste von 2 % des Körpergewichts führen bereits zu erheblichen Einschränkungen der körperlichen Leistungsfähigkeit. Daher sollte bei intensiven Belastungen, die mit einer erhöhten Wärmeproduktion und Schweißabsonderung verbunden sind, unverzüglich ein entsprechender Flüssigkeitsersatz gewährleistet sein. Bei langanhaltender körperlicher Betätigung (z. B. Joggen) sollte bereits während des Trainings auf eine kontinuierliche Flüssigkeitszufuhr geachtet werden.

Mit dem Schweiß gehen dem Körper neben Wasser auch beachtliche Mengen an Elektrolyten verloren, insbesondere Natrium, Kalium, Magnesium und Calcium (siehe oben). Da der Schweiß eine deutlich niedrigere Osmolarität als das Plasma aufweist, steigt bei starkem Schwitzen die relative Osmolarität des Plasmas an. Daher sollte die Flüssigkeitszufuhr durch leicht **hypo-** oder **isotone Getränke** erfolgen. Die derzeit auf dem Markt befindlichen Sportgetränke sind meistens isoton und gewährleisten damit eine optimale Absorption im Dünndarm. Sie enthalten – je nach Produkt – sehr unterschiedliche Mengen der einzelnen Mineralien. Zusätzlich sind recht hohe Konzentrationen an schnell verfügbaren Kohlenhydraten enthalten, die einen stabilen Blutglucosespiegel gewährleisten sollen. Werden statt Einfachzucker Glucosepolymere eingesetzt, kann der Kohlenhydratanteil ohne Änderung der Osmolarität gesteigert werden. Allerdings verzögert ein hoher Kohlenhydratanteil von > 8 % die Magenentleerungsrate, so dass die Flüssigkeit nur langsam in den Dünndarm und somit zur Absorption gelangt. Besser geeignet sind kohlenhydratarme, leicht hypotone Mischungen aus **Obstsäften** und **Mineralwässern** (im Verhältnis 1:3; z. B. Apfelsaftschorle). Auf diese Weise wird die Flüssigkeitsabgabe aus dem Magen nicht beeinträchtigt und die anschließende Wasser- und Mineralstoffaufnahme im Dünndarm kann rasch erfolgen.

Ergogene Substanzen

Von der Industrie werden laufend neue, vermeintlich leistungssteigernde Präparate, sogenannte ergogene bzw. ergolytische Substanzen auf den Markt gebracht. Längst ist der Konsum solcher **Supplemente** nicht nur auf den kleinen Kreis der Spitzensportler begrenzt – immer mehr Breitensportler greifen zu den teuren Präparaten. Vor allem bestimmte **Aminosäuren** (Glutamin, Arginin und Ornithin) sowie **Aminosäurederivate** (Carnitin und Kreatin) besitzen in Sportlerkreisen eine weite Verbreitung.

Supplemente, die **Arginin** und **Ornithin** einzeln oder in Kombination enthalten, sollen die Sekretion der anabolen Hormone **STH** und **Insulin** steigern und auf diese Weise den Muskelaufbau fördern. Die bisher vorliegenden Studienergebnisse zeigen jedoch, dass es hierdurch nicht zu einer Steigerung des Muskelaufbaus kommt. Ein Charakteristikum von Ausdauersportarten ist der Abfall der Glutaminspiegel im Plasma. **Glutamin** ist ein wichtiges Energiesubstrat immunkompetenter Zellen (siehe Kap. 20.4.1). Vermutet wird, dass der reduzierte Glutaminstatus für die gesteigerte Infektanfälligkeit von Ausdauersportlern mit verantwortlich zu machen ist. Zwar lassen Glutaminpräparate die Glutaminspiegel im Blut deutlich ansteigen, allerdings ist nicht belegt, inwieweit dies mit einer Reduktion der **Infektionshäufigkeit** einhergeht.

Obwohl der alkylierten Hydroxycarbonsäure **Carnitin** eine zentrale Bedeutung beim oxidativen Abbau langkettiger Fettsäuren zukommt (siehe Kap. 5.5.1), profitieren Sportler nicht von der Einnahme entsprechender Präparate. Die Zufuhr hoher Dosen Carnitin lässt zwar die Carnitinwerte im Blut ansteigen, die Werte in der Skelettmuskulatur bleiben davon allerdings unberührt. Alle bisher publizierten, gut kontrollierten Studien konnten keinen leistungssteigernden Effekt nachweisen. Da die Gefahr besteht, dass die endogene Carnitinsynthese bei hoher exogener Zufuhr abnimmt, sollten Sportler besser auf entsprechende Präparate verzichten.

Kreatin, eine aus Arginin, Glycin und Methionin synthetisierte körpereigene Substanz, befindet sich zu ca. 95 % in der Muskulatur, rund 60 % liegen hier in Form der rasch verfügbaren Energiequelle **Kreatinphosphat** vor. Als gesichert gilt, dass eine Kreatinsupplementierung (20 g/Tag über 5–6 Tage) dann zu einer deutlichen Zunahme der Kreatinkonzentration im Muskel führt, wenn die basalen Spiegel erniedrigt sind. Inwieweit dies die Leistungsfähigkeit erhöht, wird unterschiedlich beurteilt. Positive Resultate sind zu erwarten, wenn es sich um Trainingseinheiten handelt, die durch intensive, kurze Intervallbelastungen (< 30 Sekunden) gekennzeichnet sind. Eine Steigerung der aeroben Ausdauer konnte nicht beobachtet werden. Als Wirkmechanismus wird ein erhöhter **Kreatinphosphatpool**, die verstärkte **Resynthese** von Kreatinphosphat sowie eine gesteigerte **Proteinbiosynthese** diskutiert. Bei der Einnahme von Kreatin ist zu beachten, dass die zelluläre Aufnahme – und vermutlich auch die endogene Synthese – downreguliert wird, weshalb von einer langfristigen Zufuhr abzuraten ist. Da Kreatin zu einer verstärkten Wassereinlagerung in der Muskulatur führt, kommt es bereits nach wenigen Tagen zu einem deutlichen Anstieg des Körpergewichts (0,5–1,6 kg). Die Zunahme des intrazellulären Wassergehalts kann auch mit unangenehmen Nebeneffekten wie Muskelkrämpfen und -ödemen einhergehen.

Weiterführende Literatur
Empfehlungen für eine gesunderhaltende Ernährung des Erwachsenen

American Heart Association: Dietary Guidelines for Healthy Americans. http://www.americanheart.org

Assmann G, de Backer G, Bagnara S, Betteridge J, Crepaldi G, Fernandez-Cruz A, Godtfredsen J, Jacotot B, Paoletti R, Renaud S, Ricci G, Rocha E, Trautwein E, Urbinati GC, Varela G, Williams C: International consensus statement on olive oil and the Mediterranean diet: implications for health in Europe. The Olive Oil and the Mediterranean Diet Panel. Eur J Cancer Prev 6: 418–421, 1997

Assmann G, Cullen P, Jossa F, Lewis B, Mancini M: Coronary heart disease: reducing the risk: the scientific background to primary and secondary prevention of coronary heart disease. A worldwide view. International Task force for the Prevention of Coronary Heart disease. Arterioscler Thromb Vasc Biol 19: 1819–24, 1999

Barringer TA: Mediterranean diets and cardiovascular disease. Curr Atheroscler Rep 3: 437–445, 2001

Covas MI, Marrugat J, Fito M, Elosua R, de la Torre-Boronat C: Scientific aspects that justify the benefits of the Mediterranean diet: mild-to-moderate versus heavy drinking. Ann N Y Acad Sci 957: 162–173, 2002

DGE (Deutsche Gesellschaft für Ernährung), Österreichische Gesellschaft für Ernährung (ÖGE), Schweizerische Gesellschaft für Ernährungsforschung (SGE),

Schweizerische Vereinigung für Ernährung (SVE): Referenzwerte für die Nährstoffzufuhr. 1. Auflage 2000, Umschau/Braus, Frankfurt am Main 2000
Suter PM: Checkliste Ernährung. Thieme, Stuttgart 2002
Trichopoulou A, Vasilopoulou E: Mediterranean diet and longevity. Br J Nutr 84 Suppl 2: S205–209, 2000
Willett WC, Stampfer MJ: Rebuilding the food pyramid. Sci Am 288(1):64–71, 2003

Ernährung in der Schwangerschaft/Stillzeit
Allen LH: Impact of vitamin B-12 deficiency during lactation on maternal and infant health. Adv Exp Med Biol 503: 57–67, 2002
Azais-Braesco V, Pascal G: Vitamin A in pregnancy: requirements and safety limits. Am J Clin Nutr 71(5 Suppl): 1325S–1233S, 2000
Bergmann RL, Huch R, Bergmann KE, Dudenhausen JW: Ernährungsprävention während der Schwangerschaft. Dtsch Ärzteb 94: B1966–B1970, 1997
Deutsche Gesellschaft für Ernährung (DGE), Österreichische Gesellschaft für Ernährung (ÖGE), Schweizerische Gesellschaft für Ernährungsforschung (SGE), Schweizerische Vereinigung für Ernährung (SVE): Referenzwerte für die Nährstoffzufuhr. 1. Auflage, Umschau/Braus, Frankfurt/Main, 2000
Glinoer D: Pregnancy and iodine. Thyroid 11(5): 471–81, 2001
Hamosh M: Nutrition during lactation. Bibl Nutr Dieta (53): 23–36, 1996
Haram K, Nilsen ST, Ulvik RJ: Iron supplementation in pregnancy – evidence and controversies. Acta Obstet Gynecol Scand 80(8): 683–8, 2001
Ladipo OA: Nutrition in pregnancy: mineral and vitamin supplements. Am J Clin Nutr 72(1 Suppl): 280S–290S, 2000
Metz G: Omega-3-Fettsäuren. Eine Standortbestimmung zum Millenium, 1. Aufl., Forum Medizin Verlagsgesellschaft, Stockdorf 2000
Oumachigui A; Prepregnancy and pregnancy nutrition and its impact on women's health. Nutr Rev 60(5 Pt 2): S64–7, 2002
Quaas L: Gravidität und Laktation. In: Biesalski HK, Schrezenmeir J, Weber P, Weiß H (Hrsg.): Vitamine: Physiologie, Pathophysiologie, Therapie. Stuttgart – New York, Thieme 1997 S. 168–172
Quaas L: Ernährung in der Schwangerschaft. Akt Ern Med 15: 87–95, 1990
Ramachandran P: Maternal nutrition – effect on fetal growth and outcome of pregnancy. Nutr Rev 60(5 Pt 2): S26–34, 2002
Rasmussen KM: The influence of maternal nutrition on lactation. Annu Rev Nutr 12: 103–117, 1992
Schanler RJ: Neonatal vitamin metabolism: water soluble. In: Cowett RM: Principles of perinatal-neonatal metabolism. Springer, Berlin 1991, S. 977–1000
Scholl TO, Johnson WG: Folic acid: influence on the outcome of pregnancy. Am J Clin Nutr 71(5 Suppl): 1295S–303S, 2000
Specker BL: Do North American women need supplemental vitamin D during pregnancy or lactation? Am J Clin Nutr 59(2 Suppl): 484S–490S, 1994

Uauy R, Hoffman DR, Peirano P, Birch DG, Birch EE: Essential fatty acids in visual and brain development. Lipids 36(9): 885–95, 2001

Ernährung von Säuglingen
American Academy of Pediatrics: Breastfeeding and the use of human milk. Pediatrics 100: 1035–1039, 1997
Böhles H: Ernährungsstörungen im Kindesalter. Wissenschaftliche Verlagsgesellschaft, Stuttgart 1990
Chesney RW: Requirements and upper limits of vitamin D intake in the term neonate, infant, and older child. J Pediatr 116(2): 159–166, 1990
Chesney RW, Helms RA, Christensen M, Budreau AM, Han X, Sturman JA: An updated view of the value of taurine in infant nutrition. Adv Pediatr 45: 179–200, 1998
Forschungsinstitut für Kinderernährung (Hrsg.): Empfehlungen für die Ernährung von Säuglingen. Dortmund, 1996
Forsyth JS, Carlson SE: Long-chain polyunsaturated fatty acids in infant nutrition: effects on infant development. Curr Opin Clin Nutr Metab Care 4(2): 123–126, 2001
Hanson LA, Silfverdal SA, Korotkova M, Erling V, Strombeck L, Olcen P, Ulanova M, Hahn-Zoric M, Zaman S, Ashraf R, Telemo E: Immune system modulation by human milk. Adv Exp Med Biol 503: 99–106, 2002
Kramer MS: Promotion of breast feeding intervention trial (PROBIT). JAMA 285: 413–420, 2001
Leitzmann C, Hahn A: Vegetarische Ernährung. UTB, Stuttgart, S. 348–364, 1995
Leitzmann C, Müller C, Michel P, Brehme U, Hahn A, Laube H: Ernährung in Prävention und Therapie. Hippokrates, Stuttgart 2001
Oddy WH: The impact of breastmilk on infant and child health. Breastfeed Rev 10(3): 5–18, 2002
Przyrembel H: Stillempfehlungen der nationalen Stillkommission Deutschlands. Akt Ern Med 22: 112–113, 1997
Newburg DS: Bioactive components of human milk: evolution, efficiency, and protection. Adv Exp Med Biol 501: 3–10, 2001
Schäfer C: Arzneimittel und Stillen – verträgt sich das? In: Stillen und Muttermilchernährung, BzgA, Köln 2001, S. 227–248
Sonis A, Castle J, Duggan C: Infant nutrition: implication for somatic growth, adult onset diseases, and oral health. Curr Opin Pediatr 9(3): 289–297, 1997
Wachtel U: Ernährung von gesunden Säuglingen und Kleinkindern. Thieme, Stuttgart 1990
Wachtel U, Hilgarth R: Ernährung und Diätetik in Pädiatrie und Jugendmedizin. Band I: Ernährung. Thieme, Stuttgart 1994
Vieth B, Heinrich-Hirsch B: Rückstände in Frauenmilch. In: Stillen und Muttermilchernährung, BzgA, Köln 2001, S. 210–226

Ernährung von Senioren
Allison S: Institutional feeding of the elderly. Curr Opin Clin Nutr Metab Care 5(1): 31–4, 2002
Baik HW, Russel RM: Vitamin B12 deficiency in the elderly. Annu Rev Nutr 19: 357–377, 1999
Carmel R: Cobalamin, the stomach, and aging. Am J Clin Nutr 66: 750–759, 1997

Chapman IM, MacIntosh CG, Morley JE, Horowitz M: The anorexia of aging. Biogerontology 3(1–2): 67–71, 2002

de la Torre AM, de Mateo Silleras B, Perez-Garcia A: Guidelines for nutrition support in the elderly. Public Health Nutr 4(6A): 1379–1384, 2001

Gariballa SE, Sinclair AJ: Nutrition, ageing and ill health. Br J Nutr 80(1): 7–23, 1998

Gennari C: Calcium and vitamin D nutrition and bone disease of the elderly. Public Health Nutr 4(2B): 547–59, 2001

Gonzalez-Gross M, Marcos A, Pietrzik K: Nutrition and cognitive impairment in the elderly. Br J Nutr 86(3):313–21, 2001

Guigoz Y, Lauque S, Vellas BJ: Identifying the elderly at risk for malnutrition. The Mini Nutritional Assessment. Clin Geriatr Med 18(4): 737–757, 2002

Ibs KH, Rink L: Das Immunsystem im Alter. Z Gerontol Geriat 34: 480–485, 2001

Janssen HC, Samson MM, Verhaar HJ: Vitamin D deficiency, muscle function, and falls in elderly people. Am J Clin Nutr 75(4): 611–615, 2002

Lesourd B: Nutrition: a major factor influencing immunity in the elderly. J Nutr Health Aging 8(1): 28–37, 2004

Mathus-Vliegen EM: Old age, malnutrition, and pressure sores: an ill-fated alliance. J Gerontol A Biol Sci Med Sci 59(4): 355–360, 2004

Meissner et al.: Das mitochondriale Genom und Altern. Z Gerontol Geriat 34: 447–451, 2001

Russell RM: The aging process as a modifier of metabolism, Am J Clin Nutr 2000 72 (Suppl): 529S–532S, 2000

Russell RM, Rasmussen H, Lichtenstein AH: Modified Food Guide Pyramid for people over seventy years of age. J Nutr 129(3): 751–3, 1999

Saretzki G, Zglinicki T: Replikative Seneszenz als Alterungsmodell: Die Rolle von oxidativem Stress und Telomerverkürzung – eine Übersicht. Z Gerontol Geriat 32: 69–75, 1999

Schletwein-Gsell D et al.: Nährstoffaufnahme bei gesunden Betagten. Z Gerotol Geriat 32 (Suppl 1): I/1–I/6, 1999

Stabler SP: Vitamin B12 deficiency in older people: Improving diagnosis and preventing disability. J Am Geriatr Soc 46: 1317–1319, 1998

Stähelin HB: Malnutrition und mentale Funktionen. Z Gerontol Geriat 32 (Suppl 1): I/27–I/30, 1999

Viidik A: The biological aging is our inescapable fate – but can we modify it? Z Gerontol Geriat 32: 384–389, 1999

Wolters M, Ströhle A, Hahn A: Altersassoziierte Veränderungen im Vitamin B12 und Folsäurewechsel: Prävalenz, Ätiopathigenese und pathophysiologische Konsequenzen. Z Gerontol Geriatr 37(2): 109–135, 2004

Ernährung von Sportlern

Armstrong LE, Maresh CM: Vitamin and mineral supplements as nutritional aids to exercise performance and health. Nutr Rev 54 (4 Pt 2): S149–S158, 1996

Beard J, Tobin B: Iron status and exercise. Am J Clin Nutr 72(2 Suppl): 594S–597S, 2000

Brass EP: Supplemental carnitine and exercise. Am J Clin Nutr 72(2 Suppl): 618S–623S, 2000

Castell LM, Newsholme EA: The relation between glutamine and the immunodepression observed in exercise. Amino Acids 20 (1): 49–61, 2001

Clarkson PM: Nutrition for improved sports performance. Current issues on ergogenic aids. Sports Med 21 (6): 393–401, 1996

Clarkson PM, Thompson HS: Antioxidants: what role do they play in physical activity and health? Am J Clin Nutr 72(2 Suppl): 637S–646S, 2000

Geiss K-R, Hamm M: Handbuch Sportler-Ernährung. Behr's, Hamburg 1990

Gleeson M, Nieman DC, Pedersen BK: Exercise, nutrition and immune function. J Sports Sci 22(1): 115–125, 2004

Hargreaves M: Carbohydrates and exercise performance. Nutr Rev 54 (4 Pt 2): S136–S139, 1996

Hultmann et al.: Diet in Work and exercise performance. In: Shils M. et al. (Hrsg.): Nutrition in Health and Disease, 9th Edition. Baltimore, Williams & Wilkins 762–782, 1999

Knopp WD et al.: Ergogenic drugs in sports. Clin Sports Med 16(3): 375–392, 1997

Kreider RB et al.: Amino acid supplementation and exercise performance. Analysis of the proposed ergogenic value. Sports Med 16 (3): 190–209, 1993

Rennie MJ, Tipton KD: Protein and amino acid metabolism during and after exercise and the effects of nutrition. Annu Rev Nutr 20: 457–483, 2000

Saris WH, Antoine JM, Brouns F, Fogelholm M, Gleeson M, Hespel P, Jeukendrup AE, Maughan RJ, Pannemans D, Stich V: PASSCLAIM – Physical performance and fitness. Eur J Nutr 42 (Suppl 1): 150–195, 2003

Ströhle A: Kreatinsupplemente – Eine Bestandsaufnahme des aktuellen Kenntnisstandes. Journal für orthomolekulare Medizin 9 (2): 126–140, 1999

Wolfe RR: Protein supplements and exercise. Am J Clin Nutr 72(2 Suppl): 551S–557S, 2000

19 Alternative Ernährungsformen

Alternative Ernährungsformen sind langfristig praktizierbare Kostformen, die aus verschiedensten Gründen – u. a. gesundheitliche, soziale und ethische – propagiert und durchgeführt werden. Vielfach halten die hinter den einzelnen Empfehlungen stehenden Vorstellungen und Erklärungen naturwissenschaftlichen Erkenntnissen nicht stand, teilweise werden auch nicht haltbare Heilversprechen gegeben. Allerdings hat sich bei einigen alternativen Ernährungsformen gezeigt, dass sie bei ausgewogener Zusammenstellung der Kost günstige Wirkungen auf die Gesundheit ausüben können. Als kritisch müssen solche Kostformen beurteilt werden, die zu Nährstoffdefiziten und Mangelerscheinungen führen oder als (unbewiesene) Heilmittel für schwere Erkrankungen angepriesen werden.

19.1 Gemeinsame Aspekte verschiedener alternativer Ernährungsformen

Trotz unterschiedlich begründeter Ansätze weisen alternative Ernährungsformen eine Reihe von Gemeinsamkeiten auf. So orientiert sich die Mehrzahl an einer **vegetarischen Ernährungsweise**, wobei Lebensmitteln, die möglichst gering verarbeitet sind und aus ökologischem Anbau stammen, eine besondere Bedeutung zukommt (siehe Abb. 19–1).

In der Regel fehlen wissenschaftliche Untersuchungen zur Beurteilung alternativer Kostformen. Anhand der Lebensmittelauswahl lässt sich jedoch zumeist ableiten, ob sie alle Nährstoffe in ausreichender Menge liefern und inwieweit eine

- Bevorzugung pflanzlicher Lebensmittel
- Bevorzugung von Produkten aus ökologischer Landwirtschaft
- Ablehnung übertriebener Lebensmittelverarbeitung
- Vermeidung von Lebensmittelzusatzstoffen
- Bevorzugung heimischer Lebensmittel

Abb. 19–1 Gemeinsame Merkmale alternativer Ernährungsformen (Leitzmann und Michel 1993)

Kostform als Dauerernährung geeignet ist. Für einige alternative Ernährungsformen, insbesondere lacto-vegetabile Kostformen, hat sich inzwischen gezeigt, dass sie einer durchschnittlichen Mischkost im Hinblick auf die Prävention bestimmter Stoffwechselstörungen und Erkrankungen überlegen sein können. Hierbei spielen aber auch insgesamt gesundheitsfördernde Verhaltensweisen der Anhänger dieser Ernährungsformen eine Rolle.

19.2 Vegetarismus

Der Begriff Vegetarismus leitet sich aus dem Lateinischen **vegetare** (= wachsen, leben) ab. Er fasst eine Vielzahl verschiedener Ausprägungen von Kostformen zusammen, weshalb eine allgemeingültige Beschreibung und Bewertung außerordentlich schwierig ist. In Deutschland ernähren sich etwa drei Millionen Bundesbürger vegetarisch.

19.2.1 Grundsätze

Unter den vielfältigen Beweggründen für eine vegetarische Ernährung dominieren neben den **ethisch-religiösen** die **gesundheitlichen** Motive. Eine besondere Rolle bei der Hinwendung zum Vegetarismus spielt die Ablehnung des Tötens von Tieren und die Beschäftigung mit dem Verhältnis von Mensch und Tier. Die gesundheitliche Motivation für eine vegetarische Ernährung umfasst meist Aspekte der Körpergewichtsreduktion, die Prophylaxe und Heilung verschiedener Krankheiten sowie die Steigerung der geistigen und körperlichen Leistungsfähigkeit. Das vermehrte Auftreten von ernährungsabhängigen Zivilisationskrankheiten und die wissenschaftlichen Erkenntnisse über deren Ursachen spielen bei diesen Überlegungen eine zentrale Rolle. Darüber hinaus tragen **Lebensmittelskandale** wie der Einsatz verbotener oder erlaubter Masthilfen in der Tierzucht, die Kontamination von Lebensmitteln tierischer Herkunft oder die BSE-Diskussion zu einer Verminderung des Fleischkonsums bei. Auch **ökologische** Gründe werden für die Hinwendung zum Vegetarismus genannt.

19.2.2 Lebensmittelauswahl

Der Vegetarismus ist keine einheitliche Ernährungsform, sondern wird in ganz unterschiedlichen Varianten praktiziert. Je nach Beweggründen und Zielen kann sich die Lebensmittelauswahl von Vegetariern erheblich unterscheiden. Die Einteilung vegetarischer Ernährungsweisen erfolgt nach der Lebensmittelauswahl. So verzehren **Lacto-Ovo-Vegetarier** neben pflanzlicher Nahrung auch Milchprodukte und Eier, **Lacto-Vegetarier** verzehren Milch und Milchprodukte, aber keine Eier. **Ovo-Vegetarier** nehmen weder Fleisch und Fisch noch Milch zu sich, konsumieren jedoch Eier. **Veganer** lehnen als strenge Vegetarier den Verzehr sämtlicher vom Tier stammender Lebensmittel ab, wobei dies im Extremfall auch Honig einschließt (siehe Tab. 19–1). Eine Sondergruppe stellen die so genannten **Pudding-Vegetarier** dar, die zwar Fleisch und Fisch meiden, aber zu einem hohen Anteil stark verarbeitete Produkte mit hoher Energiedichte verzehren. Daher ist bei ihnen eine optimale Versorgung mit essenziellen Nährstoffen ebensowenig gewährleistet wie bei einer ungünstig zusammengestellten fleischhaltigen Kost.

Eine besondere Gruppe unter den Veganern sind die **Rohköstler**, die neben allen Nahrungsmitteln tierischen Ursprungs auch gekochte Nahrung meiden. Keine Vegetarier im eigentlichen Sinne sind **Beinahe-Vegetarier** oder **Halb-Vegetarier**. Sie schränken ihren Fleisch- und Wurstkonsum auf wenige Fleischmahlzeiten pro Monat ein. Auch **Pisce-Vegetarier**, Personen, die zwar auf Fleisch und Wurstwaren verzichten, dafür Fischprodukte in ihren Speiseplan integrieren, zählen im strengen Sinne nicht zur Gruppe der Vegetarier.

19.2.3 Ernährungsphysiologische Bewertung

Eine einheitliche Bewertung ist aufgrund der verschiedenen Ausprägungen des Vegetarismus außerordentlich schwierig. Umfangreiche wissenschaftliche Untersuchungen belegen jedoch mittlerweile, dass Vegetarier aufgrund ihrer insgesamt gesunden Lebensweise (Ernährung, ausreichende Bewegung, weitgehender oder völliger Verzicht auf Alkohol und Nikotin) häufig einen sehr guten Gesundheitsstatus aufweisen. Die Studien belegen auch, dass zahlreiche Vorteile direkt auf die Ernährung zurückzuführen sind.

Tab. 19–1 Formen vegetarischer Ernährung. Bei allen Lebensmitteln sind auch die jeweils daraus hergestellten Produkte eingeschlossen

Bezeichnung	Meiden von
Ovo-Vegetarier	Fleisch, Fisch und Milch
Lacto-Vegetarier	Fleisch, Fisch und Eiern
Lacto-Ovo-Vegetarier	Fleisch und Fisch
Veganer	Alle vom Tier stammenden Lebensmittel (Fleisch, Fisch, Milch, Eier, Honig)

Energie- und Hauptnährstoffe

Die empfohlene **Energieaufnahme** wird bei Vegetariern im Vergleich zur Durchschnittsbevölkerung seltener überschritten, was sich in ihrem durchschnittlich geringeren Körpergewicht widerspiegelt. Insbesondere Veganer weisen oft ein sehr niedriges Körpergewicht und häufig sogar Untergewicht auf. Auch das Verhältnis der Hauptnährstoffe weicht bei Vegetariern von dem der Mischköstler ab: Vegetarier nehmen einen höheren Anteil an **Kohlenhydraten** auf, wobei ihre Monosaccharidzufuhr aufgrund des vermehrten Obstverzehrs die von Mischköstlern übersteigt. Auch die Aufnahme an Polysacchariden und **Ballaststoffen** liegt in der Regel über der von Mischköstlern. Obwohl der höhere Gemüse- und Getreideverzehr auch eine höhere Aufnahme an Phytin- und Oxalsäure mit sich bringt, fällt dies aufgrund der insgesamt höheren Mineralstoffzufuhr nicht ins Gewicht.

Die **Fettaufnahme** von Ovo-Lacto-Vegetariern überschreitet die empfohlene Zufuhr, liegt aber häufig niedriger als im Bevölkerungsdurchschnitt. Lediglich die Fettzufuhr der Veganer entspricht den Empfehlungen. Da Vegetarier zum großen Teil pflanzliche Fette aufnehmen, unterscheidet sich die Fettsäurezusammensetzung von der bei durchschnittlicher Mischkost. So liegt die Zufuhr an mehrfach ungesättigten Fettsäuren im Verhältnis höher als die gesättigter und einfach ungesättigter Fettsäuren. Die **Cholesterolaufnahme** von Vegetariern liegt im Vergleich zum Bevölkerungsdurchschnitt deutlich niedriger, bei Veganern ist sie minimal.

Bei einer ausgewogenen vegetarischen Ernährung ist die **Proteinversorgung** gewährleistet. Die Aufnahme liegt bei vegetarischer Ernährung in der Regel sogar in einem günstigeren Bereich, da bei Mischkost die Empfehlung überschritten wird. Auch bei veganer Ernährung kann prinzipiell durch die Kombination verschiedener Lebensmittel eine hohe biologische Wertigkeit (siehe Kap. 3.6) erreicht werden, so dass die Versorgung im Erwachsenenalter gesichert ist. Lediglich in Zeiten erhöhten Bedarfs, wie im Wachstum, in der Schwangerschaft (siehe Kap 18.2) und in der Stillzeit (siehe Kap. 18.3), sind Versorgungsengpässe möglich. Probleme treten insbesondere dann auf, wenn Kinder von Veganerinnen nach dem Abstillen vegan ernährt werden.

Vitamine

Die Zufuhr von **Vitaminen** ist bei vegetarischen Kostformen überwiegend positiv zu bewerten. Die pflanzlich betonte Kost führt zu einer hohen Aufnahme der Vitamine C und E, β-Carotin, Folsäure sowie Vitamin B_1. Allerdings ist die Aufnahme von **Vitamin B_{12}** bei Veganern äußerst kritisch, während lacto- und lacto-ovo-vegetarische Kostformen in dieser Hinsicht unproblematisch sind (siehe Kap. 5.4.5). Aufgrund der hohen Reservekapazität von Vitamin B_{12} (2–5 Jahre) finden sich jedoch auch bei Veganern seltener klinische Mangelerscheinungen als zu erwarten wäre. Zur Verbesserung der Versorgung sollte Vitamin B_{12} allerdings insbesondere bei Kindern supplementiert werden. Die Versorgung mit Vitamin B_2 ist bei lacto- und lacto-ovo-vegetarischer Ernährung ausreichend bis gut, während die Bedarfsdeckung bei veganer Lebensweise schwierig ist. Die Zufuhr von **Vitamin D** ist bei Vegetariern relativ gering, da nur bestimmte Fischarten hohe Gehalte aufweisen. Mangelerscheinungen sind jedoch selten, da das Vitamin bei Aufenthalten im Freien auch endogen aus entsprechenden Vorstufen synthetisiert wird (siehe Kap. 5.3.2). Aufgrund des geringen Vitamin-D-Gehalts in der Frauenmilch ist jedoch – zur Rachitis-Prophylaxe – sowohl bei Säuglingen von Mischköstlerinnen als auch von Vegetarierinnen eine Supplementierung anzuraten (siehe Kap. 18.4.1).

Mineralstoffe

Die Zufuhr von **Mengenelementen** ist bei Vegetariern in der Regel günstiger zu bewerten als bei Mischköstlern. So liegt die Aufnahme von Natrium vergleichsweise niedriger, die Kalium- und Magnesiumzufuhr dagegen höher. Etwa in gleichem Umfang wie bei Nichtvegetariern werden die Spurenelemente Zink, Kupfer und Selen aufgenommen.

Allerdings können bei vegetarischer Ernährung auch Versorgungsdefizite auftreten. So wird z. B. häufig angeführt, dass die Aufnahme an **Eisen** nicht sichergestellt ist. Tatsächlich nehmen Vegetarier zwar genauso viel Eisen wie Mischköstler auf, allerdings muss die **geringere Verfügbarkeit** aus pflanzlichen Lebensmitteln berücksichtigt werden. So bringt die hohe Zufuhr pflanzlicher Lebensmittel eine vermehrte Aufnahme von Substanzen mit sich, die die Eisenresorption vermindern, wie beispielsweise **Phytinsäure**, **Oxalsäure** und **Ballaststoffe** (siehe Kap. 6.3.1). Andererseits begünstigt die hohe **Ascorbinsäureaufnahme** von Vegetariern wiederum die Eisenverfügbarkeit. Einige Untersuchungen ergaben keine Unterschiede zwischen dem Eisenstatus von Vegetariern und Nichtvegetariern, während andere Autoren einen erniedrigten Serum-Ferritin-Spiegel und verringerte Eisenspeicher bei Vegetariern fanden. Da die Eisenreserven bei Vegetarierinnen häufig geringer sind, sollte in Zeiten eines erhöhten Eisenbedarfs, insbesondere während der Schwangerschaft, eine Ergänzung erfolgen. Dies gilt auch bei vegetarisch ernährten Kleinkindern, bei denen die Eisenzufuhr problematisch sein kann. Normwerte im unteren Bereich werden jedoch im Hinblick auf das Auftreten von Infektionskrankheiten und auf die Entstehung reaktiver Sauerstoffspezies eher positiv bewertet (siehe Kap. 6.3.1).

Als kritischer Nährstoff bei Veganern gilt **Calcium** (siehe Kap. 6.2.3), während bei lacto-ovo-vegetarischer Ernährung die Calciumaufnahme ausreichend ist. Positiv wirkt sich bei veganer Ernährung die geringe Proteinaufnahme aus, die zu einer verminderten Calciumausscheidung im Urin führt. Ungünstig erweist sich dagegen die hohe Aufnahme von Phytinsäure, Oxalsäure und Ballaststoffen, die resorptionsvermindernd wirken. Insbesondere die Calicumaufnahme vegan ernährter Kinder liegt vielfach deutlich unterhalb der Empfehlungen. Auch bei älteren Kindern und Jugendlichen ist bei veganer Ernährung auf eine zusätzliche Gabe von Calcium zu achten.

Aufgrund resorptionshemmender Stoffe wird immer wieder **Zink** (siehe Kap. 6.3.2) als ein kritischer Mineralstoff bei vegetarischer Ernährung angesehen. Allerdings weisen Lacto-(Ovo)-Vegetarier meist normale Zinkkonzentrationen im Serum auf.

Die **Iodaufnahme** liegt bei vegetarischer Ernährung wie auch bei Mischkost unterhalb der Empfehlungen. Wichtige Iodquellen wie Fisch und Schalentiere entfallen bei vegetarischer Ernährung, bei veganer Ernährung fehlen zudem Milch- und Milchprodukte. Die Verwendung von **Iodsalz** kann jedoch zur Bedarfsdeckung beitragen. Insbesondere in Zeiten erhöhten Bedarfs, wie Schwangerschaft, Stillzeit und Wachstum, sollte aber in jedem Fall eine Supplementierung erfolgen (siehe Kap. 6.3.3).

Insgesamt ist mit einer vegetarischen Ernährung eine ausreichende Versorgung mit Nährstoffen möglich. Zudem ist das allgemeine Ernährungsverhalten (hoher Verzehr protektiv wirksamer Lebensmittel wie Obst, Gemüse, Nüsse, Vollkornprodukte) vielfach günstiger zu bewerten als bei einer durchschnittlich praktizierten Mischkost. Besondere Ernährungskenntnisse sind jedoch bei veganer Ernährung notwendig. Von einer veganen Ernährung von Säuglingen und Kindern ist im Allgemeinen abzuraten.

Gesundheitsstatus von Vegetariern

Großangelegte Langzeitstudien ergaben, dass eine lacto-ovo-vegetarische Ernährung positive Effekte auf den Gesundheitszustand mit sich bringt. So treten z. B. Übergewicht, Bluthochdruck sowie Fettstoffwechselstörungen bei Vegetariern seltener auf. Dabei spielen vermutlich die geringere Fettaufnahme sowie die höhere Zufuhr an Ballaststoffen und komplexen Kohlenhydraten eine Rolle. Zudem wirkt sich die geringere Aufnahme von **gesättigten Fettsäuren**, **Cholesterol** und **Purinen** günstig aus, aber auch die höhere Zufuhr an gesundheitsfördernden Stoffen wie **Vitaminen** und **sekundären Pflanzenstoffen**. Hierbei kommt insbesondere den antioxidativ wirkenden Inhaltsstoffen eine Schutzfunktion gegen verschiedene Erkrankungen zu. Viele Untersuchungen zeigen, dass eine hohe Aufnahme von Obst und Gemüse mit einem geringeren Risiko für Krebserkrankungen einhergeht. Als Folge ihrer gesünderen Ernährungs- und Lebensweise ist das Risiko von Vegetariern für Hypertonie, Diabetes mellitus Typ II, Gicht, Krebs und Herz-Kreislauf-Erkrankungen geringer. Die Lebenserwartung von Vegetariern ist in der Regel höher als die von Mischköstlern.

Obwohl vermutet werden könnte, dass Veganer aufgrund der geringen Vitamin-D- und Calciumaufnahme ein höheres Risiko für **Osteoporose** (siehe Kap. 29) aufweisen, wurde kein signifikanter Unterschied in der Knochendichte festgestellt. Dies hängt vermutlich mit dem calciumsparenden Effekt der niedrigen Proteinzufuhr, dem geringeren Genussmittelkonsum und der erhöhten körperlichen Bewegung zusammen.

Zusammenfassend kann festgehalten werden, dass vegetarische Kostformen im Hinblick auf die **Prävention** verschiedener ernährungsabhängiger Erkrankungen Vorteile bieten. In Zeiten erhöhten Nährstoffbedarfs verdient vor allem die Versorgung mit **Eisen, Iod** und **Vitamin B$_{12}$** besondere Beachtung. Bei veganer Ernährung sind zur Deckung des Nährstoffbedarfs besondere Ernährungskenntnisse notwendig; dies gilt vor allem für die ausreichende Versorgung in Zeiten eines erhöhten Bedarfs (z. B. Schwangerschaft, Stillzeit, Kindheit und Jugend). Die Verwendung von angereicherten Produkten bzw. von Supplementen ist dringend anzuraten.

19.3 Vollwert-Ernährung

Als Wegbereiter der heutigen Vollwert-Ernährung gelten die Ärzte **Maximilian Bircher-Benner** (Schweiz, 1867–1938) und **Werner Kollath** (Deutschland, 1892–1970) sowie in jüngerer Zeit Claus Leitzmann (* 1933). Weitere wichtige Vertreter der Vollwert-Ernährung verwandter Kostformen sind Max-Otto Bruker (Vollwertkost), Johann Georg Schnitzer (Schnitzer-Normal- bzw. Intensivkost), Are Waerland (Waerland-Kost) und Helmut Anemüller (Grunddiätsystem). Alle diese Vertreter setzten sich für eine möglichst **naturbelassene Nahrung** ein, damit die protektiven Inhaltsstoffe der Lebensmittel erhalten bleiben. So lautete beispielsweise Kollaths Grundregel: „Lasst die Nahrung so natürlich wie möglich".

19.3.1 Vollwert-Ernährung nach von Koerber, Männle und Leitzmann

Mit der Vollwert-Ernährung nach von Koerber, Männle und Leitzmann wurden seit den 1980er Jahren die Grundprinzipien des ursprünglichen Ernährungskonzepts nach wissenschaftlichen Erkenntnissen weiterentwickelt. Dabei werden nicht nur **gesundheitliche Aspekte** beachtet, sondern auch **ökologische, soziale** und **ökonomische** Auswirkungen der Ernährungsweise berücksichtigt.

---

1. Genussvolle und bekömmliche Speisen
2. Bevorzugung pflanzlicher Lebensmittel (überwiegend lakto-vegetabil)
3. Bevorzugung gering verarbeiteter Lebensmittel – reichlich Frischkost
4. Ökologisch erzeugte Lebensmittel
5. Regionale und saisonale Produkte
6. Umweltverträglich verpackte Erzeugnisse
7. Fair gehandelte Lebensmittel

Abb. 19–2 Grundsätze der Vollwert-Ernährung (v. Koerber et al. 2004)

Grundsätze

In der Vollwert-Ernährung wurden sieben Grundsätze formuliert, die die Anforderungen an die **Umweltverträglichkeit, Sozialverträglichkeit** und **Gesundheitsverträglichkeit** der Ernährung zum Ausdruck bringen (**siehe Abb. 19–2**). Da einerseits die Ernährung Auswirkungen auf die Umwelt hat, sich aber andererseits auch der Zustand der Umwelt – über die Lebensmittelqualität – auf die Gesundheit auswirkt, sollen **ökologische Aspekte** der Ernährung berücksichtigt werden. In eine ökologische Bewertung der Ernährungsweise fließen u. a. der Energie- und Rohstoffverbrauch für Produktion und Transporte etc., die Schadstoffemissionen sowie die Müllentstehung ein. Zudem wirkt sich die Ernährungsform auch auf eine Gesellschaft aus. Die Vollwert-Ernährung beansprucht, soziale Ungerechtigkeit vor allem gegenüber Menschen in Entwicklungsländern abzubauen.

Empfehlungen zur Lebensmittelauswahl

Die Empfehlungen gelten generell für gesunde Erwachsene. Für die Ernährung von Säuglingen, Kindern, Schwangeren, Stillenden und Kranken müssen sie mehr oder weniger abgewandelt werden, im Prinzip sind sie jedoch auch für diese Bevölkerungsgruppen anwendbar.

Beim Getreide sind **Vollkornprodukte** zu bevorzugen. Gemüse und Obst sollten reichlich, teils auch in roher Form (**unerhitzte Frischkost**) verzehrt werden, wobei sich die Auswahl vorzugsweise am jahreszeitlichen Angebot orientiert. Tiefkühlgemüse und -obst sind zwar physiologisch günstig zu bewerten, sollten aber aufgrund des hohen Energieaufwands – v.a. bei Herstellung und Transport – nur gelegentlich verwendet werden. Für die Zubereitung werden vorwiegend frische Lebensmittel als Rohware empfohlen; die Zubereitung der Speisen sollte schonend, z. B. durch kurzes Dünsten, erfolgen, um Nährstoffverluste zu begrenzen.

Hülsenfrüchte, als gekochte Samen oder blanchierte Keimlinge, sollten reichlich in der Kost enthalten sein. Es wird angestrebt, die **Fettaufnahme** auf 70–80 g/Tag zu begrenzen, indem insbesondere Lebensmittel tierischer Herkunft gemieden werden. Als günstig wird ein mäßiger Verzehr von Nüssen, Butter sowie kaltgepressten, nicht raffinierten Pflanzenölen erachtet. Ein mäßiger Konsum von Milch und Milchprodukten, möglichst **Vorzugsmilch** oder pasteurisierte Vollmilch, wird empfohlen. Menschen mit eingeschränkter Immunabwehr, Säuglinge und Schwangere sollten wegen des möglichen Infektionsrisikos generell pasteurisierte Milch verwenden. Die Verwendung von **Fleisch, Fisch** und **Eiern** gilt als nicht erforderlich, in geringen Mengen aber als akzeptabel. Als mäßiger Verzehr wird die Aufnahme von bis zu zwei Fleischmahlzeiten, bis zu einer Fischmahlzeit und bis zu zwei Eiern pro Woche verstanden. Insbesondere Fleisch und Eier sollten aus anerkannt ökologischer Landwirtschaft stammen.

Zur Deckung des täglichen Flüssigkeitsbedarfs (1–2 Liter) empfehlen die Vertreter der Vollwert-Ernährung Mineralwasser. Zum Durstlöschen eignen sich auch ungesüßte Früchte- und Kräutertees, verdünnte Frucht- und Gemüsesäfte sowie Getreidekaffee. Um die Salzaufnahme zu vermindern, wird die vielseitige Verwendung von Gewürzen und Kräutern empfohlen. **Iodiertes Meersalz** oder **iodiertes Kochsalz** sind in mäßiger Menge einzusetzen.

Der Einsatz von **Süßungsmitteln** sollte generell eingeschränkt werden, in erster Linie kann frisches, süßes Obst verwendet werden. Auch **unbehandelter Honig** oder ungeschwefeltes, eingeweichtes Trockenobst werden in kleinen Mengen empfohlen. Als weniger empfehlenswert gelten hitzebehandelter Honig, geschwefeltes Trockenobst, Fruchtdicksäfte, Vollrohrzucker, Ahornsirup und Zuckerrübensirup. Isolierte Zucker (z. B. Haushalts-, Trauben-, Fruchtzucker, brauner Zucker) und Süßstoffe sowie damit hergestellte Produkte (Süßwaren, Süßigkeiten usw.) sollten gemieden werden. Auch Vitamin- und Mineralstoffsupplemente gelten als nicht empfehlenswert.

Ernährungsphysiologische Bewertung

Nach den Erkenntnissen der Gießener Vollwert-Ernährungsstudie ist mit der Vollwert-Ernährung eine Bedarfdeckung mit essenziellen Nährstoffen möglich. Zudem stellte sich heraus, dass Vollwertköstler den Empfehlungen für die Nährstoffzufuhr der Deutschen Gesellschaft für Ernährung (DGE) näher kommen als Mischköstler.

So liegt bei der Vollwert-Ernährung der Anteil der **Kohlenhydrate** höher, der von **Fetten** und **Proteinen** dagegen niedriger. Dabei erwies sich die Nährstoffrelation der vegetarisch lebenden Vollwertköstlerinnen bezogen auf die Empfehlungen der DGE als nahezu optimal.

Der hohe Verzehr gering verarbeiteter pflanzlicher Lebensmittel spiegelt sich in einer guten Versorgung mit **Vitaminen**, besonders Vitamin B_1, B_6 und C sowie Folsäure, wider. Die Vitaminzufuhr bei Vollwert-Ernährung lag – außer bei den Vitaminen D und B_{12} – höher als empfohlen. Dennoch ergaben sich bei den Vitaminkonzentrationen im Blut keine großen Unterschiede. Lediglich die Konzentration des antioxidativ wirksamen ß-Carotins lag bei Vollwertköstlerinnen fast doppelt so hoch wie in der Vergleichsgruppe. Auch die Zufuhr an **Mineralstoffen** überschritt die Höhe der DGE-Empfehlungen. Da diese jedoch größtenteils aus pflanzlichen Lebensmitteln stammen, muss ihre geringere Verfügbarkeit berücksichtigt werden. Bei den Eisenspiegeln im Blut gab es zwischen den Untersuchungsgruppen keine Unterschiede, allerdings war die Ferritinkonzentration – als Parameter für den Eisenspeicher – bei den Vollwertköstlerinnen, insbesondere den Vegetarierinnen niedriger. Dies kann in Zeiten erhöhten Eisenbedarfs (z. B. Schwangerschaft) zu Problemen führen. Die Zufuhr von **Ballaststoffen** lag bei den Vollwertköstlerinnen mit etwa 45 g/Tag signifikant höher als bei den Mischköstlerinnen, während die **Cholesterolaufnahme** nur etwa halb so hoch war. Die geringere Cholesterolaufnahme spiegelt sich auch in günstigeren Fettstoffwechsel-Parametern wider. So war der HDL-Cholesterol-Spiegel bei den Vollwertköstlerinnen höher und der Triglyceridspiegel bei den vegetarisch lebenden Vollwertköstlerinnen niedriger als bei den Mischköstlerinnen. Der hohe Rohkostanteil führt zu einer höheren Sättigungswirkung, da im gleichen Zeitraum weniger Nahrungsenergie aufgenommen werden kann und die physiologischen Sättigungsmechanismen rechtzeitig wirksam werden können. Auf diese Weise reduziert sich das Risiko für Übergewicht und Adipositas.

Insgesamt ist die Vollwert-Ernährung zur Prävention verschiedener ernährungsabhängiger Erkrankungen (z. B. Herz-Kreislauf-Erkrankungen, Diabetes mellitus, Fettstoffwechselstörungen und Tumorerkrankungen) geeignet. Dies ist vor allem auf die günstigere Energie- und Fettaufnahme sowie den höheren Verzehr von Ballaststoffen, Vitaminen und sekundären Pflanzenstoffen zurückzuführen. Insbesondere die hohe Zufuhr der Vitamine E und C sowie die vermehrte Aufnahme von Carotinoiden sind positive Merkmale der Vollwert-Ernährung.

19.3.2 Vollwertkost nach Bruker

Die Vollwertkost nach Max Otto Bruker geht wie die Vollwert-Ernährung auf Kollath und Bircher-Benner zurück. Brukers Empfehlungen basieren zusätzlich auf umfangreichen persönlichen Erfahrungen, die er als Arzt in der Therapie verschiedener Erkrankungen gemacht hat.

Grundsätze und Empfehlungen zur Lebensmittelauswahl

Bruker unterscheidet zwischen **Lebensmitteln**, die selbst noch lebendig sind, und **Nahrungsmitteln**, die durch äußere Einwirkungen – wie Erhitzung, Konservierung oder Präparieren – „getötet" wurden. Lebensmittel sind zur Erhaltung der Gesundheit unerlässlich, während Nahrungsmittel lediglich Träger von Nährstoffen sind und zur Gesunderhaltung nicht ausreichen. Wichtiges Kriterium für die Qualität eines Lebensmittels ist sein Gehalt an **Vitalstoffen** (Vitamine, Mineralstoffe, Spurenelemente, Enzyme, ungesättigte Fettsäuren, Ballaststoffe und Aromastoffe). Diese sollen in Nahrungsmitteln nicht mehr enthalten sein.

Die Ursache ernährungsbedingter Erkrankungen sieht Bruker im Verzehr von Auszugsmehlen, **Fabrikzucker** und **Fabrikfetten**. Dem „Fabrikzucker" wird dabei nicht nur eine Beteiligung an der Entstehung von Krankheiten zugeschrieben, er soll auch für die Unheilbarkeit verschiedener Krankheiten verantwortlich sein. Mit der Vollwertkost nach Bruker sollen Krankheiten sowohl verhütet als auch geheilt werden.

Ein Drittel der Nahrung sollte aus **Frischkost** bestehen, für deren Zubereitung rohes Obst und Gemüse, frisch gemahlenes Korn, naturbelassenes Öl, Obstessig, Zitrone, Sahne und Gewürze empfohlen werden. Der Verzehr von sogenannten **Fabriknahrungsmitteln**, wie Konserven oder industriell hergestellten Fetten, sollte vermieden werden, da sie die Entstehung von Krankheiten begünstigen. Vom Verzehr von Fleisch, Wurst und Fisch wird abgeraten, der Konsum von Käse, Milch (nur Vorzugsmilch) und Milchprodukten sowie Eiern ist einzuschränken. Säfte sollen nicht getrunken werden, da sie bei Magen-Darm-empfindlichen Personen zu Unverträglichkeiten anderer Nahrungsmittel führen. Grundsätzlich werden Lebensmittel aus anerkannt ökologischem Anbau empfohlen.

Nach Bruker sollte so früh wie möglich mit der Vollwertkost begonnen werden. Bereits Säuglinge, die nicht gestillt werden können, sollen **Frischkornmilch** bekommen, die aus eingeweichtem gemahlenem Getreide, etwas Honig und Rohmilch besteht.

Ernährungsphysiologische Bewertung

Bei der Vollwertkost nach Bruker handelt es sich um eine überwiegend **lacto-ovo-vegetarische** Ernährung mit einem hohen Anteil an Vollkornprodukten und Rohkost. Für Erwachsene ist trotz der vielfach unsinnigen und unwissenschaftlichen Erklärungen bei vielseitiger Lebensmittelauswahl eine bedarfsgerechte Ernährung möglich. Darüber hinaus dürften die gesundheitlichen Vorteile einer lacto-vegetarischen Ernährung zum Tragen kommen. Problematisch sind allerdings die Aussagen von Bruker wie „Krebs lässt sich bis zu einem gewissen Grad durch Vollwertkost verhüten und je nach Stadium heilen", „Die Zuckergier des Kindes ist ein klassisches Zeichen eines Vitalstoffmangels" oder „Fett macht nicht fett". Derartige Erklärungen und Versprechungen sind wissenschaftlich nicht zu belegen und verwirren den Verbraucher. Auch die Aussage, dass einzelne Nahrungsmittel, wie erhitzte Milch, gesundheitsgefährdend seien, ist wissenschaftlich nicht haltbar.

Äußerst kritisch müssen Brukers Empfehlungen für **Säuglinge** und **Kleinkinder** bewertet werden. **Frischkornmilch** bzw. **-brei** ist für Säuglinge ungeeignet, da ihr Magen-Darm-Trakt noch nicht ausreichend entwickelt ist, um rohes Getreide zu verdauen. Getreide sollte erst nach dem vierten Lebensmonat und in erhitzter Form gefüttert werden, um Unverträglichkeitsreaktionen und die Gefahr von Allergien zu verringern. Zudem können glutenhaltige Getreideprodukte bei Säuglingen das Auftreten einer Zöliakie (siehe Kap. 32) begünstigen. Auch die Empfehlung, Säuglingen und Kleinkindern **Rohmilch** zu geben, ist aufgrund der Infektionsgefahr abzulehnen. Des Weiteren liefert die Frauenmilch-Ersatzkost keine ausreichenden Mengen an essenziellen Fettsäuren sowie Vitamin A und C. Die Vollwertkost nach Bruker ist insgesamt für Säuglinge und Kleinkinder ungeeignet.

19.3.3 Hay'sche Trennkost

Die Hay'sche Trennkost geht auf den Arzt **Howard Hay** (USA, 1866–1940) zurück, der an einer chronischen Nierenerkrankung litt und mit seinem Therapiekonzept – nach eigener Aussage – sowohl sich als auch viele Patienten heilte. In Deutschland wurde das Hay-System in veränderter Form von **Ludwig Walb** (1907–1992) als Hay'sche Trennkost verbreitet.

Grundsätze und Empfehlungen zur Lebensmittelauswahl

Nach der Hay'schen Trennkost soll die Trennung von **Proteinen** und **Kohlenhydraten** zu einem Gleichgewicht des **Säure-Basen-Haushalts** im Körper führen. Zu einer Mahlzeit sollen entweder vorwiegend proteinhaltige Lebensmittel oder vorwiegend kohlenhydratreiche Lebensmittel verwendet werden. Als Ergänzung können Salate, Gemüse und Früchte verzehrt werden, die als neutral gelten. Durch ein Übermaß an Säure – bedingt durch den Verzehr stark verarbeiteter Nahrungsmittel (Zucker, Weißmehl) oder die Aufnahme von konzentrierten protein- und kohlenhydrathaltigen Lebensmitteln – sollen Krankheiten wie Gicht oder Rheuma entstehen. Auch Erkrankungen wie Herzinfarkt, Schlaganfall oder Krebs werden auf eine Übersäuerung zurückgeführt. Nach Hays Theorie können Kohlenhydrate und Proteine nicht zur gleichen Zeit optimal verdaut werden.

Die Nahrungsmittel werden in säure- und basenbildende eingeteilt. Die tägliche Kost sollte zu 80 % aus **Basenbildnern** wie Gemüse, frisches Obst, Kartoffeln und Rohmilch und zu 20 % aus **Säurebildnern** wie Fleisch, Käse, Quark, Vollkornprodukten und Nüssen bestehen. Neutrale Lebensmittel wie z. B. Fette, einige Gemüsesorten und Gewürze können mit den Protein- und Kohlenhydratgruppen kombiniert werden. Die Lebensmittel sollten aus biologischem Anbau stammen und der größte Teil der Basenbildner sollte roh verzehrt werden.

Ernährungsphysiologische Bewertung

Die Hay'sche Trennkost ist eine überwiegend lacto-vegetabile Ernährung, mit der die Deckung des Nährstoffbedarfs möglich ist. Allerdings führt die Empfehlung, 80 % basenbildende und 20 % säurebildende Nahrungsmittel aufzunehmen, zu einem geringen Verzehr von Getreide, Hülsenfrüchten, Fisch und Fleisch, so dass die Aufnahme bestimmter Mineralstoffe wie Eisen, Zink und Iod zu gering sein kann. Besonders kritisch ist dies bei Personengruppen mit erhöhtem Nährstoffbedarf, wie Kindern, Schwangeren und Stillenden zu bewerten. Als Dauerernährung ist dieses Ernährungsprogramm daher nur bei einer ausgewogenen Lebensmittelauswahl geeignet.

Die Trennung von Kohlenhydraten und Protein ist wissenschaftlich nicht begründbar, da der menschliche Körper durchaus in der Lage ist, beide Nährstoffe gleichzeitig zu verdauen.

19.3.4 Sonstige alternative Ernährungsformen

Eine Auswahl weiterer bekannter alternativer Ernährungsformen sowie ihre ernährungsphysiologische Bewertung findet sich in **Tabelle 19-2**.

Tab. 19–2 Alternative Kostformen – Charakterisierung und ernährungsphysiologische Bewertung

Kostform	Charakteristikum	Ernährungsphysiologische Bewertung
Schnitzer Intensiv-Kost	▪ Vegetabile Rohkost – vorzugsweise aus ökologischem Anbau – unter Einbeziehung von angekeimten Leguminosen und Zubereitungen aus frisch gemahlenem, kalt eingeweichten Getreideschroten ▪ Vollständiges Meiden raffinierter, toter Nahrungsmittel wie Zucker, Auszugsmehle, Säfte, raffinierte Fette und Öle, Kaffee und Alkohol	▪ Aufgrund der geringen Energie- und Proteinzufuhr nicht als Dauerernährung geeignet ▪ Unterversorgung mit Mineralstoffen (Calcium, Eisen, Zink, Iod) sowie Vitamin D und Cobalamin möglich
Schnitzer Normalkost	Zusätzlicher Verzehr von ▪ erhitzten Vollkornprodukten ▪ geringen Anteilen an Milch und Eiern ▪ gekochten Kartoffeln	▪ Bei geeigneter Lebensmittelauswahl ausreichende Nährstoffzufuhr möglich ▪ Vorteile anderer lacto-vegetarischer Kostformen ▪ Nicht empfehlenswert für Schwangere und Kleinkinder
Anthroposophische Ernährung	▪ Vorwiegend lacto-vegetabil ▪ Hoher Anteil an Vollkorngetreide, insbesondere Hirse ▪ Lebensmittel aus biologisch-dynamischer Landwirtschaft ▪ Meiden: Nachtschattengewächse, Fertigprodukte, stark verarbeitete Lebensmittel	▪ Vorteile anderer lacto-vegetarischer Ernährungsformen ▪ Ausreichende Nährstoffzufuhr, als Dauerkost geeignet ▪ Verdünnte Rohmilch als Muttermilchersatz nicht zu empfehlen
Mazdaznan-Ernährung	▪ Lacto-ovo-vegetabil ▪ Hoher Anteil an Rohkost und Vollkorngetreide ▪ Meiden: Auszugsmehle, Alkohol, isolierte Zucker ▪ Instinktive Auswahl der Lebensmittel	▪ Abwechslungsreiche Kostform ▪ Als Dauerkost geeignet ▪ Empfehlungen für die Säuglings- und Kleinkinderernährung teilweise kritisch
Makrobiotik	Ursprüngliche Form nach Oshawa: ▪ Rein vegane Kost mit hohem Anteil an Naturreis ▪ Geringe Mengen an gekochtem Gemüse, Hülsenfrüchten, Meeresalgen, reichlich Kochsalz ▪ Minimum an Flüssigkeit Moderate Form nach Kushi und Acuff: ▪ Vorwiegend vegetabile Ernährung mit hohem Anteil an Vollgetreide ▪ Einbezug von Hülsenfrüchten, Samen, Nüssen, Algen und geringe Mengen Fisch ▪ Meiden: Milch und Milchprodukte, Fleisch, Nachtschattengewächse, Kaffee, Tee, Konserven und Tiefkühlkost	Ursprüngliche Form nach Oshawa: ▪ Extrem einseitige, protein- und vitaminarme Ernährungsweise ▪ Als Dauerkost ungeeignet Moderate Form nach Kushi und Acuff: ▪ Moderate Form nach Acuff als Dauerkost für Erwachsene bei ausreichenden Kenntnissen geeignet ▪ Problematisch für Kinder
Fit for Life	▪ Vorwiegend vegetabile Ernährung mit hohem Anteil an rohem Obst, Gemüse und Salat („Sonnenkost") ▪ Dampfdestilliertes Wasser und Fruchtsäfte als Getränk ▪ Ablehnung von Fleisch, Milch, Getreideprodukten und Hülsenfrüchten	▪ Niedrige Protein- und Energiezufuhr ▪ Unzureichende Bedarfsdeckung der Vitamine D, B12 sowie der Spurenelemente Eisen, Iod, Zink und Calcium ▪ Als Dauerkost ungeeignet

Tab. 19-2 Alternative Kostformen – Charakterisierung und ernährungsphysiologische Bewertung (Fortsetzung)

Kostform	Charakteristikum	Ernährungsphysiologische Bewertung
Evers-Diät	■ Vorwiegend lacto-vegetabil ■ Hoher Rohkostanteil ■ Geringe Mengen an Fleisch und Wild, teils roh	■ Ausreichende Nährstoffzufuhr für Erwachsene möglich ■ Empfehlungen für die Säuglings- und Kleinkinderernährung ungeeignet
Rohkost-Ernährung	■ Je nach Auslegung weitgehend oder ausschließlich unerhitzte pflanzliche, teils auch tierische Lebensmittel ■ Viele Richtungen mit unterschiedlicher Begründung und Empfehlung	■ Viele physiologische Thesen der Begründer nicht nachvollziehbar ■ Bei vorwiegend veganen Kostformen Nährstoffunterversorgung wahrscheinlich ■ Als Dauerkost i.d.R. nicht geeignet

Weiterführende Literatur

American Dietetic Association; Dietitians of Canada: Position of the American Dietetic Association and Dietitians of Canada: Vegetarian diets. J Am Diet Assoc 103(6): 748–65, 2003

Barnard ND, Anderson JW: Type 2 diabetes and the vegetarian diet. Am J Clin Nutr 78(3 Suppl): 610S–616S, 2003

Hackett A, Nathan I, Burgess L: Is a vegetarian diet adequate for children? Nutr Health 12 (3): 189–195, 1998

Haddad EH, Tanzman JS: What do vegetarians in the United States eat? Am J Clin Nutr 78(3 Suppl): 626S–632S, 2003

Haddad EH, Sabaté J, Whitten CG: Vegetarian food guide pyramid: a conceptual framework. Am J Clin Nutr 70 (3 Suppl): 615S–619S, 1999

Herrmann W, Geisel J: Vegetarian lifestyle and monitoring of vitamin B-12 status. Clin Chim Acta 326(1–2): 47–59, 2002

Hoffmann I, Groeneveld MJ, Boeing H, Koebnick C, Golf S, Katz N, Leitzmann C: Giessen Wholesome Nutrition Study: relation between a health-conscious diet and blood lipids. Eur J Clin Nutr 55(10): 887–95, 2001

Hunt JR: Bioavailability of iron, zinc, and other trace minerals from vegetarian diets. Am J Clin Nutr 78(3 Suppl): 633S–639S, 2003

Jenkins DJ, Kendall CW, Marchie A, Jenkins AL, Augustin LS, Ludwig DS, Lampe JW: Spicing up a vegetarian diet: chemopreventive effects of phytochemicals. Am J Clin Nutr 78(3 Suppl): 579S–583S, 2003

Key TJ, Davey GK, Appleby PN: Health benefits of a vegetarian diet. Proc Nutr Soc 58 (2): 271–275, 1999

Koebnick C, Strassner C, Hoffmann I, Leitzmann C: Consequences of a longterm raw food diet on body weight and menstruation: results of a questionnaire survey. Ann Nutr Metab 43(2): 69–79, 1999

von Koerber K, Männle T, Leitzmann C: Vollwert-Ernährung. Konzeption einer zeitgemäßen Ernährungsweise. Haug, Heidelberg 2004

Leitzmann C, Hahn A: Vegetarische Ernährung. UTB, Stuttgart 1996

Leitzmann C, Michel P: Alternative Kostformen aus ernährungsphysiologischer Sicht. Akt Ernährungsmed 18 (1): 2–13, 1993

Leitzmann C, Keller M, Hahn A: Alternative Ernährungsformen. Hippokrates, Stuttgart 2005

Leitzmann C: Vegetarian diets: what are the advantages? Forum Nutr 57: 147–56, 2005

Rajaram S, Sabaté J: Health benefits of a vegetarian diet. Nutrition 16 (7–8): 531–533, 2000

Rauma AL, Mykkanen H: Antioxidant status in vegetarians versus omnivores. Nutrition 16(2): 111–9, 2000

Sabaté J: Vegetarian Nutrition. CRC Press, Boca Raton 2001

Sanders TA: The nutritional adequacy of plant-based diets. Proc Nutr Soc 58(2): 265–9, 1999

Segasothy M, Philipps PA: Vegetarian diet: panacea for modern lifestyle diseases? QJM 92(9): 531–44, 1999

Singh PN, Sabaté J, Fraser GE: Does low meat consumption increase life expectancy in humans? Am J Clin Nutr 78(3 Suppl): 526S–532S, 2003

Waldmann A, Koschizke JW, Leitzmann C, Hahn A: Dietary intakes and lifestyle factors of a vegan population in Germany: results from the German Vegan Study. Eur J Clin Nutr 57(8): 947–55, 2003

Waldmann A, Koschizke JW, Leitzmann C, Hahn A: Dietary iron intake and iron status of German female vegans: results of the German vegan study. Ann Nutr Metab 48(2): 103–8, 2004

Waldmann A, Koschizke JW, Leitzmann C, Hahn A: Homocysteine and cobalamin status of German vegans. Public Health Nutr 7(3): 467–72, 2004

Walter P: Effects of vegetarian diets on aging and longevity. Nutr Rev 55 (1 Pt 2): S61–S65, 1997

20 Enterale und Parenterale Ernährung

20.1 Indikationen für eine künstliche Ernährung

Eine künstliche Ernährung ist erforderlich, wenn ein Patient nicht essen kann, darf oder will. So ergibt sich eine Beeinträchtigung der normalen Nahrungsaufnahme z. B. durch Schluckstörungen, Bewusstlosigkeit, Tumore oder andere Erkrankungen des Gastrointestinaltrakts. Eine vollständige Nahrungskarenz ist u. a. nach Operationen, bei akuter Pankreatitis und anderen gastrointestinalen Erkrankungen indiziert. Patienten mit Anorexia nervosa oder auch ältere Menschen, die unter Appetitlosigkeit oder häufiger Übelkeit leiden, verweigern vielfach die Nahrungsaufnahme, so dass eine bedarfsdeckende Nährstoffversorgung nicht mehr gewährleistet ist. In diesen Fällen ist eine vollständige oder teilweise künstliche Ernährung indiziert (**siehe Tab. 20–1**).

Häufig kommen ältere, multimorbide Patienten schon mit einer ausgeprägten Malnutrition ins Krankenhaus, wo sich ihr Ernährungsstatus aufgrund von Erkrankungen weiter verschlechtert. Mangelernährte Patienten haben nicht nur eine geringere Toleranz gegenüber einem aktiven therapeutischen Vorgehen, sondern auch ein erhöhtes Risiko für postoperative Komplikationen. Darüber hinaus sind sie anfälliger für Infektionen, die Wundheilung ist vermindert und die Rekonvaleszenz verlängert.

Tab. 20–1 Indikationen für die künstliche Ernährung

Bewusstseinsstörungen ▪ Schädeltrauma ▪ Bewusstlosigkeit ▪ Schlaganfall	**Gastroenterologische Erkrankungen** ▪ Chronisch entzündliche Darmerkrankungen ▪ Kurzdarmsyndrom ▪ Dünndarmresektion ▪ Resorptionsstörungen (z. B. AIDS-bedingt)
Neurogene Schluckstörungen ▪ Myasthenia gravis (Muskelschwäche) ▪ Muskeldystrophien ▪ Bulbärparalyse (Ausfall bestimmter Hirnnerven)	**Respiratorische Erkrankungen** ▪ Pulmonale Infekte ▪ Chronische Bronchitis mit Intubation oder Tracheotomie
Onkologie ▪ Tumorkachexie ▪ Tumor im Kopf-Hals-Bereich ▪ Strahlenenteritis ▪ Ösophagustumoren oder -stenosen	**Pädiatrie** ▪ Mucoviszidose ▪ Cerebrale Schädigung ▪ Gedeih- und Wachstumsstörungen
Mechanische Behinderung der Nahrungspassage ▪ Operation oder Trauma im Bereich von Mundhöhle, Pharynx oder Larynx	**Psychiatrische Krankheiten/Geriatrie** ▪ Anorexia nervosa ▪ Senile Demenz ▪ Morbus Parkinson

20.1.1 Das Postaggressionssyndrom

Bei vielen Patienten, die eine künstliche Ernährung erhalten, liegt ein Postaggressionssyndrom (PAS) vor. Schwere Belastungen durch Operation, Trauma, Verbrennungen oder andere Stress-

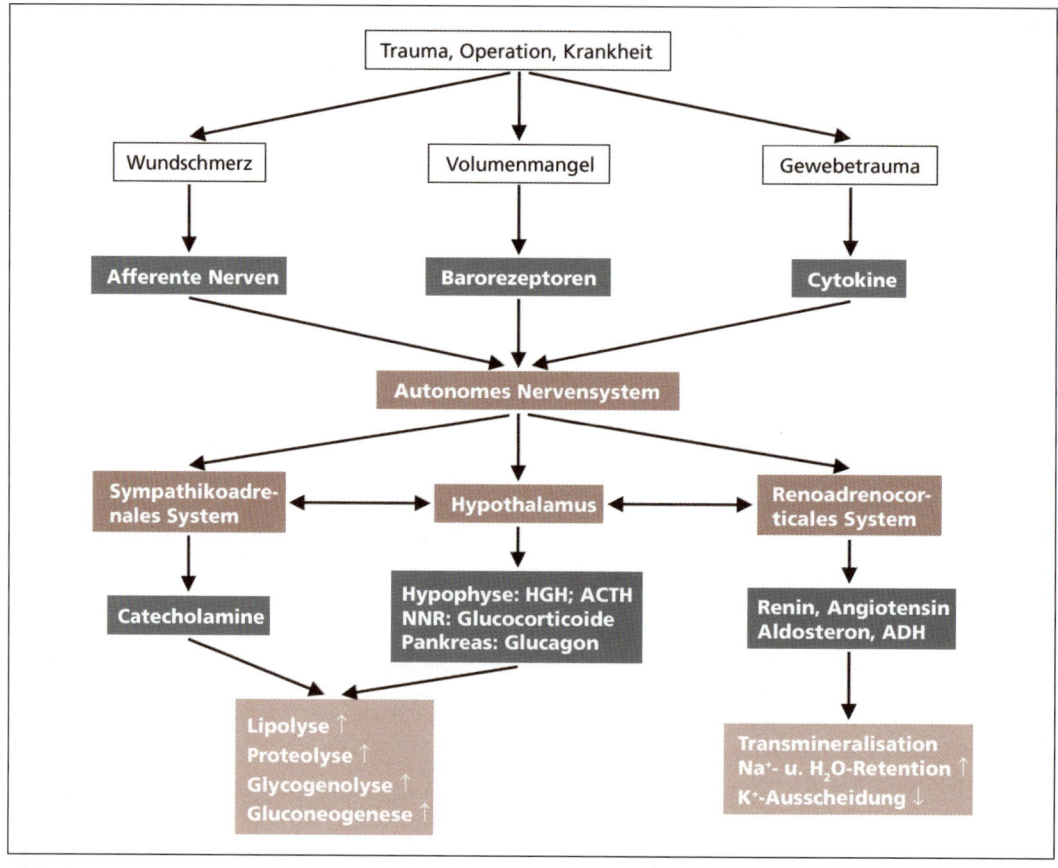

Abb. 20–1 Typische Stoffwechselveränderungen im Postaggressionsstoffwechsel

situationen führen zur Aktivierung von Regulationsmechanismen des Organismus, um das dynamische Gleichgewicht wiederherzustellen (**siehe Abb. 20–1**).

In der **Akutphase** des Postaggressionsstoffwechsels kommt es zu einer vermehrten Ausschüttung von Catecholaminen (Noradrenalin, Adrenalin, Dopamin), Glucocorticoiden und Glucagon, wodurch die Gluconeogenese zunimmt und eine mehr oder weniger ausgeprägte **Hyperglycämie** auftritt. Auch die Lipolyse wird unter der veränderten Hormonlage stimuliert. Die vermehrte Ausschüttung catecholaminerger Substanzen, von Glucocorticoiden und Glucagon führt zur **Katabolie** im Proteinstoffwechsel. Unterstützt wird diese Reaktion von Cytokinen, die die Proteolyse in der Skelettmuskulatur steigern. Hierdurch kann bei schweren Traumen bzw. septischen Zuständen der Stickstoffverlust bis zu 40 g/Tag erreichen. Besonders betroffen sind Proteine mit kurzer Halbwertszeit. Hierzu gehören verschiedene Immunglobuline, Enzyme und Transportproteine. Anämien, verzögerte Wundheilung, Resorptionsstörungen sowie eine verminderte Immunkompetenz sind die Folgen. Ein weiteres Kennzeichen des PAS ist die gesteigerte **Ketonkörperbildung** sowie die erhöhten Plasmakonzentrationen an **Akute-Phase-Proteinen** wie α-Antitrypsin, Fibrinogen, Haptoglobulin und C-reaktives Protein. Letzteres bewirkt die Aktivierung des **Komplement-Systems**.

Nach der **Akutphase** mit Adrenalinausschüttung (etwa 48 Stunden) überwiegen in der mehrere Tage dauernden **Übergangsphase** weiterhin die Gegenspieler des Insulins, in der mehrwöchigen **Reparationsphase** normalisiert sich der Stoffwechsel nach und nach.

20.2 Bestimmung des Ernährungsstatus

Um die künstliche Nahrung richtig zu dosieren, ist zunächst die Beurteilung des Ernährungszustands des Patienten erforderlich. Dazu können anthropometrische Messgrößen wie Körpergewicht, Körpergröße, BMI, Oberarmumfang, Hautfaltendicke und bioelektrische Impedanzmessung herangezogen werden (siehe Kap. 16.1). Darüber hinaus spiegeln biochemische Parameter den aktuellen Status wider. So dienen Albumin, Präalbumin, Transferrin und retinolbindendes Protein als Indikatoren für die Proteinversorgung. Zur Beurteilung des Gesamtkörperproteins eignen sich insbesondere Albumin und Transferrin aufgrund ihrer längeren Halbwertszeiten und ihrer höheren Serumspiegel. Der **Kreatininindex** zeigt an, inwieweit Muskelprotein bedingt durch eine katabole Stoffwechsellage abgebaut wird. Die tatsächliche 24-h-Kreatininausscheidung wird mit der zu erwartenden Ausscheidung eines gesunden Erwachsenen gleicher Größe (Standard-Kreatininausscheidung) verglichen.

Auch die Ausscheidung von **3-Methylhistidin** gibt über den Grad des Muskelproteinabbaus Auskunft. Weiterhin dienen immunologische Parameter als Indikatoren des Ernährungszustands. Sowohl die Leukocytenzahl als auch die totale Lymphocytenzahl sowie Ergebnisse intracutaner Hauttests können auf einen schlechten Immunstatus durch Malnutrition hindeuten.

20.3 Ermittlung des Energiebedarfs

Zur Bestimmung des Energiebedarfs eines Patienten wird häufig der Schätzwert von 120 kJ (30 kcal)/kg Körpergewicht und Tag zugrunde gelegt. Eine andere Methode bietet die Formel von **Harris und Benedict**. Hierbei werden zur Ermittlung des Energiebedarfs die Parameter Körpergewicht, Größe, Alter und Geschlecht berücksichtigt (**siehe Abb. 20–2**).

Der Energiebedarf eines Patienten mit nur leichter Erkrankung entspricht weitgehend dem Normalbedarf oder liegt nur unwesentlich darüber. Starke Belastungen wie Verbrennungen, schwere Infektionen oder multiple Frakturen können den Bedarf jedoch deutlich erhöhen. So ist der Energiebedarf bei Verbrennungen 3. Grades, bei denen über 50 % der Körperoberfläche betroffen sind, etwa verdoppelt und auch der Proteinbedarf steigt um das zwei- bis dreifache an. Bei derartig schweren Belastungen – wie z. B. auch beim Schädel-Hirn-Trauma – wurde früher vielfach noch eine extrem hyperkalorische Nahrung mit etwa 32 MJ (8000 kcal) empfohlen. Dies ist aus heutiger Sicht nicht mehr gerechtfertigt, da damit nur eine zusätzliche Stoffwechselbelastung verbunden ist.

Grundumsatz (Mann):
66 + (13,7 x Gewicht in kg) + (5 x Größe in cm) − (6,8 x Alter in Jahren)

Grundumsatz (Frau):
655 + (9,6 x Gewicht in kg) + (1,8 x Größe in cm) − (4,7 x Alter in Jahren)

Abb. 20–2 Formel von Harris und Benedict zur Berechnung des Grundumsatzes

---

20.4 Optionen der künstlichen Ernährung

Die künstliche Ernährung kann enteral oder parenteral erfolgen. Bei der **enteralen** Ernährung werden die Nährstoffe über eine Sonde direkt in den Magen oder Darm appliziert, die **parenterale** Ernährung wird als Infusionslösung venös verabreicht. Entscheidende Vorteile der enteralen Ernährungstherapie sind die weitgehende Aufrechterhaltung der physiologischen Darmfunktion, weshalb bei vorhandener Resorptionsleistung die enterale Ernährung immer vorzuziehen ist.

20.4.1 Enterale Ernährung

Die Art der Erkrankung sowie die vermutete Zeitspanne der künstlichen Ernährung bilden die primären Entscheidungskriterien für die Indikationsstellung zur enteralen Ernährung. Vor allem bei längerfristiger künstlicher Ernährung (mehrere Wochen) sollte der enteralen Nährstoffzufuhr der Vorrang gegeben werden. Zu den Krankheiten bzw. Symptomen, die eine enterale Ernährung erforderlich machen können, zählen insbesondere ausgedehnte chirurgische Eingriffe, multiple Traumata und gastrointestinale Erkrankungen (siehe Tab. 20–1).

Unter den enteralen Nährlösungen muss zwischen **nährstoffdefinierten, hochmolekularen** und **chemischdefinierten, niedermolekularen Diäten** (Formeldiäten) unterschieden werden (vgl. Tab. 20–2). Bei normaler Verdauungs- und Resorptionsleistung werden nährstoffdefinierte Diäten eingesetzt. Ist die Verdauungsleistung eingeschränkt, eine ausreichende Resorptionsfähigkeit jedoch vorhanden, können chemischdefinierte Diäten verwendet werden. Ihr Einsatz ist in der Praxis jedoch weitaus seltener.

Für die enterale Ernährung werden heute ausschließlich industriell gefertigte Produkte eingesetzt, die den früher verwendeten selbst hergestellten Diäten in hygienischer und qualitativer Hinsicht weit überlegen sind. Rechtliche Grundlage der Sondennahrungen ist die Diätverordnung des Lebensmittel- und Bedarfsgegenstände-Gesetzes. § 14 b DiätV regelt die Anforderungen an diätetische Lebensmittel zur Verwendung als bilanzierte Diät. Sie werden in Anpassung an spezielle Ernährungserfordernisse eingesetzt und dienen der Aufrechterhaltung einer physiologischen bzw. der Korrektur einer pathophysiologischen Stoffwechselsituation. Bilanzierte Diäten ersetzen oder ergänzen konventionelle Lebensmittel, wenn eine adäquate Ernährung mit diesen schwierig oder unmöglich ist. Ergänzende bilanzierte Diäten, auch als Zusatzdiäten oder Supplemente bezeichnet, dienen nicht zur ausschließlichen Ernährung, sondern sollen z. B. die Energiezufuhr (Kohlenhydrat-Ergänzungen), die Proteinaufnahme oder die Zufuhr anderer für das Krankheitsbild bedeutender Substanzen erhöhen (siehe Kap. 20.4.1).

Nährstoffdefinierte Diäten

Nährstoffdefinierte Diäten enthalten komplexe Kohlenhydrate (Stärke, Maltodextrin), Proteine (Milch-, Soja-, Hühnereiweiß) sowie langkettige Triglyceride. Die Nährstoffrelation entspricht mit 10 % Protein, 25–30 % Fett und 55–60 % Kohlenhydraten den Empfehlungen für gesunde Personen. Darüber hinaus enthalten sie bedarfsdeckende Mengen an Vitaminen und Mineralstoffen. Formeldiäten sind mit und ohne Ballaststoffanreicherung erhältlich. Die Energiedichte liegt in der Regel bei 4,2 kJ (1 kcal)/ml, die Tagesration bei 7560–8400 kJ (1800–2000 kcal).

Nährstoffmodifizierte Speziallösungen

Von diesen Standardlösungen lassen sich noch **stoffwechseladaptierte Varianten** der nährstoffdefinierten Diäten zur Verwendung bei bestimmten Erkrankungen und Funktionsstörungen abgrenzen. Angeboten werden u. a. Formelnahrungen speziell für Diabetiker (mit Zuckeraustauschstoffen und hochmolekularen Kohlenhydraten), für onkologische Patienten (mit erhöhtem Fettanteil) und für Patienten mit gestörter Fettverdauung oder -resorption (mit MCT-Fetten; siehe Kap. 2.9).

Immunonutrition

In die Kategorie dieser stoffwechseladaptierten Varianten der nährstoffdefinierten Diäten gehören auch Nährstofflösungen, die verschiedene immunmodulierende Substanzen enthalten und unter dem Begriff Immunonutrition bekannt sind.

Insbesondere **Glutamin** erwies sich in zahlreichen Untersuchungen als günstig für die Immunsituation von Patienten. Glutamin ist mit einem Mengenanteil von 20 % primärer Bestandteil des Pools an freien Aminosäuren im Blutplasma; in der Skelettmuskulatur macht Glutamin sogar ca. 60 % des gesamten Aminosäurepools aus. Über die Grundfunktion als Baustein von Proteinen hinaus spielt Glutamin als Zwischenprodukt einer Vielzahl von Stoffwechselwegen eine zentrale Rolle. Hierzu zählt die Bereitstellung von Stickstoff für die Synthese von **Purinen, Pyrimidinen, NAD$^+$** und **Aminozuckern** u. a. Insbesondere für die Muskelproteinbilanz bildet Glutamin eine wichtige zelluläre Determinante, was aus der auffälligen Korrelation zwischen dem Glutamingehalt und der Proteinbiosynthese abzuleiten ist. Von besonderer Bedeutung ist eine ausreichende Glutaminverfügbarkeit für die Zellen des Gastrointestinaltraktes (**Enterocyten, Colonocyten**). Hier fungiert Glutamin als wichtiges Energiesubstrat. Darüber hinaus bildet das Kohlenstoffskelett von Glutamin den Präkursor für die Synthese weiterer Aminosäuren wie Arginin (siehe unten). Eine weitere Zellpopulation, die auf ein ausreichendes Glutaminangebot angewiesen ist, bilden **Immunzellen**. Auch hier dient Glutamin als Energie- und Stickstoffsubstrat. So sind die Lymphocytenproliferation, die Cytokinproduktion, die Phagocyteaktivität sowie die Antigen-Expression und -Präsentation von Makrophagen von der Glutaminverfügbarkeit abhängige Vorgänge. Ebenso hat sich die Aktivität der natürlichen Killerzellen als ein glutaminabhängiger Prozess erwiesen. Ein interessanter Aspekt betrifft die Einbindung von Glutamin in die Synthese des endogenen Tripeptids Glutathion. **Glutathion** (L-γ-Glutamyl-Cystein-Glycin) ist das quantitativ bedeutendste intrazelluläre Thiol und besitzt zahlreiche physiologische Funktionen. Hierzu zählen die Beteiligung an der Synthese der Prostaglandine und Leukotriene, die Regulierung des Zellcyclus, die Thermotoleranz und der Lymphocytenstoffwechsel, antioxidative und reduzierende Wirkung (z. B. Reduktion des Tocopherylradikals; Reduktion von Hydroperoxiden zu Alkoholen in Form der Glutathionperoxidase) sowie die Detoxifikation von **Xenobiotika** durch Biotransformation (Konjugation mit Glutathion) in der **Phase-II-Reaktion**.

Unter katabolen bzw. hypermetabolen Bedingungen, wie sie für schwere Traumen, ausgedehnte Operationen sowie bei Verbrennungen, Infektionen und septischen Zuständen typisch sind, reicht die endogene Glutaminbildung nicht aus, den gesteigerten Bedarf zu decken. Wird kein Glutamin zugeführt, so stellt sich eine **negative Glutaminbilanz** ein, was die Immunabwehr schwächt und die Permeabilität der Mucosa erhöht. Die immunmodulatorischen Effekte von Glutamin wurden inzwischen in zahlreichen Humanstudien belegt. Adäquate Glutaminmengen reduzieren die Morbidität und verbessern den Heilungsverlauf. Die hierbei verwendeten Glutamindosen liegen im Bereich zwischen 20 und 30 g/Tag.

Eine weitere im Rahmen der Immunonutrition eingesetzte Aminosäure ist **Arginin**. Arginin bildet das Substrat für die Bildung verschiedener bioaktiver Verbindungen. Hierzu gehören Ornithin, der Präkursor für die Polyamin- und Prolinsynthese, Kreatin, Agmatin und Stickstoffmonoxid (NO). **Polyamine** wie Putrescin, Spermin und Spermidin besitzen eine wichtige Funktion bei der Zellteilung und Proteinsynthese, was insbesondere für die Proliferation und Integrität der Mucosazellen von Belang ist. NO ist ein intra- und interzellulärer Botenstoff mit zahlreichen physiologischen Funktionen. Hierzu zählen u. a. die Induktion der Prostaglandinsynthese und Apoptose, die Hemmung der Leukocytenmigration und Thrombocytenaggregation sowie die Hormonfreisetzung und Neurotransmission.

Kinetische Untersuchungen zeigen, dass die endogene Argininsynthese im Rahmen kataboler Zustände nicht ausreicht, die Argininhomöostase aufrechtzuerhalten. Aus tierexperimentellen Untersuchungen ist bereits seit längerer Zeit bekannt, dass Argininzusätze die **Stickstoffretention** erhöhen. Ebenso wird die Proteinsynthese unter Arginingabe gesteigert. Der proteinanabole Effekt zeigt sich vor allem in Form einer verbesserten **Wundheilung**. Vermutlich wird die beschleunigte Wundheilung durch eine gesteigerte Bildung von NO, Ornithin und Wachstumshormon (STH) vermittelt. Auch beim Menschen liegen mehrere Studien vor, in welchen der Einfluss einer Argininsupplementierung auf den Proteinstoffwechsel untersucht wurde. Generell zeigt sich eine Verbesserung der Stickstoffbilanz sowie der Proteinsynthese. In pharmakologischen Mengen verabreicht, stimuliert Arginin die **zelluläre Immunabwehr**. Insbesondere für Makrophagen gilt Arginin als Schlüsselsubstanz. Arginin steigert die Mitogenese und Proliferation von Lymphocyten und erhöht die Aktivität natürlicher Killerzellen. In tierexperimentellen Studien erhöht Arginin das Thymusgewicht und die Zahl der T-Lymphocyten. Auch stimuliert Arginin die Maturation und Differenzierung von T-Zellen des Thymus. Bei gesunden Versuchspersonen steigert Arginin die lymphocytäre Mitogenese. Bei Krebspatienten, die postoperativ mit Arginin (25 g/Tag) supplementiert wurden, kam es zu einem Anstieg der T-Zellpopulation. Brustkrebspatientinnen, die über einen Zeitraum von drei Tagen 30 g Arginin erhalten hatten, zeigten eine verstärkte Aktivität der natürlichen Killerzellen, gleichzeitig war die für Chemotherapie typische Immunsuppression schwächer ausgeprägt. In einer ähnlichen Studie konnte nach dreitägiger Arginingabe (30 g/Tag) eine Steigerung der Cytotoxizität natürlicher Killerzellen festgestellt werden. Die immunmodulierenden Effekte von Arginin werden vermutlich über unterschiedliche Me-

> - Verminderte T-Zell-Funktion
> - Abgeschwächte Aktivität der natürlichen Killerzellen
> - Unterdrückung der Proliferation der Lymphozyten
> - Verminderte IL-2-Synthese

Abb. 20–3 Immunsuppressive Effekte bei verminderter Nucleotidverfügbarkeit (nach Stehle 2000)

chanismen vermittelt, der exakte Vorgang ist allerdings nicht bekannt. Als gesichert gilt, dass das aus Arginin gebildete **NO** eine Schlüsselstellung einnimmt. Insbesondere polymorphkernige Zellen wie Makrophagen werden hierdurch in ihrer Aktivität beeinflusst. Auch soll Arginin die **Polyaminsynthese** immunkompetenter Zellen steigern und so Einfluss auf deren Proliferations- und Differenzierungsprozess nehmen.

Formeldiäten, die das Immunsystem verbessern, werden vielfach auch mit **Nucleotiden** angereichert, für die ebenfalls eine immunstimulierende Wirkung nachgewiesen wurde. Obwohl Nucleotide generell als nicht-essenzielle Nahrungskomponenten angesehen werden, existieren Lebensphasen (ausgedehnte Traumen, operative Eingriffe), in denen die endogene Biosynthese offenbar nicht ausreicht, den Bedarf adäquat zu decken. Unterbleibt die exogene Nucleotidzufuhr, so werden – dies ergaben zumindest experimentelle Untersuchungen – verschiedene Immunparameter negativ beeinflusst (**siehe Abb. 20–3**).

Experimentelle Studien belegen, dass die exogene Nucleotidzufuhr mit einer Verbesserung immunologischer Parameter einhergeht. Bislang existieren allerdings nur wenige klinische Daten, die einen Effekt beim Menschen belegen.

Ein weiterer wichtiger Bestandteil der Immunonutrition sind ω-**3-Fettsäuren** (siehe Kap. 2.8). Sie beeinflussen vorwiegend die Eicosanoidsynthese, indem sie die Bildung proinflammatorischer Prostaglandine und Leukotriene hemmen. Charakteristisch für Krankheitsbilder wie die Sepsis und die systemische Inflammation, die bis hin zum gefürchteten Multiorganversagen reicht, ist die inflammatorische Aktivierung des Stoffwechsels. Mit der gezielten ω-3-Fettsäuren-Supplementierung ist es möglich, diese Reaktion zu vermindern. In einer klinischen Studie gelang es, die pulmonale inflammatorische Reaktion abzuschwächen. Patienten, die eine mit Eicosapentaensäure angereicherte enterale Ernährung erhalten hatten, wiesen einen verbesserten pulmonalen Gasaustausch auf und hatten eine verkürzte Liegezeit auf der Intensivstation.

Auch bei weiteren entzündlichen Erkrankungen wie **Morbus Crohn** (siehe Kap. 36.4) und **chronischer Polyarthritis** (siehe Kap. 30.3) finden ω-3-Fettsäuren Eingang in die diätetische Therapie.

In der klinischen Ernährung kommen die genannten Substrate meist kombiniert zur Anwendung. Inzwischen existieren 22 randomisierte und kontrollierte Studien, die an 2419 Patienten erhoben wurden und die die Effektivität einer solchen Immunonutrition untersucht haben. Zahlreiche immunologische Parameter wie die Lymphocytenproliferation, die Expression von Adhäsionsmolekülen sowie die Konzentration an Immunglobulinen lassen sich mit der Verabreichung entsprechender Nährlösungen erzielen. Mehrere Metaanalysen bestätigen, dass dies auch mit einer Verbesserung des klinischen **Outcomes** einhergeht. So reduziert sich die Inzidenz infektiöser Komplikationen, die Liegezeit auf der Intensivstation sowie die Dauer des Krankenhausaufenthaltes. Dies trägt zur Einsparung von Behandlungskosten bei, trotz der im Vergleich zur enteralen Standarddiät teureren Immunonutrition. Bezüglich der Mortalität ergab sich indes kein Vorteil. Im Rahmen der **Evidence-Based Medicine** wurde der Einsatz dieser Nährstofflösungen bereits 1998 mit der höchsten wissenschaftlichen Evidenz-Stufe (Stufe I) bewertet. Einschränkend ist jedoch darauf hinzuweisen, dass die positiven Effekte einer Immunonutrition bislang nur bei postoperativen bzw. posttraumatischen Patienten nachzuweisen waren. Die Übertragbarkeit auf andere Kollektive erscheint deshalb als fraglich.

Dass der Einsatz immunmodulierender Nährstofflösungen auch mit möglichen Risiken behaftet ist, zeigt eine Multicenterstudie. Hier konnte für schwerstkranke Patienten eine Tendenz zur erhöhten Mortalität nachgewiesen werden. Auch andere Studien sprechen dafür, bei Patienten mit schwerer Sepsis von der Verwendung einer Immunonutrition abzusehen.

Chemisch definierte Formeldiäten

Chemisch definierte Formeldiäten enthalten Oligopeptide, Maltodextrin, essenzielle Fettsäuren, MCT und in geringer Menge Triglyceride sowie Vitamine und Mineralstoffe (vgl. Tab. 20–2). Ihr Einsatz ist indiziert, wenn die Funktion der Verdauungsorgane eingeschränkt ist oder wenn durch eine Entlastung dieser Organe ein Heileffekt zu erzielen ist. Gegenüber der ursprünglich von der US-Raumfahrtbehörde entwickelten **Astronautenkost**, die Glucose und Aminosäuren enthielt, unterscheiden sie sich durch den Einsatz von Maltodextrin und Oligopeptiden. Dies hat den Vorteil einer besseren Verträglichkeit aufgrund der geringeren Osmolarität. Darüber hinaus werden Maltodextrin und Oligopeptide besser verwertet als Glucose und Aminosäuren.

Chemischdefinierte Formeldiäten werden in der Praxis relativ selten eingesetzt. Sie sind beispielsweise indiziert, wenn bei einer exokrinen Pankreasinsuffizienz mit fettreduzierter Diät keine ausgeglichene Energiebilanz zu erreichen und eine Steatorrhoe nicht zu verhindern ist. Erfolge wurden mit diesen Diäten auch bei Morbus Crohn und Colitis ulcerosa erzielt (siehe Kapitel 36.4).

Tab. 20–2 Einteilung der enteralen Formeldiäten

Nährstoff definierte Diäten (Hochmolekulare Diäten)	Chemisch definierte Diäten (Niedermolekulare Diäten)
↓	↓
Verdauung und Resorption intakt	Verdauung eingeschränkt, Resorption intakt
↓	↓
Hochmolekulare Proteine Oligo-, Polysaccharide Triglyceride Mineralstoffe Spurenelemente Vitamine z. T. Ballaststoffe	Oligopeptide Oligosaccharide Fette (essenzielle Fettsäuren, MCT) Mineralstoffe Spurenelemente Vitamine z. T. Ballaststoffe

20.4.2 Applikationswege der enteralen Ernährung

Bei kurzfristiger enteraler Ernährung wird die Nahrung meist über eine **nasogastrale Sonde** verabreicht, die in der Regel komplikationslos gelegt werden kann. Daneben werden auch nasoduodenale und nasojejunale Sonden verwendet. Nasogastrale Sonden haben den Vorteil, dass der Magen auch eine hohe Osmolarität gut toleriert und die Passage des Mageninhalts in den Darm kontrolliert abläuft. **Nasoenterale Sonden** sind nur dann indiziert, wenn ein gastraler Zugang nicht möglich ist, z. B. bei permanenter Übelkeit, bei erhöhter Aspirationsgefahr (diese wird bei enteraler Lage durch zwei Sphinkter verringert) sowie bei Magenlähmung. Enterale Sonden erfordern eine kontrollierte Dosierung der Nahrung mit Hilfe einer Pumpe, um Durchfälle zu vermeiden.

Ist das Legen einer transnasalen Sonde beispielsweise durch Schluckstörungen, obere gastrointestinale Obstruktionen (Tumore), Langzeitbeatmung oder Magenentfernung nicht möglich oder ist bereits abzusehen, dass eine langfristige enterale Ernährung notwendig ist, besteht die Möglichkeit einer **perkutanen endoskopischen Gastrostomie**, bei der ein Katheter unter endoskopischer Kontrolle direkt durch die Bauchdecke in den Magen gelegt wird. Vorteile sind die verringerte Aspirationsgefahr (da der Oesophagussphinkter unbeeinträchtigt bleibt) und eine geringere kosmetische Beeinträchtigung insbesondere für Patienten, die zu Hause enteral ernährt werden.

Bei gestörter Magenentleerung oder auch für die frühe postoperative Ernährung bieten sich die **Jejunostomie** oder die **Feinnadelkatheter-Jejunostomie** (FKJ) an. Bei der FKJ wird ein Katheter durch die Bauchdecke zunächst in die jejunale Submucosa geführt und dann ins Darmlumen vorgeschoben.

20.4.3 Komplikationen einer enteralen Ernährung

Die häufigste Komplikation bei enteraler Ernährung ist die Diarrhoe (siehe Kap. 37), wobei die Ursache meist unklar bleibt. Da industriell hergestellte Diäten bei guter Handhabung hygienisch einwandfrei sind und in der Regel keine oder nur sehr geringe Mengen Lactose enthalten, scheiden sowohl bakterielle Kontaminationen als auch die Lactoseintoleranz als Ursachen aus. Bei intraduodenaler und intrajejunaler Applikation besteht bei zu hoher Osmolarität das Risiko des **Dumping-Syndroms**. Die Symptome sind Schwächegefühl, Krampferscheinungen, Erbrechen und Diarrhoe. Aus diesem Grund muss bei diesen Applikationswegen die Zufuhr kontinuierlich über eine Pumpe erfolgen. Gelegentlich kommt es bei älteren Patienten zum **tube feeding syndrome**, d. h. durch eine zu geringe Wasserzufuhr treten Anzeichen einer Dehydratation auf.

20.5 Totale Parenterale Ernährung

Eine totale parenterale Ernährung (TPE) ist dann indiziert, wenn der Gastrointestinaltrakt nicht in der Lage ist, Nährstoffe zu verdauen und zu resorbieren. Während bis vor wenigen Jahren noch die Meinung vorherrschte, dass bei einer parenteralen Ernährung generell sehr viel häufiger Infektionen und Komplikationen auftreten als unter enteraler Ernährung, zeichnet sich gegenwärtig ein differenziertes Bild ab. Bakterielle Translokationen und Infektionen treten demnach unter kurzzeitiger parenteraler Ernährung nicht häufiger auf als unter enteraler Nährstoffzufuhr. Generell gilt: Je länger die Zeitspanne der künstlichen Ernährung, desto strenger sollte die Indikationsstellung für eine parenterale Nährstoffzufuhr erfolgen (**vgl. Tab. 20–3**).

Bei der parenteralen Ernährung gelangen die Nährsubstrate direkt in den großen Kreislauf, so dass die Pufferfunktion der Leber entfällt. Hierdurch kann es leichter zu Stoffwechselungleichgewichten wie Hyperglycämie kommen. Darüber hinaus ist die Verwertung der Nahrungsbestandteile bei parenteraler Ernährung schlechter, da die Stimulierung von Enterohormonen, die die Insulinsekretion fördern, entfällt.

20.5.1 Nährsubstrate in der parenteralen Ernährung

Die Nährstoffrelation sollte in der parenteralen Ernährung in etwa den Empfehlungen bei oraler Ernährung entsprechen. Dies ist in der Praxis allerdings nicht immer der Fall, denn häufig werden nur **Kohlenhydratlösungen** eingesetzt. Die meisten dieser Infusionslösungen enthalten als Kohlenhydrat ausschließlich Glucose, was bei zu rascher Infusion jedoch zu einem erheblichen Blutzuckeranstieg führt und insbesondere die Hyperglycämie beim Postaggressionssyndrom zusätzlich verschärfen kann. Vom Einsatz von Sorbit und Fructose rät die Arzneimittelkommission ab. Diese Substanzen haben zwar den Vorteil, dass sie in der Leber schneller umgesetzt werden und die Blut-Glucosekonzentration nur langsam erhöhen, die Gefahr einer nicht bekannten erblich bedingten Fructoseintoleranz des Patienten ist jedoch zu groß.

Xylit bietet ebenfalls den Vorteil der initial insulinunabhängigen Verstoffwechselung und der verlangsamten Glucosefreisetzung, wird in der Praxis jedoch auch nur selten eingesetzt.

Fette ermöglichen die Zufuhr großer Mengen Energie bei gleichzeitiger Verringerung der osmotischen Belastung sowie die Zufuhr essenzieller Fettsäuren. Darüber hinaus vermindern sie die Kohlenhydratbelastung und damit das Risiko der Hyperglycämie. Renale Verluste treten bei Fetten nicht auf, sie bieten die Möglichkeit der Zufuhr von fettlöslichen Vitaminen und vermindern die Tendenz zur hepatischen Fetteinlagerung. Lipidlösungen enthalten meist zu 50 % LCT- und zu 50 % MCT-Fette.

Der **Proteinbedarf** liegt bei 1–1,5 g/kg Körpergewicht und Tag, wobei ein Bedarf von 1,5 g nur bei Schwerkranken vorliegt. In den Infusionslösungen soll das Verhältnis zwischen der Energie- und der Stickstoffzufuhr im Optimalbereich von 105–126 kJ (25–30 kcal)/g Stickstoff liegen. Auf diese Weise wird einem verstärkten Proteinabbau vorgebeugt. Unter parenteraler Ernährung müssen neben allen essenziellen Aminosäuren auch bestimmte andere Aminosäuren zugeführt wer-

Tab. 20–3 Indikationen der parenteralen Ernährung

- Akute Pankreatitis
- Ileus
- Blutungen des oberen Gastrointestinaltraktes (z. B. Ösophagusvarizen)
- Kurzdarmsyndrom
- Chronisch entzündliche Darmerkrankungen (akuter Schub)
- Peritonitis
- Längerdauerndes unstillbares Erbrechen

den, die bei schweren Erkrankungen nicht ausreichend synthetisiert werden. Hierzu gehören Glutamin, Arginin, Histidin, Prolin und Alanin (siehe oben).

Vitamine und **Mineralstoffe** müssen nach Bedarf substituiert werden. Angeboten werden z. B. **All-in-one-Lösungen**, die neben Kohlenhydraten, Fetten und Aminosäuren auch Vitamine und Mineralstoffe enthalten. Um die Stabilität zu gewährleisten, sind die Nährstoffgruppen vielfach in Mehrkammerbeuteln getrennt und werden erst vor der Verwendung gemischt. Insbesondere Vitamine und Mineralstoffe dürfen erst unmittelbar vor der Applikation hinzugegeben werden.

20.5.2 Applikationswege und Komplikationen der parenteralen Ernährung

In den meisten Fällen wird ein Infusionskatheter in die *Vena subclavia* gelegt. Dieser **zentralvenöse Zugang** ermöglicht die Zufuhr bedarfsdeckender Energiemengen, ist jedoch mit einem hohen Risiko einer Kathetersepsis verbunden. Die periphervenöse Applikation ist zwar preisgünstiger, einfacher und sicherer zu legen, geht für den Patienten aber mit einem relativ großen Energiedefizit einher. Daher ist diese Variante nur zeitlich begrenzt möglich. Hinzu kommt, dass periphervenös eine kontinuierliche Infusion notwendig ist, die Gefahr einer Verstopfung des Katheters besteht und der Patient wesentlich immobiler ist.

Ein spezifisches **Problem** der parenteralen Ernährung ist die bereits erwähnte **Kathetersepsis**, die allerdings nur bei unsachgemäßer Durchführung auftritt. Weitere mit der Venenpunktion verbundene Komplikationen wie **Thrombosen**, **Phlebitis** und **sekundäre Perforationen** lassen sich durch die richtige Technik, Pflege und Überwachung des Katheterzugangs vermeiden. Entgegen früherer Annahmen, wonach die parenterale Ernährung zur Atrophie der Darmmucosa und Abnahme der **intestinalen Barrierefunktion** führt, konnten neuere Analysen diesen Befund nicht belegen. Auch die in der Literatur beschriebene **bakterielle Translokation** von Keimen und Endotoxinen in die Gefäße wurde lange Zeit überbewertet. Nach neueren Erkenntnissen treten unter parenteraler Ernährung – zumindest bei kurzfristiger Anwendung – nicht mehr Komplikationen auf als bei enteraler Ernährung. Septische Ereignisse treten meist als Folge einer zu hohen Nährstoffzufuhr (**overfeeding**) auf.

Gelegentlich kommt es unter parenteraler Ernährung zum **Refeeding-Syndrom**. Dieses tritt auf, wenn nach einer katabolen Phase mit Energiegewinnung aus Fetten und Proteinmobilisation wieder ausreichend Nährstoffe zugeführt werden. Unter der plötzlichen Insulinfreisetzung nach Glucosegabe kommt es zum Einstrom von Glucose, Phosphat, Wasser und Elektrolyten in die Körperzellen, woraus eine Hypophosphatämie im Plasma resultiert. Klinische Symptome können eine reduzierte Myocardfunktion bis zur Herzinsuffizienz und neuromuskuläre Störungen sein. Darüber hinaus treten bei parenteraler Ernährung häufiger Bilirubin-Cholesterin-Kristalle in der Gallenflüssigkeit auf, die die Gefahr der Steinbildung erhöhen. Die Ursache hierfür ist nicht bekannt. Außerdem kann es vor allem bei Kindern zu Leberfunktionsstörungen wie Fettleber oder Leberzellnekrosen unbekannter Genese kommen.

Weiterführende Literatur

Alexander JW: Immunonutrition: the role of omega-3 fatty acids. Nutrition 14(7–8): 627–633, 1998

Bastian L, Weimann A: Immunonutrition in patients after multiple trauma. Br J Nutr 87 (Suppl 1): S133–S134, 2002

Braunschweig CL, Levy P, Sheean PM, Wang X: Enteral compared with parenteral nutrition: a meta-analysis. Am J Clin Nutr 74(4): 534–542, 2001

Breitkreutz R, Gaschott T: Substrate in der parenteralen Ernährung. In: Stein J, Jauch K-W: Praxishandbuch klinische Ernährung und Infusionstherapie. Springer, Berlin – Heidelberg – New York 2003, S. 375–390

Burrin DG, Davis TA: Proteins and amino acids in enteral nutrition, Curr Opin Clin Nutr Metab Care 7(1): 79–87, 2004

Cynober L: Immune-enhancing diets for stressed patients with a special emphasis on arginine content: analysis of the analysis. Curr Opin Clin Nutr Metab Care 6(2): 189–193, 2003

Evoy D, Lieberman MD, Fahey TJ 3rd, Daly JM: Immunonutrition: the role of arginine. Nutrition 14(7–8): 611–617, 1998

Fearon KC, Luff, R: The nutritional management of surgical patients: enhanced recovery after surgery. Proc Nutr Soc 62(4): 807–811, 2003

Flynn NE, Meininger CJ, Haynes TE, Wu G: The metabolic basis of arginine nutrition and pharmacotherapy. Biomed Pharmacother 56(9): 427–438, 2002

Garcia-de-Lorenzo A, Zarazaga A, Garcia-Luna PP, Gonzalez-Huix F, Lopez-Martinez J, Mijan A, Quecedo L, Casimiro C, Usan L, del Llano J: Clinical evidence for enteral nutritional support with glutamine: a systematic review. Nutrition 19(9): 805–811, 2003

Garcia-de-Lorenzo A, Zarazaga A, Garcia-Luna PP, Gonzalez-Huix F, Griffiths RD: Is parenteral nutrition really that risky in the intensive care unit? Curr Opin Clin Nutr Metab Care 7(2): 175–181, 2004

Hammarqvist F: Can it all be done by enteral nutrition? Curr Opin Clin Nutr Metab Care 7(2): 183–187, 2004

Heller AR, Koch T: Immunologische Bedeutung von Fett in der parenteralen Ernährung am Beispiel der ω-3-Fettsäuren. Aktuel Ernährungsmed 27: 222–229, 2002

Heyland DK, Novak F, Drover JW, Jain M, Su X, Suchner U: Should immunonutrition become routine in critically ill patients? A systematic review of the evidence. JAMA 286(8): 944–53, 2001

Jeejeebhoy KN: Enteral and parenteral nutrition: evidence-based approach. Proc Nutr Soc 60(3): 399–402, 2001

Jeejeebhoy KN: Total parenteral nutrition: potion or poison? Am J Clin Nutr 74(2): 160–163, 2001

Jolliet P, Pichard C: Immunonutrition in the critically ill. Intensive Care Med 25(6): 631–633, 1999

Jordan A, Brandstätter M: Komplikationen. In: Stein J, Jauch K-W: Praxishandbuch klinische Ernährung und Infusionstherapie. Springer, Berlin – Heidelberg – New York 2003, S. 321–333

Koretz RL, Lipman TO, Klein S: AGA technical review on parenteral nutrition. Gastroenterology 121(4): 970–1001, 2001

Lipman TO: Grains or veins: is enteral nutrition really better than parenteral nutrition? A look at the evidence. JPEN J Parenter Enteral Nutr 22(3): 167–82, 1998

Lopez-Martinez J, Mijan A, Quecedo L, Casimiro C, Usan L, del Llano J, Sigalet DL, Mackenzie SL, Hameed SM: Enteral nutrition and mucosal immunity: implications for feeding strategies in surgery and trauma. Can J Surg 47(2): 109–116, 2004

Schulz R-J, Dignass A: Zugänge und Techniken in der totalen parenteralen Ernährung. In: Stein J, Jauch K-W: Praxishandbuch klinische Ernährung und Infusionstherapie. Springer, Berlin – Heidelberg – New York 2003, S. 391–402

Stechmiller JK, Childress B, Porter T: Arginine immunonutrition in critically ill patients: a clinical dilemma. Am J Crit Care 13(1): 17–23, 2004

Stehle P: Immunonutrition – Nährstoffe mit immunmodulierender Wirkung. Teil 1: Aminosäuren. Ernährungs Umschau 47 (6): 216–222, 2000

Stehle P: Immunonutrition – Nährstoffe mit immunmodulierender Wirkung. Teil 2: Nukleotide und mehrfach ungesättigte Fettsäuren. Ernährungs Umschau 47 (8): 292–297, 2000

Stein J, Dormann AJ: Sonden- und Applikationstechniken. In: Stein J, Jauch K-W: Praxishandbuch klinische Ernährung und Infusionstherapie. Springer, Berlin – Heidelberg – New York 2003, S. 291–310

Stein J, Schulz R-J, Leube B: Komplikationen bei totaler parenteraler Ernährung. In: Stein J, Jauch K-W: Praxishandbuch klinische Ernährung und Infusionstherapie. Springer, Berlin – Heidelberg – New York 2003, S. 408–425

Suchner U, Kuhn KS, Fürst P: The scientific basis of immunonutrition. Proc Nutr Soc 59(4): 553–63, 2000

Suchner U: Enterale Immunonutrition: wann, für wen, welche Zukunftsperspektiven gibt es? Aktuel Ernährungsmed 27: 205–215, 2002

Ziegler TR, Evans ME, Fernandez-Estivariz C, Jones DP: Trophic and cytoprotective nutrition for intestinal adaptation, mucosal repair, and barrier function. Annu Rev Nutr 23: 229–261, 2003

21 Interaktionen zwischen Arzneimitteln und der Ernährung

Pharmaka und Nahrungsinhaltsstoffe können sich auf verschiedenen Ebenen wechselseitig beeinflussen, da sie die gleichen Stoffwechselwege durchlaufen (**siehe Abb. 21–1**). Aus diesem Grund kann es sowohl zu Veränderungen der Arzneimittelwirkung als auch zu Auswirkungen auf die Nährstoffversorgung kommen. In einigen wenigen Fällen, so z. B. bei der Hemmung der Blutgerinnung durch Vitamin-K-Antagonisten wie Marcumar, werden solche Effekte im Sinne einer erwünschten Wirkung genutzt, in der Regel handelt es sich jedoch um unerwünschte Ereignisse, die oft wenig Beachtung finden, aber den Krankheits- bzw. Heilungsverlauf beeinträchtigen oder Nährstoffdefizite hervorrufen können. Um die Wirksamkeit einer Therapie zu optimieren und unerwünschte Nebenwirkungen der Medikation zu reduzieren, sollten Patienten hinsichtlich möglicher Interaktionen ausführlich beraten werden. In der Praxis findet dieses Thema aber bisher relativ wenig Beachtung.

Im Folgenden sind die wesentlichen Interaktionsprinzipien und ihre möglichen Konsequenzen dargestellt.

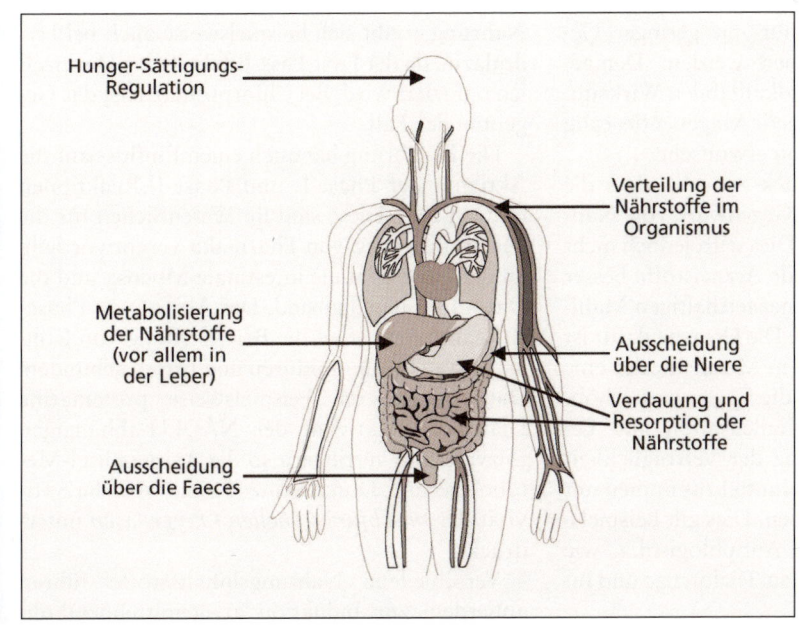

Abb. 21–1
Stoffwechselebenen von Pharmaka-Nährstoff-Interaktionen

21.1 Bedeutung der Nahrung für die Arzneimittelwirkung

Duch die gleichzeitige orale Verabreichung eines Arzneimittels mit der Nahrung kann dessen Wirksamkeit beeinträchtigt werden. Bei einigen Arzneistoffen ist es deshalb notwendig, die Applikation mit der Nahrungsaufnahme zu koordinieren.

Pharmaka-Nährstoff-Wechselwirkungen treten insbesondere im **Gastrointestinaltrakt** auf. In Gegenwart von Nahrungsbestandteilen kann die Arzneimittelabsorption sowohl verringert oder verzögert (siehe Tab. 21–1) als auch erhöht oder beschleunigt (siehe Tab. 21–2) werden. Welchen Einfluss die Nahrungsaufnahme ausübt, wird von Zusammensetzung, Volumen und Konsistenz der Mahlzeit bestimmt, aber auch von den Eigenschaften des Arzneimittels und seiner Galenik.

Für viele Absorptionsprozesse ist dabei die **Magenentleerungsrate** von besonderer Bedeutung, da sie festlegt, wie schnell eine Substanz in den Dünndarm gelangt. Durch eine verlangsamte Magenentleerung, also insbesondere nach fettreichen Mahlzeiten, kann die Freisetzung eines Wirkstoffs aus bestimmten Zubereitungsformen erhöht werden. Unter diesen Bedingungen ist auch die Absorption solcher Wirkstoffe verbessert, die im Duodenum nur mit geringer Geschwindigkeit aufgenommen werden. Demgegenüber ist bei säure- und alkalilabilen Wirksubstanzen eine möglichst schnelle Magenentleerung bzw. eine rasche Absorption erwünscht.

Häufig wird der Eindruck erweckt, dass die Arzneimittelaufnahme in Gegenwart von Nahrung generell reduziert ist. Dies trifft jedoch nicht zu. So werden z. B. **lipophile Arzneistoffe** besser absorbiert, wenn sie mit einer fetthaltigen Mahlzeit aufgenommen werden. Die Ursache dafür ist eine verstärkte Aufnahme in Micellen oder eine bessere Löslichkeit (durch die Gegenwart erhöhter Konzentrationen an Gallensalzen und Lecithin). Auch zur Erhöhung der Verträglichkeit ist es oft von Vorteil, Arzneimittel zusammen mit der Nahrung zu verabreichen. Dies gilt beispielsweise für nicht-steroidale Antiphlogistika, wie Acetylsalicylsäure, Ibuprofen, Diclofenac und Indomethacin.

Durch die Bildung schwer löslicher oder unlöslicher Komplexe zwischen Nahrungsinhaltsstoffen und Pharmaka kann es in einigen Fällen zu einer verminderten **Bioverfügbarkeit** von Arzneimitteln kommen. So wird beispielsweise die Absorption von Tetracyclinen und verschiedenen Gyrasehemmern (z. B. Norfloxacin und Ciprofloxacin) durch eine Komplexbildung mit zweiwertigen Kationen wie Calcium, Magnesium, Eisen und Zink gehemmt. **Schwarztee** ist dagegen in der Lage, die Verfügbarkeit basischer stickstoffhaltiger Neuroleptika und Antidepressiva (z. B. Maprotilin, Imipramin, Clomipramin, Lofepramin) zu vermindern.

Die Nahrung kann auch die Bioverfügbarkeit von Substanzen beeinflussen, bei denen ein erheblicher **First-Pass-Effekt** auftritt. Bereits in der intestinalen Mucosa oder beim ersten Durchgang durch die Leber kann ihre Metabolisierung so umfangreich sein, dass die effektive Wirkkonzentration am Zielort absinkt. Bei basischen Wirkstoffen, wie z. B. Metoprolol und Propranolol, sinkt der First-Pass-Effekt bei der Gabe des Arzneimittels zu einer Mahlzeit ab. Die Ursache hierfür ist ein gesteigerter hepatischer Blutstrom durch die Nahrungsaufnahme. Aus diesem Grund können die Substanzen nur in vermindertem Umfang aus dem Portalblut in die Leber aufgenommen und verstoffwechselt werden. Eine erhöhte Bioverfügbarkeit in Verbindung mit der Nahrung ergibt sich beispielsweise auch bei Hydralazin, da der First-Pass-Effekt in den Darmzellen reduziert wird. Bei Chlorpromazin ist das Gegenteil der Fall.

Die Ernährung hat auch einen Einfluss auf die Aktivität der Phase-I- und Phase-II-Reaktionen in der Leber. Diese sind im Wesentlichen für die **Metabolisierung von Pharmaka** verantwortlich, an der außerdem die intestinale Mucosa und die Darmflora beteiligt sind. Der Ablauf von Phase-II-Reaktionen ist an die Bereitstellung von Kohlenhydraten, Aminosäuren und Fetten gebunden. Daher reduzieren beispielsweise proteinarme Diäten die Aktivität der NADPH-abhängigen Enzyme und verringern so die Arzneimittel-Metabolisierung. Durch akutes Fasten wird die Aktivität der *mischfunktionellen Oxygenasen* unterdrückt.

Verschiedene Nahrungsinhaltsstoffe führen außerdem zur Induktion arzneimittelmetaboli-

Tab. 21–1 Verringerung oder Verzögerung der Arzneimittelabsorption durch die Nahrung

Vermutete oder belegte Art der Interaktion	Betroffene Arzneimittel
Bildung unlöslicher Komplexe mit zweiwertigen Kationen, v.a. Ca^{2+}, Fe^{2+} (Milch, Fleisch)	Tetracycline, Gyrasehemmer (z. B. Ciprofloxacin, Floxacin, Enoxacin, Norfloxacin, Lomefloxacin)
Bildung unlöslicher Komplexe mit Schwarztee	Basische stickstoffhaltige Neuroleptika und Antidepressiva (z. B. Maprotilin, Imipramin, Clomipramin, Lofepramin)
Verzögerte Magenentleerung führt zum Abbau säurelabiler Substanzen im Magen	Erythromycin, β-Lactam-Antibiotika
Erhöhter Magen-pH vermindert Löslichkeit und Absorption	Isoniacid, Indinavir, Penicillin V
Nahrung verhindert Zutritt zur Mucosa (mechanische Barriere)	Azithromycin, Sulfonamide, Atenolol
Herabgesetzte Verfügbarkeit durch Ballaststoffe	Paracetamol, HMG-CoA-Reduktase-Hemmer (z. B. Lovastatin), Thyroxin, Digoxin
Kompetitive Hemmung der Absorption durch proteinreiche Nahrung	L-Dopa, Methyldopa
Verlangsamte Absorption durch verzögerte Magenentleerung	Zidovudin (AZT), Sulfonamide
Absorption beeinträchtigt, Mechanismus unbekannt	Lincomycin, Rifampin
Verzögerter Wirkungseintritt durch Nahrung	Valproinsäure, Cortisol, Captopril, Acetylsalicylsäure (Einnahme von Acetylsalicylsäure auf leeren Magen nicht empfehlenswert)

Tab. 21–2 Erhöhung oder Beschleunigung der Arzneimittelabsorption durch die Nahrung

Vermutete oder belegte Art der Interaktion	Betroffene Arzneimittel
Verzögerte Magenentleerung, dadurch verbesserte Löslichkeit und Absorption	Nitrofurantoin, Spironolacton, Hydrochlorothiacid, Propoxyphen, Lovastatin, Phenytoin, Erythromycin
Verbesserte Absorption durch fettreiche Nahrung bzw. erhöhte Gallensäurensekretion	Griseofulvin, Dicumarol, Phenytoin, Theophyllin, Ketoconazol, Halofantrin, Diazepam, Carbamazepin
Absorptionssteigerung mit proteinreicher Nahrung, vermutlich durch Stimulation des für die Absorption verantwortlichen Aminosäurentransporters	Gabapentin
Erhöhte Absorption in Verbindung mit Kohlenhydraten und unlöslichen Ballaststoffen	L-Dopa

sierender Enzyme, insbesondere von Cytochrom-P450-haltigen *Monooxygenasen*. Derartige Effekte wurden z. B. für Indole aus Kohlarten sowie für gegrillte Produkte nachgewiesen.

Besondere Beachtung fand in den letzten Jahren die Tatsache, dass die Aufnahme von **Grapefruitsaft** zu erhöhten Plasmakonzentrationen vieler peroral eingenommener Arzneimittel führt. Der Effekt basiert auf einer Zerstörung des Cytochrom-P450-Enzyms CYP3A4 in der Darmmucosa durch Inhaltsstoffe des Saftes, so dass der First-Pass-Effekt herabgesetzt wird. Demgegenüber wird das hepatische CYP3A4 erst durch extrem hohe Aufnahmemengen (z. B. 6 Gläser am Tag über mehrere Tage) inhibiert. Die hiermit verbundene Steigerung der Bioverfügbarkeit ist demzufolge umso größer, je ausgeprägter der First-Pass-Effekt bei einer Substanz ist. Die Inter-

Tab. 21–3 Arzneimittel, die eine ausgeprägte Interaktion mit Grapefruitsaft aufweisen

Substanzklasse	Wirkstoffe
Calciumkanalblocker	Felodipin Nimodipin Nisoldipin Nitrendipin
Immunsuppressiva	Cyclosporin Tacrolimus
HMG-CoA-Reduktase-Hemmer	Atorvastatin Lovastatin Simvastatin
Antihistaminika	Ebastin Terfenadin
Psychopharmaka	Buspiron Carbamazepin Diazepam Midazolam Triazolam
Prokinetika	Cisaprid
Andere	Methadon Sildenafil

aktion hält bis zu 24 Stunden nach Einnahme des Saftes an und wird auf enthaltene Furanocumarinderivate wie 6',7'-Dihydroxybergamottin und das Flavonoid Naringenin zurückgeführt. Neben der CYP3A4-Hemmung wird als Wirkmechanismus für einige Arzneimittel auch eine Veränderung der **P-Glycoprotein-Transporter** diskutiert. Diese, in der intestinalen Bürstensaummembran lokalisierte Pumpe, transportiert lipophile Moleküle aus dem Enterocyten zurück in das intestinale Lumen. Zahlreiche lipophile Arzneimittel werden nach Aufnahme in den Enterocyten entweder durch CYP3A4 metabolisiert oder durch den P-Glycoprotein-Transporter zurückgepumpt. Tabelle 21–3 zeigt Beispiele betroffener Arzneimittel. Dabei ist allerdings zu berücksichtigen, dass das Ausmaß der Interaktion sehr variabel ist. Bei Cyclosporin wurden Erhöhungen der Bioverfügbarkeit im Bereich von 5–90 % ermittelt, bei Simvastatin kam es nach hohem Grapefruitsaftkonsum (6 Gläser pro Tag) zu einer Steigerung der Bioverfügbarkeit auf etwa das 15fache. Interindividuelle Unterschiede ergeben sich nicht zuletzt aufgrund der weiten Schwankungsbreite der intestinalen CYP3A4-Konzentration. Zudem ist die unterschiedliche Konzentration des Grapefruitsaftes ein weiterer variabler Einflussfaktor. Das von dieser Interaktion ausgehende Gefahrenpotenzial wird beispielsweise bei dem Antihistaminikum Terfenadin deutlich, dessen Kardiotoxizität sich aufgrund des durch Grapefruitsaft gehemmten Metabolismus stark erhöhen kann. Um in der Praxis eine Aussage über eine mögliche Interaktion mit Grapefruitsaft treffen zu können, wurde vorgeschlagen, grundsätzlich solche Arzneimittel, die nicht mit den Arzneimitteln Itraconazol und Erythromycin zusammen eingenommen werden dürfen, auch nicht mit Grapefruitsaft zu kombinieren. Hintergrund dieser Überlegung ist, dass auch Itraconazol und Erythromycin eine hemmende Wirkung auf CYP3A4 ausüben und sich deshalb bei der Kombination mit anderen Arzneimitteln ein ähnlicher Effekt wie bei Grapefruitsaft ergibt.

Auf einem anderen Mechanismus scheint die bisher nur im Tierversuch festgestellte Beeinträchtigung der Wirksamkeit von Tamoxifen durch das in Zitrusfrüchten vorkommende **Tangeretin** zu beruhen. So zeigte sich bei gleichzeitiger Gabe von Tangeretin mit Tamoxifen eine Aufhebung des wachstumshemmenden Tamoxifeneffektes auf Tumorzellen. Da eine Induktion der metabolisierenden Leberenzyme und damit eine Verminderung der Bioverfügbarkeit von Tamoxifen ausgeschlossen werden konnte, wird davon ausgegangen, dass der Effekt auf einer Verminderung der natürlichen Killerzellen durch Tangeretin basiert.

Die Wirkung von Arzneimitteln, die an **Plasmaproteine** gebunden transportiert werden, kann durch die Nahrungsaufnahme modifiziert sein. Dies beruht darauf, dass der ungebundene Anteil der Pharmaka meist eine höhere Wirksamkeit entfaltet, aber auch schneller metabolisiert wird. So können Fette beispielsweise Diazepam aus seinen Plasmaproteinbindungen verdrängen. Auf diese Weise erhöht sich die Konzentration an freiem Diazepam, wodurch dessen Wirkung verstärkt wird. Die Konzentration an ungebundenem und damit therapeutisch wirksamem Chinidin im Plasma steigt dagegen nach einer Mahlzeit langsamer an als bei Einnahme auf leeren Magen, da es postprandial vermehrt an Plasmaproteine gebunden wird. Einige Nahrungsinhaltsstoffe sind zudem in der Lage, direkt die Wirkung von Arzneimitteln herabzusetzen (**siehe Tab. 21-4**).

Von Bedeutung ist zudem der Einfluss des **Urin-pH-Wertes** auf die Ausscheidung von Arzneimitteln. So werden alkalische Arzneimittel schneller im sauren Harn gelöst und ausgeschieden, saure Arzneimittel dagegen im alkalischen Harn (**siehe Tab. 21-5**). Eine Alkalisierung des Harns ergibt sich vor allem durch eine vegetarische oder stark pflanzlich orientierte Ernährung, aber auch durch den Konsum größerer Mengen an Zitrussäften. Unter diesen Bedingungen werden alkalische Arzneimittel wie Antiarrhythmika vom Chinidin-Typ, das tricyclische Antidepressivum Imipramin und Amphetamin-Stimulanzien langsamer ausgeschieden. Ihre Wirkung verlängert sich dementsprechend. Zum gegenteiligen Effekt kommt es, wenn Menschen mit alkalischem Harn saure Medikamente wie Acetylsalicylsäure oder Phenobarbital verwenden. Diese werden dann schneller über die Nieren eliminiert, so dass ihre Wirkung vermindert sein kann.

21.2 Arzneimitteleinnahme und Nährstoffversorgung

Einige Pharmaka können den Nährstoffstatus beeinflussen und so unter bestimmten Bedingungen einen Nährstoffmangel begünstigen. Dabei kommt es allerdings nur selten zu klinisch manifesten Mangelsymptomen. Häufiger sind frühe und unspezifische Befindlichkeitsstörungen, denen meist wenig oder keine Aufmerksamkeit geschenkt wird.

Pharmaka interferieren nicht nur mit dem Nährstoffmetabolismus, sondern beeinflussen auch übergeordnete Zentren der **Hunger-Sättigungs-Regulation** (siehe Kap. 23) und damit die Nahrungsaufnahme. Dies gilt insbesondere für Psychopharmaka, da sie vielfach die Konzentrationen der Katecholamine sowie von Dopamin und Serotonin im synaptischen Spalt verändern. Da diese Transmitterstoffe an der Regulation von Hunger und Sättigung beteiligt sind, kommt es zu Appetitveränderungen. So erhöhen beispielsweise Neuroleptika vom Phenothiazin-Typ, tricyclische Antidepressiva wie Imipramin und Amitryptilin, Tranquillanzien wie die Benzodiazepine, Lithiumsalze sowie Monoaminooxidasehemmstof-

Tab. 21-4 Einfluss der Nahrung auf den Arzneimittelmetabolismus und die pharmakodynamischen Eigenschaften

Betroffene Wirkstoffe	Mechanismus
Chinidine	Postprandial verstärkt an Plasmaproteine gebunden, dadurch reduziert sich die Menge an ungebundenem, therapeutisch wirksamem Chinidin. Um gastrointestinale Störungen zu vermeiden, mit Mahlzeit einnehmen.
Diazepam	Fette verdrängen Diazepam aus seinen Proteinbindungsstellen im Blut, so dass mehr freies Diazepam zirkuliert, Wirksamkeit steigt durch Fette.
Warfarin	Vitamin-K-reiche Lebensmittel wie grünes Blattgemüse, Blumenkohl, grüner Tee, Leber etc. können die therapeutische Wirksamkeit von Warfarin beeinträchtigen.
Digoxin	Störungen im Kaliumhaushalt, v.a. niedrige Serumkonzentration erhöhen die Toxizität von Digitalis-Glycosiden.
Sucralfat	Bei gleichzeitiger Nahrungsaufnahme kann Sucralfat an Proteine binden und so an Wirksamkeit verlieren.

Tab. 21-5 Einfluss des Harn-pH auf die Ausscheidung von Arzneimitteln

Elimination beschleunigt	
im alkalischen Harn	im sauren Harn
Sulfonamide	Chloroquin
Barbiturate	Amphetamin
Phenobarbital	Nicotin
Phenylbutazon	Chinin
Salicylate	Procain
Paraaminohippursäure	Hydroxytryptamin
Probenecid	Pethidin
Nitrofurantoin	Dromoran
Indolessigsäure	Morphin
Carbutamid	Codein

fe den Appetit und die Nahrungsaufnahme (**siehe Tab. 21-6**).

Durch die Einnahme von Arzneimitteln kann jedoch nicht nur die absolute Nahrungsmenge, sondern auch das Verhältnis der Nährstoffe zueinander verändert werden. So bewirkt z. B. Amitriptylin einen ausgeprägten Kohlenhydrat-Heißhunger.

Tab. 21–6 Pharmaka mit adipogener Wirkung (Wirth 1997, S. 111)

Substanzgruppe	Adipogene Wirkung		
	Stark	Mittel	Leicht
Antidepressiva	Amitriptylin	Imipramin, Trimipramin, Nortriptylin, Doxepin, Clomipramin, Opipramol, Mianserin	Desipramin, Maprotilin, Tranylcypromin, Moclobemid, (MAO-Hemmer)
Neuroleptika	Thioridazin	Triflupromazin, Perphenazin, Promethazin	Promazin, Alimemazin, Haloperidol
Andere Psychopharmaka	Lithium		
Hormone	Insulin, Cortisol	Testosteron	Estrogene, Gestagene
Sonstige Pharmaka			β-Blocker

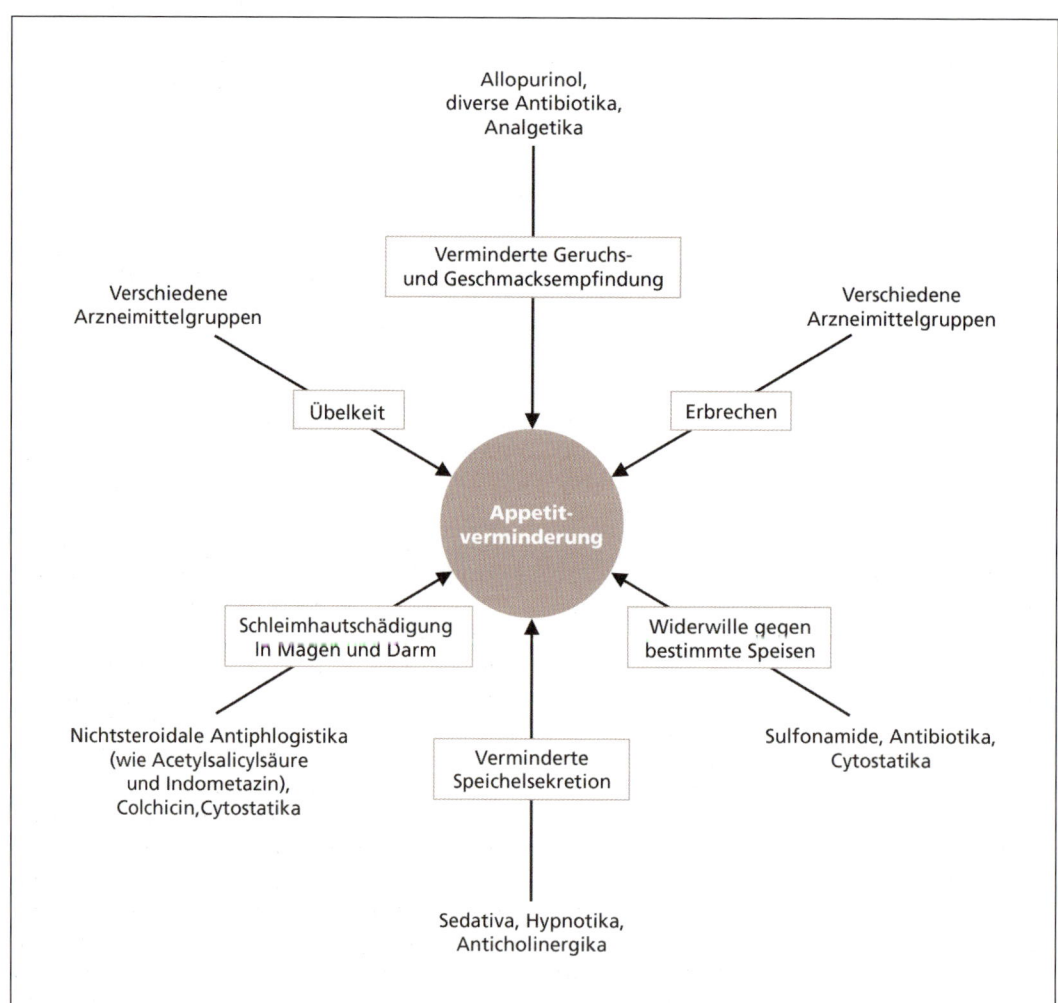

Abb. 21–2 Gründe für eine Appetitverminderung durch Pharmaka (Hahn 1994)

Tab. 21–7 Für die Nährstoffversorgung bedeutsame Wirkungen von Pharmaka auf den Magen-Darm-Trakt (ausgewählte Beispiele) (Hahn 1995)

Mechanismus	Effekt auf	Hervorgerufen durch
Veränderte gastrointestinale Motilität / Diarrhoe	Alle Nährstoffe, insbesondere Mineralstoffe	Laxanzien, Metoclopramid, Anticholinergika, Antibiotika, Methyldopa
Hemmung/Inaktivierung von Verdauungsenzymen	Fette, Proteine, Kohlenhydrate, Folsäure	Sulfonamide, Diuretika, orale Kontrazeptiva, Antikonvulsiva, Lipasehemmer (Orlistat®)
Bindung von Gallensäuren	Fette, fettlösliche Vitamine	Lipidsenker Colestipol, Colestyramin; Antibiotikum Neomycin
Bildung schwerlöslicher Pharmaka-Nährstoff-Komplexe	Mineralstoffe, bes. Fe, Cu, Zn, einige Vitamine	Al- oder Mg-hydroxid haltige Antacida, Tetracycline
Lösung der Nährstoffe	Fettlösliche Vitamine	Mineralölhaltige Laxanzien
Verschiebung des pH-Wertes	Folsäure, Vitamin B12	Antacida, H2-Blocker
Störung des enteralen Metabolismus	Folsäure	Methotrexat, Phenytoin, Sulfasalazin
Zerstörung der intestinalen Flora	Intestinale Synthese von Vitamin K, Biotin	Verschiedene Antibiotika wie Neomycin, Tetracycline
Selektive Interaktionen mit dem Nährstofftransport	Vitamin B12, Biotin	Antidiabetikum Metformin; Antiepileptika wie Carbamazepin, Primidon
Schädigung der Darmschleimhaut	Alle Nährstoffe; Gefahr von Eisenverlusten durch Blutungen	Analgetika wie ASS, Indometacin, Diclofenac; Mitosehemmstoffe z. B. Colchicin; Cytostatika wie Methotrexat, Actinomycine; Antibiotika wie Neomycin

Aufgrund ihres stark appetitsteigernden Effektes werden die **Serotoninantagonisten** Pizotifen und Cyproheptadin als appetitanregende Mittel eingesetzt. In Einzelfällen kann auch eine appetitvermindernde Wirkung von Arzneimitteln erwünscht sein, so z. B. bei der Gabe von Amphetaminen und Fenfluramin, in der Regel ist sie allerdings als unerwünschte Nebenwirkung anzusehen. So führen Arzneimittel, die das Geruchs- und Geschmacksempfinden beeinträchtigen oder die Speichelsekretion vermindern, zu einer verringerten Nahrungsaufnahme (**siehe Abb. 21–2**). Zudem können Übelkeit, Erbrechen und Schleimhautschädigungen dazu führen, dass viele Patienten keine Nahrung aufnehmen können oder wollen. Zusätzlich sind starke Wasser- und Elektrolytverluste durch das Erbrechen zu befürchten. Dies ist insbesondere bei der Therapie mit Cytostatika von Bedeutung (siehe Kap. 28.5).

Im **Magen-Darm-Trakt** sind weitere Einflüsse von Pharmaka auf die Nährstoffversorgung möglich (**siehe Tab. 21–7**). Die Effekte können dabei für einzelne Nährstoffe spezifisch sein oder aber auch generalisiert auftreten und dadurch die gesamte Nährstoffverwertung betreffen. Dies ist insbesondere bei Veränderungen der gastrointestinalen Motilität und bei Diarrhoen der Fall, die durch verschiedene Antibiotika, Laxanzien, Diuretika, Methyldopa, L-Dopa, Anticholinergika und Cytostatika hervorgerufen werden können. Ebenso bedeutsam sind Schleimhautschädigungen, die z. B. durch Hemmstoffe der Zellteilung (Cytostatika, Colchicin) oder nichtsteroidale Antiphlogistika hervorgerufen werden.

Veränderungen in der **Distribution und Metabolisierung von Nährstoffen** können u. a. dann auftreten, wenn diese an Plasmaproteine gebunden sind. Werden die Nährstoffe aus dieser Bindung verdrängt, kommt es zu einer verstärkten Ausscheidung. Ein Beispiel hierfür ist die Verdrängung von Folsäure und Ascorbinsäure durch Acetylsalicylsäure. Insgesamt scheint dieser Effekt aber ohne klinische Bedeutung. Demgegenüber führt die Reaktion der Antituberkulotika Isoniacid und Cycloserin mit der Aldehydgruppe von **Pyridoxal** bzw. **Pyridoxalphosphat** – unter Bildung einer Schiff'schen Base – zu einem praxisrelevanten Vitamin-B_6-Mangel. Das Vitamin wird auf diese Weise abgefangen, physiologisch inaktiv und verstärkt ausgeschieden. Immerhin finden sich bei bis zu 40 % der mit diesen Wirkstoffen behandelten Patienten periphere Neuropathien als Zeichen eines Vitamin-B_6-Mangels.

Beeinflusst ein Arzneimittel die **Gesamtstoffwechsellage**, ergeben sich eventuell generelle Veränderungen im Nährstoffmetabolismus. Dies ist z. B. bei der Gabe von Schilddrüsenhormonen, Insulin und Glucocorticoiden der Fall.

Einige Arzneimittel induzieren **fremdstoffabbauende Enzyme** in der Leberzelle. Dadurch wird der Metabolismus von Nährstoffen und Pharmaka gleichermaßen beeinflusst. So führt beispielsweise die Verabreichung von Pento- und Phenobarbital, Rifampicin, Griseofulvin oder Phenytoin innerhalb weniger Tage zu einer erhöhten Aktivität mikrosomaler Monooxygenasen. Dadurch wird nicht nur der Abbau des entsprechenden Medikamentes selbst, sondern auch die Metabolisierung von Nährstoffen und anderen Pharmaka beschleunigt. Bei dauerhafter Gabe von Phenytoin tritt aus diesem Grund ein verstärkter Abbau von Vitamin D auf. In der Folge sinkt die intestinale Calciumaufnahme, so dass es zur Hypocalcämie und in einzelnen Fällen zur **Osteomalazie** kommen kann.

In seltenen Fällen sind Medikamente in der Lage, einzelne Schritte im Metabolismus bestimmter Nährstoffe zu hemmen oder zu verstärken. Daher dürfen z. B. während der Gabe von **Monoaminoxidase-Hemmstoffen** (MAO-Hemmstoffe) keine Nahrungsmittel verzehrt werden, die reich an biogenen Aminen sind. Die Ursache dafür ist, dass ihr Abbau unter diesen Bedingungen verzögert wird, so dass es zu gefährlichen Blutdruckkrisen kommen kann. Proteinreiche Lebensmittel, die gealtert oder fermentiert sind und einen hohen Gehalt an biogenen Aminen aufweisen, wie z. B. Käse, sollten deshalb bei der Einnahme von MAO-Hemmstoffen gemieden werden. Sie können erst drei Wochen nach Absetzen der MAO-Hemmstoffe wieder bedenkenlos verzehrt werden.

Das therapeutische Prinzip einiger Medikamente (z. B. Cumarinderivate, Methotrexat) ist die **Hemmung der Nährstoffwirkung am Wirkort**. Während diese Antimetaboliten dazu dienen, gezielt in den Stoffwechsel des Menschen einzugreifen, werden andere dazu genutzt, um entsprechende Enzyme von Mikroorganismen zu beeinflussen. So hemmen beispielsweise Pyrimethamin und Trimethoprim die **Dihydrofolatreduktase** von Protozoen bzw. Bakterien. Obwohl sie zur Dihydrofolatreduktase des Menschen nur eine geringe Affinität aufweisen, sind sowohl bei Gabe von Pyrimethamin als auch von Trimethoprim Fälle von **macrocytärer hyperchromer Anämie** als Zeichen eines Folsäuremangels bekannt (siehe Kap. 5.4.6).

Die **Ausscheidung** von Nährstoffen wird in erster Linie durch Diuretika und Laxanzien beeinflusst. So bewirken beispielsweise Furosemid, Ethacrynsäure und Triamteren eine Hypercalciurie; bei der Gabe von Thiaciden tritt teilweise ein Magnesiummangel auf. In einigen Fällen ist auch ein Absinken des Zinkspiegels zu beobachten. Erhöhte renale Nährstoffverluste sind ebenfalls zu erwarten, wenn Pharmaka die Nierenfunktion einschränken. Durch Schädigungen der Schleimhäute kommt es zu einer vermehrten Ausscheidung von Eisen und anderen Spurenelementen sowie zu Proteinverlusten.

21.3 Risikogruppen für Arzneimittel-Nährstoff-Interaktionen

Da die Beziehungen zwischen der Aufnahme von Arzneistoffen und der Ernährung äußerst komplex sind, ist es kaum möglich, klinisch relevante Einflüsse vorauszusagen. Ob es in der Praxis zu bedeutsamen Wechselwirkungen kommt, hängt von zahlreichen Einzelfaktoren des Arzneimittels, des Patienten und seiner Ernährung ab (**siehe Abb. 21–3**).

Dabei sind insbesondere die **pharmakologische Potenz** und die Nebenwirkungsrate des Arzneimittels entscheidend. Des Weiteren haben der Ernährungsstatus und die aktuelle Ernährung des Patienten, sein physiologischer Status sowie die Zeitdauer und die Dosis der Arzneimitteleinnahme eine Bedeutung.

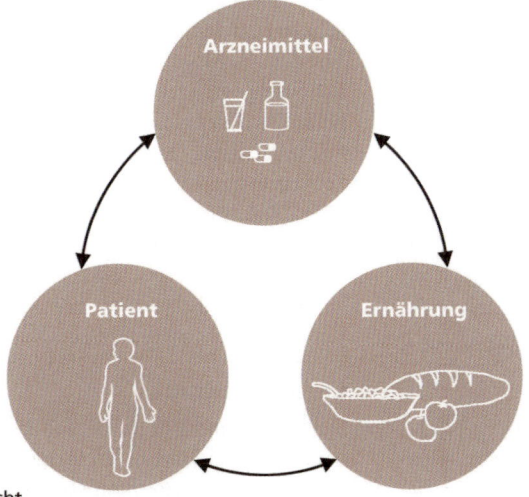

Abb. 21–3 Wechselspiel von Arzneimittel, Patient und Ernährung

Prinzipiell sind Pharmaka-Nährstoff-Interaktionen deshalb bei allen Personen denkbar. In erster Linie betrifft das Problem Menschen, bei denen mehrere Risikofaktoren – wie ungenügende oder einseitige Ernährung, schlechter Ernährungszustand und Langzeitmedikation – zusammenkommen. Diese Risikopersonen lassen sich in vier Hauptgruppen unterteilen (siehe Abb. 21–4).

Ältere Menschen

Senioren unterliegen aus verschiedenen physiologischen und sozialen Gründen einem erhöhten Risiko für Pharmaka-Nährstoff-Interaktionen (siehe Tab. 21–8). So vermindern **altersabhängige Stoffwechselveränderungen** teilweise die Nährstoffabsorption, setzen die Magensäuresekretion herab und schränken die Stoffwechselleistungen von Leber sowie Niere ein (siehe Kap. 18.5.1). Dies verändert unter Umständen die

Chronisch Kranke
- Arzneimitteleinnahme über viele Jahre
- Teilweise erhöhter Nährstoffbedarf (je nach Erkrankung)

Senioren
- Häufig unausgewogene Ernährung
- Multimorbidität
- Verminderter Arzneimittelmetabolismus durch altersabhängige Stoffwechselveränderungen

Schwangere und Stillende
- Deutlich gesteigerter Nährstoffbedarf
- Evtl. Einnahme verschiedener Pharmaka
- Verminderter Nährstoffspeicher

Personen mit unkontrollierter Selbstmedikation

Abb. 21–4 Risikogruppen für einen arzneimittelbedingten Nährstoffmangel

Tab. 21–8 Altersbedingte Stoffwechselveränderungen und ihr Einfluss auf Pharmaka-Nährstoff-Interaktionen

Veränderungen	Folge
Abnahme des Körperwasser- und Zunahme des Körperfettgehalts	Veränderungen des Verteilungsmusters der Pharmaka im Körper
Kau- und Schluckstörungen, verminderte Speichelsekretion	Verringerte Nahrungsaufnahme, einseitige Ernährung
Atrophie gastrointestinaler Schleimhäute und Störungen der Darmmotorik	Maldigestions- und Malabsorptionserscheinungen
Verminderte Serumproteinspiegel	Geringe Proteinbindung von Arzneistoffen und damit erhöhte Wirkkonzentration freier Substanzen
Verminderte Aktivität mikrosomaler Oxidasen und konjugierender Enzymsysteme in der Leber	Verzögerter Arzneimittelabbau
Herabgesetzte Exkretionsleistung der Niere	Verzögerter Arzneimittelabbau

pharmakokinetischen Kenngrößen einzelner Arzneimittel und verschlechtert gleichzeitig die Nährstoffversorgung. Da viele ältere Menschen unter mehreren Erkrankungen leiden, verwenden sie auch unterschiedliche Medikamente gleichzeitig. Diese können sich in ihren unerwünschten Wirkungen verstärken. Zudem sind Senioren, insbesondere bei Demenzen, oftmals überfordert, komplexere Empfehlungen zur Arzneimitteleinnahme richtig umzusetzen (z. B. die Einnahme vor, zwischen oder zu den Mahlzeiten).

Auch die Aufrechterhaltung einer ausreichenden Nährstoffzufuhr kann Schwierigkeiten bereiten. Der Energiebedarf sinkt im Alter, wogegen der Bedarf an nichtenergieliefernden Nährstoffen und Proteinen gleichbleibt bzw. sogar zunimmt. Daher ist eine vielseitige Zusammenstellung der Lebensmittel und ihre schonende Zubereitung notwendig. Dies ist in der Praxis jedoch häufig nicht zu realisieren (siehe Kap. 18.5.3).

Schwangere und Stillende

Bei Schwangeren (siehe Kap. 18.2.2) und Stillenden (siehe Kap. 18.3.2) ergibt sich das erhöhte Risiko für Pharmaka-Nährstoff-Interaktionen primär durch den deutlich erhöhten Bedarf an einigen Nährstoffen. Bereits ohne die Einnahme von Medikamenten erweist sich die Versorgung mit Folsäure, Eisen, Thiamin, Riboflavin, Pyridoxin, Vitamin A und Vitamin D in vielen Fällen als schwierig. Besonders gefährdet sind Frauen mit rasch aufeinanderfolgenden Schwangerschaften, **Mehrlingsschwangerschaften** und erhöhtem Genussmittelkonsum. Bis zu 90 % der Schwangeren im ersten Trimenon verwenden regelmäßig Arzneimittel, am häufigsten Antiemetika, Laxanzien, Tranquillanzien, Analgetika und Schlafmittel. Dadurch kann die Gefahr möglicher Nährstofflücken weiter verstärkt werden. Bei Frauen, die vor der Schwangerschaft orale Kontrazeptiva verwendet haben, ist zudem mit einem verschlechterten Folsäure- und Cobalaminstatus zu rechnen (siehe Kap. 18.2.2).

Chronisch Kranke

Dem Gefahrenpotenzial für chronisch Kranke liegen verschiedene Ursachen zugrunde. Die meisten der Patienten müssen über lange Zeiträume oder sogar lebenslang Medikamente einnehmen. Damit erlangen bereits geringe Effekte der Nahrung auf die Arzneimittelverfügbarkeit bzw. von Arzneimitteln auf die Nährstoffversorgung eine Bedeutung. Konsequenzen für den Stoffwechsel der Nährstoffe ergeben sich indirekt auch dann, wenn ein Wirkstoff bei **Langzeitapplikation** Organschäden hervorruft. Besonders kritisch wird die Situation, wenn sich bereits durch die Grunderkrankung oder die eingeleiteten Therapiemaßnahmen ein schlechter Nährstoffstatus ergibt.

Bei Patienten mit **auszehrenden Erkrankungen** (z. B. bei Carcinomen, siehe Kap. 28.5) sind die Therapien mehr oder minder invasiv, der Ernährungszustand der Patienten häufig schlecht und die Nahrungsaufnahme eingeschränkt. Auch bei **Alkoholikern** ergeben sich über verschiedene Mechanismen Fehlernährungszustände, die diesen Patientenkreis für einen arzneimittelinduzierten Nährstoffmangel anfällig machen und gleichzeitig die Wirkung der Arzneimittel verändern (siehe Kap. 10.2.6).

(Unkontrollierte) Selbstmedikation

Da die vorgenannten Gruppen ärztlich überwacht werden, ist zumindest theoretisch die

Möglichkeit zur Aufklärung und Intervention gegeben. Anders stellt sich die Situation bei einer (unkontrollierten) Selbstmedikation dar. So können Laxanzien, Antacida oder Analgetika die Versorgung mit verschiedenen Nährstoffen beeinträchtigen oder die Arzneimittelverfügbarkeit vermindern.

Auch die Anwenderinnen von oralen Kontrazeptiva sind dieser Gruppe zuzuordnen, wenngleich es sich hierbei nicht um eine Selbstmedikation im eigentlichen Sinne handelt. **Hormonale Kontrazeptiva** interagieren mit verschiedenen Nährstoffen wie Folsäure, Pyridoxin und Riboflavin und rufen so unter Umständen subklinische Nährstoffversorgungszustände hervor, die sich in psychischen Befindlichkeitsstörungen äußern können.

Weiterführende Literatur

Bailey DG, Malcolm J, Arnold O, Spence JD: Grapefruit juice-drug interactions. Br J Clin Pharmacol 46(2): 101–110, 1998

Basu TK: Drug-vitamin interaction. Int J Vitam Nutr Res (Suppl) 27: 247–258, 1985

Chan LN: Drug-nutrient interaction in clinical nutrition. Curr Opin Clin Nutr Metab Care 5(3): 327–332, 2002

Dahan A, Altman H: Food-drug interaction: grapefruit juice augments drug Bioavailability – mechnism, extent and relevance. Eur J Clin Nutr 58(1): 1–9, 2004

Desouza C, Keebler M, McNamara DB, Fonseca V: Drugs affecting homocysteine metabolism: impact on cardiovascular risk. Drugs 62(4): 605–616, 2002

Dierkes J, Westphal S, Luley C: Fenofibrate-induced hyperhomocysteinaemia: clinical implications and management. Drug Saf 26(2): 81–91, 2003

Dierkes J, Westphal S, Luley C: The effect of fibrates and other lipid-lowering drugs on plasma homocysteine levels. Expert Opin Drug Saf 3(2): 101–111, 2004

Guo LQ, Yamazoe Y: Inhibition of cytochrome P450 by furanocoumarins in grapefruit juice and herbal medicines. Acta Pharmacol Sin 25(2): 129–136, 2004

Hahn A: Wirkungen von Pharmaka auf den Stoffwechsel der Nährstoffe. Dtsch Apoth Ztg 134: 17–29, 1994

Hahn A: Medikamenteneinnahme und Nährstoffversorgung. I. Prinzipien und Mechanismen. Ernährungs-Umschau 42: 198–207, 1995

Hahn A: Medikamenteneinnahme und Nährstoffversorgung. II. Einflussfaktoren und Konsequenzen. Ernährungs-Umschau 42: 238–242, 1995

Hahn A, Wolters M: Lebensmittel-Medikamenten-Interaktionen. In: Lexikon der Ernährung, Bd. II. Spektrum Akademischer Verlag, Heidelberg 2001, S. 298–306

Harris RZ, Jang GR, Tsunoda S: Dietary effects on drug metabolism and transport. Clin Pharmacokinet 42(13): 1071–1088, 2003

Holbrook AM, Pereira JA, Labiris R, McDonald H, Douketis JD, Crowther M, Wells PS: Systematic overview of warfarin and its drug and food interactions. Arch INtern Med 165 (10): 1095–106, 2005

Li Z, Vachharajani NN, Krishna R: On the assessment of effects of food on the pharmacokinetics of drugs in early development. Biopharm Drug Dispos 23(4): 165–171, 2002

Roe DA: Effects of drugs on vitamin needs. Ann N Y Acad Sci 669: 156–163, 1992

Schmidt LE, Dalhoff K: Food-drug interactions. Drugs 62(10): 1481–502, 2002

Suter PM, Vetter W: Diuretics and vitamin B1: are diuretics a risk factor for thiamin malnutrition? Nutr Rev 58(10): 319–323, 2000

Wagner D, Spahn-Langguth H, Hanafy A, Koggel A, Langguth P: Intestinal drug efflux: formulation and food effects. Adv Drug Deliv Rev 50 (Suppl 1): S13–31, 2001

Whittle SL, Hughes RA: Folate supplementation and methotrexate treatment in rheumatoid arthritis: a review. Rheumatology (Oxford) 43(3): 267–271, 2004

Wirth A: Adipositas. Epidemiologie, Ätiologie, Folgekrankheiten, Therapie. Springer, Berlin 1997

Zhou S, Lim LY, Chowbay B: Herbal modulation of P-glycoprotein. Drug Metab Rev 35 (1): 57–104, 2004

22 Ernährung und Mikroflora des Darmes

Mit 150 bis 200 m² bildet der Gastrointestinaltrakt die größte Kontaktfläche zur Außenwelt. Aufgrund seiner Ausdehnung, seiner unterschiedlichen anatomischen Regionen sowie seiner charakteristischen Milieubedingungen (pH-Wert, Temperatur, Substratangebot) bildet er einen optimalen Lebensraum für zahlreiche Mikroorganismen. Schätzungen gehen davon aus, dass dieses komplexe ökologische Netzwerk von mehr als 400 verschiedenen Bakterien-Species – vorwiegend Anaerobier – besetzt ist. Bei einer Masse von 2–3 kg übersteigt die Zahl der intestinal angesiedelten Bakterien die Zahl der Körperzellen um mehr als das 10fache. Diese Daten zeigen die biologische Bedeutung der bakteriellen Mikroflora für den Wirtsorganismus. Heute ist erwiesen, dass eine physiologische Darmflora erheblich zur Gesunderhaltung beiträgt.

22.1 Entwicklung, Zusammensetzung und Funktion der Darmflora

Bis zum Zeitpunkt der Geburt ist der menschliche Gastrointestinaltrakt frei von Keimen. Die erste Besiedlung setzt bereits während des **Geburtsvorgangs** ein. Dabei gelangen vornehmlich Keime der Mutter über die Mundhöhle des Neugeborenen in seinen Magen und Darm. Auch andere Keime aus der Umgebung spielen bei der mikrobiellen Besiedlung des Neugeborenendarms eine wichtige Rolle. Typische Erstbesiedler sind aerobe Mikroorganismen wie *Escherichia Coli* sowie einige *Enterokokken*. Die aeroben Keime verursachen ein sauerstofffreies Milieu (Milieuvorbereitung) – die unerlässliche Voraussetzung für die nachfolgende Ansiedlung von obligat anaeroben Mikroben.

Einen starken Einfluss auf die Zusammensetzung der Darmflora übt die Art der Säuglingsernährung (Frauenmilch oder künstliche Säuglingsernährung) aus. So zeigt sich bei **Flaschenkindern** bereits nach kurzer Zeit eine sehr komplexe Mikroflora, in der Enterobakterien dominieren und *Bacteroides*-Arten unter den Anaerobiern die höchsten Keimzahlen erreichen. Im Gegensatz dazu besitzen gestillte Säuglinge eine charakteristische strikt **anaerobe Bifidusflora**. Verschiedene Komponenten der Frauenmilch – wie Immunglobuline und Oligosaccharide – können das Wachstum der unterschiedlichen Keimarten sowie die Art ihrer Colonisierung beeinflussen.

Im Laufe der ersten Lebensjahre stabilisiert sich die intestinale Flora zunehmend, bis ihre Zusammensetzung der eines Erwachsenen entspricht. Im Vergleich zum Säugling verfügt der erwachsene Organismus über eine relativ **stabile Mikroflora**. Die Besiedlung der einzelnen Abschnitte des Verdauungstraktes ist sehr verschieden und hängt im Wesentlichen von den dort herrschenden Milieubedingungen ab. Während **Magen** und **Duodenum** mit ca. 10^3 Keimen pro ml Sekret relativ keimarm sind, nehmen die Keimzahl sowie die Artenvielfalt vom **proximalen Jejunum** bis zum **terminalen Ileum** stetig zu. Dabei tritt eine fakultativ und obligat anaerobe Flora immer stärker in den Vordergrund. Im Colon erreicht die Besiedlung dann ihre höchste Dichte (**siehe Abb. 22–1**).

Den Hauptanteil an der Dickdarmflora bilden anaerobe Bakterien der Gattung *Bacteroides*. Daneben sind weitere Anaerobier vertreten, wie

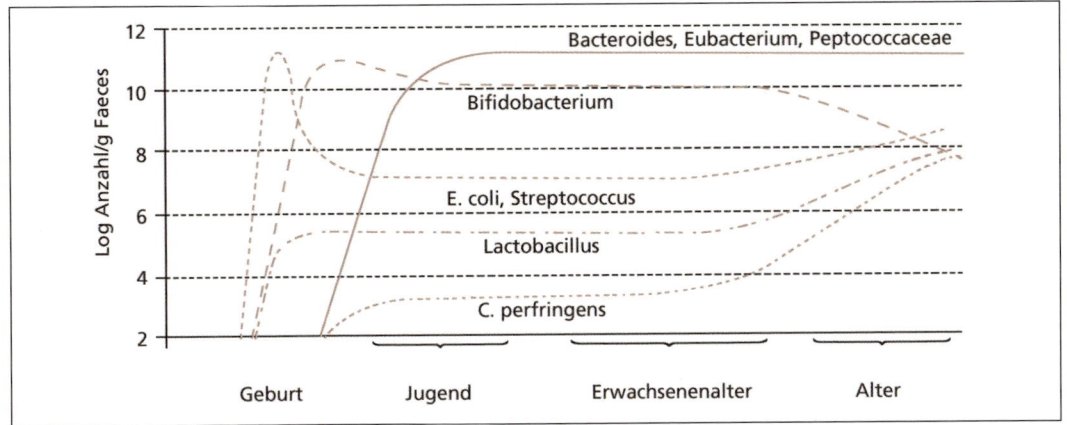

Abb. 22–1 Veränderung der intestinalen Mikroflora des Menschen in Abhängigkeit vom Lebensalter (Kasper 2000, S. 77)

z. B. **Bifidobakterien**, *Lactobacillen*, **Eubakterien** und verschiedene **Kokkenarten**. Gemeinsam machen sie rund 95 % der gesamten Mikroflora aus. Maximal 1 % der Colonflora bestehen aus aeroben oder fakultativ anaeroben Arten (Coliforme und Enterokokken), lediglich 0,01 % und weniger entfallen auf *Lactobacillus*-, *Clostridien*-, *Staphylokokken*-, *Proteus*- und *Pseudomonas*-Arten sowie einige **Hefen**. Die meisten aeroben Mikroorganismen, mit Escherichia coli als mengenmäßig dominierende Art, finden sich im Bereich der Dickdarmwand. Erst durch diese sauerstoffverbrauchenden Vertreter der Darmflora wird die Ansiedlung der strikt anaeroben Darmkeime ermöglicht. Anderenfalls würde die anaerobe Flora durch die Anwesenheit von molekularem Sauerstoff zerstört werden, da ihr die notwendigen Enzyme zur Elimination von Sauerstoffradikalen fehlen.

Wechselwirkungen zwischen Wirtsorganismus und Darmflora sowie den einzelnen mikrobiellen Besiedlern untereinander bestimmen die **Stabilität** der intestinalen Mikroökologie. Die Mikroflora des Darmes erfüllt eine Reihe von **Funktionen**, die für den Wirtsorganismus von unterschiedlicher Bedeutung sind. So wird die Ansiedlung und Vermehrung **pathogener Keime** im Darm durch die physiologische Flora, die entsprechende ökologische Nischen besetzt, unterdrückt. Auf diese Weise stellt die Darmflora eine **mikrobielle Barriere** dar, die im Wesentlichen durch anaerobe Keime wie *Bacteroides*-Arten oder Bifidobakterien, aber auch durch aerobe Keime wie *Escherichia coli* und *Enterokokken* aufgebaut wird. Diese als **Colonisationsresistenz** bezeichnete Eigenschaft der intestinalen Mikroorganismen beruht auf dem Zusammenwirken verschiedener Mechanismen:

- Die Besetzung potenzieller Haftstellen am Darmepithel durch die physiologische Mikroflora (**Nischenbesetzung**) und die hohe Besiedlungsdichte des Darmlumens sowie der Mucinschicht verhindern die Ansiedlung invasiver Pathogene.
- Die Produktion **bakteriostatischer** und **mikrobizider Substanzen** (z. B. kurzkettige Fettsäuren, Schwefelwasserstoff, dekonjugierte Gallensäuren) führt zur Wachstumshemmung oder Abtötung körperfremder Mikroorganismen.
- Es kommt zur Konkurrenz um verschiedene **Wachstumsfaktoren** (z. B. Vitamine).
- Infolge der bakteriellen Fermentation von Ballaststoffen und resistenter Stärke wird der pH-Wert – v.a. durch kurzkettige Fettsäuren – abgesenkt (**Milieuprägung**). Das saure Milieu verhindert die Etablierung von Fäulniskeimen.
- Es erfolgt eine Verminderung des **Sauerstoffpartialdrucks** und des **Redoxpotenzials**. Erst eine geschwächte Colonisationsresistenz ermöglicht die Ansiedlung pathogener Keime.

Im engen Zusammenhang mit der Barrierefunktion steht der als **Translokation** bezeichnete Über-

> 1. **Infektiöse Erkrankungen**
>   Durch enteropathogene Bakterien, Pilze, Parasiten und Viren (z. B. Cholera, Ruhr, Reisediarrhoe)
> 2. **Therapiebedingte Darmerkrankungen**
>   - Antibiotikainduzierte Diarrhoe
>   - Cytostatikainduzierte Diarrhoe
>   - Antacidainduzierte Diarrhoe
>   - Chronischer Gebrauch von Laxanzien
>   - Strahlenenteritis/-enterocolitis
> 3. **Funktionelle Darmerkrankungen**
>   - Chronische Obstipation
>   - Colon irritabile
>   - Dyspepsien
>   - Motilitätsstörungen
> 4. **Chronisch-entzündliche Darmerkrankungen**
>   - Colitis ulcerosa
>   - Morbus Crohn

Abb. 22–2 Erkrankungen, die in Zusammenhang mit einer gestörten Darmflora stehen

tritt von Bakterien aus dem Intestinum in die Blut- bzw. Lymphbahn. Die Anwesenheit der physiologischen Darmflora reduziert die bakterielle Translokationsrate. Dadurch verringert sich die Gefahr, dass potenziell pathogene Arten der eigenen Mikroflora systemische Infektionen auslösen.

Auch zur **Nährstoffversorgung** der Dickdarmmucosa leistet die endogene Mikroflora einen wesentlichen Beitrag. Der bakterielle Abbau von Kohlenhydraten – insbesondere von Ballaststoffen – liefert als Endprodukte kurzkettige Fettsäuren wie z. B. Acetat, Propionat oder Butyrat. Diese gelangen durch einfache Diffusion in die Epithelzellen des Colons, wo sie als Substrat zur Energiegewinnung herangezogen werden. Auf diese Weise decken die Zellen rund 50 % ihres Energiebedarfes.

Die gebildeten Fettsäuren stimulieren zudem die **Darmmotilität** sowie die Durchblutung der Darmschleimhaut. Die Anregung der Darmmotilität zeigt sich in einer verkürzten Transitzeit bzw. in einer kontinuierlichen Peristaltik. Infolgedessen können sich pathogene Keime nur schlecht an das Darmepithel und die Mucosaschicht anheften, so dass die Infektionsgefahr vermindert wird.

Eine weitere Funktion erfüllt die endogene Mikroflora im Bereich des **darmassoziierten Immunsystems** (**GALT** = gut associated lymphoid tissue), das einen Großteil des sekundären Lymphgewebes (**MALT** = mucosa associated lymphoid tissue) ausmacht. Das GALT besteht aus organisiertem Lymphgewebe (Peyer Plaques), diffusen Ansammlungen lymphoider Zellen (primär in der Lamina propria) und intraepithelialen Lymphocyten, die ihre hochspezifischen Aufgaben im Immunabwehrgeschehen als funktionelle Einheit erfüllen. Als Besonderheit des GALT gilt das Homing-Phänomen, welches die Integrität von organismuseigenem Gewebe garantiert und die Kontrolle der Immunantwort ermöglicht. Durch Stimulation der Ausdifferenzierung sowie ihrem konstanten Training wird die immunologische Barriere gegen Antigene gefördert, außerdem wird sowohl die unspezifische als auch die spezifische Abwehrbereitschaft erhöht.

Inwiefern die Darmsymbionten zur **Vitaminversorgung** des Wirtsorganismus beitragen, wird noch immer kontrovers diskutiert. Es gilt als gesichert, dass einzelne Vertreter der Darmflora befähigt sind, verschiedene Vitamine (z. B. Vitamin K; siehe Kap. 5.3.4, Cobalamin; siehe Kap. 5.4.5) zu synthetisieren. Ihr Beitrag zur Vitaminversorgung ist jedoch mit Ausnahme von Vitamin K eher von untergeordneter Bedeutung, da die Absorptionskapazität des Colons nur gering ist.

Zahlreiche Faktoren können die intestinale Mikroflora beeinflussen. Dazu zählen u. a. Alter, Ernährungsgewohnheiten, einige Pharmaka (z. B. Antibiotika) sowie Infektionen. Verschiedene Einflüsse können zudem das ökologische Gleichgewicht der Darmflora stören und das Erkrankungsrisiko des Wirtsorganismus erhöhen. Eine gestörte Darmflora ist gekennzeichnet durch veränderte Gesamtkeimzahlen und Keimspektren sowie veränderte Stoffwechselaktivitäten und Besiedlungsstandorte der Darmkeime. Derartige Störungen der intestinalen Flora können entweder als Ursache oder als Begleit- bzw. Folgeerscheinung von Erkrankungen des Gastrointestinaltraktes auftreten (**siehe Abb. 22–2**). Daneben scheinen Störungen der Darmflora auch bei vielen extraintestinalen Erkrankungen wie Arthritis, Harnwegsinfektionen oder Neurodermitis eine Rolle zu spielen.

22.2 Einfluss der Ernährung auf die Darmflora

Obwohl das ökologische Gleichgewicht der Darmflora als relativ stabil angesehen wird, reagiert die Mikroflora sehr rasch auf ein verändertes Substratangebot. Von allen exogenen Faktoren, die einen Einfluss auf die Darmflora ausüben, kommt der Ernährung die wichtigste Bedeutung zu. Positiv auf die Mikroflora wirken sich Kostformen aus, die sich durch einen hohen Anteil an **Ballaststoffen** und **resistenter Stärke** auszeichnen. Diese gelangen unverändert in den Dickdarm und stehen dort der Colonflora als Substrat zur Verfügung. Eine erhöhte Ballaststoffzufuhr ist daher mit einer Zunahme mikrobieller Stoffwechselendprodukte wie **kurzkettigen Fettsäuren** (Acetat, Butyrat, Propionat), Kohlendioxid oder Methan verbunden. Gleichzeitig kommt es zu einem Anstieg der fäkalen Bakterienmasse, wobei das Keimspektrum allerdings nicht verändert wird. Durch die Anwesenheit der kurzkettigen Fettsäuren sinkt der **pH-Wert** im Dickdarm, wodurch das Wachstum unerwünschter Mikroorganismen weitgehend unterdrückt wird. Zudem nutzt die Darmmucosa kurzkettige Fettsäuren, insbesondere **Butyrat**, als Energiequelle, wodurch die Integrität der Schleimhaut aufrechterhalten werden kann. Bedeutend ist die bakterielle Fermentation auch im Sinne der Tumorprophylaxe, da die Ansäuerung des Darminhalts mit einer verminderten Bildung cancerogen wirksamer **sekundärer Gallensäuren** einhergeht (siehe Kap. 28.3). Während Ballaststoffe die Stoffwechselaktivität zahlreicher Bakterien erhöhen, fördern die in letzter Zeit vielfach propagierten **Präbiotika** das selektive Wachstum der Bifidusflora. Hierdurch lässt sich – eine längerfristige Aufnahme vorausgesetzt – das Keimspektrum gezielt beeinflussen. Die hiermit in Verbindung stehenden gesundheitlichen Effekte wurden in Kap. 13.3.2 behandelt.

Nicht absorbiertes **Protein** kann ebenfalls von den meisten Bakterien als Substrat verwertet werden. Vor allem die zur Fäulnisflora zählenden *Bacteroides* werden hierdurch in ihrem Wachstum gefördert. Verschiedene **biogene Amine**, darunter Skatol, Indole, Putrescin, Cadaverin u. a. sowie **Ammoniak** (NH_3) gehen aus dem bakteriellen Abbau hervor. NH_3 diffundiert leicht durch die Darmmucosa und muss im Zuge des Harnstoffcyclus gebunden und entgiftet werden. Die intestinale Ammoniakbelastung gewinnt vor allem bei **Leberinsuffizienz** und hepatischer Encephalopathie eine therapeutische Relevanz (siehe Kap. 10.2). Unter dem Einfluss des basisch wirksamen NH_3 steigt der pH-Wert im Darmlumen an, mit der Konsequenz, dass acidophobe, pathogene Mikroorganismen verstärkt wachsen, während positiv zu bewertende Bakterienspezies zurückgedrängt werden.

Neben der Bereitstellung entsprechender Substrate liefert die Nahrung auch lebende **Mikroorganismen**. So enthält beispielsweise 1 l Frauenmilch ca. 10^9 Keime. Diese siedeln sich z. T. im Intestinaltrakt des Säuglings an und tragen mit zur Ausbildung der individuellen Flora bei. Die Menschheit nutzt die gesundheitlichen Effekte, die mit dem Verzehr bestimmter lebender Mikroorganismen verbunden sind, seit langer Zeit. Als Paradebeispiel mag **Joghurt** dienen, ein Produkt, das hohe Mengen Lactobacillen und Bifidobakterien enthält. Tatsächlich konnte gezeigt werden, dass nach dem Verzehr von Joghurt vermehrungsfähige Keime – in relativ hohen Konzentrationen – in den Dickdarm übertreten. Bei einer Unterbrechung der oralen Zufuhr reduziert sich die Zahl der Milchsäurebakterien im Stuhl jedoch wieder. Des Weiteren existieren zahlreiche Hinweise dafür, dass ein regelmäßiger Joghurtgenuss die Häufigkeit viraler und bakterieller Darminfekte senkt. Heutzutage gewinnt der Verzehr an sog. **Probiotika** (griech. *pro bios*: für das Leben) zunehmend an Bedeutung. Zur Bedeutung dieser Substanzklasse siehe Kap. 13.3.1.

Weiterführende Literatur

Berg RD: The indigenous gastrointestinal microflora. Trends Microbiol 4 (11): 430–435, 1996

Collins MD, Gibson GR: Probiotics, prebiotics, and synbiotics: approaches for modulating the microbial ecology of the gut. Am J Clin Nutr 69 (5): 1052S–1057S, 1999

Cummings JH, Macfarlane GT: Role of intestinal bacteria in nutrient metabolism. J Parenter Enteral Nutr 21 (6): 357–365, 1997

Fooks LJ, Gibson GR: Probiotics as modulators of the gut flora. Br J Nutr 88 Supl 1: S 39–49, 2002

Gorbach SL, Goldin BR: Nutrition and the gastrointestinal microflora. Nutr Rev 50 (12): 378–381, 1992

Guarner F, Malagelada JR: Gut flora in health and disease. Lancet 361 (9356): 512–9, 2003

Hart AL, Stagg AJ, Frame M, Graffner H, Glise H, Falk P, Kamm MA: The role of the gut flora in health and disease, and its modification as therapy. Aliment Pharmaacol Ther 16 (8): 1383–9, 2002

Kasper H: Ernährungsmedizin und Diätetik. 9. Auflage, Urban Fischer, München – Jena 2000

Knasmuller S, Steinkellner H, Hirschl AM, Rabot S, Nobis EC, Kassie F: Impact of bacteria in dairy products and of the intestinal microflora on the genotoxic and carcinogenic effects of heterocyclic aromatic amines. Mutat Res 480 – 481: 129–138, 2001

Macfarlane GT, Macfarlane S: Human colonic microbiota: ecology, physiology and metabolic potential of intestinal bacteria. Scand J Gastroenterol (Suppl) 222: 3–9, 1997

Mackie RI, Sghir A, Gaskins HR: Developmental microbial ecology of the neonatal gastrointestinal tract. Am J Clin Nutr 69 (5): 1035S–1045S, 1999

Marteau P, Lepage P, Mangin I, Suau A, Dore J, Pochart P, Seksik P: Review article: gut flora and inflammatory bowel disease. Aliment Pharmacol Ther 20 Suppl 4: 18–23, 2004

Salminen S, Salminen E: Lactulose, lactic acid bacteria, intestinal microecology and mucosal protection. Scand J Gastroenterol (Suppl) 222: 45–48, 1997

Savage DC: Gastrointestinal microflora in mammalian nutrition. Annu Rev Nutr 6: 155–178, 1986

Schrezenmeir J, Heller KJ, de Vrese M: Beeinflussung der Darmflora durch die Ernährung. In: Deutsche Gesellschaft für Ernährung (Hrsg.): Ernährungsbericht 2004, Bonn 2004

23 Regulation der Nahrungsaufnahme

Der Mensch ist in der Lage, trotz erheblicher Schwankungen im Energieverbrauch, sein Körpergewicht lange Zeit relativ konstant zu halten. Diese Beobachtung zeigt, dass der Organismus über Regulations- und Kontrollmöglichkeiten verfügt, die eine langfristige Anpassung der Nahrungsaufnahme an den Energiebedarf grundsätzlich ermöglichen.

Die physiologische Kontrolle der Häufigkeit und Größe von Mahlzeiten ist ein multifaktorielles Geschehen, an dem **neurale, endokrine und psychosoziale** Vorgänge beteiligt sind (**siehe Abb. 23–1**). Ihre Integration und Übersetzung in physiologische Reaktionen sowie Verhaltensweisen erfolgt in unterschiedlichen Hirnarealen, insbesondere aber im **Hypothalamus**. Schon vor einigen Jahrzehnten konnte im Tierversuch gezeigt werden, dass die gezielte Schädigung des Hypothalamus – je nach betroffener Region – entweder Hyperphagie und Fettsucht oder Aphagie

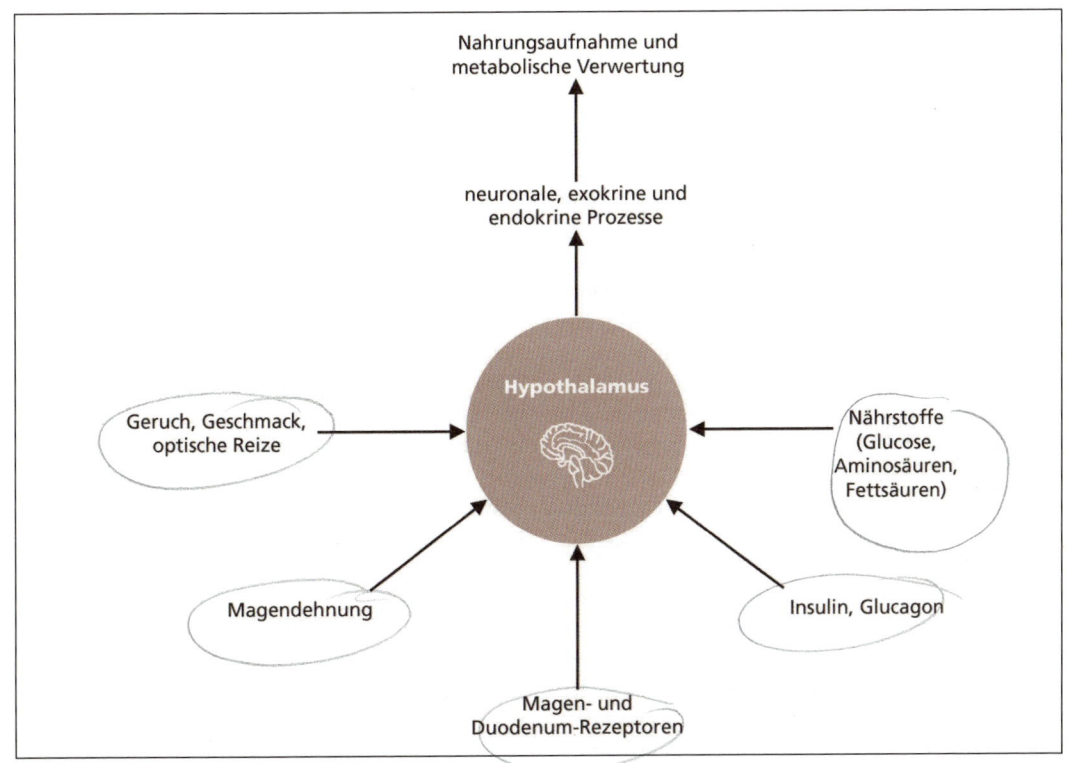

Abb. 23–1 Einflussfaktoren auf die Nahrungsaufnahme

und Gewichtsverlust zur Folge hat. Diese Beobachtung führte zu der Annahme, dass die Nahrungsaufnahme durch zwei Regionen im Hypothalamus, dem **lateralen** Teil (**Hungerzentrum**) und dem **ventromedialen** Areal (**Sättigungszentrum**) gesteuert wird. Aber auch weitere Bereiche des Hypothalamus – insbesondere der *Nucleus paraventricularis* – sind an der Regulation der Nahrungsaufnahme beteiligt.

23.1 Präabsorptive Mechanismen

Verschiedene neuronale und endokrine Signale beeinflussen bereits vor und während der Nahrungsaufnahme den Umfang einer Mahlzeit. Zu diesen **präabsorptiven Mechanismen** zählen u. a. Geschmack, Zusammensetzung und Menge der aufgenommenen Nahrung. Das Geschmacksempfinden beeinflusst die Nahrungsaufnahme in zweierlei Hinsicht: Während zu Mahlzeitenbeginn die Nahrungsaufnahme durch verschiedene Geschmacksstimuli gefördert wird, ist mit zunehmender Dauer der Mahlzeit eine geschmacksspezifische Sättigung zu beobachten. Trotz bereits bestehender Sättigung werden anders schmeckende Speisen meist noch akzeptiert. Die Nahrungsaufnahme wird nun im Wesentlichen durch den **Appetit** gesteuert. Die Anwesenheit von Nahrung im **Gastrointestinaltrakt** trägt über unterschiedliche Mechanismen zur präabsorptiven Sättigung bei. So registrieren z. B. **gastrale Dehnungsrezeptoren** den Füllzustand des Magens und leiten die Informationen zum Gehirn weiter. Dies erklärt auch die Verringerung der Nahrungsaufnahme bei einer Magendehnung mittels Ballon. Das Fassungsvermögen des Magens scheint insbesondere dann limitierend zu wirken, wenn eine große Menge Nahrung mit geringer Energiedichte aufgenommen wird, wie es u. a. bei ballaststoffreicher Kost der Fall ist.

Die Magenentleerung erfolgt schubweise und wird mit Hilfe von nervalen und hormonalen Signalen reguliert, die vom Dünndarm ausgehen. Daneben beeinflusst die Zusammensetzung der Nahrung den Übertritt des Nahrungsbreis in den Dünndarm. In diesem Zusammenhang konnte beobachtet werden, dass Fette und insbesondere Proteine die Geschwindigkeit der Magenentleerung wesentlich herabsetzen. Die Verweildauer der Nahrung im Gastrointestinaltrakt ist jedoch von wesentlicher Bedeutung für die Sättigungsdauer.

Im Intestinaltrakt werden verschiedene **Peptidhormone** gebildet, die die Koordination der motorischen und sekretorischen Verdauungsvorgänge ermöglichen. Einigen dieser **Gastrointestinalhormone** wird eine physiologische Sättigungsfunktion zugeschrieben. Der wohl bekannteste Vertreter ist das **Cholecystokinin** (**CCK**). Vermutlich bindet das Hormon an spezifische Rezeptoren im Pylorusbereich und hemmt auf diese Weise eine weitere Nahrungsaufnahme. Von ernährungsmedizinischem Interesse ist dabei die Tatsache, dass die Wirkung von CCK im Alter zunimmt – ein Umstand, der die verringerte Nahrungsaufnahme älterer Menschen erklären könnte (siehe Kap. 18.5.1). Auch das **Glucagon-like Peptide-1** (**GLP-1**) wirkt als physiologisches Sättigungssignal. Es wird im Verlauf einer Mahlzeit vermehrt sezerniert, wodurch die Magenperistaltik sowie andere Verdauungsvorgänge verlangsamt ablaufen. Zu den weiteren Neuromodulatoren, die als Sättigungshormone wirken, zählen **Somatostatin** und **Bombesin**. Ihr genauer molekularer Wirkmechanismus ist bislang allerdings nur unzureichend aufgeklärt.

23.2 Postabsorptive Mechanismen

Neben den präabsorptiven Mechanismen sind auch **postabsorptive** Faktoren an der Regulation der Nahrungsaufnahme beteiligt. Mögliche Erklärungsansätze für eine postabsorptive Regulation finden sich in verschiedenen **Hunger- und Sättigungstheorien**, von denen keine für sich die komplexe Regulation von Hunger und Sättigung erklären kann.

Glucostatische Theorie

Der **glucostatischen Theorie** zufolge hat Glucose, aufgrund ihrer besonderen Rolle im Stoffwechsel, die wesentliche Signalfunktion bei der Kontrolle der Nahrungszufuhr. Dabei signalisiert die arteriovenöse Differenz des Blutglucosespiegels ein Gefühl von Hunger oder Sättigung. Eine Glucoseinfusion in die Pfortader vermindert daher das Hungergefühl, während beispielsweise eine Injektion von Insulin den Nahrungsverzehr stimuliert. Entsprechende Glucoserezeptoren befinden sich vermutlich in der Leber, aber auch im Gehirn, insbesondere im Hypothalamus. Allerdings ist davon auszugehen, dass nicht allein die Metabolisierung der Glucose, sondern auch die Oxidation anderer energieliefernder Nährstoffe zur postabsorptiven Regulation beiträgt.

Lipostatische Theorie

Während der Mechanismus der glucostatischen Theorie vor allem der kurzzeitigen Regulation der Nahrungsaufnahme dient, kann die **lipostatische Theorie** als überlagerndes Langzeitregulativ betrachtet werden. Diese Theorie besagt, dass die Energiezufuhr langfristig durch die Größe der Fettdepots beeinflusst wird. Dabei wird den im Blut zirkulierenden Metaboliten des Fettstoffwechsels (z. B. freie Fettsäuren oder Glycerin) eine mögliche Signalfunktion zugesprochen. Die Existenz einer solchen lipostatischen Regulation wurde durch zahlreiche Untersuchungen belegt, in denen eine experimentelle Veränderung der Fettdepotgröße zu einer entsprechenden kompensatorischen Nahrungsaufnahme führte. Insbesondere seit der Entdeckung von **Leptin** ist bekannt, dass dem Fettgewebe eine wichtige regulatorische Funktion zukommt. Leptin ist ein spezifisches, von Fettzellen synthetisiertes **sekretorisches Protein**. Dabei korreliert die Masse des Fettgewebes eng mit der zirkulierenden Leptinmenge. Über den humoralen Weg gelangt Leptin zum Hypothalamus, wo es an **Leptinrezeptoren** bindet und in Abhängigkeit seiner Konzentration sowohl appetitsteigernde als auch appetithemmende Wirkungen entfaltet.

Hohe Leptinkonzentrationen wirken als anorektisches Signal, indem sie in den Neuronen des lateralen Hypothalamus die Synthese von **Neuropeptid Y** (**NPY**) und des **Agouti related Peptides** (**AGRP**) unterdrücken. Sowohl NPY als auch AGRP stellen einen potenten Stimulator der Nahrungsaufnahme dar, weshalb ein Anstieg des Leptinspiegels mit einer Abnahme des Hungergefühls einhergeht (siehe Abb. 23–2). Dieser anorektische Effekt wird durch einen weiteren Signalweg verstärkt, der in den Neuronen des mediobasalen Hypothalamus seinen Ausgang nimmt. Hier hemmt Leptin die Expression und Freisetzung von **Proopiomelanocortin** (**POMC**), einem Peptid, das im weiteren Verlauf in das Melanocortin α-MSH (α-Melanocyten stimulierendes Hormon) überführt wird. α-MSH entfaltet seine anorektischen Effekte über **Melanocortin-Rezeptoren**, insbesondere über den Melanocortin-4-Rezeptor (MCR4).

Bei Abnahme der Fettmasse induziert der niedrige Leptinspiegel über dieselben Signalwege die Nahrungsaufnahme (siehe Abb. 23–2). Dieser Regelkreis gestattet es, die Fettgewebsspeicher langfristig auf einem konstanten Niveau zu halten. Allerdings versagt dieser Mechanismus offenbar bei adipösen Personen. Denn trotz hoher Leptinspiegel unterbleibt die Hemmung des Appetits. Als Ursachen dieser **Leptinresistenz** werden Mutationen des Leptinrezeptors sowie eine verminderte Hirnschrankengängigkeit von Leptin diskutiert (siehe Kap. 24).

23.3 Regulation einzelner Nährstoffe

Neben Regulationsmechanismen, die die Energieaufnahme und die Nahrungsmenge steuern, existiert eine Reihe von Neurotransmittern und Neuropeptiden, die die **selektive** Aufnahme bestimmter Nahrungsbestandteile regulieren. So wird z. B. die Kohlenhydrataufnahme durch **Gamma-Amino-Buttersäure** (**GABA**) und **Noradrenalin** stimuliert. Antagonistisch wirkt dagegen das **Serotonin**, das die Aufnahme von Kohlenhydraten hemmt und bei chronischer Applikation zur Gewichtsreduktion führt. Diesen Effekt macht man sich u. a. bei der medikamentösen Therapie der Adipositas zunutze, wo gezielt Substanzen zum Einsatz kommen, die als **Serotonin-Wiederaufnahme-Hemmer** zu einem Anstieg der Serotoninkonzentration im Gehirn führen (z. B. Sibutramin) (siehe Kap. 24.5.2). Auch hohe Dosen **Tryptophan** (2 g/Tag), der Präkursor-Aminosäure von Serotonin, reduzieren die Nahrungsaufnahme deutlich. Ein gesteigerter Fettverzehr wird u. a. durch das Peptid **Galanin** sowie durch **endogene Opiate** hervorgerufen. Angesichts der Bedeutung des Nahrungsfettes für die Entste-

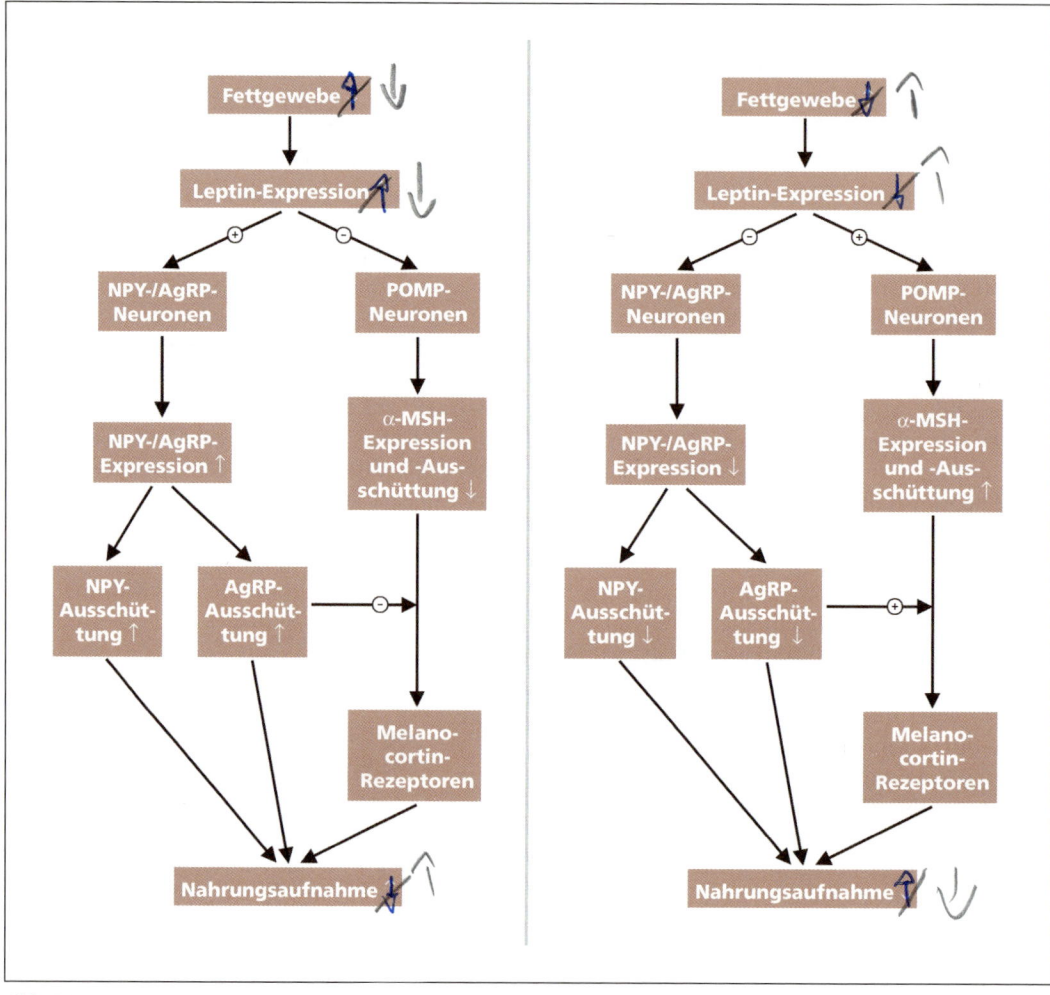

Abb. 23–2 Homöostase des Körpergewichts durch Leptin (Schwartz et al. 2000)

hung von Übergewicht (siehe Kap. 24) richtet sich das Interesse derzeit auf die Entdeckung und Weiterentwicklung von Substanzen, die in der Lage sind, die Fettaufnahme gezielt zu hemmen.

Weiterführende Literatur

Brunner L, Levens N: The regulatory role of leptin in food intake. Curr Opin Clin Nutr Metab Care 1 (6): 565–571, 1998

Hirschberg AL: Hormonal regulation of appetite and food intake. Ann Med 30 (1): 7–20, 1998

Meguid MM, Fetissov SO, Varma M, Sato T, Zhang L, Laviano A, Rossi-Fanelli F: Hypothalamic dopamine and serotonin in the regulation of food intake. Nutrition 16 (10): 843–857, 2000

Schwartz MW, Woods SC, Porte D, Seeley RJ, Baskin DG: Central nervous system control of food intake. Nature 404: 661–671, 2000

Smith GP: Control of food intake. In: Shils ME, Olson JA, Shike M, Ross AC (eds): Modern nutrition in health and disease. Williams and Wilkins, Baltimore, 9th ed. 1999, S. 631–665

Smith GP: The direct and indirect controls of meal size. Neurosci Biobehav Rev 20 (1): 41–46, 1996

Wang L, Barachina MD, Martinez V, Wei JY, Tache Y: Synergistic interaction between CCK and leptin to regulate food intake. Regul Pept 92 (1–3): 79–85, 2000

Woods SC, Schwartz MW, Baskin DG, Seeley RJ: Food intake and the regulation of body weight. Annu Rev Psychol 51: 255–277, 2000

Teil IV:

Prävention und Therapie ernährungsassoziierter Erkrankungen

24 Adipositas und metabolisches Syndrom

Übergewicht stellt in Deutschland und anderen Industrienationen **das** zentrale Gesundheitsproblem dar. Derzeit ist jeder zweite Deutsche übergewichtig (BMI > 25 kg/m²), etwa jeder fünfte gilt als adipös (fettsüchtig; BMI > 30 kg/m²). In den nächsten Jahrzehnten ist mit einer weiteren Zunahme der Adipositas-Prävalenz zu rechnen. Nach Schätzungen der WHO ist davon auszugehen, dass bis zum Jahr 2040 rund die Hälfte der erwachsenen Bevölkerung in westlichen Ländern adipös sein wird. Besonders besorgniserregend ist die gegenwärtig zu beobachtende Zunahme der Adipositasprävalenz im Kindes- und Jugendalter.

Übergewicht und Adipositas sind nicht nur als kosmetisches Problem anzusehen, vielmehr begünstigen sie die Entstehung zahlreicher Erkrankungen, beispielsweise Diabetes mellitus Typ 2, Hypertonie und andere Herz-Kreislauf-Erkrankungen. Damit stellen sie eine erhebliche Belastung für das Gesundheitssystem dar. So werden gegenwärtig etwa 7 % aller Krankheitskosten der Adipositas zugeschrieben. Hinzu kommen die Kosten für vorzeitige Berentung, da Adipöse ungefähr doppelt so häufig vorzeitig aus dem Arbeitsleben ausscheiden wie Normalgewichtige.

24.1 Definition

Unter **Übergewicht** versteht man eine, das physiologische Maß überschreitende, Zunahme der Körpermasse. Die Ursachen hierfür können sowohl ein erhöhter Körperfettanteil als auch eine vermehrte Muskelmasse oder Wasseransammlungen sein. Die Bezeichnung **Adipositas** (Obesitas, Fettsucht) bezieht sich dagegen ausschließlich auf eine Zunahme des Körperfettanteils.

Vielfach dient die Bezeichnung Übergewicht der Charakterisierung leichterer Formen der Körperfettvermehrung, während der Begriff Adipositas für die ausgeprägten Stadien Verwendung findet. In der Praxis werden die Begriffe meist synonym verwendet.

24.2 Einteilung und Charakterisierung des Körpergewichts

Zur Klassifizierung des Körpergewichts und zur Diagnose von Übergewicht bzw. Adipositas existiert eine Reihe unterschiedlicher Verfahren (Gewichts-Größen-Indices). Am Gebräuchlichsten ist heute der **Body-Mass-Index** (**BMI**, Körpermassenindex), der den Quotienten aus dem Körpergewicht (kg) und dem Quadrat der Körperlänge (m²) darstellt (siehe Kap. 16.1.2). Da er eng mit dem Körperfettgehalt korreliert, ist er für eine erste Beurteilung des Körpergewichts gut geeignet. Aufgrund seiner einfachen Ermittlung wird er in der Praxis zur Basisdiagnostik eingesetzt. Nach WHO-Kriterien gilt, dass Personen mit einem BMI > 25 kg/m² als übergewichtig (siehe Tab. 24–1) und solche mit einem BMI > 30 kg/m² als adipös anzusehen sind.

Da das Körpergewicht als alleiniges Beurteilungskriterium nur bedingt geeignet ist, stehen verschiedene Verfahren zur Verfügung, um die Höhe des Körperfettanteils zu ermitteln. Gebräuchlich ist die Messung der **Hautfaltendicke** mit einem **Kaliper**. Als klinisches Standardverfahren ist inzwischen die **bioelektrische Impedanzanalyse** (**BIA**) etabliert (siehe Kap. 16.1.2).

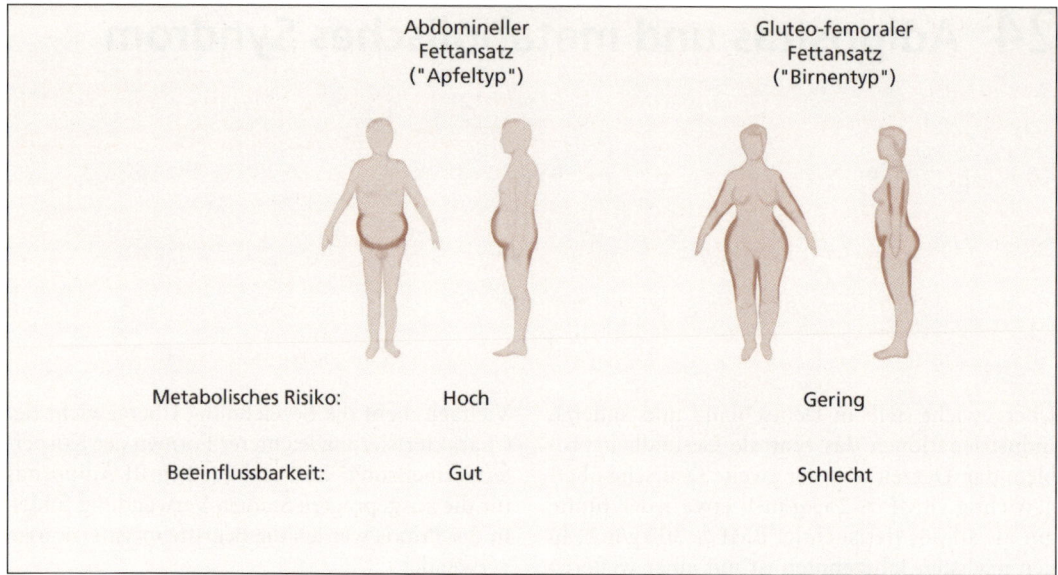

Abb. 24–1 Schematische Darstellung einer androiden (links) und gynoiden (rechts) Fettverteilung

Tab. 24–1 Definition von Übergewicht und Adipositas in Abhängigkeit des BMI (WHO 2000)

BMI (kg/m²)	Klassifikation
< 18,5	Untergewicht
18,5–24,9	Normalgewicht
25,0–29,9	Übergewicht
30,0–34,9	Adipositas Grad I
35,0–39,9	Adipositas Grad II
≥ 40,0	Adipositas Grad III (morbide Adipositas)

Neben der Abschätzung des absoluten Körperfettanteils ist die Bestimmung der **Körperfettverteilung** ein für die ernährungsmedizinische Praxis entscheidender Faktor. Bereits seit Ende der 1940er Jahre ist bekannt, dass die Fettverteilung die Folgeerkrankungen der Adipositas wesentlich bestimmt. Dabei lassen sich zwei grundsätzliche Verteilungsmuster unterscheiden (siehe **Abb. 24–1**). Die typischerweise bei Männern zu findende **androide**, bauchbetonte Fettansammlung (Stammfettsucht, „Apfeltyp") ist mit einem wesentlich größeren gesundheitlichen Risiko assoziiert als die **gynoide, gluteo-femorale** Fettverteilung, bei der das Fett vorwiegend an Gesäß und Oberschenkeln lokalisiert ist („Birnentyp").

Die Entscheidung, welcher Fettverteilungstyp vorliegt, kann anhand des **Waist-to-Hip-Ratio** (**WHR**, Verhältnis von Taillenumfang zu Hüftumfang) getroffen werden. Übersteigt der Wert bei Männern 1,0 und bei Frauen 0,85, so liegt eine androide Adipositas vor. Zur Charakterisierung des Fettverteilungstyps wird in zunehmendem Maße der Taillenumfang als alleiniger Parameter herangezogen. Von einem leicht erhöhten gesundheitlichen Risiko ist auszugehen, wenn der Taillenumfang bei Männern 94 und bei Frauen 80 cm überschreitet. Liegen die Werte über 102 cm (Männer) bzw. 88 cm (Frauen), so ist das Risiko für Folgeerkrankungen stark erhöht.

24.3 Ätiopathogenese

Adipositas ist eine chronische Erkrankung, der ein **multifaktorielles Geschehen** zugrunde liegt. Grundsätzlich kann sie als Folge einer – im Vergleich zum Energiebedarf – zu hohen Zufuhr von Nahrungsenergie angesehen werden. Die Verschiebung des Gleichgewichts zwischen der Energiezufuhr auf der einen und dem Energieverbrauch bzw. der Energieabgabe auf der anderen Seite ist auf zahlreiche Faktoren zurückzuführen. Hierzu zählen genetische, soziokulturelle und psychosoziale Einflüsse.

Genetische Faktoren

Die Bedeutung genetischer Faktoren für die Adipositasentstehung ist heute unbestritten und konnte durch **Zwillings-, Adoptions-** und **Familienstudien** nachgewiesen werden. Dabei scheint der genetische Effekt – je nach Art und Menge des Fettgewebes – für verschiedene Formen der Adipositas zwischen 25–50 % zu liegen (siehe Tab. 24–2).

Genetische Einflüsse spielen offenbar auf verschiedenen Ebenen eine Rolle: Neben ihrer Bedeutung für die Kodeterminierung des **Fettverteilungsmusters** nehmen sie Einfluss auf die Höhe des **Grundumsatzes** und die **nahrungsinduzierte Thermogenese**. So konnte in einigen Studien gezeigt werden, dass Adipöse einen – bezogen auf die fettfreie Masse – niedrigeren relativen Grundumsatz und eine geringere Thermogenese aufweisen als normalgewichtige Personen (siehe Abb. 24–2). Daneben gibt es Hinweise, wonach Adipöse eine veränderte **Substratverwertung** zeigen. So führt der Konsum einer fettreichen Nahrung nicht wie bei Gesunden zu einer gesteigerten Fettoxidation, sondern zu einer Erhöhung des Kohlenhydratumsatzes. In manchen Studien reduzierte eine fettreiche Nahrung bei Adipösen sogar die Fettoxidation.

Insgesamt lässt der derzeitige Stand der Forschung ein **polygenetisches** Ursachengefüge vermuten, für das eine Reihe von Kandidatengenen und deren Wechselwirkung verantwortlich zu machen ist (die sowohl die Regulation der Energieaufnahme und -verwertung als auch den Stoffwechsel energiereicher Substrate beeinflussen). Als mögliche Kandidatengene sind u. a. die Gene für die Na^+/K^+-**ATPase**, den **β-adrenergen Rezeptor** und verschiedene **Uncoupling Proteine (UCP)** in der Diskussion (siehe Kap. 4.1).

Tab. 24–2 Anteil genetischer Faktoren in Abhängigkeit vom Fettverteilungstyp (nach Weck und Fischer 1997).

Adipositas-Typ	Charakterisierung	Genetischer Effekt
Typ I	Vermehrung der Gesamtkörperfettmasse (m > 15 %; w > 25 %)	25 %
Typ II	Vermehrung des abdominellen und Stammfettes (android-abdomineller Fettverteilungstyp)	30–35 %
Typ III	Vermehrung des viszeralen Fettdepots	50 %
Typ IV	Vermehrung des glutealfemoralen Fettgewebes (gynoider Fettverteilungstyp)	30–35 %

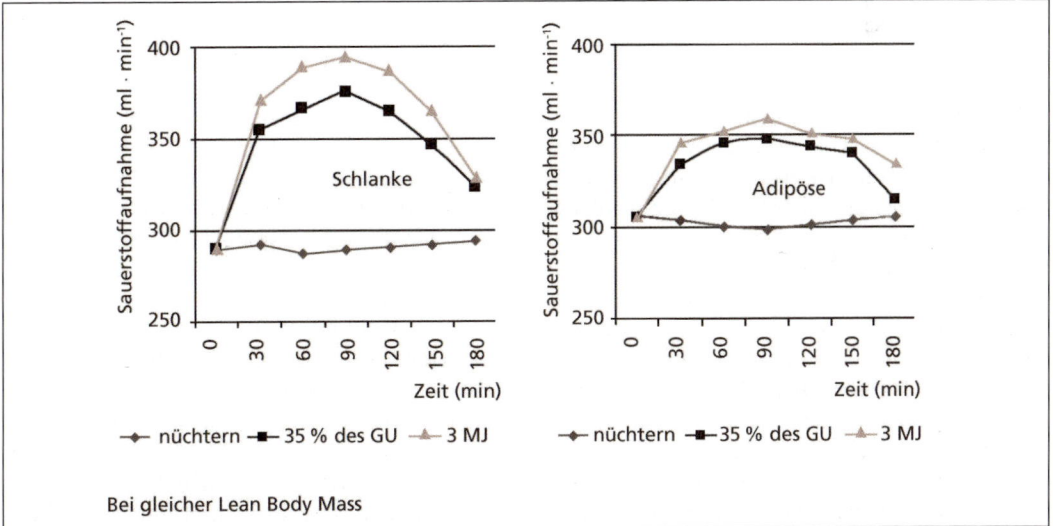

Abb. 24–2 Grundumsatz und nahrungsinduzierte Thermogenese bei Schlanken und Adipösen mit gleicher fettfreier Körpermasse nach Aufnahme verschiedener Testmahlzeiten (Wirth 2000, S. 100)

Monogenetische Adipositasformen sind beim Menschen bislang nur in Einzelfällen dokumentiert. Sie spielen daher in der Praxis üblicherweise keine Rolle. Beispiele solcher autosomal rezessiv vererbten Adipositastypen sind Defekte im **Leptin-** und **Melanocortin-4-Rezeptorgen** sowie Mutationen im **Proopiomelanocortingen** (POMC-Gen). Charakteristisch für diese seltenen Erbkrankheiten ist ihr früher Manifestationszeitpunkt, so dass die Betroffenen bereits im Kindesalter eine ausgeprägte Adipositas aufweisen.

Soziokulturelle Faktoren

Aufgrund der Tatsache, dass sich das genetische Material des Menschen im Verlauf der letzten 40 000 Jahre nicht wesentlich verändert hat, die Anzahl der Adipösen aber innerhalb nur weniger Jahrzehnte dramatisch angestiegen ist, liegt die Vermutung nahe, dass primär Veränderungen der **Lebens-** und **Ernährungsweise** als ätiologisch bedeutsame Faktoren zu betrachten sind. Tatsächlich bleibt eine entsprechende genetische Prädisposition für Adipositas ohne Konsequenzen, wenn die Energieversorgung der Bevölkerung – wie z. B. in der Nachkriegszeit – nur knapp bzw. unzureichend sichergestellt ist. Der Einfluss der Lebensweise zeigt sich eindrucksvoll am Beispiel der **Pimas**, einem nordamerikanischen Indianerstamm. Unter traditionellen Lebensbedingungen (körperlich anspruchsvolle Arbeit, kohlenhydratreiche und fettarme Kost) sind Adipositas und Typ-2-Diabetes praktisch unbekannt. Ändert sich die Lebensweise in Richtung „Western life style", so steigt die Prävalenz für Adipositas und Diabetes mellitus drastisch an. Auch andere Naturvölker entwickeln unter der westlichen Ernährungs- und Lebensweise eine auffallend ausgeprägte Adipositas. In diesem Zusammenhang ist die von Neel aufgestellte **Thrifty-Gene-Hypothese** von Interesse. Ihr zufolge bietet eine genetische Konstellation, die bei ausreichendem Nahrungsangebot eine rasche Gewichtszunahme unter Absenkung des Grundumsatzes ermöglicht, in Zeiten eines Nahrungsmangels einen wesentlichen evolutionären Vorteil. Da in früheren Zeiten Nahrungsknappheit die Regel war, hat sich der Genotyp des „guten Futterverwerters" selektiv konserviert. Unter den heutigen, vollständig veränderten Ernährungs- und Lebensbedingungen kehrt sich dieser frühere Vorteil in sein Gegenteil und steht mit der explosionsartigen Zunahme der Adipositas und ihrer Folgeerkrankungen in Verbindung. Unter soziokulturellen Gesichtspunkten stehen folgende Faktoren mit einem erhöhten Risiko für Übergewicht und Adipositas in Zusammenhang:

- Zufuhr energiedichter, ballaststoffarmer Lebensmittel mit geringer Sättigungswirkung (Convenience-Produkte, Fast-Food),
- „Snacking", d. h. ständiger Verzehr energiereicher Snacks und zuckerhaltiger Limonaden,
- Kontinuierliche Zunahme der Portionsgrößen in den letzten Jahren,
- Aggressive Bewerbung der genannten Lebensmittel seitens der Lebensmittelindustrie.

Darüber hinaus stellt der sinkende Energieverbrauch einen mindestens ebenso bedeutsamen, oft aber unterschätzten, Risikofaktor dar. Insbesondere die zunehmende Technisierung ist für den weit verbreiteten Bewegungsmangel verantwortlich zu machen. Während körperliche Aktivität mit einer Reihe von Adaptionsprozessen – u. a. eine verstärkte Fettsäureoxidation unter Ruhebedingungen – verbunden ist, verschlechtert Bewegungsmangel die **Fetttoleranz**, so dass bereits ein vergleichsweise geringer Fettanteil der Nahrung zur Entwicklung von Übergewicht beiträgt. Insbesondere im Kindes- und Jugendalter ist die verminderte körperliche Aktivität eine wesentliche Ursache für die steigende Prävalenz der Adipositas. Zu dieser Entwicklung trägt vor allem der hohe **Fernsehkonsum** bei. So zeigt zum Beispiel eine Untersuchung von 1996, dass US-Kinder durchschnittlich 28 Stunden in der Woche vor dem Fernseher verbringen. Schätzungen zufolge steigt mit jeder Stunde, die vor dem Fernseher verbracht wird, das Risiko für Übergewicht um 12 %.

Psychosoziale Faktoren

Neben den soziokulturellen Faktoren sind an der Entstehung von Adipositas vielfältige **psychosoziale Einflüsse** beteiligt, die die individuelle Nahrungsaufnahme beeinflussen (siehe Abb. 24–3). So konsumieren übergewichtige Personen bevorzugt fettreiche Nahrungsmittel mit hoher Energiedichte. Da fettreiche Kostformen im Vergleich zu kohlenhydratbetonten ein geringeres Sätti-

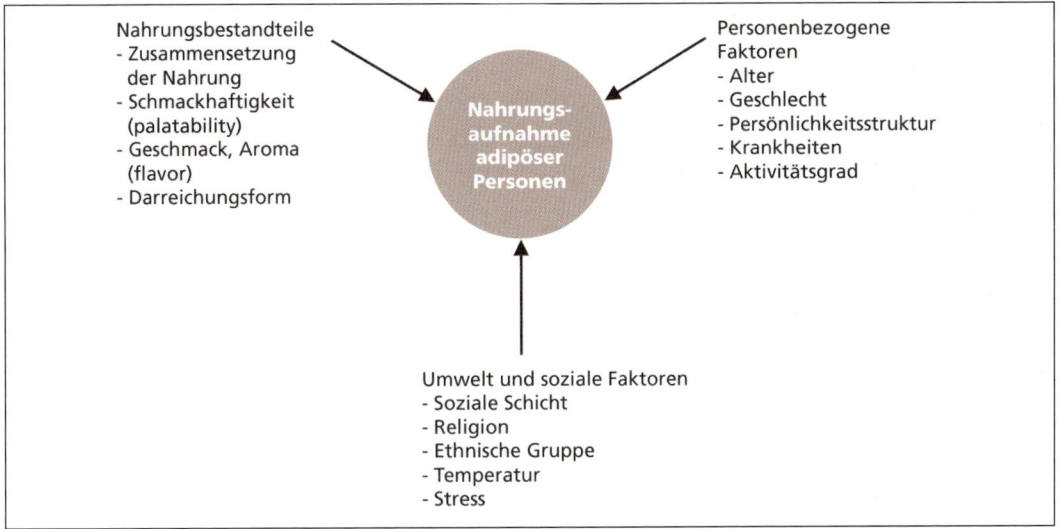

Abb. 24–3 Faktoren, die die Nahrungsaufnahme bei adipösen Personen beeinflussen (nach Angaben von Wirth 2000, S. 78)

gungspotenzial besitzen, resultiert hieraus leicht eine gesteigerte Energieaufnahme. Auch der Einfluss des sozialen Umfeldes und der von den Eltern tradierten Ernährungsweise ist von Bedeutung, spielt aber eine geringere Rolle als früher angenommen. In Untersuchungen mit adoptierten Kindern konnte gezeigt werden, dass deren Körpergewicht mit dem der leiblichen Eltern korrelierte, nicht aber mit dem der Adoptiveltern.

Früher wurde **psychischen Faktoren** eine ausschlaggebende Rolle bei der Entstehung von Adipositas zugeschrieben. Aus heutiger Sicht spielen diese für die Adipositasentstehung jedoch lediglich eine untergeordnete Rolle. So gibt es keine spezifische **Adipositaspersönlichkeit**; psychische Auffälligkeiten treten nicht häufiger auf als bei Normalgewichtigen. Dennoch existieren vereinzelt adipöse Menschen, deren gesteigerte Nahrungszufuhr die Folge von Befriedigungsdefiziten oder Abwehrreaktionen gegen Einsamkeit und Kummer ist (**Kummerspeck**).

Eine Adipositas kann auch sekundär, d. h. als Folge von anderen Erkrankungen (z. B. Hypothyreose, Morbus Cushing) oder durch Arzneimittel (siehe Kap. 21) hervorgerufen werden. Darüber hinaus führt die Einstellung des **Tabakkonsums** zu einer Gewichtszunahme, die bei Männern im Durchschnitt 3 kg und bei Frauen 4 kg beträgt. Die Ursache hierfür ist eine Abnahme des Grundumsatzes, da Nikotin die Ausschüttung von Catecholaminen stimuliert. Hieraus erklärt sich auch die Beobachtung, wonach Raucher einen etwa 10 % höheren Energieumsatz als Nichtraucher aufweisen.

24.4 Gesundheitliche Konsequenzen der Adipositas

Bei Adipösen dominiert vielfach die Auffassung, Adipositas sei primär ein rein kosmetisches Problem. Dabei wird oft verkannt, dass ein erhöhter Körperfettanteil – insbesondere des viszeralen Fettgewebes – das Risiko für zahlreiche Erkrankungen erhöht (**siehe Tab. 24-3**).

Das höhere Gefährdungspotenzial des abdominellen Fettgewebes ergibt sich aus dessen morphologischen und biochemischen Besonderheiten. **Viszerale Fettzellen** zeichnen sich u. a. durch ihre im Vergleich mit dem gluteal-femoralen Fettgewebe erhöhte **Catecholaminempfindlichkeit** aus, während die **Insulinsensitivität** herabgesetzt ist. Hieraus resultiert eine verstärkte Lypolyserate, so dass vermehrt freie Fettsäuren ins Blut abgegeben werden. In Skelettmuskulatur, Leber und Pankreas bewirken sie eine Reihe biochemi-

Tab. 24-3 Mit Adipositas häufig assoziierte Erkrankungen (nach Wirth 1997)

Kardiovaskuläres System
- Hypertonie
- Koronare Herzkrankheit
- Linksventrikuläre Hypertonie
- Herzinsuffizienz
- Venöse Insuffizienz

Metabolische und hormonelle Funktionen
- Diabetes mellitus Typ 2
- Dyslipidämie
- Hyperurikämie
- Neoplasien
- Erhöhtes Risiko für Endometrium-, Mamma-, Zervix-, Prostata- und Gallenblasencarcinom

Gerinnung
- Hyperfibrinogenämie
- Erhöhter Plasminogen-Aktivator-Inhibitor

Sexualfunktion
- Reduzierte Fertilität
- Komplikationen bei der Geburt

Respiratorisches System
- Schlafapnoe
- Pickwick-Syndrom

Hepatobiliäres System
- Cholecystolithiasis
- Fettleber

Bewegungsapparat
- Coxarthrose
- Gonarthrose
- Fersensporn
- Sprunggelenksarthrose

Haut
- Intertrigo
- Hirsutismus, Striae

Verschiedenes
- Erhöhtes Operationsrisiko
- Erschwerte Untersuchungsbedingungen
- Reduzierte Beweglichkeit und Ausdauer

Psychosoziale Probleme
- Vermindertes Selbstbewusstsein
- Soziale Isolation, Diskriminierung
- Partnerprobleme
- Berufsprobleme

scher Veränderungen, die pathophysiologisch von Interesse sind (siehe Abb. 24-4).

Von zentraler Bedeutung ist die abnehmende Insulinsensitivität und Glucoseverwertung peripherer Gewebe, weshalb auch von einer **Insulinresistenz** gesprochen wird. Unter dem Einfluss freier Fettsäuren kommt es zu einer Steigerung der β-**Oxidation**, wodurch die **Glycolyse** reprimiert wird. Freie Fettsäuren setzen über Phosphorylierungsreaktionen die **Insulin-Signaltransduktion** herab, was zur Folge hat, dass die Glucoseaufnahme und -verwertung sinkt. Die verminderte Glucoseoxidation in der Skelettmuskulatur summiert sich mit der verstärkt in der Leber ablaufenden **Gluconeogenese** zur Ausbildung einer **Hyperglycämie**. Kompensatorisch steigert der Organismus die Insulinsekretion, eine **Hyperinsulinämie** ist die Folge. Gleichzeitig reduzieren freie Fettsäuren die **Insulin-Clearance** in der Leber, so dass sich die **Hyperinsulinämie** weiter verschärft. Dies führt wiederum dazu, dass die Dichte der Insulinrezeptoren via **Down-Regulation** abnimmt und sich die Insulinresistenz verstärkt (siehe Kap. 25.4). Neben den freien Fettsäuren sind vermutlich eine Reihe weiterer metabolisch aktiver Verbindungen, die von Adipocyten sezerniert werden, an der Ausbildung der peripheren Insulinresistenz beteiligt. Hierzu zählen u. a. das Cytokin TNF-α, das Steroidhormon Cortisol sowie das erst kürzlich identifizierte Protein Resistin. TNF-α könnte an der Entstehung der peripheren Insulinresistenz beteiligt sein, indem es über Modifikation des **Insulin-Rezeptor-Substrates-1** (**IRS-1**) die Weiterleitung des Insulinsignals abschwächt. Übergewichtige Personen weisen im Fettgewebe eine erhöhte Aktivität des an der Bildung von aktivem Cortisol beteiligten Enzyms *11-β-Hydroxysteroid-Dehydrogenase-Typ I (11-β-HSD-1)* auf. Im Tiermodell gelang kürzlich der Nachweis, dass eine vergleichsweise geringe, aber physiologisch relevante Erhöhung der 11-β-HSD-1-Enzymaktivität zur Ausbildung einer viszeralen Fettsucht beiträgt. Auch beim Menschen ist davon auszugehen, dass diesem Mechanismus eine pathogenetische Bedeutung zukommt. In letzter Zeit richtet sich das Interesse der Forschung auf ein kürzlich identifiziertes Sekretionsprodukt von Adipocyten. Dieses als Resistin bezeichnete Protein löst im Tierversuch die klassische periphere Insulinresistenz aus. Besonders das viszerale Fettgewebe exprimiert hohe Mengen Resistin, ein Umstand, der das erhöhte Risikopotenzial dieses Fettgewebstyps erklären könnte.

Metabolisches Syndrom

Die Insulinresistenz und die nachfolgend dargestellten Zusammenhänge erklären die enge Verbindung zwischen Adipositas und dem **metabolischen Syndrom**. Hierunter wird das gemeinsame Auftreten von abdomineller Adipositas, Hyper-

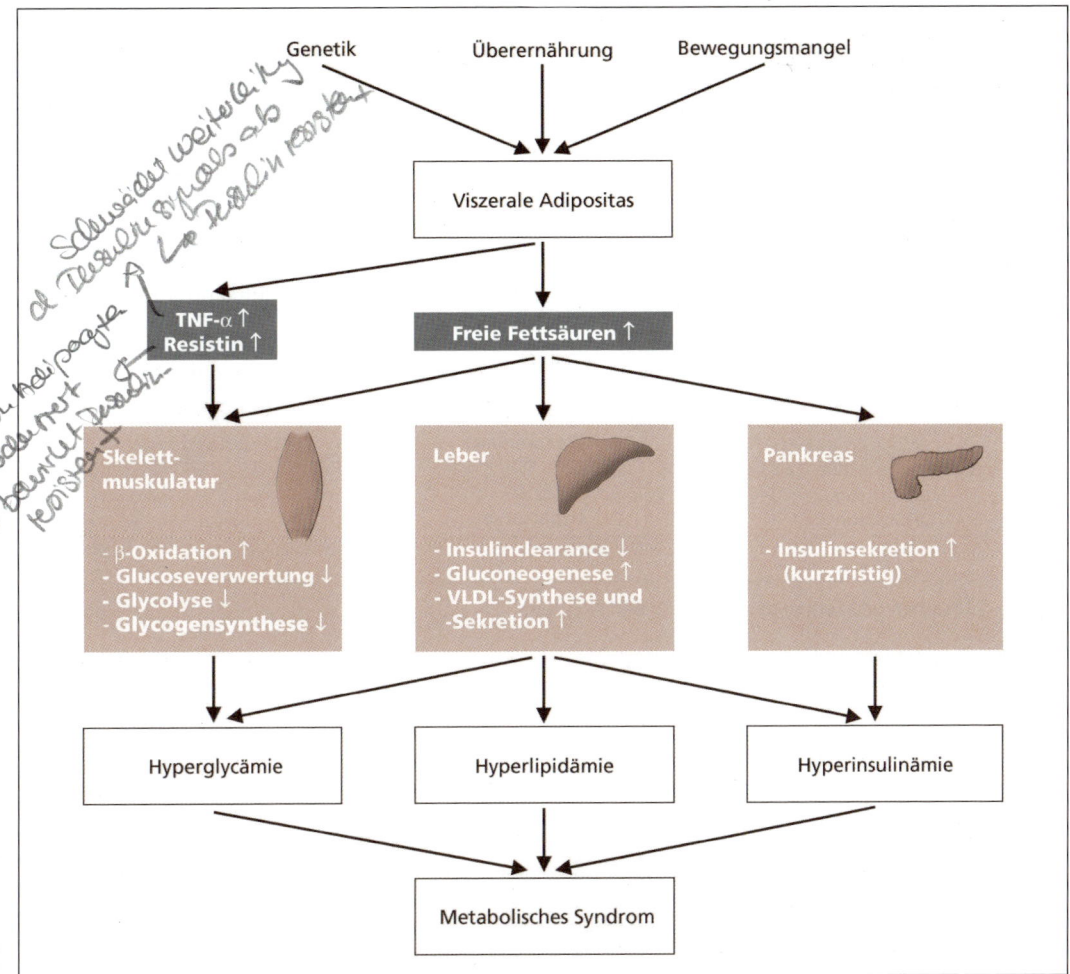

Abb. 24–4 Metabolische Effekte des viszeralen Fettgewebes – Pathogenese des metabolischen Syndroms

tonie, Dyslipoproteinämie und Diabetes mellitus Typ 2 verstanden. Diese Konstellation ist gleichbedeutend mit einem stark erhöhten Atheroskleroserisiko und wird deshalb auch als **tödliches Quartett** bezeichnet. Die Ursachen und metabolischen Folgen sind in **Abbildung 24–5** dargestellt. Während sich die Verknüpfung zwischen Adipositas und Diabetes mellitus auf die periphere Insulinresistenz zurückführen lässt (siehe Kap. 25.4), ist der pathogenetische Zusammenhang im Falle der **Hypertonie** bisher nur teilweise geklärt (**siehe Abb. 24–6**). Neben der Hyperinsulinämie, die in der Niere die Rückresorption von Natrium stimuliert und im ZNS und Nebennierenmark zur verstärkten Catecholaminsekretion beiträgt, entfalten hohe Insulinspiegel auch negative Effekte auf das Gefäßendothel. Daneben könnte auch das **Renin-Angiotensin-System (ACE-System)**, das in Adipocyten komplett synthetisiert wird, zur Erhöhung des Blutdrucks beitragen. Fettstoffwechselstörungen (**Dyslipoproteinämien**) treten bei Adipösen häufig in Form erniedrigter HDL- und erhöhter Triglyceridspiegel in Erscheinung. Während die Ursache der HDL-Absenkung bislang nicht genau bekannt ist, wird die Triglyceriderhöhung auf die verstärkte VLDL-Synthese in der Leber zurückgeführt. Hierfür verantwortlich sind die aus dem viszeralen Fettgewebe freigesetzten Fettsäuren.

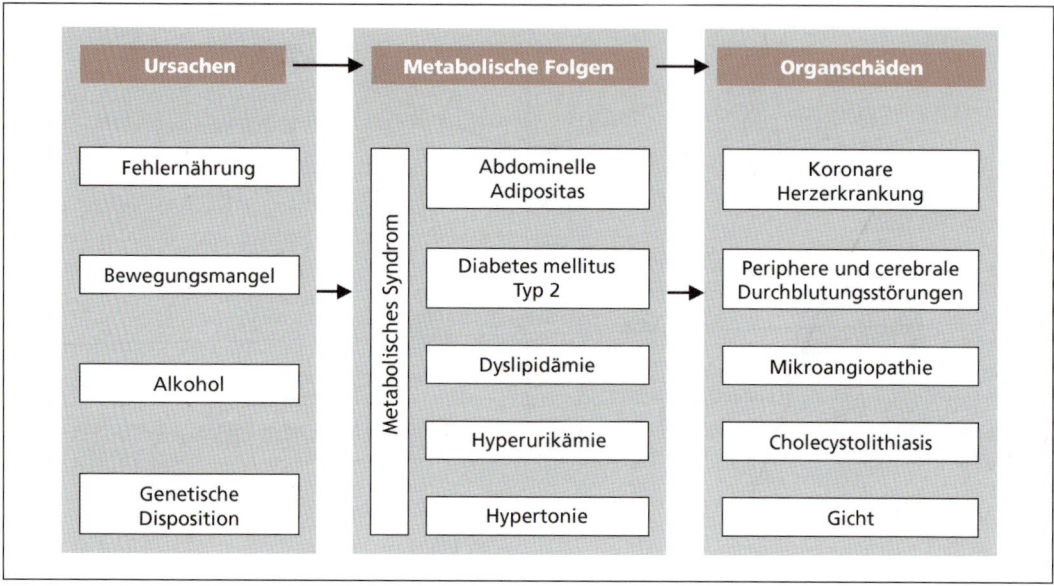

Abb. 24–5 Ursachen und Folgen des metabolischen Syndroms

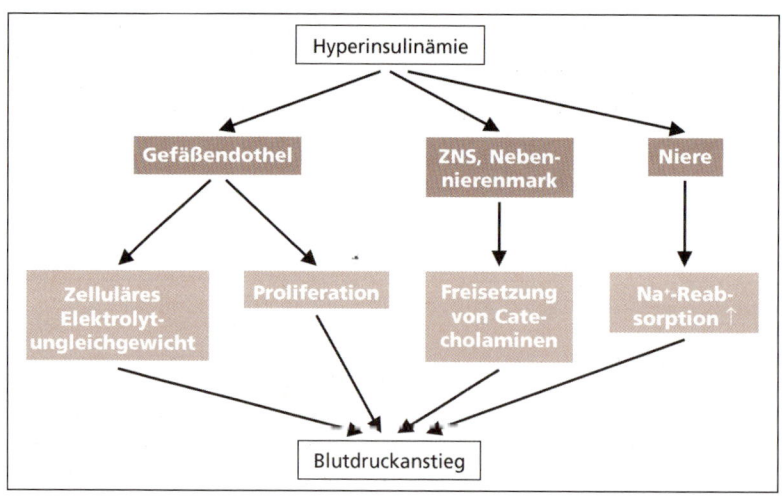

Abb. 24–6 Zusammenhang zwischen Insulinresistenz und Hypertonie

Besonders enge Zusammenhänge bestehen zwischen Übergewicht und **Diabetes mellitus Typ 2** (siehe Kap. 25.4). Rund 85 % der Typ-2-Diabetiker sind adipös. Bei einem BMI zwischen 25 kg/m² und 30 kg/m² ist das Diabetesrisiko um das 10fache erhöht, bei Adipösen (BMI >30) sogar um das 30–60fache. Die vorher geschilderten Besonderheiten der abdominellen Adipositas erklären, dass nicht nur die Gesamtkörperfettmasse, sondern auch die Fettverteilung das Diabetesrisiko bestimmt. So steigert ein hoher WHR, gleichbedeutend mit einer Fettansammlung am Stamm (siehe Kap. 24.2), das Risiko selbst bei Nicht-Übergewichtigen. Durch eine dauerhafte Gewichtsreduktion gelingt es insbesondere bei jüngeren Patienten in bis zu 75 % der Fälle, die Blut-Glucosespiegel zu normalisieren.

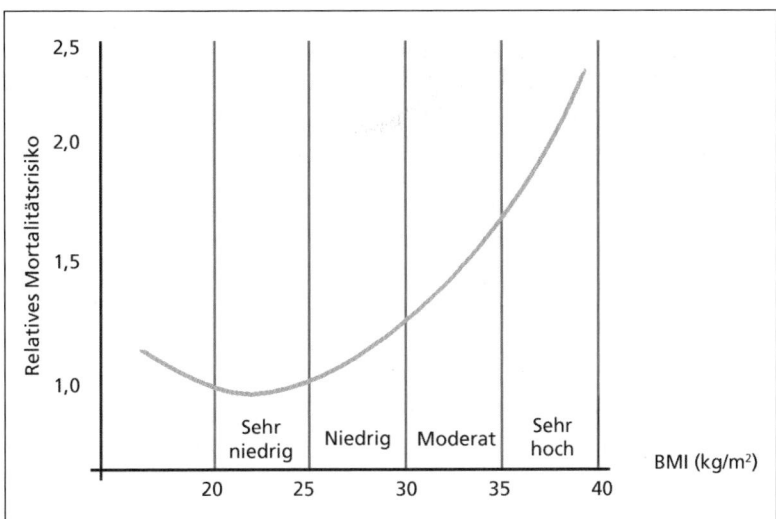

Abb. 24–7
Relative Sterblichkeit in Abhängigkeit vom BMI (Wirth 2000, S. 42)

Fettstoffwechselstörungen im Zuge einer Adipositas ergeben sich überwiegend als Kombination von erhöhten VLDL- und erniedrigten HDL-Spiegeln. Auch diese Konstellation ist bei abdomineller Adipositas besonders stark ausgeprägt. So weisen adipöse Männer 2–4-mal häufiger eine **Hypertriglyceridämie** (siehe Kap. 26.3.2) auf als ihre normalgewichtigen Altersgenossen; erniedrigte HDL-Werte finden sich bei adipösen Frauen und Männern dreimal häufiger. Vor allem für die HDL-Konzentration konnte ein eindeutiger Bezug zur Fettverteilung hergestellt werden. Je ausgeprägter die Fettverteilung sich einer androiden Adipositas annähert, desto niedriger ist der HDL_2-Wert. Da diese Cholesterolfraktion besonders ausgeprägte antiatherogene Eigenschaften besitzt, ist das Atheroseriskiko erhöht.

Unter den weiteren Folgeerkrankungen von Adipositas ist die **Schlafapnoe** (Pickwick-Syndrom) zu nennen; rund 2/3 der Schlafapnoiker sind adipös. Es handelt sich dabei um rezidivierende Atemstillstände, die während des Schlafs definitionsgemäß mehr als zehnmal pro Stunde auftreten und dabei mindestens zehn Sekunden lang anhalten. Eine wesentliche Ursache hierfür ist die behinderte Atemmechanik, die durch den Druck des Fettgewebes auf das Zwerchfell ausgeübt wird.

Kaum beachtet wird die Tatsache, dass die **Krebssterblichkeit** bei Adipösen etwa 20 % höher liegt als in der Durchschnittsbevölkerung. Bei Frauen ergibt sich ein besonders hohes Risiko für Endometrium-, Zervix-, Ovarial- und Mamma-Carcinome (siehe Kap. 28.2). Ein wesentlicher Grund hierfür ist die erhöhte Estrogensynthese im Fettgewebe. Bei Männern ist primär das Risiko für Prostata- und Dickdarmkrebs erhöht.

Darüber hinaus ist die Adipositas häufig mit **degenerativen Gelenkerkrankungen** assoziiert. Diese betreffen in erster Linie die Hüftgelenke, den Lumbosakralbereich sowie die Knie- und Sprunggelenke. Ob es sich hierbei um Kausalzusammenhänge oder reine Korrelationen handelt, ist bislang allerdings nicht geklärt.

Lebenserwartung

Die Frage nach der Höhe des **wünschenswerten Körpergewichts** wird immer wieder kontrovers diskutiert. Verschiedene Untersuchungen zeigten bereits in den 1960er und 1970er Jahren, dass die Mortalität ab einem BMI von 30 kg/m² stark ansteigt. Die geringste Sterblichkeitsrate liegt diesen Untersuchungen zufolge bei einem BMI von 20 kg/m², bei niedrigeren Werten erhöht sich dagegen die Mortalität, wenn auch nur leicht (**siehe Abb. 24–7**).

In Folgestudien mit großen Fallzahlen konnte dieser Zusammenhang ebenfalls nachgewiesen werden, wenngleich hier der BMI mit der niedrigsten Sterblichkeitsrate mit 22–27 kg/m² höher

Tab. 24–4 BMI mit der höchsten Lebenserwartung unter Berücksichtigung des Alters (Wirth 2000, S. 6)

Alter (Jahre)	Body-Mass-Index (kg/m²)		
	Bereich	Männer[a]	Frauen[a]
19–24	19–24	21,4	19,5
25–34	20–25	21,6	23,2
35–44	21–26	22,9	23,4
45–54	22–27	25,8	25,2
55–64	23–28	26,1	26,0
≥ 65	24–29	26,6	27,3
Alle Altersklassen	20–25 Männer[b] 19–26 Frauen[b]		

[a] nach Andres
[b] nach Metropolitan Life Insurance Company (1959)

Tab. 24–5 Ziele und Maßnahmen in der Adipositastherapie (nach Hauner, 1997)

Ziele	Maßnahmen
■ Langfristige Gewichtsreduktion	■ Ernährungsumstellung/ Änderung des Essverhaltens
■ Gesunder Lebensstil	■ Steigerung der körperlichen Aktivität
■ Prävention bzw. Therapie der Begleiterkrankungen	■ Verhaltenstherapie
■ Verbesserung des Wohlbefindens und der Lebensqualität	■ Pharmaka (gelegentlich)
	■ Operationen (selten)

angesiedelt ist. Bei der Interpretation dieser Befunde muss allerdings beachtet werden, dass die höhere Sterblichkeit bei einem niedrigen Gewicht vermutlich nicht kausaler Natur ist, sondern Erkrankungen (z. B. Krebs) sekundär zu einem Gewichtsverlust führen. Auch das Alter sowie das Geschlecht stellen wichtige Determinanten des wünschenswerten Körpergewichts dar (siehe Tab. 24–4). Bei einer Metaanalyse der bis dato vorliegenden Studien mit kleinen Kollektiven, kurzer Beobachtungszeit und vorwiegend jüngeren Personen zeigte sich hingegen keine Korrelation zwischen dem Körpergewicht und der Mortalität. Adipositasassoziierte Erkrankungen – insbesondere **Diabetes mellitus Typ 2** und **Atherosklerose** – besitzen allerdings eine entsprechend lange Vorlaufzeit, so dass deren Manifestation nur in Langzeituntersuchungen ermittelt werden kann. Problematisch ist an vielen Studien auch, dass der Faktor **Rauchen** häufig keine hinreichende Beachtung fand. Auch wurde bei den meisten Untersuchungen lediglich das Körpergewicht und nicht die Fettmasse bzw. das **Fettverteilungsmuster** mit der Mortalitätsrate in Bezug gesetzt. Eine in diesem Zusammenhang richtungsweisende Studie ist die Baltimore Longitudinal Study on Aging, eine Langzeituntersuchung mit einer Laufzeit von 28 Jahren. Hier zeigte sich, dass der sagittale abdominale Durchmesser einen besseren Indikator für die Sterblichkeit darstellt als der BMI.

24.5 Adipositastherapie

Die Adipositas ist als chronische Erkrankung anzusehen, die einer langfristig angelegten Behandlung bedarf. Kurzfristige „Radikal-Diäten" sind aussichtslos; sie führen zu keiner dauerhaften Gewichtsabnahme. Da die Adipositasentstehung ein multifaktorielles Geschehen darstellt, muss auch die Therapie an verschiedenen Stellen eingreifen (siehe Tab. 24–5). Inzwischen liegen für die Adipositastherapie evidenzbasierte Leitlinien vor.

Die **Indikation** zur therapeutischen Intervention hängt von verschiedenen Faktoren ab und sollte sich primär an medizinischen Gesichtspunkten orientieren. Nach den Leitlinien zur Adipositastherapie gelten Personen ab einem BMI von 30 kg/m² in jedem Fall als behandlungsbedürftig. Liegen bereits übergewichtsassoziierte Gesundheitsstörungen (z. B. Diabetes mellitus Typ 2, Fettstoffwechselstörungen, Hypertonie) vor, so ist die Indikation zur Körpergewichtsreduktion bereits bei mäßigem Übergewicht (BMI 25,0–29,9 kg/m²) gegeben. Dies gilt auch bei Vorliegen eines abdominellen Fettverteilungsmusters sowie bei Personen, die einem hohen psychosozialen Leidensdruck ausgesetzt sind. Inzwischen wird darüber hinaus die Auffassung vertreten, dass ein erhöhter Körperfettanteil selbst bei Normalgewicht als Risikofaktor anzusehen ist. Bei diesen als **dünne Dicke** bezeichneten Personen ist eine Veränderung der Körperzusammensetzung erwünscht.

Am Beginn jeder verantwortungsvoll durchgeführten Adipositastherapie steht zunächst eine sorgfältige **Therapieplanung**, die mit dem Patienten Punkt für Punkt zu erarbeiten ist. Dabei ist es

Tab. 24–6 Behandlungsziele und Strategien bei der Adipositastherapie (modifiziert nach Hauner, 1997)

Adipositasgrad (BMI kg/m^2)	I (25,0–29,9)	II (30,0–39,9)	III (≥40)
Therapieziel	■ Gewichtsabnahme von 5 (–10)% des Ausgangsgewichts innerhalb von 6 bis 12 Monaten und Stabilisierung für mindestens 1 weiteres Jahr ■ Besserung übergewichtsbedingter Risikofaktoren und Krankheiten	■ Gewichtsabnahme von (5-)10% des Ausgangsgewichts innerhalb von 6 bis 12 Monaten und Stabilisierung für mindestens 1 weiteres Jahr ■ Besserung übergewichtsbedingter Risikofaktoren und Krankheiten	■ Gewichtsabnahme von 10-20% des Ausgangsgewichts innerhalb von 6 bis 24 Monaten und Stabilisierung für mindestens 1 weiteres Jahr ■ Besserung übergewichtsbedingter Risikofaktoren und Krankheiten
Diagnostik	■ Anamnese ■ Klinische Untersuchung ■ Fettverteilung ■ Risikofaktoren, Labor	■ Anamnese ■ Klinische Untersuchung ■ Fettverteilung ■ Risikofaktoren, Labor ■ EKG	■ Anamnese ■ Klinische Untersuchung ■ Fettverteilung ■ Risikofaktoren, Labor ■ EKG, Herzecho, Lungenfunktion
Erstbehandlung	■ Ernährungsberatung und Schulung ■ Kalorienreduzierte Mischkost (1000–2000 kcal/Tag) ■ Änderung des Essverhaltens ■ Steigerung der körperlichen Aktivität	■ Ernährungsberatung und Schulung ■ Kalorienreduzierte Mischkost (1000–2000 kcal/Tag) ■ Änderung des Essverhaltens ■ Steigerung der körperlichen Aktivität	■ Ernährungsberatung und Schulung ■ Kalorienreduzierte Mischkost (1000–2000 kcal/Tag) ■ Änderung des Essverhaltens ■ Steigerung der körperlichen Aktivität
Alternative oder zusätzliche Behandlungsmaßnahmen	■ Fettrestriktive (25–30 Energie%), proteinmoderate (20–25 Energie%) Kost	■ Drastisch kalorienreduzierte Kost (<1000 kcal/Tag, z. B. Formula-Diät) für maximal 3 Monate im Rahmen eines multidisziplinären Konzepts ■ Gewichtsreduzierende Medikamente	■ Drastisch kalorienreduzierte Kost (<1000 kcal/Tag, z. B. Formula-Diät) für maximal 3 Monate im Rahmen eines multidisziplinären Konzepts ■ Adipositaschirurgie
Langfristiges Betreuungskonzept	■ Ballastoffreiche Kost ■ Gewichtsstabilisierung ■ Gesunde Lebensweise ■ Kontrolle der Risikofaktoren	■ Ballastoffreiche Kost ■ Gewichtsstabilisierung ■ Gesunde Lebensweise ■ Kontrolle der Risikofaktoren	■ Ballastoffreiche Kost ■ Gewichtsstabilisierung ■ Gesunde Lebensweise ■ Kontrolle der Risikofaktoren

entscheidend, dass ein vertrauensvolles Verhältnis aufgebaut wird, um die Compliance und Akzeptanz des Patienten zu erhöhen. Dem Patienten ist zu verdeutlichen, dass nur eine langfristige Änderung seines Ernährungs- und Bewegungsverhaltens zur dauerhaften Reduktion des Körpergewichts führt. Das Erreichen des Behandlungsziels sowie die Behandlungsstrategie, die in Abhängigkeit vom **Adipositasgrad** einzustufen ist (siehe Tab. 24–6), sind mit dem Patienten zu besprechen, um diesem ein realistisches Bild über die Behandlungsdauer zu vermitteln. Nach wie vor sind die Erfolgsaussichten einer Adipositastherapie mit ca. 20 % relativ gering.

Vor der Auswahl der in Frage kommenden Therapieverfahren steht eine genaue **Anamneseerhebung** in Kombination mit klinischen und laborchemischen Untersuchungsverfahren (siehe

Tab. 24–7 Anamnese und Voruntersuchung beim übergewichtigen Patienten vor Therapiebeginn (nach Hauner 1997)

Anamnese
- Familienanamnese (Adipositas, Diabetes Typ 2, Hypertonie, KHK)
- Beginn des Übergewichts bzw. größere Gewichtsveränderungen in der Vergangenheit und Begleitumstände (z. B. Schwangerschaft, Aufgabe von Sport, traumatische Erlebnisse)
- Bewegungsaktivität
- Familiäre und berufliche Verhältnisse
- Ernährungsgewohnheiten und Essverhalten
- Frühere Therapieversuche und Gründe für deren Scheitern
- Gründe für den jetzigen Behandlungswunsch

Untersuchung
- Körpergröße und -gewicht, Blutdruck, Taillen- und Hüftumfang
- Klinische Untersuchung
- Nüchternblutzucker, ggf. oraler Glucosetoleranztest
- Gesamt-, HDL-, und LDL-Cholesterol, Triglyceride
- Harnsäure
- Kreatinin, Elektrolyte, kleines Blutbild, BSG
- Ggf. TSH und andere endokrinologische Parameter
- EKG, Oberbauchsonographie
- Ggf. Herzecho, Doppler-Sonographie, 24-Std.-RR-Messung

Tab. 24–7). Hierdurch lassen sich mögliche Risiken und Kontraindikationen ermitteln.

Zur Therapie von Übergewicht und Adipositas steht heute eine Reihe unterschiedlicher, sich ergänzender Methoden zur Verfügung. Die **Basistherapie** der Adipositas umfasst die Bereiche Ernährung und Bewegung sowie Verhaltensmodifikation. Bei Bedarf kann die Behandlung um medikamentöse und/oder chirurgische Verfahren erweitert werden.

24.5.1 Ernährungstherapie

Zur Gewichtsreduktion finden primär **Reduktionsdiäten Verwendung,** die mit mannigfaltigen Konzepten und Prinzipien die Buchregale und Zeitschriften füllen. Oft genug handelt es sich um kurzlebige Trends, die den Anwendern einen schnellen Gewichtsverlust versprechen. Aus medizinischer und ernährungsphysiologischer Sicht sind insbesondere **Radikaldiäten, Fastenkuren** sowie Diäten mit **extremen Nährstoffrelationen** für eine langfristige Adipositastherapie ungeeignet und bei längerfristiger Anwendung teilweise sogar gesundheitlich bedenklich. Beispiele für solche Diäten sowie deren Beurteilung finden sich in **Tabelle 24–8.** Radikaldiäten, auch unter der Bezeichnung **Crash-Diäten** bekannt, führen lediglich zu kurzzeitigen Gewichtsabnahmen, denen eine schnelle erneute Gewichtszunahme folgt (**Jo-Jo-Effekt**). Die hierdurch ausgelösten Gewichtsschwankungen stellen ein eigenständiges Gesundheitsrisiko dar (erhöhtes Risiko für Gallensteine und koronare Herzerkrankungen), demotivieren die Patienten und machen einen langfristigen Behandlungserfolg zunehmend unwahrscheinlicher.

Gut geeignet für eine langfristige Gewichtsabnahme und -stabilisierung ist eine **ballaststoffreiche, energiereduzierte Mischkost,** die je nach Schweregrad der Adipositas und Therapieziel 4,2–6,3 MJ (1000–1500 kcal) pro Tag liefert. Ihre vorwiegend vegetabil ausgerichtete Basis beinhaltet die reichliche Zufuhr der ernährungsphysiologisch sinnvollen Lebensmittel Gemüse, Obst, Vollkornprodukte und Hülsenfrüchte, mäßige Mengen fettarmer Milch und Milchprodukte, sowie Fisch, Geflügel und mageres Fleisch. Mit dieser Ernährungsform ist es möglich, einen wöchentlichen Gewichtsverlust von 0,5–1 kg zu erreichen, was innerhalb von 3–6 Monaten zu einer Reduktion des Körpergewichts im Bereich von 5–15 kg führt. Auf diese Weise werden auch die notwendigen Grundlagen einer vollwertigen Ernährung vermittelt, die eine wichtige Voraussetzung für die Erhaltung des erreichten Gewichts bildet. Darüber hinaus erfährt die diätetische Therapie eine wirksame Unterstützung durch Integration bewegungs- und verhaltenstherapeutischer Maßnahmen. Eine Auswahl solcher integraler Programme findet sich in **Tabelle 24–9.**

Bei Vorliegen einer ausgeprägten Adipositas (ab 30 kg/m^2) ist es notwendig, eine rasche Gewichtsreduktion zu erzielen. Hier kann der unterstützende Einsatz von **Formula-Diäten** sinnvoll sein. Dabei handelt es sich um industriell hergestellte diätetische Lebensmittel, die teils in trinkfertiger, teils in Pulver- oder Granulatform in Apotheken, Reformhäusern und Drogerien angeboten werden. Ihre Zusammensetzung ist in

Tab. 24–8 Verschiedene Diät-Regime: Einteilung, Charakterisierung und Beurteilung

Methode	Charakterisierung	Ernährungsphysiologische Beurteilung
Fasten-Kuren		
Totales Fasten	■ Aufnahme von energiefreien Getränken (Wasser, Tee) ■ Keine feste Nahrung	■ Unzureichende Proteinzufuhr ■ Unzureichende Vitamin- und Mineralstoffzufuhr (Notwendigkeit der Supplementierung) ■ Aufgrund der möglichen Nebenwirkungen (Myokardschädigung, EKG-Veränderungen, Gichtanfälle) nur unter ärztlicher Aufsicht ■ Zur dauerhaften Gewichtsreduktion ungeeignet
Modifiziertes (proteinsparendes) Fasten	■ Aufnahme von energiefreien Getränken (Wasser, Tee) ■ Keine feste Nahrung ■ Zufuhr eines hochwertigen Proteinkonzentrates (50 g EW, 45 g KH, 7 g F/d) ■ Substitution von Vitaminen und Mineralstoffen	■ Knapp ausreichende Proteinzufuhr ■ Geringer Verlust an Körperprotein ■ Nur unter ärztlicher Aufsicht ■ Bei entsprechender Indikation (z. B. morbide Adipositas) ■ Kurzfristig geeignet
Kohlenhydratmodifizierte, proteinreiche Diäten		
Glyx-Diäten wie z. B. Montignac-Methode	■ Lebensmittelauswahl erfolgt praktisch ausschließlich an Hand des Glycämischen Index (GI) ■ Lebensmittel mit hohem GI gilt es zu meiden, solche mit niedrigem können in beliebiger Menge verzehrt werden ■ In der Praxis erhält die Kost reichlich Obst- und Gemüsesorten mit niedrigem GI, Käse, Fleisch und Fisch. Gemieden werden Kartoffeln, raffinierte Getreideprodukte, Süßwaren sowie Obst und Gemüse mit hohem GI	■ Der GI ist als alleiniges Kriterium für die Lebensmittelauswahl unzureichend ■ Der Verzehr von Lebensmitteln mit niedrigem GI führt nur dann zur Gewichtsreduktion, wenn die Energiezufuhr insgesamt reduziert wird ■ Teilweise sehr hohe Zufuhr an Cholesterol, gesättigten Fettsäuren und Purinen möglich ■ Ausreichende Zufuhr an Vitaminen und Mineralstoffen ■ Bei entsprechender Lebensmittelauswahl (viel Obst, Gemüse, Hülsenfrüchte, Vollkornprodukte, mäßige Mengen an Fisch, magerem Fleisch und fettarmen Milchprodukten) empfehlenswert
South-Beach-Diät	■ Empfehlung zur Lebensmittelauswahl erfolgt nach qualitativen Gesichtspunkten ■ Lebensmittel mit hohen Mengen an einfach und mehrfach ungesättigten Fettsäuren wie Speiseöle, Nüsse, Fische und Meeresfrüchte sind zu bevorzugen; Träger gesättigter Fettsäuren (fettes Fleisch und Käse) sind zu meiden ■ Kohlenhydratquellen mit niedrigem GI und hohem Ballaststoffgehalt werden bevorzugt; abgelehnt werden Auszugsmehlprodukte und Süßwaren ■ Hohe Zufuhr proteinreicher Lebensmittel wie Fisch, mageres Fleisch und fettarme Milchprodukte	■ Ernährung ist reich an Ballaststoffen, Vitaminen und Mineralstoffen ■ Hoher Protein-, moderater Kohlenhydrat- und Fettanteil ■ Insgesamt günstige Lebensmittelauswahl ■ Kurzfristige Gewichtsabnahme und positiver Einfluss auf Lipidprofil nachgewiesen ■ Empfehlenswert

Tab. 24–8 Verschiedene Diät-Regime: Einteilung, Charakterisierung und Beurteilung (Fortsetzung)

Methode	Charakterisierung	Ernährungsphysiologische Beurteilung
Kohlenhydratmodifizierte, proteinreiche Diäten		
LOGI-Methode	▪ Lebensmittelauswahl ähnlich wie bei South-Beach-Diät, jedoch stärkere Beachtung des Glycämischen Loads (GL) ▪ Einschränkung des Verzehrs von Kartoffeln und Vollkornprodukten bei Liberalisierung der Aufnahme von Speiseölen, Nüssen, magerem Fleisch und Meeresfrüchten	▪ Hoher Fett- und Proteinanteil bei geringer Kohlenhydratzufuhr ▪ Ballaststoffzufuhr stark abhängig von Lebensmittelauswahl ▪ Hohe Zufuhr an Vitaminen und Mineralstoffen ▪ Mit Ausnahme des geringen Vollkornverzehrs günstige Lebensmittelauswahl ▪ Kurzfristige Gewichtsabnahme und positiver Einfluss auf Lipidprofil nachgewiesen ▪ Empfehlenswert
Diäten mit extremer Nährstoffrelation		
F-Plan-Diät	▪ Sehr kohlenhydrat- und ballaststoffreich Gesamtenergiezufuhr: ▪ 1000–1500 kcal/d ▪ hohe Zufuhr an Getreide, Obst und Gemüse	▪ Langfristig marginale Proteinzufuhr ▪ Lernerfolg vorhanden ▪ Kurzfristig empfehlenswert
Mayo-Diät	▪ Hohe Aufnahme an Fleisch, Fisch und Eiern ▪ Energiezufuhr: 1000–1500 kcal/d	▪ Sehr hohe Protein- und niedrige Kohlenhydrat- und Ballaststoffzufuhr ▪ Hohe Aufnahme an Cholesterol und gesättigten Fettsäuren ▪ Ausreichende Vitamin- und Mineralstoffversorgung ▪ Zur dauerhaften Gewichtsreduktion ungeeignet
Atkins-Diät	▪ Hohe Aufnahme an Fleisch, Fisch, Eiern, Speck und fettreichem Käse ▪ Zufuhr von Vitaminen und Mineralstoffen in Megadosen	▪ Extrem niedrige Kohlenhydratzufuhr ▪ Hohe Zufuhr an gesättigten Fettsäuren, Purinen und Cholesterol insbesondere für Risikogruppen problematisch ▪ Kein Lernerfolg ▪ Kurzfristige Gewichtsreduktion, langfristige Effekte ungeklärt
Punkte-Diät	▪ Lebensmittelauswahl erfolgt nach Punkten: kohlenhydratreiche weisen hohe, fett- und proteinreiche niedrige Punktzahlen auf ▪ Pro Tag max. 60 Punkte ▪ Lebensmittelauswahl ähnlich wie bei Mayo- und Atkins-Diät	▪ Hohe Zufuhr an gesättigten Fettsäuren, Purinen und Cholesterol insbesondere für Risikogruppen problematisch ▪ Unzureichende Vitamin- und Mineralstoffzufuhr ▪ Kein Lernerfolg ▪ Zur dauerhaften Gewichtsreduktion ungeeignet
Radikaldiäten („Crash-Diäten")		
Ananas-Diät, Apfel-Diät, Trauben-Kur, Fisch-Diät	▪ Häufig Monodiäten, bei welchen nur ein oder wenige Lebensmittel verzehrt werden	▪ Extrem einseitige Lebensmittelauswahl mit unzureichender Nährstoffzufuhr ▪ Kein Lernerfolg ▪ Zur dauerhaften Gewichtsreduktion ungeeignet ▪ Kurzfristige Anwendung meist gesundheitlich unbedenklich

Tab. 24–9 Ausgewählte Programme zur Körpergewichtsreduktion

Methode	Charakterisierung	Ernährungsphysiologische Beurteilung
Brigitte-Diät	- Bevorzugung von Obst, Gemüse und Vollkornprodukten, Meiden von fettem Fleisch und Wurst - Fettarme Zubereitung - Energiegehalt: 1000–1500 kcal/d - Varianten: Grüne Diät (vegetarisch) sowie – Brigitte Vollwert Diät	- Ausgewogene Nährstoffrelation - Ausreichende Zufuhr an essenziellen Mikronährstoffen, bei „Grüner Diät" möglicherweise problematische Iod- und Eisenversorgung - Kontinuierlicher Gewichtsverlust - Lernerfolg - Empfehlenswert
Weight-Watchers	- Vier-Säulen-Programm: Ernährung, Verhalten, Bewegung, Gruppentreffen - Drei Phasen: Abnehmphase, Erhaltungsphase und aktive Nachsorge - Einteilung der Lebensmittel in fettfrei („grüne"), fettarme („gelbe") und fettreiche („rote") Produkte. - Bevorzugung von Obst, Gemüse und Vollkornprodukten - Energiegehalt: zwischen 1200 und 1700 kcal/d	- Ausgewogene Nährstoffrelation - Ausreichende Zufuhr an essenziellen Mikronährstoffen - Kontinuierlicher Gewichtsverlust - Lernerfolg - Gruppendynamik und Bewegungsprogramm verstärkt den Erfolg - Empfehlenswert
Optifast-Programm	- 26-wöchiges Ernährungsprogramm - Verabreichung einer Formula-Diät in den ersten 12 Wochen (750 kcal/d) - Dreimonatige energiereduzierte Mischkost (1000–1500 kcal/d) - Stabilisierungsphase am Ende des Programms soll helfen, ein langfristig verändertes Ernährungsverhalten umzusetzen - Zusätzlich zum Ernährungsprogramm: Psychologische Betreuung und Bewegungsprogramme - 26-wöchiges Folgeprogramm	- Ausreichende Zufuhr an Mikronährstoffen - Kontinuierlicher Gewichtsverlust - Lernerfolg - Bewegungsprogramm verstärkt den Erfolg - Empfehlenswert
BCM Diät- und Ernährungsprogramm der PreCon GmbH (früher Deutsche Gesellschaft für gesundes Leben	- BCM (Body Cell Mass)-Programm - Reduktion des Körperfettanteils bei Erhaltung der Muskel- und Organmasse - „Basis-Kost" (Formula-Produkt) in Verbindung mit einer Mischkost als Baustein des Programms - Fettarme Mischkost, Bevorzugung von Obst, Gemüse, Vollkornprodukten, Hülsenfrüchte; mageres Fleisch und Milchprodukte sind ebenfalls enthalten - Empfehlung von körperlicher Aktivität	- Ausgewogene Nährstoffrelation - Ausreichende Zufuhr an essenziellen Mikronährstoffen - Kontinuierlicher Gewichtsverlust - Lernerfolg - Bewegungsprogramm verstärkt den Erfolg - Empfehlenswert

§ 14a der Diätverordnung gesetzlich geregelt. Danach muss der Brennwert einer Tagesration mindestens 3360 kJ (800 kcal) und höchstens 5040 kJ (1200 kcal) betragen. Der Proteinanteil muss bei mindestens 25 % und höchstens 50 %, der Fettanteil bei maximal 30 % des Brennwertes liegen. In einer Tagesration müssen mindestens 4,5 g Linolsäure enthalten sein. Der Ballaststoffgehalt muss bei mindestens 10 g und höchstens 30 g liegen. Außerdem müssen je Tagesration eine vorgeschriebene Menge an allen Vitaminen mit Ausnahme von Vitamin K sowie bestimmten Mineralstoffen enthalten sein. Der Einsatz von Formula-Diäten führt zu einem raschen Ge-

> **Indikationen**
> - Starkes Übergewicht (BMI > 30 kg/m²)
> - Übergewichtsbedingte Risikofaktoren oder Krankheiten
> - Alter über 18 Jahre
> - Rasche Gewichtsabnahme aus medizinischen Gründen sinnvoll
> - Ausdrücklicher Patientenwunsch bei Fehlen von Kontraindikationen
>
> **Kontraindikationen**
> - Bekannte Herzrhythmusstörungen
> - Frischer Myocardinfarkt
> - Schwangerschaft/Stillperiode
> - Schwere Allgemeinerkrankung
> - Kindes- und Jugendalter
> - Essverhaltensstörungen (Anorexie, Bulimie)

Abb. 24–8 Indikationen und Kontraindikationen von Formula-Diäten (nach Hauner 1997)

> **Nebenwirkungen**
> - Hunger
> - Kreislaufstörungen, Schwindel
> - Frieren, Kältegefühl
> - Obstipation
> - Nervosität, Konzentrationsstörungen
> - Schwächegefühl, verminderte körperliche Leistungsfähigkeit
> - Haarausfall
>
> **Komplikationen**
> - Hypokaliämie, Herzrhythmusstörungen
> - Kreatininanstieg, Nierenversagen
> - Ketoazidose

Abb. 24–9 Nebenwirkungen und Komplikationen von Formula-Diäten und anderen drastisch kalorienreduzierten Diäten (nach Hauner 1997)

wichtsverlust, weshalb sie sich als effizienter Einstieg in ein langfristig konzipiertes Gewichtsreduktionsprogramm anbieten. Weitere Indikationen sowie mögliche Kontraindikationen sind **Abbildung 24–8** zu entnehmen.

Da Formula-Diäten für den Patienten aber keinen Ansatz zu einer Veränderung des Ernährungsverhaltens bieten, führt ihre alleinige Anwendung nicht zu einem dauerhaften Gewichtsverlust. Aus diesem Grund ist ihr Einsatz nur im Rahmen eines ganzheitlichen Therapiekonzepts sinnvoll, das darauf abzielt, das Ess- und Bewegungsverhalten nachhaltig zu verändern. Auch treten bei der Anwendung von Formula-Diäten mitunter Nebenwirkungen und Komplikationen auf, über die der Patient vor Therapiebeginn aufgeklärt werden sollte (**siehe Abb. 24–9**).

24.5.2 Adjuvante Therapiemaßnahmen

Jede Art der energiereduzierten Ernährung sollte mit einer Erhöhung der **körperlichen Aktivität** gekoppelt sein. Dadurch wird einerseits der Energieverbrauch gesteigert, andererseits kann der Verlust an **Lean Body Mass (LBM)** – wie er bei Gewichtsreduktion unweigerlich auftritt – und damit auch ein Absinken des Grundumsatzes vermindert werden. Zu den weiteren positiv zu bewertenden Auswirkungen eines langfristigen Bewegungsprogramms zählen

- Verbesserung der Fähigkeit der Muskulatur, Fette zur Energiegewinnung heranzuziehen,
- Erhöhung der Muskelmasse und Steigerung der Insulinsensitivität,
- veränderte Nahrungsauswahl, so dass Kohlenhydrate vermehrt, Fette hingegen in geringerem Umfang aufgenommen werden.

Um einen langfristigen Effekt zu erreichen, müssen pro Woche mindestens 4200–10500 kJ durch zusätzliche sportliche Aktivität verbraucht werden. Geeignet sind dafür alle aeroben Sportarten wie Schwimmen, Radfahren, Wandern und Walking. Zur Ermittlung der optimalen Belastungshöhe gilt vereinfacht die Regel: 180–Lebensalter = maximaler Puls. Bereits durch die Steigerung der Alltagsaktivität (Treppensteigen, Einkaufen zu Fuß) lässt sich vielfach ein gewisser Erfolg erzielen.

Wichtiger Bestandteil einer umfassenden Adipositastherapie ist zudem die **Verhaltensmodifikation**. Dabei muss zunächst das Essverhalten analysiert werden, um die Basis für ein bewussteres Essen zu gewinnen. Wesentliches Ziel ist es, die Nahrungsaufnahme weitgehend unabhängig zu machen von äußeren Reizen. Zu den entscheidenden Voraussetzungen für den Erfolg einer Therapie zählen die Motivation des Patienten,

Geduld sowie die Bereitschaft, die Lebensweise langfristig zu ändern.

Die **medikamentöse Therapie** der Adipositas beschränkt sich bislang auf zwei Ansatzpunkte: die Verringerung des Appetits mittels **Anorektika** sowie die Verminderung der intestinalen Fettdigestion durch **Lipasehemmer**. Das Anorektikum **Sibutramin** (Reductil®), ein seit Februar 1999 in Deutschland erhältlicher Noradrenalin-Serotonin-Wiederaufnahmehemmer, verstärkt das Sättigungsgefühl und vermindert die Nahrungsaufnahme. Daneben stimuliert Sibutramin die Thermogenese im braunen Fettgewebe, so dass der Grundumsatz steigt. In mehreren Humanstudien ließ sich nachweisen, dass Sibutramin eine dosisabhängige Reduktion des Körpergewichts bewirkt. Die additive Anwendung von Sibutramin kann ab einem BMI von 27 kg/m² (Vorliegen von Risikofaktoren) bzw. bei einem BMI von > 30 kg/m² (keine Risikofaktoren) in Erwägung gezogen werden. Bislang ist allerdings unbewiesen, ob sich mittels Sibutramin eine langfristige Gewichtsreduktion und eine Senkung der Mortalität und Morbidität erzielen lassen.

Der Wirkmechanismus von **Orlistat**, ein 1998 in Europa zugelassenes Medikament, beruht auf seiner Eigenschaft, die vom Pankreas sezernierten fettspaltenden *Lipasen* zu inhibieren. Hierdurch wird die intestinale Resorption der Fette um ca. 30 % vermindert. Allerdings wird die Effektivität dieser Maßnahme immer noch kontrovers diskutiert und als eher marginal eingestuft. Aufgrund der erhöhten Fettausscheidung ist mit der Beeinträchtigung der Resorption **fettlöslicher Vitamine** zu rechnen. Zur Vorbeugung einer Unterversorgung sollte sicherheitshalber eine entsprechende Supplementierung in Erwägung gezogen werden.

Chirurgische Verfahren beschränken sich in der Regel auf den kleinen Kreis der Patienten mit morbider Adipositas (BMI > 40 kg/m²). Hierbei kommen operative Methoden zum Einsatz, die eine Reduktion des Magenvolumens erzielen. Bewährt haben sich die **vertikale Gastroplastik** nach Mason sowei die **Silikonband-Technik** (gastric banding) nach Kuzmak. Mit beiden Methoden lässt sich eine Gewichtsreduktion im Bereich von 25–50 kg erzielen. Da es postoperativ längerfristig zu einer marginalen Vitamin-B_{12}- und Folsäureversorgung kommen kann, ist eine Überwachung dieser Parameter angezeigt.

Weiterführende Literatur

Agarwal AK: Cortisol metabolism and visceral obesity: role of 11 beta-hydroxysteroid dehydrogenase type I enzyme and reduced co-factor NADPH. Endocr Res 29 (4): 411–418, 2003

Astrup A: The role of dietary fat in obesity. Semin Vasc Med 5 (1): 40–7, 2005

Avenell A, Brown TJ, McGee MA, Campbell MK, Grant AM, Broom J, Jung RT, Smith WC: What are the long-term benefits of weight reducing diets in adults? A systematic review of randomized controlled trials. J Hum Nutr Diet 17 (4): 317–35, 2004

Avenell A, Brown TJ, McGee MA, Campbell MK, Grant AM, Broom J, Jung RT, Smith WC: What interventions should we add to weight reducing diets in adults with obesity? A systematic review of randomized controlled trials of adding drug therapy, exercise, behaviour therapy or combinations of these interventions. J Hum Nutr Diet 17 (4): 293–316, 2004

Aude YW, Agatston AS, Lopez-Jimenez F, Lieberman EH, Marie Almon, Hansen M, Rojas G, Lamas GA, Hennekens CH: The national cholesterol education program diet vs a diet lower in carbohydrates and higher in protein and monounsaturated fat: a randomized trial. Arch Intern Med 164 (19): 2141–6, 2004

Baker S, Barlow S, Cochran W, Fuchs G, Klish W, Krebs N, Strauss R, Tershakovec A, Udall J: Overweight children and adolescents: a clinical report of the North American Society for Pediatric Gastroenterology, Hepatology and Nutrition. J Pediatr Gastroenterol Nutr 40 (5): 533–43, 2005

Bell CG, Walley AJ, Froguel P: The genetics of human obesity. Nat Rev Genet 6 (3): 221–34, 2005

Bianchini F, Kaaks R, Vainio H: Overweight, obesity and cancer risk. Lancet Onkol 3 (9): 565–574, 2002

Boden G, Shulman GI: Free fatty acids in obesity and type 2 diabetes: defining their role in the development of insulin resistance and beta-cell dysfunction. Eur J Clin Invest 32 (Suppl 3): 14–23, 2002

Bosello O, Zamboni M: Visceral obesity and metabolic syndrome. Obes Rev 1 (1): 47–56, 2000

Carr MC, Brunzell JD: Abdominal obesity and dyslipidemia in the metabolic syndrome: importance of type 2 diabetes and familial combined hyperlipidemia in coronary artery disease risk. J Clin Endocrinol Metab 89 (6): 2601–2607, 2004

Daig R, Staiger H, Löffler G: Pathophysiologie des Fettgewebes. Ernährungs-Umschau 46 (6): 208–214, 1999

Damcott CM, Sack P, Shuldiner AR: The genetics of obesity. Endocrinol Metab Clin North Am 32 (4): 761–786, 2003

Dansinger ML, Gleason JA, Griffith JL, Selker HP, Schaefer EJ: Comparison of the Atkins, Ornish, Weight Watchers, and Zone diets for weight loss and heart disease risk reduction: a randomized trial. JAMA 293 (1): 43–53, 2005

Drewnowski A, Darmon N: The economics of obesity: dietary energy density and energy cost. Am J Clin Nutr 82 (1 Suppl): 265S–273S, 2005

Flegal KM, Graubard BI, Williamson DF, Gail MH: Excess deaths associated with underweight, overweight, and obesity. JAMA 293 (15):1861–7, 2005

Gill T, King L, Caterson I: Obesity prevention: necessary and possible. A structured approach for effective planning. Proc Nutr Soc 64 (2): 255–61, 2005

Ginsberg HN: Treatment for patients with the metabolic syndrome. Am J Cardiol 91 (7A): 29E–39E, 2003

Grundy SM, Abate N, Chandalia M: Diet composition and the metabolic syndrome: what is the optimal fat intake? Am J Med 113 (Suppl 9B): 25S–29S, 2002

Grundy SM, Cleeman JI, Daniels SR, Donato KA, Eckel RH, Franklin BA, Gordon DJ, Krauss RM, Savage PJ, Smith SC Jr, Spertus JA, Costa F; American Heart Association; National Heart, Lung, and Blood Institute: Diagnosis and management of the metabolic syndrome: an American Heart Association/National Heart, Lung, and Blood Institute Scientific Statement. Circulation 112 (17): 2735–52, 2005

Hauner H: Strategie der Adipositastherapie. Internist 38: 244–250, 1997

Kant AK, Graubard BI: Energy density of diets reported by American adults: association with food group intake, nutrient intake, and body weight. Int J Obes (Lond) 29 (8): 950–6, 2005

Lau DC, Dhillon B, Yan H, Szmitko PE, Verma S: Adipokines: molecular links between obesity and atheroslcerosis. Am J Physiol Heart Circ Physiol 288 (5): H2031–41, 2005

Leitzmann C, MüllerC, Michel P, Brehme U, Hahn A, Laube H: Ernährung in Prävention und Therapie. 2., überarbeitete Auflage, Hippokrates, Stuttgart 2003

Moore H, Summerbell C, Hooper L, Cruickshank K, Vyas A, Johnstone P, Ashton V, Kopelman P: Dietary advice for treatment of type 2 diabetes mellitus in adults. Cochrane Database Syst Rev (3): CD004097, 2004

Mun EC, Blackburn GL, Matthews JB: Current status of medical and surgical therapy for obesity. Gastroenterology 120 (3): 669–681, 2001

Natali A, Ferrannini E: Hypertension, insulin resistance, and the metabolic syndrome. Endocrinol Metab Clin North Am 33 (2): 417–429, 2004

Neel JV: The "thrifty genotype" in 1998. Nutr Rev 57 (5 Pt 2): S2–9, 1999

N.N.: Overweight, obesity, and health risk. National Task Force on the Prevention and Treatment of Obesity. Arch Intern Med 160 (7): 898–904, 2000

Noel PH, Pugh JA: Management of overweight and obese adults. BMJ 325 (7367): 757–61, 2002

Norris SL, Zhang X, Avenell A, Gregg E, Schmid CH, Lau J: Long-term non-pharmacological weight loss interventions for adults with prediabetes. Cochrane Database Syst Rev 18;(2): CD005270, 2005

Pereira MA, Swain J, Goldfine AB, Rifai N, Ludwig DS: Effects of a low-glycemic load diet on resting energy expenditure and heart disease risk factors during weight loss. JAMA 292 (20): 2482–90, 2004

Pirozzo S, Summerbell C, Cameron C, Glasziou P: Should we recommend low-fat diets for obesity? Obes Rev 4 (2): 83–90, 2003

Prentice AM, Jebb SA: Fast foods, energy density and obesity: a possible mechanistic link. Obes Rev 4 (4): 187–194, 2003

Roche HM: Fatty acids and the metabolic syndrome. Proc Nutr Soc 64 (1): 23–9, 2005

Schaefer EJ, Gleason JA, Dansinger ML: The Effects of Low-fat, High-carbohydrate Diets on Plasma Lipoproteins, Weight Loss, and Heart Disease Risk Reduction. Curr Atheroscler Rep 7 (6): 421–7, 2005

Steppan CM, Lazar MA: The current biology of resistin. J Intern Med 255(4): 439–447, 2004

St-Onge MP, Keller KL, Heymsfield SB: Changes in childhood food consumption patterns: a cause for concern in light of increasing body weights. Am J Clin Nutr 78 (6): 1068–1073, 2003

Swinburn BA, Caterson I, Seidell JC, James WP: Diet, nutrition and the prevention of excess weight gain and obesity. Public Health Nutr 7 (1A): 123–146, 2004

Wechsler JG (Hrsg.): Adipositas. Ursachen und Therapie. 2. Aufl., Blackwell, Berlin 2003

Weck M, Fischer S: Ätiologie der Adipositas. Internist 38: 204–213, 1997

WHO: Obesity-preventing and managing the global epidemic. Report of a WHO Consultation on Obesity. Technical Report Series 894, Geneva 2000

WHO/FAO: Diet, Nutrition and the Prevention of Chronic Diseases. Report of a Joint WHO/FAO Expert Consultation. Technical Report Series, No. 916, Geneva 2003

Willett WC: Dietary fat plays a major role in obesity: no. Obes Rev 3(2): 59–68, 2002

Wirth A: Adipositas. Internist 38: 214–223, 1997

Wirth A: Adipositas – Epidemiologie, Ätiologie, Folgekrankheiten, Therapie. Springer, Heidelberg, 2000

Yanovski SZ, Yanovski JA: Obesity. N Engl J Med 346 (8): 591–602, 2002

Nützliche Internetadressen zum Thema
American Obesity Society: http://www.obesity.org
Centers for Disease Control and prevention, USA: http://www.cdc.gov/
Deutsche Adipositas Gesellschaft (DAG) : http://www.adipositas-gesellschaft.de
International Obesity Task Force (IOTF): http://www.iotf.org/
UK Association for the Study of Obesity (ASO) http://www.aso.org.uk
The Obesity Society (NASSO): http://www.naaso.org

25 Diabetes mellitus

Diabetes mellitus (honigsüßer Durchfluss) ist die häufigste endokrine Störung. Schätzungen zufolge leben allein in Deutschland rund 3,7 Millionen Diabetiker. Nur rund 5 % der Patienten leiden an Typ-1-Diabetes, der sich in der Regel schon im Kindes- oder Jugendalter manifestiert. Der weitaus größere Teil weist einen Typ-2-Diabetes auf. Aufgrund der veränderten Lebens- und Ernährungsgewohnheiten ist in den nächsten Jahren mit einem weltweiten Anstieg der Diabeteshäufigkeit zu rechnen. In Verbindung mit Diabetes mellitus kommt es häufig zu schwerwiegenden Spätkomplikationen (u. a. Atherosklerose, mikroangiopathische Veränderungen an Nieren und Augen). Die daraus resultierenden Kosten stellen eine erhebliche Belastung für das Gesundheitssystem dar. So werden derzeit rund 30 Milliarden Euro für die Behandlung und Betreuung von Diabetikern aufgewendet.

25.1 Definition und Klassifikation

Unter der Bezeichnung Diabetes mellitus werden verschiedene Formen der akuten oder chronischen **Hyperglycämie** zusammengefasst, die mit Störungen im Kohlenhydrat-, Protein- und Fettstoffwechsel einhergehen. Gemeinsames Merkmal aller Diabetes-Typen ist ein relativer oder absoluter **Insulinmangel**. Ein Diabetes mellitus liegt vor, wenn mindestens einer der in **Abbildung 25–1** aufgeführten klinischen Befunde positiv ausfällt und am nachfolgenden Tag durch ein weiteres in **Abbildung 25–1** genanntes Symptom bestätigt wird.

- Symptome plus eine Plasma-Glucosekonzentration von ≥ 200 mg/dl (11,1 mmol/l) zu beliebiger Tageszeit und unabhängig vom Abstand zur letzten Mahlzeit (die klassischen Symptome umfassen Polyurie, Polydipsie und nicht geklärter Gewichtsverlust) oder
- Nüchternblutzucker ≥ 126 mg/dl (7,0 mmol/l). Nüchtern ist definiert als > 8 Stunden nach der letzten Mahlzeit oder
- 2-Stunden-Plasma-Glucose ≥ 200 mg/dl (11,1 mmol/l) nach einer oralen Glucosebelastung (75 g).

Abb. 25–1 Kriterien für die Diagnose eines Diabetes mellitus (American Diabetes Association 2005)

Eine Expertengruppe unter Federführung der American Diabetes Association hat eine einheitliche und therapierelevante **Klassifizierung** der verschiedenen Krankheitsbilder vorgeschlagen (siehe **Abb. 25–2**).

Die wichtigsten Diabetes-Erkrankungen in den modernen Industrienationen stellen die Diabetes Formen vom **Typ 1** (insulinabhängig) und **Typ 2** (nicht insulinabhängig) dar, die sich hinsichtlich Ätiologie, Symptomatologie und Therapie voneinander unterscheiden (siehe **Tab. 25–1**).

Im Vorfeld der Manifestation eines Diabetes mellitus tritt insbesondere beim Typ 2 in der Regel eine längere prädiabetische Phase auf, die durch eine pathologische Glucosetoleranz (Impaired Glucose Tolerance, IGT; 2-h-Plasma-Glucose nach oraler Belastung 140–199 mg/dl) und/

Diabetes mellitus

I. Typ-1-Diabetes mellitus (β-Zell-Zerstörung mit absoluter Insulinabhängigkeit)
   A. Immunologisch vermittelt
   B. Idiopathisch vermittelt

II. Typ-2-Diabetes mellitus (Insulinresistenz und/oder Defekt der β-Zell-Sekretion)

III. Andere Formen des Diabetes mellitus
   A. Genetische Defekte der β-Zell-Funktion
   B. Genetische Defekte der Insulinwirkung
   C. Erkrankungen des exokrinen Pankreas
   D. Endokrinopathien
   E. Medikamenten- oder chemikalieninduzierte Formen
   F. Infektionen
   G. Seltene Formen des immunvermittelten Diabetes mellitus
   H. Andere genetische Syndrome, die mit einem Diabetes mellitus assoziiert sein können

IV. Gestationsdiabetes

Abb. 25–2 Klassifikation des Diabetes mellitus (American Diabetes Association 2005)

25.2 Klinik

Die klassische **Symptomatik** des Diabetes mellitus basiert auf einem Mangel oder einer unzureichenden Wirkung von **Insulin** und führt zu gravierenden Störungen im Glucose-, Fett- und Proteinstoffwechsel sowie zu Dysbalancen im Elektrolythaushalt (siehe Abb. 25–3).

Das Leitsymptom **Hyperglycämie** beruht auf einer unzureichenden Wirkung von Insulin. Steigt der Blut-Glucosewert über 180 mg/dl an, so wird Glucose mit dem Urin ausgeschieden (**Glucosurie**). Das osmotisch nachfolgende Wasser führt zum Symptom der **Polyurie**, die auftretenden Wasser- und Elektrolytverluste – vor allem Kalium und Natrium – (**Dehydratation**) begründen das erhöhte Trinkbedürfnis von Diabetikern (**Polydipsie**). Wird der Wasserhaushalt nicht ausgeglichen, kommt es zur **Hypovolämie**. In der Leber induziert ein Insulinmangel die Gluconeogenese und den Glycogenabbau, wodurch die Blutzuckerkonzentration weiter ansteigt. Während bei Typ-2-Diabetikern die Symptome Hyperglycämie, Polyurie und Polydipsie im Vordergrund stehen, treten bei der Manifestation des Diabetes mellitus Typ 1 die Symptome der gesteigerten **Proteolyse** und **Lipolyse** hinzu. Die in Folge der Lipolyse freigesetzten Fettsäuren können in diesem Umfang nicht metabolisiert

oder durch eine gestörte Plasma-Nüchternglucose (Impaired Fasting Glucose, IFG; Nüchternglucose 100–125 mg/dl) gekennzeichnet ist.

Tab. 25–1 Hauptmerkmale von Diabetes mellitus Typ 1 und 2

	Typ-1-Diabetes	Typ-2-Diabetes
Kennzeichen	Verminderte Insulinabgabe bzw. vollständiger Insulinmangel	Verminderte Insulinwirkung, Insulinresistenz, verzögerte Insulingabe
Familienanamnese	Prävalenz gering erhöht (20 %)	Prävalenz deutlich erhöht (60 %)
Alter bei Krankheitsbeginn	Meist unter 20 Jahre	Meist über 30–40 Jahre
Auftreten	Rasch und merkbar	Langsam und in der Regel unbemerkt
Übergewicht	Selten	Sehr häufig
Blutzucker	Erhöht, oft schwankend	Erhöht, oft stabil
Insulin im Blut	Vermindert, niedrig	Zu Beginn normal oder erhöht
Assoziierte Symptome	Ketoacidose (Acetonausscheidung)	Hyper- und Dyslipoproteinämie
Inselveränderungen	>80 %iger Verlust an β-Zellen	10–15 %iger Verlust an β-Zellen, Amyloidose
Primär Insulinpflichtig	ja	nein

werden. Hieraus resultiert das Symptom der **Ketogenese** (siehe Kap. 2.6) mit ihren Folgen der Ketonämie und -urie. Klinische Zeichen der **Ketonämie** sind Übelkeit, Brechreiz, acetonartiger Geruch sowie verstärkte Atemtätigkeit (**Kussmaul'sche Atmung**), während die **Ketonurie** mit überproportional hohen Elektrolytverlusten verbunden ist. Diese verstärken die ketogene Acidose und können **Tetanien**, insbesondere in der Waden- und Beinmuskulatur, zur Folge haben. Die folgenschwerste akute diabetische Stoffwechselentgleisung, das **Coma diabeticum**, führt unbehandelt zum Tode. Es lassen sich mehrere Varianten dieser lebensgefährlichen Fehlregulation des Intermediärstoffwechsels unterscheiden, wobei das **ketoacidotische** und das **hyperosmolare Coma** die größte Bedeutung haben (siehe Tab. 25-2).

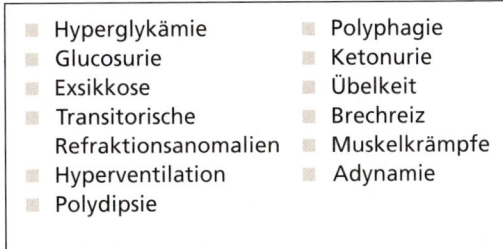

Abb. 25-3 Klassische Symptome des Diabetes mellitus

Tab. 25-2 Differentialdiagnostische Merkmale des diabetischen Comas (nach Girndt 1996, S. 139)

Ketoacidotisches Coma	Hyperosmolares Coma
Auftreten meist bei Typ-1-Diabetikern, gelegentlich als Erstmanifestation der Erkrankung	Auftreten meist bei Typ-2-Diabetikern
Rasche Entwicklung innerhalb von Stunden bis wenigen Tagen	Langsame Entwicklung über mehrere Tage
Häufig Pseudoperitonitis diabetica	Oft schwere Dehydratationen
Oft nur mittelschwere Hyperglycämie	Ausgeprägte Hyperglycämie
Metabolische Acidose	Erhöhte Serumosmolarität

25.3 Ätiopathogenese des Diabetes mellitus Typ 1

Der insulinabhängige Typ-1-Diabetes zählt zu den organspezifischen **Autoimmunerkrankungen**. Er tritt in der Regel bereits im Kindes- bzw. Jugendalter auf; der Prävalenzgipfel liegt zwischen dem 11.–14. Lebensjahr. Das klinische Bild der Erkrankung äußert sich gewöhnlich akut. Es kann jedoch nach seiner Erstmanifestation wieder abklingen, bis sich nach Tagen, Wochen oder Monaten endgültig das klinische Vollbild manifestiert. Bei Kleinkindern ist die Remissionsphase wenig ausgeprägt oder gar nicht präsent.

Verschiedene Studienergebnisse stützen die These, dass Typ-1-Diabetiker Träger von genetisch determinierten Risikomerkmalen sind. Insbesondere Träger bestimmter **HLA-Antigene** (HLA-DR3 und HLA-DR4) weisen ein erhöhtes Diabetesrisiko auf. Die Bezeichnung HLA steht für **human leukocyte antigens**. Dabei handelt es sich um spezifische Gewebeantigene (membranassoziierte Glycoproteine), die eine wichtige Rolle bei der Unterscheidung von körpereigenen und körperfremden Zellen spielen und verhindern, dass der Organismus gegen eigene Zellen Antikörper bildet und diese zerstört.

Inzwischen wird davon ausgegangen, dass es sich bei Diabetes mellitus Typ 1 um eine T-Zell-vermittelte Autoimmunerkrankung handelt, wobei β-zellspezifische **cytotoxische T-Lymphocyten** den Untergang der Inselzellen einleiten. Unbekannt ist bislang, welcher initiale Mechanismus diesem Prozess zugrunde liegt. Diskutierte Umweltfaktoren sind u. a. Virusinfektionen (Röteln, Mumps, Masern) sowie Ernährungsfaktoren. Virusinfektionen können körpereigene Antigene verändern sowie zum Verlust der **Auto-Immuntoleranz** der Lymphocyten führen. Gegen die von den B-Zellen als „fremd" erkannten Inselzellen werden Antikörper gebildet (u. a. islet cell antibodies, ICA; Glutamatdecarboxylase-Antikörper), cytotoxische T-Zellen infiltrieren und führen zur Zerstörung der β-Zellen. Bei den Betroffenen lassen sich in den Inseln des Pankreas zunächst vorwiegend antigenpräsentierende Zellen nachweisen, ehe sich in fortgeschrittenen Stadien auch andere immunkompetente Zellen finden. Der Nachweis von **Autoantikörpern** gegen Insel-

Ein metabolisches Syndrom liegt vor, wenn mindestens 3 der folgenden 5 diagnostischen Kriterien nachweisbar sind:	
Erhöhter Taillenumfang	≥ 102 cm bei Männern ≥ 88 cm bei Frauen
Erhöhte Triglyceride	≥ 150 mg/dl (1,7 mmol/l) oder medikamentöse Behandlung wegen erhöhter Triglyceride
Vermindertes HDL	< 40 mg/dl (1,03 mmol/l) bei Männern < 50 mg/dl (1,3 mmol/l) bei Frauen
Erhöhter Blutdruck	≥ 130 mm Hg systolisch oder ≥ 85 mm Hg diastolisch oder antihypertensive Medikation
Erhöhte Nüchternglucose	≥ 100 mg/dl oder medikamentöse Behandlung wegen erhöhter Plasmaglucose

Abb. 25-4 Kriterien für die klinische Diagnose des metabolischen Syndroms (Grundy et al. 2005)

zellantigene – die vermutlich sekundär gegen die beschädigten β-Zellen gebildet werden – veranschaulicht den aktiven Zerstörungsprozess der β-Zellen und erlaubt neben dem Nachweis von Insulinautoantikörpern (IAA) eine prognostische Aussage zum Diabetesrisiko. Beide Typen von Autoantikörpern können bereits sehr früh nachgewiesen werden (bis zu 10 Jahre vor der klinischen Manifestation eines Typ-1-Diabetes; häufig auch schon in den ersten Lebensjahren), darüber hinaus ebenfalls bei einem Großteil der neu diagnostizierten Diabetes-Typ-1-Fälle.

Inwieweit die **Stilldauer** bzw. der frühe Verzehr von **Kuhmilch** an der Pathogenese der Erkrankung beteiligt ist, ist immer wieder Gegenstand kontroverser Debatten. Bei der Auswertung von 13 Fall-Kontroll-Studien ergab sich für Personen, die kürzer als 3 Monate gestillt wurden, ein 1,37fach erhöhtes Risiko, an Diabetes mellitus Typ 1 zu erkranken, verglichen mit Personen, die länger als 3 Monate gestillt wurden. Neuere Untersuchungen konnten diesen Zusammenhang jedoch nicht bestätigen, weshalb die Bedeutung der Stilldauer bzw. des frühen Kuhmilchverzehrs unklar ist.

Der Manifestation des Typ-1-Diabetes geht eine über Jahre fortschreitende irreversible Zerstörung der β-Zellen des Pankreas voraus, die im Laufe der Zeit in einem absoluten Insulinmangel resultiert. Klinisch manifestiert sich die Erkrankung, wenn mehr als 90 % der Inselzellen zerstört sind.

25.4 Ätiopathogenese des Diabetes mellitus Typ 2

Der Typ-2-Diabetes manifestiert sich in der Mehrzahl der Fälle nicht vor dem 40. bis 45. Lebensjahr. Allerdings werden inzwischen vermehrt auch Erkrankungen bei Jugendlichen und sogar Kindern diagnostiziert. In der Altersgruppe der 50–55-Jährigen beträgt die Prävalenz etwa 5 %; in der Altersgruppe der 70–75-Jährigen steigt sie dann bis auf rund 18 % an.

Verschiedene Studien konnten eine **genetische Prädisposition** für das Auftreten von Typ-2-Diabetes nachweisen, die zusammen mit sekundären Einflusskomponenten (Bewegungsmangel und Adipositas) zur Manifestation der Stoffwechselerkrankung führt. Die genetischen Einflüsse auf die Entwicklung der Erkrankung sind dabei wesentlich ausgeprägter als bei Typ-1-Diabetes. Bei einem Elternteil mit Typ-2-Diabetes ist davon auszugehen, dass das Erkrankungsrisiko der Kinder 30–40 % beträgt. Der Manifestation geht eine klinisch unauffällige, oft langjährige **Latenzphase** voraus, bei der es zunehmend zu Störungen der Glucosetoleranz kommt. Da bereits in diesen Vorstadien die Grundlagen für die mit der Erkrankung verbundenen Komplikationen gelegt werden, ist die Frühdiagnostik von großer Bedeutung. Der Typ-2-Diabetes ist gekennzeichnet durch eine **Insulinresistenz** bzw. eine **gestörte Insulinsekretion**. Als Hauptursache für die weltweit zu beobachtende Zunahme der Diabetes-Typ-2-Häufigkeit wird die Adipositas – vor allem der viszeralen Ausprägung („**Apfel-Form**") – angesehen. Sie geht der Stoffwechselstörung in über 90 % aller Fälle voraus. Dabei wächst mit steigendem Körpergewicht das Risiko, an Diabetes mellitus Typ 2 zu erkranken. Typ-2-Diabetiker weisen neben pathologisch erhöhten Glucosewerten und Adipositas häufig weitere Gesund-

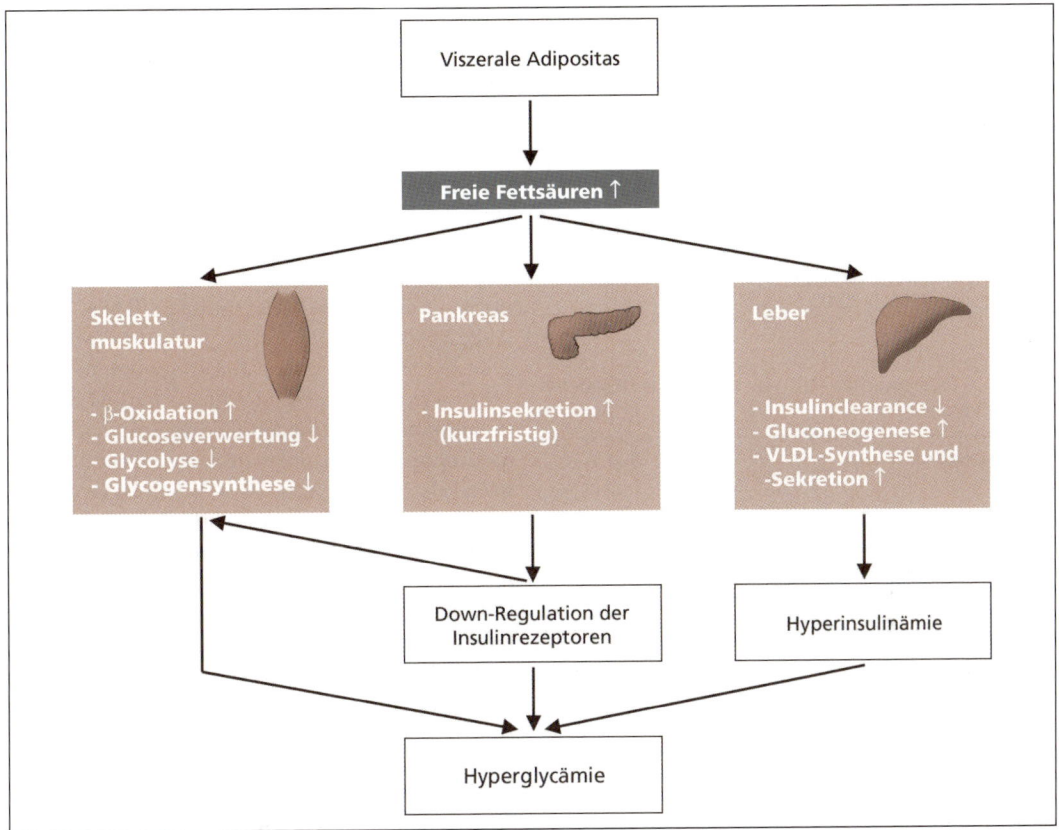

Abb. 25–5 Diabetogene Effekte freier Fettsäuren (modifiziert nach Daig et al. 1999)

heitsstörungen (Hypertonie, Hyperlipoproteinämie) auf, die unter dem Begriff **metabolisches Syndrom** (tödliches Quartett, Syndrom X, Reaven-Syndrom) zusammengefasst werden und pathogenetisch auf den erhöhten viszeralen Fettanteil zurückzuführen sind (siehe Kap. 24.4). Definitionsgemäß liegt ein metabolitisches Syndrom vor, wenn drei der in **Abbildung 25-4** aufgeführten fünf Kriterien diagnostiziert werden.

Wie in Kapitel 24.4 bereits dargestellt, sezerniert viszerales Fettgewebe aufgrund seiner ausgeprägten Catecholaminempfindlichkeit hohe Mengen an **freien Fettsäuren**. Unter ihrem Einfluss wird die β-**Oxidation** in den peripheren Geweben erhöht, die Glucoseoxidation und Glucoseaufnahme verringert. Zusätzlich blockieren freie Fettsäuren die Signaltransduktion des Insulins, wodurch sich die **Glucosetoleranz** verschlechtert und sich eine **periphere Insulinresistenz** ausbildet. Auch weitere aus viszeralen Adipocyten sezernierte Signalmetabolite (u. a. TNF-α, Resistin), vermindern die Wirksamkeit des Insulins an den Zellen und tragen zur Entstehung des Krankheitsbildes bei. Am Pankreas erhöhen die steigenden Blut-Glucosespiegel die Insulinsekretion, wodurch es zur **Hyperinsulinämie** kommt. Verstärkt wird diese Situation dadurch, dass freie Fettsäuren die **Insulin-Clearance** in der Leber vermindern. Der chronisch erhöhte Plasma-Insulinspiegel bewirkt schließlich eine **Down-Regulation** der Insulinrezeptoren, wodurch die Glucoseaufnahme in die Gewebe weiter abnimmt und die Blut-Glucosespiegel ansteigen, bis es letztlich zur Manifestation des Typ-2-Diabetes kommt (**siehe Abb. 25–5**).

- Myocardinfarktrisiko um den Faktor 4–5 erhöht
- Verdoppelte Schlaganfallrate
- Neuropathie bei 40 % der Diabetiker
- Nephropathie bei 20–30 % der Diabetiker
- Retinopathierisiko um den Faktor 5 erhöht

Abb. 25-6 Angaben zum Risiko diabetesassoziierter Spätkomplikationen im Vergleich zur gesunden Bevölkerung (Löwel et al. 1999, Janka et al. 1999, S. 334)

Tab. 25-3 Todesursachen von Typ-1- und Typ-2-Diabetikern im Vergleich

Todesursachen	Typ-1-Diabetes	Typ-2-Diabetes
Kardiovaskuläre Erkrankungen	15 %	58 %
Zerebrovaskuläre Erkrankungen	3 %	12 %
Nephropathie	55 %	3 %
Diabetisches Coma	4 %	1 %
Infektionen	10 %	4 %
Maligne Erkrankungen	–	11 %
Andere Ursachen	13 %	11 %

- Gesteigerte nicht-enzymatische Glycosylierung von Proteinen (z. B. Hämoglobin, Albumin, Erythrozyten-, Basalmembran, Augenlinse)
- Gestörte Sauerstofftransportfunktion der Erythrozyten (hypoxische Theorie)
- Modifikation der Hämorheologie und Hämostase
- Vermehrte intrazelluläre Sorbitbildung (z. B. Erythrozyten, Gehirn, Schwann'sche Zellen, Perizyten, Augenlinse)
- Vermehrte Aktivierung von Schlüsselenzymen der Endothelzellen (z. B. Proteinkinase C, Plasminogenaktivator-Inhibitor-1) und vermehrte Freisetzung von Vascularendothelial growth factor, von-Willebrand-Faktor-Protein, Angiotensinogen u.ä.
- Exzess von Hormonen (z. B. Wachstumshormone)
- Erhöhter oxidativer Stress

Abb. 25-7 Diskutierte Faktoren, die an der Entstehung der Mikroangiopathie beteiligt sind

25.5 Spätfolgen des Diabetes mellitus

Akute Stoffwechselentgleisungen wie das diabetische Coma nehmen heute nur noch einen untergeordneten Stellenwert ein. Dagegen spielen Spätkomplikationen (sekundäre Komplikationen), wie sie sich nach langjähriger Erkrankungsdauer und schlechter Stoffwechselführung einstellen, noch immer eine wesentliche Rolle (siehe Abb. 25-6).

In der Praxis werden diabetesbedingte gefäßverändernde Prozesse in Mikro- und Makroangiopathien unterschieden. Die **Mikroangiopathie** (pathologische Prozesse am Kapillarnetz) ist dabei als diabetestypisches Geschehen zu verstehen, während die **Makroangiopathie** (pathologische Prozesse an großen Gefäßbahnen) dem morphologischen Bild der Atherosklerose entspricht. Makroangiopathien in Form koronarer Herzkrankheiten, peripherer Verschlusskrankheit und cerebraler Durchblutungsstörungen gelten als die häufigste Todesursache bei Diabetes mellitus; rund 75 % der Patienten sterben an diesen Spätfolgen. Während beim Typ-1-Diabetiker primär die Mikroangiopathie zum Tragen kommt, bestimmt die Makroangiopathie das klinische Bild der meisten Typ-2-Diabetiker (siehe Tab. 25-3).

25.5.1 Diabetische Mikroangiopathie

Die diabetische Mikroangiopathie geht mit anatomischen Veränderungen im Aufbau der kleinsten Blutgefäße (Kapillaren) einher, die durch eine Verdickung der **Basalmembran** gekennzeichnet sind und zu **Kapillarverschlüssen** führen. Dies betrifft in erster Linie den Bereich des Augenhintergrunds sowie die Nierenglomeruli, vielfach sind jedoch auch die unteren Extremitäten und das Herz betroffen. Die pathologischen Prozesse, die zum klinischen Bild der Mikroangiopathie führen, sind vielfältig und im Einzelnen noch nicht geklärt. Derzeit werden verschiedene Faktoren als potenzielle Ursachen für ihre Entwicklung diskutiert (siehe Abb. 25-7).

Eine zentrale Bedeutung bei der Entstehung der Mikroangiopathie kommt der chronischen

Hyperglycämie zu. In einer reversiblen Additionsreaktion kann die Aldehydgruppe der Glucose mit der Aminogruppe von Proteinen unter Bildung einer **Schiff'schen Base** (Aldiminform) reagieren, die über **Amadori-Umlagerung** zur irreversiblen Bildung von **Advanced Glycosilation End Products (AGEs)** führt (**siehe Abb. 25–8**).

Diese binden an Rezeptoren der Zellmembran und stimulieren die Ablagerung von **Kollagen** in der Basalmembran der Gefäße. Glycosiliertes Kollagen kann nicht abgebaut werden und akkumuliert in der Gefäßwand. Die hierdurch ausgelöste Verdickung der Basalmembran engt das Lumen der Kapillargefäße mehr und mehr ein, wodurch das klinische Bild der Mikroangiopathie entsteht.

Eines der bekanntesten Phänomene infolge von Glycosilierungsprozessen an Proteinen ist die vermehrte Bildung von **glycosiliertem Hämoglobin (HbA1$_c$)**. Dieses nimmt beim Diabetiker oft weit mehr als 10 % des totalen erythrocytären Hämoglobins ein; beim Stoffwechselgesunden liegen die Werte dagegen bei 4–6 %. Das modifizierte Hämoglobinmolekül weist eine größere Affinität für Sauerstoff auf. So beeinträchtigt es die Sauerstofffreisetzung aus den Erythrocyten und damit auch die Sauerstoffversorgung von Geweben, so dass **Gewebshypoxien** auftreten.

Als Ursache für eine diabetische Mikroangiopathie wird darüber hinaus die erhöhte intrazelluläre **Sorbitol-** und **Fructosebildung** diskutiert. In Gewebszellen, die über eine ausreichende Aktivität der *Aldosereduktase* verfügen und für Glucose frei permeabel sind (z. B. Zellen der peripheren Nerven, der Augenlinse, des Endothels oder des Gehirns) bewirkt die hyperglykämische Stoffwechsellage die enzymatische Umsetzung von Glucose zu Sorbitol und Fructose (**siehe Abb. 25–9**).

Im Gegensatz zu Glucose ist der Polyalkohol Sorbitol nicht frei permeabel. Daher reichert sich Sorbitol intrazellulär an und führt zum Aufbau

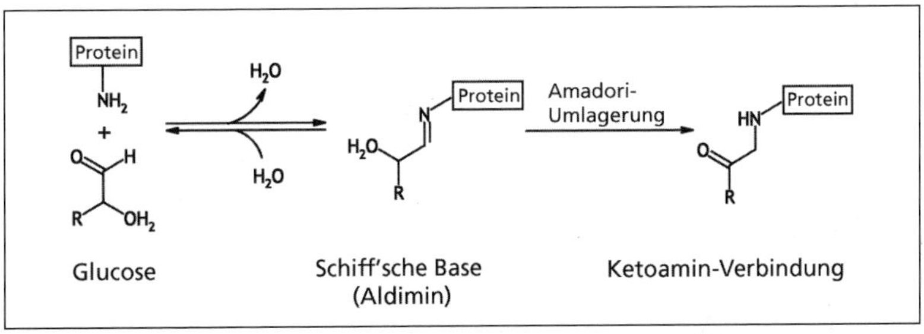

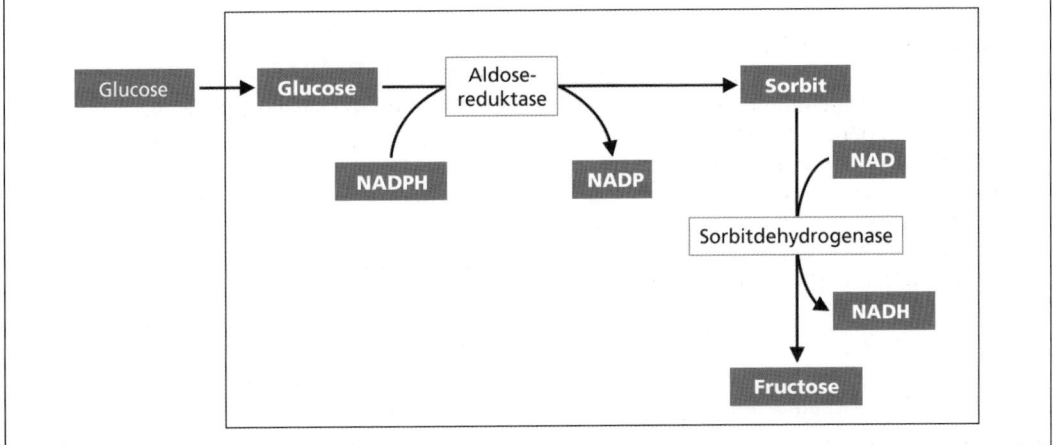

Abb. 25–8 Nicht-enzymatische Glycosilierung von Proteinen und AGE-Bildung

Abb. 25–9 Sorbit- und Fructosebildung bei hyperglykämischer Stoffwechsellage

eines **osmotischen Gradienten**. Dieser bedingt einen vermehrten Wassereinstrom ins Cytosol und führt so zur Zellschwellung.

Scheinbar spielen in der Pathogenese der Mikroangiopathie auch Veränderungen der Blutflusseigenschaften sowie der Blutgerinnungsprozesse eine Rolle. So weisen Diabetiker erhöhte Spiegel an **Gerinnungsfaktoren** auf; die Folge ist eine verstärkte Koagulationsneigung. Die Thrombocyten von Diabetikern verfügen zudem über eine hohe Aggregationsbereitschaft: sie reagieren sehr empfindlich auf aggregationsfördernde Agenzien und synthetisieren verstärkt thrombogene Eicosanoide. Die Ursachen für ihre verstärkte Tendenz zur Aggregation stellen Veränderungen in der Thromboxansynthese dar. Ferner sind eine verminderte **fibrinolytische Aktivität** sowie Erhöhungen der **Plasmaviskosität** nachweisbar. Darüber hinaus kommt in mikroangiopathischen Prozessen auch den **insulinantagonistischen Hormonen** – wie ACTH, Glucagon, Cortisol, Adrenalin und insbesondere Somatostatin – eine pathogenetische Bedeutung zu. In den letzten Jahren wurden auch Hinweise erarbeitet, dass **freie Radikale** und **oxidativer Stress** (siehe Kap. 9.1) an der Entstehung mikroangiopathischer Veränderungen beteiligt sind.

Mikroangiopathische Veränderungen treten bevorzugt an den Kapillargefäßen der Retina (Retinopathie) und der Nierenglomeruli (Nephropathie) in Erscheinung. Am Anfang der **Retinopathie** steht die Degeneration von **Pericyten** (Adventitiazellen der Kapillargefäße). Dadurch bilden sich an den Kapillarwänden sackartige Ausweitungen (**Mikroaneurysmen**), die jahrelang unverändert fortbestehen können oder nach relativ kurzer Zeit verschwinden. Zudem treten kleine Blutungen (Flohstichblutungen) und/oder einzelne **Mikroinfarkte** im Kapillarbett auf. Die Schäden an den Kapillarendothelien führen zu **Netzhautödemen**, die mit intraretinalen Blutungen und Lipidablagerungen einhergehen. Im fortgeschrittenen Stadium kommt es zu weiteren Kapillarveränderungen sowie zu Kapillarverschlüssen, die eine **chronische Ischämie** und damit einen Sauerstoffmangel der Netzhaut hervorrufen. Zudem werden aus noch ungeklärter Ursache Gefäßneubildungen (**Angiogenese**) induziert, die durch Blutungen in den Glaskörper das Sehvermögen einschränken. Schließlich kann es zur Netzhautablösung kommen, die unbehandelt zur Erblindung führt.

Diabetiker mit bestehender Retinopathie weisen häufig auch eine **diabetische Nephropathie** auf, die mit Einschränkungen der Nierenfunktion verbunden ist. Der Verlauf der Nephropathie ermöglicht Rückschlüsse auf die Schädigung der kleinen bzw. großen Gefäße, so dass Prognosen bezüglich der Manifestation von kardiovaskulären Komplikationen und damit über die Lebenserwartung des Diabetikers möglich werden. Das klinische Bild der diabetischen Nephropathie ist durch die anhaltende **Proteinurie** (>500 mg/Tag) gekennzeichnet, hinzu kommt die kontinuierliche Abnahme der **glomerulären Filtrationsrate** (GFR) und die Steigerung des Blutdrucks.

Im Vordergrund der Erkrankung stehen hämodynamische und biochemische Veränderungen der Glomeruli, die durch die Hyperglycämie induziert werden und am Ende zur **Niereninsuffizienz** führen. In der **primären Hyperfiltrationsphase** gelangt Albumin – aufgrund der veränderten Filtrationseigenschaften der Basalmembran – in geringem Umfang in den Urin (**Mikroalbuminurie**). Allerdings wächst die Durchlässigkeit der Membranen bei kontinuierlich abnehmender Filtrationsleistung der Nephrone. Dadurch kommt es zu einer irreversiblen **Proteinurie**, bei der nicht nur Albumin, sondern auch andere höhermolekulare Serumproteine in das Glomerulumfiltrat übertreten (**Makroalbuminurie**). Am Ende der pathophysiologischen Prozesse steht die dialysepflichtige **terminale Niereninsuffizienz**.

25.5.2 Diabetische Makroangiopathie

Die als Makroangiopathie bezeichneten atherosklerotischen Gefäßerkrankungen treten beim Diabetiker nicht nur häufiger als beim Stoffwechselgesunden in Erscheinung, sie manifestieren sich auch früher. Dabei bestehen keine morphologischen Unterschiede zwischen der Atherosklerose von Diabetikern und Nicht-Diabetikern.

Derzeit stehen für die diabetesassoziierte Atherogenese mehrere Mechanismen im Mittelpunkt der Diskussion. So besteht kein Zweifel daran, dass die **Hyperinsulinämie** als atherogener Risikofaktor anzusehen ist, obwohl sie in ihrer Bedeutung anderen Risikofaktoren der Atherosklerose – wie z. B. Hypertonie und Dyslipidämie – unterlegen ist. Insulin ist in der Lage, die Proliferation und Migration von Muskelzellen der Intima zu aktivieren. Darüber hinaus steigert es die **Cholesterolsynthese** in den Muskelzellen und induziert die Synthese von **Matrixproteinen**.

Durch die chronische Hyperglycämie werden die Endothelzellen sowohl direkt als auch indirekt geschädigt. So ergaben In-vitro-Studien, dass hohe Blut-Glucosespiegel die **Kollagensynthese** steigern, wodurch Verdickungen der Basalmembranen von Kapillarwänden ausgelöst werden. Eine wichtige Bedeutung in der Pathogenese der diabetischen Makroangiopathie wird auch den bei Diabetikern häufig diagnostizierten **Fettstoffwechselstörungen** beigemessen. Ca. 40 % der Diabetespatienten weisen ein abnormes Lipidprofil auf. Vor allem bei Diabetes-Typ-2 finden sich erhöhte Triglyceridwerte und verminderte HDL-Spiegel. Die fehlende bzw. abgeschwächte Insulinwirkung bewirkt in der Leber eine Steigerung der Synthese und Sekretion von **VLDL**, worauf die **Hypertriglyceridämie** zurückzuführen ist. Darüber hinaus treten bei Diabetespatienten **glycosylierte Lipoproteine** und kleine, besonders dichte und atherogene LDL-Partikel in Erscheinung. Zu den weiteren Ursachen der diabetischen Makroangiopathie zählen Veränderungen der **Hämorheologie**. Glycosyliertes Fibrinogen und Haptoglobin sowie glycosylierte Gerinnungsfaktoren erhöhen die Thrombocytenaggregation und unterstützen den atherogenen Prozess.

25.5.3 Weitere Spätkomplikationen

Auf biochemischer Ebene löst die permanente hyperglycämische Stoffwechselsituation Reaktionen aus, die nicht nur Auswirkungen auf die Atherogenese haben, sondern auch an der Entstehung weiterer Diabeteskomplikationen beteiligt sind. Hierzu zählen die diabetische Katarakt, die diabetische Neuropathie sowie der diabetische Fuß.

Die umgangssprachlich als grauer Star bezeichnete **Katarakt** ist durch eine Trübung der Augenlinse gekennzeichnet, die auf Radikalreaktionen sowie osmotisch bedingte Zellschwellungen zurückzuführen ist. Das unter hyperglycämischen Bedingungen vermehrt gebildete **Sorbitol** (siehe Kap. 25.5.1) häuft sich im Linsenkörper an und führt auf osmotischem Weg zur Volumenzunahme. Die verstärkte Wassereinlagerung vermindert die Transparenz der Linse und bewirkt die Linsentrübung. **Oxidativer Stress** (siehe Kap. 9.1), wie er bei Diabetespatienten häufig vorzufinden ist, unterstützt die Kataraktbildung, indem reaktive Sauerstoffverbindungen zur Oxidation der empfindlichen **Linsenproteinmatrix** führen. Besonders SH-gruppenhaltige Aminosäurereste sind hiervon betroffen.

Im Rahmen des diabetischen Spätsyndroms tritt oft nach jahrelangem asymptomatischem Verlauf eine **periphere Polyneuropathie** auf, die zu sensiblen und/oder motorischen Ausfällen führt. Im Vordergrund stehen dabei Schmerzen, Parästhesien und Taubheitsgefühle, daneben Muskelschwäche und Lähmungserscheinungen. Eine zusätzliche Funktionsstörung des autonomen Nervensystems kann darüber hinaus u. a. zu Störungen der Darmperistaltik, Erbrechen, Bauchschmerzen, Diarrhoe und erektiler Dysfunktion führen. Die Ursachen diabetischer Neuropathien sind derzeit noch nicht abschließend geklärt. Als maßgebliche Faktoren werden mikroangiopathische Veränderungen der nervenversorgenden Blutgefäße, Beeinträchtigungen von Funktions- und Strukturproteinen infolge von Glycosylierungen sowie intraneurale Sorbitakkumulationen diskutiert. Steigende Sorbitol- und Fructosekonzentrationen hemmen die **Myo-Inositol-Aufnahme** der Nervenzellen, was zu einer Aktivitätsminderung der Na^+/K^+-ATPase führt. Ihre Aktivitätsminderung geht mit einer Abnahme der Nervenleitgeschwindigkeit einher. Oxidativer Stress inaktiviert u. a. *Membran-ATPasen*, wodurch wiederum die Nervenleitgeschwindigkeit und Myo-Inositol-Aufnahme herabgesetzt werden.

Die Entwicklung des **diabetischen Fußes** basiert auf verschiedenen Ursachen, wobei angio- und neuropathische Faktoren ineinandergreifen. Das Risiko zur Entwicklung einer **Gangrän** (Absterben eines Fußes oder Zehes) ist beim Diabetiker etwa 40-mal höher als bei einem Stoffwechselgesunden. Anzeichen für einen neuropathischen Fuß sind verminderte Schmerz- und Temperaturempfindungen sowie Gefühlstörungen.

Tab. 25–4 Wünschenswerte Parameter bei Diabetes mellitus (nach ADA 2005)

Parameter	Zielwert
Hämoglobin A_{1c} (%)	< 7,0 %
Kapillarglucose	
Präprandial	90–130 mg/dl (5,0–7,2 mmol/l)
Postprandial (1–2 Stunden nach Beginn der Mahlzeit)	< 180 mg/dl < 10,0 mmol/l
LDL-Cholesterol	< 100 mg/dl (<2,6 mmol/l)
HDL-Cholesterol	> 40 mg/dl (>1,1 mmol/l)
Nüchtern-Triglyceride	< 150 mg/dl (<1,7 mmol/l)
Blutdruck	< 130/80 mm Hg

Bei besonderen Bevölkerungsgruppen wie Kindern, Schwangeren oder älteren Menschen können spezielle Anforderungen notwendig sein. Grundsätzlich sollten individuelle Therapieziele formuliert werden.

Häufig finden sich im Bereich der Füße auch Wachstumsstörungen an Haut und Nägeln sowie eine verminderte Schweißsekretion. Deren Folge ist die Austrocknung der Haut mit der Bildung von Schrunden und Einrissen. Durch zusätzliche Fehlbelastungen und mangelnde Fußpflege erhöht sich die Anfälligkeit und Verletzbarkeit der Haut und des darunterliegenden Gewebes, so dass die Gefahr für die Entwicklung eines Geschwüres steigt.

25.6 Ernährungsempfehlungen zur Prävention

Die Empfehlungen zur **Primärprävention** entsprechen in ihrem Kern einer ausgewogenen, vollwertigen Ernährung. Diese umfasst eine bedarfsgerechte Energiezufuhr, die Begrenzung der Fettaufnahme auf ca. 30 Energieprozent, die Reduktion gesättigter Fettsäuren, die Steigerung des Ballaststoffverzehrs auf >15 g/4200 kJ (1000 kcal) sowie die Reduktion alkoholischer Getränke und Lebensmittel mit hohem glycämischem Index (siehe Kap. 1.2). Diese Empfehlungen lassen sich z. B. mit einer mediterranen Ernährung praktizieren, die zudem noch äußerst schmackhaft sein kann. Von besonderer Bedeutung ist die Gewichtsreduktion bzw. Gewichtsstabilisierung. Angestrebt werden sollte ein Body Mass Index von <24 kg/m² für Frauen und von <25 kg/m² für Männer. Vor allem für Personen mit erhöhtem Diabetesrisiko ist die Vermeidung von Übergewicht die zentrale Präventionsmaßnahme.

Dass eine Veränderung des Lebensstils (verminderter Fettverzehr, vermehrter Gemüse- und Obstkonsum, Steigerung der körperlichen Aktivität) zu einer deutlichen Reduktion des Diabetes-Typ-2-Risikos führt, konnte erst kürzlich in zwei groß angelegten Untersuchungen belegt werden. So ließ sich in einer finnischen Studie die Diabetesinzidenz innerhalb von vier Jahren um 58 % reduzieren. Ähnliche Effekte wurden auch im Rahmen des Diabetes Prevention Program erzielt.

Die Ernährung kann nicht nur zur primären Prophylaxe des Diabetes mellitus beitragen, sondern dient auch zur **Sekundärprävention** diabetischer Spätschäden. Die Entwicklung diabetischer Folgeschäden (Mikro- und Makroangiopathien) steht in direktem Zusammenhang mit der Qualität der langfristigen Stoffwechselführung. Die Ernährungstherapie sollte daher so ausgerichtet werden, dass möglichst normnahe Glucose-, Lipid- und Blutdruckwerte erzielt werden (**siehe Tab. 25–4**).

Wie in der United Kingdom Prospective Diabetes Studie (UKPDS) gezeigt werden konnte, lässt sich durch eine gezielte blutglucosesenkende Therapie das Risiko für diabetische Spätkomplikationen deutlich reduzieren. Bei einer 1 %igen Senkung des HbA_{1c}-Wertes verminderte sich das Auftreten mikrovaskulärer Endpunkte um 37 %, das Risiko für Herzinfarkte und Schlaganfälle lässt sich um 14 % bzw. 12 % reduzieren.

25.7 Ernährungsempfehlungen zur Therapie

Die Ernährungstherapie als zentrale Säule neben der medikamentösen Intervention gilt als die beste Form der oralen Diabetesbehandlung (**siehe Tab. 25–5**). Ziel der diätetischen Maßnahmen ist es, eine langfristige euglycämische Stoffwechsellage zu erreichen, Risikofaktoren zu minimieren und präventiv wirksame Nahrungsfaktoren in ausreichender Menge zuzuführen (siehe **Abb. 25–10**).

Der therapeutische Erfolg einer Diabetesdiät ist vorrangig das Ergebnis einer dauerhaft guten **Patientencompliance**. Eine fachkundige Beratung und Schulung der Betroffenen durch qualifiziertes Personal ist daher unerlässlich. Zudem ist die Blutzuckerselbstkontrolle von entscheidender Bedeutung. Bei motivierten Diabetikern ermöglicht die Selbstbeobachtung und -therapie langfristig eine annähernde Normalisierung des Intermediärstoffwechsels.

25.7.1 Kohlenhydrate

Während in früheren Jahren Diabetikern zu einer Reduktion des Kohlenhydratanteils geraten wurde, liegt die empfohlene Kohlenhydrataufnahme heute im Bereich von **45–60 Energieprozent** und unterscheidet sich damit nicht von der des Gesunden. Prinzipiell sind Kohlenhydratquellen wie Obst, Gemüse, Vollkornprodukte und Hülsenfrüchte zu bevorzugen. Diese weisen nicht nur einen erhöhten **Ballaststoffgehalt** auf, sondern liefern auch zahlreiche weitere protektive Substanzen wie **Antioxidanzien** und **sekundäre Pflanzenstoffe** und leisten somit einen wichtigen Beitrag zur Prävention diabetesassoziierter Erkrankungen. Befürchtungen, wonach ein hoher Obstkonsum mit einer Verschlechterung des Blutzuckerspiegels einhergeht, sind unbegründet. Für die Auswahl kohlenhydrathaltiger Lebensmittel ist auch ihr Effekt auf den postprandialen Blutzuckerspiegel von Bedeutung, was anhand des **glycämischen Index** (**GI**) quantitativ zu beurteilen ist. Lebensmittel mit einem hohen GI (60–100) werden in kurzer Zeit enzymatisch abgebaut, die freigesetzte Glucose wird schnell resorbiert, so dass es zu einem starken Anstieg des Blutglucosespiegels kommt. Lebensmittel mit einem niedrigen GI (< 60) führen dagegen zu einem langsamen Anstieg des Blut-Glucosespiegels. Da es das Ziel der Diabetestherapie ist, den Blutzuckerspiegel so einzustellen, dass nur geringe Schwankungen auftreten, sollten Lebensmittel mit geringem GI bevorzugt werden. In der **EURODIAB Complications Study** konnte beispielhaft gezeigt wer-

Tab. 25–5 Empfehlungen für die Nährstoffzufuhr bei Diabetes mellitus

Kohlenhydrate 45–60 % der Energie	Reichlich Ballaststoffe, Lebensmittel mit niedrigem Glycämischen Index, z. B. Gemüse, Hülsenfrüchte, Obst, Vollkorngetreideprodukte bevorzugen
Saccharose/Zucker < 10 % der Energie	Getränke mit hohem Saccharose-/Glucosegehalt zur Behandlung der Hypoglycämie
Energiefreie Süßstoffe möglich	Höchstzulassungsmengen, ADI-Werte beachten
Gesamtfett 25–30 % der Energie	
Gesättigte Fettsäuren + Trans-Fettsäuren < 10 % der Energie	Bei erhöhtem LDL-Cholesterol < 8 % der Energie
Mehrfach ungesättigte Fettsäuren bis 10 % der Energie	
ω-3-Fettsäuren berücksichtigen	Z.B. in öligem Fisch (mindestens 1-mal pro Woche), in Rapsöl, Sojaöl, Nüssen und grünblättrigem Gemüsen
Einfach ungesättigte Fettsäuren 10–20 % der Energie	Z.B. in Rapsöl, Olivenöl
Cholesterol < 300 mg/Tag	Bei erhöhtem LDL-Cholesterol < 200 mg/Tag
Protein 10–20 % der Energie	Bei beginnender Nephropathie 0,6–0,8 g/kg Körpergewicht und Tag, bei diagnostizierter Nephropathie 0,6 g/kg Körpergewicht und Tag
Alkohol < 30 g/Tag für Männer < 15 g/Tag für Frauen	

- Möglichst gute Blutglucose-Einstellung
- Optimale Einstellung der Serumlipide
- Optimale Nährstoffzufuhr
- Anstreben oder Erhaltung des Normalgewichts durch angepasste Nahrungsenergiezufuhr
- Prävention und ggf. Therapie von akuten Komplikationen sowie diabetischen Spätfolgen

Abb. 25–10 Therapieziele bei Diabetes mellitus (nach American Diabetes Association 2005)

Tab. 25-6 Beispiel für eine Kohlenhydrat-Austauschtabelle anhand ausgewählter Lebensmittel (nach Standl und Loser 1998, S. 14)

Kategorie	Lebensmittel	1 BE = ca. g
Nährmittel und Getreide	Weizenmehl, Type 405	15
	Cornflakes	15
	Haferflocken	20
	Grieß, Graupen	20
	Reis, gekocht	45
	Nudeln, gekocht	60
Brot	Zwieback	20
	Weizenmischbrot	25
	Vollkornbrot	30
Milch und Milchprodukte	Trinkmilch, alle Fettstufen	250
	Joghurt, alle Fettstufen	250
Obst	Banane (ohne Schale)	90
	Ananas	90
	Apfel	100
	Süßkirschen (mit Stein)	100
	Kiwi	120
	Himbeeren	200
Gemüse und Hülsenfrüchte	Mais	80
	Grüne Erbsen	110
	Dicke Bohnen	170
Kartoffeln und Kartoffelprodukte	Pommes Frites	35
	Kartoffeln	80
Getränke	Apfelsaft	125
	Karottensaft	250

praktischer Relevanz. Die Berechnung der Kohlenhydratmenge erfolgt im deutschsprachigen Raum mit Hilfe von **Broteinheiten (BE)**. Diese dienen als Schätzeinheiten zur Orientierung; dabei entspricht eine BE 12 g verwertbarer Kohlenhydrate. Die Umsetzung in der Praxis gestaltet sich aufgrund mangelnder theoretischer und/oder praktischer Kenntnisse jedoch vor allem für ältere Diabetiker häufig schwierig. Als Alternative kann die Erstellung von Speiseplänen mittels **Kohlenhydrat-Austauschtabellen** dienen. Diese vereinfachen den Berechnungsmodus, indem sie von Lebensmittelportionen ausgehen, die 10–12 g verwertbare Kohlenhydrate enthalten. Die Angaben der Kohlenhydrat-Austauschtabellen beziehen sich auf den Anteil der verdaulichen Kohlenhydrate ohne Ballaststoffe. Die Tabellen geben an, wieviel Gramm eines Lebensmittels einer Broteinheit entsprechen (**siehe Tab. 25-6**), so dass Kohlenhydratträger mit ähnlich hohem Kohlenhydratgehalt gegeneinander ausgetauscht werden können. Der Austausch sollte allerdings stets nur innerhalb der gleichen Lebensmittelgruppen erfolgen (z. B. Obst gegen Obst). Anzurechnende kohlenhydrathaltige Lebensmittel sind Getreideprodukte, Milch und Milchprodukte, Obst sowie einige Getränke. Die meisten Gemüsesorten müssen in den verzehrsüblichen Mengen nicht angerechnet werden. Es existieren lediglich einige Ausnahmen für Hülsenfrüchte mit hohem Kohlenhydratgehalt, wie beispielsweise Erbsen.

Im Gegensatz zu früheren Empfehlungen ist die Verwendung von **Saccharose** (Hauhaltszucker) (bis ca. 10 % der Gesamtenergiezufuhr bzw. 30–50 g pro Tag) für Diabetiker vertretbar. Er sollte jedoch nach Möglichkeit in Kombination mit Lebensmitteln zugeführt werden. Prinzipiell ist Diabetikern zu empfehlen, die Kohlenhydratzufuhr auf mehrere kleine Mahlzeiten zu verteilen, da so der Verlauf des Blutglucosespiegels günstig beeinflusst werden kann.

den, dass eine Ernährung mit niedrigem GI langfristig mit einer verbesserten Stoffwechsellage verbunden ist. Allerdings wurde die praktische Relevanz des GI immer wieder angezweifelt. Gründe hierfür sind die individuelle Schwankungsbreite der Blutzuckerwirksamkeit, die schwierige Handhabung sowie die Tatsache, dass für zahlreiche Lebensmittel, Speisen und Rezepturen in manchen Ländern keine Daten vorliegen. Auch hängt der GI eines Lebensmittels in hohem Maße von der Verarbeitung und Kombination mit anderen Lebensmitteln ab, so dass sich das tatsächliche Blutzuckerverhalten nur schwer abschätzen lässt. Trotz dieser Einschränkungen ist es sinnvoll, Lebensmittel mit niedrigem GI (viele Obstsorten, Gemüse, Vollkornprodukte, Hülsenfrüchte) zu bevorzugen.

Bei Patienten mit Diabetes mellitus Typ 1 ist die Abschätzung der Kohlenhydrataufnahme von

25.7.2 Zuckeraustauschstoffe und Süßstoffe

Im Rahmen des Diätplans können auch Zuckeraustauschstoffe (z. B. **Fructose**, **Xylit**, **Sorbit**, **Mannit**, **Isomalt**) als anrechnungspflichtige energiehaltige Süßungsmittel eingesetzt werden. Sie haben einen ähnlich hohen Energiegehalt wie Saccharose und besitzen – mit Ausnahme ihrer verminderten Kariogenität – im Vergleich zu Saccharose keine Vorteile für Diabetiker, weshalb Fachgesellschaften wie die Deutsche Diabetes-Gesellschaft die Aufnahme derartiger Produkte nicht empfehlen. Der maßvolle Gebrauch dieser Kohlenhydratträger (<50 g/Tag) hat in der Regel keine Nebenwirkungen, während sie in hohen Dosen häufig nachteilige Stoffwechseleffekte wie Hypertriglyceridämie, Hyperurikämie, Hyperlactatämie, Flatulenz und osmotische Diarrhoen hervorrufen. Es ist also – insbesondere bei Übergewicht oder bei schlecht eingestellten Diabetikern – ungünstig, das Verlangen nach Süßem mit Hilfe von Zuckeraustauschstoffen zu stillen. In diesen Fällen sind **Süßstoffe** das Mittel der Wahl. Sie haben keinen (z. B. **Saccharin** und **Cyclamat**) oder fast keinen (z. B. **Aspartam**) Brennwert und darüber hinaus eine höhere Süßkraft als Saccharose.

Zuckermodifizierte Speziallebensmittel (z. B. Diabetiker-Schokolade oder -gebäck) sind nicht nur fett- und energiereich, sie gefährden darüber hinaus die Hinführung des Diabetikers zu einer gesunden Ernährung. Ihre Deklaration „für Diabetiker im Rahmen eines Diätplans geeignet" wiegt die Betroffenen in falscher Sicherheit und verleitet sie unter Umständen zum übermäßigen Konsum. Derartige Produkte sind zur Einhaltung der Diabetesdiät jedoch nicht notwendig, da sie keinen direkten gesundheitlichen Nutzen haben, so dass auf ihre Verwendung verzichtet werden kann.

25.7.3 Proteine

Die Empfehlung zur Proteinzufuhr eines Diabetikers unterscheidet sich in Menge und Auswahl nicht von dem eines Stoffwechselgesunden und bewegt sich zwischen 10 und 20 Energieprozent. Derzeit gibt es keine Anhaltspunkte für eine Gesundheitsgefährdung durch eine hohe Proteinaufnahme (bis zu 20 Energieprozent) oder den Verzehr bestimmter Proteinklassen. Dennoch sollten Diabetiker eine überhöhte Zufuhr von Proteinen (> 20 Energieprozent) vermeiden, da stark eiweißreiche Kostformen die Entwicklung einer **diabetischen Nephropathie** beschleunigen können. Aus diesem Grund ist ein überproportionaler Proteinkonsum bei beginnender oder bereits bestehender diabetischer Nephropathie problematisch. Die frühe **Hyperfiltration** ist nämlich nicht nur von der Qualität der Blutglucosekontrolle, sondern auch von der Höhe der Proteinzufuhr abhängig, wobei wahrscheinlich die Art und die Zusammensetzung der Proteine eine große Rolle spielen. Besonders Proteine roter Fleischsorten (z. B. von Rind oder Schwein) sind mit ihrem Alanin-, Glycin- und Argininreichtum im Gegensatz zu weißen Fleischsorten (z. B. von Fisch oder Geflügel) als kritisch einzustufen, da diese Aminosäuren offenbar die Hyperfiltration fördern. Daneben liefert der Verzehr einiger Proteinträger tierischen Ursprungs – aufgrund ihres Fettreichtums – Energiemengen, die die Stabilisierung eines normalen Körpergewichts erschweren. Bei beginnender bzw. manifester **diabetischer Nephropathie** ist eine Reduktion der Proteinaufnahme auf 0,6–0,8 g/kg Körpergewicht bei Mikroalbuminurie bzw. auf 0,6 g/kg Körpergewicht und Tag bei Makroalbuminurie indiziert, wobei auf die Zufuhr hochwertiger Eiweißträger zu achten ist. Durch diese Proteinrestriktion ist es möglich, das Fortschreiten der Nierenschädigung zu verlangsamen.

25.7.4 Lipide

Die Diätempfehlungen zum Fettkonsum entsprechen in wesentlichen Punkten denen zur Atheroskleroseprophylaxe und -therapie (siehe Kap. 26.5), selbst wenn kein Übergewicht vorliegt. So sollte der Konsum von **gesättigten Fettsäuren**, **trans-Fettsäuren** und **Cholesterol** reduziert werden, während der Verzehr **einfach ungesättigter Fettsäuren** zu steigern ist (siehe Tab. 25–5). Die Ursache für die Zufuhrbeschränkung von Nahrungscholesterin, gesättigten Fettsäuren und trans-Fettsäuren liegt in ihrem LDL-steigernden Effekt begründet. Insgesamt gilt die Empfehlung, dass der Fettanteil in der Ernährung 30 % der Gesamtenergiezufuhr nicht überschreiten sollte (siehe Tab. 25–5).

Eine besondere Bedeutung in der Ernährung des Diabetikers besitzen **einfach ungesättigte Fettsäuren** (z. B. in Form von Oliven- oder Rapsöl). Ihr Konsum ist mit einer Reihe vorteilhafter Wirkungen verbunden. Wird ein Teil der Kohlenhydrate durch einfach ungesättigte Fettsäuren ersetzt, so verbessern sich Glucosetoleranz sowie VLDL- und HDL-Konzentrationen, ohne die LDL-Spiegel zu steigern. Diese Beobachtung hat zu der Empfehlung geführt, die Aufnahme einfach ungesättigter Fettsäuren zu erhöhen (**siehe Tab. 25-5**).

ω-3-Fettsäuren entfalten unterschiedliche Effekte bei Diabetikern. Positiv zu bewerten ist ihre triglyceridsenkende, antithrombotische und endothelprotektive Wirkung, weshalb die Zufuhr an ω-3-Fettsäuren erhöht werden sollte. Eine Metaanalyse von 18 Interventionsstudien mit 822 Teilnehmern kommt zu dem Schluss, dass die Supplementierung von ω-3-Fettsäuren-reichem Fischöl (3–18 g/Tag) eine Senkung der Triglyceridwerte um 0,56 mmol/l und eine Erhöhung der LDL-Spiegel um 0,21 mmol/l bewirkt. Keine Änderung zeigte sich hingegen hinsichtlich des HDL-Wertes. Bekannt ist aus einigen Untersuchungen, dass ω-3-Fettsäuren die **Gluosetoleranz** verschlechtern. Bei der Auswertung aller gut kontrollierten vorliegenden Studien fand sich allerdings keine signifkante Veränderung des Nüchtern-Blutzuckers und des HbA1c-Wertes. Trotzdem sollte im Falle einer Supplementierung der Blutzuckerspiegel engmaschig überwacht werden.

25.7.5 Ballaststoffe

Ballaststoffe sind für den Diabetiker und den Stoffwechselgesunden gleichermaßen von hoher Bedeutung: Sie verringern die Energiedichte der Mahlzeiten, lassen deren Volumen anwachsen und erzielen einen hohen Sättigungseffekt. Zudem bewirken sie eine Verzögerung resorptiver Prozesse. Daher wirken sich Ballaststoffe günstig auf die postprandialen Glucosewerte, Hyperglycämie bzw. -insulinämie sowie auf die Ausprägung der **Insulinresistenz** aus. Ferner beeinträchtigt das Quellen wasserlöslicher Ballaststoffe auch die Lipidresorption im Magen-Darm-Trakt. Während wasserlösliche Ballaststoffe – wie Guar, Pektin oder Haferkleie – die beschriebenen Effekte auslösen, verhalten sich unlösliche Ballaststoffe (z. B. Weizenkleie) stoffwechselneutral. Sie erhöhen lediglich die Faecesmasse und regulieren den Defäkationsprozess.

Die Angaben zur empfehlenswerten Ballaststoffzufuhr variieren je nach Ernährungs- und Diabetesgesellschaft zwischen 15 und 20 g pro 4200 kJ. Die durchschnittliche tägliche Ballaststoffaufnahme beträgt im Bundesdurchschnitt derzeit allerdings nur etwa 7–9 g/4200 kJ.

25.7.6 Vitamine, Antioxidanzien und Mineralstoffe

Diabetiker weisen im Normalfall keinen erhöhten Vitaminbedarf auf. Ausgenommen hiervon sind die **Vitamine E und C**, für die aufgrund des bei Diabetikern erhöhten oxidativen Stresses ein erhöhter Bedarf postuliert wird. Laborchemisch zeigt sich dieses Ungleichgewicht zwischen oxidativen und antioxidativen Prozessen in Form erhöhter Konzentrationen **thiobarbitursäurereaktiver Verbindungen**. Bei Diabetes mellitus konnte sowohl eine gesteigerte Bildung reaktiver Sauerstoffverbindungen als auch eine Herabsetzung der körpereigenen antioxidativen Schutzmechanismen beobachtet werden. Zwischenzeitlich liegen zahlreiche Hinweise vor, die belegen, dass oxidativer Stress in der Pathogenese der **Mikro- und Makroangiopathie** eine wichtige Funktion einnimmt. Die Hyperglycämie scheint dabei als Mediator eines erhöhten oxidativen Stresses eine bedeutende Rolle zu spielen. Die unter hyperglycämischen Bedingungen beschrittene Reduktion von Glucose zu Sorbit kann den NADPH-Verbrauch der Zellen um das 300fache ansteigen lassen. Für das antioxidative Potenzial des Organismus hat dies weitreichende Konsequenzen, da nunmehr nur noch geringe Mengen NADPH für die Reduktion von **Glutathion** (GSH) zur Verfügung stehen und die Glutathionperoxidase-Reaktion beeinträchtigt ist.

Hohe Blutglucosespiegel tragen zudem direkt zur Bildung freier Radikale bei. Glucose kann aufgrund ihrer Aldehydgruppe von Metallionen – insbesondere zweiwertigen Eisen- und Kupferionen – zu reaktiven Aldehyden oxidiert werden. Dabei bilden sich **Superoxidanionen**. Auch bei der **Amadori-Reaktion** (siehe Abb. 25–8) entstehen Superoxidanionen, indem **Ketoamine** Elektronen auf Sauerstoff übertragen.

Vielfach konnten bei Diabetespatienten deutlich reduzierte **intrazelluläre Vitamin-C-Konzentrationen** beobachtet werden. Neben einem erhöhten Verbrauch wird hierfür vor allem der verringerte Transport von Ascorbinsäure in das Zellinnere verantwortlich gemacht. Aufgrund der strukturellen Ähnlichkeit zwischen Ascorbinsäure und Glucose kann Vitamin C mit Glucose um dasselbe Transportsystem konkurrieren. Hohe Blutglucosekonzentrationen hätten demzufolge einen Verdrängungsprozess von Vitamin C an diesem Transportsystem zur Folge, was den intrazellulären Vitamin-C-Abfall erklären würde.

Obwohl die bisher publizierten Daten nicht ausreichen, um eine klare Aussage hinsichtlich des Nutzens von Antioxidanzien bei Diabetes mellitus zu treffen, sprechen die experimentellen Ergebnisse sowie Beobachtungen aus mehreren kleinen Interventionsstudien für einen präventiven Effekt von Vitamin-E- und Vitamin-C-Supplementen. So ließ sich beispielsweise mit der Zufuhr von 200 mg Vitamin C pro Tag die **Sorbitkonzentration** in den Erythrocyten von Diabetikern um 44,5 % absenken. Vitamin E in Dosen von 600 bzw. 1200 mg/Tag führten während eines Zeitraums von 2 Monaten zu einer Reduktion des $HbA1_c$-Wertes. Auch existieren Hinweise, wonach sich mit pharmakologischen Vitamin-E-Mengen die Insulinwirkung verbessern lässt. Bei Diabetikern mit Nephropathie konnte durch ergänzende Vitamin-E-Gaben das Ausmaß der **Albuminurie** deutlich verringert werden. Bei Typ-2-Diabetikern ergab sich bei Ergänzung mit Vitamin C und Vitamin E eine Verminderung der Proteinglycosylierung. Einige Experten raten daher Diabetikern zu einer zusätzlichen Aufnahme von Vitamin C (200–600 mg/Tag) und Vitamin E (ca. 100 I.E./Tag), wenngleich die Datenlage bislang nicht ausreicht, um eine generelle Supplementierung empfehlen zu können.

Experimentelle Befunde weisen darauf hin, dass weitere Vitamine wie Niacin (siehe Kap. 5.4.7) und Vitamin D (siehe Kap. 5.3.2) protektive Effekte ausüben. Beispielsweise wird vermutet, dass **Nicotinamid** die Regeneration von β-Zellen fördert, indem es die DNS-Reparatur aufrechterhält. So konnte bei noch bestehender Inselzellrestfunktion mit Megadosen Nicotinamid (>3 g/Tag) die Diabetesmanifestation bzw. -remission günstig beeinflusst werden. Darüber hinaus scheinen **Retinoide** (siehe Kap. 5.3.1) die Differenzierung der β-Zellen anzuregen, während **Vitamin D** vermutlich die Insulitis vermindern kann.

Aufgrund seiner Bedeutung für die tyrosinkinasevermittelte Weiterleitung des Insulinsignals ins Zellinnere wird **Chrom** immer wieder als Spurenelement für Diabetiker angepriesen (siehe Kap. 6.3.7). Wissenschaftlich nicht hinreichend abgesichert ist bislang allerdings der therapeutische Nutzen einer Chromsupplementierung. Diabetespatienten weisen häufig einen reduzierten **Zinkstatus** auf. In diesen Fällen sowie bei verzögerter Wundheilung, wie sie oftmals bei **venösen Beinulcera** beobachtet wird, kann der Einsatz von Zinksupplementen sinnvoll sein. Eine generelle Empfehlung zur Nahrungsergänzung leitet sich hieraus jedoch nicht ab. Auch für andere Mineralstoffe wie **Magnesium** und **Kalium** besteht – mit Ausnahme von Verlusten nach Polyurie – kein Mehrbedarf.

25.7.7 Alkohol

Der Genuss alkoholischer Getränke ist für Diabetiker aus mehreren Gründen problematisch. So sind Diabetiker bereits ab einer Blutalkoholkonzentration von einem Promille nicht mehr in der Lage, die Symptome einer **Hypoglycämie** richtig einzuschätzen. Der regelmäßige Konsum von alkoholischen Getränken kann – aufgrund ihres hohen Energiegehalts – zudem eine wesentliche Ursache für **Übergewicht** sein. Ferner entstehen bei der Metabolisierung von Alkohol **Acetaldehyd** und andere toxische Substanzen, die die **Insulinsensitivität** herabsetzen können, indem sie Insulinrezeptoren schädigen und Postrezeptorfunktionen beeinträchtigen. Problematisch ist der Alkoholkonsum insbesondere dann, wenn bereits eine **Hypertriglyceridämie** bzw. eine **Neuropathie** vorliegt.

Diabetiker müssen jedoch nicht grundsätzlich auf alkoholische Getränke verzichten. Sofern keine Kontraindikationen vorliegen, ist gegen einen gelegentlichen und moderaten Konsum (max. 15 g/Tag für Frauen, max. 30 g/Tag für Männer) nichts einzuwenden. Neuere Studien haben sogar gezeigt, dass ein moderater Alkoholkonsum das Herzinfarktrisiko (siehe Kap. 10.3) sowie die **Insulinresistenz** vermindert und gleichzeitig die fibrinolytische Aktivität steigert. Da Alkoholgenuss die Gefahr von Hypoglycämien begünstigt (siehe Kap. 10.2), sollte die Alkoholzufuhr sicherheitshalber stets in Kombination mit kohlenhydrathaltigen Mahlzeiten erfolgen. Dies gilt insbesondere für Diabetiker unter Therapie mit Insulin und Antidiabetika.

25.7.8 Kochsalz

Eine hohe Kochsalzaufnahme geht bei prädisponierten Personen mit der Entwicklung einer **Hypertonie** einher (siehe Kap. 26.4.9). Da die Prävalenz der Hypertonie bei Diabetikern im Vergleich zur Durchschnittsbevölkerung sehr hoch ist (> 50 %), empfiehlt sich die Beschränkung der Kochsalzaufnahme auf etwa 6 g/Tag. Diese limitierte Zufuhr ist bei hypertonen Diabetikern besonders sinnvoll, jedoch aufgrund des großen Angebots an industriell gefertigten Lebensmitteln häufig nur schwer zu realisieren. Allerdings lohnt sich der maßvolle Umgang mit Kochsalz gerade im Hinblick auf die Entwicklung mikroangiopathischer Gefäßveränderungen. Eine Kochsalzrestriktion kann als ergänzende Therapiemaßnahme den Blutdruck senken und die Manifestation diabetesassoziierter, kardiovaskulärer Erkrankungen verzögern. Ferner wird die Progression der **Mikro-** und **Makroalbuminurie** vermindert sowie der zunehmende Verlust der **glomerulären Filtrationsrate** reduziert.

Tabelle 25–7 fasst die Empfehlungen zur Nahrungsauswahl noch einmal zusammen.

Tab. 25–7 Auswahl geeigneter Nahrungsmittel in der Diabetesdiät bzw -therapie

Nahrungsmittel	
Zu bevorzugen	▪ Alle Gemüse- und Salatsorten ▪ Hülsenfrüchte ▪ Vollkornprodukte ▪ Frischobst ▪ Milchprodukte (< 3,5 % Fett): Milch, Joghurt, Kefir, Dickmilch ▪ Käse (≤ 20 % Fett i. Tr.), Quark ▪ Ungesüßte Getränke: Kaffee, Tee, Mineralwasser, fettfreie Bouillon, Gemüsesäfte, kalorienarme Limonaden ▪ Würzmittel: Kräuter, Süßstoff, Essig ▪ Alle Sorten mageres Fleisch (evtl. sichtbares Fett entfernen) ▪ Fisch ▪ Magere Aufschnittsorten
Mäßige Mengen	▪ Käse (≤ 45 % Fett i. Tr.) ▪ Nudeln ▪ Geschälter Reis ▪ Mono- und polyensäurereiche Ölsorten und Margarinen

Weiterführende Literatur

American Diabetes Association: Diagnosis and classification of diabetes mellitus. Diabetes Care 28 (Suppl 1): S37–42, 2005

American Diabetes Association: Standards of medical care in diabetes. Diabetes Care 28: S4–S36, 2005

Anderson JW, Randles KM, Kendall CW, Jenkins DJ: Carbohydrate and fiber recommendations for individuals with diabetes: a quantitative assessment and meta-analysis of the evidence. J Am Coll Nutr 23 (1): 5–17, 2004

Buyken AE, Toeller M, Heitkamp G, Vitelli F, Stehle P, Scherbaum WA, Fuller JH: Relation of fibre intake to HbA1c and the prevalence of severe ketoacidosis and severe hypoglycaemia. EURODIAB IDDM Complications Study Group. Diabetologia 41(8): 882–890, 1998

Cunningham JJ: The Glucose/insulin system and vitamin C: implications in insulin-dependent diabetes mellitus. J Am Coll Nutr 17(2): 105–108, 1998

Daig R, Staiger H, Löffler G: Pathophysiologie des Fettgewebes. EU 46 (6): 208–214, 1999

Farmer A, Montori V, Dinneen S, Clar C: Fish oil in people with type 2 diabetes mellitus. Cochrane Database Syst Rev (3): CD003205, 2001

Feldstein CA: Salt intake, hypertension and diabetes mellitus. J Hum Hypertens 16 (Suppl 1): S48–51, 2002

Franz MJ, Bantle JP, Beebe CA, Brunzell JD, Chiasson JL, Garg A, Holzmeister LA, Hoogwerf B, Mayer-Davis E, Mooradian AD, Purnell JQ, Wheeler M; American Diabetes Association. Nutrition principles and recommendations in diabetes. Diabetes Care 27 (Suppl 1): S36–46, 2004

Giani G, Janka HU, Hauner H, Standl E, Schiel R, Neu A, Rathmann W, Rosenbauer J: Epidemiologie und Verlauf des Diabetes mellitus in Deutschland. In: Scherbaum WA, Kiess W: Evidenzbasierte Diabetes-Leitlinien. Aktualisierte Version auf den Webseiten der DDG „www.deutsche-diabetes-gesellschaft.de"/Evidenzbasierte Leitlinien/Epidemiologie. Mai 2004

Girndt J: Nieren-, Herz- und Kreislaufschäden bei Diabetes mellitus – unabwendbares Schicksal oder leichtfertiges Versäumnis? Wissenschaftliche Verlagsgesellschaft, Stuttgart, 1996

Green A: Nutrition and environmental factors in insulin-dependent diabetes mellitus: a genetic-epidemiological perspective. Proc Nutr Soc 56(1B): 225–231, 1997

Grundy SM, Cleeman JI, Daniels SR, Donato KA, Eckel RH, Franklin BA, Gordon DJ, Krauss RM, Savage PJ, Smith SC Jr, Spertus JA, Costa F: American Heart Association; National Heart, Lung, and Blood Institute. Diagnosis and management of the metabolic syndrome: an American Heart Association/National Heart, Lung, and Blood Institute Scientific Statement. Circulation 112 (17): 2735–52, 2005

Hamdy O, Goodyear LJ, Horton ES: Diet and exercise in type 2 diabetes mellitus. Endocrinol Metab Clin North Am 30(4): 883–907, 2001

He Z, King GL: Microvascular complications of diabetes. Endocrinol Metab Clin North Am 33 (1): 215–238, 2004

Janka HU, Standl E, Standl R: Allgemeiner Überblick über die Angiopathien. In: Mehnert H, Standl E, Usadel KH (Hrsg.): Diabetologie in Klinik und Praxis. 4. Aufl., Thieme, Stuttgart, S. 334–372, 1999

Jenkins DJ, Kendall CW, Marchie A, Jenkins AL, Augustin LS, Ludwig DS, Barnard ND, Anderson JW: Type 2 diabetes and the vegetarian diet. Am J Clin Nutr 78(3 Suppl): 610S–616S, 2003

Jerums G, Panagiotopoulos S, Forbes J, Osicka T, Cooper M: Evolving concepts in advanced glycation, diabetic nephropathy, and diabetic vascular disease. Arch Biochem Biophys 419(1): 55–62, 2003

Klein S, Sheard NF, Pi-Sunyer X, Daly A, Wylie-Rosett J, Kulkarni K, Clark NG; American Diabetes Association; North American Association for the Study of Obesity; American Society for Clinical Nutrition: Weight management through lifestyle modification for the prevention and management of type 2 diabetes: rationale and strategies. A statement of the American Diabetes Association, the North American Association for the Study of Obesity, and the American Society for Clinical Nutrition. Am J Clin Nutr 80(2): 257–263, 2004.

Knowler WC, Barrett-Connor E, Fowler SE, Hamman RF, Lachin JM, Walker EA, Nathan DM: Reduction in the incidence of type 2 diabetes with lifestyle intervention or metformin. N Engl J Med 346(6): 393–403, 2002

Lipinski B: Pathophysiology of oxidative stress in diabetes mellitus. J Diabetes Complications 15(4): 203–210, 2001

Löwel, H., Stieber, J., Koenig, W., Thorand, B., Hörmann, A., Gostomzyk, J. et al.: Das Diabetes-bedingte Herzinfarktrisiko in einer süddeutschen Bevölkerung: Ergebnisse der MONICA-Augsburg-Studien 1985–1994. Diab Stoffw 8: 11–21, 1999

Maki KC: Dietary factors in the prevention of diabetes mellitus and coronary artery disease associated with the metabolic syndrome. Am J Cardiol 93(11A): 12C–17C, 2004

Mehnert H, Standl E, Usadel KH, Häring HU (Hrsg.): Diabetologie in Klinik und Praxis. 5. Aufl., Thieme, Stuttgart 2003

Nathan DM: Some answers, more controversy, from UKPDS. United Kingdom Prospective Diabetes Study. Lancet 352 (9131): 832–833, 1998

Parillo M, Riccardi G: Diet composition and the risk of type 2 diabetes: epidemiological and clinical evidence. Br J Nutr 92(1): 7–9, 2004

Salgueiro MJ, Krebs N, Zubillaga MB, Weill R, Postaire E, Lysionek AE, Caro RA, De Paoli T, Hager A, Boccio J: Zinc and diabetes mellitus: is there a need of zinc supplementation in diabetes mellitus patients? Biol Trace Elem Res 81(3): 215–28, 2001

Schulze MB, Hu FB: Primary prevention of diabetes: what can be done and how much can be prevented? Annu Rev Public Health 26: 445–67, 2005

Schmülling RM: Adipositas und Diabetes mellitus Typ II. Internist 38: 224–230, 1997

Sheard NF, Clark NG, Brand-Miller JC, Franz MJ, Pi-Sunyer FX, Mayer-Davis E, Kulkarni K, Geil P: Dietary carbohydrate (amount and type) in the prevention and management of diabetes: a statement by the american diabetes association. Diabetes Care 27 (9): 2266–71, 2004

Sesti G, Federici M, Lauro D, Sbraccia P, Lauro R: Molecular mechanism of insulin resistance in type 2 diabetes mellitus: role of the insulin receptor variant forms. Diabetes Metab Res Rev 17(5): 363–373, 2001

Standl E, Loser M: Kohlenhydrat- und Fettaustausch-Tabelle für Diabetiker. Trias, Stuttgart 1998

Steyn NP, Mann J, Bennett PH, Temple N, Zimmet P, Tuomilehto J, Lindstrom J, Louheranta A: Diet, nutrition and the prevention of type 2 diabetes. Public Health Nutr 7 (1A): 147–65, 2004

Stumvoll M, Goldstein BJ, van Haeften TW: Type 2 diabetes: principles of pathogenesis and therapy. Lancet 365 (9467): 1333–46, 2005

Toeller M: Evidenz-basierte Ernährungsempfehlungen zur Behandlung und Prävention des Diabetes mellitus. Diab Stoffw 14: 75–94, 2005

Tuomilehto J, Lindstrom J, Eriksson JG, Valle TT, Hamalainen H, Ilanne-Parikka P, Keinanen-Kiukaanniemi S, Laakso M, Louheranta A, Rastas M, Salminen V, Uusitupa M: Prevention of type 2 diabetes mellitus by changes in lifestyle among subjects with impaired glucose tolerance. N Engl J Med 344(18): 1343–1350, 2001

WHO/FAO: Diet, Nutrition and the Prevention of Chronic Diseases. Report of a Joint WHO/FAO Expert Consultation. Technical Report Series, No. 916, Geneva 2003

Williamson DF, Vinicor F, Bowman BA: Centers For Diseases Control And Prevention Primary Prevention Working Group. Primary prevention of type 2 diabetes mellitus by lifestyle intervention: implications for health policy. Ann Intern Med 140(11): 951–957, 2004

Wright J: Effect of high-carbohydrate versus high-monounsaturated fatty acid diet on metabolic control in diabetes and hyperglycemic patients. Clin Nutr 17 (Suppl 2): 35–45, 1998

Yoshino G, Hirano T, Kazumi T: Atherogenic lipoproteins and diabetes mellitus. J Diabetes Complications 16(1): 29–34, 2002

Nützliche Internetadressen zum Thema

American Diabetes Association: http://www.diabetes.org
British Diabetic Association: http://www.diabetes.org.uk
Deutscher Diabetikerbund e. V.: http://www.diabetiker-bund.de
European Association for the Study of Diabetes: http://www.easd.org
International Diabetes Federation: http://www.idf.org/

26 Atherosklerose und Dyslipoproteinämien

Atherosklerotische Erkrankungen stellen in den Industrienationen inzwischen nicht nur die häufigste Todesursache dar, sie avancierten in den Nachkriegsjahren auch zu einer erheblichen finanziellen Belastung für das Gesundheitssystem, da ihr Manifestationszeitpunkt in das erwerbsfähige Alter vorrückte. Fettstoffwechselstörungen – insbesondere erhöhte Cholesterolwerte – gelten als wichtiger Risikofaktor der Atherosklerose.

26.1 Definition und Klinik

Der Begriff Atherosklerose bezeichnet degenerative Vorgänge an Arterienwänden, die im Bereich der **Intima** beginnen, sich später über die gesamte Gefäßwand erstrecken und ihren strukturellen Umbau einleiten. Kennzeichen der Erkrankung sind Ablagerungen von Stoffwechselprodukten (v.a. Fettsäuren und Cholesterol) im arteriellen Gewebe, Zellwucherungen sowie reaktive Entzündungen. Hierbei verlieren elastische und kontraktile Elemente ihre Struktur, was zu einer Verdickung und Verhärtung (Sklerose) der gesamten Gefäßwand führt und ihre Funktionen einschränkt.

Die Entwicklung dieser chronischen Erkrankung verläuft phasenweise. Symptomlose initiale Stadien können Jahrzehnte andauern, bevor abhängig von der Lage, der Dauer und dem Ausmaß der Arterienwandveränderungen erste klinische Symptome auftreten. Als **Initialschritt** der Atherosklerose gilt die Entwicklung früher **Läsionen**. Alle drei Formen früher Läsionen (**Mikrothromben, Intimaläsionen, Fettstreifen**) sind als Reaktionen des Endothels oder der ganzen Intima aufzufassen und dürften völlig reversibel sein. Wenn sich Frühläsionen nicht zurückbilden, entwickeln sie sich fort und leiten weitere pathologische Veränderungen ein, die durch das Einsetzen reparativer Prozesse kompliziert werden. Als gemeinsame Endstrecke des atherosklerotischen Gefäßwandumbaus entstehen komplizierte Läsionen, die durch **Ulceration, Verkalkung** und **Thrombusbildung** charakterisiert sind. In Abhängigkeit von der Lokalisation der atherosklerotischen Veränderungen können sich koronarsklerotische (**Angina pectoris, Herzinfarkt**) und cerebralsklerotische (**Apoplektischer Insult**) Erkrankungen ausbilden sowie in Form der peripheren arteriellen Verschlusskrankheit (**Claudicatio Intermittens**) in Erscheinung treten (**siehe Abb. 26–1**).

26.2 Pathogenese

Nach der auf den Pathologen Russell Ross zurückgehenden **Response-to-injury-Hypothese** der Atheroseentstehung bildet die Verletzung des Endothels den Beginn des pathogenetischen Geschehens. Verschiedene Faktoren wie **Hyperlipidämie, Hypertonie, Nikotinabusus** und **Hyperhomocysteinämie** führen zu einer Schädigung und damit zu einer erhöhten Permeabilität des Endothels, so dass vermehrt LDL-Partikel infiltrieren (**siehe Abb. 26–2**).

Im subendothelialen Raum werden die nativen LDL mittels reaktiver Sauerstoffspezies (ROS), die aus dem Stoffwechsel von Leukocyten, Endothelzellen und Myocyten stammen, oxidativ modifiziert. Die aus den Oxidationsprozessen hervorgehenden LDL (**ox-LDL**) erwerben abhängig von ihrem Oxidationsgrad Eigenschaften, die in ihrer Gesamtheit die Bildung atherosklero-

Pathogenese 387

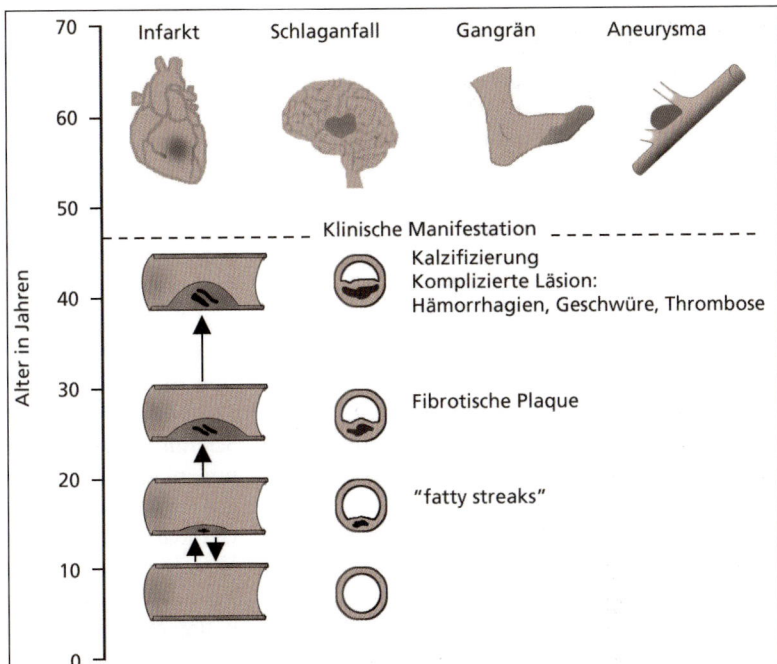

Abb. 26–1
Entwicklung, Verlauf und Manifestation atherosklerotischer Erkrankungen (McGill 1996)

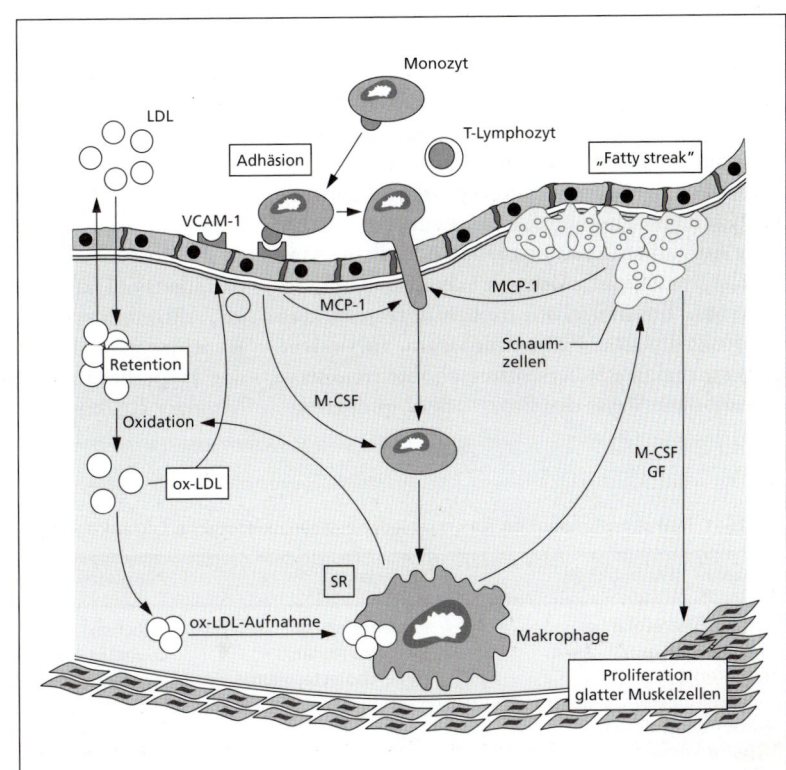

Abb. 26–2
Vereinfachte Darstellung des Pathomechanismus der Atherosklerose. MCP-1: Monocyte-Chemoattractant-Protein; M-CSF: Macrophage Colony-Stimulating Factor; SR: Scavenger-Receptor; VCAM-1: Vascular Cell adhesion molecule (nach Thiery und Teupser 2001, S. 699)

scher Plaques vorantreiben. Unterliegen lediglich die in den LDL enthaltenen ungesättigten Fettsäuren oxidativen Veränderungen, werden diese als minimal oxidierte LDL (**m-ox-LDL**) bezeichnet. M-ox-LDL regen Endothel- und Muskelzellen an, chemotaktisch wirksame Signalstoffe (**MCP-1, MCSF-1**) zu sezernieren, welche die Infiltration zirkulierender Monocyten und deren Transformation zu Makrophagen fördern. Makrophagen nehmen nicht nur Phagocytosefunktionen wahr, sondern setzen auch zahlreiche biologisch hoch aktive Sekretionsprodukte frei, die sich potenziell in die Prozesse der Plaqueentwicklung einschalten. Sie unterstützen den Zustrom weiterer Makrophagen in das Arterienwandgewebe und stimulieren die Proliferation und Migration von Muskelzellen, die in tiefere Bereiche der Arterienwand einwandern und Bindegewebe (**Kollagen, Fibrin, Elastin**) produzieren. Ferner dienen Makrophagen als Quelle weiterer ROS (z. B. $O_2^{-\cdot}$). Diese inaktivieren das für die Homöostase der Gefäßwand wichtige **Stickstoffmonoxid** (**NO**), wodurch die Thrombocyten- und Monocytenadhäsion am Endothel zunimmt und ein Spasmus der Gefäßmuskulatur ausgelöst wird. Daneben erhöhen die freigesetzten ROS die Oxidationsstufe der m-ox-LDL, wobei hoch oxidierte LDL (**h-ox-LDL**) entstehen. Diese werden mittels Phagocytose über so genannte **Scavenger-Rezeptoren** von Makrophagen internalisiert. Da die Expression der Scavenger-Rezeptoren nicht rückkoppelnd gehemmt wird, erfolgt eine unkontrollierte Aufnahme der h-ox-LDL, wodurch die Makrophagen zu lipidbeladenen **Schaumzellen** konvertieren. Schaumzellen treiben ihrerseits das atherosklerotische Plaquewachstum an, indem auch sie reaktive Sauerstoffmetabolite freisetzen und auf diese Weise den Prozess der Lipidperoxidation unterhalten. Ferner besitzen h-ox-LDL endotheltoxische Eigenschaften, wodurch die Permeabilität am Endothel zunimmt. Monocyten und ausdifferenzierte Makrophagen setzen zudem eine Reihe weiterer chemotaktisch aktiver Substanzen (**MCP-1**) sowie Wachstumsfaktoren (**Interleukine**, Platelet derived growth factor; **PDGF**) und **Prostanoide** wie Thromboxan B_2, Leukotrien B_4 und C_4) frei. Diese stehen mit der Einwanderung von Monocyten, der Proliferation und Migration von Zellen der glatten Muskulatur sowie der verstärkten Thrombocytenaggregation in Verbindung. Mit fortschreitendem Prozess bilden sich ausgedehnte Ansammlungen von Schaumzellen, Fettstreifen (**fatty streaks**), Calciumeinlagerungen und Bindegewebswucherungen, wodurch sich das Lumen des betroffenen Gefäßabschnitts im Extremfall bis zum völligen Verschluss einengt. Die Folgen sind eine Minderperfusion der Gewebe (**lokale Hypoxie**) bzw. bei völligem Verschluss die **Nekrotisierung**.

26.3 Ätiologie

Die Entstehung von atherosklerotischen Gefäßveränderungen wird durch eine Vielzahl von Risikofaktoren beeinflusst, die je nach Erkrankung eine unterschiedliche Gewichtung einnehmen (siehe Tab. 26–1). Zu den **primären Risikofaktoren** zählen das Rauchen, die Hypercholesterolämie und die arterielle Hypertonie. Als **sekundäre Faktoren** gelten erhöhte Triglyceridspiegel, Adipositas, Diabetes mellitus, Bewegungsmangel, chronischer Stress und die Einnahme von Kontrazeptiva. In den letzten Jahren wurde mit der **Hyperhomocysteinämie** ein weiterer unabhängiger Risikoparameter ermittelt.

Tab. 26–1 Risikokonstellationen für verschiedene atherosklerotische Erkrankungen

Koronare Herzkrankheit	Schlaganfall	Periphere Verschlusskrankheiten
Hypercholesterolämie Rauchen Hypertonie Glucoseintoleranz/Diabetes mellitus Adipositas (indirekt) Hyperurikämie	Hypertonie Diabetes mellitus Hypercholesterolämie	Rauchen Diabetes mellitus Hypercholesterolämie/ Hypertriglyceridämie Hypertonie Adipositas

Tab. 26–2 Bewertung der Gesamt- und LDL-Konzentration im Serum (zusammengestellt nach The International Task Force for Prevention of Coronary Heart Disease 1998; Wilson et al 1998)

	Wünschenswert	Grenzwertig	Erhöhtes Risiko
Gesamtcholesterol	< 200 mg/dl (< 5,2 mmol/l)	200–239 mg/dl (5,2–6,1 mmol/l)	≥ 240 mg/dl (≥ 6,2 mmol/l)
LDL-Cholesterol	< 130 mg/dl (< 3,4 mmol/l)	130–159 mg/dl (3,4–4,0 mmol/l)	≥ 160 mg/dl (≥ 4,1 mmol/l)
HDL-Cholesterol			
Frauen	> 40 mg/dl (> 1,0 mmol/l)	≤ 40 mg/dl (≤ 1,0 mmol/l)	≤ 40 mg/dl (≤ 1,0 mmol/l)
Männer	> 35 mg/dl (> 0,9 mmol/l)	≤ 35 mg/dl (≤ 0,9 mmol/l)	≤ 35 mg/dl (≤ 0,9 mmol/l)
Quotient aus Gesamtcholesterol und HDL	< 5	≥ 5	> 5
Triglyceride	< 150 mg/dl (< 1,7 mmol/l)	≥ 150 mg/dl (≥ 1,7 mmol/l)	(≥ 150 mg/dl (≥ 1,7 mmol/l)

26.3.1 Risikofaktor Dys- und Hyperlipidämie

Epidemiologische und experimentelle Untersuchungen belegen, dass unter der Vielzahl der atherosklerotischen Risikofaktoren die Konzentration einzelner Lipoproteintypen – insbesondere die LDL-Konzentration – eine besondere Stellung einnimmt. Zur Abschätzung des Atheroskleroserisikos wurden für die einzelnen Lipidfraktionen **Referenzwerte** publiziert (siehe Tab. 26–2). Ihre Bewertung als Risikofaktor für die Atherosklerose darf sich aber nicht allein auf die Betrachtung eines bestimmten Lipoproteintyps beschränken, sondern muss das gesamte Lipoproteinprofil ebenso berücksichtigen wie das Zusammenwirken der gesamten Palette übriger Risikofaktoren.

Fettstoffwechselstörungen (**Dyslipoproteinämien**) können sowohl in Form pathologisch erhöhter Cholesterol- (**Hypercholesterolämie**) und Triglyceridwerte (**Hypertrigylceridämie**) bzw. einer Erhöhung beider Lipidfraktionen (**kombinierte Hyperlipidämie**) in Erscheinung treten. Für alle diese Erkrankungen wurde der Oberbegriff **Hyperlipoproteinämie** gewählt. Sie beruhen auf Störungen des Lipoproteinmetabolismus, die sowohl auf der Basis genetisch vererbter Enzymdefekte (**primäre Hyperlipidämien**) als auch aufgrund anderer Erkrankungen oder einer Arzneimitteltherapie (**sekundäre Hyperlipidämie**) entstehen.

Bei primären Hyperlipidämien können Apolipoproteine, lipidmetabolisierende Enzyme sowie Rezeptoren in ihrer Struktur und Funktion oder in ihrer Anzahl verändert sein. Primäre Hyperlipidämien werden nach ihrem typischen Lipoproteinprofil unterschieden (siehe Tab. 26–3). Besonders weitverbreitet sind erhöhte Triglyceridkonzentrationen (**Hypertriglyceridämie**). Sie sind die Folge von Störungen im Stoffwechsel der **VLDL** und/oder der **Chylomikronen** und können auf eine erhöhte Triglyceridsynthese in der Leber bzw. einen Mangel an Lipoproteinlipase oder bestimmten Apoproteinen (Apo-CII) zurückgeführt werden. Das atherogene Potenzial triglyceridreicher Lipoproteine leitet sich von ihren physiologischen Nachfolgeprodukten, den **Chylomikronen-Remnants** bzw. IDL, und ihren engen Wechselbeziehungen zu cholesterolreichen LDL ab. Zudem wirken sie sich negativ auf Blutgerinnungsprozesse aus, indem sie entweder thrombotische Prozesse fördern oder die Thrombolyse hemmen.

Besonders erhöhte LDL-Konzentrationen (**Hypercholesterolämie**) stellen eine häufige Störung des Lipoproteinstoffwechsels dar. Ihnen liegen Defekte der LDL-Rezeptor-Synthese oder eine vererbte Strukturanomalie des Apolipoproteins B100 zugrunde, so dass die Bindung des LDL an

Tab. 26–3 Einteilung der primären Hyperlipoproteinämien

Bezeichnung	Typ nach Frederickson	Gesteigerte Lipoproteine	Serum	Ursache	Häufigkeit	Atheroskleroserisiko
Familiärer Lipoprotein-Lipasemangel	I	Chylomikronen	Milchig	LPL-Defekt	<1 %	–
Familiäre Hypercholesterolämie	IIa IIb	LDL LDL + IDL	Klar Klar-trüb	LDL-Rezeptor-Defekt ApoB ↑	20–25 % 10–15 %	+++ +++
Breite-Bande-Erkrankung	III	VLDL + IDL	Klar-trüb	ApoE2 statt ApoE3	ca. 1 %	+++
Familiäre Hypertriglyceridämie	IV V	VLDL Chylomikronen + VLDL	Klar-milchig Trüb-milchig	CII-Mangel LPL-Defekt	50–60 % 1–5 %	+ +

Tab. 26–4 Sekundäre Hyperlipoproteinämien

Primäre Erkrankung	Erhöhtes Lipoproteinprofil	Ursache
Diabetes mellitus	VLDL, Chylomikronen	Insulinmangel (LPL)
Hypothyreose	LDL, VLDL, Chylomikronen	Mangel an Schilddrüsenhormonen
Morbus Cushing	VLDL, LDL	Cortisolüberschuss
Alkoholismus	VLDL, Chylomikronen	Erhöhte Triglyceridsynthese
Adipositas	VLDL, Chylomikronen	Hyperkalorische Ernährung
Nephrotisches Syndrom	VLDL, LDL	Albuminmangel

die zellulären Rezeptoren beeinträchtigt wird. Erhöhte LDL- und Triglyceridkonzentrationen (**kombinierte Hyperlipidämie**) basieren auf einer überproportionalen Synthese des Apolipoprotein B, wodurch die VLDL- und LDL-Synthese erhöht ist. Auch bei der **familiären Dys-β-Lipoproteinämie** handelt es sich um eine kombinierte Störung. Charakteristisch für die Erkrankung ist die Erhöhung des VLDL- und IDL-Spiegels. Verantwortlich für diesen Defekt ist die Expression des Apoproteins E_2, einer Variante des normalen $ApoE_3$.

Neben diesen primären Defekten existiert eine Vielzahl von Erkrankungen (u. a. Diabetes mellitus, Leber- und Nierenerkrankungen, Pankreatitis) und exogene Faktoren (u. a. Alkoholabusus, Medikamente), die mit einer Steigerung bestimmter Lipidfraktionen einhergehen. Eine Auswahl dieser als **sekundäre Hyperlipoproteinämien** bezeichneten Erkrankungen ist in **Tabelle 26–4** zusammengefasst.

26.3.2 Cholesterol und Triglyceride als Risikofaktoren

Ausgehend von großen Beobachtungsstudien wie der **Seven-Countries-Study** und der **Framingham Studie** wurde die Höhe des Gesamtcholesterolspiegels als wichtiger atherosklerotischer Risikofaktor eingestuft. Es folgte eine Vielzahl weiterer Untersuchungen, die zeigten, dass ab einer Serumcholesterolkonzentration von 200 mg/dl (5,2 mmol/l) das Risiko für koronarsklerotische Ereignisse linear ansteigt. Da es sich hierbei jedoch um rein statistische Korrelationen handelt, die keine Kausalitätsbeziehung beweisen, geriet die Beurteilung der wünschenswerten Cholesterolwerte immer wieder in die Diskussion. Auch Beobachtungen, wonach niedrige Cholesterolwerte (<160 mg/dl) mit einem Anstieg der **nicht-kardiovaskulären Mortalität** einhergehen, führten zu entsprechender Kritik. Allerdings ist heute bekannt, dass sehr niedrige Cholesterolwerte als Folge von Erkrankungen (z. B. Krebs) anzusehen sind, und damit nicht ursächlich mit der erhöhten Mortalität in Verbindung zu bringen sind.

Eine 1997 publizierte **Metaanalyse** kommt zu dem Ergebnis, dass eine Senkung der Gesamtcholesterolspiegel um 1% die Inzidenz koronarer Herzerkrankungen um durchschnittlich 2% verringert. Unterstützt wird dieser Befund von einer bereits 1994 publizierten Metaanalyse, in die die Ergebnisse aus Interventions- und prospektiven Kohortenstudien an insgesamt 500 000 Patienten eingeflossen sind und in der davon ausgegangen wird, dass eine dauerhafte Senkung des Gesamtcholesterols um 10% (0,6 mmol/l (23 mg/dl)), das kardiovaskuläre Risiko z. B. in der gefährdeten Altersgruppe der 55- bis 64-Jährigen um nahezu ein Drittel (27%) reduziert. Die in den vergangenen sechs Jahren publizierten großen klinischen Interventionsstudien zur medikamentösen Sekundär- (4S-Studie, CARE-Studie, LIPID-Studie) und Primärprävention (WOSCOP-Studie, PAPS-Studie) an über 30 000 Probanden belegen ebenfalls, dass die Cholesterolsenkung zu einer Reduktion kardiovaskulärer Ereignisse und der Gesamtmortalität beiträgt. Zudem belegen angiographische Daten, dass die Senkung der Gesamtcholesterolspiegel das Fortschreiten atherosklerotischer Veränderungen vermindert bzw. sogar in einigen Fällen mit einer Regression von Plaques einhergeht. Aufgrund dieser Daten wird an der Atherogenität erhöhter Cholesterolkonzentrationen nicht mehr gezweifelt.

Neben der Höhe des Gesamtcholesterols hat sich insbesondere die Höhe des **LDL-Spiegels** als wichtiger Risikofaktor herausgestellt. In ihrer oxidierten Form gelten die LDL-Lipoproteine als treibende Kraft der Atherogenese. Als besonders problematisch gelten hohe LDL-Werte (>160 mg/dl) in Verbindung mit niedrigen HDL-Werten (<45 mg/dl). Liegt der Quotient Gesamtcholesterol/HDL-Cholesterol ≥ 5, so muss von einem erhöhten kardiovaskulären Risiko ausgegangen werden. Kontrovers wurde in der Vergangenheit immer wieder diskutiert, inwieweit erhöhte **Triglyceridwerte** als Risikofaktor zu betrachten sind. Aktuelle Daten einer groß angelegten prospektiven Langzeitstudie (Cardiovascular Munster Study) zeigen, dass eine Hypertriglyceridämie als unabhängiger Risikofaktor zu betrachten ist. Eine Hypertriglyceridämie in Kombination mit einem LDL/HDL-Quotienten von > 5 erhöht das Risiko für kardiovaskuläre Ereignisse um das 6fache. Zu ähnlichen Ergebnissen kam eine Metaanalyse von 17 prospektiven Studien. Eine Steigerung der Triglyceridkonzentration um 89 mg/Tag führt dieser Analyse zufolge zu einer Erhöhung des kardiovaskulären Risikos um 75% bei Frauen und 31% bei Männern. Auch Daten der „**Helsinki Heart Study**" sowie der „**Stockholm Ischemic Heart Study**", wonach besonders Patienten mit Hypertriglyceridämie von einer Lipidsenkung profitieren, unterstreichen das atherosklerotische Risikopotenzial erhöhter Triglyceridwerte.

26.3.3 Nikotinabusus, Hypertonie und Adipositas als Risikofaktoren

Rauchen

US-amerikanischen Schätzungen zufolge ist jede fünfte kardiovaskuläre Erkrankung auf das Rauchen zurückzuführen, wobei eine deutliche Dosis-Wirkungsbeziehung besteht. Bei schwachen Rauchern ist das Risiko, an den Folgen koronarsklerotischer Ereignisse zu sterben, um das 1,4 bis 2,4fache, bei starken Rauchern sogar um das 3,5fache erhöht. Besonders gefährdet sind Frauen; rund die Hälfte aller Myocardinfarkte vor Beginn des 55. Lebensjahres wird auf den Tabakkonsum zurückgeführt. Auch die Dauer des Rauchens bestimmt die negativen Effekte in erheblichem Umfang. **Rauchabstinenz** bewirkt bereits nach 1–5 Jahren eine 50–70 %ige Risikoreduktion für atherosklerotische Ereignisse. Auf welchen pathophysiologischen Effekten die atherogene Wirkung des Zigarettenrauchs beruht, ist bislang nur teilweise erforscht. Bekannt ist, dass Tabakkonsum die Elastizität der Erythrocyten verringert, Gerinnungsfaktoren aktiviert, die Fibrinogenspiegel erhöht sowie die Thrombocytenaggregation verstärkt, was letztlich in einer Reduktion der Mikrozirkulation resultiert.

Hypertonie

Neben dem Nikotinabusus stellt die **Hypertonie** einen bedeutsamen Risikofaktor dar. Schätzungen gehen davon aus, dass ca. 35% aller kardiovaskulären Ereignisse auf erhöhte Blutdruckwerte zurückzuführen sind. Nach Auswertung zahlreicher epidemiologischer Studien kann davon ausgegangen werden, dass eine Senkung des dias-

Tab. 26–5 Einteilung der Blutdruckwerte nach der WHO

Kategorie	Diastolischer Druck (mmHg)	Systolischer Druck (mmHg)
Normbereiche		
Optimal	< 80	< 120
Normal	< 85	<130
Hoch normal	< 85–89	130–139
Hypertonie		
Grad I	90–99	140–159
Grad II	100–109	160–179
Grad III	≥ 110	≥ 180

1. **Renale Hypertonie:**
   Entzündliche Nierenerkrankungen
   Nierenarterienstenosen
   Renin bildende Tumoren
2. **Endokrine Hypertonie:**
   Hyperaldosteronismus
   Phäochromocytom
   Hyperthyreose
   Morbus Cushing
3. **Medikamentöse Hypertonie:**
   Orale Kontrazeptiva
   Lakritze
   Garbenoxolon
   Glucocorticoide
   Nichtsteroidale Antirheumatika
4. **kardiovaskuläre Hypertonie:**
   Aortenisthmusstenose
   Aorteninsuffizienz

Abb. 26–3 Ursachen der sekundären Hypertonie

tolischen Blutdrucks um 1 mmHg eine Reduktion des kardiovaskulären Risikos von 2–3 % bewirkt. Nach Angaben der WHO gilt ein Wert von < 140 mmHg (systolisch) und < 90 mmHg (diastolisch) als normal, höhere Werte werden als grenzwertige bzw. manifeste Hypertonie angesehen (**siehe Tab. 26–5**).

Werden diese Werte zugrunde gelegt, so weisen ca. 20 % der Bevölkerung in westlichen Industrienationen eine ausgeprägte Hypertonie auf, wobei die Häufigkeit mit zunehmendem Lebensalter ansteigt. Bei Einschluss der grenzwertigen Fälle erhöht sich diese Zahl auf ca. 50 % der erwachsenen Bevölkerung. Die Ursachen der Hypertonie sind bislang nur teilweise bekannt. Beim **primären Hochdruck** (ca. 90 % aller Fälle) werden genetische und psychische Einflüsse, eine erhöhte NaCl-Sensitivität sowie Ernährungsfaktoren (hohe NaCl-Zufuhr, niedrige K- und Mg-Aufnahme) diskutiert (siehe Kap. 26.4.9).

Beim Krankheitsbild der **sekundären Hypertonie** liegen hingegen definierte renale, endokrine, kardiovaskuläre, neurogene und medikamentöse Ursachen vor (**siehe Abb. 26–3**).

Adipositas und Diabetes mellitus

Auch das Vorliegen einer **Adipositas** stellt einen unabhängigen Risikofaktor dar. Neben dem Adipositasgrad bestimmt insbesondere das Fettverteilungsmuster das kardiovaskuläre Risiko maßgeblich (s. Kap. 24.4). Seit langem ist bekannt, dass langjährige **Diabetespatienten** – besonders bei schlechter Stoffwechselführung – häufig an atherosklerotischen Gefäßveränderungen erkranken. Diese diabetischen Spätschäden sind mit 77 % die häufigste Todesursache bei Diabetikern (siehe Kap. 25.5).

26.3.4 Risikofaktor Hyperhomocysteinämie

In den letzten Jahren gewinnt Homocystein im Zusammenhang mit atherosklerotischen Erkrankungen zunehmend an Bedeutung. Epidemiologische, klinische und experimentelle Studien lassen inzwischen keinen Zweifel mehr daran, dass erhöhte Homocysteinspiegel einen unabhängigen Risikofaktor darstellen. Ca. 10 % der atherosklerotischen Erkrankungen können auf mäßig erhöhte Plasma-Homocysteinspiegel zurückgeführt werden. Eine milde Erhöhung der Plasma-Homoycstein-Konzentration findet sich bei etwa 5–7 % der Allgemeinbevölkerung, während dies bei Personen mit atherosklerotischen Erkrankungen in 20–50 % der Fälle zu beobachten ist. Homocystein ist eine endogen aus der Aminosäure **Methionin** synthetisierte Thiobuttersäure, die in der Nahrung nur in Spuren vorkommt. Die Bildung von Homocystein erfolgt in mehreren Stufen (**siehe Abb. 26–4**).

Für den Abbau von Homocystein existieren drei Reaktionswege: Die Methylcobalamin- bzw.

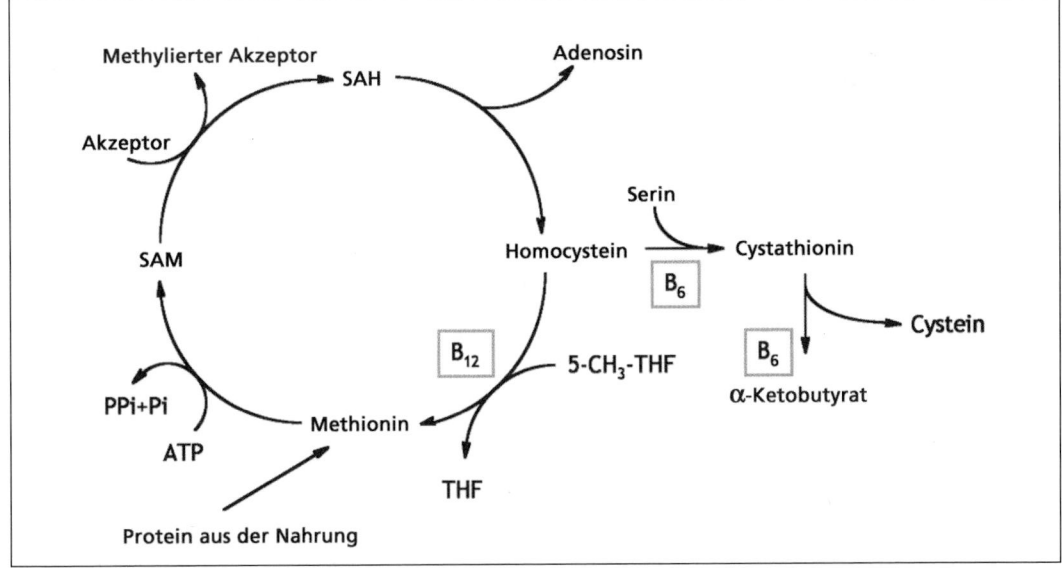

Abb. 26–4 Der Homocysteinstoffwechsel. THF: Tetrahydrofolat; SAH: S-Adenosylhomocystein; SAM: S-Adenosylmethionin

betainabhängige **Remethylierung** zu Methionin sowie die PALP-abhängige **Transsulfurierung** zu Cystein. Der Abbau von Homocystein steht unter dem Einfluss der Vitamine **Cobalamin** (B$_{12}$; siehe Kap. 5.4.5), **Pyridoxin** (B$_6$; siehe Kap. 5.4.4) und **Folsäure** (siehe Kap. 5.4.6). Während Folsäure die Methylgruppe zur Remethylierung zu Methionin liefert, ist Vitamin B$_{12}$ als Coenzym an dieser Reaktion beteiligt. Das Vitamin B$_6$ nimmt am Umbau von Homocystein zu Cystein teil.

Bislang ist zwar nicht genau bekannt, auf welchen Mechanismus das atherogene Potenzial von Homocystein zurückzuführen ist, doch sind einzelne zelluläre und molekulare Effekte gut dokumentiert. Homocystein initiiert eine Reihe **proatherogener Mechanismen**. Hierzu zählen

- **Oxidativer Stress:** Homocystein ist in der Lage, die Bildung von hochreaktiven Radikalen und aktivierten Sauerstoffspezies wie Wasserstoffperoxid (H$_2$O$_2$) auszulösen. In dieser Form trägt es zur oxidativen Modifikation der LDL-Partikel bei, welche einen zentralen Stellenwert bei der Initiation und Progression atherosklerotischer Prozesse einnehmen (siehe Kap. 26.2).
- Interaktion mit physiologischen Parametern des **Gerinnungssystems:** Homocystein moduliert den **Arachidonsäurestoffwechsel**, so dass vermehrt Metabolite entstehen, die die Thrombocytenadhäsion und -aggregation fördern. Auf diese Weise beeinflusst Homocystein eine Anzahl von Faktoren der Blutgerinnungskaskade, so dass eine gesteigerte prothrombotische Aktivität im Gefäßendothel resultiert. Hierzu zählen u. a. die verstärkte Synthese von Fibrinogen und Thrombin sowie die verminderte Fibrinolyse.
- Direkte **endotheltoxische Wirkung:** Die cytotoxische Wirkung von Homocystein auf die Endothelzellen lässt sich tierexperimentell nachweisen. Unter der Infusion von Homocystein kommt es zur Ablösung der Endothelzellen, was einer starken Schädigung entspricht. Funktionelle Störungen entwickeln sich bereits vor der Ablösung.
- Verminderter Abbau von **ADMA:** ADMA (asymmetrisches Dimethylarginin) ist ein endogener kompetitiver Hemmstoff der *NO-Synthase*, der im Endothel auch unter physiologischen Bedingungen in geringen Mengen synthetisiert und als neuer Risikofaktor für atherosklerotische Erkrankungen diskutiert wird. Oxidiertes LDL und Homocystein hemmen den ADMA-Abbau.

Tab. 26–6 Einfluss von Nahrungsstoffen auf den Lipidstoffwechsel (nach Grundy 1996)

Nährstoff	Gesamtcholesterol	Triglyceride	LDL	HDL
Nahrungscholesterol	↑↑	–	↑↑	↑
Gesättigte Fettsäuren				
▪ Palmitinsäure	↑↑↑	–	↑↑↑	↑
▪ Myristinsäure	↑↑↑↑	–	↑↑↑↑	–
▪ Laurinsäure	↑↑	–	↑↑	–
▪ Mittelkettige Fettsäuren	↑	↑	↑	–
▪ Stearinsäure	–	–	–	–
Einfach ungesättigte Fettsäuren				
▪ Ölsäure	↓	–	↓	–
Mehrfach ungesättigte Fettsäuren				
▪ ω-6-Fettsäuren (Linolsäure)	↓	↓	↓	↓
▪ ω-3-Fettsäuren (EPA, DHA)	↓	↓↓↓	–	–
Kohlenhydrate	–			
mit niedrigem GI		↑(↑)		↓(↓)
mit hohem GI		↑↑(↑)		↓↓
trans-Fettsäuren	↑↑	–	↑↑	↓

↑ Zunahme (Zahl der Pfeile zeigt den relativen Anstieg an)
↓ Abnahme (Zahl der Pfeile zeigt die relative Abnahme an)
– keine Veränderung
EPA = Eicosapentaensäure
DHA = Docosahexaensäure
GI = Glycämischer Index

26.4 Einfluss von Nahrungsfaktoren auf den Lipidstoffwechsel und die Atherogenese

Nahrungsfaktoren beeinflussen in unterschiedlicher Weise das Lipidprofil im Blut (**siehe Tab. 26–6**).

26.4.1 Fettsäuren und Cholesterol

Gesättigte Fettsäuren

Von allen Nahrungsbestandteilen besitzen **gesättigte Fettsäuren** die ungünstigste Wirkung. Dies wird daran erkennbar, dass eine 1%ige Reduktion der Energieaufnahme aus gesättigten Fetten eine Abnahme des Plasma-Cholesterolwertes um 3 mg/dl (0,08 mmol/l) bewirkt. Bei einer differenzierten Betrachtung zeigt sich allerdings, dass nicht alle gesättigten Fettsäuren einen cholesterolspiegelsteigernden Effekt aufweisen. Im Gegensatz zu **Laurin-** (C12:0), **Myristin-** (C14:0) und **Palmitinsäure** (C16:0) verhält sich beispielsweise die in tierischen Lebensmitteln weitverbreitete **Stearinsäure** (C18:0) cholesterolneutral. Myristinsäure reduziert am effektivsten die Internalisierung von LDL in Körperzellen und bewirkt daher einen starken Anstieg der LDL-Fraktion. Der positive Zusammenhang zwischen der Plasma-Cholesterolkonzentration bzw. der Mortalität an koronaren Herzkrankheiten und der Aufnahme gesättigter Fettsäuren geht auch aus epidemiologischen Studien in verschiedenen Ländern hervor (siehe Abb. 26–5).

Cholesterol

Trotz umfangreicher Untersuchungen ist der Einfluss des **Nahrungscholesterols** auf die Serum-Cholesterolkonzentration nach wie vor Gegenstand kontroverser Debatten. Analysen von Interventionsstudien an mehr als 2750 Patienten zeigen, dass eine moderate Veränderung der Cholesterolaufnahme keinen bzw. nur einen geringen Effekt auf die Serum-Cholesterolkonzentration besitzt. Wird die Cholesterolzufuhr um 100 mg pro Tag erhöht, so resultiert hieraus ein Anstieg der Gesamtcholesterolkonzentration von ca.

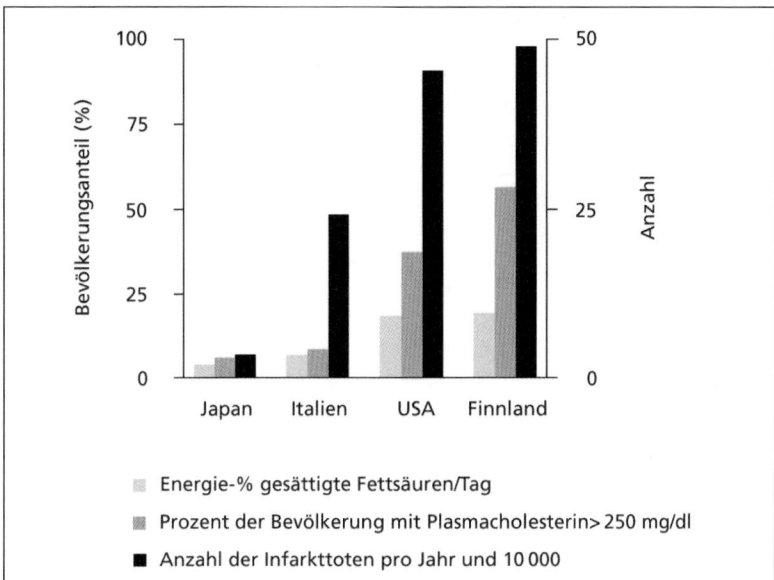

Abb. 26–5
Zusammenhang zwischen der Aufnahme gesättigter Fettsäuren und der Mortalität an koronaren Herzkrankheiten (Windler 2000)

■ Energie-% gesättigte Fettsäuren/Tag
■ Prozent der Bevölkerung mit Plasmacholesterin> 250 mg/dl
■ Anzahl der Infarkttoten pro Jahr und 10 000

2,5 mg/dl (0,07 mmol/l). Die Reaktion des Nahrungscholesterols weist starke individuelle Schwankungen auf. Schätzungen gehen davon aus, dass etwa ein Drittel der Bevölkerung über eine erhöhte Cholesterolsensitivität verfügt. Diese als **Hyperresponder** bezeichnete Gruppe reagiert bereits bei einer moderaten Cholesterolzufuhr mit einer Erhöhung der Serum-Cholesterolwerte. Ursache hierfür sind verschiedene **Polymorphismen** der Apoproteine A-IV, B, C-III und E sowie der Enzyme *Lipoproteinlipase*, *Cholesterolester-Transferase* und *Lecithin:Cholesterol Acyltransferase*. Rund zwei Drittel der Bevölkerung verfügt hingegen über eine sensible Regulation des Cholesterolstoffwechsels und reagiert unempfindlich auf die exogene Cholesterolzufuhr (**Hyporesponder**). Nur bei einem sehr hohen Cholesterolgehalt stellt sich auch bei ihnen eine Erhöhung der Serum-Cholesterolwerte ein.

Trans-Fettsäuren

Als äußerst ungünstig haben sich **trans-konfigurierte ungesättigte Fettsäuren** erwiesen, die bei einer Reihe biologischer sowie lebensmitteltechnologischer Vorgänge entstehen. Ihre Bildung erfolgt durch einen im Pansen von Wiederkäuern (z. B. Kühe, Schafe) ablaufenden Prozess, der als **Biohydrogenierung** bezeichnet wird. Verantwortlich hierfür sind bestimmte anaerobe Bakterien der Pansenflora (z. B. *Butyrivibrio fibrisolvens*), die ein spezielles Enzymsystem aufweisen. Trans-Fettsäuren bilden deshalb einen natürlichen Bestandteil von Milch und Milchprodukten sowie von Fleisch wiederkäuender Tiere. 2–8 % des in diesen Lebensmitteln enthaltenen Fetts besteht aus trans-Fettsäuren. Eine weitere Quelle stellt die industriell durchgeführte Härtung pflanzlicher Fette mittels Metall-Katalysatoren dar. Wirtschaftlich bedeutsame Produkte wie Backfette und Margarine werden durch dieses Verfahren gewonnen. Demzufolge können **Margarine** sowie Lebensmittel, die einen hohen Gehalt partiell gehärteter Fette enthalten (Schokolade, Kekse, Pommes Frites u. a. Snacks) bedeutsame Konzentrationen an trans-Fettsäuren aufweisen. Aufgrund moderner technologischer Verfahren ist der Gehalt in Margarine jedoch rückläufig.

Betrug die mittlere tägliche Aufnahme an trans-Fettsäuren in Deutschland 1992 noch 3,4 g (Frauen) bzw. 4,1 g (Männer), so lag die Zufuhr 1997 nur noch bei 1,9 g (Frauen) bzw. 2,3 g (Männer). Auch in anderen europäischen Ländern werden mit 1,7–4,1 g/Tag (Frauen) bzw. 1,2–6,7 g/Tag (Männer) ähnliche Mengen aufgenommen. Besonders niedrig ist die Zufuhr in südlichen Ländern wie Italien und Griechenland, während Island die höchsten Werte erreicht. Trotz der technologischen Verbesserungen, die zu einem Rückgang trans-isomerisierter Fettsäuren beigetragen haben, existieren nach wie vor Bevölkerungsgruppen mit hoher Aufnahme. Hierzu gehören vor allem Personen, die häufig **Fast-Food-Produkte**, Schokoriegel und vergleichbare Snacks konsumieren. Bei diesem Personenkreis kann die tägliche Zufuhr leicht die 10 g-Grenze übersteigen.

Ausgehend von Humanstudien der 1960er und 1970er Jahre, die einen nur geringen bzw. keinen cholesterolsteigernden Effekt von trans-Fettsäuren nachweisen konnten, galten diese bis Mitte der 90er Jahre als gesundheitlich unbedenkliche Nahrungsbestandteile. Ergebnisse aus epidemiologischen, experimentellen sowie klinischen Studien führten schließlich zu einer Neubewertung trans-isomerisierter Fettsäuren. Eine hohe Zufuhr wirkt sich vor allem auf die **LDL:HDL-Relation** negativ aus, d. h. die LDL-Fraktion steigt auf Kosten der HDL-Fraktion an. Ungeklärt ist jedoch, auf welcher molekularen Basis diese Veränderung beruht. Diskutiert wird u. a. ein hemmender Effekt der rezeptorvermittelten LDL-Endocytose. Daneben wurde auch über einen Anstieg der **Lipoprotein (a)-(LP (a)) Konzentration** berichtet, ein Effekt, der allerdings nur bei extrem hohen Mengen an trans-Fettsäuren auftritt. Vorsicht ist bei Personen mit erhöhten Lipoprotein (a)-Werten geboten, hier kann bereits eine wesentlich niedrigere Zufuhr zu einem signifikanten Anstieg der Lp (a)-Werte führen. Obwohl epidemiologische Hinweise existieren, die eine positive Korrelation zwischen der verzehrten Menge an trans-Fettsäuren und dem Risiko atherosklerotischer Erkrankungen nachweisen, ist ihre Bedeutung – zumindest bei den üblichen Verzehrsgewohnheiten – als vergleichsweise gering einzustufen. Aufgrund ihrer möglichen Eigenschaft, die Biosynthese der langkettigen ω-3-Fettsäuren zu hemmen, sollte die Zufuhr auf max. 1 % der Nahrungsenergie beschränkt bleiben. Eine Steigerung des Atheroserisikos ist jedoch erst ab einer Zufuhr von > 4 % zu erwarten.

Einfach ungesättigte Fettsäuren

Ein wesentliches Charakteristikum der Mediterranen Ernährung ist ihr hoher Gehalt an **einfach ungesättigten Fettsäuren**, vor allem in Form von Olivenöl. In den vergangenen Jahren konnte gezeigt werden, dass einfach ungesättigte Fettsäuren positive Auswirkungen auf den Lipidstoffwechsel entfalten. Kostformen mit hohem Gehalt an einfach ungesättigten Fettsäuren senken das Gesamt- und LDL-Cholesterol, ohne den HDL- und Triglyceridspiegel negativ zu beeinflussen. Bei Hypertriglyceridämie bewirkt der Austausch von Kohlenhydraten durch Monoenfettsäuren sogar eine Reduktion der Triglyceridspiegel. Dass monoenfettsäurereiche Kostformen im Vergleich zur kohlenhydratreichen Ernährung insgesamt eine Verbesserung der Lipidparameter bewirken, zeigen Studien an **Typ-2-Diabetikern** (siehe Kap. 25.7). Der Wirkmechanismus von Monoenfettsäuren ist bisher nicht genau bekannt, es wird aber vermutet, dass Ölsäure die zelluläre Aufnahme und den Abbau der LDL stimulieren kann. Aus neueren Studien geht ferner hervor, dass ölsäurereiches LDL eine verbesserte **Oxidationsresistenz** aufweist. Dieser protektive Effekt könnte die Menge an oxidiertem LDL vermindern und zur niedrigen Inzidenz der KHK in Mittelmeerländern mit hohem Konsum an Olivenöl (Ölsäureanteil 75 %) beitragen.

Mehrfach ungesättigte Fettsäuren

Polyenfettsäuren vom ω-6-Typ – wie die essenzielle Linolsäure – entstammen vor allem pflanzlichen Nahrungsmitteln (siehe Kap. 2.2). Durch ihre vielfältigen Wirkungen auf die Synthese und den Stoffwechsel der Lipoproteine senken sie die VLDL- und LDL-Konzentrationen im Blut. Ihre LDL-reduzierende Wirkung beruht auf der Hemmung der Cholesterolsynthese, der Stimulation der LDL-Rezeptoraktivität und der Steigerung der Cholesterolexkretion. Gleichzeitig bewirken sie jedoch einen geringen Abfall der HDL-Spiegel.

Aufgrund der positiven Effekte von Polyenfettsäuren auf den Gesamt- und LDL-Plasmaspiegel ist in der Vergangenheit ein **p/s-Quotient** formuliert worden, der das Verhältnis mehrfach ungesättigter Fettsäuren zu gesättigten Fettsäuren wiedergibt. Er berücksichtigt allerdings nur die cholesterolsenkenden Effekte mehrfach ungesättigter Fettsäuren, nicht aber das Wirkungsprofil einfach ungesättigter Fettsäuren. Aus diesem Grund ist der p/s-Quotient mittlerweile für die Praxis ohne Relevanz.

Tab. 26–7 Ergebnisse aus Kohorten- und Fall-Kontroll-Studien zum Einfluss von ω-3-fettsäurereichen Kostformen auf koronare Herzkrankheiten (KHK) und die Koronarsterblichkeit (Hahn et al. 2002)

Autoren der Studie	Typ	Personen (n)	Endpunkt	Ergebnis
Curb et al., 1985	KS	7615	KHK/Mortalität	–
Kromhout et al., 1985	KS	852	Tödlicher Myocardinfarkt	+
Vollset et al., 1985	KS	11 000	KHK/Mortalität	–
Norell et al., 1986	KS	10 966	Tödlicher Myocardinfarkt	+
Wood et al., 1987	FKS	650	Angina Pectoris	+
			Myocardinfarkt	–
Gramenzi et al., 1990	FKS	287	Tödlicher Myocardinfarkt	+
Ascherio et al., 1995	KS	44 895	KHK/Mortalität	–
Kromhout et al., 1995	KS	272	Tödlicher Myocardinfarkt	+
Daviglus et al., 1997	KS	1 822	Tödlicher Myocardinfarkt	+
Siscovick et al. 1995	FKS	827	Primärer Herzstillstand	+
Albert et al., 1998	KS	20 551	Tödlicher Myocardinfarkt	+

+ signifikanter Effekt   KS Kohortenstudie
– kein Effekt   FKS Fall-Kontroll-Studie

Eine besondere Bedeutung im Hinblick auf den Lipidstoffwechsel sowie die Prävention der Atherosklerose wird den vornehmlich in Kaltwasserfischen enthaltenen ω-3-**Fettsäuren** zugesprochen. So ergab die Mehrzahl der bislang durchgeführten, z. T. groß angelegten Kohorten- und Fall-Kontrollstudien einen kardioprotektiven Effekt einer an Fischöl reichen Ernährung (**siehe Tabelle 26-7**). Dass bereits ein geringer Fischverzehr günstig ist, geht aus der gut kontrollierten **Zutphen-Studie** hervor. In dieser an 852 Männern mittleren Alters durchgeführten Untersuchung konnte nachgewiesen werden, dass die Infarktrate von Männern, die über einen Zeitraum von 20 Jahren wöchentlich 2–3 Fischmahlzeiten (ca. 30 g/Tag) zu sich nahmen, um 50 % niedriger war als bei Nicht-Fischessern. Neuere prospektive Kohortenstudien wie die Health Professionals Follow-Up Study (HPFS) oder die Physicians' Health Study (PHS) konnten die kardioprotektiven Effekte des Fischverzehrs allerdings nicht bestätigen. Bei der Analyse aller Studien zeigt sich, dass offenbar nur jene Personen von einem regelmäßigen Fischkonsum profitieren, die ein erhöhtes Risiko für Herz-Kreislauf-Erkrankungen aufweisen. Hier kann der tägliche Verzehr von 40–60 g Fisch zu einer 40–60 %igen Reduktion der Mortalität koronarer Herzerkrankungen führen.

Prospektive Interventionsstudien beschränken sich beim Menschen bislang auf den Einfluss von ω-3-Fettsäuren im Bereich der **Sekundärprävention** und den Nachweis einer Regression atherosklerotischer Veränderungen. Im Hinblick auf die Regression der Atherosklerose durch ω-3-Fettsäuren existieren allerdings bisher nur wenige Untersuchungen, die sich zudem in ihren Ergebnissen widersprechen. Durch Gabe eines Fischöl-Konzentrats (6 g/Tag) ließ sich in einer an 223 Patienten durchgeführten Studie (Laufzeit: 24 Monate) eine signifikante Reduktion des atherosklerotischen Prozesses erzielen; allerdings waren die beobachteten Effekte gering. Eine weitere Studie weist zwar auf eine Verbesserung der Symptomatik – gemessen an der Häufigkeit von Angina-pectoris-Anfällen – nach Verabreichung von ω-3-Fettsäuren hin, die geringe Fallzahl (n = 23) schränkt die Aussagekraft dieser Untersuchung allerdings ein. In zwei großangelegten Studien mit mehr als 2600 Personen konnte die Mortalität in Gruppen mit erhöhtem Konsum von ω-3-Fettsäuren signifikant gesenkt werden. In einer weiteren Interventionsstudie, die an 360 Infarktpatienten durchgeführt wurde, sank die Infarktmortalität in der Verumgruppe (1,08 g/Tag Eicosapentaensäure (EPA) bzw. 2,9 g/Tag α-Linolensäure (LNA)) zwischen 13 % und 15 % verglichen mit der Placebogruppe. Auch bei der 42-monatigen **GISSI-Studie** mit insgesamt 11 324 Patienten (ω-3-Fettsäuren-Gruppe n = 2836) kam es durch tägliche Gabe von 1 g ω-3-PUFAs zu einer signifikanten Reduktion der Gesamttodesfälle (um 20 %), der nicht tödlichen Herzinfarkte sowie der Schlaganfälle. Das Resultat der GISSI-Studie ist umso bemerkenswerter, da alle Studien-

Tab. 26-8 Übersicht über mögliche Wirkungen von ω-3-Fettsäuren auf den Lipoproteinstoffwechsel (Hahn et al. 2002)

Senkung der Triglycerid-Spiegel (TG)	Peripheres Gewebe	Lipolyse freier Fettsäuren ↓
	Prähepatisch	Konzentration freier Fettsäuren ↓ Intestinale Bildung von Chylomikronen ↓
	Hepatisch	Aktivität lipogener Enzyme ↓ Synthese von TG und VLDL ↓ Sekretion von VLDL ↓ Oxidation von Fettsäuren ↑
	Posthepatisch	Umwandlung von VLDL → LDL ↑ „Kläreffekt" nach fetthaltigen Mahlzeiten ↑
Wirkungen auf die LDL-Fraktion	Hepatisch	Aktivität der HMG-CoA-Reduktase ↓ Ausscheidung von Cholesterol mit dem Gallensaft ↑
	Posthepatisch	Umwandlung von VLDL → LDL ↑ Partikelgröße der LDL ↓
	LDL-Rezeptor	Bindung an Rezeptoren ↓
Wirkungen auf die HDL-Fraktion		Übertragung der PUFAS von VLDL → HDL ↑

teilnehmer mit ACE-Hemmern therapiert wurden und die Sekundärprävention mit einer mediterranen Kostform unterstützt wurde.

Im Gegensatz zu diesen Ergebnissen mangelt es bislang an gut kontrollierten Humanstudien, die die Effektivität der ω-3-Supplementierung in der **Primärprävention** unter Beweis stellen.

ω-3-Fettsäuren entfalten eine Reihe unterschiedlicher protektiver vaskulärer Wirkungen auf den Lipoproteinstoffwechsel. Im Vordergrund stehen hierbei die Effekte auf den **Triglyceridstoffwechsel (siehe Tab. 26-8)**.

Hohe Triglycerid-Ausgangswerte werden besonders stark gesenkt. Eine Dosierung von ca. 3 g ω-3-Fettsäuren/Tag bewirkt bei Patienten mit Hypertriglyceridämie eine Herabsetzung der Triglyceridspiegel um bis zu 40 %. Ab einer Zufuhr von 5 g/Tag kann die Abnahme sogar mehr als 50 % betragen.

Von Bedeutung ist auch der Einfluss von ω-3-Fettsäuren auf die **Eicosanoidsynthese**, wobei die Bildung vasodilatatorischer und gerinnungs- und entzündungshemmender Eicosanoide zu- und die Konzentration der antagonistisch wirksamen Arachidonsäuremetabolite abnimmt. Das beruht v.a. auf der Hemmung der Eicosanoidsynthese aus **Arachidonsäure**. ω-3-Fettsäuren vermindern sowohl deren Bildung aus der Ausgangssubstanz Linolsäure als auch den Einbau von Arachidonsäure in die Membranphospholipide. Weiterhin hemmen ω-3-Fettsäuren die Synthese von ω-6-Eicosanoiden wegen ihrer höheren Affinität zur *Cyclooxygenase*, indem sie die Arachidonsäure kompetitiv von ihr verdrängen.

Wie mehrere Untersuchungen gezeigt haben, kommt es bei der Beeinflussung der Eicosanoidsynthese nicht allein auf die vermehrte Zufuhr von ω-3-Fettsäuren an, sondern vielmehr auf das Verhältnis von ω-3- zu ω-6-Fettsäuren in der Nahrung. Während Grönländer mit ihrer Nahrung ein ω-6-/ω-3-Fettsäuren-Verhältnis von ca. 1 : 1 bis 1 : 4 realisieren – ein Wert, der für die längste Zeit der Evolution des Menschen charakteristisch war – bewegt sich das Verhältnis in den meisten westlichen Industrieländern heute zwischen 20 : 1 und 30 : 1.

Auch die Funktion des **Gefäßendothels** sowie die **Blutrheologie** werden durch ω-3-Fettsäuren positiv beeinflusst. Die Mehrzahl der bislang publizierten Studien bestätigt die gerinnungshemmenden Eigenschaften von ω-3-Fettsäuren. Sie reduzieren die Fibrinogenspiegel und die Konzentration des blutgerinnungsfaktorassoziierten Antigens (von-Willebrand-Faktor). Die Hemmung der Thrombocytenaggregation – je nach Studie sind hierzu zwischen 0,1 und 2,7 g EPA/Tag erforderlich – und der Vasokonstriktion sowie der Einfluss auf die Gerinnungsfaktoren dürften zu einer verlängerten Blutungszeit führen.

Im Zusammenhang mit den beschriebenen Wirkungen von ω-3-Fettsäuren auf die Synthese vasoaktiver Mediatoren steht auch die leichte bis moderate **hypotensive Wirkung**. Studienergebnissen zufolge beträgt die Reduktion der systolischen und diastolischen Blutdruckwerte im Mittel 0,7 mmHg pro Gramm zugeführter ω-3-Fettsäuren. Die hypotonischen Effekte sind umso ausgeprägter, je höher die Ausgangswerte und je höher die ω-3-PUFA-Aufnahme ist. Aus der Literatur sind bisher mehr als zehn verschiedene antihypertensive Wirkmechanismen von ω-3-Fettsäuren bekannt. Hierzu zählen u. a. Einflüsse auf den Eicosanoid- und Catecholaminstoffwechsel, die Hämodynamik sowie den Elektrolythaushalt.

26.4.2 Kohlenhydrate und Ballaststoffe

Werden in der Kost gesättigte Fettsäuren durch Kohlenhydrate ersetzt, reduziert sich der LDL- und – in Abhängigkeit von der Art der Kohlenhydrate (s.u.) – auch der HDL-Spiegel. Als problematisch ist der triglyceridsteigernde Effekt von Kohlenhydraten anzusehen, der auf eine erhöhte **VLDL-Synthese** und **-Sekretion** zurückzuführen ist. Längerfristige Analysen sowie Beobachtungsstudien an Personen mit hohem Kohlenhydratverzehr weisen jedoch darauf hin, dass die triglyceridsteigernde Wirkung einen nur kurzfristigen Effekt darstellt. Als wesentliche Determinante für das Lipoproteinmuster hat sich weniger die Menge als vielmehr die Art der Kohlenhydrate herausgestellt. Insbesondere Kostformen, die reich an Lebensmitteln mit niedrigem **glycämischem Index** (siehe Kap. 1.2) sind, haben sich als positiv erwiesen. So zeigte sich im Rahmen groß angelegter prospektiver Kohortenstudien, dass der Konsum von Lebensmitteln mit niedrigem GI mit höheren HDL- und niedrigeren Triglyceridwerten sowie einer verminderten Inzidenz kardiovaskulärer Erkrankungen assoziiert ist. Ergebnisse aus Interventionsstudien untermauern diese Beobachtung. Ersetzt man im Rahmen einer fettarmen und kohlenhydratreichen Diät die Lebensmittel mit niedrigem GI gegen Lebensmittel mit hohem GI, so steigt der Serumtriglyceridwert um 15–25 % an.

Mehrere longitudinale Beobachtungsstudien zeigen eine inverse Korrelation zwischen der Höhe des **Gesamtballaststoffverzehrs** und der Mortalität an koronarer Herzkrankheit. Da ballaststoffreiche Kostformen in der Regel auch eine niedrige Gesamtfettaufnahme bzw. ein verändertes Fettsäuremuster aufweisen, ist es jedoch nicht möglich, aus diesen epidemiologischen Befunden eine kausale Beziehung abzuleiten. Die Analyse der Ernährungsgewohnheiten von 20 Industrienationen zeigt zwar eine inverse Korrelation zwischen der Höhe der Ballaststoffzufuhr und der KHK-Mortalität, wird jedoch auch die Fettaufnahme berücksichtigt, so schwindet der positive Einfluss der Ballaststoffe. Zu einem ähnlichen Ergebnis kommt auch eine an 1000 Iren durchgeführte Kohortenstudie mit einer Laufzeit von 20 Jahren. Demgegenüber ließ sich in anderen Untersuchungen der positive Einfluss von Ballaststoffen bestätigen. Danach ist der Mehrverzehr von 6 g Ballaststoffen – unabhängig von der Aufnahme von Energie, Fett und anderen Nahrungsbestandteilen – mit einer 25 %igen Reduktion der Mortalität an ischämischen Herzerkrankungen assoziiert.

Eine Reihe klinischer Studien belegt die **cholesterolsenkenden Effekte** von Ballaststoffen, wobei sich insbesondere **lösliche Ballaststoffe** aus Hafer, Bohnen und Obst (Pektin) als effektiv erwiesen haben. So senkt beispielsweise die Zufuhr von 3 g löslichen Ballaststoffen aus Hafer die Gesamtcholesterolkonzentration um 5–6 mg/dl. Mit Pektin- bzw. Guarmehlzusätzen (36 g/Tag) reduzierte sich nach zweiwöchiger Intervention der Serumcholesterolwert sogar um 36 bzw. 29 mg/dl. Generell lässt sich bei der Analyse aller bislang vorliegenden klinischen Untersuchungen eine deutliche Dosis-Wirkungsbeziehung ableiten. So müssen beispielsweise 56 g Haferkleie pro Tag verzehrt werden, um bei Hypercholesterolämie einen maximalen Effekt zu erzielen. Für die cholesterolsenkende Wirkung der Ballaststoffe werden eine Reihe von Mechanismen verantwortlich gemacht, die bereits in Kapitel 7 besprochen wurden.

26.4.3 Phytosterole

Phytosterole und -stanole bilden eine in pflanzlichen Lebensmitteln weit verbreitete Gruppe **cyclischer Triterpene**, die insbesondere in Ölen, Nüssen und Hülsenfrüchten in höherer Konzentration zu finden ist (siehe Kap. 8.2). In verestertem Zustand haben sich Phytosterole und -stanole als effektive cholesterolsenkende Agenzien erwiesen und werden insbesondere in spezielle Margarinesorten eingearbeitet. Bereits mit einer Zufuhr von 2–3 g Phytosterolestern/Tag lässt sich der Gesamtcholesterolspiegel um ca. 15 % und der LDL-Plasmaspiegel um 10–15 % reduzieren.

Phytosterole und -stanole inhibieren die intestinale Aufnahme von Cholesterol, indem sie den Cholesteroleinbau in die **Micellen** kompetitiv hemmen. Daneben werden systemische Effekte diskutiert. Ungeachtet der positiven Einflüsse auf den Lipidstoffwechsel steht der direkte, definitive Nachweis für eine Reduktion der Atheroskleroseinzidenz – mit Ausnahme von Tiermodellen – noch aus. Toxikologisch gelten die in entsprechenden Margarinesorten enthaltenen Phytosterol- und -stanolmengen als unbedenklich, lediglich über einen Abfall der **Plasma-Carotinoidkonzentration** wurde berichtet. Die bisherigen Studienergebnisse legen nahe, dass insbesondere Patienten mit erhöhten Cholesterolwerten von phytosterol- und -stanolangereicherten Produkten profitieren können.

26.4.4 Arginin

Arginin ist der endogene Präkursor für **Stickstoffmonoxid** (**NO**). NO, auch als **endothelium derived relaxing factor** (**EDRF**) bekannt, wird im Endothel durch calmodulinvermittelte Aktivierung der *NO-Synthase* freigesetzt. NO diffundiert in die Gefäßmuskelzellen und löst dort die **Vasodilatation** der Gefäßwand aus. Darüber hinaus hemmt NO die Thrombocytenaggregation und -adhäsion; ebenso wird die Monocytenadhäsion unterdrückt. Weiterhin ist bekannt, dass NO Mitogenese, Proliferation und Migration von Myocyten hemmt. Zudem vermindert NO die Permeabilität des Endothels, wodurch weniger Lipoproteine und Monocyten in die Intima infiltrieren können. Außerdem existieren Hinweise, wonach physiologische NO-Mengen die LDL-Oxidation inhibieren. Eine Störung der NO-vermittelten Endothelfunktionen (**endotheliale Dysfunktion**) gilt als Frühzeichen atherosklerotischer Gefäßveränderungen. Wichtige kardiovaskuläre Risikofaktoren wie Hypercholesterolämie, oxidativer Stress, Nikotinabusus und Hyperhomocysteinämie vermindern die Freisetzung bzw. Wirksamkeit von NO. Sowohl tierexperimentelle Untersuchungen wie auch Humanstudien zeigen, dass eine Argininsupplementierung geeignet erscheint, die endotheliale Dysfunktion zu korrigieren. Hierdurch lässt sich im Tiermodell die Progression der Plaquebildung stoppen. Arginin supprimiert die proliferationsfördernde Wirkung cholesterolreicher Kostformen auf die Zellen der Media. Auch die cholesterolinduzierte Bildung von **Superoxidanionen** sinkt unter Arginingabe deutlich. Die Normalisierung der renalen Exkretion von 8-iso-PGF2 alpha, einem Indikator für oxidativen Stress, unterstreicht das antioxidative Potenzial von Arginin bzw. NO. Die bisher durchgeführten Humanstudien belegen viele dieser experimentell gewonnenen Daten. Um solche Effekte zu erzielen, ist allerdings die zusätzliche Gabe sehr hoher Argininmengen im Bereich von 6–8 g/Tag, besser jedoch >10 g/Tag erforderlich, die dem nutritiv nicht bzw. nur noch schwer realisierbaren Bereich zuzuordnen sind. Die durchschnittliche mit der Nahrung zugeführte Argininmenge beträgt ca. 5 g/Tag.

Trotz der vielen publizierten Daten ist noch nicht bewiesen, ob sich mit einer erhöhten Argininzufuhr langfristig positive vaskuläre Effekte erzielen lassen, die sich auch klinisch an entsprechenden Parametern (z. B. Abnahme der kardiovaskulären Ereignisse) ablesen lassen.

26.4.5 B-Vitamine

Die Ursache erhöhter **Homocysteinwerte** (siehe Kap. 26.3.4) ist häufig auf die unzureichende Aufnahme der Vitamine B_{12}, B_6 und insbesondere Folsäure zurückzuführen. Bereits die alleinige Zufuhr von 0,5 mg/Tag Folsäure lässt die Homocysteinwerte zwischen 10 % und 60 % absinken. Im Vergleich hierzu bewirkt die Gabe von Vitamin B_6 (10 mg/Tag) bzw. B_{12} (0,4 mg/Tag) eine nur geringfügige Reduktion der Homocysteinkonzentration. Der deutlichste Effekt lässt sich erzielen, wenn alle drei Vitamine in Kombination verabreicht werden. Für das Ausmaß der Homocysteinsenkung spielt neben der Vitaminmenge vor allem der basale Homocysteinwert eine bedeutsame Rolle. Generell gilt: Je höher die basalen Homocysteinwerte, desto ausgeprägter ist der Effekt. Die individuell variierende Ansprechbarkeit auf Folsäure beruht neueren Daten zufolge auch auf genetischen Unterschieden. Insbesondere Polymorphismen der *5,10-Methylentetrahydrofolat-Reduktase* (**MTHFR**) sind hierfür verantwortlich. So ist die Enzymaktivität bei Personen mit einer bestimmten Mutation des Enzyms (thermolabile MTHFR oder **TT-Genotyp**) vermindert, sowohl ihre Homocysteinkonzentration als auch ihr Folsäurebedarf sind im Vergleich zur Normalbevölkerung erhöht. Schätzungen gehen davon aus, dass ca. 10 % der weißen Bevölkerung Träger des TT-Genotyps sind. In der letzten Zeit mehren sich die Befunde, wonach Folsäure – unabhängig von ihrem homocysteinsenkenden Effekt – weitere antiatherogene Wirkungen aufweist. Hierzu gehören u. a. antioxidative Eigenschaften.

Obwohl bisher nicht sicher bewiesen ist, dass eine optimierte Folsäurezufuhr das Auftreten atherosklerotischer Erkrankungen vermindert, deuten sowohl epidomologische als auch verschiedene klinische Untersuchungsergebnisse in diese Richtung. So lässt sich unter Verabreichung von Folsäure u. a. die Funktion des Endothels positiv beeinflussen und das Fortschreiten der Arteriosklerose vermindern. Von besonderem Interesse ist auch die Tatsache, dass eine entsprechende Vitaminsupplementierung die Plaquebildung in den Gefäßen herabsetzt. Einen Aufschluss über die Reduktion so genannter „harter Endpunktmarker" (kardiovaskuläre Morbidität und Mortalität) geben solche Untersuchungen jedoch nicht. Dieser Zusammenhang wird gegenwärtig in mehreren Interventionsstudien untersucht, deren Ergebnisse in den nächsten Jahren vorliegen werden.

26.4.6 Antioxidanzien

Die Beziehung zwischen der Höhe der Antioxidanzienspiegel im Blut und der Inzidenz atherosklerotischer Ereignisse ist in einer großen Anzahl epidemiologischer Studien untersucht worden. Insgesamt legen die hierbei gewonnenen Ergebnisse nahe, dass eine unzureichende Versorgung das Atheroseriskio erhöht. Insbesondere für Vitamin E findet sich eine deutlich inverse Korrelation zwischen der Zufuhrhöhe und der Häufigkeit kardiovaskulärer Ereignisse. Zwei groß angelegte prospektive nordamerikanische Kohortenstudien, die **Nurses Health Study** (NHS) mit über 87 000 Krankenschwestern sowie die **Health Professional Follow-Up Study** (HPFS) mit nahezu 40 000 im Gesundheitswesen beschäftigten männlichen Personen bestätigen diese Befunde. Frauen in der Gruppe mit der höchsten Vitamin-E-Zufuhr hatten im Laufe von acht Jahren ein um 41 % vermindertes Risiko für koronare Herzerkrankungen, verglichen mit der Gruppe mit der geringsten Aufnahme. Ein ähnliches Ergebnis fand sich nach vierjährigem Follow-Up für die Teilnehmer der HPFS. Hier lag die Risikominderung in der Gruppe mit der höchsten Vitamin-E-Zufuhr bei 37 %. Auch in der **IOWA Women's Health Study** war die Vitamin-E-Aufnahme invers mit der KHK-Mortalität korreliert.

Im Gegensatz zu den für Vitamin E gewonnenen Daten sind die Ergebnisse bei Vitamin C weniger konsistent. Weder in der NHS noch in der HPFS konnte eine hohe Vitamin-C-Aufnahme mit einer Verminderung des KHK-Risikos in Verbindung gebracht werden. Demgegenüber weisen die Daten der **Basel Prospective Study** sowie des **National Health and Nutrition Examination Survey** (NHANES I) an großen Kollektiven darauf hin, dass eine schlechte Vitamin-C-Versorgung mit einer Erhöhung des Risikos für kardiovaskuläre Ereignisse assoziiert ist. Auch weitere prospektive Untersuchungen konnten diesen Zusammenhang belegen. Nach Auswertung von 12 prospektiven Studien zeigte sich, dass eine Vitamin-C-Zufuhr von >90–100 mg/Tag das kardiovaskuläre Risiko minimiert.

Generell zeigen epidemiologische Studien einen inversen Zusammenhang zwischen der **β-Carotin-Versorgung** bzw. dem β-Carotin-Status und dem Risiko für atherosklerotische Ereignisse. Die protektive Wirkung von β-Carotin wird z. B. von der 1993 veröffentlichten **EURAMIC-Studie** unterstrichen. Bei dieser in neun europäischen Ländern durchgeführten Fall-Kontroll-Studie zeigte sich, dass der protektive Effekt bei Rauchern mit dem besten β-Carotin-Status am Ausgeprägtesten war (60 % verringerte Infarktinzidenz).

Im Gegensatz hierzu ist die Datenlage im Fall der **Flavonoide** widersprüchlich. Während sich in der an 805 Männern durchgeführten **Zutphen Study** ein inverser Zusammenhang zwischen der Höhe der Flavonoidaufnahme und der Mortalität an koronaren Herzerkrankungen nachweisen ließ, konnte der Schutzeffekt von Flavonoiden in einer weiteren groß angelegten Studie mit 34 789 Männern nicht bestätigt werden.

Experimentelle Befunde unterstützen die Hypothese, dass Antioxidanzien – insbesondere Vitamin E und Vitamin C – hemmend auf die Atherogenese einwirken. So ist aus In-vitro-Studien bekannt, dass Ascorbat in der Lage ist, die **LDL-Oxidation** effektiv zu vermindern. Neben der Fähigkeit, **freie Radikale** an der Grenzfläche zwischen der Lipid- und wässrigen Phase zu neutralisieren und die **Lipidperoxidation** direkt zu inhibieren, stellt Ascorbat ein wichtiges Reduktionsmittel dar, das **Tocopherolradikale** in ihre antioxidativ wirksame reduzierte Form überführt. Vitamin E bildet zusammen mit Coenzym Q_{10} die bedeutsamste antioxidative Verbindung in LDL-Partikeln. Vitamin E wirkt hier als kettenabbrechendes Antioxidans, indem es Peroxyl- und Hydroxylradikale reduziert. In vitro vermindert die Zugabe von Vitamin E die Oxidierbarkeit von LDL, ein Effekt, der auch in Humanstudien nachgewiesen werden konnte. In Abwesenheit von regenerativ wirksamen Antioxidanzien – wie Vitamin C – entfaltet Vitamin E jedoch **prooxidative** Eigenschaften und stimuliert die LDL-Oxidation.

Aufgrund ihres lipophilen Charakters weisen Lipoproteine höhere Konzentrationen von Carotinoiden auf. Die bisherigen Befunde zeigen allerdings, dass **Carotinoide** ein vergleichsweise geringes Potenzial besitzen, die Oxidierbarkeit von LDL zu hemmen. Dies gilt sowohl für In-vitro- als auch für Ex-vivo-Modelle. In höheren Konzentrationen zeigte sich sogar ein prooxidativer Effekt. Die antioxidative Kapazität der Vitamine C und E sowie β-Carotin wird im Wesentlichen von ihrem Synergismus bestimmt (siehe Kap. 9.3). Zumindest in vitro wurde überzeugend gezeigt, dass sich das antioxidative Potenzial von Vitamin E und β-Carotin in sein Gegenteil umkehren kann, wenn keine entsprechend reduktiv wirksamen Substanzen (z. B. Vitamin C) zugegen sind. Diese molekulare Kooperation sollte bei der Beurteilung und Konzeption entsprechender Studien stets bedacht und berücksichtigt werden. Im Gegensatz zu den widersprüchlichen Ergebnissen, die mit Einzelsubstanzen erzielt wurden, ließ sich in allen Studien, in denen eine kombinierte Supplementierung zur Anwendung kam, eine Steigerung der oxidativen Resistenz der LDL-Partikel erzielen.

Auch für **Flavonoide** existieren einige Hinweise aus experimentellen Untersuchungen. In vitro hemmen sie die durch Cu^{2+} bzw. Makrophagen initiierte LDL-Oxidation. Hierfür werden unterschiedliche Effekte verantwortlich gemacht (u. a. Hemmung der Radikalbildung aus Makrophagen, Reduktion von oxidiertem Vitamin E und Vitamin C). Als besonders effektiv hat sich hierbei die Gruppe der **Catechine** erwiesen. So ist die oxidationshemmende Wirkung dieser Stoffgruppe um bis zu 10fach stärker als die von Vitamin E und um bis zu 20fach stärker als die von Vitamin C. Darüber hinaus vermindern Flavonoide die cytotoxischen und endothelschädigenden Effekte oxidativ modifizierter LDL-Partikel.

Unabhängig von ihrer Eigenschaft, die Oxidationsresistenz der LDL-Partikel zu steigern, beeinflussen die o.g. Verbindungen eine Reihe weiterer molekularer Vorgänge, die bei der Atherogenese von Bedeutung sind. Vor allem Vitamin E ist in dieser Hinsicht gut untersucht (**siehe Abb. 26-6**).

Die vielfältigen epidemiologischen und experimentellen Belege geben Hinweise auf mögliche protektive Wirkungen von Antioxidanzien. Die Frage, welcher präventive Stellenwert einer gesteigerten Zufuhr antioxidativer Lebensmittelinhaltsstoffe tatsächlich beizumessen ist, ist allerdings nur anhand von Interventionsstudien zu entscheiden. In der chinesischen **Linxian-Studie** mit insgesamt 29 584 Teilnehmern zeigte sich, dass eine Kombination von β-Carotin (15 mg), Vitamin E (30 mg) und Selen (50 mg) zu einer Verringerung der letalen Hirninfarkte um 10 % führte, bei gleichzeitiger Gabe von Vitamin C

(120 mg) plus Molybdän oder Riboflavin (3,2 mg) plus Niacin sogar um mehr als 20 %. Da es sich hierbei jedoch um eine Population mit unzureichender Nährstoffversorgung handelt, ist die Übertragbarkeit der Ergebnisse auf westliche Verhältnisse fraglich.

Die bei Rauchern über einen Zeitraum von 6 Jahren durchgeführte Alpha-Tocopherol, Beta-Carotene Cancer Prevention Study (**ATBC-Studie**) konnte die präventiven Effekte von β-Carotin (20 mg/Tag) nicht bestätigen. Dagegen zeigte sich in der Vitamin-E-Verumgruppe (50 mg/Tag) eine 5 %ige Reduktion ischämischer Herzerkrankungen gegenüber der Placebogruppe. Allerdings konnte unter Vitamin-E-Supplementierung eine Erhöhung hämorrhagischer Schlaganfälle verzeichnet werden. Ebenso enttäuschend fielen die Ergebnisse der nachfolgend durchgeführten **CARET-Studie** (Beta-Carotene and Retinol Efficacy Trial) aus. An dieser an 18 314 Rauchern, ehemaligen Rauchern sowie langjährigen Asbestarbeitern durchgeführten Interventionsstudie kam es unter der hochdosierten Supplementierung von 30 mg β-Carotin und 25000 IE Vitamin A/Tag zu einer 26 %igen Erhöhung der kardiovaskulären Mortalität. Im Gegensatz hierzu kam die über zwölf Jahre durchgeführte **Physician Health Study** (PHS) mit 22000 Ärzten zu dem Ergebnis, dass eine β-Carotin-Supplementierung (50 mg β-Carotin jeden zweiten Tag) weder einen Einfluss auf die Häufigkeit von Myocardinfarkten oder Schlaganfällen noch auf die Gesamthäufigkeit an kardiovaskulären Todesfällen hat. Zuvor zeigte sich in einem Subkollektiv aus 333 Männern mit stabiler Angina Pectoris eine signifikante Reduktion sekundärer Ereignisse um 50 %.

Vielversprechende Ergebnisse lieferten mehrere kleine randomisierte Interventionsstudien, die den Effekt einer mehrjährigen Vitamin-E-Supplementierung auf das Fortschreiten (u. a. **Antioxidant Supplementation in Atherosclerosis Prevention Study,** ASAP) bzw. die Inzidenz vaskulärer Erkrankungen (**Secondary prevention with antioxidants of cardiovascular disease in endstage renal disease,** SPACE; **Cambridge Heart Antioxidant Study,** CHAOS) untersuchten. So zeigte die CHAOS-Studie, an der 2002 Personen mit angiographisch nachgewiesener Koronarsklerose teilnahmen, dass unter Vitamin-E-Einnahme (268 bzw. 537 mg TÄ/Tag) das Risiko nicht-tödlicher

---

↓ LDL-Oxidation;
↓ Aufnahme oxLDL durch Makrophagen
↓ Schädigung der Endothelzellen
↓ Expression von Adhäsionsmolekülen
↓ Adhäsion von Immunzellen am Endothel
↓ Entzündungsfördernde Zytokine
↓ Proliferation der glatten Gefäßmuskelzellen
↓ Thrombocytenaggregation
↑ NO-Synthese; ↑ Vasodilatation
↑ PGI_2; ↓ Thromboxan A_2

Abb. 26–6 Antiatherogene Eigenschaften von Vitamin E (Meydani 2001)

Myocardinfarkte sowie kardiovaskulärer Todesfälle um 47 % reduziert wird. Diese Beobachtung war ausschließlich auf eine 77 %ige Abnahme der nicht-tödlichen Herzinfarkte zurückzuführen. Allerdings konnte dieses positive Resultat von groß angelegten Folgestudien nicht bestätigt werden. Beispielsweise reduzierte Vitamin E (222 mg TÄ/Tag) weder die Zahl nicht-tödlicher Herzinfarkte und Schlaganfälle noch deren tödlichen Ausgang. Auch die Heart Outcomes Prevention Evaluation Study (**HOPE**) sowie das Primary Prevention Project (**PPP**) erbrachten ähnlich negative Ergebnisse. Ebenso zeigte die kürzlich publizierte **Heart Protection Study,** an der mehr als 20 536 Hochrisikopatienten (z. B. Personen mit koronarer Herzkrankheit, Diabetiker) im Alter von 40–80 Jahren teilgenommen hatten, nach fünfjähriger Supplementierung (Vitamin E 600 mg, Vitamin C 250 mg und β-Carotin 20 mg/Tag) keine Erfolge.

26.4.7 Knoblauch

Der Nutzen von Knoblauch bei kardiovaskulären Erkrankungen wird schon seit langem diskutiert. Als Leitsubstanz von Knoblauch wird das **Alliin** angenommen, das abhängig von der küchentechnischen Verarbeitung in verschiedene Metabolite (u. a. Allicin, Ajoen) umgesetzt wird. Alliin und seine Metaboliten entfalten auf zellulärer Ebene eine Reihe positiver Effekte, die günstig auf das Gefäßsystem wirken. So sind inhibierende Wirkungen von Knoblauchinhaltsstoffen auf verschiedene Schritte der Cholesterolsynthese nachweisbar. Außerdem senken sie die Triglyceridspiegel, hemmen die Aggregation der Thrombocyten und wirken vasodilatatorisch. Darüber hinaus unterdrücken die Schwefelverbindungen im Knoblauch die metabolische Umwandlung der Arachidonsäure in entsprechende **Eicosanoide** und wirken als **Antioxidanzien**.

Während zwei neuere randomisierte placebokontrollierte Doppelblindstudien bei Patienten mit Hypercholesterolämie keinen Hinweis auf einen cholesterolsenkenden Effekt von Knoblauchzubereitungen (Pulver bzw. Öl) finden konnten, kommt eine Metaanalyse von 13 Studien zu dem Urteil, dass Knoblauchpräparate den Gesamtcholesterolspiegel um durchschnittlich 15,7 mg/dl senken. Werden allerdings nur die qualitativ besten Studien in die Analyse einbezogen, so ergibt sich kein signifikanter Effekt.

26.4.8 Alkohol

Zahlreiche retrospektiv und prospektiv durchgeführte Untersuchungen zeigen, dass geringe bis moderate Alkoholmengen gefäßprotektiv wirken, während bei einer höheren Zufuhr die negativen Effekte überwiegen (siehe Kap. 10.3).

Die positiven Wirkungen moderater Alkoholmengen werden auch zur Erklärung des sogenannten **French Paradox** herangezogen. Darunter versteht man das Phänomen, wonach die Bevölkerung Frankreichs trotz ihrer hohen Aufnahme an Cholesterol und gesättigten Fettsäuren wesentlich seltener an koronaren Herzerkrankungen stirbt, als dies bei Bewohnern anderer Industrienationen der Fall ist. Ausgehend von epidemiologischen Befunden, die eine inverse Korrelation zwischen der Häufigkeit koronarsklerotischer Erkrankungen und der Höhe des Weinkonsums feststellen konnten, wurde der für Frankreich und andere mediterrane Länder typische regelmäßige Rotweinkonsum für diese Beobachtung verantwortlich gemacht. Insbesondere den in Rotwein enthaltenen antioxidativ wirksamen **Polyphenolen** – darunter phenolische Säuren, Flavonole wie Anthocyane und Catechine sowie Resveratrol – wird ein entsprechend protektives Potenzial zugeschrieben. Polyphenole erhöhen sowohl in vitro als auch in Humanstudien die Oxidationsresistenz der LDL. Daneben besitzt Alkohol auch eigenständige protektive Effekte.

So erhöhen moderate Alkoholmengen die antiatherogen wirksamen HDL_2-**Spiegel** und reduzieren den LDL-Gehalt. Eine mäßige Alkoholzufuhr scheint sich darüber hinaus positiv auf das Prostacyclin-Thromboxan-System, die Plättchenaggregation und das fibrinolytische System auszuwirken.

Bei der Analyse der Befunde, die einen Zusammenhang zwischen moderater Alkoholmenge und der Morbidität bzw. Mortalität koronarer Herzerkrankungen nachweisen, ist allerdings zu beachten, dass es sich hierbei um eine rein statistische Beziehung handelt, die keinen kausalen Effekt beweist. Der propagierte kardiovaskuläre Schutzeffekt des Rotweinkonsums könnte z. B. auch auf den höheren Lebensstandard und den geringen Nikotinabusus bei Rotweintrinkern zurückzuführen sein. Eine kritische Analyse der bis 1996 publizierten Ergebnisse aus 12 Fall-Kontrollstudien ergab, dass Rotwein im Vergleich zu anderen alkoholischen Getränken keine bzw. nur unwesentlich stärkere protektive Effekte besitzt. Da bereits eine geringe Alkoholmenge das Suchtrisiko bei einzelnen Personen drastisch steigern kann, werden bislang keine Empfehlungen zur Alkoholaufnahme ausgesprochen. Außerdem ist zu beachten, dass bereits moderate Alkoholmengen (Frauen 10–20 g/Tag, Männer 10–30 g/Tag), die u. U. positive kardiovaskuläre Effekte entfalten, das Krebsrisiko erhöhen (siehe Kap. 28.2).

26.4.9 Kochsalz, Kalium und Magnesium

Die Debatte um die Bedeutung der **Kochsalzaufnahme** an der Entstehung und bei der Behandlung der Hypertonie ist nach wie vor kontrovers. Populationsstudien in verschiedenen Ländern zeigen einen inversen Zusammenhang zwischen der Kochsalzzufuhr und der Häufigkeit der Hypertonie, wenngleich diese Beobachtung nicht in allen Untersuchungen gefunden werden konnte. Auch Tiermodelle bestätigen die hypertone Wirkung von Kochsalz. Eine Auswertung der Daten von mehr als 100 Interventionsstudien mit mehr als 5000 Personen zeigt, dass eine Reduktion der Kochsalzaufnahme auf ca. 6 g/Tag bei Hypertonikern den systolischen Blutdruck um 3,9 mmHg und den diastolischen Wert um

1,9 mmHg senkt. Zwar erscheint dieser Effekt als gering, Schätzungen aus den USA gehen jedoch davon aus, dass die Absenkung des diastolischen Wertes um 2 mmHg das Risiko für Schlaganfälle um 15 % und das Herzinfarktrisiko um 6 % reduziert.

Bei der Beurteilung der Wirkung von Kochsalz sind auch individuelle Unterschiede zu berücksichtigen. So wird zwischen **salzsensitiven** und **salzresistenten** Personen unterschieden. Schätzungen gehen davon aus, dass ca. 40 % der Patienten mit essenzieller Hypertonie als salzsensitiv zu bezeichnen sind. Besonders häufig betroffen sind Personen mit schwarzer Hautfarbe sowie ältere Personen. Die Ursache für dieses unterschiedliche Blutdruckverhalten ist bislang nicht genau bekannt. Diskutiert werden bestimmte **Salzgene** (z. B. Angiotensinogen- und ACE-Gen), wobei die Niere offenbar eine zentrale Rolle einnimmt. Da bisher weder der Begriff Salzsensitivität exakt definiert ist noch einfache Parameter zur Identifikation salzsensitiver Personen existieren, ist die Unterscheidung für die Praxis ohne Relevanz. Fachgesellschaften wie das National Heart, Lung and Blood Institute of the NIH und die Deutsche Liga zur Bekämpfung des hohen Blutdrucks empfehlen, den Salzverzehr generell auf höchstens 6 g/Tag zu beschränken. In Deutschland liegt der tägliche Kochsalzkonsum gegenwärtig bei 10–15 g. Der größte Teil des zugeführten Kochsalzes entstammt industriell gefertigten Lebensmitteln (z. B. Tiefkühlkost, Konserven, Brot und Backwaren, Fleisch- und Wurstwaren). Aus diesem Grund ist anzuraten, mehr unverarbeitete Lebensmittel zu verzehren und die Nahrung kochsalzarm zuzubereiten.

Dass die Höhe des Blutdrucks auch von weiteren Nahrungsfaktoren beeinflusst wird, belegt die **DASH-Studie** (Dietary Approaches to Stop Hypertension). Mit einer Ernährung reich an Früchten, Gemüsen, Vollkornprodukten, Nüssen, Fisch und fettarmen Milchprodukten ließ sich der Blutdruck bei hypertensiven Personen deutlich senken (-11,4/-5,5 mmHg). Besonders **Kalium** verfügt über hypotensive Effekte. In der groß angelegten **Intersalt-Studie** zeigte sich, dass die Kaliumausscheidung im Urin invers mit der Höhe des Blutdrucks korreliert. Zahlreiche klinische Studien belegen die hypotensiven Effekte von Kalium, die besonders bei Hypertoniepatienten ausgeprägt sind. Eine Metaanalyse von 33 Interventionsstudien mit 2609 Teilnehmern kommt zu dem Schluss, dass eine hohe Kaliumzufuhr den systolischen und diastolischen Blutdruck um 3,1 mmHg bzw. 1,9 mmHg senken kann.

Inwieweit **Magnesium** blutdrucksenkende Eigenschaften besitzt, ist bislang nicht genau geklärt. Zwar existieren mehrere epidemiologische Untersuchungen, die eine negative Beziehung zwischen der Magnesiumzufuhr und der Höhe des Blutdrucks nachweisen, jedoch ist es schwierig, diese Befunde von anderen Faktoren wie der Kochsalz- und Kaliumaufnahme zu trennen. In zwei placebokontrollierten Doppelblindstudien ließ sich mit Magnesium (485 mg/Tag) eine leichte Senkung der Blutdruckwerte erzielen. Dieser Effekt konnte in weiteren Studien jedoch nicht bestätigt werden. Möglicherweise lassen sich diese widersprüchlichen Befunde auf die unterschiedliche Magnesiumversorgung der Probanden zurückführen. So erwies sich eine Magnesiumsupplementierung bei Personen als erfolgreich, deren Magnesiumstatus unzureichend war.

26.5 Ernährungsempfehlungen zur Prävention

Die Ernährungsempfehlungen zur Prävention von Fettstoffwechselstörungen sowie atherosklerotischen Erkrankungen gleichen den generellen Empfehlungen für eine gesunderhaltende Ernährungsweise. Eine vorwiegend pflanzlich ausgerichtete Kost mit reichlich Gemüse, Obst, Vollkornprodukten, Hülsenfrüchten sowie Nüssen, Samen und Fisch ist hierfür am besten geeignet. Mit einer solchen Ernährung lässt sich die Aufnahme unerwünschter Nahrungsbestandteile (Cholesterol, gesättigte Fettsäuren, Trans-Fettsäuren und Kochsalz) problemlos auf die von europäischen Fachgesellschaften empfohlenen Werte begrenzen, während gleichzeitig zahlreiche protektiv wirksame Lebensmittelbestandteile (u. a. einfach ungesättigte Fettsäuren, ω-3-Fettsäuren, Kohlenhydrate mit niedrigem glycämischem Index, Ballaststoffe, Antioxidanzien, Folsäure und Phytosterole) zugeführt werden. Insgesamt können hierdurch das Lipoproteinmuster, der Homocysteinstoffwechsel, die Oxidationsresistenz der LDL-Partikel sowie der Blutdruck günstig beeinflusst werden. Auch trägt eine solche Ernährung – in Verbindung mit körperlicher Betätigung – zur Prävention des Risikofaktors Adipositas bei. Bevölkerungsgruppen, die ein gesteigertes Risiko für erhöhte **Homocysteinwerte** (Veganer; siehe Kap. 19.2, ältere Menschen; siehe Kap. 18.5.3.) aufweisen, ist zur Supplementierung von B-Vitaminen – insbesondere Folsäure und B_{12} – zu raten. Personen mit niedriger Vitamin-E-Aufnahme und seltenem Obst- und Gemüseverzehr sollten zunächst auf entsprechende Alternativen wie Obst- und Gemüsesäfte sowie Vitamin-E-reiche Speiseöle (Weizenkeim- und Sonnenblumenöl) aufmerksam gemacht werden. Lässt sich hierdurch die für präventive Zwecke empfohlene Vitamin-C-, Vitamin-E- und β-Carotinaufnahme nicht erreichen, so ist der Einsatz entsprechender Supplemente zu erwägen.

26.6 Ernährungsempfehlungen zur Therapie

Bei Vorliegen einer Fettstoffwechselstörung ist eine, ihrem Schweregrad angepasste, kombinierte Ernährungs- und Arzneimitteltherapie anzustreben. Bei exogen bedingten Lipidstoffwechselstörungen reicht oft eine Diät aus (siehe Tab. 26–9).

Hypercholesterolämie

Basis der diätetischen Therapie der **Hypercholesterolämie** ist die Gewichtsnormalisierung sowie die Minimierung der Gesamtfettaufnahme auf höchstens 30 % der Gesamtenergiezufuhr durch Reduzierung der **gesättigten Fettsäuren** (siehe Tab. 26–9). Dies gelingt z. B. dadurch, dass fettreiche tierische Produkte wie Butter, Schmalz und Wurstwaren gegen magere Milchprodukte und Fleischsorten sowie hochwertige Fettträger (Nüsse, Oliven und Olivenöl) ausgetauscht werden. Hierdurch lässt sich gleichzeitig der Anteil einfach ungesättigter sowie mehrfach ungesättigter Fettsäuren erhöhen und eine Verbesserung der qualitativen Fettzufuhr erzielen. Als Orientierung zur Lebensmittelauswahl dient **Tabelle 26–10**.

Im Allgemeinen ist die empfohlene Ernährung an den Empfehlungen zur Prävention ausgerichtet: reichlich Gemüse, Obst, Hülsenfrüchte und Vollkornprodukte. Eine solche Ernährung ist zwangsläufig mit einer Reduktion der **Cholesterolaufnahme** verbunden, die 300 mg/Tag nicht überschreiten sollte. Die ideale – und zugleich äußerst schmackhafte – Umsetzung dieser Richtlinien wird z. B. durch die mediterrane Kostform ermöglicht. Interventionsstudien wie die **Lyon Diet Heart Study** belegen die protektive Wirkung dieser Ernährungsweise. Im Bedarfsfall kann auch der Einsatz **phytosterolangereicherter** Lebensmittel erwogen werden.

Dass eine Veränderung der Ernährungsgewohnheiten zu einem Stillstand bzw. einer Rückbildung atherosklerotischer Gefäßveränderungen führt, konnte u. a. in der **Life Style Heart Study** gezeigt werden. In dieser Studie wurde der Fettkonsum auf 6,7 Energieprozent reduziert, der Ballaststoffanteil lag mit 50–70 g/Tag sehr hoch. Bereits innerhalb eines Jahres ließ sich eine deutliche Rückbildung der Stenosen in den Koronargefäßen feststellen. Dass auch eine weniger drastische Reduktion der Fettaufnahme zu ähnlichen Erfolgen führt, zeigt die **STARS-Studie**. Hier betrug die Gesamtfettaufnahme 25 Energieprozent, wobei vor allem die Aufnahme der gesättigten Fettsäuren stark reduziert worden war. Die Ernährungsumstellung bewirkte eine Senkung des LDL-Cholesterols um 10–15 %, angio-

Tab. 26–9 Hypercholesterolämie – Empfehlungen zur Nährstoffzufuhr (The International Task Force for Prevention of Coronary Heart Disease 1998)

Nährstoff	Empfohlene Zufuhr (in % der Nahrungsenergie)
Fett	< 30 % (25–27 %)[1]
Gesättigte Fettsäuren	< 7–10 % (6–8 %)
Einfach ungesättigte Fettsäuren	< 10–15 %
Mehrfach ungesättigte Fettsäuren	< 7–8 %
Kohlenhydrate	> 50 %
Ballaststoffe	> 25 g/d
Cholesterin	< 300 mg/d (200–250 mg/d)

[1] Die Angaben in Klammern beziehen sich auf jene Personen, bei denen die Lipidsenkung bislang unzureichend war und restriktivere Diätempfehlungen gelten

Tab. 26–10 Empfehlungen zur Lebensmittelauswahl bei Hypercholesterolämie (modifiziert nach The International Task Force for Prevention of Coronary Heart Disease 1998)

Lebensmittel	Empfehlenswert	In Maßen geeignet	Nicht geeignet
Getreideprodukte	Vollkornbrot, zucker- und salzarme Vollkorn-Frühstückscerealien, Müsli, Vollkornteigwaren, Vollkornreis	Kuchen und Kekse hergestellt mit Vollkornmehl und ungesättigten Margarinen oder Ölen	Auszugsmehlprodukte (Kuchen, Kekse), Croissants, Brioche
Milchprodukte, Eier	Magermilch, fettarme Käsesorten < 20 % Fett i. Tr. (z. B. Hüttenkäse), Magerquark, Joghurt	Fettarme Milch (1,5 %), fettarme Käsesorten bis 30 % Fett i. Tr. (Brie, Camembert, Edamer, Gouda, Schafskäse, Ricotta), fettarmer Joghurt (1,5 %), zwei Eier pro Woche	Vollmilch, Kondensmilch, Käse der Vollfettstufe, Vollfettjoghurt
Suppen	Klare Gemüsesuppen		Cremesuppen
Fleisch, Wurst	Pute, Huhn (Haut vom Geflügel entfernen), Kalb, Wild, Kaninchen	Mageres Rind-, Lamm- und Schweinefleisch, magerer Schinken, Geflügelwurst, Leber bis zu zweimal pro Monat	Ente, Gans, alle Fleischsorten mit sichtbarem Fett, Würstchen, Salami, Fleischpasteten, Haut von Geflügel
Fische und Meeresfrüchte	Seelachs, Kabeljau, Hering, Lachs, Makrele, Austern, Kammmuscheln	Miesmuscheln, Hummer, Scampi	Garnelen, Krabben, Tintenfisch
Fette	Einfach ungesättigte Öle (z. B. Oliven-, Rapsöl), mehrfach ungesättigte Öle (z. B. Sonnenblumen-, Soja- und Maiskeimöl), ungehärtete Margarinen mit hohem Anteil einfach und mehrfach ungesättigter Fettsäuren, fettarme Brotaufstriche		Butter, Schmalz, Bratfett, Kokosfett, gehärtete Margarinen, hydrogenierte Fette
Gemüse, Hülsenfrüchte und Obst	Alle frischen oder tiefgefrorenen Gemüse, Hülsenfrüchte (Bohnen, Linsen, Kichererbsen), Kartoffeln, frisches und tiefgefrorenes Obst (als Konserve ungesüßt)	Bratkartoffeln (mit empfohlenen Fetten zubereitet)	Kartoffeln oder Gemüse, wenn mit ungeeigneten Ölen und Fetten gebraten, Kartoffelchips, gesalzene Gemüsekonserven
Desserts	Sorbets, Gelees, Pudding aus Magermilch, Obstsalat		Eiscreme, Pudding, Saucen aus Sahne oder Butter
Süßwaren		Marzipan, Nougat	Schokolade, Sahnebonbons, Pralinen
Nüsse	Walnüsse, Mandeln, Haselnüsse, Maronen, Erdnüsse	Paranüsse, Pistazien	Cashewnüsse, Kokosnuss, gesalzene Nüsse
Getränke	Mineralwasser, Tee, ungezuckerte Erfrischungsgetränke und Fruchtsäfte, gefilterter oder Instantkaffee	Alkoholische Getränke	Trinkschokolade, Irish Coffee, gekochter ungefilterter Kaffee
Dressings, Gewürze	Pfeffer, Senf, Kräuter, Gewürze	Fettreduzierte Salatdressings	Zusätzliches Salzen, Salatdressings, Mayonnaise

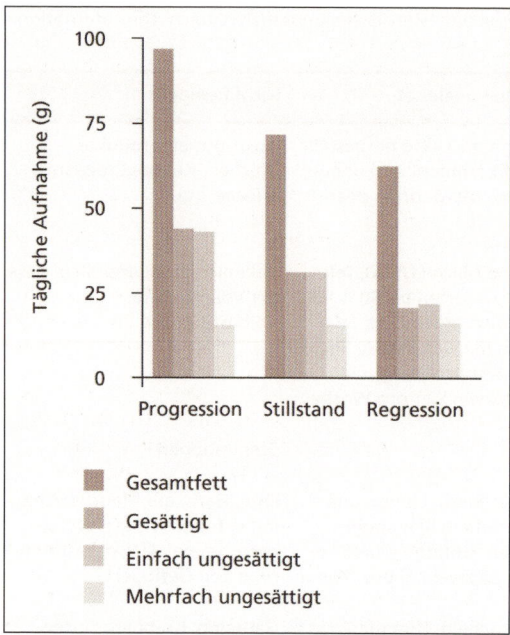

Abb. 26-7 Einfluss des Fettkonsums auf die Entwicklung der Koronarsklerose (Watts et al. 1994)

graphisch ließ sich ein Stillstand bzw. eine Regression von Koronarstenosen nachweisen (**siehe Abb. 26-7**). Klinisch war dieser Effekt mit einer Abnahme der kardialen Ereignisse um 75 % verbunden. Demgegenüber ist die Behauptung, eine Rückbildung von Stenosen sei durch hochdosierte Mengen an Antioxidanzien zu erreichen, wissenschaftlich in keiner Weise belegt.

Diskutiert wird nach wie vor die Frage, ob eine Senkung der **Homocysteinwerte** mit den Vitaminen B_{12} und Folsäure die Häufigkeit kardiovaskulärer Ereignisse reduziert. Im Bereich der Sekundärprävention ergaben zwei Interventionsstudien vielversprechende Ergebnisse. So konnte gezeigt werden, dass die Vitaminsupplementierung sowohl die Restenoserate nach Koronarangioplastie senkt als auch die Plaquebildung vermindert. Allerdings zeigte sich in anderen Untersuchungen und in einer Metaanalyse kein Effekt auf die endotheliale Funktion oder das Risiko von erneuten Infarkten. Bei milder Homocysteinämie (>10 µmol/l) wird von der **American Heart Association** die Supplementierung von 400 µg Folsäure, 2 mg Vitamin B_6 und 6 µg B_{12} vorgeschlagen. Ist hiermit keine Senkung zu erzielen, so kann die Einnahme problemlos auf 1 mg Folsäure, 25 mg Vitamin B_6 und 25 mg B_{12} gesteigert werden.

Hypertriglyceridämie

Personen mit **Hypertriglyceridämie** sollten neben den in **Tabelle 26-10** aufgeführten Ernährungsrichtlinien insbesondere den Verzehr zuckerreicher Lebensmittel sowie die Aufnahme von Zuckeraustauschstoffen (Fructose, Sorbit, Xylit) stark einschränken. Auch Lebensmittel mit hohem glycämischem Index sind nach Möglichkeit zu reduzieren. Ferner sollte eine Alkoholkarenz eingehalten werden. Besonders empfehlenswert ist die Erhöhung des Fischverzehrs, insbesondere von fettreichen Fischsorten wie Hering, Makrele und Sardine. Auch der Einsatz von Fischölpräparaten (2–4 g/Tag EPA und DHA) kann erwogen werden. Ist die Hypertriglyceridämie auf eine erhöhte Konzentration an Chylomikronen (**Hyperchylomikronämie**) zurückzuführen, so ist der Einsatz von MCT-Fetten indiziert (siehe Kap. 2.9).

Weiterführende Literatur

Assmann G, Cullen P, Jossa F, Lewis B, Mancini M: Coronary heart disease: reducing the risk: the scientific background to primary and secondary prevention of coronary heart disease. A worldwide view. International Task force for the Prevention of Coronary Heart disease. Arterioscler Thromb Vasc Biol 19(8): 1819–1824, 1999

Assmann G, Cullen P, Schulte H: Simple scoring scheme for calculation the risk of acute coronary events based on ten 10-year follow-up of the Prospective Cardiovascular Münster (PROCAM) Study. Circulation 105: 310–315, 2002

Chahoud G, Aude YW, Mehta JL: Dietary recommendations in the prevention and treatment of coronary heart disease: do we have the ideal diet yet? Am J Cardiol 94 (10): 1260–7, 2004

Cullen P: Evidence that triglycerides are an independent coronary heart disease risk factor. Am J Cardiol 86(9): 943–9, 2000

de Gaetano G: Low-dose aspirin and vitamin E in people at cardiovascular risk: a randomised trial in general practice. Collaborative Group of the Primary Prevention Project. Lancet 357(9250): 89–95, 2001

de Lorgeril M, Salen P, Martin JL, Monjaud I, Delaye J, Mamelle N: Mediterranean diet, traditional risk factors, and the rate of cardiovascular complications after myocardial infarction: final report of the Lyon Diet Heart Study. Circulation 99(6): 779–785, 1999

Durlach J, Durlach V, Rayssiguier Y, Bara M, Guiet-Bara A: Magnesium and blood pressure. II. Clinical studies. Magnes Res 5(2): 147–53, 1992

Fuentes F, Lopez-Miranda J, Sanchez E, Sanchez F, Paez J, Paz-Rojas E, Marin C, Gomez P, Jimenez-Pereperez J, Ordovas JM, Perez-Jimenez F: Mediterranean and low-fat diets improve endothelial function in hypercholesterolemic men. Ann Intern Med 134(12): 1115–1119, 2001

Goldberg IJ, Mosca L, Piano MR, Fisher EA; Nutrition Committee, Council on Epidemiology and Prevention, and Council on Cardiovascular Nursing of the American Heart Association. AHA Science Advisory: Wine and your heart: a science advisory for healthcare professionals from the Nutrition Committee, Council on Epidemiology and Prevention, and Council on Cardiovascular Nursing of the American Heart Association. Circulation 103(3): 472–475, 2001

Grundy SM: Lipids, nutrition, and coronary heart disease. In: Fuster V, Ross R, Topol EJ (eds.): Atherosclerosis and coronary artery diasease. Lippincott-Raven Publishers, Philadelphia, S. 45–67, 1996

Hackam DG, Peterson JC, Spence JD: What level of plasma homocyst(e)ine should be treated? Effects of vitamin therapy on progression of carotid atherosclerosis in patients with homocyst(e)ine levels above and below 14 micromol/L. Am J Hypertens 13: 105–110, 2000

Hahn A, Ströhle A, Schmitt B, Watkinson B: Wirkstoffe funktioneller Lebensmittel in der Prävention der Atherosklerose. Teil 1: Physiologische Grundlagen der Wirkung von ω-3-Fettsäuren. EU 49 (5): 172 – 177, 2002

Harrison D, Griendling KK, Landmesser U, Hornig B, Drexler H: Role of oxidative stress in atherosclerosis. Am J Cardiol 91(3A): 7A–11A, 2003

Hecker KD: Effects of dietary animal and soy protein on cardiovascular disease risk factors. Curr Atheroscler Rep 3(6): 471–8, 2001

Howard BV, Wylie-Rosett J: Sugar and cardiovascular disease: A statement for healthcare professionals from the Committee on Nutrition of the Council on Nutrition, Physical Activity, and Metabolism of the American Heart Association. Circulation 106 (4): 523–7, 2002

Katan MB: Trans fatty acids and plasma lipoproteins. Nutr Rev 58(6): 188–91, 2000

Kawano Y, Matsuoka H, Takishita S, Omae T: Effects of magnesium supplementation in hypertensive patients: assessment by office, home, and ambulatory blood pressures. Hypertension 32(2): 260–265, 1998

Kendall CW, Jenkins DJ: A dietary portfolio: maximal reduction of low-density lipoprotein cholesterol with diet. Curr Atheroscler Rep 6 (6): 492–8, 2004

Kris-Etherton PM, Lichtenstein AH, Howard BV, Steinberg D, Witztum JL; Nutrition Committee of the American Heart Association Council on Nutrition, Physical Activity, and Metabolism. Antioxidant vitamin supplements and cardiovascular disease. Circulation 110 (5): 637–41, 2004

Kris-Etherton PM, Harris WS, Appel LJ: Omega-3 fatty acids and cardiovascular disease. New recommendations from the American Heart Association. Arterioscler Thromb Vasc Biol 23: 151–152, 2003

Kris-Etherton P, Daniels SR, Eckel RH, Engler M, Howard BV, Krauss RM, Lichtenstein AH, Sacks F, St Jeor S, Stampfer M, Grundy SM, Appel LJ, Byers T, Campos H, Cooney G, Denke MA, Kennedy E, Marckmann P, Pearson TA, Riccardi G, Rudel LL, Rudrum M, Stein DT, Tracy RP; Ursin V, Vogel RA, Zock PL, Bazzarre TL, Clark J: AHA scientific statement: summary of the Scientific Conference on Dietary Fatty Acids and Cardiovascular Health. Conference summary from the Nutrition Committee of the American Heart Association. J Nutr 131(4): 1322–1326, 2001

Law MR, Wald NJ, Thompson SG: By how much and how quickly does reduction in serum cholesterol concentration lower risk of ischaemic heart disease? BMJ 308(6925): 367–372, 1994

Lewis SJ, Ebrahim S, Davey Smith G. Meta-analysis of MTHFR 677 C →T Polymorphism and coronary heart disease: does totality of evidence support causal role for homocysteine and preventive potential of folate? BMJ 331 (7524): 1053, 2005

Libby P: Vascular biology of atherosclerosis: overview and state of the art. Am J Cardiol 91(3A): 3A–6A, 2003

Lichtenstein AH: Trans fatty acids and cardiovascular disease risk. Curr Opin Lipidol 11(1): 37–42, 2000

Lichtenstein AH, Deckelbaum RJ: AHA Science Advisory. Stanol/sterol estercontaining foods and blood cholesterol levels. A statement for healthcare professionals from the Nutrition Committee of the Council on Nutrition, Physical Activity, and Metabolism of the American Heart Association. Circulation 103(8): 1177–1179, 2001

Liem AH, van Boven AJ, Veeger NJ, Withagen AJ, Robles de Medina RM, Tijssen JG, van Veldhuisen DJ; Folic Acid on Risk Diminishment After Acute Myocarial Infarction Study Group. Efficacy of folic acid when added to statin therapy in patients with hypercholesterolemia following acute myocardial infarction: a randomised pilot trial. Int J Cardiol 93 (2–3): 175–179, 2004

Malinow MR, Bostom AG, Krauss RM: Homocyst(e)ine, diet, and cardiovascular diseases: a statement for healthcare professionals from the Nutrition Committee, American Heart Association. Circulation 99(1): 178–82, 1999

McGill HC Jr: Overview. In: Fuster V, Ross R, Topol EJ (eds.): Atherosclerosis and coronary artery disease. Lippincott-Raven Publishers, Philadelphia,, S. 151–161, 1996

McNamara DJ: Dietary cholesterol and atherosclerosis. Biochim Biophys Acta 1529(1–3): 310–20, 2000

Meydani M: Vitamin E and atherosclerosis: beyond prevention of LDL oxidation. J Nutr 131(2): 366S-368S, 2001

Mezzano D, Leighton F, Martinez C, Marshall G, Cuevas A, Castillo O, Panes O, Munoz B, Perez DD, Mizon C, Rozowski J, San Martin A, Pereira J: Complementary effects of Mediterranean diet and moderate red wine intake on haemostatic cardiovascular risk factors. Eur J Clin Nutr 55(6): 444–51, 2001

N.N.: The effect of vitamin E and beta carotene on the incidence of lung cancer and other cancers in male smokers. The Alpha-Tocopherol, Beta Carotene Cancer Prevention Study Group. N Engl J Med 330(15): 1029–1035, 1994

N.N.: Dietary supplementation with ω-3 polyunsaturated fatty acids and vitamin E after myocardial infarction: results of the GISSI-Prevenzione trial. Gruppo Italiano per lo Studio della Sopravvivenza nell' Infarto miocardico. Lancet 354(9177): 447–55, 1999

N.N.: MRC/BHF Heart Protection Study of antioxidant vitamin supplementation in 20,536 high-risk individuals: a randomised placebo-controlled trial. Lancet 360(9326): 23–33, 2002

Nicolosi RJ, Wilson TA, Lawton C, Handelman GJ: Dietary effects on cardiovascular disease risk factors: beyond saturated fatty acids and cholesterol. J Am Coll Nutr 20(5 Suppl): 421S–427S, 2001

Ornish D, Brown SE, Scherwitz LW, Billings JH, Armstrong WT, Ports TA, McLanahan SM, Kirkeeide RL, Brand RJ, Gould KL: Can lifestyle changes reverse coronary heart disease? The Lifestyle Heart Trial. Lancet 336(8708): 129–133, 1990

Ross R: The pathogenesis of atherosclerosis: a perspective for the 1990s. Nature 362(6423): 801–809, 1993

Salonen JT, Nyyssonen K, Salonen R, Lakka HM, Kaikkonen J, Porkkala-Sarataho E, Voutilainen S, Lakka TA, Rissanen T, Leskinen L, Tuomainen TP, Valkonen VP, Ristonmaa U, Poulsen HE: Antioxidant Supplementation in Atherosclerosis Prevention (ASAP) study: a randomized trial of the effect of vitamins E and C on 3-year progression of carotid atherosclerosis. J Intern Med 248(5): 377–86, 2000

Schaefer EJ: Effects of dietary fatty acids on lipoproteins and cardiovascular disease risk: summary. Am J Clin Nutr 65(5 Suppl): 1655S–1656S, 1997

Schmitt B, Ströhle A, Watkinson B, Hahn A: Wirkstoffe funktioneller Lebensmittel in der Prävention der Atherosklerose. Teil 3: Phytosterole. EU 49 (7): 2002

Schnyder G, Roffi M, Pin R, Flammer Y, Lange H, Eberli FR, Meier B, Turi ZG, Hess OM: Decreased rate of coronary restenosis after lowering of plasma homocysteine levels. N Engl J Med 345: 1593–1600, 2001

Schnyder G, Roffi M, Flammer Y, Pin R, Hess OM: Effect of homocysteine-lowering therapy with folic acid, vitamin B12, and vitamin B6 on clinical outcome after percutaneous coronary intervention: the Swiss Heart study: a randomized controlled trial. JAMA 288: 973–979, 2002

Spigelski D, Jones PJ: Efficacy of garlic supplementation in lowering serum cholesterol levels. Nutr Rev 59(7): 236–41, 2001

Srinath Reddy K, Katan MB: Diet, nutrition and the prevention of hypertension and cardiovascular diseases. Public Health Nutr 7 (1A): 167–86, 2004

Stanger O, Herrmann W, Pietrzik K, Fowler D, Geisel J, Dierkes J, Weger M: Konsensuspapier der D.A.C.H.-Liga Homocystein über den rationellen klinischen Umgang mit Homocystein, Folsäure und B-Vitaminen bei kardiovaskulären und thrombotischen Erkrankungen – Richtlinien und Empfehlungen. J Kardiol 10: 190–199, 2003

The International Task Force for Prevention of Coronary Heart Disease. Coronary Heart Disease: reducing the risk. Nutr Metab Cardiovasc Dis 8: 205–271, 1998

Thiery J, Teupser D: Oxidierte Low-density-Lipoproteine und Atherogene. In: Schwandt, Richter, Parhofer: Handbuch der Fettstoffwechselstörungen, Schattauer, Stuttgart 2001, S. 693–707

Tousoulis D, Antoniades C, Tentolouris C, Goumas G, Stefanadis C, Toutouzas P: L-arginine in cardiovascular disease: dream or reality? Vasc Med 7(3): 203–211, 2002

Vivekananthan DP, Penn MS, Sapp SK, Hsu A, Topol EJ: Use of antioxidant vitamins for the prevention of cardiovascular disease: meta-analysis of randomised trials. Lancet 361(9374): 2017–23, 2003

Wald DS, Law M, Morris JK: Homocysteine and cardiovascular disease: evidence on causality from a meta-analysis. BMJ 325: 1202, 2002

Watts GF, Lewis B, Brunt JN, Lewis ES, Coltart DJ, Smith LD, Mann JI, Swan AV: Effects on coronary artery disease of lipid-lowering diet, or diet plus cholestyramine, in the St Thomas' Atherosclerosis Regression Study (STARS) Lancet 339(8793): 563–569, 1992

Watts GF, Jackson P, Mandalia S, Brunt JN, Lewis ES, Coltart DJ, Lewis B: Nutrient intake and progression of coronary artery disease. Am J Cardiol 73(5): 328–332, 1994

WHO/FAO: Diet, Nutrition and the Prevention of Chronic Diseases. Report of a Joint WHO/FAO Expert Consultation. Technical Report Series, No. 916, Geneva 2003

Wilson PWF, DRB, Levy D, Belanger AM, Silberhatz H, Kannel WB. Prediction of coronary heart disease using risk factor categories. Circulation 97: 1837–1847, 1998

Windler E: Ernährung in der Prävention arteriosklerotischer Herz-Kreislauf-Erkrankungen. EU 47 (1): 21–25, 2000

Yeh YY, Liu L: Cholesterol-lowering effect of garlic extracts and organosulfur compounds: human and animal studies. J Nutr 131(3s): 989S–993S, 2001

Yusuf S, Dagenais G, Pogue J, Bosch J, Sleight P: Vitamin E supplementation and cardiovascular events in high-risk patients. The Heart Outcomes Prevention Evaluation Study Investigators. N Engl J Med 342(3): 154–160, 2000

Nützliche Internetadressen zum Thema
American Heart Association:
  http://www.americanheart.org
British Heart Foundation: http://www.bhf.org.uk/
European Heart Network (EHN):
  http://www.ehnheart.org
European Society of Hypertension:
  http://www.eshonline.org/
World Heart Federation: http://www.worldheart.org/

27 Hyperurikämie und Gicht

Die Gicht zählt vermutlich schon seit Jahrtausenden zu den typischen Wohlstandskrankheiten. In der Regel beruht sie auf einer angeborenen Störung des Purinstoffwechsels, deren klinische Manifestation jedoch durch die Ernährungssituation in Überflussgesellschaften begünstigt wird. So ist die Erkrankungsrate seit Kriegsende etwa um das 20fache gestiegen. Vor allem Männer sind betroffen – hier beträgt die Prävalenz erhöhter Harnsäurespiegel zwischen 10 und 15 %, bei Frauen hingegen nur 2–6 %. Zudem manifestiert sich die Erkrankung bei Männern häufig bereits im mittleren Lebensalter.

27.1 Definition und Ätiopathogenese

Der Begriff Hyperurikämie beschreibt eine die Norm übersteigende Harnsäurekonzentration im Serum, die zur Ausfällung von Harnsäurekristallen führt. Die klinische Manifestation der Hyperurikämie wird als Gicht bezeichnet. **Harnsäure**, das Endprodukt des **Purinstoffwechsels**, entstammt dabei zwei Quellen (**siehe Abb. 27–1**). Zum einen liefert der Abbau endogen synthetisierter Purine täglich ungefähr 300 mg Harnsäure, wobei anzumerken ist, dass der Großteil (ca. 90 %) der anfallenden Purinnucleotide (**Adenin**, **Guanin** und **Hypoxanthin**) unter physiologischen Bedingungen wiederverwertet wird. Nur ein Anteil von ca. 10 % wird mittels des Enzyms

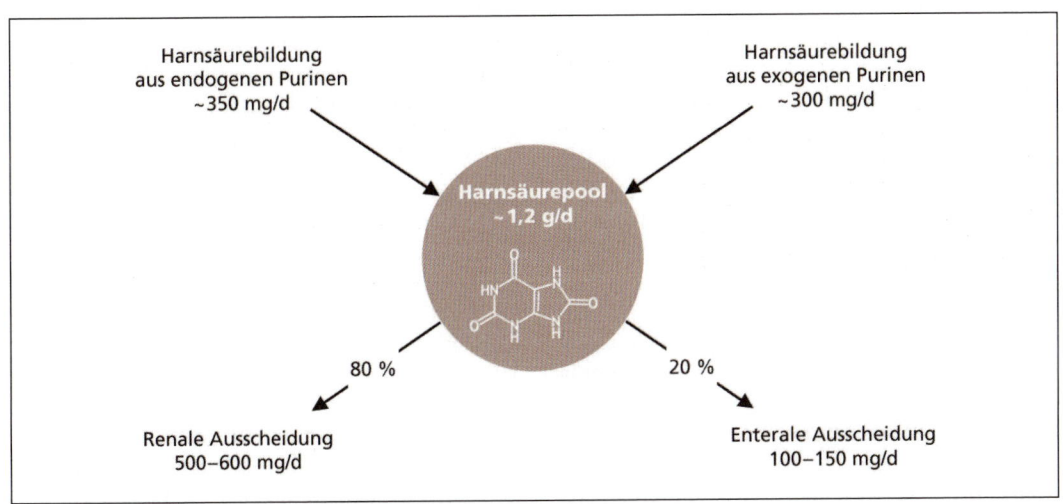

Abb. 27–1 Harnsäurepool beim Menschen

Tab. 27-1 Korrelation zwischen Serumharnsäurespiegel und dem Auftreten eines akuten Gichtanfalls (nach Pöllmann et al., 1997)

Serumharnsäurespiegel (mg/dl)	Akuter Gichtanfall Auftrittswahrscheinlichkeit in %
< 6	0,6
6,0 bis 6,9	1,9
7,0 bis 7,9	16,7
8,0 bis 8,9	25
> 9	90

Tab. 27-2 Ursachen der sekundären Hyperurikämie

Erhöhte Harnsäuresynthese	■ Chronisch-myelocytische Leukämie ■ Hämolytische Anämie ■ Cytotoxische Tumortherapie ■ Fasten
Verminderte Harnsäureausscheidung	■ Chronische Niereninsuffizienz ■ Medikamenteneinnahme (Thiacide) ■ Blei- und Cadmium-Belastung ■ Hyperparathyreodismus ■ Alkoholabusus

Xanthinoxidase in Xanthin und schließlich in Harnsäure überführt. Aus den alimentär zugeführten Purinen entstehen durchschnittlich weitere 400 mg Harnsäure pro Tag. Ihre Ausscheidung erfolgt zu rund 75 % über die Nieren, wobei die tubuläre Sekretion begrenzt ist und nur eingeschränkt zur Stabilisierung der Harnsäurewerte im Serum beitragen kann. Auch der Gastrointestinaltrakt trägt zur Harnsäureausscheidung (ca. 25 %) bei. Vor allem bei hohen Harnsäurewerten gewinnt dieser Weg an Bedeutung.

Harnsäure ist sowohl im Serum als auch in anderen Gewebsflüssigkeiten nur schwer löslich (maximal 6,4 mg/dl entsprechen 380 µmol/l). Kälte und ein niedriger pH-Wert vermindern die Löslichkeit und verstärken die Ausfällung der Harnsäure. Mit zunehmender Harnsäurekonzentration (Norm: 5,4–6,4 mg/dl) steigt das Gichtrisiko an (**siehe Tab. 27-1**), gleichzeitig wird auch die Manifestation **sekundärer Komplikationen** gefördert. So sind bei 40 % aller Patienten mit Serumharnsäurewerten über 9,0 mg/dl **Nierensteine** diagnostizierbar.

Grundsätzlich wird zwischen primären und sekundären Hyperurikämien unterschieden. Die häufiger vorkommende **primäre** (familiäre) **Hyperurikämie** (ca. 90 % aller Fälle) geht mit Störungen im Purinmetabolismus einher, die auf **Transport-** und **Enzymdefekten** beruhen. In Verbindung mit alimentären Faktoren (z. B. Verzehr purinreicher Lebensmittel) können die Serumharnsäurespiegel ansteigen und sich auf einem überhöhten Niveau stabilisieren. Ohne diese Lebensstilfaktoren würde sich die Gicht entweder gar nicht oder erst im höheren Lebensalter klinisch manifestieren. In ca. 99 % der Fälle liegt der primären Hyperurikämie eine Störung der **renalen Harnsäuresekretion** zugrunde, obwohl die Harnsäureeliminationsraten im physiologischen Normbereich liegen. Trotzdem ist der Harnsäurespiegel im Serum erhöht, da der Hyperurikämiepatient – im Gegensatz zum Gesunden – auf die exogene Zufuhr von Purinen nicht bzw. nur geringfügig mit einem Anstieg der Harnsäuresekretion reagiert. Nur bei etwa 1 % der Patienten ist eine erhöhte Harnsäureproduktion die Ursache für eine primäre Hyperurikämie. In erster Linie sind dafür Aktivitätsverluste des Enzyms *Hypoxanthin-Guanin-Phosphoribosyltransferase* (HGPRTase) verantwortlich (**Lesch-Nyhan-Syndrom**). Dabei können Inosin- und Guanylsäure, die Inhibitoren der Purinnucleotidsynthese, nicht in adäquaten Mengen gebildet werden, mit der Folge, dass es zu einer Enthemmung der Urat-Biosynthese kommt.

Sekundäre Hyperurikämien (ca. 10 % aller Fälle) sind dagegen Folge anderer Erkrankungen, die mit einer gesteigerten Harnsäuresynthese oder mit einer unzureichenden renalen Sekretion von Harnsäure verbunden sind (**siehe Tab. 27-2**). Zu einer hohen Harnsäuresynthese kommt es beispielsweise durch einen gesteigerten Zellumsatz, wie er sich bei Erkrankungen des blutbildenden Systems oder bei starken Gewichtsverlusten findet. Störungen der Harnsäureausscheidung ergeben sich bei **Nephropathien** und **acidotischer Stoffwechsellage**, wie sie beim Fasten, schlecht eingestelltem Diabetes mellitus (siehe Kap. 25.2) bzw. infolge hohen Alkoholkonsums (siehe Kap. 10.2) auftreten. **Lactat** bzw. **Ketosäuren** konkurrieren dabei mit Harnsäure um den gleichen Transportmechanismus bei der Elimination, so dass deren Sekretion in die Nierentubuli vermindert wird. Zudem hemmen verschiedene Arzneistoffe (z. B. salicylsäurehaltige Analgetika, Diuretika, Antihypertonika und Cytostatika) die renale Harnsäuresekretion oder sie verstärken den Zellabbau.

Die physiologischen Serumharnsäurespiegel sind – neben der Ernährung – im Wesentlichen von **Alter** und **Geschlecht** abhängig. Ab dem 4. Lebensmonat steigen sie geschlechtsunabhängig an und überschreiten in der Regel im Alter von 4 Jahren die Grenze von 3,5 mg/dl. Bis zum 14. Lebensjahr steigen die Serumharnsäurewerte dann nochmals um ungefähr 1 mg/dl. Bei Frauen verbleiben sie durch den endogenen und/ oder exogenen Estrogeneinfluss bis zur Menopause auf diesem Niveau. Bei Männern hingegen steigt der Harnsäurespiegel nach der Pubertät kontinuierlich an und erreicht bei Gesunden im Alter von 20–24 Jahren seinen Höchstwert, der dann in der Regel ein Leben lang konstant bleibt.

27.2 Klinik

Das klinische Bild der Gicht gliedert sich in **vier Stadien**
- die asymptomatische Hyperurikämie,
- den akuten Gichtanfall,
- die interkritische Gicht (symptomlose Intervalle zwischen den Gichtanfällen) und
- die chronische Gicht.

Charakteristisch für die **asymptomatische Phase** ist der chronisch erhöhte Harnsäuregehalt des Serums. Hierdurch kommt es zum Ausfall von Natriumuratkristallen, ein Vorgang, der bevorzugt in den distalen Fußgelenken stattfindet und zur Bildung kleiner Gichtknoten (**Mikrotophie**) führt. Einem akuten Gichtanfall gehen häufig vorübergehende Schwankungen der überhöhten Harnsäurekonzentrationen im Serum und entsprechende Änderungen der Uratablagerungen im Gewebe voraus. Traumen sind vermutlich dafür verantwortlich, dass kleine Mengen der Uratkristalle aus den Mikrotophien freigesetzt werden und eine **aseptische Entzündung** auslösen. Das Ausfallen der Uratkristalle führt zur Aktivierung von neutrophilen Granulocyten, die die Harnsäurekristalle phagocytieren und Entzündungsmediatoren freisetzen. Auch Makrophagen, die in das betroffene Gewebe einwandern, sind an der Entzündungsreaktion beteiligt. Zusammen mit Cytokinen, freien Radikalen und Proteasen initiieren lysosomale Enzyme die Schädigung des Gelenkgewebes.

Obwohl keine unmittelbare Beziehung zwischen der Höhe der Serumharnsäurespiegel und dem Auftreten eines akuten Gichtanfalls besteht, ist die Manifestation um so wahrscheinlicher, je höher die Konzentration an Harnsäure ist. Akute Gichtanfälle treten meistens nachts auf. Dabei bleiben sie in der Regel auf ein Gelenk beschränkt, häufig ist es das Großzehengrundgelenk (**Podagra**). Begleiterscheinungen sind ausgeprägte Schmerzen, Fieber, Rötungen, Schwellungen, Leukocytose und Tachykardie. Ohne ärztliche Betreuung klingt die Symptomatik der Gichtanfälle innerhalb von Tagen oder Wochen ab; auch bei sachgerechter Therapie dauert es einige Tage. Zu Beginn der Erkrankung folgen auf einen akuten Schub Phasen völliger Beschwerdefreiheit, die Monate bis Jahre andauern können. In diesen interkritischen, symptomlosen Phasen der Gicht schreiten die gelenkdestruktiven Prozesse fort. Daher nimmt die Anfallfrequenz im Verlauf der Krankheit zu, die asymptomatischen Intervalle werden immer kürzer. Letztlich geht die Gelenkerkrankung fließend in das chronische Stadium über.

Die **chronische Gicht** beginnt mit noch deutlicheren Anfällen. Später ist der Patient auch zwischen den Akutphasen nicht mehr beschwerdefrei. Die Gelenkveränderungen entwickeln sich fort und es kommt zu **osteoarthrotischen Deformationen**, verbunden mit Funktionseinschränkungen. Ferner können im Verlauf der chronischen Gicht Nierensteine auftreten, die häufig mit Infektionen der Harnwege, Niereninsuffizienz (**Gichtniere**) und nachfolgender **Hypertonie** einhergehen.

27.3 Ernährungsempfehlungen zur Prävention und Therapie

Der Nutzen von Ernährungsmaßnahmen in der Gichtprävention und -therapie gilt heute als gesichert. Zudem reduzieren sie den Arzneimittelbedarf und senken die Therapiekosten. Im Allgemeinen reichen zur Behandlung einer asympto-

Tab. 27-3 Ausgewählte Lebensmittel mit ihren Puringehalten (berechnet als Harnsäure) in portionsüblicher Menge (Michelsen, 1993)

Lebensmittel	Harnsäure (mg/100 g)	Energie (kcal/100 g)	Harnsäure (mg/100 kcal)	Portion (g)	Harnsäure (mg/Portion)
Schweinefleisch	150	289	52	150	225
Rindfleisch	140	154	91	150	210
Kalbsfleisch	150	103	146	150	225
Hühnerkeule	160	109	147	150	240
Forelle	200	108	185	200	400
Karpfen	150	120	125	150	225
Bohnen (weiß)	180	279	65	50	90
Bohnen (grün)	42	31	135	150	63
Erbsen	150	67	224	150	225
Schwarzwurzel	70	14	500	150	105
Rosenkohl	60	29	207	150	90
Spinat	50	11	455	200	100
Blumenkohl	45	18	250	150	68
Spargel	25	15	167	200	50
Feldsalat	24	10	240	30	7

matischen und komplikationslosen Hyperurikämie mit Serumharnsäurewerten bis 9,0 mg/dl diätetische Maßnahmen aus. Erst ein weiterer Anstieg der Serumharnsäure oder die Manifestation gichttypischer Symptome erfordert den Einsatz von Arzneimitteln.

Die Ernährungskonzepte für Hyperurikämie- und Gichtpatienten haben eine dauerhafte Absenkung des Serumharnsäurespiegels auf 5,0–5,5 mg/dl zum Ziel. Bei übergewichtigen Patienten ist die **Gewichtsnormalisierung** von zentraler Bedeutung. Dies sollte jedoch langsam erfolgen, da beim totalen Fasten die Gefahr ansteigender Harnsäurewerte besteht. Ursache hierfür ist die Bildung von **Ketonkörpern**, die die renale Harnsäuresekretion hemmen.

Des Weiteren steht eine Einschränkung des Verzehrs von **Nahrungspurinen** im Mittelpunkt der Ernährungstherapie. Der Puringehalt von Lebensmitteln variiert entsprechend ihrer Herkunft. So weist ein Vergleich von pflanzlichen und tierischen Lebensmitteln auf der Basis von Gewichtseinheiten deutlich auf den Purinreichtum von Innereien, Fleisch und Fisch hin. Legt man dagegen den Energiegehalt als Bezugsgröße zugrunde, übersteigen die Purinkonzentrationen mancher pflanzlicher Lebensmittel diejenigen von Fleisch. Die Beurteilung eines Lebensmittels hinsichtlich seiner Eignung für Gichtpatienten darf daher nicht nur anhand des Puringehalts pro Gewichtseinheit erfolgen. Auch die Energiedichte sowie die verzehrsüblichen Portionsgrößen sind zu berücksichtigen (siehe Tab. 27-3). Nahrungsmittel mit einem Gehalt von mehr als 100 mg Harnsäure pro Portion gelten als purinreich.

Auch Hülsenfrüchte und einige andere Gemüse liefern beachtliche Mengen an Purinen. Muskelfleisch stellt in den modernen Industrienationen jedoch die größte Purinquelle dar. Sein Gehalt an Purinen zeigt dabei kaum tierartspezifische Unterschiede, lediglich die verschiedenen Muskelpartien desselben Tieres differieren in ihren Werten.

Beim Kochen wird ein Teil der wasserlöslichen Purine aus dem Lebensmittel herausgelöst. Auf diese Weise lässt sich der Gesamtpuringehalt des verzehrsfähigen Nahrungsmittels um 10–20 % reduzieren.

In der praktischen Diätetik wird – in Abhängigkeit von der wöchentlich maximal empfohlenen Purinaufnahme – zwischen **purinarmen** und **streng purinarmen** Kostformen unterschieden. Mit der purinarmen Variante wird die Purinzufuhr auf etwa 2000 mg Harnsäure pro Woche – gleichmäßig verteilt über die Wochentage – begrenzt. Die Proteinzufuhr erfolgt dabei vornehmlich über purinarme Quellen wie Milch und

Milchprodukten. Wenn purinreiche tierische Lebensmittel (z. B. Muskelfleisch und Fisch) zur Proteinbedarfsdeckung beitragen, sollte auf moderate Mengen (100–150 g/Tag) geachtet werden. Innereien und purinreiche pflanzliche Lebensmittel (z. B. Hülsenfrüchte und Spinat) sind nach Möglichkeit ganz zu meiden. Unter Beachtung der erwähnten Einschränkungen eignet sich zur Ernährung bei Hyperurikämie am besten eine **lacto-vegetarische Kost** (siehe Kap. 19.2), da Milch und Milchprodukte ebenso wie die meisten Gemüsesorten als Purinträger nur von geringer Bedeutung sind.

Eine **streng purinarme Diät** liefert nicht mehr als 1000 mg Harnsäureäquivalente pro Woche. Sie entspricht einer eingeschränkten lacto-vegetarisch ausgerichteten Kost und erfordert vom Patienten ein erhebliches Maß an Selbstdisziplin. Der Verzehr von Fleisch, Wurst und Fisch ist auf 2–3 Mahlzeiten pro Woche (<100 g pro Portion) beschränkt. Vollständig zu meiden sind Innereien und alkoholische Getränke.

Um die renale Harnsäureausscheidung bei Hyperurikämie- und Gichtpatienten zu fördern, ist auf eine **ausreichende Flüssigkeitszufuhr** zu achten. Auf den Genuss von **Tee** und **Kaffee** muss nicht verzichtet werden, da diese Getränke Methylpurine enthalten, die nicht in den Harnsäurestoffwechsel eingehen. Problematisch ist der Genuss von **Alkohol**. Die Wirkung von Alkohol auf den Serumharnsäurespiegel ist dosisabhängig: Durch geringe Ethanolmengen wird er nicht wesentlich beeinflusst, höhere lassen ihn dagegen deutlich ansteigen. Ursache dafür ist die stimulierende Wirkung von Alkohol auf die **Lactatsynthese**. In Folge dessen verschiebt sich das Pyruvat-Lactat-Gleichgewicht und die hohen Lactatspiegel hemmen die renale Sekretion der Harnsäure (siehe Kap. 10.2). Des Weiteren bewirkt Alkohol einen gesteigerten hepatischen Turnover von **Adeninnucleotiden**, was eine Erhöhung der Harnsäurebildung in der Leber zur Folge hat. Auch die Art der konsumierten alkoholhaltigen Getränke hat Einfluss auf die Höhe des Serumharnsäurespiegels. So entfalten z. B. Wein und andere Alkoholika ihre Effekte auf den Purinmetabolismus nur indirekt über ihren Alkoholgehalt, während Bier aufgrund seines relativ hohen Puringehalts (Hefe!) zusätzlich direkt zur Bildung von Harnsäure beiträgt.

- Normalisierung des Körpergewichts mithilfe einer energiebedarfsangepassten und ballaststoffreichen Kost (am besten lacto-vegetabile Kost)
- Alkoholrestriktion, insbesondere Reduktion des Bierkonsums
- Bevorzugung purinarmer Lebensmittel (wobei die Puringehalte tierischer und pflanzlicher Nahrungsmittel abhängig von der küchentechnischen Bearbeitung zu bewerten sind)
- Beschränkung des Fettanteils der Nahrung auf 30 Energieprozent
- Beschränkung des Konsums der Zuckeraustauschstoffe Sorbit, Xylit und Fructose

Abb. 27-2 Diättherapeutische Maßnahmen bei Hyperurikämie und Gicht

Von diätetischem Interesse ist die Tatsache, dass bei Gabe von **Fructose**, **Sorbit** und **Xylit** – nicht dagegen bei **Glucose** und **Galactose** – ein Anstieg der Harnsäurekonzentrationen zu beobachten ist. Xylit hat dabei die stärkste Wirkung. Der Effekt der Fructose beruht auf ihrer Metabolisierung, die ATP und andere energiereiche Phosphate erfordert. So kommt es durch eine hohe Fructosezufuhr zu einem Ungleichgewicht zwischen Verbrauch und Neubildung energiereicher Phosphate. Dieser Umstand hat eine Aktivierung der *Adenylatdesaminase* zur Folge, die Purine zu Harnsäure umsetzt. Parallel steigt der Lactatspiegel im Serum an und die renale Harnsäuresekretion wird gehemmt.

Ein sehr hoher **Fettanteil** der Nahrung führt – wie auch totales Fasten – zur Bildung von Ketonkörpern. Diese hemmen die renale Harnsäureausscheidung, so dass der Harnsäurespiegel im Serum ansteigt. Generell sollte bei Hypruricämipatienten der Fettanteil der Nahrung 30–35 Energieprozent nicht überschreiten. **Abbildung 27-2** fasst die Empfehlungen zur diätetischen Therapie der Hyperurikämie und Gicht zusammen.

Weiterführende Literatur
Agudelo CA, Wise CM: Gout: Diagnosis, pathogenesis, and clinical manifestations. Curr Opin Rheumatol 13 (3): 234–239, 2001
Choi HK, Atkinson K, Karlson EW, Willett W, Curhan G: Purine-rich foods, dairy and protein intake, and the risk of gout in men. N Engl J Med 350(11): 1093–1103, 2004

Choi HK, Mount DB, Reginato AM; American College of Physicians; American Physiological Society: Pathogenesis of gout. Ann Intern Med 143 (7): 499–516, 2005

Choi HK, Curhan G: Gout: epidemiology and lifestyle choices. Curr Opin Rheumatol 17 (3): 341–5, 2005

Fam AG: Gout: excesss calories, purines, and alcohol intake and beyond. Response to a urate-lowering diet. J Rheumatol 32 (5): 773–7, 2005

Ghei M, Mihailescu M, Levinson D: Pathogenesis of hyperuricemia: recent advances. Curr Rheumatol Rep 4(3): 270–274, 2002

Liote F: Hyperuricemia and gout. Curr Rheumatol Rep 5(3): 227–234, 2003

Michelsen A: Ernährung bei Gicht. Med Monatsschr Pharm 16: 263–265, 1993

Nyhan WL: The recognition of Lesch-Nyhan syndrome as an inborn error of purine metabolism. J Inherit Metab Dis 20(2): 171–178, 1997

Pöllmann G, Kullich W, Klein G: Therapie der Hyperurikämie und Gichterkrankung. Wien Med Wochenschr 16: 382–387, 1997

Rott KT, Agudelo CA: Gout. JAMA 289(21): 2857–2860, 2003

Terkeltaub RA: Clinical practice. Gout. N Engl J Med 349(17): 1647–1655, 2003

28 Krebserkrankungen

Jährlich erkranken in Deutschland etwa 340 000 Menschen an Krebs; jeder vierte Todesfall ist auf maligne Tumoren zurückzuführen. Zu den häufigsten Krebserkrankungen zählen Tumoren der Lunge, des Dickdarms und – in Abhängigkeit vom Geschlecht – Tumoren der Prostata und der Brustdrüsen (**siehe Abb. 28–1**).

Damit stellen maligne [bösartige] Tumoren in Deutschland nach Herz-Kreislauf-Erkrankungen die zweithäufigste Krankheits- und Todesursache dar. Trotz intensiver Bemühungen ist die Therapie epithelialer Tumoren nach wie vor insgesamt unbefriedigend, wenngleich bei einzelnen Krebsarten Fortschritte erzielt werden konnten. Nicht

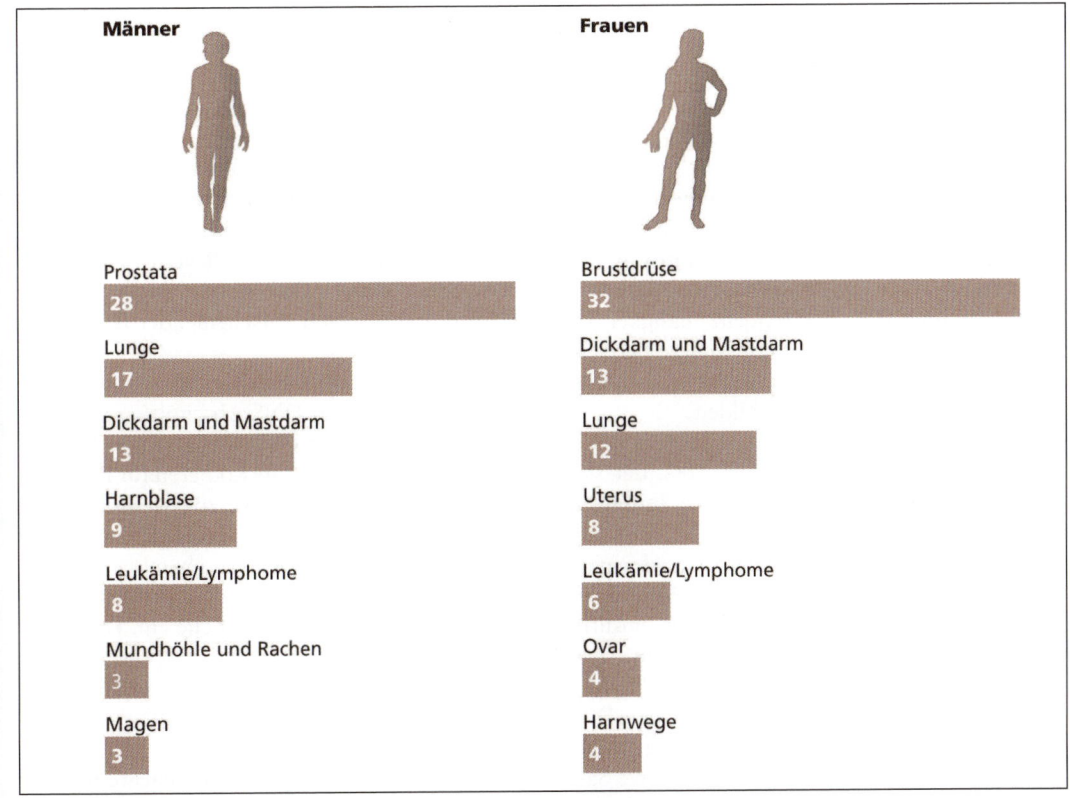

Abb. 28–1 Prozentualer Anteil der häufigsten Krebslokalisationen an der Gesamtzahl der Neuerkrankungsfälle in Deutschland (nach Angaben von Herrmann und Drings 2002, S. 974)

zuletzt deshalb rückt die Primärprävention von Krebserkrankungen verstärkt ins Interesse.

Sowohl epidemiologische als auch experimentelle Untersuchungen belegen, dass Ernährungsfaktoren die Krebsentstehung maßgeblich beeinflussen. Schätzungen zufolge soll die Ernährungsweise für 20–30 % aller Tumorerkrankungen kausal (mit)verantwortlich sein. Dieser Zusammenhang ist besonders deutlich bei epithelialen Tumoren, insbesondere bei Carcinomen des Colons und Rectums, die mit etwa 944 000 Neuerkrankungsfällen pro Jahr weltweit zu den häufigsten Krebserkrankungen zählen.

28.1 Definition und Ätiopathogenese

Die Bezeichnung Krebs umschreibt kein einheitliches, genau definiertes Krankheitsbild, sondern umfasst mehr als einhundert maligne Erkrankungen in unterschiedlichen Stadien, mit differierenden Tumoreigenschaften und Lokalisationen. Trotz des Facettenreichtums von Krebserkrankungen wird die Entstehung durch dieselben grundlegenden molekularen und zellulären Prozesse induziert und forciert.

Charakteristisch für **maligne Tumoren** ist ihr fehlreguliertes Wachstum sowie die Fähigkeit, in gesundes Gewebe einzudringen (**Infiltration**) und dieses zu zerstören. Eng verbunden damit ist die **Metastasierung**, d. h. die Tendenz maligner Tumorzellen, über die Blutbahn in andere Bereiche des Körpers zu gelangen und dort Tochtergeschwülste (**Metastasen**) auszubilden.

Die Entstehung eines malignen Tumors ist ein multifaktorieller, mehrstufiger Prozess, der sich grob in drei Stadien einteilen lässt: **Initiation**, **Promotion** und **Tumorprogression**.

Am Beginn der Umwandlung (**Transformation**) einer normalen, ausdifferenzierten und teilungskontrollierten Zelle hin zu einer entdifferenzierten Tumorzelle steht die **Initiation** (siehe Abb. 28–2). Hierunter wird die irreversible Modifikation der molekularen Struktur der DNS durch physikalische (z. B. UV-Strahlung, radioaktive Strahlung), chemische (z. B. reaktive Sauerstoffspezies, Mycotoxine, bakterielle Toxine, Nitrosamine, polychlorierte Biphenyle, Formaldehyd und Asbest) und/oder biologische Noxen (z. B. onkogene Viren wie das Epstein-Barr-Virus) verstanden. Substanzen, die selbst in geringsten Dosen bleibende DNS-Strukturveränderungen auslösen, werden **Initiatoren** oder **Carcinogene** genannt. Vorstufen von Carcinogenen (**Prä-** oder **Procarcinogene**) rufen selbst keine Schäden hervor, werden aber durch enzymatische Umsetzung im Organismus in Carcinogene umgewandelt. Die enzymatische Aktivierung erfolgt meist durch **Phase-I-Enzyme**, eine Gruppe von Cytochrom-P-450-abhängigen *Monooxygenasen*. Zu den Procarcinogenen, die mittels dieses Mechanismus aktiviert werden, zählt beispielsweise das hochmutagene Mycotoxin **Aflatoxin B$_1$** (siehe Kap. 12.2). **Cocarcinogene** können die krebserzeugende Wirkung anderer Substanzen verstärken, so dass diese bereits in minimalen Konzentrationen wirksam werden. Sie sind jedoch nicht in der Lage, selbst Mutationen an zellulärem Erbmaterial hervorzurufen.

Die genannten Genomveränderungen führen dann zu malignen Tumoren, wenn es zur Fehlregulation von Zellwachstum und -differenzierung kommt. Normalerweise sind diese Prozesse streng kontrolliert und an die Anwesenheit von Wachstumsfaktoren gebunden. Die dafür kodierenden Gene werden als **Proto-Onkogene** bezeichnet. Sie steuern die zeitlich sowie örtlich geordnete Proliferation von Zellen und stellen damit Kontrollinstanzen im Zellcyclus dar. Durch Mutationen können **Onkogene** entstehen, die für die Tumorgenese von entscheidender Bedeutung sind.

An der Steuerung des Zellcyclus ist zudem eine weitere Gruppe von DNS-Abschnitten beteiligt. Diese als **Tumorsupressor-Gene** (**Anti-Onkogene**) bezeichneten Elemente kodieren für Proteine, die den Zellteilungscyclus verzögern und die Reparatur von DNS-Schäden ermöglichen. Ist es nicht realisierbar, den Defekt zu beseitigen, so leiten Anti-Onkogene die **Apoptose** (programmierter Zelltod) der betroffenen Zelle ein. Der funktionelle Verlust von Anti-Onkogenen ist für viele Tumoren charakteristisch. Bekannte Beispiele dafür sind die Genprodukte folgender Anti-Onkogene:

- BRCA-1 und familiäres Mammacarcinom,
- DCC und colorectales Carcinom,
- p16 und Melanom.

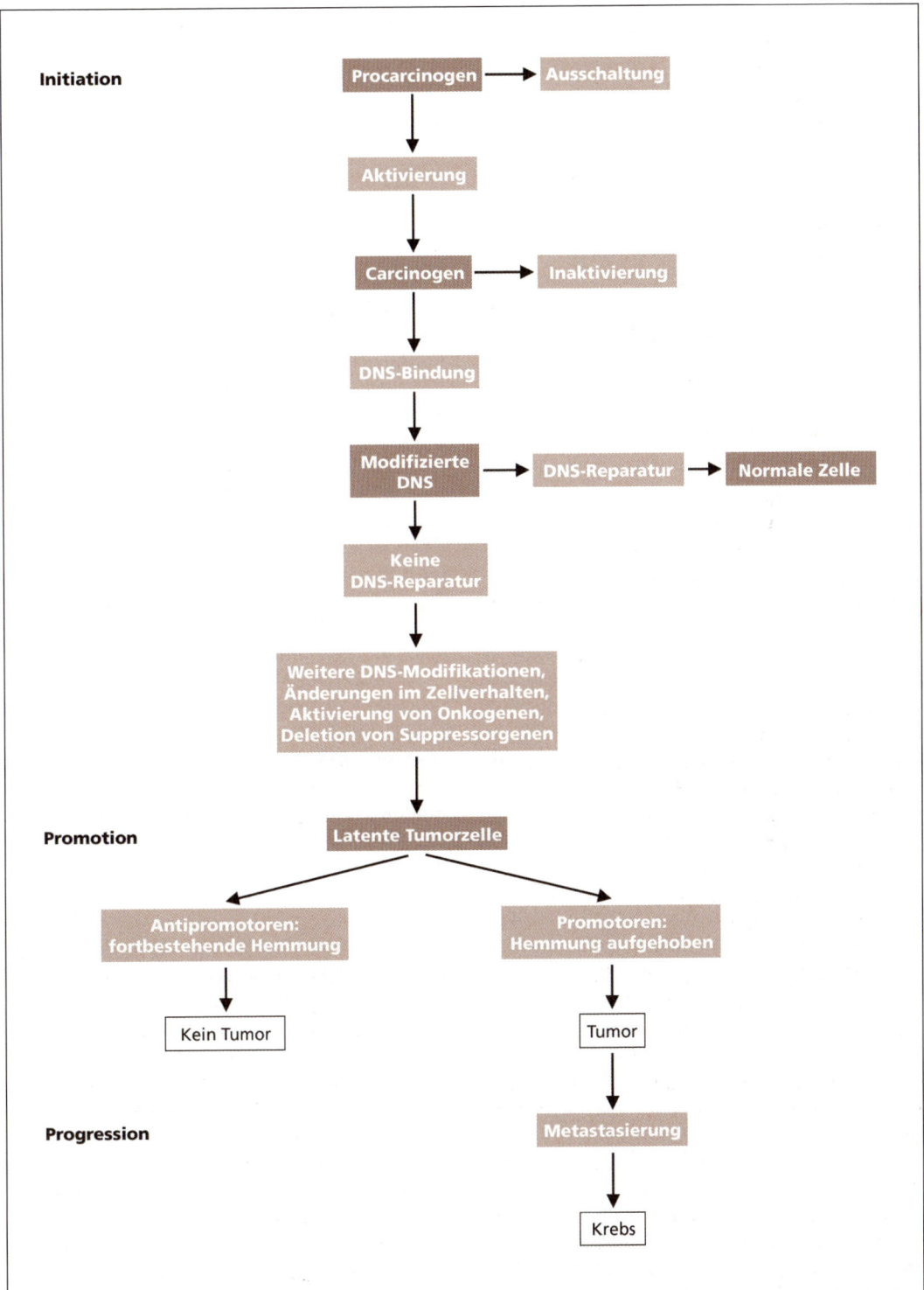

Abb. 28-2 Stadien der Tumorgenese

Als pathogenetische Faktoren von Tumorerkrankungen kommen auch defekte **Mutatorgene** in Frage. Diese enthalten die Erbinformation des DNS-Reparatur-Systems, so dass bei ihrem Funktionsverlust eine Ansammlung von Strukturfehlern an der DNS möglich ist. Damit steigt die Wahrscheinlichkeit für Mutationen an Onkogenen sowie Tumor-Suppressor-Genen und somit auch das Risiko für Zellentartungen.

Wird eine initiierte Zelle nicht eliminiert, leiten **Promotoren** die zweite Stufe der Tumorentstehung, die **Promotion** ein. Während der Vorgang der Initiation eine kurze Zeitspanne und ein im Prinzip einmaliges Ereignis umfasst, kann die Promotion über Jahre bis Jahrzehnte andauern. Promotoren stören die metabolische Zellkooperation initiierter Zellen mit Nachbarzellen, indem sie die physiologische Zell-Zell-Kommunikation über proteinäre Kanalverbindungen (**gap junctions**) unterbrechen. Gap junctions ermöglichen ein konstantes Milieu und eine geordnete Stoffwechselkoordination. Der Informationstransfer dient als Kontrollinstanz für das Wachstum von initiierten Zellen. Da er jedoch durch den Einfluss von Promotoren unterbrochen wird, können die Zellen im proliferativen Stadium verbleiben. Auf diese Weise fungieren Promotoren als Wachstumsstimulanzien für entartete Zellen. Die Tumorzellbildung unterbleibt jedoch, wenn der Kontakt einer Zelle mit dem Promotor abbricht, bevor sich die Zelle vermehren kann. Ursache dafür ist, dass Promotoren in der Zeit vom Initiationsereignis bis zur klinischen Manifestation eines Tumors ständig vorhanden sein müssen. Die erfolgreichste Strategie zur Prävention von Krebserkrankungen wäre daher, die Einwirkung von Carcinogenen und Promotoren zu vermeiden oder zumindest zu reduzieren. Dies ist in der Praxis allerdings nicht realisierbar, da weder alle Initiatoren identifiziert, noch das gesamte Spektrum krebsfördernder Faktoren und deren Wechselwirkungen im Einzelnen bekannt sind. Zudem wirken auch verschiedene natürliche Nahrungskomponenten als Promotoren (siehe Kap. 28.2).

Die **Progression** bildet schließlich das Endstadium der Tumorentwicklung und ist durch fehlgesteuerte Enzymsynthese und ungezügeltes Zellwachstum gekennzeichnet, was letztlich das invasive Tumorwachstum und die **Metastasenbildung** zur Folge hat.

28.2 Ernährungsfaktoren mit cancerogenen Eigenschaften

Zahlreiche Nahrungsfaktoren können Tumorerkrankungen auf der Ebene der Initiation, der Promotion wie auch der Progression fördern. Sie sollen im Folgenden exemplarisch dargestellt werden.

Nitrat, Nitrit und Nitrosamine

Nitrate und Nitrite sind die nicht-cancerogenen Vorläufer von über 300 bekannten **Nitrosoverbindungen**, die sich z. T. als genotoxische und mutagene Substanzen erwiesen haben. Hohe Nitratgehalte finden sich insbesondere in Wurzelgemüse wie z. B. Rote Beete, Rettich und Radieschen sowie in Blattgemüse. Dabei variiert der Gehalt pflanzlicher Produkte in Abhängigkeit von verschiedenen Faktoren. Hierzu gehören u. a. die Pflanzenart, das Alter der Pflanze sowie die Intensität der UV-Exposition. Insbesondere im Winter können hohe Werte erreicht werden (siehe Kap. 12.3.2). Auch das Trinkwasser kann bedeutsame Nitratmengen aufweisen.

Nitrate können bereits in der Mundhöhle bakteriell zu Nitrit reduziert werden. Dieses kann im Magen mit **sekundären Aminen** – die beim Kochen und Braten entstehen – zu **Nitrosaminen** umgesetzt werden. Die meisten **N-Nitrosoverbindungen** (etwa 90 %) erwerben erst über ihre metabolische Aktivierung ein stark mutagenes Potenzial.

Nitrosamine entstehen jedoch nicht nur endogen, teilweise sind sie bereits in den Lebensmitteln enthalten. Vor allem beim **Pökeln** von Fleisch- und Wurstwaren besteht durch den Einsatz von **Nitritpökelsalz**, das neben Speisesalz 0,5 % Natriumnitrit enthält, die Möglichkeit der Nitrosaminbildung. **Vitamin C** und E sowie einige **Polyphenole** sind allerdings in der Lage, die Nitrosaminsynthese sowohl in Lebensmitteln als auch im Verdauungstrakt zu blockieren, indem sie die Bildung von Nitritvorstufen unterbinden (siehe Kap. 28.3).

Polycyclische aromatische Kohlenwasserstoffe

Polycyclische aromatische Kohlenwasserstoffe (**PAK**) stellen carcinogene Substanzen dar, die in Spuren natürlicherweise in Lebensmitteln enthalten sind. Des Weiteren entstehen sie bei der Erhitzung der Nahrung. Höhere Mengen finden sich insbesondere in gegrillten und geräucherten Lebensmitteln. Heutzutage ist ein Großteil der **Benzpyrenbelastung** des Menschen auf die Zufuhr pflanzlicher Nahrungsmittel (durch **Fallout**) zurückzuführen. Die Benzpyrengehalte variieren dabei in Abhängigkeit vom Lebensmitteltyp, den küchentechnischen Verfahren sowie anderen Faktoren.

In tierexperimentellen Untersuchungen induzieren PAK Carcinome des Magens, des Rectums und der Brustdrüse sowie Lymphome und Leukämien. In Kohorten- und Fall-Kontrollstudien zeigt sich ein positiver Zusammenhang zwischen dem Verzehr von gegrilltem und hoch erhitztem Fleisch und dem Risiko für colorectale Carcinome (siehe unten).

Heterocyclische aromatische Amine

Heterocyclische Amine entstehen bei der **Pyrolyse** von Proteinen in hoch erhitzten (Braten, Grillen, Schmoren) proteinhaltigen Lebensmitteln. Ihr Gehalt ist abhängig von der Temperatur und der Dauer der Erhitzung. Insbesondere gegrilltes Fleisch oder Fisch weist eine hohe Konzentration an heterocyclischen Aminen wie **Pyridoimidazol-** und **Pyridoindol-Verbindungen** auf. Über die als **Maillardreaktion** bezeichnete Reaktion zwischen Aminosäuren und Kohlenhydraten können sich zudem bereits bei weitaus niedrigeren Temperaturen (ca. 100 °C) Imidazochinolin und ähnliche Derivate bilden. Schon in geringer Konzentration wirken heterocyclische Amine mutagen. Im Tierversuch induzieren sie Leber-, Colon- und Mammacarcinome. Hierbei wurden allerdings häufig Mengen verabreicht, die weit über der für den Menschen geschätzten Belastung lagen. Beobachtungsstudien lassen vermuten, dass die vermehrte Aufnahme an Speisen, die hohe Konzentrationen an heterocyclischen Aminen aufweisen (z. B. gegrilltes Fleisch), das Risiko für Coloncarcinome erhöht.

Alkohol

Alkohol ist ein potenter Promotor maligner Tumorerkrankungen (siehe Kap. 10.2.5). Der regelmäßige Konsum von 50 g Alkohol/Tag ist mit einem deutlich erhöhten Gesamtkrebsrisiko assoziiert; ein sicherer Schwellenwert existiert nicht. Vor allem Krebserkrankungen im Bereich der Mundhöhle und Speiseröhre sowie am Kehlkopf, der Leber und der Brustdrüsen stehen mit einem erhöhten Alkoholkonsum (25–30 g/Tag) in Verbindung. Wahrscheinlich steigert ein erhöhter Alkoholkonsum auch das Risiko für colorectale Carcinome (**siehe Tab. 28-1**). Weniger überzeugend ist der Zusammenhang von Alkoholkonsum mit Tumoren der Eierstöcke und der Lunge.

Zurzeit werden verschiedene Mechanismen diskutiert, über die Alkohol die Tumorbildung forciert. So wird angenommen, dass Procarcinogene durch den Konsum von Alkohol – nach **mikrosomaler Enzyminduktion** – vermehrt aktiviert werden, Veränderungen im Stoffwechsel und/oder in der Verteilung von Carcinogenen auftreten und DNS-Reparaturmechanismen negativ beeinflusst werden. Ethanol verändert darüber hinaus die Permeabilität von **Zellmembranen** und erleichtert die zelluläre Aufnahme von Carcinogenen bzw. Procarcinogenen. Organe, deren Zellen direkt mit konzentrierten alkoholischen Getränken in Kontakt kommen, sind besonders der Gefahr lokaler Schäden ausgesetzt. Einen ähnlich nachteiligen Effekt auf die Mucosa hat auch **Acetaldehyd**, ein Stoffwechselprodukt des Ethanols. Es wirkt entweder als Promotor der Cancerogenese oder in höheren Konzentrationen direkt zellschädigend.

Chronischer Alkoholkonsum geht häufig mit Veränderungen der Ernährungsweise einher, die

Tab. 28-1 Beziehung zwischen der Höhe des Alkoholkonsums und dem Risiko für Organtumore

Zusammenhang	Kein Bezug	Erhöhtes Risiko
Überzeugend	Blase	Mund-, Rachenraum, Kehlkopf, Ösophagus, Leber; Brust
Wahrscheinlich	Pankreas	Magen, Colon, Rektum, Brust
Möglich		Lunge, Prostata, Eierstock

eine bedarfsgerechte Zufuhr von essenziellen Nährstoffen gefährden (siehe Kap. 10.2.6). Darüber hinaus führt die chronische Zufuhr von Alkohol zu einer Reduktion der **Speichelsekretion**. Dadurch wird die Kontaktzeit von cancerogenen Substanzen mit den Schleimhautzellen verlängert, womit die Grundlage für Zellentartungen geschaffen ist. Bei chronischem Alkoholkonsum steigt zudem die Aktivität von mikrosomalen Cytochrom-P-450-abhängigen Enzymsystemen in den Schleimhäuten und in der Leber an. Diese sind u. a. in der Lage, Vitamin A zu metabolisieren. In der Folge kann es aufgrund einer erhöhten Retinolabbaurate nicht nur zu einem **Vitamin-A-Mangel** kommen, sondern es werden darüber hinaus auch **Procarcinogene** aktiviert bzw. deren Mutagenität gesteigert. Gleichzeitig werden jedoch auch Entgiftungsreaktionen stimuliert, so dass die Netto-Produktion von aktiven Carcinogenen unter Alkoholeinfluss über die Tumorinduktion entscheidet.

Auf welche Weise Ethanol die Entwicklung von **Brustkrebs** begünstigt, ist noch nicht abschließend geklärt. Aus epidemiologischen Studien gibt es Anhaltspunkte, die eine Dosis-Wirkungs-Beziehung vermuten lassen. So steigen bei hoher Alkoholzufuhr u. a. die Plasmaspiegel von Estrogen, das als möglicher Promotor des Mammacarcinoms in Frage kommt.

Fleisch und Wurstwaren

Im Hinblick auf das Krebsrisiko ist zwischen **rotem Fleisch** (Rind, Schwein, Schaf) und verarbeiteten **Fleischwaren** zu differenzieren. Letztere sind mit einem deutlich erhöhten Risiko für **colorectale Carcinome** assoziiert. Einer Metaanalyse zufolge, ist eine Verzehrsteigerung um 25 g Fleischwaren/Tag mit einer Risikozunahme um 49 % verbunden. Weniger stark ist der Zusammenhang bei rotem Fleisch. Steigt die verzehrte Menge um 100 g/Tag an, so erhöht sich das Dickdarmkrebsrisiko um etwa 17 %. Insgesamt wird die Evidenz für einen risikoerhöhenden Effekt von Fleischwaren in Bezug auf das colorectale Carcinom als wahrscheinlich eingestuft. Bei rotem Fleisch gilt der Zusammenhang als möglich.

Unter Beachtung der Ergebnisse zweier Metaanalysen ist der Zusammenhang zwischen Fleischverzehr und **Brustkrebsrisiko** widersprüchlich. Während Fall-Kontroll-Studien eine positive Assoziation vermuten lassen, ist die Datenlage bei den Kohortenstudien weniger einheitlich. Insgesamt wird die Wirkung des Fleischverzehrs auf das Brustkrebsrisiko als möglich bewertet. Vermutlich ist das Fleisch nicht selbst der primär krebsfördernde Faktor. Eher scheint die Art der Zubereitung ein entsprechendes Risikopotenzial zu bergen. So entstehen beim Braten und Grillen cancerogene Substanzen, darunter **heterocyclische Amine** und **polycyclische aromatische Kohlenwasserstoffe**. Darüber hinaus enthalten Fleischwaren N-Nitrosoverbindungen, die sich im Tiermodell als cancerogen erwiesen haben. Problematisch ist ein erhöhter Fleischverzehr insbesondere dann, wenn die Ernährung nur geringe Mengen an ballaststoffreichen Lebensmitteln wie Obst, Gemüse und Vollkornprodukte aufweist.

Fette und Fettsäuren

Die in der Vergangenheit geäußerte Einschätzung, wonach eine hohe **Gesamtfettaufnahme** das Krebsrisiko steigern soll, wird durch neuere Fall-Kontroll- und Kohortenstudien nicht mehr gestützt. Ein von der Energieaufnahme unabhängiger Effekt des Fettverzehrs auf das Krebsrisiko findet sich weder bei malignen Tumoren des Colons und Rectums, noch bei denen der Brust, der Lunge und der Eierstöcke. Lediglich bei Tumoren der Prostata gilt eine hohe Fettaufnahme – unabhängig von der Energiezufuhr – als möglicher Risikofaktor.

Generell steigern fettreiche Ernährungsformen nur indirekt das Krebsrisiko, indem sie im Rahmen einer hyperkalorischen Kost zur Entwicklung von **Übergewicht** beitragen. Die Evidenz, dass Übergewicht, insbesondere Adipositas, das Risiko für Dickdarm-, Endometrium und Nierenzellcarcinome erhöht, gilt als **überzeugend**. In Bezug auf das Mammacarcinom besitzt Übergewicht lediglich bei postmenopausalen Frauen einen risikosteigernden Effekt. Die Zusammenhänge zwischen Körpergewicht und Krebsrisiko beruhen auf mehreren Mechanismen. Danach fördert Übergewicht die Tumorenstehung, indem es die Konzentration des **sexualhormonbindenden Globulins (SHGB)** reduziert und die Bildung von Estrogenen im Fettgewebe verstärkt. So nimmt die Menge der freien und biologisch aktiven Hormone zu, mit der Folge, dass sexualhormonabhängige Tumoren in ihrer Entwicklung gefördert werden. Die positive Korrelation des Körperfettanteils mit der Höhe der **Estrogenspiegel** gewinnt vor allem in der postmenopausalen Phase an Bedeutung, da hier das Fettgewebe der wesentliche Ort der Estrogensynthese ist.

Außerdem erhöht Übergewicht das Risiko für Hyperinsulinämie, Insulinresistenz und hohe **IGF-1**-Konzentrationen und steigert so die Proliferation von Tumoren des Dickdarms.

Neben der Menge des aufgenommenen Fetts ist das Fettsäuremuster von Bedeutung. Die Evidenz für einen risikoerhöhenden Effekt **gesättigter Fettsäuren** bei Brust- und Prostatacarcinom gilt als möglich. Im Tierexperiment erwiesen sich Kostformen mit einem hohen Gehalt an ω-**6-Fettsäuren** als Promotoren der Cancerogenese. Dagegen hemmen ω-3-Fettsäuren die Krebsentwicklung. Eine Erklärung für diese Beobachtung liegt in der Wirkung der Fettsäuren auf die **Eicosanoidsynthese** begründet. Im Mittelpunkt des Interesses stehen dabei die Arachidonsäuremetaboliten Prostaglandin E_2 (PGE_2) und 12 (S)-Hydroxyeicosatetraensäure (12(S)-HETE) (**siehe Abb. 28-3**). Im Gegensatz zu Arachidonsäure unterdrücken ω-3-Fettsäuren die Synthese dieser procancerogenen Metaboliten, indem sie die beteiligten Enzymsysteme hemmen. Allerdings ist fraglich, ob diese Erkenntnisse aus Tier- und Zellkulturexperimenten für den Menschen von Bedeutung sind. Fall-Kontroll- und Kohortenstudien lassen vermuten, dass eine hohe Arachidonsäurezufuhr das Dickdarmkrebsrisiko auch beim Menschen erhöht, während langkettige ω-3-Fettsäuren protektiv wirken. Bei Brustkrebs zeigt sich allerdings keine Assoziation zwischen der Aufnahme an ω-6-Fettsäuren und dem Erkrankungsrisiko. Auch der Einfluss der ω-3-Fettsäuren ist als vergleichsweise gering einzustufen.

Mycotoxine

Mycotoxine sind toxische Stoffwechselprodukte von **Schimmelpilzen**, deren bekannteste Vertreter die cancerogen wirksamen Aflatoxine von **Aspergillus-Arten** darstellen (siehe Kap. 12.2). Vom Menschen werden Mycotoxine über belastete Lebensmittel aufgenommen (**siehe Tab. 28-2**). Zu den häufig kontaminierten Lebensmitteln zählen Erd-, Hasel- und Walnüsse, Mandeln, Sesam und Getreide. Des Weiteren können Backwaren

Prokanzerogene Effekte von PGE_2
- Hemmung der Bildung von zytotoxisch und zytolytisch aktiven Immunzellen
- Schwächung des Immunsystems durch unkontrollierte PGE_2-Synthese durch Tumorzellen

Prokanzerogene Effekte von 12 (S)-HETE:
- Aktivierung der Proteinkinase C, hierdurch Auflockerung der Zellstrukturen und erleichterte Invasion von Tumorzellen in gesundes Gewebe
- Bildung proteolytischer Enzyme
- Synthese von Adhäsionsmolekülen und Oberflächenrezeptoren; dadurch verbesserte Adhäsion von Tumorzellen

Abb. 28-3 Procancerogene Effekte von Arachidonsäurederivaten (zusammengestellt nach Stangl 1999)

Tab. 28-2 Vorkommen carcinogener Mycotoxine in Lebensmitteln

Mycotoxin	Lebensmittel
Aflatoxin	Getreide (außer Roggen), Mais, Reis, Nüsse, Mandeln, Pistazien, Kürbiskerne, Brot, Fleischwaren sowie über Futtermittel in Milch, Leber und Ei
Sterigmatocystin	Weizen, Reis, Pecannüsse, Brot, Käse sowie über Futtermittel in Milch
Luteoskyrin, Regulosin	Reis, Gerste
Citrinin	Weizen, Roggen, Gerste, Hafer
Penicillinsäure	Weizen, Gerste, Mais, getrocknete Bohnenkerne, Futtermittel

durch die Verarbeitung von verpilztem Getreide oder infolge sekundärer Kontamination mit Mycotoxinen belastet sein. Über kontaminierte Futtermittel können Mycotoxine vom Tier aufgenommen werden und so auch in Fleisch und Milch sowie in die hieraus hergestellten Produkte gelangen.

Es bestehen heute keine Zweifel mehr daran, dass Aflatoxine für die Entwicklung von **Lebercarcinomen** verantwortlich sind. Bekannt ist ihre mutagene Wirkung und ihre Fähigkeit, Anti-Onkogene wie das **p53-Gen** funktionell auszuschalten. In epidemiologischen Studien zeigt sich eine deutliche Assoziation zwischen der Aflatoxinaufnahme und der Inzidenz von Carcinomen der Leber.

Auch weitere Mycotoxine, wie **Fumonisine** und **Ochratoxine** (siehe Kap. 12.2) stellen potente carcinogene Metabolite dar. Ihre Bedeutung für die Krebsentstehung beim Menschen ist bislang allerdings nicht ausreichend epidemiologisch erwiesen, wenngleich die Daten aus tierexperimentellen Untersuchungen einen solchen Zusammenhang nahe legen.

28.3 Ernährungsfaktoren mit anticancerogenen Eigenschaften

Ballaststoffe

Korrelationsstudien nährten bereits recht früh den Verdacht, dass ballaststoffarme Kostformen – insbesondere in Verbindung mit einem hohen Fettanteil – einen Risikofaktor für die Entstehung maligner Tumoren des Colons und Rectums darstellen (**Krebs-Ballaststoff-Hypothese**). Bei Auswertung der länderübergreifenden Daten hatte sich gezeigt, dass Angehörige von Bevölkerungsgruppen mit hoher Ballaststoffzufuhr deutlich seltener an colorectalen Tumoren erkranken als solche mit niedriger Aufnahme. Neuere Befunde aus Beobachtungsstudien zeigen jedoch, dass der Zusammenhang zwischen Ballaststoffverzehr und Dickdarmkrebs weniger deutlich ist, als vielfach angenommen. Große Kohortenstudien zeigten keine Assoziation zwischen der Ballaststoffzufuhr und dem Risiko colorectaler Krebserkrankungen. Demgegenüber war in der **EPIC-Studie** das Risiko für maligne Tumoren des Dickdarms bei einer hohen Ballastoffaufnahme (34 g/Tag) um 40 % niedriger, verglichen mit einer geringen Zufuhr (12 g/Tag). Dabei haben sich insbesondere Ballaststoffe aus Vollkornprodukten als protektiv erwiesen. Insgesamt wird die Evidenz für einen risikosenkenden Effekt von Ballaststoffen bei Dickdarmkrebs als möglich eingestuft.

Die protektive Wirkung von Ballaststoffen konzentriert sich vor allem auf die Phasen der Initiation und Promotion. Aufgrund ihrer gelbildenden Wirkung können sie potenzielle Cancerogene binden und deren Resorption hemmen. Nicht abbaufähige Ballaststoffe (z. B. Lignin) erhöhen darüber hinaus das Stuhlgewicht und beschleunigen die Darmpassage. Auf diese Weise wird die Kontaktzeit von toxischen Substanzen mit dem Darmepithel vermindert sowie ihre Ausscheidung beschleunigt.

Die mit einem niedrigen Ballaststoffverzehr verbundenen längeren **Chymustransitzeiten** im Colon ermöglichen den cancerogen wirksamen sekundären **Gallensäuren** längerfristige Interaktionen mit der Darmwand. Dadurch kann es zu Unregelmäßigkeiten im Zellteilungsprozess der Darmschleimhaut kommen (**Hyperproliferation**), die gutartige Wucherungen (**Adenome**) zur Folge haben, welche zu Carcinomen entarten können. Beim Ballaststoffabbau entstehen zudem kurzkettige Fettsäuren wie **Acetat**, **Propionat** und **Butyrat**, die den pH-Wert des Darminhalts absenken. Dadurch wird ein Milieu geschaffen, das die mikrobielle Transformation primärer Gallensäuren in mutagen wirksame sekundäre Gallensäuren einschränkt.

Ein hohes Angebot an wasserlöslichen Ballaststoffen in der Nahrung lässt die Populationsdichte colonständiger Bakterien anwachsen. Die Bakterienpopulation entzieht dem Darmlumen **Ammoniak** (NH_3), um ihren Stickstoffbedarf zu decken. Über diesen Mechanismus ergibt sich eine weitere tumorprotektive Wirkung der Ballaststoffe, da Ammoniak das Tumorzellwachstum stimuliert.

Calcium

Beobachtungsstudien sprechen für eine protektive Wirkung von Calcium bei Tumoren des Colons und Rectums. Eine aktuelle Analyse von 10 Kohortenstudien mit insgesamt mehr als 500 000 Teilnehmern ergab ein reduziertes Risiko für Personen mit der höchsten Calciumzufuhr. Auch Interventionsstudien konnten teilweise einen protektiven Effekt einer Calciumsupplementierung belegen. So wurde in der **Calcium Polyp Prevention Study** eine signifikante Senkung des Wiederauftretens von Adenomen durch Gabe von 1200 mg/Tag Calcium über 4 Jahre beobachtet. An einem kleineren Kollektiv und kürzerer Studiendauer zeigte sich in der **European Cancer Prevention Organisation Intervention Study** nach

Gabe von 2000 mg/Tag Calcium ebenfalls ein verringertes Risiko, allerdings war hier das Ergebnis nicht signifikant. Vermutlich beruht der antiproliferative Effekt auf der Fähigkeit der Calciumionen, freie Gallensäuren zu binden und zu inaktivieren.

Selen

Zwischen der Selenversorgung und dem Auftreten von Krebserkrankungen besteht ein deutlich inverser Zusammenhang. Niedrige Selenkonzentrationen im Serum sind insbesondere mit einem erhöhten Risiko maligner Tumoren der Verdauungsorgane und der Prostata assoziiert. Diese Befunde von Beobachtungsstudien konnten in großen Interventionsstudien untermauert werden. So führte die Anreicherung von Speisesalz mit Natriumselenit über einen Zeitraum von 8 Jahren in der Stadt **Qidong** (China) zu einer um 46 % niedrigeren Inzidenz von Leberkrebs, während sie in den umliegenden Orten ohne Anreicherung auf hohem Niveau blieb. Die Selenzufuhr durch das Salz betrug 30–50 µg/Tag. Nach Beendigung der Anreicherung stieg die Krebsinzidenz wieder an. Die **Linxian-Studie** in China – in dieser Region ist die Mortalität an Ösophaguskrebs eine der höchsten weltweit – zeigte einen protektiven Effekt durch die Gabe einer Antioxidanzien-Kombination mit täglich 50 µg Selen, 15 mg β-Carotin und 30 mg Vitamin E. In der Gruppe, die diese Nährstoffkombination erhielt, sank die Gesamtsterblichkeit um 9 % und die Krebssterblichkeit um 13 %. Andere Vitamine und Mineralstoffe hatten keinen Einfluss. Bei Interpretation der Befunde ist zu bedenken, dass das untersuchte Kollektiv einen sehr schlechten Versorgungsstatus aufwies. Aufschluss über die Wirkungen einer Selensupplementierung bei einem gut versorgten Kollektiv lieferte dagegen die **Clark-Study**. An dieser Untersuchung nahmen 1312 Patienten teil, die bereits wegen Nichtmelanom-Hautkrebs behandelt worden waren. Sie erhielten 10 Jahre lang 200 µg/Tag Selen oder ein Placebo. In der Verumgruppe sank die Gesamtsterblichkeit an Krebs um 50 %, das Auftreten von Prostatakrebs reduzierte sich um 63 %, das von Dickdarmkrebs um 58 % und die Lungenkrebsinzidenz ging um 46 % zurück; ein Einfluss auf die Hautkrebsinzidenz zeigte sich nicht. Dabei war der Effekt in der Gruppe mit den niedrigsten Selenspiegeln am stärksten, wohingegen eine Supplementierung bei Plasmakonzentrationen von >121 µg/l mit einer um 20 % erhöhten Krebsinzidenz im Vergleich zur Placebogruppe verbunden war. Aus den vorliegenden Daten wurde gefolgert, dass eine in Bezug auf das Krebsrisiko optimale Selenkonzentration im Plasma bei etwa 120 µg/l liegt, wofür eine Gesamtzufuhr von ca. 1,5 µg Se/kg Körpergewicht und Tag erforderlich ist.

Die anticancerogene Wirkung von Selen beruht auf mehreren Mechanismen:
- antioxidative und antivirale Wirkung,
- Verbesserung der zellulären und humoralen Imunabwehr, Inaktivierung onkogener Gensegmente,
- Detoxifikation von Xenobiotika (antimutagener Effekt),
- antiproliferativer und proapoptotischer Effekt.

Vitamine

Vitamine C, E und β-Carotin: Als Antioxidanzien sind die Verbindungen in der Lage, **freie Radikale** zu neutralisieren und auf diese Weise die Initiation von Tumorzellen zu unterbinden. Daneben existieren Hinweise, wonach sie auch in der Promotionsphase hemmend eingreifen. Zudem verbessern diese protektiven Nahrungsbestandteile die **Immunkompetenz** des Organismus und tragen so zu einer effizienteren Zerstörung und Eliminierung initiierter Zellen bei. Insbesondere β-Carotin verbessert die Kommunikation über **gap junctions** und unterdrückt so das Wachstum initiierter Zellen.

Tatsächlich zeigt sich in vielen prospektiven und retrospektiven Beobachtungsstudien ein inverser Zusammenhang zwischen der alimentären Zufuhr und Versorgung mit antioxidativen Vitaminen und dem Risiko maligner Tumorerkrankungen. Da die Aufnahme der Vitamine über die Nahrung erfolgte, ist unklar ob der chemopräventive Effekt ursächlich auf die Einzelsubstanzen zurückzuführen ist oder ob diese lediglich einen Marker darstellen für eine gemüse- und obstreiche Ernährung. Aus diesem Grund lassen sich die Resultate der Studien nicht auf die Wirkung isolierter Verbindungen extrapolieren.

Vor allem für β-**Carotin** konnte eine negative Korrelation zwischen der Höhe der Aufnahme aus Lebensmitteln und der Krebshäufigkeit nachgewiesen werden, während die **Vitamin-E-Versorgung** weniger stark mit dem Krebsrisiko assoziiert ist. Eine hohe **Vitamin-C-Zufuhr** ist vor allem mit einem verminderten **Magen-, Brustkrebs- und Lungenkrebsrisiko** verknüpft. Bereits geringe Unterschiede in der Vitamin-C-Versorgung wirken sich offenbar deutlich aus, wie eine prospektive Langzeitstudie an 870 Männern zeigen konnte. Männer, die täglich mehr als 83 mg Vitamin C aufnahmen, hatten ein um 64 % verringertes Lungenkrebsrisiko, verglichen mit der Gruppe, die weniger als 63 mg zuführte. Aus den prospektiven Studien kann geschlossen werden, dass das Krebsrisiko bei einer täglichen Zufuhr von 80–110 mg Vitamin C über die Nahrung deutlich reduziert ist. Höhere Mengen bieten offenbar keinen zusätzlichen Schutz.

Ergebnisse aus den bisher vorliegenden Interventionsstudien mahnen zur Vorsicht, was die Einnahme hochdosierter β-Carotin-Supplemente anbelangt. So kam es in der **CARET-Studie** bei Rauchern und Asbest-Arbeitern, die eine Kombination aus 30 mg β-Carotin und 25 000 IE Vitamin A erhalten hatten, nach vier Jahren zu einem Anstieg der Lungenkrebsinzidenz um 28 %. Ähnlich negativ fiel eine weitere Untersuchung, die **ATBC-Interventionsstudie**, aus, bei der Rauchern über einen Zeitraum von fünf Jahren täglich 20 mg β-Carotin verabreicht worden war. Hier kam es zu einer Zunahme der Lungenkrebsinzidenz um 18 %. Allerdings weist das Studiendesign dieser Untersuchungen zahlreiche Kritikpunkte auf. β-Carotin, dies geht aus zahlreichen experimentellen Modellen hervor, wirkt vor allem in der Frühphase der Krebsentstehung. Bei Hochrisikogruppen, wie langjährigen Rauchern, besteht jedoch die Gefahr, dass sich bereits vor Studienbeginn initiierte Zellen gebildet haben. Zudem forcieren die unter Rauchexposition aus β-Carotin vermehrt gebildeten Oxidationsprodukte die Cancerogenese. **Rauchern** ist deshalb von der Einnahme entsprechender β-Carotin-Präparate abzuraten, insbesondere wenn es sich um höhere Mengen (>5 mg/Tag) handelt. Demgegenüber ist die Aufnahme von β-Carotin über die Nahrung selbst bei vergleichsweise hohen Mengen (6–7 mg/Tag) unbedenklich.

In der einzigen bislang mit **Vitamin E** (Monopräparat) durchgeführten Interventionsstudie (ATBC-Studie) finden sich – mit Ausnahme einer Verminderung des **Prostatacarcinomrisikos** – keine statistisch signifikanten Effekte auf das Risiko für Lungen-, Colon/Rectum- und Magencarcinom sowie auf die allgemeine Krebsmorbidität.

Vitamin A ist an der Regulation von Zellwachstum und Zellvermehrung beteiligt, indem es die metabolische Zellkooperation aktiviert bzw. reaktiviert, so dass der Übergang von krebsinduzierten Zellen in das transformierte Stadium gehemmt wird. Allerdings konnte die Mehrzahl der bisher durchgeführten epidemiologischen Studien keinen Schutzeffekt nachweisen. Auch aus den Ergebnissen zweier Interventionsstudien lässt sich im Hinblick auf die Reduktion von Haut- und Lungenkrebs keine positive Wirkung erkennen. In Kombination mit β-Carotin (siehe oben) traten sogar negative Effekte in Erscheinung. Insgesamt sind die bislang durchgeführten Interventionsstudien mit Mikronährstoffgemischen – insbesondere Antioxidanzienmischungen – ernüchternd (**siehe Tab. 28–3**).

Vitamin D: In einer Reihe von Beobachtungsstudien zeigt sich ein inverser Zusammenhang zwischen der Versorgung mit Vitamin D und der Häufigkeit von Prostata-, Colon- und Brustkrebs. Im Hinblick auf die Prävalenz des Coloncarcinoms wurde eine inverse Korrelation zur Vitamin-D-Zufuhr nachgewiesen. Beispielsweise ergab eine Fall-Kontroll-Studie mit mehr als 25 000 Teilnehmern, dass Serumspiegel von >65 nmol/l $25(OH)D_3$ mit einem signifikant verminderten Risiko für Darmkrebs verbunden sind. Umgekehrt sind niedrige Spiegel an $25(OH)D_3$ mit einem vermehrten Auftreten des Prostatacarcinoms assoziiert, wobei dies nur bei Männern im Alter von 40–51 Jahren nachzuweisen war, nicht hingegen bei älteren. Die diesen Beobachtungen zugrunde liegenden Mechanismen dürften auf den antiproliferativen und Apoptosefördernden Eigenschaften von Calcitriol basieren.

Folsäure: In den letzten Jahren mehren sich die Hinweise, die **Folsäure** eine anticancerogene Funktion zusprechen (siehe Kap. 5.4.6). Die Mehrzahl der bisher publizierten prospektiven Studien deutet darauf hin, dass die Höhe der Folsäureaufnahme invers mit dem Risiko für **colorectale Tumoren** und **Brustkrebs** korreliert. Ein in dieser Hinsicht besonders interessantes Resultat konnte in der Nurse Health Study erzielt wer-

Tab. 28–3 Chemopräventive Effekte von Vitamin- und Mineralstoffkombinationen, Ergebnisse aus verschiedenen Studien (nach Boeing 2001)

Studie	Tägliche Dosis	Zeitdauer (Jahren)	Krebslokalisation	Ergebnis (Relatives Risiko)
Linxian	Vitamin C 120 mg Molybdän 30 µg	5	Magen	1,10
Linxian	Retinol 5000 IE Zink 2,5 mg	5	Magen	0,96
Linxian	Riboflavin 3,2 mg Niacin 40 mg	5	Magen	1,04
Linxian	β-Carotin 15 mg Vitamin E 30 mg	5	Magen	0,85*
Linxian Dysplasie	Multivitamincocktail	6	Ösophagus	0,80
CARET	β-Carotin 30 mg Vitamin A 25 000 IE	4	Lunge	1,28
Greenberg	Vitamin E 400 mg Vitamin C 1000 mg	4	Colorectale Adenome	1,08
SWSCPS	Vitamin A 25 000 IE Isoretinoin 5–10 mg	3	Haut	1,00

* signifikant

den. Bei Frauen, die länger als 15 Jahre täglich >400 µg Folsäure aufnahmen, reduzierte sich das Risiko, an einem Coloncarcinom zu erkranken, um 30 % im Vergleich zu Studienteilnehmern mit geringer (< 200 µg/Tag) Zufuhr. Bei Einnahme eines Folsäuresupplements ließ sich dieser Effekt sogar noch deutlich verbessern. Ähnliche Ergebnisse konnten auch im Falle von Brustkrebs eruiert werden. Der hierbei nachgewiesene Schutzeffekt von Folsäure lässt sich auch molekular begründen und ist auf ihre Funktion bei der DNS-Methylierung und Thymidilatsynthese zurückzuführen. Danach wird ein Folsäuremangel mit Veränderungen im Methylisierungsmuster des Genoms bzw. bestimmter Protoonkogene und Tumorsupressorgene in Verbindung gebracht, wie sie für transformierte Zellen typisch sind. Damit in Zusammenhang stehen Veränderungen im Zell-Cyclus- und Wachstumsverhalten der Zelle, die mit der Tumorentstehung assoziiert sind. Darüber hinaus ist die Thymidilatsynthese im Folsäuremangel eingeschränkt, was den fehlerhaften Einbau von Nukleotiden und DNS-Strangbrüche zur Folge hat. Auch der in vielen Studien festgestellte Zusammenhang zwischen einem hohen **Alkoholkonsum** und der Häufigkeit von Dickdarmkrebs (siehe oben) könnte auf eine Störung im Folsäurestoffwechsel zurückzuführen sein. Für diese These spricht, dass ein erhöhter Alkoholkonsum nicht zu einer Zunahme des Dickdarmkrebsrisikos führt, vorausgesetzt, es wird genügend Folsäure zugeführt (650 µg/Tag). Alkohol hemmt sowohl die Resorption als auch den Metabolismus von Folsäure.

Obst, Gemüse und sekundäre Pflanzenstoffe

Zahlreiche epidemiologische Studien konnten einen inversen Zusammenhang zwischen der Höhe des Obst- und Gemüsekonsums und der Häufigkeit von Krebserkrankungen feststellen (**siehe Tab. 28–4**). Das krebsprotektive Potenzial einer obst- und gemüsereichen Ernährung scheint insbesondere von sekundären Pflanzenstoffen auszugehen. Sekundäre Pflanzenstoffe können in fast allen Stadien der Cancerogenese hemmend eingreifen (**siehe Abb. 28–4**). Insbesondere **Glucosinolate**, **Carotinoide** und **Phenolsäuren** stellen potente anticancerogene Verbindungen dar.

Sekundäre Pflanzenstoffe entfalten eine Vielzahl zellulärer und molekularer Effekte, über die sie die Bildung maligner Tumore hemmen. So verfügen sie über **antioxidative Eigenschaften**, modulieren den Stoffwechsel der **Sexualhormone**, regulieren und normalisieren das Wachstum, die Vermehrung sowie die Differenzierung von Zellen und beeinflussen die Aktivität des **Immunsystems**. Sekundäre Pflanzenstoffe sind in der Lage, mit Cancerogenen oder tumorfördernden Stoffwechselprodukten zu interagieren und biologisch inaktive Produkte zu bilden. Daneben können sie auch die Bindung von Tumorpromotoren bzw. Cancerogenen an die **DNS** kompetitiv hemmen.

In der Krebsforschung gewinnen **Carotinoide** aufgrund ihrer gekoppelten anticarcinogenen Wirkung (Hemmung von Initiation und Promotion) immer mehr an Bedeutung. In Abhängigkeit von ihrer Struktur sind sie in der Lage, **reaktive Sauerstoffmetabolite** zu eliminieren. Darüber hinaus stabilisieren sie **Membranrezeptoren**, die für die Immunfunktion von Bedeutung sind und die Freisetzung von immunmodulatorischen **Eicosanoiden** (Prostaglandine, Leukotriene) steuern. Daneben stimulieren einige Carotinoide immunkompetente Zellen und sorgen für die Erhaltung sowie Funktion des **interzellulären Informationstransfers**. In Fall-Kontroll-Studien konnte ein signifikanter Zusammenhang zwischen niedrigen β-Carotin-Serumspiegeln und der Häufigkeit verschiedener Krebsformen (Cervix-, Prostata-, Haut- und Brustkrebs) festgestellt werden. Die primäre Schutzwirkung des β-Carotins geht dabei vermutlich auf seine antioxidativen Eigenschaften zurück (siehe oben). In Abhängigkeit von ihrem molekularen Aufbau und ihrer Lokalisation im Organismus können auch andere Carotinoide als Radikalfänger fungieren. Ihre Wirkung kann diejenige des β-Carotins noch übersteigen, so dass sie ebenfalls einen hohen Stellenwert in der Krebsprävention besitzen. So scheint eine gute **Lycopinversorgung** das Risiko für Carcinome der Prostata, des Pankreas und der Gallenblase zu verringern.

Polyphenole wie **Flavonoide** und **Phenolsäuren** verfügen über antioxidative Eigenschaften, fungieren als **Chelatbildner** für prooxidative Metal-

Tab. 28–4 Assoziation zwischen der Krebshäufigkeit und dem Obst- und Gemüseverzehr (Steinmetz und Potter 1991)

Lebensmittel	Gesamtzahl der Studien	negativ	keine	positiv
Frisches, unerhitztes Gemüse	15	13	1	1
Grünes Blattgemüse	43	32	4	7
Kohlgemüse	24	17	3	4
Zwiebelgemüse	12	8	1	3
Karotten	34	27	4	3
Broccoli	10	7	3	0
Kohl	19	12	3	4
Kopfsalat	18	15	0	3
Frisches, unerhitztes Obst	18	11	4	3
Zitrusfrüchte	17	12	3	2

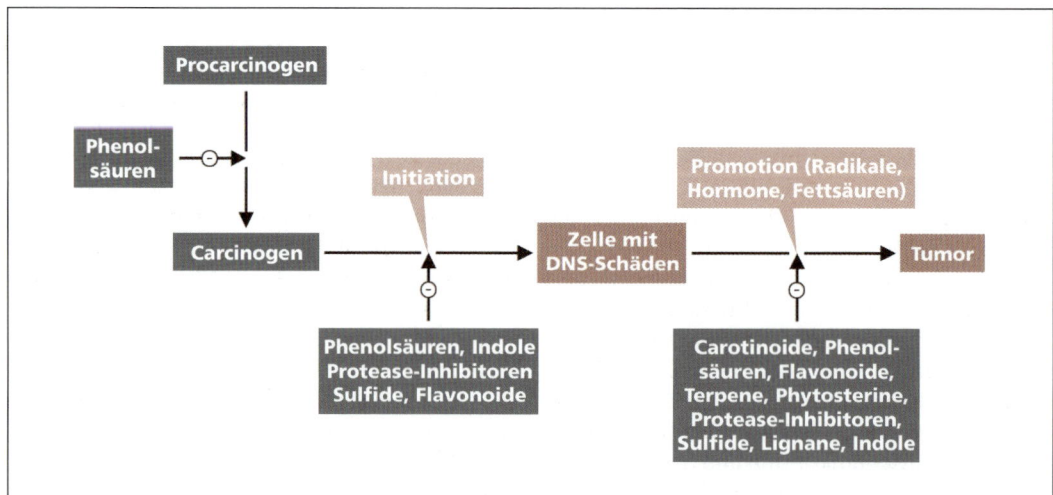

Abb. 28–4 Angriffspunkte von sekundären Pflanzenstoffen bei der Cancerogenese (nach Wattenberg 1993)

le, blockieren die **Nitrosaminbildung** und hemmen die Aktivierung procancerogener Agenzien über **Phase-I-Enzyme**. Des Weiteren können sie **Phase-II-Enzyme** induzieren, die aktive Cancerogene biologisch inaktivieren sowie die Anlagerung von Carcinogenen an die DNA unterbinden. Einige Flavonoide sind in der Lage, die **Apoptose** initiierter Zellen einzuleiten. Verschiedene epidemiologische Studien haben ergeben, dass eine hohe Flavonoidaufnahme mit einem verminderten Magen-, Dickdarm- und Brustkrebsrisiko assoziiert ist; allerdings sind die Daten hierzu uneinheitlich.

Auch **Phytoestrogene** – insbesondere **Isoflavonoide** und **Lignane** – weisen anticancerogene Eigenschaften auf. Da diese Substanzen in ihrem chemischen Aufbau dem humanen **Estrogen** ähneln, sind sie durch Bindung an **Estrogenrezeptoren** in der Lage, in den Estrogenstoffwechsel einzugreifen. Die Aktivität von Phytoestrogenen ist ihren steroidalen Pendants weit unterlegen: Sie besitzen nur etwa 0,1 % von deren Wirksamkeit, werden allerdings in vergleichsweise großen Mengen aufgenommen. Dadurch vermindern Phytoestrogene die biologischen Wirkungen von humanen Geschlechtshormonen, was entscheidend für ihr anticarcinogenes Potenzial ist. Zudem beschränken sie die Menge an biologisch aktiven freien Estrogenen und Androgenen, indem sie die Produktion von **sexualhormonbindenden Globulinen** (SHBG) stimulieren. Hierdurch wird letztlich das procancerogene Potenzial der Sexualhormone gedrosselt. Darüber hinaus wirken Phytoestrogene **antioxidativ**, hemmen die Aktivierung von Procancerogenen und vermindern die Neubildung von Blutgefäßen (**Angiogenese**) im Bereich des Tumors. Trotz dieser Befunde bestehen Bedenken, dass Phytoestrogene insbesondere bei Frauen mit vorhandenem Mammacarcinom procarcinogene Effekte entfalten könnten (siehe Kap. 8.2).

Terpene und **Sulfide** stellen weitere Anticarcinogene in Obst und Gemüse dar, die ihr chemopräventives Potenzial sowohl in der Initiationsals auch in der Promotionsphase entfalten. Terpene hemmen die Aktivierung von Procancerogenen. Sulfide weisen einen vergleichbaren Wirkmechanismus auf, sie können darüber hinaus jedoch auch als **Antioxidanzien** auf Teile des spezifischen und unspezifischen Immunsystems wirken.

Epidemiologische Studien weisen auf einen Zusammenhang zwischen der Inzidenz von **Magencarcinomen** und dem Verzehr von Zwiebelgewächsen hin. In Tierversuchen hatten Sulfide darüber hinaus eine krebspräventive Wirkung auf Speiseröhre, Colon und Lunge.

28.4 Ernährungsempfehlungen zur Prävention

Gegenwärtig besteht kein Zweifel, dass die Ernährung und Lebensweise Auswirkungen auf die Entwicklung verschiedener Krebsformen hat, so dass von nationalen und internationalen Gremien praktische Empfehlungen zur Reduktion des Krebsrisikos ausgesprochen werden (siehe Abb. 28–5). Neben der **Tabakabstinenz** zählen hierzu die Reduktion **alkoholischer Getränke** sowie die Praxis einer **ballaststoffreichen, pflanzlich betonten Kost**, die einen hohen Anteil an Obst, Gemüse, Vollkornprodukten und Hülsenfrüchten aufweist. Die isolierte Supplementierung bestimmter chemopräventiver Nahrungsfaktoren (z. B. antioxidative Vitamine, Folsäure, Calcium) ist nur dann in Erwägung zu ziehen, wenn sich die Ernährungsgewohnheiten nicht oder nur unzureichend modifizieren lassen; eine generelle Empfehlung zur Einnahme entsprechender Präparate ist hieraus nicht abzuleiten. Von der Einnahme **hochdosierter Monopräpara-**

- Reichlicher Verzehr von Obst, Gemüse, Hülsenfrüchten und Vollkornprodukten.
- Reduktion des Fleisch- und Wurstverzehrs, Steigerung des Fischverzehrs.
- Austausch von Lebensmitteln reich an gesättigten Fetten (fette Fleisch- und Wurstwaren) durch Lebensmittel reich an einfach ungesättigten Fetten und ω-3-Fettsäuren (Nüsse, Seefische, Oliven- und Rapsöl).
- Reduktion des Alkoholkonsums.
- Einschränkung des Verzehrs bzw. Meiden gegrillter, geräucherter und gepökelter Lebensmittel.

Abb. 28–5 Ernährungsempfehlungen zur Prävention von Krebserkrankungen

Tab. 28–5 Ausgewählte klinische Merkmale der Tumorkachexie

- Verlust an Körpermasse
- Beschleunigter Fettverlust
- Anorexie
- Atrophie der Skelettmuskulatur
- Atrophie der viszeralen Organe
- Hypoalbuminämie
- Lactatacidose
- Hyperlipidämie
- Glucoseintoleranz/Hypoglycämie
- Anämie

te ist generell abzuraten. Für eine Minimierung des Krebsrisikos ist auch die Modifikation des Fettsäuremusters von Bedeutung. Die Kost sollte dabei insbesondere arm an **gesättigten Fettsäuren** sein, während eine Erhöhung des Verzehrs **einfach ungesättigter Fettsäuren** (z. B. in Form von Oliven- oder Rapsöl) zu empfehlen ist. Günstig zu werten ist die Aufnahme kaltgepresster Öle mit hohem Gehalt an antioxidativen Vitaminen und sekundären Pflanzenstoffen. Ferner ist eine Reduktion der Fleischzufuhr, insbesondere in Form von Fleischwaren, anzuraten; als Ersatz kann ein erhöhter Verzehr von Seefisch (hohe Protein- und Fettqualität) dienen. Hierdurch lässt sich auch der Anteil an **ω-3-Fettsäuren** steigern. Für die Zubereitung von Fleischprodukten ist Mikrowellengaren, Kochen oder Foliengaren zu empfehlen, da so die Bildung von **heterocyclischen Aminen** weitgehend vermieden wird. Zudem ist es ratsam, verkohlte Partien auf Fleischteilen zu entfernen. Um die Aufnahme von **Benzpyrenen** einzuschränken, sollten geräucherte und gegrillte Lebensmittel weitgehend vom Speiseplan gestrichen werden. Zu meiden sind Lebensmittel, die im Verdacht stehen, **mycotoxinbelastet** zu sein.

28.5 Ernährungstherapie des Krebskranken

Nicht nur in der Prävention von Krebserkrankungen ist die Ernährung von Bedeutung, auch in der Therapie kommt ihr ein zentraler, bislang oft unterschätzter Stellenwert zu. 30–50 % der Patienten versterben letztlich an den Folgen einer tumorbedingten Unternährung. Eine ausreichende, an die Erkrankung angepasste Ernährung ist nicht nur für den Erhalt der Lebensqualität bedeutsam, sie ist auch Voraussetzung für eine erfolgreiche Therapie. Die Rolle der Ernährung liegt dabei darin, alle Voraussetzungen für optimale Körperfunktionen zu schaffen, insbesondere für das Immunsystem. Entgegen der Vorstellung vieler Betroffener existieren allerdings keine Krebsdiäten, also Kostformen, die geeignet wären, das Tumorwachstum zu hemmen.

Tumorkachexie

Das invasive Tumorwachstum ist von einer Reihe **anthropometrischer** und **biochemischer** Veränderungen begleitet. Mit fortschreitendem Wachstum ergibt sich das Bild der Tumorkachexie (**Auszehrung**), bei dem das Ausmaß der Einzelveränderungen sehr variabel ist (siehe Tab. 28–5).

Die pathophysiologische Basis der Tumorkachexie ist noch nicht in allen Einzelheiten geklärt. Eine besondere Bedeutung besitzen **Cytokine**. Die biologisch hoch aktiven Proteine werden – nach Stimulation – als Signalmoleküle von Immunzellen produziert und sezerniert. Das bisherige Interesse richtet sich insbesondere auf den **Tumornekrosefaktor α (TNF-α)**. TNF-α – ein Polypeptid – bewirkt bei nicht-tumortragenden Organen metabolische Veränderungen im Protein-, Fett- und Kohlenhydratstoffwechsel. Dazu zählen:

- persistierende Muskelproteolyse,
- Mobilisierung der Triglyceriddepots,
- Steigerung des Glucoseumsatzes,
- Synthese von Akute-Phase-Proteinen in der Leber.

Die Tumorkachexie ist zwar in der Regel mit fortgeschrittenen Malignomen assoziiert, sie kann aber auch als Erstsymptom eines Tumors oder in frühen Stadien seines Wachstums auftreten.

Neben der Tumorausdehnung, der Nahrungszufuhr und dem Stoffwechselstatus ist für die Ausprägung der Kachexie auch der **Tumortyp** von Bedeutung. So gehen beispielsweise Carcinome des oberen Gastrointestinaltrakts, der Lunge und der Prostata häufiger mit einem Gewichtsverlust einher als andere Tumore (z. B. von Colon, Brust und Knochen) (siehe Tab. 28–6).

Der Grad des Gewichtsverlusts lässt allerdings keine Rückschlüsse auf die Schwere der Tumorerkrankung zu. Die starke Verringerung der Körperzellmasse, wie sie insbesondere bei Tumoren im Bereich des GIT festzustellen ist, beruht in erster Linie auf einer verminderten bzw. nicht adäquaten Substrat- und/oder Energiezufuhr. Diese ist häufig Folge der Zerstörung von funktionellem Gewebe durch die Ausbreitung des Tumors. So kann – in Abhängigkeit von der Tumorlokalisation – entweder eine Störung der **Nahrungsaufnahme** (Mundhöhlen-, Ösophaguscarcinom) oder eine Störung der **Nährstoffverdauung** bzw. **-absorption** (infolge von Carcinomen im Bereich des Magen-Darm-Trakts) entstehen. Die daraus resultierende **Mangelernährung** hat u. a. eine **Atrophie** der **Darmschleimhaut** und eine verminderte Sekretion von Verdauungsenzymen zur Folge. Auch im Zuge der **Strahlen-** und **Chemotherapie** (z. B. mit Folsäureantagonisten) ist die Regeneration der Darmzellen häufig beeinträchtigt, wodurch die Absorptionsstörung zusätzlich verstärkt wird.

Ein weiterer Faktor, der an der Entstehung einer tumorassoziierten Malnutrition beteiligt ist, ist in der **hyperbolen Stoffwechsellage** (erhöhter Grundumsatz) vieler Krebspatienten zu sehen. Daneben tragen auch **iatrogene Faktoren** zur Ausbildung bzw. zum Persistieren der Tumorkachexie bei. Insbesondere iatrogene Maßnahmen wie etwa die Chemotherapie (**siehe Tab. 28–7**) sowie die Strahlentherapie (**siehe Tab. 28–8**) beeinträchtigen die Nährstoffaufnahme und -verwertung in erheblichem Umfang.

Das Ausmaß der Kachexie und Malnutrition beeinträchtigt nicht nur die **Lebensqualität** von Tumorpatienten, sondern begünstigt auch das Auftreten zahlreicher Komplikationen (u. a. **Wundheilungsstörungen, Dekubitus** und **Infektionen**), die die Mortalität der Patienten steigern. Aus diesen Gründen kommt einer frühzeitigen, gezielten Ernährungstherapie eine besondere Bedeutung zu.

Ernährungsempfehlungen zur Therapie

Ziel einer jeden verantwortungsvoll durchgeführten Ernährungstherapie ist es, den **Ernährungszustand** von Krebspatienten zu verbessern und so positiv auf die Regenerationsfähigkeit des Organismus einzuwirken. Krebspatienten sollten

Tab. 28–6 Häufigkeit des Gewichtsverlusts bei onkologischen Patienten

Tumorlokalisation	Prozentualer Anteil der Patienten mit Gewichtsverlust
Akute myeloische Leukämie	40
Bronchial-Carcinom	60
Magen-Carcinom	80
Mamma-Carcinom	40
Pankreas-Carcinom	80
Prostata-Carcinom	60
Sarkome	40

Tab. 28–7 Ernährungsbezogene Probleme bei Chemotherapie (nach Zürcher 2002 S. 626)

Ernährungsproblem	Mögliche Ursachen
Anorexie	▪ Praktisch alle Cytostatika
Übelkeit, Erbrechen	▪ Medikamente: Hoch emetogen: Cisplatin, Dacarbazin Mäßig emetogen: Carmustin, Carboplatin, Cyclophosphamid, Daunorubizin, Doxorubicin, (Adriamycin), Epirubicin, Etoposid, Ifosfamid, Melphalan, Mitomycin C ▪ Konditioniertes Erbrechen
Nahrungsmittelaversionen	▪ Tierisches Eiweiß (Fleisch)
Mukositis, Ulzerationen	▪ Cytostatika: Bleomycin, Daunorubicin, Doxorubicin, Epirubicin, Etoposid, 5-Fluorouracil, Methotrexat, Mitomycin C, Vinca-Alkaloide (Vinblastin, Vincristin)
Diarrhoe	▪ Cytostatika: Cisplatin, 5-Fluorouracil, Idarubicin, Methotrexat
Obstipation/ Ileus	▪ Cytostatika: Vinblastin, Vincristin ▪ Analgetika: Morphin
Organschäden	▪ Herz: Doxorubicin (Adriamycin), Daunorubicin ▪ Lunge: Bleomycin, Busulfan, Carmustin (BCNU) ▪ Leber: Asparaginase, Carmustin (BCNU), Methotrexat ▪ Niere: Cisplatin, Cyclophosphamid, Ifosfamid, Methotrexat ▪ Pankreas: Asparaginase
Sekundär	▪ Infektionen, Sepsis

Tab. 28–8 Negative Effekte einer Strahlentherapie (nach Zürcher 2002 S. 628)

Bestrahlte Körperregion	Akute Effekte	Späte Effekte
ZNS	Übelkeit, Erbrechen	
HNO	Schluckstörungen Mundtrockenheit Mukositis Anorexia Geruchsstörungen Geschmacksstörungen	Ulkus Mundtrockenheit Knochennekrose Karies/empfindliche Zähne vermindertes/fehlendes Geschmacksempfinden
Thorax (Lunge, Mediastinum, Ösophagus)	Schluckstörungen Inappetenz Übelkeit	Ösophagusfibrose Ösophagusstenose Ösophagusperforation Ösophagusfistel
Abdomen und Becken	Anorexie Übelkeit, Erbrechen Diarrhoe Akute Enteritis Akute Colitis Akute Proktitis Sphinkterinsuffizienz Akute Zystitis	Ulkus Diarrhoe/Malabsorption Blutung Chronische Enteritis/Colitis Striktur/Obstruktion Fistel/Perforation Ureterstenose Niereninsuffizienz

- Erfassung der aktuellen Probleme (Appetitlosigkeit, Schmerzen, Unverträglichkeiten)
- Erarbeitung eines Speiseplanes (Wunschkost, unter Berücksichtigung der Aversionen und Präferenzen)
- Beachtung der Applikationsart (Mahlzeitengröße, Aussehen, Konsistenz)
- Beachtung der Essens-Umgebung
- Überwachung der Ernährungsparameter/Ernährung (Menge der oral aufgenommenen Nahrung)
- Einbeziehung und Schulung der Bezugspersonen (Familie, Freunde, Hausarzt)

Abb. 28–6 Faktoren bei der Diätberatung von Krebspatienten (nach Paul 2001)

so lange wie möglich oral ernährt werden, wobei sich die Auswahl der Lebensmittel weitestgehend an den Präferenzen des Patienten orientieren sollte (**individuelle Wunschkost**). Als erfolgreich hat sich die Durchführung einer **intensivierten oralen Ernährungstherapie** erwiesen, wobei die Diätberatung- und -betreuung seitens einer geschulten Fachkraft (z. B. Diätassistent/in) erfolgt (siehe Abb. 28–6).

Lässt sich hiermit kein zufriedenstellender Ernährungszustand erreichen, kann der Einsatz einer **enteralen** bzw. **parenteralen Ernährungstherapie** (siehe Kap. 20) notwendig werden, wobei der enteralen Applikation immer der Vorzug gegeben werden sollte.

Krebsdiäten

Im Gegensatz zu unseriösen Berichten, wie sie von Zeit zu Zeit in den Print-Medien kursieren, existieren bislang keine wissenschaftlichen Belege, die den Erfolg so genannter Krebsdiäten dokumentieren. Untersuchungen zeigen, dass Tumorpatienten ungewöhnlich häufig alternative Heilmethoden in Anspruch nehmen, wobei insbesondere diätetische Therapien einen großen Zuspruch erfahren. Die große Gruppe der Krebsdiäten umfasst unterschiedliche, teils sich widersprechende Diätempfehlungen, die sich vereinfacht in sechs Kategorien einteilen lassen (**siehe Tab. 28–9**).

Den therapeutischen Ansätzen innerhalb der Krebsdiäten liegen jeweils eigene Vorstellungen zur Tumorgenese zugrunde, die auch für Laien leicht verständlich, aber abseits der auf naturwissenschaftlichen Daten beruhenden Schulmedizin anzusiedeln sind. Gemeinsam ist fast allen Diäten

Tab. 28–9 Auswahl verschiedener Krebsdiäten

Gruppe	Vertreter	Charakterisierung
Heilfasten	Buchinger Kapferer Bauer	▪ Vollständiger Verzicht auf feste Nahrung ▪ Die Vertreter dieser Methode äußern sich nur sehr vorsichtig in Bezug auf die Anwendung bei Tumorkranken ▪ Bei Buchinger stellen Krebserkrankungen eine klare Kontraindikation zum Heilfasten dar
Eiweißarme Saftkuren	Breuss („Krebskur – total")	▪ Ausschließliche Aufnahme von rohen Gemüsesäften aus roten und gelben Rüben, Sellerie, Rettich und Kartoffeln sowie Teemischungen
Rohkostdiäten	Burger/Besuchet („Instinktotherapie") Erb (Rohkostdiät und Erb-Muesli) Günter („Lebendige Nahrung") Kousmine („Vitalstoffreiche Ernährung") Wigmore („Lebendige Nahrungsmittel")	▪ Meiden gekochter („denaturierter") Nahrung ▪ Reichliche Zufuhr von Obst, Gemüse, frisch gepressten Säften, Frischkorn-Müsli, Sprossen und Keimen ▪ Teilweise auch Zufuhr roher Eier, Fisch und Fleisch
Vegetarische Kostformen	Gerson („Diättherapie bösartiger Erkrankungen")	▪ Meiden von Kochsalz, Alkohol, Kaffee, Tee und Kakao ▪ Reichlicher Verzehr von Gemüse, Obst, Trockenobst ▪ Leber-, Apfel-Karotten- und Grünblättersaft ▪ Kaffee-Einläufe
Spezielle Kuren und Diäten	Öl-Eiweißkost nach Budwig Seeger Moermann	▪ Hohe Zufuhr an Öl-Quarkzubereitungen ▪ Insbesondere die Verwendung von Leinöl wird propagiert ▪ Rote-Beete-Saft ▪ Vorwiegend lactovegetabile Ernährung
Ernährungsrichtlinien eines eigenständigen Medizinkonzeptes	Reckeweg (Homotoxinlehre) Kuhl (Isopathie- und Milchsäure-Theorie)	▪ Konsequenter Verzicht auf Schweinefleisch ▪ Reichlicher Verzehr von frischen und „naturreinen" Lebensmitteln (Gemüse, Früchte, geeignete Fleischsorten) ▪ Homöopathie ▪ „Milchsäurekost" ▪ Lacto-vegetabile Kost ▪ Meiden aller „entwerteten" Lebensmittel (Kuchen, Zwieback, Nudeln, Mehlspeisen, Kaffee, Tee)

der Verzicht auf Genussmittel wie Alkohol und Tabak, eine Einschränkung der Fettzufuhr und ein hoher Obst- und Gemüseverzehr. Diese Empfehlungen zur Lebensmittelauswahl decken sich teilweise mit denen der DGE und des Food and Nutrition Boards der FAO. Problematisch an vielen Diätregimes ist ihr niedriger **Energie-** und **Proteingehalt**. Besonders dramatisch wirken sich Diätformen aus, die durch eine starke Einschränkung der Lebensmittelauswahl gekennzeichnet sind, wie dies beispielsweise für die **Breuss-Diät** sowie verschiedene **Rohkostdiäten** zutrifft. Unter solchen Diäten verschlechtert sich der Nährstoffstatus; die ohnehin bestehende Kachexie wird verstärkt, mit der Folge, dass die Regenerationsfähigkeit und Widerstandskraft des Organismus sinkt. Im Gegensatz hierzu ist gegen den adjuvanten Einsatz bestimmter Lebensmittel (z. B. Säfte) nichts einzuwenden. Hierdurch lässt sich sogar die Aufnahme an Vitaminen, Mineralstoffen und sekundären Pflanzenstoffen erhöhen.

Ob der Einsatz von hochdosiertem **Vitamin C** zur Therapie von Krebserkrankungen dienlich ist, ist bisher nicht hinreichend belegt. Insbesondere naturheilkundlich orientierte Kreise propagieren die Mitte der 70er Jahre von **Cameron** und

Pauling entwickelte Vitamin-C-Therapie. Danach soll Vitamin C in einer Dosierung von 10 g/Tag sowohl die Überlebenszeit als auch die Lebensqualität von Tumorpatienten positiv beeinflussen. Experimentelle Studien unterstützen diese Befunde. In Zellkulturen hemmt Vitamin C das Wachstum verschiedener Tumorzellen dosisabhängig. In sehr hohen Konzentrationen wirkt es sogar **cytotoxisch**. Zwei placebokontrollierte Doppelblindstudien konnten indes keinen positiven Effekt einer hochdosierten Ascorbattherapie feststellen. Bei der Interpretation dieser widersprüchlichen Befunde ist jedoch die unterschiedliche Applikationsart zu berücksichtigen. Während Cameron und Pauling Vitamin C intravenös verabreichten, erfolgte dies in den beiden Studien mit negativen Resultaten oral. Cytostatisch bzw. -toxisch wirksame Vitamin-C-Plasmaspiegel – dies belegen biokinetische Untersuchungen – sind jedoch nur mittels intravenöser Gabe zu erreichen. Ob Vitamin C tatsächlich zur Therapie von Krebserkrankungen eingesetzt werden kann, müssen erst weitere gut kontrollierte Interventionsstudien zeigen.

Zusammenfassend ist festzustellen, dass allen Bekundungen ihrer Befürworter zum Trotz bislang keine Hinweise aus Humanstudien vorliegen, die die Effektivität der unterschiedlichen Diätkonzepte zur Therapie von Krebserkrankungen belegen. Therapeutische Effekte sind durch die genannten Diäten daher nicht zu erwarten. Zahlreiche Ernährungsformen stellen sogar eine ernsthafte gesundheitliche Bedrohung dar. Von ihrem Einsatz ist dringend abzuraten.

Weiterführende Literatur
Bjelakovic G, Nikolova D, Simonetti RG, Gluud C: Antioxidant supplements for preventing gastrointestinal cancers. Cochrane Database Syst Rev 18 (4): CD004183, 2004
Bingham SA, Day NE, Luben R, Ferrari P, Slimani N et al.: European Prospective Investigation into Cancer and Nutrition. Dietary fibre in food and protection against colorectal cancer in the European Prospective Investigation into Cancer and Nutrition (EPIC): an observational study. Lancet 361 (9368): 1496–501, 2003
Boeing H: Calcium und Antioxidanzien als Supplemente in der Krebsprophylaxe – Statusbericht zu den Interventionsstudien. Aktuel Ernährungsmed 26: 130–136, 2001
Boeing H: Tumorentstehung – hemmende und fördernde Ernährungsfaktoren. In: Deutsche Gesellschaft für Ernährung (DGE) (Hrsg.): Ernährungsbericht 2004. Bonn, 2004
Bradlow HL, Telang NT, Sepkovic DW, Osborne MP: Phytochemicals as modulators of cancer risk. Adv Exp Med Biol 472: 207–21, 1999
Bruera E, Sweeney C: Cachexia and asthenia in cancer patients. Lancet Onkol 1: 138–147, 2000
Byers T, Nestle M, McTiernan A, Doyle C, Currie-Williams A, Gansler T, Thun M; American Cancer Society 2001 Nutrition and Physical Activity Guidelines Advisory Committee: American Cancer Society guidelines on nutrition and physical activity for cancer prevention: Reducing the risk of cancer with healthy food choices and physical activity. CA Cancer J Clin 52 (2): 92–119, 2002
Cameron E, Pauling L, Leibovitz B: Ascorbic acid and cancer: a review. Cancer Res 39 (3): 663–681, 1979
Carr AC, Frei B: Toward a new recommended dietary allowance for vitamin C based on antioxidant and health effects in humans. Am J Clin Nutr 69 (6): 1086–1107, 1999
Chia V, Newcomb PA: Calcium and colorectal cancer: some question remain: Nutr Rev 62 (3): 115–120, 2004
Cho E, Smith-Warner SA, Ritz J, van den Brandt PA, Colditz GA et al.: Alcohol intake and colorectal cancer: a pooled analysis of 8 cohort studies. Ann Intern Med 140 (8): 603–13, 2004
Cho E, Smith-Warner SA, Spiegelman D, Beeson WL, van den Brandt PA et al: Dairy foods, calcium, and colorectal cancer: a pooled analysis of 10 cohort studies. J Natl Cancer Inst 96 (13): 1015–22, 2004
Combs GF Jr, Clark LC, Turnbull BW: An analysis of cancer prevention by selenium. Biofactors 14 (1–4): 153–159, 2001
Feldman D, Zhao XY, Krishnan AV: Vitamin D and prostate cancer. Endocrinology 141 (1): 5–9, 2000
Ferguson LR, Harris PJ: Protection against cancer by wheat bran: role of dietary fibre and phytochemicals. Eur J Cancer Prev 8 (1): 17–25, 1999
Ferguson LR, Philpott M, Karunasinghe N: Dietary cancer and prevention using antimutagens. Toxicology 198 (1–3): 147–159, 2004
Franceschi S: Alcohol and cancer. Adv Exp Med Biol 472: 43–49, 1999
Harris DM, Go VL: Vitamin D and colon carcinogenesis. J Nutr 134 (12 Suppl): 3463S–3471S, 2004
Galan P, Briancon S, Favier A, Bertrais S, Preziosi P, Faure H, Arnaud J, Arnault N, Czernichow S, Mennen L, Hercberg S: Antioxidant status and risk of cancer in the SU.VI.MAX study: is the effect of supplementation dependent on baseline levels? Br J Nutr 94 (1): 125–32, 2005
Hercberg S, Galan P, Preziosi P, Bertrais S, Mennen L, Malvy D, Roussel AM, Favier A, Briancon S: The SU.VI.MAX Study: a randomized, placebo-controlled trial of the health effects of antioxidant vitamins and minerals. Arch Intern Med 164 (21): 2335–42, 2004
Herrmann R, Drings P: Allgemeine internistische Onkologie. In: Greten H (Hrsg.): Innere Medizin. 11. Auflage, Thieme, Stuttgart, S. 972–985, 2002
Hoffer LJ: Proff versus plausibility: rules of engagement for struggle to evaluate alternative cancer therapies. CMAJ 164: 351–353, 2001
Keller U: Von der Katabolie zur Anabolie: Stoffwechselmediatoren und Therapieansätze. Aktuel Ernährungsmed 26: 148–152, 2001

Knize MG, Felton JS: Formation and human risk of carcinogenic heterocyclic amines formed from natural precursors in meat. Nutr Rev 63 (5): 158–65, 2005

Key TJ, Schatzkin A, Willett WC, Allen NE, Spencer EA, Travis RC: Diet, nutrition and the prevention of cancer. Public Health Nutr 7(1A): 187–200, 2004

Larsson SC, Kumlin M, Ingelman-Sundberg M, Wolk A: Dietary long-chain ω-3 fatty acids for the prevention of cancer: a review of potential mechanisms. Am J Clin Nutr 79 (6): 935–45, 2004

Larsson SC, Rafter J, Holmberg L, Bergkvist L, Wolk A: Red meat consumption and risk of cancers of the proximal colon, distal colon and rectum: the Swedish Mammography Cohort. Int J Cancer 113 (5): 829–34, 2005

Lee MM, Lin SS: Dietary fat and breast cancer. Annu Rev Nutr 20: 221–248, 2000

Link LB, Potter JD: Raw versus cooked vegetables and cancer risk. Cancer Epidemiol Biomarkers Prev 13 (9): 1422–35, 2004

Lipkin M: Preclinical and early human studies of calcium and colon cancer prevention. Ann N Y Acad Sci 889: 120–7, 1999

Nkondjock A, Shatenstein B, Maisonneuve P, Ghadirian P: Specific fatty acids and human colorectal cancer: an overview. Cancer Detect Prev 27 (1): 55–66, 2003

Norat T, Lukanova A, Ferrari P, Riboli E: Meat consumption and colorectal cancer risk: dose-response meta-analysis of epidemiological studies. Int J Cancer 98 (2): 241–56, 2002

Norat T, Bingham S, Ferrari P, Slimani N, Jenab M, Mazuir M, Overvad K, Olsen A, Tjonneland A et al: Meat, fish, and colorectal cancer risk: the European Prospective investigation into cancer and nutrition. J Natl Cancer Inst 97 (12): 906–16, 2005

Paul C: Ernährung und Krebs – Was kann die Diätberatung leisten? Aktuel Ernährungsmed 26: 153–159, 2001

Riboli E, Norat T: Epidemiologic evidence of the protective effect of fruit and vegetables on cancer risk. Am J Clin Nutr 78 (3 Suppl): 559S–569S, 2003

Rivlin RS: Nutrition and cancer prevention: new insights into the role of phytochemicals. Future directions. Adv Exp Med Biol 492: 255–262, 2001

Sandhu MS, White IR, McPherson K: Systematic review of the prospective cohort studies on meat consumption and colorectal cancer risk: a meta-analytical approach. Cancer Epidemiol Biomarkers Prev 10 (5): 439–46, 2001

Singletary KW, Gapstur SM: Alcohol and breast cancer: review of epidemiologic and experimental evidence and potential mechanisms. JAMA 286 (17): 2143–2151, 2001

Stangl GI: Zur Wirkung des Nahrungsfettes auf das Krebsgeschehen. EU 46 (1): 4–9, 1999

Steinmetz, NA, Potter JD: Vegetables, frust, and cancer. I. Epidemiology. Canar Causes Control 2(5): 325–57, 1991

Ströhle A, Wolters M, Hahn A: Folic acid and colorectal cancer prevention: molecular mechanisms and epidemiological evidence. Int J Oncol 26 (6): 1449–64, 2005

Ströhle A, Wolters M, Hahn A: Ernährungsfaktoren, Gen-Nährstoff-Interaktion und kolorektales Karzinom – eine aktuelle Übersicht. Dtsch Z Onkol 38(4): 1–12, 2006

Talalay P, Fahey JW: Phytochemicals from cruciferous plants protect against cancer by modulating carcinogen metabolism. J Nutr 131 (11 Suppl): 3027S–3033S, 2001

Tisdale MJ: Cachexia in cancer patients. Nat Rev Cancer 2 (11): 862–871, 2002

Vainio H, Kaaks R, Bianchini F: Weight control and physical activity in cancer prevention: international evaluation of the evidence. Eur J Cancer Prev 11 (Suppl 2): S94–100, 2002

van Gils CH, Peeters PH, Bueno-de-Mesquita HB, Boshuizen HC, Lahmann PH et al.: consumption of vegetables and fruits and risk of breast cancer. JAMA 293 (2): 183–93, 2005

Wattenberg LW: Inhibition of carcinogenesis by nonnutrient constituents of the diet. In: Waldron KW, Johnson IT, Fenwick GR (eds.): Food and cancer prevention – chemical and biological aspects. Royal Society of Chemistry, Cambridge, S. 12–23, 1993

Weinmann A: Sinnvolle Ziele für eine Ernährungstherapie beim Tumorpatienten. Aktuel Ernährungsmed 26: 167–169, 2001

WHO/FAO: Diet, Nutrition and the Prevention of Chronic Diseases. Report of a Joint WHO/FAO Expert Consultation. Technical Report Series, No. 916, Geneva 2003

Willett WC: Diet and cancer. Oncologist 5: 393–404, 2000

World Cancer Research Fund, American Institute for Cancer Research: Food, nutrition and the prevention of cancer: a global perspective. American Institute for Cancer Research, Washington D.C. 1997

Zürcher G: Mangelernährung bei onkologischen Patienten. In: Biesalski HK, Köhrle J, Schümann K: Vitamine, Spurenelemente und Mineralstoffe. Prävention und Therapie mit Mikronährstoffen. Thieme, Stuttgart, S. 622–632, 2002

Nützliche Internetadressen zum Thema
American Cancer Society: http://www.cancer.org
American Institute for Cancer Research (AICR): http://www.aicr.org
Deutsches Krebsforschungszentrum Heidelberg (DKFZ): http://www.dkfz-heidelberg.de
Deutsche Krebshilfe: http://www.krebshilfe.de
European Cancer Leagues: http://www-uicc.who.ch/ecl/
European Cancer Prevention Organization: http://www.ecpo.org
Federation of European Cancer Societies: http://www.fecs.be
National Cancer Institute (USA): http://www.cancer.gov
Organisation of European Cancer Institutes: http://www.uicc.org

29 Osteoporose

Die Osteoporose zählt nach Angaben der WHO zu den zehn häufigsten Erkrankungen. Weltweit wird die Prävalenz auf 75–200 Millionen Menschen geschätzt, wobei bis zum Jahr 2020 mit einer Verdopplung der Erkrankungsfälle zu rechnen ist. In Deutschland liegt die Zahl der Osteoporosepatienten zwischen 4 und 6 Millionen, die Mehrzahl (ca. 80 %) ist weiblichen Geschlechts. Allein in Deutschland beträgt die Anzahl der osteoporosebedingten Schenkelhalsfrakturen etwa 120 000 pro Jahr. Die hiermit in Verbindung stehenden Komplikationen verursachen jährlich Kosten in Milliardenhöhe.

29.1 Anatomisch-physiologische Grundlagen

Das Knochengewebe besteht zu etwa 80 % aus anorganischen Verbindungen. Davon entfällt ein Großteil auf Calciumphosphate, die vorwiegend als **Hydroxylapatit** [$Ca_{10}(PO_4)_6(OH)_2$] vorliegen. Dieses ist in die Knochengrundsubstanz eingelagert und wesentlich verantwortlich für die Stabilität des Skeletts. Das **organische Knochenmaterial** besteht zu einem Großteil aus Typ-I-Kollagen. Als Strukturelement verleiht es dem Knochen seinen elastischen Charakter. Daneben befinden sich in der organischen Knochenmatrix eine Reihe calcium- und integrinbindender Proteine (**Osteonectin; Osteopontin; Osteocalcin; Sialoprotein**), die an der Knochenentwicklung beteiligt sind.

Makroskopisch besteht das Knochengewebe aus dem kompakten (**Corticalis**) und trabekulären Knochen (**Spongiosa**). Das corticale Gewebe bildet eine solide Rindenschicht, die einen Großteil der Mineralstoffe (ca. 70 %) beherbergt und mechanische Aufgaben erfüllt. Der spongiöse Knochen stellt dagegen ein Gitternetz feiner Knochenschichten (**Bälkchen**) dar. Mikroskopisch ist der kompakte Knochen von charakteristischen Baueinheiten, den Knochensäulchen oder **Osteonen** (**Havers'schen Systemen**) durchsetzt. Sie bestehen aus mehreren Speziallamellen, die konzentrisch um den Zentralkanal (**Havers'scher Kanal**) angeordnet sind. Dieser stellt den Kontakt mit den Gefäßen der Knochenhaut (**Periost**) her und übernimmt die Ernährung der Knochenzellen (**Osteocyten**).

Auf zellulärer Ebene lassen sich im Knochengewebe zwei wesentliche Zelltypen unterscheiden: Osteoblasten und Osteoklasten. Sie stehen in enger Beziehung zueinander und sind für den ständigen dynamischen Knochenumbau („remodeling") verantwortlich (siehe Abb. 29–1). Als knochenbildende Zellen synthetisieren **Osteoblasten** die für den Aufbau der extrazellulären Matrix notwendigen Proteine. **Osteoklasten** wirken dagegen osteolytisch, indem sie Protonen und Proteasen sezernieren und so den Abbau des Knochenmaterials einleiten. Beide Zelltypen stehen unter der Kontrolle von Hormonen, Wachstumsfaktoren und Cytokinen, wodurch die Adaptation der Knochenstruktur an die ständig wandelnden Anforderungen möglich ist. Neben den Polypeptidhormonen Thyreocalcitonin (**Calcitonin**) und **Parathormon** (PTH) ist insbesondere **Calcitriol**, die aktive Form des Calciferol (Vitamin D), in die Regulation des Knochenstoffwechsels eingeschaltet. Aber auch **Glucocorticoide, Estrogene** und **Androgene** sowie **Interleukin-1** und der

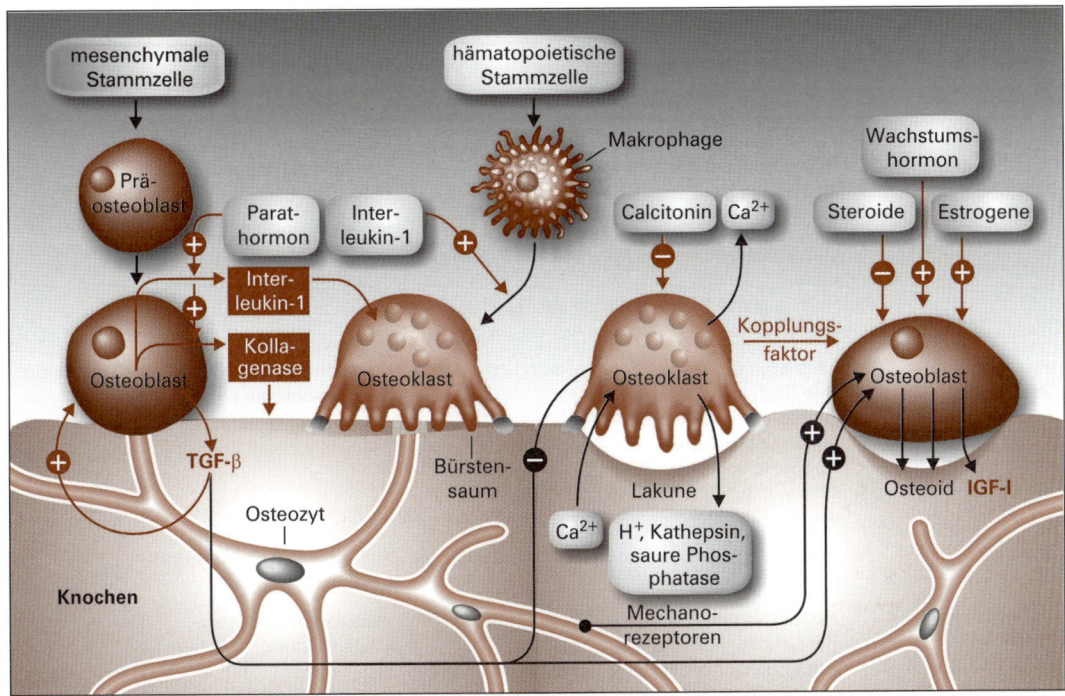

Abb. 29–1 Regulation und Interaktion von Osteoblasten und Osteoklasten beim Ab- und Umbau des Knochens („remodeling") (Stettin et al. 2005)

Wachstumsfaktor **IGF-1** regulieren die Aktivität der Knochenzellen (**siehe Tab. 29–1**). Unter ihrem Einfluss vollzieht sich die kontinuierliche „Restauration" des Knochengewebes, wobei auf Ruheperioden mit ausreichender Stabilität Abbauphasen folgen. Die Prozesse des **Remodelings** vollziehen sich in definierten, räumlichen Arealen des Knochens, den BMU (**„basic multicellular units"**). Etwa 4 % des Knochengewebes werden pro Jahr auf diese Weise ersetzt.

29.2 Definition

Als Osteoporose wird eine lokal begrenzte oder allgemeine Reduktion der Knochenmasse, -struktur und -funktion bezeichnet. Betroffen sind sowohl der anorganische als auch der organische Anteil des Knochens. Klinisch ist zwischen **Osteopenie** (syn. präklinische Osteoporose) ohne Frakturen und **manifester Osteoporose** mit bestehenden Frakturen zu differenzieren. Der Begriff Osteopenie beschreibt das altersabhängige quantitative Defizit an Knochenmaterial im Verhältnis zu Gesunden gleicher Altersklasse oder zur maximalen Knochenmasse (**„peak bone mass"**) des jungen Erwachsenenalters. Trotz des Knochengewebsschwundes ändert sich das Verhältnis zwischen kollagener Grundsubstanz (**Ossein**) und mineralischen Knochenanteilen nicht. Ausgeprägte qualitative Mängel der Knochenfeinstruktur können selbst bei geringen Belastungen oder Verletzungen einen Knochenbruch herbeiführen. Sinkt die Knochendichte mehr als 2,5 Standardabweichungen unter den Mittelwert jüngerer Erwachsener oder kommt es infolge der Osteopenie zu einer Knochenfraktur (**„Frakturschwelle"**), manifestiert sich das Vollbild der Osteoporose bzw. schweren Osteoporose (**siehe Tab. 29–2**).

Tab. 29–1 An der Regulation des Knochenstoffwechsels beteiligte Faktoren und ihre Wirkung

Faktor	Primärer zellulärer bzw. molekularer Effekt	Sekundärer Effekt auf die Knochenmatrix	
Calcitriol (bei adäquater Calciumversorgung)	■ Expression von Osteocalcin, Osteopontin und β_3-Integrin in Osteoblasten ↑ ■ Repression von PTH	Bildung der Knochenmatrix und Mineralisation ↑; Knochenaufbau ↑	osteoanabol
Calcitonin	■ Aktivierung der G-Protein gekoppelten Adenylatcyclase und der Phospholipase C in Osteoklasten ■ Fixierung von Osteoklasten in der G_0-Phase des Zellcyclus	Mineralisation ↑; Knochenaufbau ↑	
Estrogene Androgene	■ Inhibieren die Transkription osteolytischer Cytokine (IL-1, IL-6, TNF u. a.) ■ Inhibieren die Expression von Cytokinrezeptoren an Osteoklasten ■ Apoptose von Osteoklasten ↑ (nur Estrogene) ■ Wirkung auf Proliferation und Differenzierung von Osteoblasten	Knochenresorption ↓ Knochenaufbau ↑	
IGF-1	■ Bindung an IGF-1-Rezeptor und Stimulation der Chondrozyten	Bildung von Knorpelgrundsubstanz ↑	
Parathormon (PTH)	■ Aktivierung der G-Protein gekoppelten Adenylatcyclase ■ Induktion des in der Cytoplasmamembran lokalisierten Proteins RANKL in Osteoblasten	Stimulation der Osteoklastenbildung; Knochenresorption ↑	osteokatabol
Calcitriol (bei inadäquater Calciumversorgung)	■ Differenzierung von Osteoklasten aus Promonocyten und ihre Aktivierung ↑	Demineralisation ↑	
Glucocorticoide	■ Bildung und Aktivierung von Osteoblasten ↑ ■ Apoptose von Osteoblasten ↑	Knochenaufbau ↓	
Interleukin-1 (OAF; Osteoklasten-aktivierender Faktor)	■ Bildung und Aktivierung von Osteoklasten ↑ ■ Biosynthese osteolytischer Prostaglandine ↑	Knochenresorption ↑	

Tab. 29–2 WHO-Kriterien zur Diagnose der Osteoporose

Kategorie	Kriterien
Normal	BMD < 1 Standardabweichung des Mittelwerts gesunder 30-Jähriger (T-Score 0 bis −1)
Osteopenie	BMD 1 bis < 2,5 Standardabweichungen unter dem Mittelwert der gesunden 30-Jährigen (T-Score -1 bis > −2,5)
Osteoporose	BMD ≥ 2,5 Standardabweichungen unter dem Mittelwert der gesunden 30-Jährigen (T-Score ≤ −2,5)
Schwere Osteoporose	BMD ≥ 2,5 Standardabweichungen unter dem Mittelwert der gesunden 30-Jährigen, mit Frakturen

BMD = Knochendichte (Bone Mass Density)

29.3 Klinik

Eine Osteoporose kann verschiedene Bereiche des Skeletts betreffen, verursacht aber im **präklinischen Stadium** meist keine Beschwerden. Im zeitlichen Verlauf manifestiert sich die Erkrankung in Form von **Deformationen** und **Frakturen**. Besonders häufig sind Frakturen des Oberschenkelhalses, der Wirbelkörper sowie der Ober- und Unterarme. In schweren Fällen sind auch andere Elemente des Skelettsystems wie z. B. der Beckenknochen betroffen.

Frakturen im Bereich des **Oberschenkelhalses** sind besonders folgenschwer; etwa 20 % der Patienten verstirbt innerhalb der ersten drei Mona-

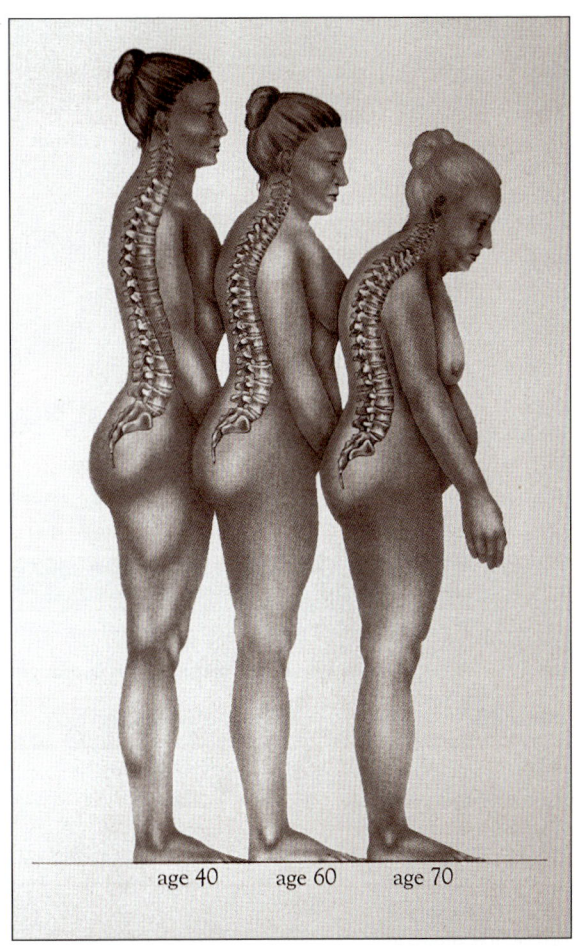

Abb. 29–2
Typisches Erscheinungsbild bei Osteoporose durch Veränderungen im Bereich der Wirbelsäule (Stettin et al. 2005)

te. Sie treten meist bei hochbetagten Menschen auf und schränken die Beweglichkeit benachbarter Gelenke derart ein, dass deren vollständige Funktion vielfach nicht wiederhergestellt werden kann. Die Mehrzahl der Fälle ist auf **Stürze** zurückzuführen. Dabei spielen altersbedingte Veränderungen wie Seh-, Muskel- und Herz-Kreislauf-Schwäche als auch Begleiterkrankungen sowie Nebenwirkungen von Arzneimitteln eine Rolle.

Wirbeldeformationen sind die Folge symptomfreier Wirbelkörpereinbrüche (Keilwirbel im Brustbereich, Plattenwirbel in der Lendenwirbelsäule). Sie äußern sich im Körpergrößenverlust, der Entstehung des Rundrückens, dem „Tannenbaumphänomen" mit seinen Hautquerfalten am Stamm und dem typischen „Kugelbauch" (**siehe** Abb. 29–2). Im Bereich von Muskulatur, Sehnen und Bändern führen sie zu Veränderungen der Statik und Balance. Daraufhin stellen sich Verspannungen der Rückenmuskulatur ein, die von chronischen Rückenschmerzen begleitet sind und bis in die unteren Extremitäten ausstrahlen können.

29.4 Ätiopathogenese

Im Kindes- und Jugendalter dominieren im Knochen die anabolen Prozesse, so dass dessen Größe und Mineralgehalt stetig zunimmt. Bis zum 20. Lebensjahr sind etwa 90 % der individuell-maximalen Knochenmasse (**peak bone mass, PBM**) angelegt. Im Verlauf des dritten Lebensjahr-

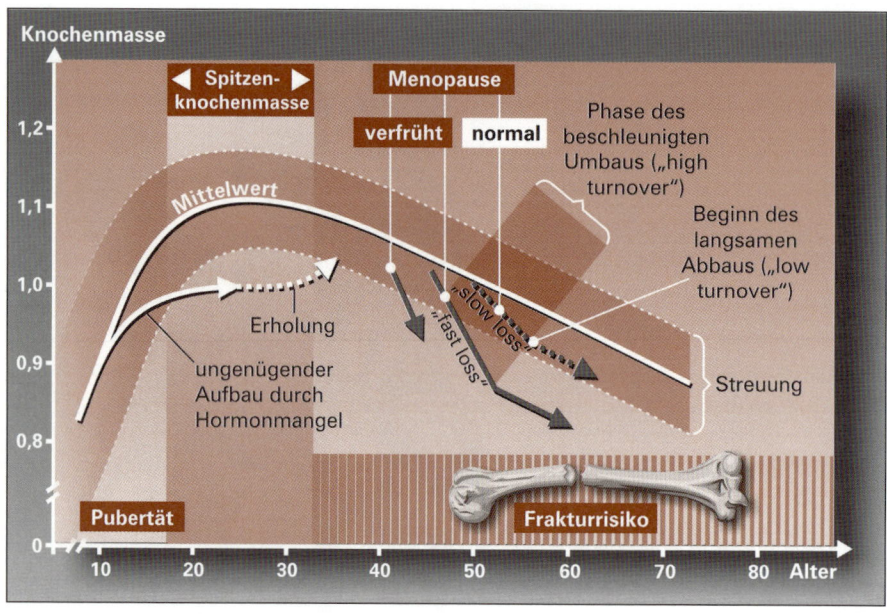

Abb. 29–3 Altersabhängiger Verlauf der Knochenentwicklung (Stettin et al. 2005)

Tab. 29–3 Unterscheidungsmerkmale der primären Osteoporose

Parameter	Osteoporose Typ I	Osteoporose Typ II
Alter	51–75 Jahre	70 Jahre
Geschlechter–Verhältnis (weiblich : männlich)	6 : 1	2 : 1
Typ des Knochenverlustes	Vorwiegend trabekulär (Spongiosa)	Trabekulär und cortikal (Spongiosa und Cortikalis)
Knochenabbaurate	Beschleunigt	Nicht beschleunigt
Frakturlokalisation	Wirbelkörper (Kompression)	Wirbelkörper (Randleiste) und Hüfte
Funktion der Parathyreoidea	Vermindert	Erhöht
Konversion 25–OH–D → 1,25–(OH)$_2$–D	Sekundäre Abnahme	Primäre Abnahme
Hauptursachen	Menopausebedingte Faktoren	Altersbedingte Faktoren

zehnts erreicht die Knochenmasse ihren Spitzenwert (Männer > Frauen), bevor der Knochenabbau beginnt, die Knochenneubildung zu übersteigen (**siehe Abb. 29–3**).

Im Normalfall liegt der Verlust an Knochenmasse unter 1,5 % im Jahr. Bei einem frühen Eintreten der Wechseljahre sind bei Frauen auch Verlustraten von 3–5 % jährlich nicht ungewöhnlich. Über die gesamte Lebensdauer betrachtet, können Männer 20–30 % und Frauen 30–40 % ihrer maximalen Knochenmasse verlieren.

Ätiologisch lassen sich primäre und sekundäre Osteoroseformen unterscheiden. Der Manifestation **primärer** Verlaufsformen liegen metabolische Störungen des Knochens zugrunde, **sekundäre** Formen basieren auf anderen Grunderkrankungen oder iatrogenen Einflüssen. Im Vergleich zu den sekundären Formen sind die primären ungleich häufiger.

Die primäre Osteoporose wird in zwei Formen unterteilt (**siehe Tab. 29–3**). Bei der **Typ-I-Osteoporose** sind in erster Linie postmenopausale Änderungen des Hormonstoffwechsels für den raschen Knochenschwund verantwortlich zu machen, während die **Typ-II-Osteoporose** durch den altersbedingten Knochenmasseverlust entsteht

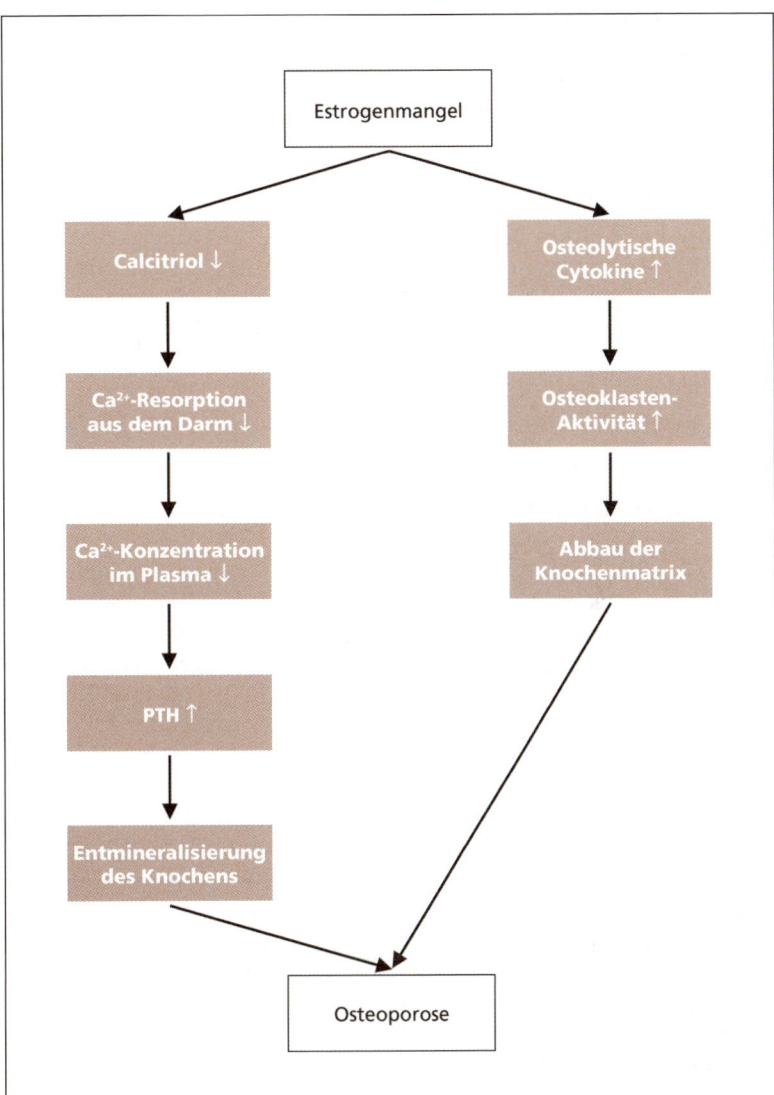

Abb. 29–4
Pathophysiologische Abläufe der postmenopausalen Osteoporose

und beide Geschlechter betrifft. Frauen tragen generell ein größeres Osteoporoserisiko als Männer, da postmenopausal ihre Gonadenfunktion erlischt. Der dadurch bedingte Estrogenentzug stimuliert die Synthese osteoloytisch aktiver **Cytokine** (IL-1, IL-6, TNF-α) und hemmt vermutlich die Sekretion von Calcitonin aus den C-Zellen der Schilddrüse. Als Folge davon ist die Knochenresorption gesteigert, so dass Calcium vermehrt in die Blutbahn gelangt. Der resultierende Abfall der PTH-Sekretion unterdrückt in der Niere die Bildung des aktiven Vitamin-D-Metaboliten Calcitriol und steigert die renale Ausscheidung von Calcium. Beide Faktoren beeinträchtigen die Calciumbilanz und forcieren den Cytokin-induzierten Abbau der Knochenmatrix (**siehe Abb. 29–4**).

Der quantitative Verlust an Knochenmasse kann begrenzt bleiben („**slow loser**") oder mehr als 5–10 % („**fast loser**") betragen. Die stärksten Verluste treten in den ersten 3–6 Jahren nach der **Menopause** auf. Die periphere Umwandlung von

Androstendion – vor allem im Fettgewebe – zu Estradiol und Estron könnte begründen, weshalb sehr schlanke Frauen häufiger an Osteoporose erkranken als übergewichtige. Vermutlich hat auch der Estrogenstatus in den Jugendjahren einer Frau Einfluss auf die Knochenentwicklung. So treten z. B. bei **Spitzenathletinnen** – infolge ihrer hohen körperlichen Belastung und ihrem geringen Körpergewicht – oft Störungen des Hormonhaushalts auf (→ **Amenorrhoe**); das Osteoporoserisiko dieser Frauen ist erhöht. Außerdem sind häufig verlängerte Menstruationszyklen und der späte Eintritt der ersten Regelblutung mit einem erhöhten Frakturrisiko vergesellschaftet.

29.5 Einfluss von Nahrungsfaktoren

Obwohl die „peak bone mass" und das Osteoporoserisiko entscheidend von **genetischen** und **endokrinen** Faktoren bestimmt ist, spielen auch Lebensstilfaktoren eine wichtige Rolle. Neben der **körperlichen Aktivität** übt die **Ernährung** einen entscheidenden Einfluss auf die Knochengesundheit aus (**siehe Abb. 29–5**).

Calcium

Quantitativ dominierend beim Knochenaufbau ist das Mengenelement Calcium. Im Knochen befinden sich beim Erwachsenen ca. 1200 g des Mineralstoffs, dies sind mehr als 99 % des Gesamtkörperbestandes. Das Knochenskelett dient dabei auch als **physiologischer Calciumspeicher**. In Abhängigkeit vom Calciumangebot der Nahrung dominieren deshalb im Knochengewebe entweder die Mineralisation und der Knochenaufbau oder aber die Demineralisation und die Osteolyse.

Die Angaben darüber, welche Calciumzufuhr für eine Optimierung der Knochenmasse anzustreben ist, variieren. So finden sich Empfehlungen der Konsensus-Konferenz der National Institutes of Health für die Prävention einer Osteoporose, die um ca. 300 mg/d über denen der Deutschen Gesellschaft für Ernährung liegen (1000–1200 mg/Tag) (**siehe Tab. 29-4**). Bereits diese Mengen werden über die normale Ernährung im Allgemeinen nicht erreicht (siehe Kap. 6.2.3). Vor allem im Kindes- und Jugendalter ist auf eine ausreichende Calciumzufuhr zu achten, da in diesem Lebensabschnitt die **Calciumretention** ihr Maximum erreicht. Bilanzstudien zufolge beträgt die für den maximalen Knochenaufbau erforderliche Calciummenge bei Kindern im Alter

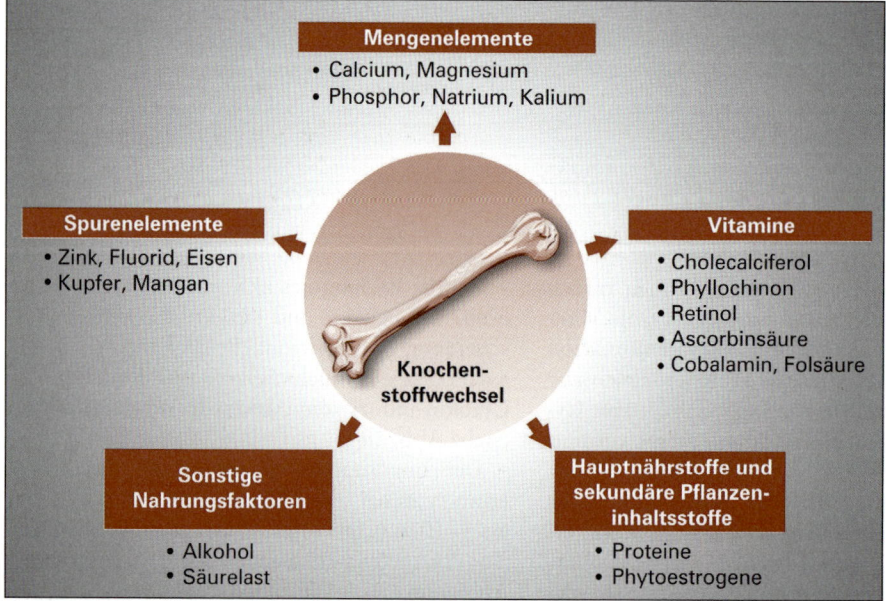

Abb. 29–5 Einfluss von Nahrungsfaktoren auf den Knochenstoffwechsel (Stettin et al. 2005)

Tab. 29-4 Vergleich der Empfehlungen für die Calciumzufuhr der Deutschen Gesellschaft für Ernährung (DGE) und der National Institutes of Health (NIH)

Altersgruppe	DGE		NIH	
	Frauen [mg/Tag]	Männer [mg/Tag]	Frauen [mg/Tag]	Männer [mg/Tag]
11–24 Jahre	1000–1200	1000–1200	1200–1500	1200–1500
25–65 Jahre	1000	1000	1000[1]	1000
ab 65 Jahre	1000	1000	1500[2]	1500

[1] Empfehlung gilt bis zur Menopause
[2] Empfehlung gilt ab der Menopause

zwischen 2 und 8 Jahren 1600 mg/Tag und bei 9–17-Jährigen etwa 1200 mg/Tag. Positive Effekte einer Supplementierung sind dann zu erwarten, wenn die Calciumaufnahme über die normale Nahrung unzureichend ist und die Supplementierung vor der Pubertät erfolgt. So wurde in einer Untersuchung an achtjährigen Mädchen mit geringer Calciumzufuhr bereits nach einem Jahr mit einer erhöhten Calciumaufnahme (von 700 mg auf 1400 mg/Tag) eine 58 %ige Steigerung der Knochenmineraldichte erreicht. Um einen langfristig günstigen Effekt auf die Knochendichte auszuüben, ist offenbar eine kontinuierlich hohe Calciumversorgung unerlässlich. Kurzfristige Gaben scheinen hingegen nur temporäre Effekte auszuüben, die sich nach Absetzen der Supplementierung nicht mehr nachweisen lassen. So wurde in einer Untersuchung an Kindern durch Calciumgabe über 18 Monate zwar eine Erhöhung der Knochendichte erreicht, bei einem Follow-Up nach 18 Monaten war dieser Unterschied zwischen Verum- und Kontrollgruppe jedoch nicht mehr nachweisbar. Präventive Wirkungen einer Calciumgabe zeigen sich jedoch nicht nur im Kindes- und Jugendalter. Obwohl bei Erwachsenen hierdurch keine Zunahme der PBM mehr zu erzielen ist, demonstrieren Beobachtungsstudien an Erwachsenen, dass eine Calciumzufuhr zwischen 1000–1800 mg/Tag günstige Effekte auf Knochendichte und Frakturrisiko ausübt.

Sehr häufig kommen Calciumsupplemente erst dann zum Einsatz, wenn bereits eine Osteoporose vorliegt (**Sekundärprävention**). Ziel ist es dann, weitere Knochenmasseverluste zu reduzieren bzw. die klinischen Folgen, besonders das Frakturrisiko, zu minimieren. So zeigte sich z. B. bei postmenopausalen Frauen, die täglich 1000 mg Calcium als Supplement erhielten, eine Verminderung der Osteoklastenaktivität und eine dadurch bedingte Hemmung des Knochenabbaus. Dabei hatte die abendliche Gabe von 1000 mg Calcium einen positiven Effekt auf Knochenabbauparameter während der Nacht, wohingegen 500 mg Calcium morgens und abends den Knochenabbau nur tagsüber hemmten. Erst durch die Kombination von 500 mg morgens und 1000 mg abends lässt sich die Knochenmasse über den gesamten Tagesverlauf hinweg positiv beeinflussen.

Im Hinblick auf die Prävention von Frakturen übt die isolierte Gabe von Calcium allerdings vergleichsweise geringe Effekte aus. Wesentlich für eine optimale Nutzung des angebotenen Calciums ist eine gleichzeitig adäquate Vitamin-D-Aufnahme.

Vitamin D

Die Interaktion zwischen dem Calcium- und Vitamin-D-Stoffwechsel unterstreicht die Bedeutung von Vitamin D bei der Gesunderhaltung des Skeletts. Wie in Kap. 5.3.2 und 6.2.3 erläutert, steigern verschiedene Vitamin-D-Metaboliten, vor allem **Calcitriol** und seine Vorstufe **25-Hydroxycholecalciferol ($25(OH)D_3$)**, die intestinale Calciumabsorption. Aus Bilanzuntersuchungen an jungen und postmenopausalen Frauen ist bekannt, dass die Calciumbilanz im Wesentlichen von der Absorptionsrate des Mineralstoffs bestimmt wird. Eine mangelhafte Vitamin-D-Versorgung ist mit einer Erhöhung der PTH-Spiegel verbunden. Aufgrund der Bedeutung von **PTH** im Calciumstoffwechsel wird die PTH-Konzentration als Marker für die Calciumversorgung verwendet und im Hinblick auf die **Osteoporoseprophylaxe** eine möglichst niedrige PTH-Konzentration angestrebt. Verschiedenen Studien zufolge ist davon auszugehen, dass ein Plasmaspiegel im Bereich von **80–200 nmol 25(OH)D$_3$/l** optimal für die Knochengesundheit ist. Um diese Blutkonzentration zu erreichen, ist in der sonnenarmen Jahreszeit eine Aufnahme von mindestens 20 µg Vitamin D$_3$ pro Tag erforderlich. Positive Effekte auf die Knochendichte lassen sich allerdings z. T. bereits mit vergleichsweise niedrigen Vitamin-D-Mengen (10 µg /Tag) erzielen.

Vor diesem Hintergrund wird der **synergistische Effekt** einer kombinierten Gabe von Calcium und Vitamin D verständlich. So wurden in einem gemischten Kollektiv (>65 Jahre), das drei Jahre lang 500 mg/Tag Calcium und 17,5 µg/Tag Vitamin D$_3$ oder ein Placebo erhielt, signifikant weniger Frakturen in der Verumgruppe beobachtet. Die Knochendichte stieg am Oberschenkelhals um 0,5 % und an der Wirbelsäule um 2,1 % an. Hochbetagte Frauen, die 18 Monate lang 1200 mg/Tag Calcium und 20 µg/Tag Vitamin D$_3$ verabreicht bekamen, wiesen bei Gabe des Prüfpräparates 43 % weniger Hüftfrakturen auf als die Placebogruppe. Die Bedeutung einer kombinierten Gabe von Calcium und Vitamin D wird auch durch eine Meta-Analyse von 25 randomisierten Studien unterstützt, in denen Vitamin D mit oder ohne Calcium supplementiert wurde. Dabei konnte mit Vitamin-D-Gaben das relative Risiko vertebraler Frakturen um 37 % gesenkt werden, gleichzeitig war ein Trend zu einer verminderten Inzidenz nichtvertebraler Frakturen nachweisbar.

Protein und Säurelast

In Abhängigkeit von Menge und Art entfaltet Nahrungsprotein unterschiedliche, z. T. gegensätzliche Effekte auf den Knochenstoffwechsel und das Osteoporoserisiko.

Ausgehend von epidemiologischen Studien in 33 Ländern zum Zusammenhang zwischen dem Vorkommen von **Hüftfrakturen** und dem Proteinverzehr, gilt insbesondere eine hohe Zufuhr an Protein tierischer Herkunft als problematisch. Bei Auswertung der länderübergreifenden Daten hat sich gezeigt, dass Hüftfrakturen umso häufiger sind, je höher der Proteinverzehr – insbesondere aus tierischen Lebensmitteln – ist. Allerdings wird dieser Befund von aussagekräftigeren Beobachtungsstudien nur teilweise gestützt (siehe **Tab. 29–5**). Zwei Untersuchungen zufolge, darunter die groß angelegte **Nurses' Health Study**, ist das Risiko für Hüft- und Unterarmfrakturen bei Frauen umso höher, je mehr tierisches Protein verzehrt wird. Insbesondere ein hoher Fleischverzehr erhöht offenbar das Erkrankungsrisiko, während dies für pflanzliches Nahrungsprotein nicht gilt. Demgegenüber war in anderen Untersuchungen eine vergleichsweise hohe Proteinaufnahme, insbesondere aus Nahrungsmitteln tierischer Herkunft, mit einer verminderten Inzidenz an Frakturen verbunden.

Widersprüchlich sind auch die Daten zum Einfluss der Proteinaufnahme auf die **Knochendichte** (BMD). Wie die Mehrzahl der Studien in Tabelle 29–5 zeigt, ist eine vergleichsweise hohe Gesamtproteinzufuhr mit einer höheren BMD assoziiert. Dabei ist unklar, welchen Einfluss die Proteinquelle ausübt. Während in der **Rancho-Bernado-Kohorte** ein hoher Anteil tierischen Nahrungsproteins mit einem günstigen Effekt verbunden war, konnte dies in der **Nurses' Health Study** nicht gezeigt werden. Hier war die BMD umso niedriger, je höher der Proteinverzehr aus vom Tier stammenden Lebensmitteln war. Anderen Studien zufolge ist die Art des Nahrungsproteins ohne Einfluss auf die Knochenmasse.

Insgesamt legen die **epidemiologischen Befunde** nahe, dass eine sehr hohe Proteinaufnahme, insbesondere in Form von Fleisch- und Wurstwaren, im jungen und mittleren Lebensalter die Knochengesundheit langfristig beeinträchtigt. Dagegen scheint eine proteinreiche Ernährung im höheren Lebensalter das Frakturrisiko zu reduzieren. Das gilt insbesondere für Frauen in der Postmenopause. Der mögliche osteolytische Effekt eines hohen Proteinverzehrs ist auf zwei Faktoren zurückzuführen:

Renale Calciumausscheidung. Aus Stoffwechselstudien ist bekannt, dass eine Erhöhung der Proteinzufuhr die Calciumverluste über den Urin verstärkt. Pro Gramm Nahrungsprotein steigt die Calciumexkretion um durchschnittlich 1,6 mg an. Dieser Effekt ist auf den proteininduzierten Anstieg der **glomerulären Filtration** und die Abnahme der **tubulären Reabsorption** von Calcium zurückzuführen. Insbesondere schwefelhaltige Aminosäuren verstärken die renalen

Tab. 29–5 Übersicht von Beobachtungsstudien zum Zusammenhang zwischen Proteinverzehr und Knochengesundheit

Quelle	Promislov et al., Am J Epidemiol 155: 636–644, 2002	Munger at el., Am J Clin Nutr 69: 147–152, 1999	Hannan et al., J Bone Miner Res 15: 2504–2512, 2000	Dawson-Hughes et al., Am J Clin Nutr 75: 773–779, 2002	Sellmeyer et al., Am J Clin Nutr 73: 118–122, 2001	Feskanich et al., Am J Epidemiol 143: 472–479, 1996
Beobachtungszeitraum (Jahre)	4	3	4	3	7	12
Anzahl und Geschlecht der Studienteilnehmer	572 Frauen	32 006 Frauen	391 Frauen 224 Männer	138 Frauen und Männer	1035 Frauen	85 900 Frauen
Durschnittsalter der Studienteilnehmer bei t_0	71	61	75	70	73	46
Mittlere Proteinaufnahme (g/Tag)	71	78	68	79	50	79
Mittlere Calciumaufnahme (mg/Tag)	985	1150	810	1346	853	718
Calcium-Protein-Quotient	14:1	15:1	11:1	17:1	17:1	9:1
Ergebnis	■ Positive Korrrelation zwischen PtH[1] und BMD[2]. ■ Negative Korrelation zwischen PpH[3] und BMD[2].	■ Negative Korrrelation zwischen PtH[1] und Frakturrisiko. Negative Korrrelation zwischen GP[4] und Frakturrisiko.	■ Negative Korrrelation zwischen PtH[1] und Frakturrisiko. ■ Positive Korrrelation zwischen GP[4] und BMD[2].	■ Positive Korrrelation zwischen GP[4] und BMD[2].	■ Positive Korrrelation zwischen PtH[1]-PpH[3]-Quotient und Hüftfrakturrisiko.	■ Positive Korrrelation zwischen GP[4] und Frakturrisiko.

[1] PtH: Protein tierischer Herkunft; [2] BMD: Bone Mineral Density; [3] PpH: Protein pflanzlicher Herkunft; [4] GP: Gesamtprotein;

Calciumverluste. Allerdings ist der Einfluss von Nahrungsproteinen auf den Calciumstoffwechsel weniger durch die Calciumausscheidung bestimmt, sondern wesentlich von der Retention und damit der intestinalen Calciumabsorption. **Lysinreiche Proteine** steigern die Absorptionsrate; gleichzeitig verbessern sie die Calcium-Konservierung in der Niere. Insgesamt zeigen die Daten, dass ein hoher Proteinverzehr den Calciumstatus nur dann beeinträchtigt, wenn die Calciumzufuhr niedrig ist und die Nahrung einen Überschuss an Säureäquivalenten (siehe unten) aufweist.

Säurelast und chronische Acidose. Beim Abbau der schwefelhaltigen Aminosäuren Methionin und Cystein entsteht ein Großteil der endogen gebildeten **fixen Säuren** (H_3O^+). Sie müssen über die Niere eliminiert werden. Organische Salze (z. B. Laktat, Citrat und Malat) dagegen können in Abhängigkeit ihres pk_B-Wertes Protonen aufnehmen; sie stellen Basenäquivalente dar. Als Maß für den Einfluss eines Lebensmittels auf den

Tab. 29-6 Potenzielle renale Säurebelastung (PRAL) ausgewählter Lebensmittel in Abhängigkeit vom Gehalt schwefelhaltiger Aminosäuren (nach Daten von Remer und Manz 1994 sowie Ginty 2003)

Lebensmittel	Methionin (mg/100 g)	Cystein (mg/100 g)	PRAL (mEq)
Emmentaler (45 % i.Tr.)	0,6–1,0	0,2–0,35	21,1
Rindfleisch, mager	0,7	0,35	7,8
Lachs	0,8	0,24	9,7
Hühnerfleisch	0,5	0,28	8,7
Erdnüsse	0,32	0,36	8,3
Vollkornbrot	0,15	0,24	5,3
Weißbrot	0,14	0,22	1,8
Vollmilch	0,094	0,031	0,7
Reis (gekocht)	0,048	0,037	1,7
Erbsen	0,048	0,056	1,2
Kartoffeln	0,023	0,018	–4,0
Zwiebeln	0,02	0,0	–1,5
Orangen	0,012	0,01	–2,7
Karotten	0,07	0,07	–4,9
Äpfel	0,02	0,03	–2,2

Säure-Basen-Haushalt dient der **PRAL-Index** (Potential Renal Acid Load). Generell gilt: je höher der Methionin- und Cysteingehalt ist, und je weniger organische Salze ein Lebensmittel aufweist, desto höher sein PRAL-Wert. Als stark säurebildend gelten Käse, Fleisch und Fisch. Obst und Gemüse liefern dagegen Basenäquivalente (siehe Tab. 29-6). Bei einer typisch westlichen Kost fällt pro Tag ein Überschuss von etwa 100 mmol H_3O^+ an. Diese Menge kann bei Gesunden problemlos über die Niere entfernt werden, so dass der pH Wert des Blutes konstant bleibt. Eine ernährungsbedingte **manifeste Acidose**, die durch einen Abfall des Blut-pHs gekennzeichnet ist, tritt beim Gesunden nicht auf.

Dennoch erhärten Beobachtungs- und Stoffwechselstudien den Verdacht, dass eine langjährig überhöhte Säurebelastung die Knochengesundheit nachteilig beeinflusst. Dies gilt insbesondere im höheren Lebensalter, da die Fähigkeit der Niere zur Säureausscheidung mit fortschreitendem Alter abnimmt. Bei entsprechender Ernährungsweise (reich an Fleisch, Fisch, Käse, Getreide, arm an Obst und Gemüse) entwickelt sich so eine chronische, geringfügige Acidose („latente Acidose"). Dabei liegt der pH-Wert des Blutes meist noch im unteren Normbereich, während die Pufferkapazität des Blutes vermindert ist. In Folge von Kompensationsmechanismen kommt es zu einer Reihe pathobiochemischer Effekte, die den Calcium- und Knochenstoffwechsel betreffen:

- lokale, physiko-chemische Freisetzung von Calcium und anderen Mineralstoffen aus der Knochenoberfläche,
- Abgabe von Carbonat (CO_3^{2-}) und anderen organischen Anionen aus der Knochenmatrix zur Pufferung,
- Osteoklasten-vermittelte Aktivierung der Knochenresorption; dadurch Erhöhung sowohl der PGE_2-Synthese in den Osteoklasten als auch der Aktivität ihrer membranständigen Protonen-*ATPase*,
- Hemmung der Osteoblasten und damit verminderte Knochenbildung,
- mögliche Dysfunktionen im Hormonhaushalt wie z. B. Anstieg der Cortisolwerte, damit indirekt Hemmung der Osteoblastenaktivität.

Insgesamt ist die nahrungsinduzierte, chronische Acidose mit einer erhöhten Calciumausscheidung und einem verstärkten Knochenabbau assoziiert. Demgegenüber belegen eine Reihe von Beobachtungsstudien die günstige Wirkung einer obst- und gemüsebetonten und damit basenreichen Ernährung auf die Knochengesundheit. Zudem liegen zwischenzeitlich eine Reihe von Interventionsstudien vor, die die dargestellten Zusammenhänge zwischen Proteinzufuhr und Säurelast sowie Calcium- und Knochenstoffwechsel stützen. Danach ist die Supplementierung mit **Hydrogencarbonaten** (HCO_3^-), insbesondere in Form von $KHCO_3$, mit einer verminderten Calciumausscheidung und einer Hemmung des Knochenabbaus verbunden.

Zusammenfassend zeigen die Daten, dass eine breite Zufuhr an Protein (10–35 Energieprozent) adäquat ist im Hinblick auf die Knochengesundheit. Selbst bei einer hohen Proteinzufuhr (> 100 g/Tag) sind keine negativen Effekte zu befürchten, vorausgesetzt der Gemüse- und Obstverzehr ist hoch und die Calciumversorgung sichergestellt.

Neben den potenziell negativen Wirkungen hoher Proteinmengen ist zu beachten, dass eine

Proteinunterversorgung ebenso von Nachteil ist. Im Hinblick auf die Knochengesundheit wird eine Mindestzufuhr von etwa 0,5 g/kg Körpergewicht und Tag als notwendig erachtet. Nahrungsproteine steuern den Knochenstoffwechsel u. a. über die Bildung von Wachstumsfaktoren wie **IGF-1 (Insulinlike-Growth-Factor-1)**. IGF-1 ist in die Proliferation der Knochenzellen eingeschaltet und stimuliert die Differenzierung der Osteoblasten.

Insbesondere ältere, **pflegebedürftige Menschen** weisen oftmals eine zu geringe Proteinzufuhr auf, verbunden mit niedrigen IGF-1-Werten und einem erhöhten Frakturrisiko. Mit der Verbesserung der Proteinversorgung (0,8–1 g/kg KG/Tag) lassen sich die IGF-1-Werte normalisieren, Knochenverluste reduzieren und Komplikationen nach Frakturen minimieren.

Vitamin K

Bisher noch relativ wenig bekannt ist die Tatsache, dass auch Vitamin K eine wesentliche Rolle im Knochenstoffwechsel spielt. Als Cofaktor der γ-*Glutamylcarboxylase* ist die Substanz an der Carboxylierung peptidgebundener Glutaminsäurereste beteiligt. Im Knochengewebe wurden bislang mehrere Vitamin-K-abhängige Proteine identifiziert. Dazu zählen **Osteocalcin, Matrix-Gla-Protein, Matrix-Gla-Protein-MGP** und **Knochenprotein S**, die an der Mineralisation und Regulation des Knochengewebes beteiligt sind. Aufgrund der Funktion von Vitamin K bei der γ-Carboxylierung von Osteocalcin wird vielfach der Carboxylierungsgrad als Marker für die Vitamin-K-Versorgung verwendet. In einer Reihe von Beobachtungsstudien ist eine hohe Konzentration an **untercarboxyliertem Osteocalcin (ucOC)** mit einer verminderter Knochendichte und einem erhöhten Frakturrisiko assoziiert. Entsprechende Zusammenhänge finden sich auch zwischen Vitamin-K-Zufuhr und Knochendichte. So wiesen Frauen mit der höchsten Aufnahme von 309 µg/Tag Vitamin K eine signifikant höhere Dichte von Oberschenkelhals und Wirbeln auf als jene, die nur 70 µg/Tag zuführten. Unter den Teilnehmerinnen der **Nurses' Health Study** wurde ein erhöhtes Risiko für Hüftfrakturen bei einer Vitamin-K-Zufuhr unter 109 µg/Tag beobachtet. Auch in der **Framingham Heart Study** zeigte sich ein ähnlicher Trend. Hier war das Hüftfrakturrisiko in der Gruppe mit der höchsten Vitamin-K-Zufuhr um 35 % geringer als in der Gruppe mit der niedrigsten Aufnahme.

Mehrere **Interventionsstudien** untermauern die Vermutung, dass Vitamin K ursächlich auf das Osteoporoserisiko Einfluss nimmt. Die Gabe einer deutlich über dem physiologischen Bereich liegenden Dosierung (2 mg Vitamin K/kg KG und Tag) führte bei Kindern zu einem Absinken des ucOC im Serum und zu einem Anstieg der Knochendichte in den Lendenwirbeln. Bei postmenopausalen Frauen mit verminderter Knochendichte wurde nach Gabe von 80 µg Vitamin K/Tag eine Erhöhung des carboxylierten Osteocalcins auf normale Werte beobachtet. Eine Supplementierung von 1 mg Vitamin K/Tag führte zu einer Abnahme der Konzentration dieses Markers sowie zu einem Anstieg der Knochendichte. Von Interesse ist auch der Befund, wonach Vitamin-K-Gaben die renale Calciumexkretion vermindern.

Neben diesen präventiven Effekten zeigen sich auch **therapeutische Wirkungen** von Vitamin K bei der Osteoporose. Mittels Einsatz hoher Mengen Vitamin K_2 (Menachinon) bei Osteoporose-Patienten ließ sich der weitere Knochenmineralverlust vermindern und das Frakturrisiko reduzieren. Eine klinische Studie mit täglich 45 mg (!) Vitamin K_2 über zwei Wochen ergab eine Abnahme der Konzentration an ucOC ohne Veränderung der Konzentration an carboxyliertem Osteocalcin. Zudem konnte durch die gleiche Dosierung an Vitamin K_2 eine geringere Frakturinzidenz und eine verminderte Abnahme der Knochendichte im Vergleich zur Kontrollgruppe erzielt werden. Interessant ist die Tatsache, dass die Kombination der Vitamine D_3 und K_2 eine besonders gute Wirkung zeigt.

Von praktischer Relevanz ist die Frage, ob eine Therapie mit **Vitamin-K-Antagonisten** mit negativen Effekten auf den Knochenstoffwechsel und das Osteoporoserisiko verbunden ist. Wenngleich ein solcher Zusammenhang biochemisch plausibel erscheint, ist eine entsprechende Medikation nur mit geringen Nebenwirkungen auf die Knochengesundheit verbunden. Einer Metaanalyse zufolge entfalten **Vitamin-K-Antagonisten** keine nachteiligen Effekte auf die Knochendichte im Bereich der Hüfte und der Wirbelsäule, für die Gelenke zeigt sich lediglich ein mäßiger Einfluss.

Fluorid

Das in der Natur ubiquitär verbreitete Spurenelement Fluorid kann im Austausch gegen Hydroxylionen des **Hydroxylapatits** in die Knochenmatrix eingelagert werden. Hierdurch steigert es die Härte und Widerstandsfähigkeit des Skeletts. Zudem gilt Fluorid als ein potenter Aktivator der Osteoblasten, indem es die Wirkung endogener Wachstumsfaktoren wie **IGF-1** verstärkt. Dadurch stimuliert es die Knochenneubildung, worauf sein potenzieller Nutzen in der Primär- bzw. Sekundärprävention der Osteoporose zurückzuführen ist.

Tatsächlich zeigte sich in einer frühen Beobachtungsstudie ein Zusammenhang zwischen dem Fluoridgehalt des Trinkwassers und dem Osteoporoserisiko. Nachfolgende Untersuchungen fanden allerdings keine überzeugenden Belege für die These, wonach eine vergleichsweise hohe Fluoridaufnahme die Knochenmasse positiv beeinflusst.

Studien zum **therapeutischen Einsatz** von Fluoriden bei Osteoporose lieferten widersprüchliche Ergebnisse. Durch eine Gabe von 34 (!) mg Fluorid sowie 1500 mg Calcium/Tag konnte bei postmenopausalen Frauen mit Osteoporose die Knochendichte erhöht werden, allerdings erhöhte sich in der Versuchsgruppe insgesamt die Zahl der Knochenbrüche gegenüber der Placebogruppe, die nur Calcium erhielt. Die gleichen Dosierungen zeigten in einer anderen Studie mit einem vergleichbaren Kollektiv keine Unterschiede in Bezug auf Knochendichte und Frakturinzidenz. Dagegen hatte die Gabe von 20 mg Fluorid/Tag in Kombination mit 1000 mg Calcium/Tag einen therapeutischen Effekt bei Frauen mit Osteoporose. Die Knochendichte der Wirbel stieg an und die Häufigkeit von Wirbelbrüchen war nach einer Studiendauer von vier Jahren niedriger als in der Vergleichsgruppe, die nur Calcium erhalten hatte. Es wurde kein Unterschied in der Anzahl der übrigen Knochenbrüche zwischen beiden Gruppen festgestellt. Eine Metaanalyse zur Wirksamkeit von Fluorid bei postmenopausalen Frakturen mit elf eingeschlossenen Studien zeigt, dass Fluorid zwar die Knochendichte der Lendenwirbelsäule erhöht, vertebrale Frakturen sich jedoch nicht reduzieren lassen. Besonders bei hoher Dosierung und langfristiger Einnahme erhöht sich zudem das Risiko nicht-vertebraler Frakturen und gastrointestinaler Nebenwirkungen.

Generell lässt sich mittels einer langjährigen Fluoridtherapie die Knochendichte im Rahmen der adjuvanten Osteoporosetherapie durch Fluoridgaben von bis zu 20 mg/Tag erhöhen. Da die therapeutische Breite des Spurenelements relativ gering ist, besteht bei zu hoher Dosierung die Gefahr einer **Skelettfluorose** und **Osteosklerose**, wodurch die Stabilität des Knochens abnimmt und das Risiko für Frakturen steigt. Grundsätzlich werden in der Osteoporosetherapie Fluoriddosierungen benötigt, die unter toxikologischen Gesichtspunkten nicht mehr in den Bereich von Nahrungsergänzungsmitteln und diätetischen Lebensmitteln fallen und damit nicht unbedenklich supplementiert werden sollten.

Phytoestrogene

Phytoestrogene gehören zu den **selektiven Estrogenrezeptormodulatoren** (SERM), die in Geweben sowohl estrogenagonistische als auch -antagonistische Wirkungen ausüben (siehe Kap. 8.2).

In-vitro-Studien deuten darauf hin, dass Phytoestrogene nicht nur die Knochenresorption reduzieren, sondern auch die Knochenbildung stimulieren. Auch tierexperimentelle Untersuchungen liefern Hinweise auf osteoanabole Effekte von Phytoestrogenen. Demgegenüber sind die Daten aus **Beobachtungsstudien** widersprüchlich. So finden sich zwischen der Zufuhr an Isoflavonen und der Knochendichte sowohl deutliche als auch keine Zusammenhänge. Die meisten Untersuchungen lassen geringe Effekte vermuten.

Interventionsstudien lieferten ebenfalls widersprüchliche Ergebnisse. Dabei wurden sowohl biochemische Marker des Knochenstoffwechsels als auch die Knochendichte als Zielparameter verwendet. Keinerlei Daten liegen zum Einfluss von Sojaprotein bzw. Isoflavonen auf Frakturen als aussagekräftigstem Endpunkt vor. Die Verabreichung von Sojaprotein mit einem Isoflavongehalt von 80 mg/Tag (über 6 Monate) bzw. von Sojaprotein mit 96 oder 52 mg/Tag Isoflavonen über 9 Monate zeigte im Vergleich zu Placebo keine Effekte auf verschiedene Marker des Knochenstoffwechsels. Demgegenüber verbesserte die Aufnahme von 37 bzw. 62 mg/Tag Sojaisoflavonen in Form von Extrakt sowie eine einjährige

Genisteingabe (54 mg/Tag) Biomarker des Knochenstoffwechsels. Lediglich die alkalische Knochenphosphatase, nicht jedoch andere Knochenmarker, wurden durch die Gabe von Protein mit einem Gehalt von 65 bzw. 130 mg/Tag Isoflavone über einen Zeitraum von 3 Monaten positiv beeinflusst.

Uneinheitlich sind auch die Ergebnisse von **Interventionsstudien**. Bei jungen Frauen hatte Sojaprotein mit einem Isoflavongehalt von 90 mg/Tag innerhalb von 12 Monaten keine Auswirkung auf Knochendichte oder Knochenmineralgehalt. Die Aufnahme von täglich 40 g Sojaprotein mit 90 mg enthaltenen Isoflavonen, jedoch nicht mit 56 mg/Tag über 24 Wochen führte bei postmenopausalen Frauen zu einer Steigerung der Knochendichte in den Lendenwirbeln um 2,2 %, nicht aber in anderen Knochen. Eine vergleichbare Dosierung mit 80 mg/Tag Isoflavonen in 40 g Sojaprotein war mit einer Erhöhung der Knochendichte um 5,6 % und des Knochenmineralgehaltes um 10,1 % verbunden. Demgegenüber konnte in einer neueren randomisierten Interventionsstudie mit langfristiger Supplementierung von isoflavonreichem Sojaprotein keine Verbesserung der Knochendichte erzielt werden.

Zusammenfassend lässt sich feststellen, dass der Nutzen von Isoflavon-Supplementen im Hinblick auf die Knochendichte und das Osteoporoserisiko postmenopausaler Frauen wissenschaftlich nicht gesichert ist.

Weitere Faktoren

Neben den oben aufgeführten Verbindungen existieren eine Reihe weiterer Mineralstoffe und Vitamine, die Einfluss auf den Knochenstoffwechsel nehmen. Zu den wichtigsten zählen Retinol, Ascorbinsäure, Phosphor, Magnesium, Natrium, Zink und Kupfer (siehe Tab. 29-7).

Während sich die Befunde mehren, wonach eine erhöhte Zufuhr an **Retinol** als Risikofaktor für Osteoporose anzusehen ist, trifft dies für **Phosphor** offenbar nur dann zu, wenn die Calciumaufnahme gleichzeitig niedrig ist.

Inwieweit eine optimierte Versorgung an **Ascorbinsäure**, **Magnesium**, **Natrium**, **Zink** und **Kupfer** dazu beitragen kann, das Osteoporoserisiko zu senken, ist bislang unzureichend erforscht. Wie aus Tabelle 29-7 hervorgeht, stammen Daten, die einen derartigen Zusammenhang nahe legen, vorwiegend aus tierexperimentellen Untersuchungen und einigen Beobachtungsstudien. Bei Letzteren ist nicht auszuschließen, dass der dort gefundene Zusammenhang zwischen der Nährstoffzufuhr bzw. -versorgung und dem Erkrankungsrisiko nicht kausaler Art ist, sondern vielmehr eine einfache Korrelation darstellt. So ist beispielsweise der günstige Effekt einer hohen Magnesiumzufuhr auf die Knochendichte möglicherweise nur ein Indikator für eine insgesamt „knochenprotektive Ernährung".

Genussmittel und Medikamente

Alkohol entfaltet in Abhängigkeit von der konsumierten Menge gegensätzliche Effekte auf den Knochenstoffwechsel. Langjähriger exzessiver Alkoholkonsum ist mit ausgeprägten osteokatabolen Wirkungen assoziiert und erhöht das Osteoporoserisiko. Dabei kommen mehrere Faktoren zum Tragen. Chronischer Alkoholabusus

- hemmt die Osteoblastentätigkeit,
- stört die Hydroxylierung der Vitamin-D-Metaboliten in der Leber,
- vermindert die intestinale Calciumabsorption,
- induziert die PTH-Sekretion und steigert damit die Osteoklastenaktivität.

Im Gegensatz hierzu ist ein mäßiger Alkoholkonsum („social drinking") nicht mit negativen Effekten verbunden. Es existieren sogar Hinweise, dass hiervon positive Wirkungen auf die Knochenstruktur und das Osteoporoserisiko ausgehen. In einigen Beobachtungsstudien war bei Frauen die Aufnahme moderater Alkoholmengen mit einer höheren Knochendichte und einem geringeren Knochenmasseverlust verbunden. Dieser Effekt beruht möglicherweise auf der Fähigkeit des Ethanols, die **Estrogenbildung** zu erhöhen. So finden sich positive Zusammenhänge zwischen der Alkoholaufnahme und den Estradiol-Serumwerten bei postmenopausalen Frauen.

Widersprüchlich sind die Daten bezüglich des **Kaffeekonsums**. Obwohl Coffein die Ausscheidung von Calcium über die Niere stimuliert, ist die praktische Relevanz dieses Sachverhalts fraglich. Negative Effekte auf die Knochengesundheit sind vermutlich nur dann zu erwarten, wenn ein langjähriger übermäßiger Kaffeekonsum (> 500 ml/Tag) von einer marginalen Calciumzufuhr be-

Tab. 29–7 Übersicht zum Einfluss von Mikronährstoffen auf den Knochenstoffwechsel und das Osteoporoserisiko (Ströhle et al. 2005)

Nährstoff bzw. Ernährungsfaktor	Biochemisch-physiologischer Hintergrund	Effekt auf den Knochenstoffwechsel und Evidenz
Vitamin A	▪ Retinol aktiviert Osteoklasten, hemmt die Kollagensynthese und steigert die Knochenresorption.	▪ Hohe Dosen Retinol beschleunigen im Tierexperiment den Knochenabbau. ▪ In Beobachtungsstudien positive Assoziation zwischen der Retinol-, nicht aber der β-Carotinaufnahme, und dem Hüftfrakturrisiko. ▪ Positive Korrelation zwischen dem Retinol-Serumspiegel und dem Frakturrisiko.
Vitamin B_{12} und Folsäure	▪ Beide Vitamine sind in Form ihrer Coenzyme Adenosylcobalamin und 5-Methyl-THF an der Remethylierung von Homocystein zu Methionin beteiligt. ▪ Homocystein schädigt die Quervernetzung der Kollagenfasern und damit möglicherweise den Aufbau der organischen Knochenmatrix.	▪ Patienten mit sehr hohen Blutspiegeln an Homocystein (Homocysteinurie) erkranken bereits im frühen Lebensalter auffallend häufig an Osteoporose. ▪ In Beobachtungsstudien positive Assoziation zwischen den Homocystein-Plasmaspiegeln und dem Risiko osteopathischer Frakturen. ▪ In Beobachtungsstudien positive Assoziation zwischen dem Vitamin-B_{12}- bzw. Folsäure-Blutspiegel und der Knochendichte. ▪ Intervention mit Folsäure und Vitamin B_{12} reduziert Frakturrisiko bei älteren Personen.
Vitamin C	▪ Ascorbinsäure ist Cofaktor der Prolyl- und Lysylhydroxylase und damit essenziell für die Bildung von Typ-I-Kollagen und dessen Quervernetzung im Knochen.	▪ In Beobachtungsstudien positive bzw. negative Assoziation zwischen der Vitamin-C-Aufnahme und der Knochendichte bzw. dem Frakturrisiko.
Phosphor	▪ Phosphor- und Calciumstoffwechsel unterliegen der gemeinsamen Regulation von PTH. ▪ Eine Erhöhung der Phosphatkonzentration im Plasma ist verbunden mit der Sekretion von PTH.	▪ Im Tierexperiment vermindert eine hohe Zufuhr an Phosphor bei gleichzeitig geringer Calciumaufnahme die Knochenmasse. ▪ In Humanstudien steigert Phosphor die PTH-Spiegel, allerdings ohne den Knochenstoffwechsel negativ zu beeinflussen.
Magnesium	▪ Magnesium ist Bestandteil der anorganischen Knochenmatrix und stabilisiert dort amorphe Calciumphosphatverbindungen. ▪ Sowohl die Sekretion von PTH als auch die renale 1-α-Hydroxylierung von 25-Cholecalciferol erfolgen in Abhängigkeit von Magnesium.	▪ Hohe Mengen Magnesium steigern im Tierexperiment die Knochenmasse, während bei Magnesiumdefizit die Osteoklastenaktivität erhöht und das Knochenwachstum vermindert ist. ▪ In Beobachtungsstudien sowohl positive als auch keine Assoziation zwischen der Magnesiumzufuhr und der Knochendichte. ▪ In Humanstudien positiver Einfluss einer Magnesiumgabe auf den Knochenturnover und die Knochendichte bei postmenopausalen Frauen mit Osteoporose.
Natrium	▪ Die renale Exkretion von Natrium ist gekoppelt an die von Calcium. ▪ Eine hohe Natriumaufnahme erhöht die renale Calciumausscheidung.	▪ Hohe Mengen Natrium beschleunigen im Tierexperiment den Knochenabbau, insbesondere dann, wenn die Calciumzufuhr niedrig ist. ▪ In Beobachtungs- und Interventionsstudien inkonsistente Ergebnisse hinsichtlich der Effekte einer hohen Natriumzufuhr auf die Knochenresorption.

Tab. 29-7 Fortsetzung, Übersicht zum Einfluss von Mikronährstoffen auf den Knochenstoffwechsel und das Osteoporoserisiko (Ströhle et al. 2005)

Nährstoff bzw. Ernährungsfaktor	Biochemisch-physiologischer Hintergrund	Effekt auf den Knochenstoffwechsel und Evidenz
Zink	■ Cofaktor verschiedener Enzyme wie z. B. alkalische Phosphatase und Kollagenase, denen eine Bedeutung im Knochenstoffwechsel zukommt.	■ Tierexperimentell reduziert sich bei ausgeprägtem Zinkmangel der Zinkgehalt im Knochen. ■ Die renalen Zinkverluste sind bei Osteoporosepatienten erhöht, ohne dass die klinische Relevanz dieser Beobachtung bekannt ist.
Kupfer	■ Bestandteil des kupferhaltigen Enzyms Lysyl-Oxidase, das an der Synthese von Typ-I-Kollagen und dessen Quervernetzung im Knochen beteiligt ist.	■ Tierexperimentell ist im Kupfermangel die Knochenbildung beeinträchtigt.

gleitet ist. Dagegen ist ein moderater Kaffeekonsum (2–3 Tassen/Tag) bei ausreichender Calciumversorgung unproblematisch.

Einige **Medikamente** beeinträchtigen den Calciumhaushalt und können so die Knochenstruktur negativ beeinflussen. Zu nennen sind hier **Thiazide** und **Glucocorticoide**, die die Ausscheidung von Calcium über den Harn erhöhen. Letztere hemmen zusätzlich die Osteoblastenaktivität sowie die Synthese des calciumbindenden Proteins (**Calbindin;** siehe Kap. 5.3.2) in der Darmmucosa, so dass die intestinale Calciumabsorption abnimmt. Bei chronischer Glucocorticoidtherapie besteht daher das Risiko einer **glucocorticoidinduzierten Osteoporose**.

29.6 Ernährungsempfehlungen zur Prävention und Therapie

Die **Primärprävention** der Osteoporose ist von größter Bedeutung, da bisher keine Therapie zur vollständigen Regeneration des Knochengewebes verfügbar ist. Basis hierfür ist die Maximierung und die „Pflege" der angelegten Knochenmasse in allen Lebensabschnitten. Dies erfordert neben dem Ausschalten von Risikofaktoren (Bewegungsmangel, Rauchen und geringe UV-Licht-Exposition) eine lebenslange „knochenprotektive" Ernährung. Im Grundsatz gleicht diese den generellen Empfehlungen für eine gesund erhaltende Ernährung, wie sie in Kap. 18.1 näher ausgeführt ist. Der reichliche Verzehr von **Gemüse** und **Obst** (Calcium, Magnesium, Vitamin C, Folsäure, Vitamin K), ergänzt um **fettarme Milchprodukte, Samen** und **Nüsse** (Calcium, Magnesium), **Vollkorn-** und **Sojaprodukte** (Magnesium, Phytoestrogene, Zink) sowie **Fischgerichten** (Vitamin D), optimiert die Versorgung mit allen für die Gesunderhaltung des Skeletts erforderlichen Nährstoffen. Eine derartige Lebensmittelauswahl liefert ausreichende Mengen an Protein, insbesondere pflanzlicher Herkunft, die für die Knochengesundheit erforderlich sind. Gleichzeitig werden reichlich **Basenäquivalente** zugeführt und die Säurelast der Nahrung reduziert.

Diese allgemeinen Ernährungsrichtlinien zur Prävention bilden auch die Basis für die Sekundärprävention bzw. die adjuvante Therapie der Osteoporose.

Im Hinblick auf die Prävention und Therapie der Osteoporose ist vor allem die Calcium- und Vitamin-D-Aufnahme von Relevanz.

Calcium

Bekanntlich wird Milch und Milchprodukten für die Calciumversorgung ein besonderer Stellenwert beigemessen. Sie weisen nicht nur eine hohe Calciumdichte auf, auch die Bioverfügbarkeit ist mit ca. 30 % vergleichsweise hoch. Allerdings sollte nicht verkannt werden, dass auch Mineralwässer, manche Nüsse und Samen, angereicherte Fruchtsäfte und calciumreiche Gemüsesorten (Broccoli, Grünkohl) eine reichhaltige Nahrungsquelle für gut verfügbares Calcium darstellen. Daher ist es auch für Personen, die unter **Kuhmilchallergie** leiden oder aus anderen Gründen auf den Konsum von Milchprodukten verzichten (z. B. **Veganer**) möglich, ihre Calciumzufuhr zu optimieren. Der Einsatz von **Calciumsupplementen** ist dann indiziert, wenn sich die empfohlene Calciumaufnahme über die Ernährung nicht realisieren lässt. Vermehrt Beachtung finden sollten dabei Hochrisikogruppen wie etwa postmenopausale Frauen. Bei dieser Personengruppe ist die Calciumversorgung häufig unzureichend, so dass eine Supplementierung von bis zu 1000 mg/Tag zu empfehlen ist. Auch unter **Langzeit-Steroidmedikation** ist der Einsatz von Calciumsupplementen (1000–1500 mg/Tag) – am besten in Kombination mit Vitamin-D (20 µg/Tag) – indiziert.

Besondere Bedeutung gewinnt die Calciumversorgung im Rahmen der **Sekundärprävention** bzw. der adjuvanten Therapie der Osteoporose. Hier ist neben einer calciumreichen Ernährung die gezielte Supplementierung (1000–1500 mg Calcium/Tag) indiziert. Generell wird Calcium aus **Nahrungsergänzungsmitteln** bzw. Arzneimitteln äußerst effizient resorbiert, wenn die zugeführte Dosis 500 mg nicht überschreitet und zwischen den Mahlzeiten aufgenommen wird. Eine Ausnahme bilden Zubereitungen aus Calciumcarbonat, die bei unzureichender **Magensäureproduktion** – wie vielfach im Alter – nur schlecht absorbiert werden. In diesen Fällen empfiehlt es sich, Präparate mit leichtlöslichen Verbindungen (z. B. Calciumcitrat) zu bevorzugen.

Vitamin D

Neben der Calciumzufuhr ist in allen Lebensphasen auf eine ausreichende Vitamin-D-Aufnahme zu achten. Höhere Mengen finden sich ausschließlich in **fettreichen Fischarten** (z. B. Lachs, Hering, Sardine, Thunfisch und Heilbutt). Personen, die keinen Fisch verzehren, laufen insbesondere in den Wintermonaten Gefahr, unzureichend versorgt zu sein. Aber auch **ältere und hospitalisierte Menschen** mit geringer UV-Exposition zählen zu den Risikogruppen. Eine Supplementierung (25 µg/Tag) ist in diesen Fällen ausdrücklich zu empfehlen. Die wissenschaftliche Evidenz für eine generelle Supplementierung von Vitamin D in der Gesamtbevölkerung ist hingegen noch nicht ausreichend. Von praktischer Relevanz ist die Tatsache, dass bei älteren Personen die in den Nieren stattfindende Aktivierung von Vitamin D nur eingeschränkt möglich ist. Vitamin D sollte dann in Form des aktiven Metaboliten **Calcitriol** verabreicht werden.

Im Bereich der **Sekundärprävention** ist die Basisernährung und Calciumgabe um Vitamin-D-Supplemente (10–20 µg/d = 200–400 IE/Tag) zu ergänzen.

Vitamin K

Zur Prävention und Therapie der Osteoporose existieren bislang keine speziellen Zufuhrempfehlungen für **Vitamin K**, weshalb sich die Aufnahme an den generellen Empfehlungen gesunder Personen orientieren sollte (siehe Kap. 5.3.4). Danach wird eine tägliche Zufuhr von 60 µg für Frauen und 70 µg für Männer als ausreichend angesehen. Jenseits des 51. Lebensjahres sollte die Aufnahme auf 65 µg (Frauen) bzw. 80 µg (Männer) erhöht werden. Ob diese Mengen ausreichend sind, um die Knochenmasse zu maximieren bzw. ob eine erhöhte Zufuhr eine mögliche Option für die Therapie der Osteoporose darstellt, ist bislang nicht geklärt. Unabhängig von dieser akademischen Frage liegt die Vitamin-K-Zufuhr mit der oben empfohlenen Lebensmittelauswahl ohnehin im präventiv wirksamen Bereich (> 200 µg/Tag).

Weitere Nährstoffe

Während **Fluorid** gegebenenfalls im Rahmen der Sekundärprävention in hochdosierter Form zum Einsatz kommt (bis zu 20 mg/Tag) und die Supplementierung mit den Vitaminen **Folsäure** (800 µg/Tag) und **Cobalamin** (3–100 µg/Tag) bei Personen mit erhöhten Homocysteinwerten zur Frakturprophylaxe zu empfehlen ist, existieren keine Daten, die den Nutzen einer Supplementierung von **Phytoestrogenen** wissenschaftlich hinreichend belegen. Deshalb ist auch das Ergebnis eines jüngst publizierten Konsensus-Papiers zu Phytoestrogenen wissenschaftlich in keiner Form nachvollziehbar. Die dort gegebene Empfehlung, wonach Frauen ab 35 Jahren generell die Einnahme von 50–100 mg Isoflavonen zur Prävention des Knochenabbaus anzuraten ist, entbehrt aufgrund widersprüchlicher Daten zum Einfluss von Isoflavonen auf die Knochendichte und gänzlich fehlender Daten zum Frakturrisiko der notwendigen wissenschaftlichen Grundlage.

Auch bezüglich der Spurenelemente **Zink** und **Kupfer** sowie **Vitamin C** mangelt es bislang an aussagekräftigen Interventionsstudien, die anhand definierter klinischer Endpunkte bzw. intermediärer Marker belegen, dass eine Supplementierung mit einem entsprechenden klinischen Nutzen einhergeht. Wissenschaftlich fundierte Empfehlungen zur Einnahme entsprechender Präparate können deshalb nicht ausgesprochen werden.

Abbildung 29–6 fasst die Ernährungsempfehlungen zur Prävention und Therapie der Osteoporose zusammen.

Primärprävention
- Regelmäßige körperliche Aktivität und Aufenthalt bei Tageslicht im Freien (täglich mindestens 30 Minuten).
- Calciumreiche Ernährung in allen Lebensphasen, insbesondere im Kindes- und Jugendalter durch reichlichen Verzehr von Gemüse, mageren Milchprodukten und calciumreichen Mineralwässern.
- Basenreiche Ernährung durch hohe Zufuhr von Obst und Gemüse sowie Einschränkung des Verzehrs von Fleischwaren.
- Verbesserung der Vitamin-D-Versorgung durch regelmäßigen Verzehr fettreicher Fische.
- Bei Risikogruppen (z. B. Senioren, postmenopausale Frauen) und in den Wintermonaten ggf. Einsatz von Vitamin-D- (20 µg/Tag) und Calciumsupplementen (500–1500 mg/Tag).

Sekundärprävention und adjuvante Therapie:
- Calcium- und Vitamin-D-reiche Ernährung durch reichliche Aufnahme von Gemüse, mageren Milchprodukten, calciumreichen Mineralwässern und regelmäßigen Verzehr fettreicher Fische.
- Basistherapie: 1000–1500 mg Calcium/Tag und 20 µg Vitamin D/Tag als Supplement; zusätzlich ggf. Fluorid (bis 20 mg/Tag).
- Option der kombinierten Folsäure-Gabe (0,8 mg/Tag) und Vitamin-B_{12}-Gabe (3–100 µg/Tag) bei Risikogruppen.
- Bei älteren, pflegebedürftigen Menschen Verbesserung der Proteinversorgung (0,8–1 g Protein/kg KG und Tag).

Abb. 29–6 Zusammenfassende Empfehlungen zur Prävention und Therapie der Osteoporose

Weiterführende Literatur

Allolio B, Lehmann R: Drinking water fluoridation and bone. Exp Clin Endocrinol Diabetes. 107: 12–20, 1999

Bizik B. Ding W, Cerklewski F: evidence that bone resorption of young men is not increased by high dietary phosphorus obtained from milk and cheese. Nutr Res 16: 11436–46, 1996

Booth SL, Broe KE, Gagnon DR, Tucker KL, Hannan MT, McLean RR, Dawson-Hughes B, Wilson PW, Cupples LA, Kiel DP: Vitamin K intake and bone mineral density in women and men. Am J Clin Nutr. 77 (2): 512–6, 2003

Cagnacci A, Baldassari F, Rivolta G, Arangino S, Volpe A: Relation of homocysteine, folate, and vitamin B12 to bone mineral density of postmenopausal women. Bone. 33 (6): 956–959, 2003

Branca F: Dietary phyto-oestrogens and bone health. Proc Nutr Soc. 62: 877–87, 2003

Bushinsky DA: Acid-base imbalance and the skeleton. Eur J Nutr 40: 238–44, 2001

Cashman KD: Homocysteine and osteoporotic fracture risk: a potential role for B vitamins. Nutr Rev. 63: 29–36, 2005

Cooper MS: Sensitivity of bone to glucocorticoids. Clin Sci (Lond) 107: 111–123, 2004

Dawson-Hughes B, Harris SS: Calcium intake influences the association of protein intake with rates of bone loss in elderly men and women. Am J Clin Nutr 75: 773–9, 2002

Dawson-Hughes B, Heaney RP, Holick MF, Lips P, Meunier PJ, Vieth R: Estimates of optimal vitamin D status. Osteoporos Int. 16(7): 713-16, 2005

Delmas PD: Treatment of postmenopausal osteoporosis. Lancet 359 (9322): 2018–26, 2002

Devine A, Dhaliwal SS, Dick IM, Bollerslev J, Prince RL: Physical activity and calcium consumption are important determinants of lower limb bone mass in older women. J Bone Miner Res. 19(10): 1634–1639, 2004

Feskanich D, Willett WC, Stampfer MJ, Colditz GA: Protein consumption and bone fractures in women. Am J Epidemiol 143: 472–9, 1996

Feskanich D, Weber P, Willett WC, Rockett H, Booth SL, Colditz GA: Vitamin K intake and hip fractures in women: a prospective study. Am J Clin Nutr. 69 (1): 74–79, 1999

Feskanich D, Singh V, Willett WC, Colditz GA. Vitamin A intake and hip fractures among postmenopausal women. JAMA. 2: 287 (1):47–54, 2002

Frassetto LA, Todd KM, Morris RC Jr, Sebastian A: Worldwide incidence of hip fracture in elderly women: relation to consumption of animal and vegetable foods. J Gerontol A Biol Sci Med Sci 55: M585–92, 2000

Ginty F: Dietary protein and bone health. Proc Nutr Soc 62: 867–876, 2003

Golbahar J, Hamidi A, Aminzadeh MA, Omrani GR: Association of plasma folate, plasma total homocysteine, but not methylenetetrahydrofolate reductase C667T polymorphism, with bone mineral density in postmenopausal Iranian women: a cross-sectional study. Bone. 35 (3): 760–765, 2004

Haguenauer D, Welch V, Shea B, Tugwell P, Adachi JD, Wells G: Fluoride for the treatment of postmenopausal osteoporotic fractures: a meta-analysis. Osteoporos Int. 11-(9): 727–738, 2000

Hannan MT, Tucker KL, Dawson-Hughes B, Cupples LA, Felson DT, Kiel DP: Effect of dietary protein on bone loss in elderly men and women: the Framingham Osteoporosis Study. J Bone Miner Res 15: 2504–12, 2000

Heaney RP: Calcium, dairy products and osteoporosis. J Am Coll Nutr 9-(2 Suppl):83S–99S, 2000

Holick MF, Dawson-Hughes B (eds.): Nutrition and Bone Health. Humana Press, Totowa, NJ, 2004

Ilich JZ, Kerstetter JE: Nutrition in bone health revisited: a story beyond calcium.J Am Coll Nutr. 19 (6): 715–737, 2000

Kerstetter JE, O'Brien KO, Insogna KL: Low protein intake: the impact on calcium and bone homeostasis in humans. J Nutr 133: 855S–861S, 2003

Kreijkamp-Kaspers S, Kok L, Grobbee DE, de Haan EH, Aleman A, Lampe JW, van der Schouw YT: Effect of soy protein containing isoflavones on cognitive function, bone mineral density, and plasma lipids in postmenopausal women: a randomized controlled trial. JAMA 292 (1): 65–74, 2004

Lemann J Jr, Bushinsky DA, Hamm LL: Bone buffering of acid and base in humans. Am J Physiol Renal Physiol 285: F811–32, 2003

Löffler G, Petrides PE: Biochemie und Pathobiochemie. 5 Aufl., Springer, Berlin, Heidelberg, 1998

Lüttje D, Dammermann B, Verwig D: Medikamentöse Therapie der Ostepososim Alter. Z Allg. Med 75:126–130, 1999

Massey LK: Dietary animal and plant protein and human bone health: a whole foods approach. J Nutr 133: 862S–865S, 2003

Macdonald HM, New SA, Golden MH, Campbell MK, Reid DM: Nutritional associations with bone loss during the menopausal transition: evidence of a beneficial effect of calcium, alcohol, and fruit and vegetable nutrients and of a detrimental effect of fatty acids. Am J Clin Nutr 79: 155–65, 2004

Maurer M, Riesen W, Muser J, Hulter HN, Krapf R: Neutralization of Western diet inhibits bone resorption independently of K intake and reduces cortisol secretion in humans. Am J Physiol Renal Physiol 204: F32–40, 2003

McLean RR, Jacques PF, Selhub J, Tucker KL, Samelson EJ, Broe KE, Hannan MT, Cupples LA, Kiel DP: Homocysteine as a predictive factor for hip fracture in older persons. N Engl J Med. 13: 350 (20): 2042–2049, 2004

Michaelsson K, Lithell H, Vessby B, Melhus H: Serum retinol levels and the risk of fracture. N Engl J Med. 23: 348 (4): 287–294, 2003

Munger RG, Cerhan JR, Chiu BC: Prospective study of dietary protein intake and risk of hip fracture in postmenopausal women. Am J Clin Nutr 69:147–52, 1999

New SA: Intake of fruit and vegetables: implications for bone health. Proc Nutr Soc 62: 889–99, 2003

New SA: Nutrition Society Medal lecture. The role of the skeleton in acid-base homeostasis. Proc Nutr Soc 61: 151–64, 2002

Papadimitropoulos E, Wells G, Shea B, Gillespie W, Weaver B, Zytaruk N, Cranney A, Adachi J, Tugwell P, Josse R, Greenwood C, Guyatt G: Osteoporosis Methodology Group and The Osteoporosis Research Advisory Group. Meta-analyses of therapies for postmenopausal osteoporosis. VIII: Meta-analysis of the efficacy of vitamin D treatment in preventing osteoporosis in postmenopausal women. Endocr Rev. 23 (4): 560–569, 2002

Prentice A. Diet: nutrition and the prevention of osteoporosis. Public Health Nutr. 7 (1A): 227–243, 2004

Promislow JH, Goodman-Gruen D, Slymen DJ, Barrett-Connor E: Protein consumption and bone mineral density in the elderly: the Rancho Bernardo Study. Am J Epidemiol 155: 636–44, 2002

Raisz LG, Rodan GA: Pathogenesis of osteoporosis. Endocrinol Metab Clin North Am 32 (1):15–24, 2003

Riggs BL: Role of the vitamin D-endocrine system in the pathophysiology of postmenopausal osteoporosis. J Cell Biochem 88 (2): 209–15, 2003

Sampson HW: Alcohol, osteoporosis, and bone regulating hormones. Alcohol Clin Exp Res 21 (3): 400–3, 1997

Sato Y, Honda Y, Iwamoto J, Kanoko T, Satoh K: Effect of folate and mecobalamin on hip fractures in patients with stroke: a randomized controlled trial. JAMA 2; 293 (9): 1082–1088, 2005

Sebastian A, Harris ST, Ottaway JH, Todd KM, Morris RC Jr: Improved mineral balance and skeletal metabolism in postmenopausal women treated with potassium bicarbonate. N Engl J Med 330: 1776–81, 1994

Seeman E: Invited Review: Pathogenesis of osteoporosis. J Appl Physiol 95 (5): 2142–51, 2003

Sellmeyer DE, Stone KL, Sebastian A, Cummings SR: A high ratio of dietary animal to vegetable protein increases the rate of bone loss and the risk of fracture in postmenopausal women. Study of Osteoporotic Fractures Research Group. Am J Clin Nutr 73:118–22, 2001

Shea B, Wells G, Cranney A, Zytaruk N, Robinson V, Griffith L, Hamel C, Ortiz Z, Peterson J, Adachi J, Tugwell P, Guyatt G: Osteoporosis Methodology Group; Osteoporosis Research Advisory Group. Calcium supplementation on bone loss in postmenopausal women. Cochrane Database Syst Rev. (1): CD004526, 2004

Shearer MJ: Role of vitamin K and Gla proteins in the pathophysiology of osteoporosis and vascular calcification. Curr Opin Clin Nutr Metab Care 3 (6): 433–438, 2000

Stettin D, Ströhle A, Wolters M, Hahn A: Ernährung und Osteoporose –. Dtsch Apoth Ztg 145: 1766–1772, 2005

Ströhle A, Stettin D, Wolters M, Hahn A: Ernährung und Osteoporose – Vitamin K, Fluorid und Phytoestrogene. Dtsch Apoth Ztg 145: 2157–2164, 2005

Teitelbaum SL, Tondravi MM, Ross FP.J: Osteoclasts, macrophages, and the molecular mechanisms of bone resorption. Leukoc Biol 61: 381–388, 1997

Thomas MK, Demay MB: Vitamin D deficiency and disorders of vitamin D metabolism. Endocrinol Metab Clin North Am. 29 (3): 611–627, viii, 2000

Valtuena S, Cashman K, Robins SP, Cassidy A, Kardinaal A, Branca F: Investigating the role of natural phytooestrogens on bone health in postmenopausal women. Br J Nutr. 89 Suppl 1: 87–99, 2003

Vanderschueren D, Vandenput L, Boonen S, Lindberg MK, Bouillon R, Ohlsson C: Androgens and bone. Endocr Rev 2: 389–425, 2004

van Meurs JB, Dhonukshe-Rutten RA, Pluijm SM, van der Klift M, de Jonge R, Lindemans J, de Groot LC, Hofman A, Witteman JC, van Leeuwen JP, Breteler MM, Lips P, Pols HA, Uitterlinden AG: Homocysteine levels and the risk of osteoporotic fracture. N Engl J Med 13; 350 (20): 2033–2041, 2004

Wardlaw GM: Putting body weight and osteoporosis into perspective. Am J Clin Nutr. 63(3 Suppl): 433–436, 1996

WHO/FAO: Diet, Nutrition and the Prevention of Chronic Diseases. Report of a Joint WHO/FAO Expert Consultation. Technical Report Series, No. 916, Geneva 2003

Xu L, McElduff P, D'Este C, Attia J: Does dietary calcium have a protective effect on bone fractures in women? A meta-analysis of observational studies. Br J Nutr. 91 (4): 625–634, 2004

Ziegler R: Der Knochen und seine Erkrankungen. Teil II: Der Dialog zwischen Osteoblasten und Osteoklasten. Dtsch med Wochenschr 120: 571–572, 1995

Ziegler R: Osteoporose und metabolische Knochenerkrankungen. In: Nawroth PP, Ziegler R (Hrsg.): Klinische Endokrinologie und Stoffwechsel. Springer, Berlin, Heidelberg, S. 443 ff, 2001

Nützliche Internetadressen zum Thema:
Kuratorium Knochengesundheit e. V.: http://www.osteoporose.org
Dachverband Deutschsprachiger Wissenschaftlicher Fachgesellschaften für Osteologie e. V.: http://www.dv-osteologie.org
Swiss Association against Osteoporosis: http://www.svgo.ch

30 Erkrankungen des rheumatischen Formenkreises

Der Anteil rheumatischer Erkrankungen an der Gesamtmorbidität liegt in mehreren europäischen Ländern zwischen 10–20 %. In Deutschland sind ca. 800 000 Menschen betroffen. Rheumatische Erkrankungen können sich in allen Altersgruppen manifestieren, treten jedoch meistens in der zweiten Lebenshälfte auf. So leiden etwa 25–40 % der Senioren an rheumatischen Beschwerden. Frauen erkranken etwa drei Mal häufiger als Männer. Mit einer Prävalenz von 1–2 % ist die chronische Polyarthritis (Synonym: rheumatoide Arthritis) die häufigste entzündliche Gelenkerkrankung. In der Vergangenheit wurden verschiedene Vermittlersubstanzen des Entzündungsgeschehens (Eicosanoide, freie Radikale) identifiziert, die durch die Ernährung beeinflussbar sind.

30.1 Definition und Klinik

Unter dem Oberbegriff „Rheuma" wird eine Reihe von Erkrankungen des Stütz- und Bewegungsapparats zusammengefasst, die sich in vier Hauptgruppen einteilen lassen (**siehe Tab. 30–1**).

Entzündliche Erkrankungen wie die rheumatoide Arthritis (RA) treten seltener auf als die degenerativen Formen, allerdings ist ihr Verlauf häufig ungleich schwerer. Pathogenetisch handelt es sich bei der RA um eine chronische, in Schüben verlaufende Entzündung der Gelenkinnenhaut (**Synovialitis**), die langfristig mit der Zerstörung des Gelenkknorpels und der gelenknahen Knochen einhergeht. Für die RA charakteristisch ist die polyartikuläre Manifestation, d. h. der Befall mehrerer Gelenke, besonders an Hand und Fingergrund. Symptomatisch ist die Erkrankung begleitet von Bewegungseinschränkungen, Schmerzen und Schwellung der Gelenkregion. Längerfristig finden sich Gelenkdeformationen, die bis zum vollständigen Funktionsverlust der betroffenen Körperregion führen können. Daneben lassen sich bei etwa der Hälfte der Patienten extraartikuläre Veränderungen beobachten (**siehe Abb. 30–1**). Besonders häufig sind subkutane Verdickungen, die als Rheumaknoten bezeichnet werden.

Tab. 30–1 Übersicht rheumatischer Gelenkerkrankungen

Entzündliche Gelenkerkrankungen	▪ Rheumatoide Arthritis und Sonderformen ▪ Juvenile Arthritis ▪ Spondylarthritiden (M. Bechterew; Psoriasis-Arthritis; enterohepatische Spondylarthritis; reaktive Arthritis) ▪ Kollagenosen (Systemischer Lupus erythematodes; Sklerodermie; Sjögren-Syndrom; Polymyositis) ▪ Primäre und sekundäre Vaskulitiden (Takayasu-Arteriitis, Arteriitis temporalis, Panarteriitis nodosa)
Degenerative Gelenkerkrankungen	▪ Polyarthrose (Arthrosen großer Gelenke) ▪ Arthrosen der Wirbelsäule (Spondylarthrosen)
Weichteil-rheumatische Gelenkerkrankungen	▪ Fibromyalgie-Syndrom ▪ Tendopathien (Reizzustände an Sehnen und Gelenkkapselansätzen)
Stoffwechselbedingte Gelenkerkrankungen	▪ Kristallopathien (Gicht; Pseudogicht)

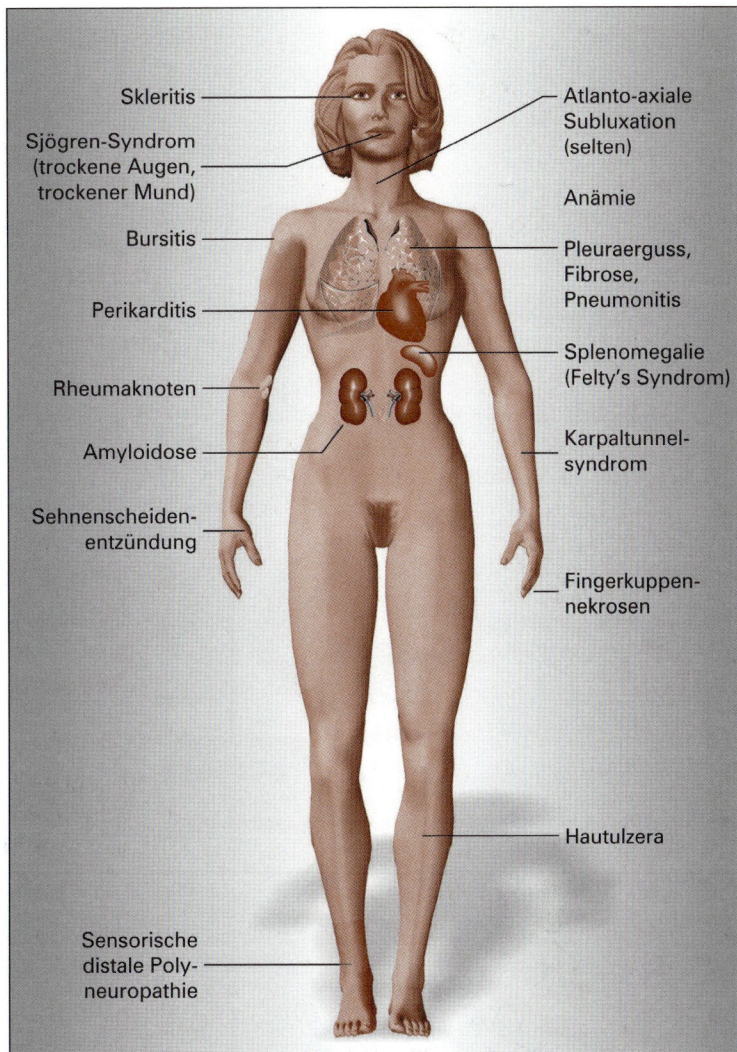

Abb. 30–1
Extraartikuläre Symptome bei rheumatoider Arthritis (Ströhle et al. 2005 a)

Zur Diagnosestellung der RA publizierte die American Rheumatism Association sieben Kriterien, die in **Abbildung 30–2** aufgeführt sind. Treffen mindestens vier davon zu, so gilt die Diagnose als gesichert.

30.2 Ätiopathogenese

Bislang ist es nicht gelungen, die genaue Ursache der RA zu ermitteln; entsprechend ist auch die Pathogenese nur in Teilen bekannt. Aus heutiger

1. Morgensteifigkeit > 1 Std. bis zur maximalen Besserung
2. Arthritis an einem oder mehreren Gelenkbereichen
3. Arthritis an mindestens einem Gelenk der Hand
4. Symmetrische Arthritis
5. Rheumaknoten
6. Rheumafaktor positiv
7. Typischer Röntgenbefund

Abb. 30–2 Diagnosekriterien der American Rheumatism Association

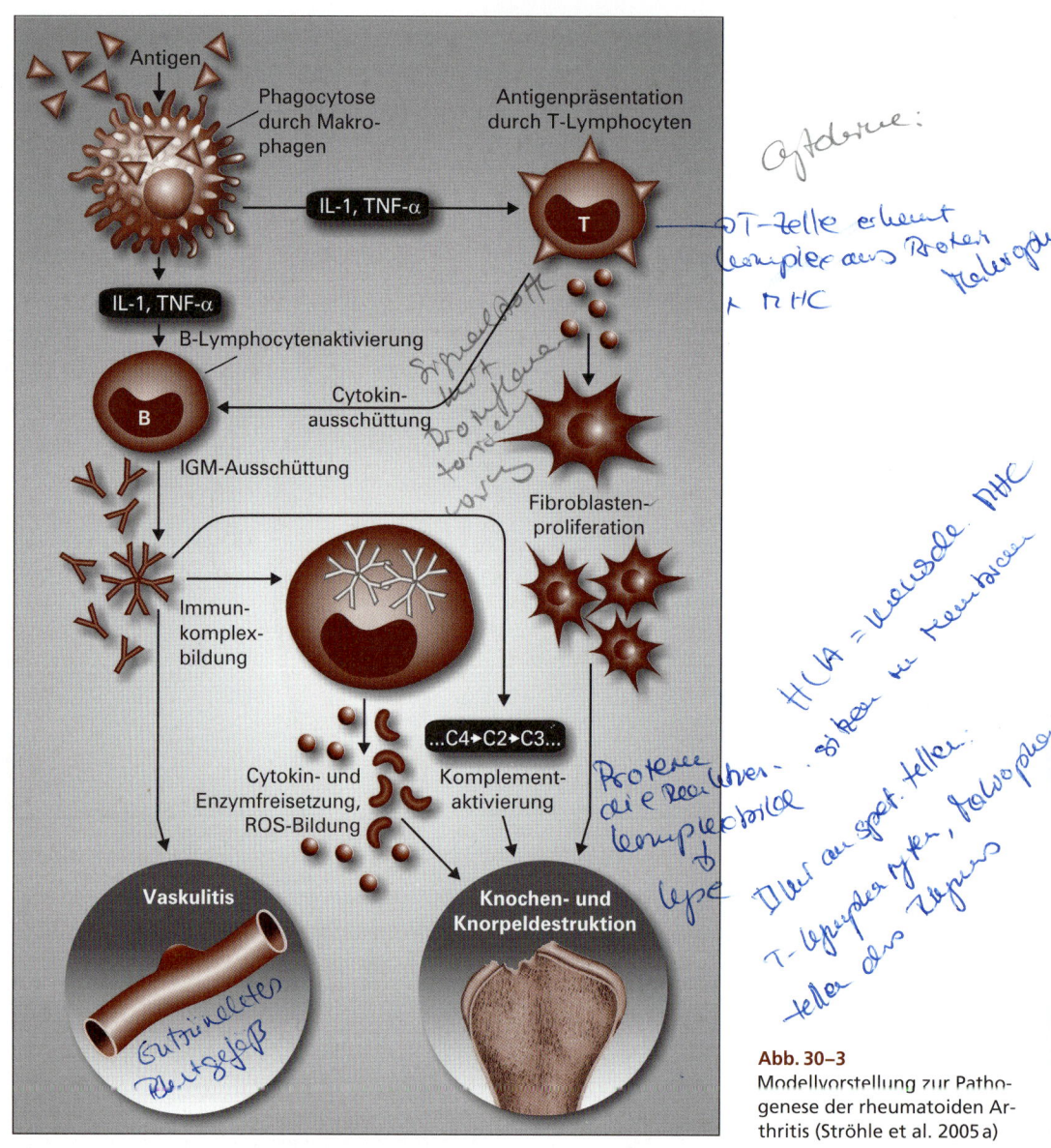

Abb. 30–3
Modellvorstellung zur Pathogenese der rheumatoiden Arthritis (Ströhle et al. 2005a)

Sicht handelt es sich um eine **Autoimmunerkrankung** mit genetischer Prädisposition. Die Bedeutung einer genetischen Komponente wird deutlich durch die auffällige Assoziation mit bestimmten HLA-Typen. So sind etwa 70 % der RA-Patienten HLA-DR4 positiv, während die Häufigkeit in der gesunden Bevölkerung nur bei 30 % liegt.

Autoimmunprozess

Es ist davon auszugehen, dass die im Zentrum der Erkrankung stehende Synovialitis durch ein bislang unbekanntes Antigen initiiert wird (**siehe Abb. 30–3**). Als mögliche Auslöser stehen bakterielle (**Heat Shock Protein** aus Mykobakterien) und virale Infektionen (**Epstein-Barr-Virus**) sowie endogene Antikörper (**Kollagen II**) im Verdacht. Auch Nährstoff-Antigene (Gluten; Lektine) werden als verantwortliche Agenzien diskutiert. Gegenwärtig ist davon auszugehen, dass das entsprechende Antigen von Makrophagen-ähnlichen Zellen der Synovia phagocytiert und teilweise im endoplasmatischen Retikulum (ER) abgebaut wird. Die dabei entstandenen Fragmente werden an der Zelloberfläche mit Hilfe der HLA-II-Proteine exponiert. T-Zellen erkennen den Komplex aus HLA-Protein und Antigenfragment und können an ihn binden. Die auf diese Weise stimulierten T-Lymphocyten bilden zusammen mit Makrophagen eine Reihe von **Cytokinen** (u. a. TNF-α, IL-1), wodurch eine Kaskade weiterer Immunprozesse eingeleitet wird. Dabei transformieren B-Lymphocyten zu Plasmazellen, die spezielle Autoantikörper („**Rheumafaktoren**") sezernieren. Zusammen mit Immunglobulin G (IgG) bilden sich Komplexe, in deren Folge die Aktivierung des Komplementsystems steht. Die Zerstörung des Gelenkknorpels und der gelenknahen Knochen ist zum einen auf die Proliferation der Synovialmembran zurückzuführen, die als **Pannus** den Gelenkknorpel bedeckt. Andererseits werden im Zuge der immunologisch-entzündlichen Reaktion proteolytische Enzyme und reaktive Sauerstoffspezies (ROS) freigesetzt, die die hyaline Knorpelsubstanz schädigen und den Abbau der Knochenmatrix unterstützen.

Bedeutung von Arachidonsäurederivaten

Wie bei jeder entzündlichen Erkrankung geht auch die RA mit einer vermehrten Bildung proinflammatorischer Mediatoren einher. Als besonders entzündungsfördernd haben sich Derivate der vierfach ungesättigten ω-6-Fettsäure Arachidonsäure ($C20:4\omega6$) erwiesen. Deren Synthese beginnt mit der enzymatischen Freisetzung von Arachidonsäure aus den Membranphospholipiden der Leukocyten und anderer Zellen. Das verantwortliche Enzym ist die *Phospholipase A_2*, die u. a. durch reaktive Sauerstoffspezies (ROS) aktiviert wird. In Abhängigkeit von der enzymatischen Ausstattung der jeweiligen Zelltypen ergeben sich zwei Stoffwechselwege, die über verschiedene Zwischenverbindungen zu den eigentlich wirksamen Entzündungsmediatoren führen. Während über den **Lipoxygenase-Weg** die Leukotriene (LT) der 4er-Serie entstehen, bilden die Prostaglandine (PG), Prostacycline (PC) und Thromboxane der 2er-Serie die Reaktionsprodukte des **Cyclooxygenase-Wegs** (siehe Abb. 30–4).

Aufgrund ihrer gemeinsamen Abstammung von einer C20-Fettsäure sind die Verbindungen unter dem Sammelbegriff **Eicosanoide** (griech. Eicosa = 20) zusammengefasst. Ihre Wirkung auf das entzündliche Geschehen ist vielfältig und beruht auf mehreren Mechanismen (siehe Tab. 30–2). Als besonders inflammatorisches Agens hat sich PGE_2 erwiesen, dem im Rahmen der Gelenkentzündung eine zentrale Bedeutung beizumessen ist. Viele der RA-typischen Symptome wie Schmerzen und Gelenkschwellung, begleitet von allgemeinem Krankheitsgefühl und Fieber, stehen mit der Bildung dieses Mediators in ursächlichem Zusammenhang. Die Möglichkeit, die Synthese der Eicosanoide gezielt zu beeinflussen, schafft nicht nur die Voraussetzung zur Pharmakotherapie mittels nicht steroidaler Antirheumatika (NSAR), sondern bildet auch die Grundlage der adjuvanten Ernährungstherapie.

Tab. 30–2 Wirkungen wichtiger Arachidonsäuremediatoren

Eicosanoid-Vertreter	Wirkung
Serie-2-Eicosanoide	
PGE2	Vasodilatation, Erzeugung von Fieber, Entzündungsschmerz, Entzündungsreaktion
PGI2 (Synonym: Prostacyclin)	Vasodilatation, Gefäßpermeabilität ↑, Entzündungsreaktion
PGD2	Vasodilatation
Serie-4-Eicosanoide	
LTB4	Chemotaxis von neutrophilen Granulocyten und Monocyten
LTC4	Gefäßpermeabilität ↑
LTD4	Gefäßpermeabilität ↑
LTE4	Gefäßpermeabilität ↑

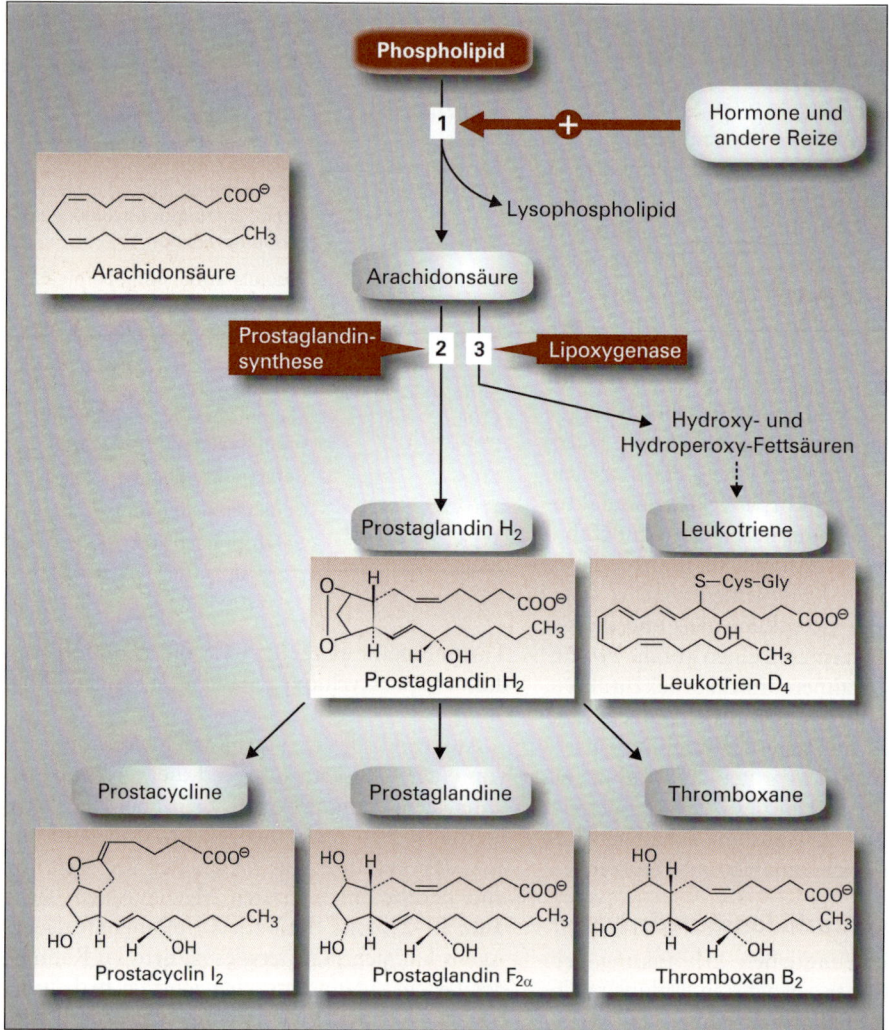

Abb. 30–4 Bildung proinflammatorischer Eicosanoide aus Arachidonsäure (Ströhle et al. 2005 a)

30.3 Einfluss von Nahrungsfaktoren

Für die Ernährungstherapie existiert eine Reihe von Angriffsmöglichkeiten, modulierend in das Krankheitsgeschehen einzugreifen (**siehe Abb. 30–5**)

Fettsäuremuster der Nahrung

Wie in Kapitel 30.2 dargestellt, ist Arachidonsäure die Ausgangssubstanz für die Synthese entzündungsfördernder Eicosanoide. Die Bildung dieser Mediatoren hängt wesentlich von zwei Faktoren ab:

- dem Arachidonsäuregehalt des Körpers,
- der enzymatischen Umsetzung der Arachidonsäure.

Der Arachidonsäurebestand des Körpers wird vornehmlich durch die Zufuhr mit der Nahrung bestimmt. Bedeutsam ist dabei, dass sich die Fettsäure ausschließlich in Lebensmitteln tierischer Herkunft findet, wobei fette Fleisch- und Wurstwaren die Hauptlieferanten sind, während z. B.

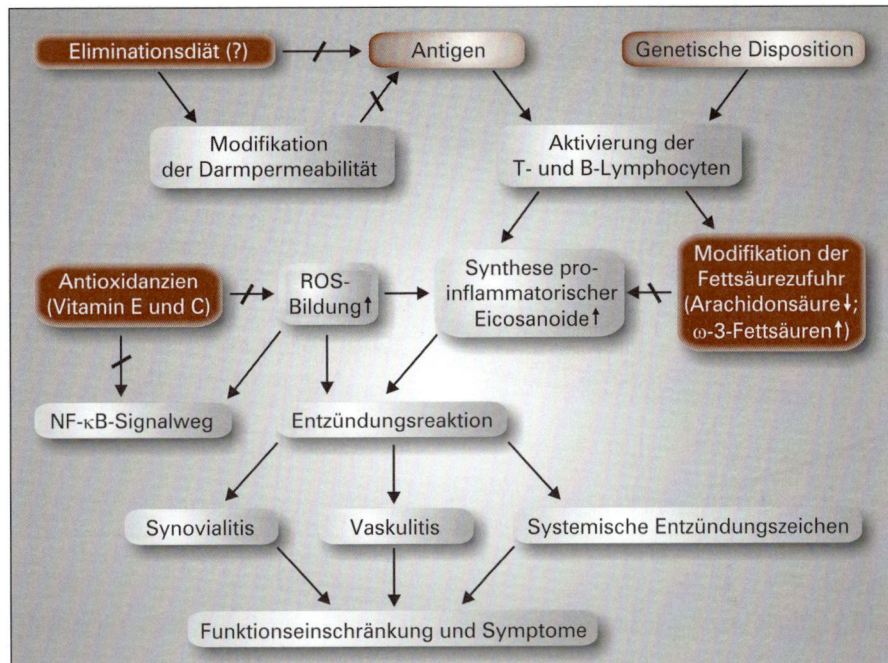

Abb. 30–5 Ansatzpunkte der Ernährungstherapie (Ströhle et al. 2005a)

magere Milchprodukte nur geringe Mengen enthalten (siehe Tab. 30–3).

Grundsätzlich ist der menschliche Organismus aber auch in der Lage, selbst **Arachidonsäure** zu synthetisieren. Er nutzt dazu als Vorstufe die vor allem in pflanzlichen Fetten enthaltene ω-6-Fettsäure **Linolsäure** (C18:2ω6). Allerdings spielt dieser Stoffwechselweg nur eine untergeordnete Rolle, weil die beteiligten Enzymsysteme eine geringe Aktivität aufweisen. Höhere Zufuhren an Linolsäure (>10 g/Tag) sind sogar in der Lage, diesen Vorgang zu inhibieren, da sie die Aktivität der ω-6-*Desaturase* durch Substrathemmung reduzieren und so einem Anstieg der Arachidonsäure-Konzentration entgegenwirken.

Das Ausmaß der Eicosanoidbildung aus Arachidonsäure hängt allerdings nicht nur vom Körperbestand an dieser Fettsäure ab, sondern auch von deren Umsetzung durch **Cyclooxygenase** und **Lipoxygenase**. Diese Enzyme sind nicht nur in der Lage, Arachidonsäure als Substrat zu nutzen, sondern auch die strukturell ähnliche, ebenfalls aus 20 C-Atomen aufgebaute und in Fettfischen zu findende ω-3-Fettsäure **Eicosapentaensäure** (EPA, C20:5ω3). Wird EPA durch die beteiligten Enzyme zu Eicosanoiden umgesetzt, so entstehen hieraus auf dem Lipoxygenase-Weg die Leukotriene der 5er-Serie, auf dem Cyclooxygenase-Weg werden die Prostaglandine, Prostacycline

Tab. 30–3 Arachidonsäuregehalt ausgewählter Lebensmittel

Lebensmittel	Arachidonsäure (mg je 100 g)
Schweineschmalz	1700
Schweineleber	870
Eigelb	297
Thunfisch	280
Huhn	120
Hühnerei	70
Heilbutt	57
Kalbfleisch (Muskelfleisch)	53
Camembert (60 % Fett i.Tr.)	34
Seehecht	29
Kuhmilch (1,5 % Fett)	2
entrahmte Milch	0
Speisequark (mager)	0
Gemüse, Kartoffeln, Nüsse, Obst	0
Diätmargarine	0
Weizenkeimöl	0

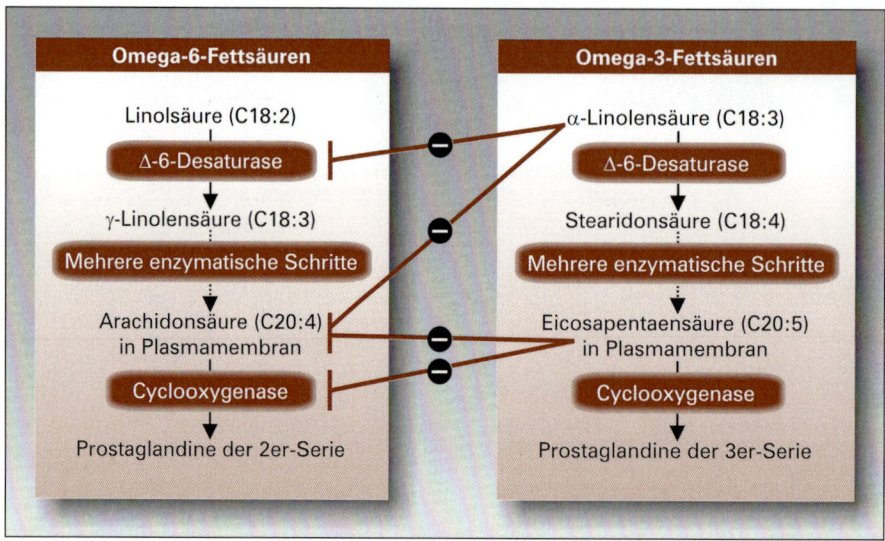

Abb. 30–6 Einfluss der ω-3-Fettsäuren auf die Bildung entzündungsfördernder Arachidonsäuremetabolite (Ströhle et al. 2005a)

und Thromboxane der 3er-Serie gebildet. Diese Substanzen weisen im Gegensatz zu den aus Arachidonsäure gebildeten Produkten eine vergleichsweise geringe entzündungsfördernde Aktivität auf. Welche Substrate die Enzymsysteme umsetzen, hängt davon ab, in welcher Menge und in welcher Relation diese zur Verfügung stehen. Bei einem hohen Angebot an Arachidonsäure und einem gleichzeitig niedrigen Bestand an EPA, wird bevorzugt Arachidonsäure umgesetzt, so dass entzündungsfördernde Mediatoren entstehen. Ist das Arachidonsäureangebot gering, das an EPA hingegen hoch, so findet vorwiegend diese ω-3-Fettsäure Zugang zu den Enzymen. Dies hat zwei Konsequenzen. Zum einen entstehen, wie dargestellt, weniger entzündungsfördernde Eicosanoide. Zum anderen ist die Eicosanoidbildung insgesamt reduziert, weil EPA zwar durch die Enzyme gebunden wird, infolge der zusätzlichen Doppelbindung aber nur in geringerem Umfang metabolisiert werden kann. Dieser antientzündliche Effekt einer hohen EPA-Zufuhr wird noch verstärkt, indem EPA die Arachidonsäure aus den Membranphospholipiden verdrängt, so dass weniger Substrat für die Bildung der Arachidonsäurederivate zur Verfügung steht (siehe Abb. 30–6).

Vor diesem Hintergrund wird verständlich, warum das **zentrale diätetische Prinzip** in einer Modifikation des Fettsäuremusters liegt. Ziel ist es, das Angebot an Arachidonsäure möglichst niedrig zu halten, das an EPA hingegen zu erhöhen. Eine Verringerung der Arachidonsäurezufuhr erfordert in erster Linie eine Reduktion des Konsums an fetten Fleisch- und Wurstwaren, wohingegen die Zufuhr der pflanzlichen ω-6- und ω-3-Fettsäuren Linolsäure und α-Linolensäure gesteigert werden sollte.

Langkettige Omega-3-Fettsäuren

Wegen der schon biochemisch zu erwartenden Wirkung von EPA auf das entzündliche Geschehen ist der gezielte Einsatz von **Fischölen** mit einem hohen Gehalt an dieser Fettsäure von besonderem Interesse. Wie **Tabelle 30–4** zeigt, finden

Tab. 30–4 Gehalt an ω-3-Fettsäuren in Seefischen und Fischöl

		EPA (g/100 g)	DHA (g/100 g)
Fettreiche Fische	Hering	1,0	0,7
	Makrele	0,9	1,6
	Lachs	0,4	0,6
	Thunfisch	0,4	1,2
Fettarme Fische	Kabeljau	0,1	0,2
	Schellfisch	0,1	0,1
Fischöl und Lebertran	Lachsöl-Konzentrat Lebertran	18 12	12 8

Tab. 30–5 Auswahl von Studien zur Supplementierung von ω-3-Fettsäuren bei Patienten mit rheumatoider Arthritis (Ströhle et al. 2005a)

Quelle	Anzahl der Patienten	Dauer der Studie	Tägliche Dosierung	Ergebnis
Kremer et al., Ann Intern Med 106: 497–503, 1987	33	14 Wochen	2,7 g EPA + 1,8 g DHA oder Placebo	Verringerung schmerzender Gelenke
Kremer et al., Arthritis Rheum 33: 810–820, 1990	49	24 Wochen	27 mg EPA + 18 mg DHA oder 54 mg EPA + 36 mg DHA pro kg Körpergewicht oder Placebo	Bildung von LT B4 um 19 % bzw. 20 % vermindert, Verringerung schmerzender und geschwollener Gelenke
Kjeldsen-Kragh et al., J Rheumatol 19: 1531–1536, 1992	67	16 Wochen	3,8 g EPA + 2,0 g DHA oder Placebo	Verbesserung von Morgensteifigkeit und Allgemeinbefinden
Sköldstam et al., Scand J Rheumatol 21: 178–185, 1992	43	6 Monate	10 g Fischöl oder Placebo	Kein Effekt auf Schmerzen, Morgensteifigkeit oder allgemeine Beweglichkeit; signifikante Verringerung der Einnahme entzündungshemmender Medikamente
Lau et al., Br J Rheumatol 32: 982–989, 1993	64	12 Monate	1,7 g EPA + 1,1 g DHA oder Placebo	Signifikante Reduktion der Einnahme entzündungshemmender Medikamente ab 3 Monate
Geuseus et al., Arthritis Rheum 37: 824–829, 1994	90	12 Monate	2,6 g ω-3-FS oder 1,3 g ω-3-FS + 3 g Olivenöl oder 6 g Olivenöl	nur mit 2,6 g ω-3-FS Schmerzsymptomatik signifikant verbessert, reduzierte Einnahme entzündungshemmender Medikamente
Kremer et al., Arthritis Rheum 38: 1107–1114, 1995	66	30 Wochen	130 mg pro kg Körpergewicht ω-3-FS oder Placebo	Verbesserung von Schmerzempfinden und Beweglichkeit
Volker et al., J Rheumatol 27: 2343–2346, 2000	50	15 Wochen	40 mg pro kg Körpergewicht ω-3-FS oder Placebo	Verbesserung von Schmerzempfinden und Beweglichkeit
Adam et al., Rheumatol Int 23: 27–36, 2003	68	Je 3 Monate, dazwischen 2 Monate wash-out	30 mg pro kg Körpergewicht ω-3-FS oder Placebo	Bei arachidonsäurearmer Diät Verbesserung klinischer Symptome gegenüber Normalkost

sich nennenswerte Mengen an EPA nur in einigen wenigen Fischarten.

Prinzipiell ist der menschliche Organismus allerdings auch in der Lage, EPA selbst zu synthetisieren. Die hierfür erforderliche Ausgangssubstanz ist die in pflanzlichen Fetten und Ölen (besonders Lein-, Raps- und Walnussöl) vorkommende ω-3-Fettsäure α-**Linolensäure** (C18:3ω3). Allerdings ist die Umwandlungsrate beim Menschen sehr gering und liegt vermutlich deutlich unter 10 %. Dies ist darauf zurückzuführen, dass die entsprechenden Enzymsysteme nicht nur eine vergleichsweise geringe Aktivität aufweisen, sondern durch die üblicherweise hohe Linolsäurezufuhr zusätzlich gehemmt sind.

Zur diätetischen Beeinflussung der RA haben sich insbesondere Fischölpräparate mit einem hohen Gehalt an EPA bewährt. Wie **Tabelle 30–5** zeigt, ist die Gabe von Fischölen mit einer Reihe günstiger Effekte verbunden. Hierzu gehört die bessere **Beweglichkeit** befallener Gelenke, der Rückgang der **Morgensteifigkeit** sowie die Abnahme von **Entzündungsparametern**. Andere Untersuchungen zeigten einen signifikant geringeren Bedarf an nicht-steroidalen **Antiphlogistika** nach Gabe von ω-3-Fettsäuren. Insgesamt belegen 12 von 13 randomisierten, kontrollierten Doppelblind-Studien positive Effekte einer Fischölsupplementierung auf mindestens zwei klinische Endpunkte. Der Einsatz von Fischölsupplementen ist dabei nicht als Ersatz einer Pharmakotherapie zu sehen, sondern dient vor allem dazu, den Bedarf an nebenwirkungsreichen Arzneimitteln zu reduzieren.

Nahrungskarenz und vegetarische Diäten

Bereits seit längerer Zeit ist bekannt, dass es auch unter **totaler Nahrungskarenz** zu einer Verbesserung entzündlich-rheumatischer Beschwerden kommt. In Studien, die den Einfluss eines Fastenregimes auf die klinische Symptomatik überprüften, ließ sich eine Verbesserung der Schmerzintensität nachweisen. Die günstigen Effekte des Fastens dürften dabei nicht nur auf die ausbleibende Arachidonsäurezufuhr zurückgehen. Auch der Anstieg des **Cortisolspiegels**, wie er für den Fastenstoffwechsel typisch ist, soll an der Vermittlung entzündungshemmender Prozesse beteiligt sein. Damit in Verbindung steht die Konzentrationsabnahme bestimmter Immunzellen (CD4- und CD8-positive Zellen) und ein als günstig zu bewertender Einfluss auf die **Cytokinbildung** (IL-6 ↓; IL-4 ↑). Daneben nimmt die Darmpermeabilität ab, so dass potenzielle Nahrungsallergene den Blutstrom nicht erreichen. Zudem reduziert sich die Synthese von **Akute-Phase-Proteinen**. Von Bedeutung dürfte auch die Beeinflussung des cerebralen Serotoninstoffwechsels und die damit in Verbindung stehende **Stimmungsaufhellung** sein. Da der massive Eingriff in die Nahrungszufuhr die ohnehin katabole Stoffwechsellage der Patienten verstärkt und die Nahrungskarenz nur kurzfristig (wenige Tage) möglich ist, sollten Fastenperioden jedoch – wenn überhaupt – nur unter ärztlicher Kontrolle und allenfalls bei übergewichtigen Patienten durchgeführt werden. Mit der Wiederaufnahme der „normalen" Nahrungszufuhr verstärken sich die Beschwerden allerdings wieder.

Demgegenüber sind pflanzlich ausgerichtete Kostformen auch langfristig zur Besserung des klinischen Bildes empfehlenswert. Sie sind hinsichtlich ihres Fettsäuremusters verständlicherweise ebenfalls durch Arachidonsäurearmut gekennzeichnet, weisen aber gleichzeitig einen hohen Anteil an Linolsäure auf. Verschiedentlich konnte gezeigt werden, dass **vegetarische**, insbesondere **vegane** (rein pflanzliche) Ernährungsformen mit einer Verbesserung des Erkrankungsbildes einhergehen. Allerdings liegen auch Studienergebnisse vor, die einen derartigen Effekt nicht belegen. Die klinische Relevanz dieser Befunde wird daher nach wie vor kontrovers diskutiert wird.

Aufgrund ihrer besonderen Fettsäurerelation wird der **mediterranen Ernährung** ein günstiger Einfluss auf den Krankheitsverlauf zugeschrieben. Sie zeichnet sich dadurch aus, dass sie pflanzliche und damit arachidonsäurearme Lebensmittel wie Gemüse, Obst und Hülsenfrüchte bevorzugt und gleichzeitig durch ihren relativ hohen Fischanteil reich an EPA ist (siehe Kap. 18.1).

Antioxidanzien

Wie bereits in Kapitel 30–2 erwähnt, ist die Aktivierung von Makrophagen und neutrophilen Granulocyten ein zentrales Ereignis der RA. Dabei reagieren die Immunzellen mit einer drastischen Erhöhung ihres Sauerstoffverbrauchs, der bis um das 100fache ansteigt. Dieses als **respiratory burst** bezeichnete Phänomen ist mit der Bildung freier Radikale und **oxidativem Stress** verbunden. **Freie Radikale** beeinflussen den Krankheitsverlauf über verschiedene Mechanismen negativ:

- Sie aktivieren die *Phospholipase* A_2, wodurch die Freisetzung von Arachidonsäure aus den Membranphospholipiden und die Bildung **proinflammatorischer Eicosanoide** verstärkt werden.
- Sie schädigen verschiedene Biomoleküle des Gelenks und der angrenzenden Knochen. Insbesondere **Proteoglycane**, **Hyaluronsäure**, Lipide und Proteine wie das **Kollagen** sind hiervon betroffen.
- Sie induzieren den Transkriptionsfaktor **NF-κB** und steigern dadurch die Bildung proinflammatorischer Verbindungen wie Cytokine und Chemokine.

- Sie senken durch erhöhten Verbrauch lokal die Konzentration der **Antioxidanzien** in den betroffenen Geweben. Dadurch verstärkt sich der oxidative Stress weiter, wodurch wiederum das Entzündungsgeschehen potenziert und Gewebe- und Knorpelschäden längerfristig begünstigt werden.

Diese biochemischen Zusammenhänge verdeutlichen, warum Antioxidanzien wie Vitamin E und C sowie die Spurenelemente Selen und Zink eine Bedeutung bei der diätetischen Behandlung der RA zukommen könnte.

Vitamin E. Studien zeigen, dass die Vitamin-E-Plasmaspiegel sowie die Konzentration von Vitamin E in der Gelenkflüssigkeit bei Rheuma-Patienten oftmals erniedrigt sind. Daten aus In-vitro- und Ex-vivo-Untersuchungen sowie tierexperimentelle Studien belegen, dass sich mehrere der für RA typischen proinflammatorischen Prozesse durch Vitamin-E-Gaben vermindern lassen. So ist etwa bekannt, dass Vitamin E die Radikalentstehung bei bereits vorhandener Entzündung hemmt und der gesteigerten Oxidation von Membranlipiden und anderen Biomolekülen entgegenwirkt. In enger Verbindung mit den antioxidativen Effekten von Vitamin E steht dessen Fähigkeit, redoxsensitive Transkriptionsfaktoren wie z. B. **NF-$\varkappa$B** zu hemmen. Dadurch unterdrückt Vitamin E die Synthese von Proteinen, wie sie bei radikalinduzierten Entzündungsprozessen vermehrt entstehen. Zudem beeinflusst Vitamin E die **Signaltransduktion**, vermutlich über eine Hemmung von *Proteinkinasen*. Damit in Zusammenhang steht die Unterdrückung der *Phospholipase-A_2-Aktivität* und die verminderte Bildung von **Eicosanoiden** aus Arachidonsäure. Auch die *Lipoxygenase* wird durch Vitamin E inhibiert, was den Effekt auf die Eicosanoidsynthese noch verstärkt.

Die klinisch-praktische Relevanz dieser Befunde ist bislang nicht abschließend geklärt, zumal die Ergebnisse von Vitamin-E-Supplementierungsstudien widersprüchlich sind. Zudem ist es schwierig, die Ergebnisse einzelner Studien zu vergleichen, da oftmals erhebliche methodische Unterschiede bestehen. Über teils gute Erfolge wird bei **aktivierten Arthrosen** berichtet, wo eine schmerzlindernde Wirkung sowie eine Verbesserung der Beweglichkeit durch die hoch dosierte Gabe von Vitamin E (bis zu 1500 I.E./Tag, entsprechend etwa 1000 mg TÄ/Tag) zu beobachten ist. Allerdings ist kritisch anzumerken, dass die entsprechenden Studien häufig erhebliche Mängel aufweisen, insbesondere was Patientenzahl und Behandlungsdauer anbelangt. Vor diesem Hintergrund verwundert es nicht, dass zwei neuere Studien, in denen 500 I.E. Vitamin E/Tag (335 mg TÄ) an Patienten mit Osteoarthritis verabreicht worden war, keinen Effekt zeigten. Insgesamt ist damit der Nutzen einer hoch dosierten Gabe von Vitamin E bei Arthrosen wissenschaftlich nicht ausreichend belegt.

Hiervon abzugrenzen ist die Frage, inwieweit **Patienten mit RA** von hohen Vitamin-E-Gaben profitieren. Dazu liegen mehrere Interventionsstudien vor, in denen die Wirksamkeit einer Vitamin-E-Supplementierung (bis 1600 I.E./Tag; etwa 1000 mg TÄ/Tag) untersucht wurde. Positive Resultate ergaben sich in Bezug auf Morgensteifigkeit, Schmerzempfinden und Verbrauch von entzündungshemmenden Medikamenten. Eine neuere Untersuchung deutet ebenfalls darauf hin, dass Patienten mit entzündlichen Gelenkerkrankungen von einer adjuvanten Vitamin-E-Supplementierung profitieren. Kritisch anzumerken ist, dass die Aussagekraft vieler Studien fraglich ist, insbesondere wegen ihrer teilweise erheblichen methodischen Mängel.

Vitamin C. Vor dem Hintergrund der gesteigerten Radikalbildung und der engen Interaktion der Vitamine E und C (siehe Kap. 9.3.2) ist davon auszugehen, dass Rheumapatienten einen höheren Bedarf an Ascorbinsäure aufweisen als Gesunde. Dabei scheint eine Zufuhr von etwa 200 mg/Tag ausreichend zu sein, um dem krankheitsbedingten Mehrbedarf Rechnung zu tragen. Demgegenüber existieren keine Studien, die therapeutische Effekte einer **Hochdosissupplementierung** von Vitamin C bei entzündlichen Erkrankungen belegen. Extrem hohe Dosierungsempfehlungen von 1000–3000 mg Vitamin C/Tag, wie sie z. T. von Vertretern der Orthomolekularen Medizin für Rheumapatienten ausgesprochen werden, entbehren der wissenschaftlichen Evidenz.

Selen. Als Cofaktor der Glutathionperoxidase ist das Spurenelement Selen in die antioxidative Abwehr eingeschaltet (siehe Kap. 6.3.6). Generell weisen Rheuma-Patienten häufig erniedrigte **Selen-Plasmakonzentrationen** auf, insbesondere während der aktiven Phasen der Erkrankung. Zudem zeigen Beobachtungsstudien eine inverse Assoziation zwischen der Schwere der Symptomatik und der Selen-Plasmakonzentration. Dies deckt sich mit Befunden, wonach bei schlechter Selenversorgung die Bildung von **NF-$\varkappa$B** und die Induktion der *Cyclooxygenase* gesteigert ist. Dagegen sind die Ergebnisse von **Interventionsstudien** uneinheitlich. Während in einigen Untersuchungen Selengaben von 200 µg/Tag Selen in Form von Selenhefe mit signifikanten Verbesserungen des Schmerzempfindens, der Armbeweglichkeit und des allgemeinen Wohlbefindens verbunden waren, konnte dies in anderen Studien nicht belegt werden.

Zink. Bislang ist der Einfluss von Zink auf das Erkrankungsgeschehen bei RA nur unzureichend erforscht. Unbestreitbar ist die antioxidative Funktion des Spurenelements. Sie beruht zum einen auf der Tatsache, dass Zink als Cofaktor der Superoxiddismutase fungiert. Zum anderen induziert es das Metallothionin und wirkt als **sitespecific antioxidans** (siehe Kap. 6.3.2). In Beobachtungsstudien weisen Personen mit RA oftmals erniedrigte Zink-Plasmakonzentrationen auf. In Interventionsstudien mit Zinksupplementen zeigte sich indes kein positiver Effekt auf objektive Krankheitszeichen.

Gelatine und Glucosamine

Andere Verbindungen, die häufig zur adjuvanten Therapie rheumatischer Gelenkerkrankungen, insbesondere degenerativer Formen, empfohlen werden, sind Gelatine und Glucosamine.

Gelatine ist ein durch Denaturierung von tierischem Kollagen großtechnisch gewonnenes Protein. Aufgrund seiner Aminosäurenzusammensetzung – hoher Anteil an Hydroxyprolin und Arginin – kann Gelatine zur Bereitstellung von Ausgangssubstanzen für die Synthese knorpelgewebsspezifischer Proteine beitragen. Allerdings ist die Evidenz für den Einsatz von Gelatinepräparaten gering. Positive Ergebnisse im Hinblick auf subjektive Parameter beschränken sich auf Erfahrungsberichte und kleinere klinische Studien. Dagegen blieb die Gelatinegabe (10 g/Tag über 24 Wochen) in einer qualitativ hochwertigen und aussagekräftigen Multicenter-Studie an 389 Osteoarthritispatienten ohne klinischen Effekt.

Glucosamin ist ein Aminozucker, der vielfach in sulfatierter Form vorliegt. Glucosamin dient als Baustein der extrazellulären Knochen- und Knorpelmatrix. Ergebnisse aus In-vitro-Versuchen zeigen, dass menschliche Chondrocyten nach Zugabe von Glucosaminsulfat vermehrt Proteoglycane synthetisieren. Ausgehend von zwei Metaanalysen ist die Evidenz für Glucosaminpräparate bei Osteoarthritis als gut zu bezeichnen. Mit Dosierungen von 1500 mg/Tag lassen sich Beweglichkeit, Schmerzempfinden und Knorpelmasse positiv beeinflussen.

Nahrungsmittelallergene

Inwieweit einzelne Lebensmittel bzw. Lebensmittelinhaltsstoffe an der **Entstehung** rheumatischer Erkrankungen beteiligt sind, ist nicht geklärt. Prinzipiell können die in der Nahrung reichlich enthaltenen Antigene als ursächliche Faktoren fungieren. Dies setzt allerdings voraus, dass sie intakt absorbiert werden und vergleichbare **Epitope** aufweisen wie die bakteriellen und viralen Auslöser. Eine in diesem Zusammenhang gegenwärtig kontrovers diskutierte Gruppe von Lebensmittelinhaltsstoffen sind die **Lektine**. Dabei handelt es sich um Proteinverbindungen, die insbesondere in Hülsenfrüchten und Getreide zu finden sind. Ausgehend von Tierexperimenten, wo sehr hohe Mengen an Weizenlektinen (500 mg/kg KG) zu Schäden der Darmwand geführt haben, wurde die Vermutung geäußert, dass der Verzehr von Getreide auch beim Menschen ähnliche Effekte bewirkt. Einer Hypothese zufolge, sollen Lektine bei Personen mit genetischer Disposition einen **Autoimmunprozess** induzieren und dadurch die Entstehung einer rheumatoiden Arthritis begünstigen. Bislang existieren keine Studienergebnisse am Menschen, die diese Vermutung stützen. Zudem liegt die Lektinaufnahme bei einer üblichen Mischkost (bis zu 300 mg/Tag) weit unter den in Tierexperimenten als pathogen identifizierten Mengen. Darüber hinaus scheint die **Glycokonjugatschicht** des Darmepithels einen Schutz darzustellen.

Unabhängig von ihrer ätiologischen Bedeutung, ist der Verzehr bestimmter Lebensmittel

Tab. 30–6 Lebensmittel, deren Verzehr häufig mit einer Verschlechterung der Symptomatik in Zusammenhang steht (nach Darlington 1993)

Nahrungsmittel	% der Personen
Fleisch (Schwein 39; Rind 32; Lamm 17)	88
Eier	32
Milch	37
Käse	24
Butter	17
Mais	57
Weizen	54
Hafer	37
Roggen	32
Kaffee	32
Malz	27
Grapefruit	24
Tomaten	22
Erdnüsse	20
Rohrzucker	20
Zitrone	17
Soja	17

häufig mit einer Verschlechterung der Symptomatik verbunden. Häufig identifizierte Lebensmittel sind in **Tabelle 30–6** aufgeführt. Bei Verdacht sollte die Objektivität der Angaben im Rahmen verblindeter **Provokationstests** (siehe Kap. 39.2) überprüft werden. Da meist mehrere Lebensmittel betroffen sind, noch dazu oftmals Grundnahrungsmittel, kann die unkritische Elimination von Lebensmitteln die Nährstoffversorgung und möglicherweise auch den Gesundheitszustand der Patienten verschlechtern. Studien mit **Elementardiäten** konnten keinen wissenschaftlich überzeugenden Beleg dafür erbringen, dass der Ausschluss vermeintlich problematischer Lebensmittel mit einer Besserung der Symptomatik einhergeht.

30.4 Ernährungsempfehlungen zur Therapie

Ziel der diätetischen Therapie der RA ist es, antiinflammatorisch und antioxidativ wirksame Nahrungsfaktoren gezielt zuzuführen und die Aufnahme an arachidonsäurehaltigen Lebensmitteln zu minimieren. All diese Anforderungen sind mit einer an die **mediterrane Ernährungsform** angelehnte Lebensmittelauswahl zu realisieren. Im Grundsatz gleicht diese den generellen Empfehlungen für eine gesund erhaltende Ernährung (siehe Kap. 18.1). Der reichliche Verzehr von **Gemüse** und **Obst** (Calcium, Magnesium, Vitamin C, Folsäure, sekundäre Pflanzenstoffe), **mageren Milchprodukten**, **Samen** und **Nüssen** (Calcium, Magnesium, Vitamin E, viel Linol-, wenig Arachidonsäure), **Vollkorn-** und **Sojaprodukten** (Magnesium, Zink), ergänzt um **Fischgerichte** (Vitamin D, DHA und EPA) sichert die Versorgung mit allen wünschenswerten Nährstoffen und reduziert die Aufnahme problematischer Nahrungsfaktoren auf ein Minimum. Lebensmittel, die mit einer Verschlechterung der Symptomatik einhergehen, sind im Einzelfall zu meiden.

Bei Personen, deren Ernährungsgewohnheiten sich nicht oder nur unzureichend modifizieren lassen, ist der Einsatz von **Fischölpräparaten** zu empfehlen (30 mg EPA und DHA/kg KG und Tag). Diese Maßnahme ist unter ärztlicher Kontrolle durchzuführen und als adjuvant anzusehen. Sie kann medikamentöse Therapien im Allgemeinen nicht ersetzen, jedoch zu einer Reduktion der Medikation beitragen.

Generell ist bei Patienten mit rheumatischen Erkrankungen der Bedarf an Antioxidanzien höher einzuschätzen als bei Gesunden. Bei **Vitamin C** ist es prinzipiell möglich, den gesteigerten Bedarf (etwa 200 mg/Tag) über eine geeignete Nahrungszusammenstellung zu decken. Anders ist die Situation bei **Vitamin E**. Hier wird einerseits angestrebt, einem erhöhten Bedarf Rechnung zu tragen und andererseits eine davon unabhängige therapeutische Wirkung zu erzielen. Soll beides berücksichtigt werden, wird bei RA eine Zufuhr von 200–400 I.E./Tag (ca. 135–270 mg TÄ) empfohlen. Diese Menge liegt weit über dem alimentär realisierbaren Bereich und ist nur über den Einsatz entsprechender Präparate zu erreichen. Abzulehnen ist dagegen die bisweilen empfohlene Supplementierung mit Megadosen an Vitamin E (bis zu 3000 I.E./Tag, entsprechend etwa 2000 mg TÄ). Hierbei besteht sogar die Gefahr der Aktivierung der zellulären Immunabwehr mit negativen Folgen für den Krankheitsverlauf. Auf-

- Mediterran ausgerichtete Ernährung mit hohem Anteil an Gemüse, Obst, Hülsenfrüchten, Vollkornprodukten und Nüssen.
- Reichlicher Verzehr fettreicher Seefische wie Hering, Lachs und Sardine.
- Verwendung α-linolensäurereicher Speiseöle (Raps-, Lein- und Walnussöl).
- Bevorzugung magerer Milchprodukte und Einschränkung des Verzehrs fettreicher Käsesorten und Fleischwaren.
- Option der kombinierten Vitamin-E- (200–400 I.E./Tag, entspricht etwa 135–270 mg TÄ/Tag), Selen (100–200 µg/Tag) und Fischölsupplementierung (bis ca. 30 mg EPA und DHA/kg KG und Tag).
- Bei Risikogruppen (z. B. Senioren, postmenopausalen Frauen, Therapie mit Glucocorticoiden) und in den Wintermonaten ggf. Einsatz von Vitamin-D- (20 µg/Tag) und Calciumsupplementen (500–1500 mg/Tag) zur Osteoporoseprophylaxe.
- Unter Methotrexattherapie Supplementierung von Folsäure (5 mg/Woche).
- Abklärung von Lebensmittelintoleranzen; ggf. Meiden der auslösenden Lebensmittel.

Abb. 30–7 Zusammenfassende Empfehlungen zur adjuvanten Ernährungstherapie bei rheumatischen Erkrankungen

grund der in Deutschland marginalen Selenversorgung ist bei Patienten mit RA zudem die Ergänzung der Ernährung mit **Selen** (100–200 µg/Tag) zu empfehlen.

Bedingt durch die vermehrt gebildeten proinflammatorisch wirksamen Cytokine entwickeln Patienten mit entzündlichen Gelenkerkrankungen häufig eine **sekundäre Osteoporose**. Krankheitsbedingte Immobilität und Langzeit-**Steroidmedikation** fördern zusätzlich die Manifestation der Knochenerkrankung. Aus diesem Grund ist bei Rheuma-Patienten auf eine ausreichende **Calcium**- und **Vitamin-D**-Versorgung zu achten. Dies gilt vor allem dann, wenn **Glucocorticoide** zum Einsatz kommen. Empfehlenswert ist hier der Einsatz von Vitamin-D- (20 µg/Tag) und Calciumsupplementen (1000–1500 mg/Tag). Erhalten die Patienten **Methotrexat**, so ist die Indikation zur **Folsäuresupplementierung** (5 mg/Woche) gegeben. **Abbildung 30–7** fasst die dargestellten Empfehlungen zur adjuvanten Ernährungstherapie nochmals zusammen.

Weiterführende Literatur

Adam O, Beringer C, Kless T, Lemmen C, Adam A, Wiseman M, Adam P, Klimmek R, Forth W: Anti-inflammatory efects of a low arachidonic acid diet and fish oil in patients with rheumatoid arthritis. Rheumatol Int 23: 27–36, 2003

Adam O: Dietary fatty acids and immune reactions in synovial tissue. Eur J Med Res 8 (8):381–7, 2003

Biesaslki HK, Frank J, Bolten W, Sangha O, Nagel E, Adam O: Vitamin E und Erkrankungen des rheumatischen Formenkreises (Osteoarthritis [OA] und rheumatoide Arthritis [RA]). Aktuel Ernaehr Med 24: 29–36, 1999

Bingham CO 3 rd: The pathogenesis of rheumatoid arthritis: pivotal cytokines involved in bone degradation and inflammation. J Rheumatol Suppl 65: 3–9, 2002

Braun M: Rheumatologie. In: Renz-Polster H, Krautzig S, Braun J: Basislehrbuch Innere Medizin. Urban & Fischer, Münschen und Jena, 1000–1057, 2004

Cleland LG, James MJ, Proudman SM: The role of fish oils in the treatment of rheumatoid arthritis. Drugs 63 (9): 845–53, 2003

Cordain L, Toohey L, Smith MJ, Hickey MS: Modulation of immune function by dietary lectins in rheumatoid arthritis. Br J Nutr 83 (3): 207–17, 2000

Darlington LG, Ramsey NW: Review of dietary therapy for rheumatoid arthritis. Br J Rheumatol 32 (6): 507–14, 1993

Darlington LG, Stone TW: Antioxidants and fatty acids in the amelioration of rheumatoid arthritis and related disorders. Br J Nutr 85 (3): 251–69, 2001

del Rincon I, Escalante A: Atherosclerotic cardiovascular disease in rheumatoid arthritis. Curr Rheumatol Rep 5 (4): 278–86, 2003

Fraser DA, Thoen J, Djoseland O, Forre O, Kjeldsen-Kragh J: Serum levels of interleukin-6 and dehydroepiandrosterone sulphate in response to either fasting or a ketogenic diet in rheumatoid arthritis patients. Clin Exp Rheumatol 18 (3): 357–62, 2000

Hadjigogos K: The role of free radicals in the pathogenesis of rheumatoid arthritis. Panminerva Med 45 (1): 7–13, 2003

Hafstrom I, Ringertz B, Spangberg A, von Zweigbergk L, Brannemark S, Nylander I, Ronnelid J, Laasonen L, Klareskog L: A vegan diet free of gluten improves the signs and symptoms of rheumatoid arthritis: the effects on arthritis correlate with a reduction in antibodies to food antigens. Rheumatology (Oxford) 40 (10): 1175–9, 2001

Hagfors L, Leanderson P, Skoldstam L, Andersson J, Johansson G: Antioxidant intake, plasma antioxidants and oxidative stress in a randomized, controlled, parallel, Mediterranean dietary intervention study on patients with rheumatoid arthritis. Nutr J 2 (1):5, 2003

Haugeberg G, Orstavik RE, Kvien TK: Effects of rheumatoid arthritis on bone. Curr Opin Rheumatol 15 (4): 469–75, 2003

Keyßer G: Gibt es sinnvolle Diätvorschläge für Patienten mit rheumatoider Arthritis? Z Rheumatol 60 (1): 17–27, 2001

Kjeldsen-Kragh J: Rheumatoid arthritis treated with vegetarian diets. Am J Clin Nutr 70 (3 Suppl): 594S-600S, 1999

McDougall J, Bruce B, Spiller G, Westerdahl J, McDougall M: Effects of a very low-fat, vegan diet in subjects with rheumatoid arthritis. J Altern Complement Med 8 (1):71–5, 2002

Muller H, de Toledo FW, Resch KL: Fasting followed by vegetarian diet in patients with rheumatoid arthritis: a systematic review. Scand J Rheumatol 30 (1):1–10, 2001

Ortiz Z, Shea B, Suarez Almazor M, Moher D, Wells G, Tugwell P: Folic acid and folinic acid for reducing side effects in patients receiving methotrexate for rheumatoid arthritis. Cochrane Database Syst Rev (2):CD000951, 2002

Peretz A, Siderova V, Neve J: Selenium supplementation in rheumatoid arthritis investigated in a double blind, placebo-controlled trial. Scand J Rheumatol 30 (4): 208–12, 2001

Rall LC, Roubenoff R: Rheumatoid cachexia: metabolic abnormalities, mechanisms and interventions. Rheumatology (Oxford) 43 (10): 1219–23, 2004

Rennie KL, Hughes J, Lang R, Jebb SA: Nutritional management of rheumatoid arthritis: a review of the evidence. J Hum Nutr Diet 16 (2): 97–109, 2003

Richy F, Bruyere O, Ethgen O, Cucherat M, Henrotin Y, Reginster JY: Structural and symptomatic efficacy of glucosamine and chondroitin in knee osteoarthritis: a comprehensive meta-analysis. Arch Intern Med 163 (13): 1514–22, 2003

Silverio Amancio OM, Alves Chaud DM, Yanaguibashi G, Esteves Hilario MO: Copper and zinc intake and serum levels in patients with juvenile rheumatoid arthritis. Eur J Clin Nutr 57 (5): 706–12, 2003

Sköldstam L, Hagfors L, Johansson G: An experimental study of a Mediterranean diet intervention for patients with rheumatoid arthritis. Ann Rheum Dis 62 (3): 208–214, 2003

Ströhle A, Wolters M, Hahn A: Rheumatoide Arthritis – Diätetisch beeinflussbar. Dtsch Apoth Ztg 145: 3191–3198, 2005 a

Ströhle A, Wolters M: Rheumatoide Arthritis – Bedeutung von Antioxidanzien und anderen Mikronährstoffen. Dtsch Apoth Ztg 145: 3531–3536, 2005 b

Smith JB, Haynes ;K: Rheumatoid arhritis – a molecular understanding. Ann Intern Med 136 (12): 908–922, 2002

Tarp U: Selenium and the selenium-dependent glutathione peroxidase in rheumatoid arthritis. Dan Med Bull 41 (3): 264–74, 1994

Tidow-Kebritchi S, Mobarhan S: Effects of diets containing fish oil and vitamin E on rheumatoid arthritis. Nutr Rev 59 (10): 335–8, 2001

Towheed T, Maxwell L, Anastassiades T, Shea B, Houpt J, Robinson V, Hochberg M, Wells G: Glucosamine therapy for treating osteoarthritis.Cochrane Database Syst Rev (2): CD002946, 2005

Whittle SL, Hughes RA: Folate supplementation and methotrexate treatment in rheumatoid arthritis: a review. Rheumatology (Oxford) 43 (3): 267–71, 2004

Nützliche Internetadressen zum Thema:
Deutsche Rheuma-Liga Bundesverband e. V.: http://www.rheuma-liga.de
Deutsche Gesellschaft für Rheumatologie: http://www.dgrh.de
American College of Rheumatology: http://www.rheumatology.org
The British Society for Rheumatology (BSR): http://www.rheumatology.org.uk

31 Lactoseintoleranz

Lactose ist das dominierende Kohlenhydrat der Milch von Säugetieren. Das Disaccharid setzt sich aus den Monosacchariden Glucose und Galactose zusammen, die ß-glycosidisch miteinander verknüpft sind. Ihre enzymatische Spaltung erfolgt im Dünndarm über das mucosaständige Enzym *β-Galactosidase*, das auch als *Lactase* bezeichnet wird (siehe Kap. 1.3).

Die Mehrheit der erwachsenen Weltbevölkerung weist nur eine geringe Lactaseaktivität auf. Besonders verbreitet ist dieses Phänomen in afrikanischen und asiatischen Populationen, wo 50–100 % einen Lactasemangel aufweisen. Ähnlich ausgeprägt ist die Situation in mediterranen Gebieten. Dort wird die Prävalenz des Lactasemangels auf 60–85 % geschätzt. Vergleichsweise selten (5–15 %) anzutreffen ist die Erkrankung in Nordeuropa. In Deutschland wird die Prävalenz mit 7–22 % angegeben.

31.1 Definition und Ätiopathogenese

Unter **Lactoseintoleranz** versteht man das Unvermögen, eine bestimmte Lactosemenge ohne gastrointestinale Beschwerden zu tolerieren. Die mangelhafte Lactoseverdauung beruht auf einem Defizit an *Lactase*.

Unterschieden wird zwischen einem **primären Lactasemangel** – der entweder angeboren ist oder erworben wird – und **sekundärem Lactasemangel**. Der *angeborene* (hereditäre) Lactasemangel, der bereits beim Säugling Diarrhoen hervorruft, ist extrem selten. Ursache hierfür ist ein Gendefekt, durch den nur wenig oder keine Lactase gebildet werden kann (Alactasie). In den meisten Fällen liegt ein **erworbener Lactasemangel** vor. Dabei nimmt die Aktivität der Lactase, die zum Zeitpunkt der Geburt noch normal ist, mit zunehmendem Lebensalter ab. Die Ursachen hierfür sind derzeit noch weitgehend unbekannt. Der sekundäre Lactasemangel kann sich als Folge **gastrointestinaler Erkrankungen** (z. B. Zöliakie; siehe Kap. 32) manifestieren und ist je nach Erkrankungstyp reversibel.

31.2 Klinik und Pathophysiologie

Zu den für die Lactoseintoleranz typischen Symptomen zählen **Meteorismus, Flatulenz,** Druckgefühl, abdominelle Schmerzen und **Diarrhoen,** die in zeitlicher Verzögerung nach dem Genuss von Milch/Milchprodukten in Erscheinung treten. Aufgrund der geringen Lactaseaktivität kann der Milchzucker zu einem großen Teil nicht in Glucose und Galactose gespalten und resorbiert werden. Er gelangt ins Colon und ist dort osmotisch wirksam. So kommt es zu einem Wassereinstrom in das Darmlumen. Darüber hinaus unterliegt die Lactose einem **bakteriellen Abbau** zu kurzkettigen organischen **Säuren** (Milchsäure, Essigsäure) und zu Gasen (Wasserstoff, Kohlendioxid sowie Methan). Die organischen Säuren wirken irritierend auf die Darmschleimhaut und regen die **Peristaltik** an, während ein Teil der Gase auf dem Blutweg zur Lunge gelangt und abgeatmet wird. Der vermehrte Wassereinstrom und die Steigerung der Peristaltik haben **Diarrhoen** zur Folge. Das Ausmaß der Beschwerden wird zum einen durch die Lactosedosis und zum anderen durch die individuelle Lactosesensibilität sowie das Keimspektrum im Colon bestimmt. Für die **Diagnosestellung** hat sich der Einsatz von zwei Verfahren bewährt: der Hydrogen-Atemtest (H_2-Exhalationstest) sowie der orale Lactosetoleranztest. Bei beiden Methoden erhält der Patient eine bestimmte Menge an Lactose (z. B. 50 g gelöst in 300 ml Wasser). Während beim **Hydrogen-Atemtest** die H_2-Menge der Atemluft zur Auswertung herangezogen wird, dient beim Lactosetoleranztest der Anstieg der Blutzuckerkurve zur Beurteilung der Lactoseverträglichkeit. Liegt der Blutglucoseanstieg unter 20 mg/dl bzw. beträgt die H_2-Exhalation über 20 ppm, so gilt die Diagnose Lactoseintoleranz als gesichert.

31.3 Ernährungsempfehlungen zur Therapie

Die diätetische Therapie erfordert heute nicht mehr, dass lactoseintolerante Personen generell auf den Konsum von Milch und Milchprodukten bzw. auf **lactosehaltige Lebensmittel** verzichten müssen. Die aktuellen Diätrichtlinien berücksichtigen vielmehr die individuelle Kapazität zur enzymatischen Spaltung des Milchzuckers und erlauben den Verzehr lactosearmer Produkte.

Milch und Milchprodukte werden im Rahmen einer gemischten Mahlzeit eher toleriert als bei alleinigem Verzehr. Sie sind wertvolle Calciumlieferanten in der menschlichen Ernährung. Werden sie vollständig vom Speiseplan gestrichen, ist die zur Prophylaxe der **Osteoporose** empfohlene Calciumzufuhr nur schwer zu realisieren (siehe Kap. 29.5). Tatsächlich entwickelt sich bei Patienten mit Lactasemangel häufiger eine Osteoporose.

Kuhmilch enthält im Durchschnitt etwa 4,5–5,0 g Lactose pro Liter. Bei ihrer Verarbeitung wird die Lactose z. T. in ihre Monosaccharide gespalten bzw. bei Abtrennung der wässrigen Phase aus dem Endprodukt eliminiert (**siehe Tab. 31–1**). In Milcherzeugnissen wie Rahm und Butter ist die Lactosekonzentration daher herabgesetzt.

Auch bei Hart- und festen Schnittkäsesorten (z. B. Emmentaler, Greyerzer, Tilsiter, Appenzeller) ist bereits nach kurzer Reifungszeit der Restlactosegehalt nahezu vollständig in Glucose und Galactose gespalten. Diese werden nachfolgend in **Milchsäure** umgewandelt. Weichkäsesorten können aufgrund ihrer kürzeren Reifungsdauer noch Lactose enthalten. Die Mengen sind jedoch so gering, dass lactoseintolerante Personen auch diese Käsesorten meist problemlos konsumieren können.

Obwohl **fermentierte Milchprodukte** wie z. B. Joghurt oder Sauermilch noch relativ große Mengen an Lactose enthalten, wird auch ihr Verzehr im Allgemeinen gut toleriert. Die Verträglichkeit ist vor allem auf den Lactasegehalt der Milchsäurebakterien zurückzuführen, die das Enzym im Dünndarm freisetzen und so zur Lactosehydrolyse beitragen. Insbesondere milchsaure Produkte, die **Lactobacillus-bulgaricus-Kulturen** enthalten, haben sich als verträglich erwiesen. Zu beachten ist jedoch, dass nur solche Milcherzeugnisse ausgewählt werden, die lebende Keime (Probiotica) enthalten (siehe Kap. 13.3.1). Daneben besteht die Möglichkeit, auf Lactasepräparate zurückzugreifen, die im Rahmen einer Enzymersatztherapie die mangelhafte Eigensynthese von Lactase kompensieren.

Tab. 31–1 Lactosegehalt in Milch und verschiedenen Milchprodukten (nach Kasper 2000, S. 551)

Produkt	Lactosegehalt (g/100 g)
Milch	4,8–5,0
Joghurt (natur)	3,7–5,6
Kefir	3,5–6,0
Buttermilch	3,5–4,0
Sahne (süß, sauer)	2,8–3,6
Butter	0,6–0,7
Eiscreme (Milch-, Frucht- und Joghurteis)	5,1–6,9
Sahneeis	1,9
Magerquark	4,1
Speisequark (10–70 % Fett i.Tr.)	2,0–3,8
Frischkäse (10–70 % Fett i.Tr.)	2,0–3,8
Schmelzkäse (10–70 % Fett i.Tr.)	2,8–6,3
Hart-, Schnitt- und Weichkäse (Bsp. Emmentaler, Parmesan, Camembert, Brie, Edamer, Tilsiter, Chester, Esrom, Gouda, Schafskäse, Sauermilchkäse)	Praktisch lactosefrei

Bei ausgeprägter Lactoseintoleranz wird eine vollständig lactosefreie Diät erheblich dadurch erschwert, dass Milchzucker vielfach in der industriellen Lebensmittelproduktion (z. B. für Suppen, Saucen, Fleischwaren, Streuwürzen, Backwaren und Fertiggerichte) eingesetzt wird. Die wichtigsten Richtlinien zur Ernährungstherapie sind in **Abbildung 31–1** nochmals kurz zusammengefasst.

Weiterführende Literatur

de Vrese M, Stegelmann A, Richter B, Fenselau S, Laue C, Schrezenmeir J: Probiotics – compensation for lactase insufficiency. Am J Clin Nutr 73(2 Suppl): 421S–429S, 2001

Guarner F, Perdigon G, Corthier G, Salminen S, Koletzko B, Morelli L: Should yoghurt cultures be considered probiotic? Br J Nutr 93 (6): 783–786, 2005

Inman-Felton AE: Overview of lactose maldigestion (lactase nonpersistence): J Am Diet Assoc 99(4): 481–489, 1999

Kasper H: Ernährungsmedizin und Diätetik. Urban & Fischer, München – Jena 2000

Kolars C, Levitt MD, Aouji M, Savaiano DA: Yoghurt – an autodigesting source of lactose. New Engl J Med 310: 1, 1984

Lee MF, Krasinski SD: Human adult-onset lactase decline: an update. Nutr Rev 56(1 Pt 1): 1–8, 1998

Levri KM, Ketvertis K, Deramo M, Merenstein JH, D'Amico F: Do probiotics reduce adult lactose intolerance? A systemic review. J Fam Pract 54(7): 613–620, 2005

Mascolo R, Saltzman JR: Lactose intolerance and irritable bowel syndrome. Nutr Rev 56(10): 306–308, 1998

Matthews SB, Waud JP, Roberts AG, Campbell AK: Systemic lactose intolerance: a new perspective on an old problem. Postgrad Med J 81(953): 167–173, 2005

- Verzehr lactosefreier bzw. -armer Lebensmittel.
- Zufuhr lactosehaltiger Lebensmittel im Verbund mit anderen Lebensmitteln oder nur in kleinen Mengen über den Tag verteilt.
- Verzehr von probiotischen Produkten.
- In seltenen Fällen oder bei ausgeprägter Lactoseintoleranz kann auf lactosearme Milch (Spezialprodukt) zurückgegriffen oder eine Enzymersatztherapie erwogen werden.
- Bei Verzicht auf Milchprodukte Einnahme eines Calcium-Supplements.

Abb. 31–1 Ernährungstherapie bei Lactoseintoleranz

Mishkin S: Dairy sensitivity, lactose malabsorption, and elimination diets in inflammatory bowel disease. Am J Clin Nutr 65(2): 564–567, 1997

Patel YT, Minocha A: Lactose intolerance: diagnosis and management. Compr Ther 26(4): 246–250, 2000

Savaiano D: Lactose intolerance: a self-fulfilling prophecy leading to osteoporosis? Nutr Rev 61(6 Pt 1): 221–223, 2003

Shaw AD, Davies GJ: Lactose intolerance: problems in diagnosis and treatment. J Clin Gastroenterol 28(3): 208–216, 1999

Vesa TH, Marteau P, Korpela R: Lactose intolerance. J Am Coll Nutr 19(2 Suppl): 165–175, 2000

32 Gluteninduzierte Enteropathie

Gluten ist ein Protein, das in Weizen und seinen verwandten Kulturformen (z. B. Dinkel) sowie in Roggen, Hafer und Gerste enthalten ist. Es setzt sich aus den Polypeptiden Prolamin und Glutenin zusammen. Die Bezeichnung für Prolamin variiert je nach Getreidesorte: beim Weizen nennt man es z. B. Gliadin, bei Roggen Secalin, bei Gerste Hordein und bei Hafer Avenin. Da Gluten bei der Verarbeitung der jeweiligen Getreidesorten dafür sorgt, dass Flüssigkeit gebunden und der Teig elastisch wird, ist es auch unter der Bezeichnung **Klebereiweiß** bekannt.

Die Prävalenz der gluteninduzierten Enteropathie (Zöliakie/einheimische Sprue) ist in den verschiedenen europäischen Regionen sehr unterschiedlich. In Nordeuropa findet sich die Erkrankung ca. 2–3-mal häufiger als in südlichen Regionen Europas. In Deutschland liegt die Prävalenz bei etwa 1:1000. Unter Einbeziehung sensibler Diagnoseverfahren wird die Prävalenz auf 1:200–1:300 geschätzt, wobei Frauen häufiger betroffen sind als Männer.

Tab. 32–1 Altersabhängige Symptomatik der gluteninduzierten Enteropathie

Kinder	Erwachsene
Gedeihstörung	~~Diarrhoe~~
Meteorismus	Blähungen
~~Durchfälle (dauernd oder periodisch)~~	Gewichtsverlust
	Müdigkeit/Erschöpfung
Blässe	Knochenschmerzen
~~Erbrechen~~	~~Übelkeit~~
Wesensveränderung	Depressionen
Appetitlosigkeit	Muskelschmerzen
Muskelschwäche	Mundschleimhautentzündung
Eiweißmangelsyndrome	Krämpfe

32.1 Definition und Klinik

Das Krankheitsbild der gluteninduzierten Enteropathie, die im Kindesalter als **Zöliakie** und im Erwachsenenalter als **einheimische Sprue** bezeichnet wird, beruht auf einer Intoleranz gegenüber den verschiedenen, bei der Glutenverdauung anfallenden, Prolaminen. Die Aufnahme dieser Polypeptide ist mit einer schweren **Schädigung** der **Enterocyten** (Defekte des Oberflächenepithels und Zottenatrophie) verbunden, die mit dem weitgehenden Verlust der Absorptionsfunktion einhergeht.

Die Schädigung der Dünndarmmucosa äußert sich in einem generellen, hochgradigen **Malabsorptionssyndrom**, das unbehandelt zu schweren Mangelerscheinungen führt. Die Symptome sind Diarrhoen und Steatorrhoen, wobei voluminöse oder dünnflüssige, übelriechende Stühle bis zu 10-mal am Tag abgesetzt werden. Zu den charakteristischen Anzeichen der Erkrankung zählen neben dem Gewichtsverlust der aufgetriebene Leib, abdominelle Beschwerden und allgemeine Kraftlosigkeit (siehe Tab. 32–1). Dieses **klassische Bild** der Zöliakie entwickelt sich bereits im Kleinkindesalter, einige Wochen nach der Zufütterung von getreidehaltigen Produkten. Bei Jugendlichen und Erwachsenen dominieren hingegen häufig recht unspezifische Symptome. Verzögerte Pubertät, allgemeines Krankheitsgefühl, Muskel-, Knochen- und rezidivierende Bauchschmerzen sowie Osteomalazie, Osteoporose und therapieresistente Anämien sind häufige Befunde. Daneben können psychiatrisch-neurologische Störungen und eine reduzierte mentale Belastbarkeit beobachtet werden. Auch mildere

Formen des Krankheitsbildes sind bekannt (**latente** und **oligosymptomatische** Zöliakie), wobei die Patienten klinisch weitgehend unauffällig sind. Lediglich uncharakteristische Symptome wie Zahnschmelzläsionen und eine therapieresistente Eisenmangelanämie deuten auf die Erkrankung hin (siehe Tab. 32–1). Meist handelt es sich bei den Betroffenen um enge Verwandte von Patienten mit manifester Sprue.

32.2 Ätiopathogenese

Die genauen pathogenetischen Mechanismen der glutenindizierten Enteropathie sind bisher nur unzureichend bekannt. Vermutlich liegen der Schädigung der Jejunum- und Ileummucosa **immunologische Prozesse** zugrunde, wobei es über eine Aktivierung cytotoxischer T-Zellen zur Zerstörung der intestinalen Mucosa kommt. Hierbei wird der *Gewebstransglutaminase* (tTG) eine zentrale Bedeutung beigemessen. Dieses Enzym katalysiert die Desamidierung des α-Gliadins, in dessen Folge sich ein Komplex aus Gliadin und *Gewebstransglutaminase* bildet. Dieser fungiert als **Autoantigen**, wird von B-Zellen erkannt und aktiviert cytotoxische T-Zellen. Weiterhin ist bekannt, dass die *Gewebstransglutaminase* die Synthese des Wachstumsfaktors TGF-β unterdrückt und hierdurch die Bildung des Mucosaepithels beeinträchtigt. Daneben scheint die Erkrankung durch virale Faktoren getriggert zu werden. In diesem Zusammenhang wird die frühe Infektion mit **Adenoviren** als möglicher ätiologischer Faktor diskutiert. Für die Unverträglichkeit des Glutens spielt allem Anschein nach die **genetische Prädisposition** eine sehr wichtige Rolle. So tritt die Erkrankung in 60–90 % der Fälle bei Personen auf, die ein spezielles genetisches Gewebemuster aufweisen. Dabei handelt es sich um ein System von Gewebeantigenen, dem **human leukocyte antigen system**, kurz **HLA**. Die Histokompatibilitätsantigene HLA-B8, HLA-DR3, HLA-DR7 und HLA-DQw2 sind dabei vermehrt mit dem Auftreten von Zöliakie assoziiert.

32.3 Diagnose

Herzstück der Diagnose bildet der **Dünndarmbiopsiebefund**. Allerdings kann die histopathologisch veränderte Mucosa ein breites Spektrum umfassen, das von der Vermehrung **intraepithelialer Lymphocyten** bis hin zu einer **totalen Zottenatrophie** reicht. Eine für die klassische, sich bereits im frühen Kindesalter manifestierende Zöliakie typische vollständige Zottenatrophie findet sich nur sehr selten. Als wesentlich sensitiver gelten die in den 80er Jahren eingeführten Antikörpersuchtests (Screening). Hierdurch können auch latente und oligosymptomatische Fälle diagnostiziert werden. Als besonders effektiv hat sich das Screening nach **Retikulin-** und **Endomysium-Antikörpern** erwiesen. Trotz dieser Fortschritte ist die Diagnosestellung letztendlich davon abhängig, inwieweit der Patient auf eine glutenfreie Ernährung anspricht.

Ergebnisse verschiedener epidemiologischer Studien haben in der Vergangenheit auf die wachsende Bedeutung der **latenten Sprue** aufmerksam gemacht. Besonders bei Kindern, die einige der oben beschriebenen Symptome aufweisen, sowie bei Verwandten 1. Grades von Zöliakiepatienten sollten Screeningtests eingeleitet werden. Daneben gibt es Erkrankungen, die häufiger mit dem Auftreten von Sprue in Zusammenhang stehen. Dies gilt insbesondere für Diabetes mellitus Typ 1, Lymphome, Dünndarmkrebs und Dermatitis herpetiformes. Weitere Krankheitsbilder, die mit Sprue assoziiert sind, sind in **Tabelle 32–2** aufgelistet. Davon betroffene Personen sollten aufgrund des erhöhten Risikos ebenfalls einem Screening unterzogen werden.

32.4 Ernährungsempfehlungen zur Therapie

Um die Symptomatik einer glutenindizierten Enteropathie zu lindern, ist die konsequente Umsetzung einer spezifischen Ernährungstherapie indiziert. Im **akuten Schub** der Erkrankung verschafft nur die **totale Glutenkarenz**, d. h. der vollständige Verzicht auf Getreideerzeugnisse aus Weizen, Roggen, Hafer, Gerste, Dinkel und Grünkern, in-

Tab. 32–2 Mit Zöliakie/Sprue assoziierte Erkrankungen (modifiziert nach Collin und Mäki, 1994)

Sichere Assoziation (zahlreiche Studien)	Wahrscheinliche Assoziation (mehrere Studien)	Mögliche Assoziation (einzelne Fallberichte)
Dermatitis herpetiformes	Autoimmunthyreoiditis	Morbus Addison
Diabetes mellitus Typ 1	Epilepsie mit cerebralen Calcifikationen	Entzündliche Darmerkrankungen (Morbus Crohn, Colitis ulcerosa)
IgA-Mangel	Atopische Erkrankungen	Sarkoidose
Lymphome	Sjögren-Syndrom	Primäre biliäre Zirrhose
Dünndarmtumor	Ösophagus- und Pharynx-Carcinom	Rheumatoide Arthritis, andere Bindegewebserkrankungen, Pankreasinsuffizienz

nerhalb von zwei bis drei Wochen bei der Mehrzahl der Patienten eine merkliche Besserung der Beschwerden.

Glutenhaltige Lebensmittel müssen durch alternative Produkte (ihr Kennzeichen ist eine durchgestrichene Ähre) z. B. aus Mais, Reis, Kartoffeln, Buchweizen und Hirse ersetzt werden. Da die Glutentoleranz individuell variiert und teilweise bereits geringe Glutenmengen eine intestinale Symptomatik auslösen können, ist auch der Einsatz von Weizenstärke nicht empfehlenswert, da diese noch Spuren von Gluten enthält. In den Frühphasen der diätetischen Behandlung erscheint außerdem eine Beschränkung des Fettverzehrs (auf 20–30 g/ Tag) sinnvoll, eventuell ist auch der Einsatz von **MCT-Fetten** (siehe Kap. 2.9) indiziert, da diese als intakte Moleküle resorbiert werden können. Zudem ist es häufig ratsam, den Konsum lactosehaltiger Produkte zu reduzieren, da sich – je nach Ausmaß der Zottenatrophie – ein sekundärer **Lactasemangel** ausbildet (siehe Kap. 31), der jedoch reversibel ist. Käse und verschiedene Sauermilchprodukte werden jedoch meist gut toleriert. Zu Beginn der Therapie sollten die Patienten mit einem ausbilanzierten **Multivitamin-Multimineralstoff-Präparat** versorgt werden, um entstandene Versorgungslücken rasch zu schließen. Insbesondere bei den Vitaminen A, D und Folsäure sowie bei Calcium, Eisen und Selen finden sich häufig Defizite.

Regeneriert sich die Mucosa trotz konsequenter Einhaltung aller Diätprinzipien nicht, kann unter Umständen eine **unclassified sprue** vorliegen, die mit geringen Glucocorticoiddosen erfolgreich therapierbar ist.

Ist die vollständige resorptive Kapazität des Darms wieder hergestellt, besteht die **lebenslange Diättherapie** in der Elimination potenzieller Glutenquellen; darunter fallen auch die Lebensmittel, die Gluten nur in Spuren enthalten. Dies bedeutet, dass nur der Erwerb industriell hergestellter Speziallebensmittel oder deren Eigenproduktion den Verzehr glutenfreier Lebensmittel sichert (weitere Auskünfte gibt die Deutsche Zöliakie-Gesellschaft mit Sitz in Stuttgart).

Da das Ausmaß der Glutenintoleranz individuell schwanken kann, wird häufig diskutiert, ob die glutenfreie Ernährung bei asymptomatischen Patienten unter allen Umständen praktiziert werden muss, auch wenn die Glutenaufnahme ohne direkt sichtbare Folgen bleibt. Langzeitstudien zeigen jedoch eindeutig, dass unabhängig von der Symptomatik die Glutenkarenz aufrecht erhalten werden sollte, da bei Nichteinhaltung der Diät das Risiko für eine **Carcinombildung** im Bereich des Mundes, des Pharynx und des Ösophagus steigt und **Lymphome** im Bereich des Dünndarms häufiger auftreten.

Die strenge Einhaltung der Diät wird zum Teil durch die Inkonsequenz der Patienten erschwert. Hinzu kommt die mangelhafte Deklaration von Kantinen- und Restaurantessen sowie der maskierte Einsatz glutenhaltiger Produkte in Konserven, Suppen, Saucen, Fertigprodukten und Medikamenten.

Verschiedene Studien deuten darauf hin, dass das **Stillen** einen protektiven Effekt besitzt und zur Minimierung des Zöliakierisikos beitragen kann. Auch der Zeitpunkt der **ersten Glutengabe** soll einen Einfluss auf die Manifestation der Erkrankung haben. Die Deutsche Gesellschaft für Kinderheilkunde rät aus diesem Grunde davon ab, glutenhaltige Nahrungsmittel vor dem 4. Lebensmonat zu füttern. In diesem Zusammenhang

- Realisierung einer lebenslangen Glutenkarenz bei sonst freier Kostwahl
- Einsatz von glutenfreien Erzeugnissen (Kennzeichen: durchkreuzte Ähre)
- Im akuten Stadium empfiehlt sich eine Reduktion der Fettzufuhr (Steatorrhoe ↓) und der potenzielle Einsatz von MCT-Fetten
- Ein häufig auftretender sekundärer Lactasemangel erfordert zunächst den Verzicht auf Milch und Milchprodukte, bis diese nach dem Abklingen der Beschwerden wieder ohne Einschränkung toleriert werden
- Zu Beginn der Therapie Einsatz eines ausbilanzierten Multivitamin-Multimineralstoff-Präparats

Abb. 32-1 Ernährungstherapie bei gluteninduzierter Enteropathie

muss besonders vor der Verabreichung von so genannter **Frischkornmilch** gewarnt werden (siehe Kap. 18.4.2). **Abbildung 32-1** fasst die wichtigsten ernährungstherapeutischen Richtlinien bei gluteninduzierter Enteropathie zusammen.

Weiterführende Literatur

Amantea G, Cammarano M, Zefferino L, Martin A, Romito G, Piccirillo M, Gentile V: Molecular mechanisms responsible for the involvement of tissue transglutaminase in human diseases: Celiac Disease. Front Biosci 1 (11): 249–255, 2006

Bianchi ML, Bardella MT: Bone and celiac disease. Calcif Tissue Int 71(6): 465–471, 2002

Ciccocioppo R, Corazza GR: Is a life-long gluten-free diet for patients with celiac disease successfull? Nat Clin Pract Gastroenterol Hepatol 2 (7): 290–291, 2005

Collin P, Mäki M: Associated disorders in coeliac disease: clinical aspects. Scand J Gastroenterol 29 (9): 769–775, 1994

Dahele A, Ghosh S: Vitamin B12 deficiency in untreated celiac disease. Am J Gastroenterol 96(3): 745–750, 2001

Farrell RJ, Kelly CP: Celiac sprue. N Engl J Med 346 (3): 180–188, 2002

Farrell RJ, Kelly CP: Diagnosis of celiac sprue. Am J Gastroenterol 96 (12): 3237–3246, 2001

Fasano A, Catassi C: Current approaches to diagnosis and treatment of celiac disease: an evolving spectrum. Gastroenterology 120(3): 636–651, 2001

Feighery C: Fortnightly review: coeliac disease. BMJ 319 (7204): 236–239, 1999

Fisgin T, Yarali N, Duru F, Usta B, Kara A: Hematologic manifestation of childhood celiac disease. Acta Haematol 111(4): 211–214, 2004

Gobbi G: Coeliac disease, epilepsy an cerebral calcifications. Brain Dev 27 (3): 189–200, 2005

Holmes GK: Potential and latent coeliac disease. Eur J Gastroenterol Hepatol 13 (9): 1057–1060, 2001

Holtmeier W, Henker J, Riecken EO, Zimmer KP: Definitions of celiac disease-statement of an expert group from the German Society for Celiac Disease. Z Gastroenterol 43 (8): 751–754, 2005

James MW, Scott BB: Coeliac disease: the cause of the various associated disorders? Eur J Gastroenterol Hepatol 13 (9): 1119–1121, 2001

Meijer JW, Mulder CJ, Goerres MG, Boot H, Schweizer JJ: Coeliac disease and (extra)intestinal T-cell lymphomas: definition, diagnosis and treatment. Scand J Gastroenterol Suppl (241): 78–84, 2004

Meize-Grochowski R: Celiac disease: a multisystem autoimmune disorder. Gestroenterol Nurs 28 (5): 394–402, 2005

Mothes T, Tronkone R, Wieser H: Analysis and clinical effects of gluten in coeliac disease. Eur J Gastroenterol Hepatol 13 (6): 741–747, 2001

Norris JM, Barriga K, Hoffenberg EJ, Taki I, Miao D, Haas JE, Emery LM, Sokol RJ, Erlich HA, Eisenbarth GS, Rewers M: Risk of celiac disease autoimmunity and timing of gluten introduction in the diet of infants at increased risk of disease. JAMA 293 (19): 2410–2412, 2005

Robins G, Howdle PD: Advances in celiac disease. Curr Opin Gastroenterol 20 (2): 95–103, 2004

Stern M, Ciclitira PJ, van Eckert R, Feighery C, Janssen FW, Mendez E, Tai V, Crowe M, O'Keefe S: Celiac disease in older people. J Am Geriatr Soc 48 (12): 1690–1696, 2001

Schuppan D: Current concepts of celiac disease pathogenesis. Gastroenterology 19 (1): 234–242, 2000

Sollid LM: Molecular basis of celiac disease. Annu Rev Immunol 18: 53–81, 2000

Sollid LM, Khosla C: Future options for celiac disease. Nat Clin Pract Gastroenterol Hepatol 2 (3): 140–147, 2005

Sollid LM, Lie BA: Celiac disease genetics: current concepts and practical applications. Clin Gastroenterol Hepatol 3 (9): 843–851, 2005

Thompson T: Oats and the gluten-free diet. J Am Diet Assoc 103(3): 376–379, 2003

Wahnschaffe U, Riecken EO, Schulzke JD: Diagnose der Sprue. Dtsch Med Wochenschr 126 (21): 638–642, 2001

Wills AJ: The neurology and neuropathology of coeliac disease. Neuropathol Appl Neurobiol 26 (6): 493–496, 2000

Nützliche Internetadressen zum Thema

Deutsche Zöliakie Gesellschaft e.V. (Stuttgart): http://www.dzg-online.de

33 Irritables Colon

Das Krankheitsbild des irritablen Colons (**irritable bowel syndrome**), auch Reizdarm genannt, tritt in den modernen Industriegesellschaften häufig auf. Etwa 15–20 % der Gesamtbevölkerung sind betroffen, wobei die meisten Patienten Frauen zwischen 20 und 40 Jahren sind. Allerdings konsultieren lediglich 3–5 % aller Betroffenen einen Arzt.

Die Erkennung des Krankheitsbildes erfordert eine präzise Anamnese und zum Teil eine kostenintensive Differentialdiagnostik. Inzwischen steht fest, dass Ernährungsfaktoren zum Teil zur Manifestation des Krankheitsbildes beitragen.

33.1 Definition und Klinik

Als irritables Colon bezeichnet man eine Kombination von **chronischen intestinalen Beschwerden**, die keine organische Ursache haben. Die Erkrankung bleibt dabei nicht – wie der Name impliziert – auf das Colon beschränkt, sondern erstreckt sich über jeden Abschnitt des Gastrointestinaltrakts (primär Ösophagus, Magen und Dünndarm).

In der Regel sind Reizdarmpatienten in guter körperlicher Verfassung. Ihr Beschwerdebild ist variantenreich, **abdominelle Schmerzen** stehen jedoch im Vordergrund. Diese sind meist wenig präzise und setzen oft nach der Nahrungsaufnahme ein. Die abdominelle Schmerzsymptomatik kann aber auch mit Veränderungen der Defäkationsfrequenz sowie der Konsistenz des Stuhls einhergehen. Der meist mühsamen Defäkation folgt das Gefühl der unvollständigen Darmentleerung. Nach einiger Zeit treten mitunter erneut abdominelle Symptome und Stuhldrang auf, wobei die Exkremente eine weichere Beschaffenheit annehmen. Der gesamte Vorgang kann sich mehrmals wiederholen. Es handelt sich dabei jedoch nicht um eine Diarrhoe, da weder das Faecesvolumen erhöht ist noch größere fäkale Wasserverluste vorliegen.

Die Patienten klagen häufig über ein Gefühl des **aufgetriebenen Abdomens** und Blähungen. Deren Ursache ist jedoch keine übermäßige intestinale Gasproduktion, sondern eine niedrige Schmerzschwelle bei der Dehnung des Colonlumens durch Intestinalgase. In vielen Fällen manifestieren sich Begleiterscheinungen des Reizcolons auch außerhalb des Verdauungsapparates (**siehe Tab. 33–1**).

Erschwert wird die **Diagnosestellung** durch die diffuse und variable Symptomatik. Lactoseintoleranz (siehe Kap. 31), idiopathische Gallensäuremalabsorption, Nahrungsmittelintoleranzen (siehe Kap. 39) sowie entzündliche Darmerkrankungen (siehe Kap. 36) gehören zu den symptomatisch verwandten Erkrankungen, die zunächst differentialdiagnostisch auszuschließen

Tab. 33–1 Begleiterscheinungen des irritablen Colons

Verdauungsorgane	Unspezifische Symptome
Oesophaguskrämpfe	Kopfschmerzen; Migräne
Hämorrhoiden, Analfissuren (Folgen der Obstipation)	Menstruationsbeschwerden
Blähungen, Luftaufstoßen	Beschwerden beim Wasserlassen
Nahrungsmittelintoleranz	Rückenschmerzen

sind. Unauffällige Labor-, Coloskopie- und Röntgenbefunde erhärten schließlich die Verdachtsdiagnose. Für die endgültige Diagnosestellung gelten die in **Abbildung 33–1** ausgewiesenen Kriterien.

33.2 Ätiopathogenese

Die Ursachen des irritablen Colons sind bis heute nicht eindeutig geklärt. Es ist jedoch davon auszugehen, dass Sensibilitäts- und Motilitätsstörungen ebenso eine Rolle spielen wie psychische Faktoren.

Bei den betroffenen Patienten scheint die **Empfindungsschwelle** für Dehnungsreize herabgesetzt sowie die Sensibilität gegenüber humoralen und cholinergen Stimulanzien erhöht zu sein. Als Ursachen werden Fehlfunktionen darmwandassoziierter Dehnungsrezeptoren, Störungen der nervalen Kommunikation zwischen ZNS und gastrointestinalem Apparat sowie in der Informationsverarbeitung im ZNS diskutiert. Auch Veränderungen im Motilitätsmuster des Colons und an vorgeschalteten Verdauungsorganen sind feststellbar. Die Bedeutung psychischer Faktoren wird daran ersichtlich, dass die Inzidenz des Reizcolons mit vermehrter Stressanfälligkeit zunimmt.

33.3 Ernährungsempfehlungen zur Therapie

Man geht heute davon aus, dass es Zusammenhänge zwischen der Manifestation des irritablen Colons und der Ernährung gibt, was jedoch bisher nicht eindeutig bewiesen ist. Dennoch steht eine **Ausschlussdiät** im Vordergrund der diätetischen Behandlung, da häufig Intoleranzen gegenüber einem oder mehreren Nahrungsmittel(n) bestehen. Aus diesem Grund muss auf verschiedene Lebensmittel oder Nährstoffe verzichtet werden, welche die klinischen Symptome des Krankheitsbildes verursachen oder verstärken können. Dazu zählen in erster Linie Kaffee, alkoholische Getränke, rohes Obst (besonders Zitrusfrüchte), Milch und Milchprodukte sowie gebratene Speisen. Ferner sind auch Fälle bekannt, bei denen der Konsum von fetten Speisen, Eiern, Pilzen, Nüssen, Weizen- und Hafererzeugnissen sowie Schokolade Unverträglichkeitsreaktionen ausgelöst hat. Letztlich stehen auch **Fructose** und **Zuckeralkohole**, die in Früchten, Fruchtsäften und in Produkten der Lebensmittelindustrie enthalten sind, in Verdacht, Symptome zu provozieren. Treten bewusst oder unbewusst Diätfehler auf, lässt sich mit dem Trinken von **Pfefferminztee** häufig eine Linderung der Schmerzen erreichen. Die Wirkung basiert dabei auf dem spasmolytischen Effekt des Pfefferminzöls.

Diskutiert wird auch, dass die **ballaststoffarme Ernährung** in den modernen Industrienationen für Fehlfunktionen des Colons verantwortlich ist. Ihre pathophysiologische Bedeutung konnte bisher allerdings nicht stichhaltig nachgewiesen werden, da betroffene Patienten im Durchschnitt nicht weniger Ballaststoffe aufnehmen als Gesunde. Zudem kann durch eine erhöhte Ballaststoffzufuhr in der Regel keine Linderung der Beschwerden erreicht werden. Liegt eine **Obstipation** vor, bietet sich jedoch der Verzehr von fermentierbaren Ballaststoffen (z. B. Pektin) an. Diese lassen das Faecesvolumen ansteigen und können teilweise zu einer Besserung der abdominellen Symptomatik führen. Allerdings muss in diesen Fällen auf eine ausreichende Flüssigkeitszufuhr geachtet werden (siehe Kap. 38.3).

---

1. Mindestens 3 Monate kontinuierlich oder wiederkehrend Bauchschmerzen
2. Mindestens 3 Monate lang bei mindestens ¼ der Beschwerdesituationen 2 der folgenden Symptome:
   - Veränderte Stuhlfrequenz (> 3 Stühle/Tag oder < 3 Stühle/Woche)
   - Veränderte Stuhlkonsistenz (klumpig-harter oder breiig-wässriger Stuhl)
   - Gestörte Defäkation (Stuhlgang nur mit Mühe möglich, Gefühl inkompletter Entleerung)
   - Schleimabsonderung
   - Spannungsgefühl im Abdomen
   - Blähungen

Abb. 33–1 Diagnosekriterien des irritablen Colons (nach Köpp et al, 1999)

- Die Diättherapie ist individuell im Sinne einer Eliminationsdiät auf den Patienten auszurichten.
- Liegen obstipative Beschwerden vor, ist bei ausreichender Flüssigkeitszufuhr der Verzehr von fermentierbaren Ballaststoffen sinnvoll.
- Die durch „Diätfehler" provozierte Symptomatik kann z. T. mit dem Trinken von Pfefferminztee gelindert werden.
- Der Einsatz ernährungstherapeutischer Maßnahmen kann unter Umständen bei schwerem Leidensdruck durch eine Arzneimitteltherapie ergänzt werden.

Abb. 33–2 Ernährungstherapie beim irritablen Colon

Das Therapiekonzept des irritablen Colons verfolgt zudem das Ziel, **psychologische Elemente** in die Behandlung zu integrieren und bemüht sich um einen begrenzten Einsatz von **Arzneimitteln**. Die wichtigsten Richtlinien zur Ernährungstherapie sind in **Abbildung 33–2** nochmals kurz zusammengefasst.

Weiterführende Literatur

Aller R, de Luis DA, Izaola O, la Calle F, del Olmo L, Fernandez L, Arranz T, Gonzalez Hernandez JM: Effects of high-fiber diet on symptoms of irritable bowel syndrome: a randomized clinical trial. Nutrition 20 (9): 735–737, 2004

Caballero-Plasencia A: The management of irritable bowel syndrome: a European, primary and secondary care collaboration. Eur J Gastroenterol Hepatol 13(8): 933–939, 2001

Cremonini F, Talley NJ: Treatments targeting putative mechanisms in irritable bowl syndrome. Nat Clin Gastroenterol Hepatol 2 (2): 82–88, 2005

Fass R, Longstreth GF, Pimentel M, Fullerton S, Russak SM, Chiou CF, Reyes E, Crane P, Eisen G, McCarberg B, Ofman J: Evidence- and consensus-based practice guidelines for the diagnosis of irritable bowel syndrome. Arch Intern Med 61(17): 2081–2088, 2001

Floch MH: Use of diet and probiotic therapy in the irritable bowel syndrome: analysis of the literature. J Clin Gastroenterol 39 (4 Suppl 3): S. 243–6, 2005

Gschossmann JM, Haag S, Holtmann G: Epidemiological trends of functional gastrointestinal disorders. Dig Dis 19(3): 189–194, 2001

Kneepkens CMF, Jakobs C, Douwes AC: Applejuice, fructose and chronic non-specific Diarrhoea. Eorop J Pediat 148: 571–573, 1989

Köpp W, Gromen A, Neumeyer A, Köpsel A: Das Reizdarmsyndrom – eine interdisziplinäre Herausforderung aus psychosomatischer Sicht. Ernährungs Umschau 46 (2): 48–50, 1999

Lembo A, Ameen VZ, Drossman DA: Irritable bowel syndome: toward an understanding of severity. Clin Gastroenterol Hepatol 3 (8): 717–725, 2005

Mayer EA, Naliboff BD, Chang L: Basic pathophysiologic mechanisms in irritable bowel syndrome. Dig Dis 19(3): 212–218, 2001

Maxwell PR, Mendall MA, Kumar D: Irritable bowel syndrom. Lancet 350: 1961–1965, 1992

Monnikes H, Tebbe JJ, Hildebrandt M, Arck P, Osmanoglou E, Rose M, Klapp B, Wiedenmann B, Heymann-Monnikes I: Role of stress in functional gastrointestinal disorders. Evidence for stress-induced alterations in gastrointestinal motility and sensitivity. Dig Dis 19(3): 201–211, 2001

Muller-Lissner SA, Klauser AG: (Functional abdominal complaints. Functional dyspepsia and irritable colon). Internist 40(5): 543–554, 1999

Payne S: Sex, gender, and irritable bowel syndrome: making the connections. Gend Med 1 (1): 18–28, 2004

Thompson WG, Hungin AP, Neri M, Holtmann G, Sofos S, Delvaux M, Villanueva A, Dominguez-Munoz JE, Mearin F: Update in the therapeutic management of irritable bowel syndrome. Dig Dis 19(3): 244–250, 2001

Tillisch K, Mayer EA: Pain perception in irritable bowel syndrome. CNS Spectr 10 (11): 877–882, 2005

Toner BB: Cognitive-behavioral treatment of irritable bowel syndrome. CNS Spectr 10 (11), 883–890, 2005

Walter SA, Ragnarsson G, Bodemar G: New criteria for irritable bowel syndrome based on prospective symptom evaluation. Am J Gastroenterol 100 (11): 2598–2599, 2005

Nützliche Internetadressen zum Thema:
Deutsche Reizdarmselbsthilfe e.V. (Burgdorf): http://www.reizdarmselbsthilfe.de

34 Kurzdarmsyndrom

Der Dünndarm mit seiner hohen Resorptionskapazität für Proteine, Fett, Kohlenhydrate und Nicht-Energielieferanten sichert die Aufrechterhaltung eines adäquaten Ernährungszustands und erfüllt damit eine lebenswichtige Funktion.

Die Resorption der energieliefernden Substrate setzt ihre vorherige Spaltung in resorptionsfähige Moleküle voraus (siehe Kap. 1.3; 2.4; 3.3). Die Abfolge dieser komplexen Prozesse unterliegt sensiblen Steuerungsmechanismen und erfordert das synergistische Zusammenwirken extraintestinaler, intestinaler und intraluminaler Faktoren. Deren Unterbrechung kann mit erheblichen Störungen in der Nährstoffassimilation verbunden sein.

34.1 Definition, Ätiologie und Klinik

Der Begriff Kurzdarmsyndrom (KDS) umschreibt die klinischen Auswirkungen nach der **Resektion** von Darmsegmenten. Die häufigsten Anlässe für diese chirurgischen Eingriffe sind Durchblutungsstörungen im Bereich der versorgenden Gefäße (**Mesenterialinfarkt**), chronisch-entzündliche Darmerkrankungen (**Morbus Crohn**) (siehe Kap. 36) sowie **Strahlenenteritis** und Unfälle.

Das **klinische Bild** wird von der Größenordnung und dem Ort der Resektion sowie von der Dauer der postoperativen Phase bestimmt. Es reicht von leichten Beschwerden, die nach einem gewissen Zeitraum abklingen, bis hin zu dauerhaften Fehlregulationen von Verdauungsprozessen und spezifischen Nährstoffmangelerscheinungen (**siehe Tab. 34–1**).

Tab. 34–1 Mögliche pathophysiologische Konsequenzen beim Kurzdarmsyndrom

Diarrhoe
Steatorrhoe
Kraftlosigkeit und Gewichtsverlust
Neuromuskuläre Störungen (Tetanie)
Calciumstoffwechselstörungen (Osteopathie)
Anämie
Disposition für Gallensteine
Disposition für Nierensteine

34.2 Pathophysiologie

Bleibt nach einer Resektion etwa die Hälfte des Dünndarms erhalten, kann davon ausgegangen werden, dass die Resorptionsleistung durch eine **Adaptation** des Restdarms aufrechterhalten wird und sich langfristig keine Malabsorption einstellt. Insbesondere Resektionen des **Ileums** sind als vergleichsweise problemlos einzustufen, da dieser Darmabschnitt ein ausgeprägtes Potenzial zur Adaptation besitzt. Je ausgedehnter die Resektion ist, desto weniger kann der Nährstoff-, Energie-, und Wasserbedarf über die orale Zufuhr gedeckt werden. So reicht die orale Ernährung zur Optimierung und Stabilisierung des Ernährungszustands und aller Körperfunktionen nicht mehr aus, wenn über drei Viertel der gesamten Dünndarmlänge entfernt werden. Die Folgen sind **Malabsorption** und **Malnutrition**. Deren Ausprägung ist von der verbleibenden Resorptionsleistung und vom jeweiligen Aufgabenspektrum der erhaltenen Darmsegmente abhängig. So können z. B. die Funktionen des **proximalen Dünndarms** von seinen **distalen** Abschnitten übernommen werden. Das Defizit an Resorptionsfläche für die Wasser- und Elektrolytaufnahme kann bei reseziertem **terminalen Ileum** vom **Colon** ausgeglichen werden. Muss das Colon jedoch ebenfalls entfernt werden, entfällt seine hohe Reservekapazität zur Aufrechterhaltung einer ausgeglichenen Wasser- und Elektrolytbilanz.

Resektionen des Darms auf eine Länge von unter 1 m lösen im Wesentlichen **wässrig-chologene Diarrhoen** aus (siehe Kap. 37). Die Ursache hierfür ist ein vermehrter Übertritt von **Gallensalzen** ins Colon. Dadurch kommt es zu einem verstärkten Einstrom von Wasser und Elektrolyten in das Darmlumen. Daneben sind auch zunehmend Steatorrhoen zu beobachten, da durch den Ausfall des terminalen Ileums – neben Cobalamin – auch die Gallensäuren nicht mehr resorbiert werden können. Durch dieses mangelhafte Recycling der Gallensäuren (über den enterohepatischen Kreislauf) sinkt die Gallensalzkonzentration der chologenen Flüssigkeit. Neben einer dadurch bedingten Disposition für **Gallensteine** ist eine unzureichende **Micellenbildung** die Folge, so dass Nahrungsfette und fettlösliche Vitamine nur noch begrenzt resorbiert werden können.

Zudem besteht die Gefahr der **Nierensteinbildung**, denn durch die niedrige enterale Gallensäurekonzentration und die dadurch bedingte verminderte Fettresorption wird die Entstehung von **unlöslichen Kalkseifen** (bestehend aus Fettsäuren und Calcium) forciert. Dadurch steht weniger Calcium zur Bildung des wasserunlöslichen Calciumoxalats zur Verfügung, so dass es zu einer erhöhten Resorption von alimentär zugeführter **Oxalsäure** kommt. Zudem erreichen neben den Gallensalzen auch größere Mengen **Glycin** das Colon, die – nach ihrer mikrobiellen Metabolisierung zu **Glyoxylat** – ebenfalls zu Oxalsäure umgesetzt werden. Eine Hyperabsorption von Oxalsäure kann zur Bildung von Nierensteinen (Oxalatsteinen) und Calciummangel führen. Oxalsäurehaltige Nahrungsmittel (z. B. Spinat, Mangold und Rhabarber) sollten daher gemieden werden.

34.3 Ernährungsempfehlungen zur Therapie

Das therapeutische Konzept des Kurzdarmsyndroms muss optimal auf die individuelle enterale Resorptionsleistung der verbliebenen Darmsegmente abgestimmt sein. In der unmittelbaren **postoperativen Phase** (Phase der Hypersekretion) treten große Flüssigkeitsverluste auf, die eine totale parenterale Substitutionstherapie erfordern.

Bleiben nach einer Resektion lediglich 30–50 cm des Dünndarms erhalten, ist die Indikation für eine dauerhafte (heim-)**parenterale Ernährung** gegeben (siehe Kap. 20.5). Diese erfordert sowohl eine entsprechende Schulung des Patienten als auch eine ständige ärztliche Kontrolle. Bei einer Dünndarmrestlänge von 60–80 cm ist eine frühzeitig einsetzende orale Ernährung mit **stufenweisem Kostaufbau** indiziert. Durch eine Adaptation der verbliebenen Darmabschnitte kann eine Steigerung der Resorptionsleistung erzielt werden. Dieser Anpassungsprozess des Restdarms ist nach spätestens zwei Jahren abgeschlossen. Reicht nach Abschluss der Adaptationsphase die verbleibende Resorptionskapazität des Dünndarms nicht zur Deckung des Nährstoffbedarfs aus, empfiehlt sich die Kombination von enteraler und parenteraler Ernährung. Da die Magen- und Dünndarmpassage durch eine zusätzliche Zufuhr von Flüssigkeiten zur Mahlzeit beschleunigt wird, ist anzuraten, erst eine Stunde nach der Nahrungsaufnahme eine **isotone Flüssigkeit** zu sich zu nehmen. Durch diese Trennung von fester und flüssiger Nahrungszufuhr wird die Nährstoffausnutzung aufgrund der langsameren Magenentleerung verbessert. Milch- und Milchprodukte sollten aufgrund der häufig bestehenden sekundären **Lactoseintoleranz** (siehe Kap. 31) gemieden werden.

Der Einsatz von gallensäureunabhängig resorbierbaren **MCT-Fetten** (siehe Kap. 2.9) – im Austausch gegen 50–75 % der Nahrungstriglyceride mit langkettigen Fettsäuren – reduziert die **fäkalen Wasser- und Fettverluste** und geht mit einer Verbesserung des Ernährungszustands einher. Wird der Patient ausschließlich mit MCT-Fetten ernährt, ist die Substitution essenzieller Fettsäuren indiziert. Sofern das terminale Ileum operativ

> - Bleiben postoperativ lediglich 30–50 cm der Darmlänge erhalten, ist die Indikation für eine (heim-)parenterale Ernährung gegeben, die eine regelmäßige ärztliche Betreuung erfordert
> - Stehen nach dem chirurgischen Eingriff noch etwa 60–80 cm Restdarm für die Verdauungsprozesse zur Verfügung, empfiehlt sich ein langsamer Kostaufbau (Adaptationskapazität des Restdarms ↑, Komplikationen ↓)
> - Austausch von Nahrungsfett gegen MCT-Fette (fäkale Wasserverluste ↓, Ernährungszustand ↑)
> - Meiden von Milch und Milchprodukten (→ sekundäre Lactoseintoleranz) sowie von oxalsäurehaltigen Lebensmitteln (Gefahr der Nierensteinbildung ↓)
> - Flüssigkeitsbedarf durch die Aufnahme von isotonischen Flüssigkeiten erst eine Stunde nach der Mahlzeit decken (Gefahr der Diarrhoe ↓)
> - Vitamin-B_{12}-Substitutionstherapie nach Resektion des terminalen Ileums (Ort der Cobalamin-Resorption)
> - Supplementierung von fettlöslichen Vitaminen und Mineralstoffen
> - Gabe von pankreatinhaltigen Präparaten in Granulatform (Digestion ↑)
> - Gabe von gallensäurebindenden Ionenaustauscherharzen oder motilitätshemmenden Medikamenten zur Behebung der chologenen Diarrhöe

Abb. 34–1 Ernährungstherapie beim Kurzdarmsyndrom

entfernt wurde, empfiehlt sich zudem die Supplementierung von **Cobalamin** (siehe Kap. 5.4.5). Die Gabe von Mineralstoffen wie **Calcium**, **Eisen**, **Magnesium** und **Phosphat** oder Spurenelementen wie **Zink** ist häufig ebenfalls ratsam, weshalb sich der Einsatz eines Multivitamin-Multimineralstoff-Präparats anbietet.

Zur Optimierung der Ernährungstherapie hat sich der Einsatz von **pankreatinhaltigen Präparaten** in Granulatform bewährt. Bei Vorliegen von Diarrhoen kann der Einsatz von **Colestipol** oder **Colestyramin** sinnvoll sein. Letzeres dient auch zusammen mit **Calcium** der Prophylaxe von Nierensteinen, die sich als Folge der sekundären enteralen **Hyperoxalurie** einstellen können. Die wichtigsten Empfehlungen zur Ernährungs- und Pharmakotherapie finden sich in **Abbildung 34–1**.

Weiterführende Literatur

DiBaise JK, Young RJ, Vanderhoof JA: Intestinal rehabilitation and the short bowel syndrome: part 1. Am J Gastroenterol 99 (7): 1386-95, 2004

DiBaise JK, Young RJ, Vanderhoof JA: Intestinal rehabilitation and the short bowel syndrome: part 2. Am J Gastroenterol 99 (9): 1823-32, 2004

Jackson CS, Buchman AL: The nutritional management of short bowel syndrome. Nutr Clin Care 7(3): 114–21, 2004

Jackson CS, Buchman AL: Advances in the management of short bowel syndrome. Curr Gastroenterol Rep 7 (5): 373–378, 2005

Lykins TC, Stockwell J: Comprehensive modified diet simplifies nutrition management of adults with short-bowel syndrome. J Am Diet Assoc 98(3): 309–315, 1998

Matarese LE, O'Keefe SJ, Kandil HM, Bond G, Costa G, Abu-Elmagd K: Short bowel syndrome: clinical guidelines for nutrition management. Nutr Clin Pract 20 (5): 493–502, 2005

Rabast U: Kurzdarmsyndrom – Eine Analyse bei 117 Fällen. Aktuel Ernährungsmed 27: 23–28, 2002

Scolapio JS, Ukleja A: Short-bowel syndrome. Curr Opin Clin Nutr Metab Care 1(5): 391–394, 1998

Scolapio JS: Treatment of short-bowel syndrome. Curr Opin Clin Nutr Metab Care 4(6): 557–560, 2001

Sundaram A, Koutkia P, Apovian CM: Nutritional management of short bowel syndrome in adults. J Clin Gastroenterol 34(3): 207–220, 2002

Ukleja A, Tammela LJ, Lankisch MR, Scolapio JS: Nutritional support for the patient with short-bowel syndrome. Curr Gastroenterol Rep 1(4): 331–334, 1999

Weale AR, Edwards AG, Bailey M, Lear PA: Intestinal adaptation after massive intestinal resection. Postgrad Med J 81 (953): 178–184, 2005

Wilmore DW: Growth factors and nutrients in the short bowel syndrome. JPEN J Parenter Enteral Nutr 23(5 Suppl): S117–S120, 1999

35 Divertikulose

Die Divertikulose ist eine in westlichen Industrieländern weit verbreitete Erkrankung des Dickdarms, deren Prävalenz mit zunehmendem Alter ansteigt. Bei 40 % aller 60-Jährigen werden Divertikel diagnostiziert, bei 80-jährigen Personen liegt der Anteil sogar bei 50–60 %. In der Mehrzahl der Fälle bleibt die Erkrankung symptomlos, nur in ca. 20 % der Fälle stellen sich Beschwerden und Komplikationen ein. Bei kaum einer anderen Erkrankung lassen sich die Fehlfunktionen so eindeutig auf Ernährungsfaktoren zurückführen wie bei der Divertikulose.

35.1 Definition und Klinik

Bei der Divertikulose handelt es sich um **hernienartige Ausstülpungen** der Mucosa und Submucosa durch die Muscularis des Dickdarms, wobei besonders häufig die Bereiche des Colon descendens und des Sigmoideums betroffen sind. Im Rahmen der symptomlos verlaufenden Erkrankung können entzündliche Veränderungen zur Ausbildung einer **Divertikulitis** führen, die auch benachbarte Strukturen befallen kann und in der Ausbildung einer **Peridivertikulitis** resultiert. Als Komplikationen treten Stenosen, Fisteln und Blutungen auf, die bis zur **Perforation** der Darmwand und nachfolgender **Abszessbildung** reichen können.

Divertikel verursachen bei den betroffenen Patienten für gewöhnlich keine auffallenden Beschwerden. **Chronische Obstipation** mit schleimartigen Abgängen im Stuhl sind oft die einzigen Befunde, die einen Hinweis auf die Erkrankung liefern. Breitet sich die Divertikulose weiter aus, können auch Symptome hinzutreten, die denen des **irritablen Colons** ähneln: Flatulenzen, wechselnde Stuhlbeschaffenheit, abdominelle Schmerzen. Eine **Divertikulitis** verläuft demgegenüber als hochakute schwere Erkrankung, die mit Fieber, starken Schmerzen im Unterbauch und Leukocytose einhergeht.

35.2 Ätiopathogenese

Sowohl experimentelle als auch klinische und epidemiologische Befunde lassen heute keinen Zweifel daran, dass die für westliche Industrieländer typische **ballaststoffarme Kost** (Western diet) einen wesentlichen ätiopathogenetischen Faktor darstellt. Während in Ländern mit hohem Ballaststoffkonsum Divertikel so gut wie unbekannt sind, steigt die Prävalenz unter ballaststoffarmen Kostformen sprunghaft an. Ballaststoffarme Kostformen resultieren – wie bereits im Kapitel 7 ausgeführt – in einem hohen **intraluminalen Druck** des Darminhalts auf die Darmwand. Als Folge stülpt sich die Darmschleimhaut im Bereich von Darmwandschwächen aus und es kommt zum Krankheitsbild der Divertikulose. Prädisponierte Bereiche bilden hierbei die am **Mesenterialansatz** lokalisierten Durchtrittsstellen der kleinen Gefäße.

35.3 Ernährungsempfehlungen zur Therapie

Zur Prävention und Therapie der Divertikulose hat sich der Verzehr einer **ballaststoffreichen Kost** bewährt. Insbesondere die Zufuhr **grober**

Kleie ist aufgrund ihrer großen Partikelgröße therapeutisch erfolgversprechend. So lässt sich der intraluminale Druck erheblich senken, wodurch dem Fortschreiten der Erkrankung effektiv begegnet wird. Auch die Symptomatik reduziert sich unter einer solchen Ernährungsweise. Zu beachten ist allerdings, dass der gesteigerte Ballaststoffverzehr kontinuierlich und langfristig erfolgt. Zudem muss er mit einer reichlichen Flüssigkeitszufuhr verknüpft werden, um eine optimale Volumenzunahme zu erreichen. Kontraindiziert ist die ballaststoffreiche Ernährung im Fall einer **akuten Divertikulitis**. Die hierfür erforderliche **ballaststoffarme Formeldiät** bzw. **parenterale Ernährung** macht einen stationären Klinikaufenthalt zwingend erforderlich. Die wichtigsten ernährungstherapeutischen Richtlinien sind in **Abbildung 35–1** in einer Übersicht zusammengefasst.

- Ballaststoffreiche Ernährung zur Prävention
- Zur Therapie Einsatz kleiehaltiger Produkte mit großer Partikelgröße in Verbindung mit reichlicher Flüssigkeitszufuhr
- Bei akuter Divertikulitis ballaststoffarme bzw. freie Formeldiät bzw. parenterale Ernährung

Abb. 35–1 Ernährungstherapie bei Divertikulose

Weiterführende Literatur

Camilleri M, Lee JS, Viramontes B, Bharucha AE, Tangalos EG: Insights into the pathophysiology and mechanisms of constipation, irritable bowel syndrome, and diverticulosis in older people. J Am Geriatr Soc 48(9): 1142–1150, 2000

Colecchia A, Sandri L, Capodicasa S, Vestito A, Mazella G, Staniscia T, Roda E, Festi D: Diverticular disease of the colon: new perspectives in symptom development and treatment. World J Gastroenterol 9 (7): 1385–9, 2003

Eastwood M: Colonic diverticula. Proc Nutr Soc 62 (1): 31–36, 2003

Hart AR, Kennedy HJ, Day NE: Beyond Burkitt – is diverticular disease more than just cereal fibre deficiency? Postgrad Med J 76(895): 257–258, 2000

Hoffmann RM, Kruis W: Diverticulosis and diverticulitis. Internist 46(6): 671–683, 2005

Floch MH, Bina I: The natural history of diverticulosis: fact and theory. J Clin Gastroenterol 38 (5 Suppl): 2–7, 2004

Makins RJ, Irving PM: Diverticular disease of the colon. Lancet 363 (9409): 631–638, 2004

Morris CR, Harvey IM, Stebbings WS, Speakman CT, Kennedy HJ, Hart AR: Epidemiology of perforated colonic diverticular disease. Postgrad Med J 78(925): 654–658, 2002

Salzman H, Lillie D: Diverticular disease: diagnosis and treatment. Am Fam Physician 72 (7): 1229 –1234, 2005

Simpson J: Recent advances in diverticular disease. Curr Gastroenterol Rep 6 (5): 417–422, 2004

Simpson J, Spiller R: Colonic diverticular disease. Clin Evid (12): 599–609, 2004

Simpson J, Scholefield JH, Spiller RC: Origin of symptoms in diverticular disease. Br J Surg 90 (8): 899–908, 2003

Stiefelhagen P: Diverticulosis and its complications. When internistic, when surgical therapy? MMW Fortschr Med 147 (29 –30): 4–6, 2005

Stollman N, Raskin JB: Diverticular disease of the colon. Lancet 36 3(9409): 631–9, 2004

Vogt W, Schölmerich J: Divertikelkrankheit. Dtsch Med Wschr 121: 4111–4414, 1996

36 Chronisch entzündliche Darmerkrankungen

Bei chronisch entzündlichen Darmerkrankungen (CED) wird zwischen **Colitis ulcerosa** und **Morbus Crohn** unterschieden. Für beide Erkrankungen wurde innerhalb Europas ein deutliches Nord-Süd-Gefälle festgestellt, wobei Bewohner in nördlichen Ländern häufiger erkranken als in südlichen Ländern. Die meisten Personen erkranken zwischen dem 15. und 30. Lebensjahr. Für Colitis ulcerosa liegt die Prävalenz bei 80–100/100 000 Einwohner. Die Inzidenz, d. h. die Neuerkrankungsrate pro Jahr auf 100 000 Einwohner, beträgt etwa 6–12. Mit einer Prävalenz von 30/100 000 Einwohner ist Morbus Crohn seltener anzutreffen. Auch die Zahl der jährlichen Neuerkrankungen liegt mit etwa 5/100 000 Einwohner etwas unterhalb der Inzidenz der Colitis ulcerosa. Während die Häufigkeit von Colitis ulcerosa in den modernen Industrienationen seit Jahren relativ konstant bleibt, steigt die Morbus-Crohn-Inzidenz beständig an.

36.1 Definition und Klinik

Als chronisch entzündliche Darmerkrankungen bezeichnet man schubweise auftretende, rezidivierende Erkrankungen des Intestinaltrakts. Ihre Entstehung basiert auf chronisch fortschreitenden **inflammatorischen Prozessen**, in deren Verlauf gastrointestinale Gewebe geschädigt werden.

Unter **Colitis ulcerosa** ist eine Erkrankung des Colons zu verstehen, die einen akuten, chronisch wiederkehrenden Verlauf nimmt und in ihrem Schweregrad erheblich variieren kann. In der Regel beginnt sie im **Rectum** und dehnt sich dann auf Colonabschnitte oder das gesamte Colon aus. Ist ausschließlich das Rectum betroffen, spricht man von einer **Proktitis**. Von der Erkrankung ist meistens die Mucosa betroffen, nur in seltenen Fällen werden auch tiefere Wandschichten erfasst. Als **Morbus Crohn** werden dagegen chronische, **granulomatöse Entzündungen** des Intestinaltrakts bezeichnet, deren Ursache noch unklar ist. Der Verlauf der Erkrankung ist durch **acyclische, akute Schübe** charakterisiert. Die Entzündungsprozesse konzentrieren sich primär auf die Submucosa, können aber auch die gesamte Darmwand erfassen und zu einer Reihe von Komplikationen führen. Obwohl die Entzündungsherde prinzipiell in jeder Region des gastrointestinalen Systems – von der Mundhöhle bis zum Anus – auftreten können, ist der obere Verdauungsapparat relativ selten betroffen. Typisch für die Erkrankung sind lokal begrenzte Entzündungsareale, die sich von makroskopisch intakten Mucosaarealen deutlich abheben. Beide Krankheitsbilder sind in der Regel nur symptomatisch zu behandeln, eine kurative Therapie besteht bislang nicht.

Neben einigen Gemeinsamkeiten existieren zwischen Morbus Crohn und Colitis ulcerosa zahlreiche klinische Unterschiede, die für die Differenzialdiagnose von Bedeutung sind (**siehe Tab. 36–1**).

Die klinischen Symptome der **Colitis ulcerosa** sind je nach Ausdehnung des inflammatorischen Befalls und des Aktivitätsgrades sehr variabel. Die degenerativen Veränderungen der Colonschleimhaut begrenzen die Resorptionsleistung des Colons. Entzündliche Infiltrationen der Schleimhaut und **Ulzerationen** sowie die verminderte Wasser- und Elektrolytresorption führen zum Leitsymptom der Colitis ulcerosa, dem **blutigen **Durchfall**. Das Ausmaß der Wasser-, Mineralstoff- und Blutverluste mit dem Stuhl reflektiert den Schweregrad der Erkrankung. Konzentrieren sich die entzündlichen Prozesse nur auf das Rectum, sind die Exkremente geformt und enthalten nur wenig sichtbares Blut; häufig besteht auch eine Obstipation. Je mehr sich das Entzündungsgeschehen in Richtung Ileum fortpflanzt, desto größer ist die Wahrscheinlichkeit, dass blutige Diarrhoen auftreten. Diese bereiten den Boden für **Anämie** und **Hypoproteinämie**. Ein **akuter Schub** äußert sich in Fieber, schleimig-blutig-eitrigen Defäkationen, Inappetenz, abdominellen Schmerzen und Gewichtsverlust. Eine dramatische Verschlimmerung des Krankheitsbildes tritt ein, wenn inflammatorische Prozesse die Darmwand zu perforieren drohen (**toxisches Megacolon**).

Die klinische Symptomatik des **Morbus Crohn** ist durch eine **schleichende Manifestation** der Beschwerden und einen unberechenbaren, phasischen Verlauf gekennzeichnet. Monate- und jahrelange Phasen geringer entzündlicher Aktivität, charakterisiert durch eine dauerhaft erhöhte Körpertemperatur, allgemeines Unbehagen und gesteigerte Ermüdbarkeit, wechseln abrupt mit fiebrigen Schüben, bevor sich abermals eine relative Entspannung der inflammatorischen Prozesse einstellt. Im Vordergrund steht eine **abdominelle Schmerzsymptomatik**. Oft setzen mit der Manifestation des Morbus Crohn auch **breiig-wässrige Diarrhoen** meist ohne Blut- und Schleimzusätze ein, sofern Colonanteile nicht in den Krankheitsprozess eingebunden sind. Ist der Bereich des terminalen Ileums betroffen, sind Störungen des enterohepatischen Kreislaufs die Folge, die das Gallensäurerecycling beeinträchtigen und den Gallensäurepool reduzieren. Dies führt zu **Steatorrhoen** bzw. einer **chologenen Diarrhoe** (siehe Kap. 37). Bleibt die Integrität des Colons weitgehend erhalten, lassen sich vermehrt Nierensteine (Oxalatsteine) beobachten, die u. a. auf die gallensäurevermittelte **Hyperabsorption** von **Oxalat** aus dem Colon zurückzuführen sind. Ferner treten im Rahmen der entzündlichen Veränderungen auch Komplikationen wie **Stenosen** mit **Ileus** auf und im Rectalbereich können sich **Fisteln** sowie **Fissuren** bilden. Beim Morbus Crohn ist vielfach die Leber in das Krankheitsgeschehen involviert. Die Ausprägung sekundärer Symptome (Ödeme, Anämie u. a.) ist von den beteiligten Organen und dem Aktivitätsgrad abhängig.

Tab. 36–1 Differenzialdiagnostische Parameter von Morbus Crohn und Colitis ulcerosa (Auswahl)

Charakteristika	Colitis ulcerosa	Morbus Crohn
Diarrhoe	Blutig-schleimig-eitrig	Selten blutig
Entzündung	Mukosal	Transmural
Kryptenabszesse	Immer	Sehr selten
Fissuren	Keine	Häufig
Fistelbildung	Selten	Häufig
Ausbreitung	Kontinuierlich, diffus	Diskontinuierlich, segmental
Mucosa/Submucosa	Pflastersteinrelief	Granulierte Schleimhaut mit Ulcerationen
Darmverkürzung	Muskuläre Verkürzung des Colons	Fibrotische Verkürzung des Colons
Rectum	Fast immer betroffen	zu 50 % betroffen

CED-assoziierte Malnutrition

Häufig wird als CED-Komplikation eine **Malnutrition** diagnostiziert; sie manifestiert sich vor allem bei Morbus-Crohn-Patienten mit großflächigem Befall des Dünndarms oder bei Kindern mit Morbus Crohn (**siehe Tab. 36–2**). Die Malnutrition entwickelt sich meist langsam und geht mit einem Gewichtsverlust sowie immunologischen und metabolischen Störungen einher. Bei jungen Patienten sind Gedeih- und Reifungsstörungen die Folge, die sich durch Übelkeit, Erbrechen, abdominelle Schmerzen und krankheitsbedingte Appetitlosigkeit erklären. Auch Fisteln, bakterielle Fehlbesiedlungen des Darms und ein hoher Nährstoffbedarf in Phasen von Wachstum und aktiver Entzündung fördern das Entstehen eines Nährstoffmangels. Letztlich können auch Wechselwirkungen mit Medikamenten und Nährstoffen (Sulfasalazin ∩ Folsäure, Corticosteroide ∩ Ca^{2+}-Resorption; siehe Kap. 21.2) ein Ungleichgewicht in der Nährstoffbilanz herbeiführen.

Entzündungen des Gastrointestinaltrakts resultieren in hohen gastrointestinalen Verlusten

Tab. 36–2 Häufigkeit nutritiver Defizite bei Morbus Crohn und Colitis ulcerosa (Auswahl)

Veränderung	Morbus Crohn (%)	Colitis ulcerosa (%)
Gewichtsverlust	65–75	18–62
Hypoalbuminämie	25–80	25–50
Intestinaler Eiweißverlust	75	+
Negative Stickstoffbilanz	69	+
Vitamin-B_{12}-Mangel	48	5
Folsäuremangel	54	36
Ascorbinsäuremangel	+	Nicht beschrieben
Vitamin-A-Mangel	11	Nicht beschrieben
Vitamin-D-Mangel	75	+
Calciummangel	13	+
Eisenmangel	39	81
Zinkmangel	+	+
Anämie	60–80	60
Metabolische Knochenerkrankung	+	+

an **Proteinen, Elektrolyten** und **Spurenelementen** sowie intestinalen Blutungen. Sekretionen aus entzündlich veränderter, ulcerierender Schleimhaut können mit einer **Hypoproteinämie** einhergehen. Eine suboptimale Vitamin- und Mineralstoffversorgung ist bei CED-Schüben nur in Grenzen mit der Bestimmung von Blutparametern nachzuweisen. Obwohl das Jejunum als Resorptionsort wasserlöslicher Vitamine selten in den Krankheitsprozess eingebunden ist, weisen CED-Patienten oft niedrige **Folsäurespiegel** auf. Diese beruhen auf dem hohen Folsäurebedarf in akuten Entzündungsstadien oder sind auf arzneimittelassoziierte Effekte auf die Folsäureresorption, bakterielle Fehlbesiedlungen des Darms und nicht zuletzt auf die Praxis von Eliminationsdiäten zurückzuführen. Oft manifestiert sich auf der Grundlage intestinaler Blutungen eine **Anämie**. Ferner vermindert eine **Ileitis** oder eine **Ileumresektion** (>30 cm) die **Vitamin-B_{12}-Resorption**, wodurch die Gefahr einer megaloblastischen Anämie besteht (siehe Kap. 5.4.5).

Die verminderte Reutilisierung von Gallensäuren führt nicht nur zu einer mangelhaften Ausnutzung von Nahrungsfetten, sondern wirkt sich auch negativ auf die Versorgung mit **fettlöslichen Vitaminen** aus. Bei einer inadäquaten Vitamin-D-Aufnahme mit ihren Folgen für den Calciumhaushalt wird der Boden für die Manifestation der **Osteoporose** bereitet (siehe Kap. 29.5). Daneben zeigen sich bei CED-Patienten häufig insuffiziente Serumzinkspiegel.

36.2 Ätiopathogenese

Obwohl die genaue Ätiologie und Pathogenese von CED noch ungeklärt ist, gelang es, eine Reihe relevanter Faktoren als wesentliche Determinanten zu entschlüsseln. Die Häufungen von CED im engeren Familienkreis, ihr bevorzugtes Vorkommen in bestimmten ethnischen Bevölkerungsgruppen sowie ihre Assoziation mit vererbbaren Erkrankungen sprechen für eine **genetische Komponente**. Nach aktuellem Wissensstand sind zudem **Autoimmunprozesse** oder Fehlregulationen der Immunantwort in der CED-Pathogenese bedeutsam. Als erste Veränderungen lassen sich bei Morbus Crohn und Colitis ulcerosa Infiltrationen der Mucosa mit immunkompetenten Zellen erkennen. Als Ursache werden im Fall von Morbus Crohn **Infektionen** mit spezifischen Erregern (*Mycobacterium paratuberculosis*) diskutiert.

Im **akuten Schub** sind in der Lamina propria immunkompetente Zellpopulationen mit einem hohen Aktivierungsgrad vertreten. **Granulocyten** setzen Substrate frei, welche die Integrität des Gewebes herabsetzen. Als Ausdruck der gesteigerten immunologischen Aktivität ist die Antikörperproduktion intestinaler B-Zellen erhöht. Diese synthetisieren jedoch anstelle von mucosaprotektivem **IgA** vermehrt ihren **Isotyp IgG** (IgG_1 bei Colitis ulcerosa, IgG_2 bei Morbus Crohn), was vermutlich pathogenetisch relevant ist. IgG-Subklassen fixieren wahrscheinlich Komplemente und stimulieren den klassischen Weg der **Komplementkaskade** (→ Epithelzellnekrose). Die Bindung von IgG an Colonepithelzellen und eine lokale Komplementaktivierung ließ sich bei Patienten mit Colitis ulcerosa belegen. Ferner waren bei Morbus-Crohn-Patienten IgG-Ablagerungen und eine lokale Komplementaktivierung an Endothelzellen kleiner Gefäße in der Muscularis mucosae und Submucosa nachweisbar.

Voraussetzung für die mechanische Integrität der Mucosa ist eine intakte Epithelzellschicht.

Unmittelbar vor und während eines aktiven Entzündungsschubs lassen sich Defekte der mechanischen Epithelbarriere dokumentieren, die vermutlich durch inflammatorisch wirksame Mediatoren induziert werden und eine Steigerung ihrer Permeabilität für Makromoleküle hervorrufen.

Zur Bedeutung **psychosomatischer Einflüsse** auf die Entstehung von Morbus Crohn sind viele Hypothesen entwickelt worden, von denen jedoch keine einer kritischen Prüfung standhielt. So gibt es weder eine typische Morbus-Crohn-Persönlichkeitsstruktur noch Anhaltspunkte für einen Beitrag psychischer Merkmale zur Entwicklung von Morbus Crohn. Vielmehr lassen sich psychologische Auffälligkeiten als (unspezifische) Folge einer chronischen Krankheit werten.

36.3 Nahrungfaktoren bei der Entstehung der CED

Aufgrund der Tatsache, dass in den letzten Jahrzehnten eine Zunahme von CED zu beobachten ist, wurde wiederholt die These vertreten, dass die veränderten **Ernährungsgewohnheiten** in einem kausalen Zusammenhang mit der Erkrankungen stehen. Insbesondere die hohe Zufuhr raffinierter Kohlenhydrate wurde als ätiologisch bedeutsamer Nahrungsfaktor vermutet. Diskutiert wird eine Zunahme der **Mucosapermeabilität** in Duodenum und Jejunum als Folge einer hyperosmolaren Nahrung (hoher Zuckergehalt), der sich ein Übertritt **luminaler Antigene** in die Blutbahn anschließt. Weiterhin lässt sich bei einem hohen Zuckerkonsum eine gesteigerte Bildung sekundärer Gallensäuren dokumentieren. Allerdings ließen sich bislang keine direkten Zusammenhänge zwischen einem **hohen Zuckerkonsum** und der Entstehung Morbus-Crohn-typischer morphologischer Veränderungen der Darmwand nachweisen. Als weiterer ätiopathogenetischer Faktor wurde der geringe **Ballaststoffverzehr** vermutet. Der bakterielle Abbau wasserlöslicher Ballaststoffe und resistenter Stärke liefert **kurzkettige Fettsäuren**, die nicht nur den pH-Wert des Colons beeinflussen, sondern auch als Energiesubstrat die Funktion der Dickdarmmucosa unterstützen. Liegen kurzkettige Fettsäuren, insbesondere **Butyrat**, nur in niedriger Konzentration im Colonlumen vor, kommt es zu Beeinträchtigungen der Funktion der Colonmucosa. Diese Hypothese zur Pathogenese der Colitis ulcerosa gab den Anstoß zum therapeutischen Einsatz von kurzkettigen Fettsäuren. Durch **Butyrat-Klysmen** konnte in kleineren Studien eine Verbesserung der klinischen Symptomatik und der pathologisch-makroskopischen Befunde erzielt werden. Dennoch zeigen die bisher publizierten Studien keine überzeugenden Hinweise, die für eine kausale Beteiligung ballaststoffarmer Kostformen sprechen. Dies gilt auch für weitere diskutierte Nahrungsbestandteile wie **chemisch gehärtete Fette** und **Kuhmilchproteine**.

36.4 Ernährungsempfehlungen zur Therapie

Die ernährungstherapeutischen Möglichkeiten zur Behandlung von CED sind bislang äußerst begrenzt; spezifische, wissenschaftlich hinreichend fundierte Ernährungsmaßnahmen beschränken sich auf die Sicherstellung der Nährstoffversorgung, wobei auf individuelle **Nahrungsmittelunverträglichkeiten** zu achten ist (siehe Kap. 39). Die Ernährungstherapie erlangt vor allem im akuten Stadium der Erkrankung eine wichtige Bedeutung. Dagegen existieren keine spezifischen diätetischen Konzepte, die den Verlauf und die Remissionserhaltung günstig beeinflussen. In der Therapie hat sich ein stufenweises Vorgehen bewährt. Zunächst sollte versucht werden, die Nährstoffversorgung durch eine **gezielte Ernährungsberatung** zu optimieren. Reicht dies nicht aus, ist der zusätzliche Einsatz von **Trinknahrung** indiziert. Eine **enterale** bzw. **parenterale Nährstoffzufuhr** (siehe Kap. 20) kann insbesondere im akuten Schub bei schwerer Malnutrition und perioperativ notwendig werden.

Im **akuten**, komplikationslosen **Entzündungsschub** reicht für gewöhnlich die Ernährung mit einer gut bekömmlichen Vollkost aus. Bei Vorliegen von Stenosen ist auf eine ballaststoffarme Kost zu achten. Eine eventuelle Steatorrhoe macht den Einsatz von **MCT-Fetten** (siehe Kap. 2.9) erforderlich. Ist die Nahrungsaufnahme zu gering, bietet sich der Einsatz nährstoffdefinierter Trinklösungen an. Insbesondere bei Morbus Crohn verringert eine künstliche enterale Ernährung häufig die Entzündungsaktivität und leitet die Remission ein.

In der Phase der **Remission** ist eine ballaststoffreiche Kost indiziert, welche die individuellen Vorlieben der Patienten berücksichtigt. Lebensmittel, die häufig zu Unverträglichkeitsreaktionen führen, sollten gemieden werden. Hierzu zählen u. a. Milch, Hefe und Tomaten. Nährstoffmängel – insbesondere an Folsäure, Vitamin B_{12}, Eisen und Zink – können mit entsprechenden Supplementen beseitigt werden.

Mit der Einführung von **Eliminationsdiäten** in das ernährungstherapeutische Konzept des Morbus Crohn wurde das Ziel verfolgt, die Remissionsphasen zu verlängern und die Rezidivrate zu reduzieren. Dieses Vorgehen trägt dem Tatbestand Rechnung, dass bestimmte Nahrungsmittel Intoleranzen verursachen und daher gemieden werden müssen. Obwohl Eliminationsdiäten aufwändig sind und vom Betroffenen ein großes Maß an Selbstdisziplin erfordern, ließen sich mit dieser Methode mehrfach Therapieerfolge erzielen, erkennbar an ausgedehnten Remissionsphasen und relativ geringen Rezidivquoten. Letztlich gibt es bisher keine allgemeine remissionserhaltende Diät für CED-Patienten. Dennoch ist die Formulierung von Richtlinien zur Ernährung des Patienten sinnvoll. Sie orientieren sich an **individuellen Intoleranzen**, einem eventuellen **Malabsorptionssyndrom** und Mangelzuständen sowie morphologischen Modifikationen, die als Folge inflammatorischer Prozesse oder Operationen entstanden sind. Besonders wichtig ist bei den oft untergewichtigen Patienten ein ausreichender kalorischer Energiegehalt der Nahrung. Wenn keine Kontraindikationen vorliegen, ist nach heutiger Erfahrung eine **ausgewogene Mischkost** indiziert.

Parenterale Ernährung

Um eine entzündlich veränderte Schleimhaut ruhigzustellen und auch eine Belastung durch potenzielle Antigene zu vermeiden, wurde der Versuch unternommen, die inflammatorischen Prozesse durch Nahrungsrestriktion zu beeinflussen. Die **parenterale Ernährung** ermöglicht es, CED-Patienten mit Energieträgern und anderen Nahrungssubstraten zu versorgen bzw. deren Ernährungszustand zu korrigieren. Allerdings sollte die orale Nahrungsaufnahme mit **nährstoffdefinierten Diäten** (vgl. Kap. 20.4) bevorzugt werden.

Bei **Morbus-Crohn-Patienten** ist die parenterale Ernährung nicht nur zum Ausgleich von Untergewicht geeignet, sie verbessert zudem den präoperativen Ernährungsstatus. Eine Indikation zur vollständigen **parenteralen Ernährung** besteht allerdings nur bei intestinalen Komplikationen, sofern eine orale Nahrungszufuhr kontraindiziert ist. Bisherige Studienergebnisse zeigen, dass sich unter totaler parenteraler Ernährung nicht nur ein Gewichtszuwachs einstellt, sondern sich auch die Stickstoffbilanz und die Konzentration der Serumproteine verbessern lässt. Ein Nachteil der parenteralen Ernährung ist – abgesehen von **katheterbedingten Komplikationen** – die hohe Rate an **Rezidiven**.

Bleibt die medikamentöse Therapie erfolglos, kann eine parenterale Ernährung als flankierende therapeutische Maßnahme in fast 70 % der Fälle eine Remissionsphase einleiten, so dass ihr Einsatz zur Korrektur ausgeprägter **Malnutritionszustände** und bei intestinalen Komplikationen von Morbus-Crohn-Patienten sinnvoll ist.

Der Einsatz der parenteralen Ernährung bei **Colitis ulcerosa** ist im Wesentlichen von ihrer Ausdehnung und ihrem Schweregrad abhängig. Nur ein schwerer Schub kann bei oraler Nahrungskarenz eine parenterale Ernährung notwendig machen und Ernährungsdefizite kompensieren. Sie drosselt aber kaum die Intensität entzündlicher Gewebereaktionen oder bewahrt gar vor chirurgischen Interventionen. Der Nutzen der **präoperativen parenteralen Diättherapie** liegt in ihrem günstigen Einfluss auf den Erkrankungsverlauf während und nach operativen Eingriffen. Gemäß derzeitiger Ansicht soll eine totale Ruhigstellung des Darms mittels parenteraler Ernährung aber in der Regel nicht erforderlich sein und nur einen geringen Stellenwert einnehmen. Auch im Hinblick auf Remissionsintervalle bei schweren Colitis-ulcerosa-Schüben scheint eine parenterale Ernährung des Patienten der enteralen Nährstoffzufuhr nicht überlegen zu sein. Die parenterale Ernährung wird heute nur noch bei schwerer Erkrankung und präoperativ in Kombination mit Glucocorticoiden eingesetzt.

Enterale Ernährung

Der Einsatz **enteraler Ernährungsmethoden** verspricht bei Colitis ulcerosa einen wesentlich geringeren therapeutischen Erfolg als bei Morbus Crohn. In mehreren Untersuchungen konnten bei Morbus-Crohn-Patienten mit enteraler Ernährung gute Erfolge erzielt werden (Remissionsrate etwa 60 %). Möglicherweise sind für diesen Effekt eine Verminderung **immunogen aktiver Antigene**, eine Reduktion der **Mucosapermeabilität** und die Ruhigstellung distal erkrankter Abschnitte verantwortlich. Der Nutzen enteraler Diäten liegt in der zügigen Besserung klinischer Beschwerden wie Schmerzfreiheit bei Stenosen, im Ausgleich der Malnutrition und in der Behandlung von Wachtumsverzögerungen bei Kindern. Selbst Patienten mit Fisteln profitieren von dieser Therapie. Gleichwohl kann eine ausschließlich enterale Ernährung die medikamentöse Therapie nicht äquivalent ersetzen. Da sich andererseits mit Hilfe enteraler Diäten bei mehr als der Hälfte der Patienten mit geringer Krankheitsaktivität Remissionen erzeugen lassen, bietet sich eine **kombinierte Arzneimittel-/Diättherapie** an.

ω-3-Fettsäuren

Einen interessanten, bislang allerdings nicht etablierten ernährungsmedizinischen Ansatz bildet der Einsatz von ω-**3-Fettsäuren**. Hierdurch soll über die Veränderung der Eicosanoidsynthese auf die entzündliche Aktivität im Gewebe Einfluss genommen werden. **Leukotrien B$_4$** (LTB$_4$) und **Prostaglandin E$_2$** (PGE$_2$) sind wesentliche CED-Entzündungsmediatoren. LTB$_4$ stellt den potentesten chemotaktischen Mediator für neutrophile Granulocyten dar und steigert sowohl die **Gefäßpermeabilität** als auch die **Sekretion** der Colonmucosa. Da ω-3-Fettsäuren die Umwandlung von Arachidonsäure in LTB$_4$ senken und im Gegenzug die Synthese des äußerst schwachen Entzündungsmediators LTB$_5$ stimulieren, drosseln diese die entzündliche Aktivität im Gewebe. Daher wurden sie zur Therapie von CED vorgeschlagen. Bei Morbus Crohn erbrachte ihr Einsatz allerdings nur teilweise Verbesserungen der **histologischen** und **endoskopischen** Befunde. In einigen Studien bewirkten ω-3-Fettsäuren positive klinische Veränderungen (Gewichtszunahme;

- Im akuten Schub enterale Formeldiät bzw. in weniger schweren Fällen leichte Vollkost
- Parenterale Nährstoffzufuhr bei Morbus-Crohn-Patienten, um den präoperativen Ernährungsstatus zu verbessern und bei erfolgloser medikamentöser Therapie des Fistelleidens
- Parenterale Nährstoffzufuhr bei Colitis-ulcerosa-Patienten ist lediglich bei schweren Schüben bzw. zur Reduktion prä- und postoperativer Komplikationen indiziert
- Während des beschwerdefreien Intervalls bedarfsgerechte, ballaststoffreiche Mischkost unter Berücksichtigung individueller Nahrungsmittelintoleranzen, eventuellen Malabsorptionssyndromen und Mangelzuständen sowie morphologischen Modifikationen
- Bei Stenosierung Meiden von ballaststoffreichen Kostformen, insbesondere solche Lebensmittel mit grober faseriger Struktur (Sauerkraut, Pilze...)
- Lactosebeschränkung bei diagnostizierter Lactoseintoleranz
- Evtl. therapeutischer Einsatz von ω-3-Fettsäuren
- Evtl. Einsatz eines Multivitamin-Multimineralstoff-Präparates zum Ausgleich bestehender Defizite

Abb. 36–1 Ernährungstherapie bei chronisch entzündlichen Darmerkrankungen

Einsparung bei Arzneimitteln). Die aktuellen Daten bekräftigen zwar die Verträglichkeit und Wirksamkeit der Fischölzubereitungen zur Erhaltung **symptomfreier Intervalle** von Morbus-Crohn-Patienten, ihr therapeutischer Wert muss jedoch erst noch in weiteren Studien überprüft werden.

Ein ähnliches Bild zum therapeutischen Nutzen von ω-3-Fettsäuren ergibt sich bei der **Colitis ulcerosa**, wobei besonders der Rückgang der **klinischen Symptomatik** und die Reduktion der **Medikation** hervorzuheben ist.

Die wichtigsten ernährungstherapeutischen Empfehlungen sind **Abbildung 36–1** zu entnehmen.

Weiterführende Literatur

Beattie RM, Bentsen BS, MacDonald TT: Childhood Crohndisease and the efficacy of enteral diets. Nutrition 14(4): 345–350, 1998

Belluzzi A: ω-3 fatty acids for the treatment of inflammatory bowel diseases. Proc Nutr Soc 61(3): 391–395, 2002

Cashman KD, Shanahan F: Is nutrition an aetological factor for inflammatory bowel disease? Eur J Gastroenterol Hepatol 15(6): 607–613, 2003

Chen GI, Saibil F, Morava-Protzner I: Two for one: coexisting ulcerative colitis and Crohndisease. Can J Gastroenterol 16(1): 29–34, 2002

Farrell RJ, Peppercorn MA: Ulcerative colitis. Lancet 359(9303): 331–340, 2002

Fish D, Kugathasan S: Inflammatory bowel disease. Adolesc Med Clin 15(1): 67–90, 2004

Forbes A: Review article: Crohn's disease – the role of nutritional therapy. Aliment Pharmacol Ther 16 Suppl 4: 48–52, 2002

Galvez J, Rodriguez-Cabezas ME, Zarzuelo A: Effects of dietary fibre on inflammatory bowel disease. Mol Nutr Food Res 49(6); 601–608, 2005

Gassull MA: Review article: the role of nutrition in the treatment of inflammatory bowel disease. Aliment Pharmacol Ther 20 Suppl 4: 79–83, 2004

Ghosh S, Shand A, Ferguson A: Ulcerative colitis. BMJ 320(7242): 1119–1123, 2000

Goh J, OCA: Review article: nutrition and adult inflammatory bowel disease. Aliment Pharmacol Ther 17(3): 307–320, 2003

Griffiths AM, Ohlsson A, Sherman PM, Sutherland LR: Meta-analysis of enteral nutrition as a primary treatment of active Crohndisease. Gastroenterology 108(4): 1056–1067, 1995

Han PD, Burke A, Baldassano RN, Rombeau JL, Lichtenstein GR: Nutrition and inflammatory bowel disease. Gastroenterol Clin North Am 28(2): 423–443, 1999

Hume G, Radford-Smith GL: The pathogenesis of Crohndisease in the 21st century. Pathology 34(6): 561–567, 2001

Jeejeebhoy KN: Clinical nutrition: 6. Management of nutritional problems of patients with Crohndisease. CMAJ 166(7): 913–918, 2002

Isaacs KL, Lewis JD, Sandborn WJ, Sands BE, Targan SR: State of the art: IBD Therapy and Clinical Trials in IBD. Inflamm Bowel Dis 11(Suppl 1): 3–12, 2005

Kleinman RE, Baldassano RN, Caplan A, Griffiths AM, Heyman MB, Issenman RM, Lake AM; North American Society for Pediatric Gastroenterology, Hepatology And Nutrition. Nutrition support for pediatric patients with inflammatory bowel disease: a clinical report of the North American Society for Pediatric Gastroenterology, Hepatology and Nutrition. J Pediatr Gastroenterol Nutr 39(1):15–27, 2004

Larson DW, Pemberton JH: Current concepts and controversies in surgery for IBD. Gastroenterol 126(6): 1611–1619, 2004

Nakazawa A, Hibi T: Is fish oil (ω-3 fatty acids) effective for the maintenance of remission in Crohndisease? J Gastroenterol 35(2): 173–175, 2000

Papachristou GI, Plevy S: Novel biologics in inflammatory bowel disease. Gastroenterol Clin North Am 33(2): 251–269, 2004

Philipsen-Geerling BJ, Brummer RJ: Nutrition in Crohndisease. Curr Opin Clin Nutr Metab Care 3(4): 305–309, 2000

Ruemmele FM, Roy CC, Levy E, Seidman EG: Nutrition as primary therapy in pediatric Crohndisease: fact or fantasy? J Pediatr 136(3): 285–291, 2000

Sela HY, Rojansky N, Hershko AY: Reproduction and ulcerative colitis: a review. J Reprod Med 50(5): 361–366, 2005

Shanahan F: Crohndisease. Lancet 359(9300): 62–69, 2002

Singleton JW: Progress in inflammatory bowel disease. Chin J Dig Dis 6(2): 59–61, 2005

Stein J, Makoviec F, Starlinger RM, Caspary WF: Colitis ulcerosa. In: Caspary WF, Stein J (Hrsg): Darmkrankheiten – Klinik, Diagnostik und Therapie. Springer, Berlin – Heildelberg – New York, S. 465–490, 1999

Timmer A: Environmental influences on inflammatory bowel disease manifestations. Lessons from epidemiology. Dig Dis 21(2): 91–104, 2003

Tsujikawa T, Andoh A, Fujiyama Y: Enteral and parenteral nutrition therapy for Crohn's disease. Curr Pharm Des 9(4): 323–332, 2003

Viscido A, Aratari A, Maccioni F, Signore A, Caprilli: Inflammatory bowel diseases: clinical update of practical guidelines. Nucl Med Commun 26(7): 649–655, 2005

Nützliche Internetadressen zum Thema

American Gastroenterological Association: http://www.gastro.org

Deutsche Morbus Crohn/Colitis ulcerosa Vereinigung (DCCV) e.V: http://www.dccv.de

Crohn's and Colitis Foundation of America (CCFA): http://www.ccfa.org

37 Diarrhoe

Diarrhoen weisen in ihrer klinischen Ausprägung eine große Variabilität auf. Während sie für junge, gesunde Personen lediglich eine kurzfristige Beeinträchtigung des Wohlbefindens darstellen, können sie bei älteren Menschen oder immungeschwächten Patienten im Extremfall zum Tode führen. Bei Kindern zählen sie sogar zu den weltweit häufigsten Todesursachen, insbesondere in Entwicklungsländern. Ferner sind durch den zunehmenden Tourismus jährlich etwa zehn Millionen Reisende von einer Diarrhoe betroffen.

37.1 Definition

Der Begriff Diarrhoe umschreibt eine pathologisch hohe Defäkationsfrequenz und/oder eine sehr weiche bis flüssige Konsistenz des Stuhls. Je nach Ursache kann das Faecesvolumen vermehrt oder reduziert sein. Die Klassifizierung von Diarrhoen kann nach der Dauer der Beschwerden, nach ihren Ursachen und den zugrundeliegenden pathogenetischen Mechanismen erfolgen.

Nach der Beschwerdedauer unterscheidet man **akute Diarrhoen**, deren Symptomatik maximal 4 Wochen anhält, und **chronische Diarrhoen**, deren klinische Zeichen diesen Zeitraum überschreiten. Nach den zugrunde liegenden Ursachen werden akute Diarrhoen danach eingeteilt, ob sie sich vor einem infektiösen, Antibiotika-assoziierten, psychischen, toxischen oder anaphylaktisch-allergischen Hintergrund entwickeln. Chronische Diarrhoen lassen sich in funktionelle und organisch bedingte Diarrhoen unterteilen. Bei den zugrundeliegenden pathogenetischen Mechanismen wird differenziert, ob es sich um **osmotische, sekretorische, exsudative** oder **hypermotile Diarrhoen** handelt.

Des Weiteren sind echte Diarrhoen von Pseudo-Diarrhoen und vegetativ-funktionellen Diarrhoen abzugrenzen. **Echte Diarrhoen** sind gekennzeichnet durch häufige Stuhlentleerungen (> 3-mal/Tag) sowie eine flüssige Faeceskonsistenz und hohe Stuhlmengen (> 200 g/Tag). Kennzeichen von **Pseudo-Diarrhoen** sind ebenfalls häufige Defäkationen mit flüssiger Konsistenz, jedoch normalem Faecesvolumen. **Vegetativ-funktionelle Diarrhoen** drücken sich zwar ebenfalls in hohen Stuhlfrequenzen aus, die Kotportionen sind allerdings gering und von normaler Beschaffenheit.

37.2 Klinik

Eine Diarrhoe ist in erster Linie typisch für eine Darmerkrankung, doch auch extraintestinale Erkrankungen sind nicht auszuschließen. So können voluminöse Faeces ein Zeichen für die Beeinträchtigung digestiver Prozesse sein, die in der Regel auf Funktionsstörungen im Bereich der Gallenblase oder des Pankreas basieren. Derartige **Malabsorptionsstühle** fallen im Allgemeinen durch unverdaute Nahrungsbestandteile und einen gesteigerten Fettgehalt (Steatorrhoe) auf. Sie enthalten keine Blutbeimengungen und die Defäkation bleibt schmerzfrei. Bei Erkrankungen des Colon descendens bzw. des Rectums verursacht das Absetzen vieler kleiner Kotportionen dagegen einen erheblichen Stuhldrang und Schmerzen. Die Faeces weisen zudem Schleim- und Blutbeimengungen auf. Die Entleerung blutiger Durchfälle lässt – nach dem Ausschluss von hä-

Tab. 37–1 Anamnestisch bedeutsame Aspekte in der Diagnostik von Diarrhoen (Auswahl)

Anamnestisch wichtige Indizien	Mögliche Grunderkrankung
Arthritiden	Chronisch-entzündliche Darmerkrankungen
Bluteosinophilie	Wurmerkrankung
Hyperpigmentierung	Zöllinger–Ellison–Syndrom; Sprue/Zöliakie
Erhöhte Infektanfälligkeit	Evtl. Immundefektsyndrom
Polyneuropathie	Diabetes mellitus
Fieber	Chronisch-entzündliche Darmerkrankungen; Lymphome; Tuberkulose
Starker Gewichtsverlust, Beinödeme, gesteigerte muskuläre Erregbarkeit, multipler Vitaminmangel (evtl. generalisierte Malabsorption)	Morphologische Alterationen des resorptiven Epithels (z. B. infolge von Sprue/Zöliakie)
Ansprechen der Diarrhoe auf eine Antibiotikatherapie	Bakterielle Dünndarmüberwucherung; tropische Sprue
Ansprechen der Diarrhoe auf eine Steroidtherapie	Chronisch-entzündliche Darmerkrankungen; Allergien
Genuss bestimmter Nahrungsmittel	Nahrungsmittelallergie/-intoleranz
Auslandsreisen	Bakterielle oder parasitäre Erkrankungen

morrhoidalen und vaginalen Blutungen – das Bestehen einer chronisch-entzündlichen oder infektiösen Erkrankung vermuten. Auch Tumorerkrankungen des Colons kommen als Ursache in Betracht. Der Nachweis von Eiter und Epithelien im Stuhl spricht für eine Infektion als Auslöser der Diarrhoe.

Die verschiedenen Begleitsymptome und eine detaillierte Anamnese (siehe Tab. 37–1) geben wichtige Orientierungshilfen zur Kategorisierung einer Diarrhoe, da sie richtungsweisende Anhaltspunkte für den Grund der Manifestation liefern können.

Akute Diarrhoen können zu Flüssigkeitsverlusten von mehreren Litern pro Tag führen. Dadurch kann es schon nach kurzer Zeit zu **Dehydratationszuständen** kommen. Diese sind – je nach Ausmaß – vor allem bei Kindern mit lebensgefährlichen Komplikationen verbunden.

Klingen akute Diarrhoen ohne Allgemeinsymptome – wie z. B. Fieber und Apathie – spätestens nach drei Tagen ab, geht ihre Manifestation vermutlich auf eine leichte Infektion zurück, oder sie ist die Folge des Verzehrs von toxischen oder allergieauslösenden Nahrungsmitteln. Eine weitere Ursache kann eine Arzneimitteltherapie (z. B. mit Biguaniden, Colchicin, Ganglienblockern, Laxanzien oder Cytostatika) sein. Schließlich können auch Intoxikationen mit Alkohol, Pilzen, Arsen und Quecksilberverbindungen akute Diarrhoen auslösen.

Bleiben die Allgemeinsymptome oder die Diarrhoen dagegen länger als drei Tage bestehen, kann es sich um eine **Dysenterie** handeln. Diese tritt z. B. nach Auslandsaufenthalten in Tropengebieten und nach Antibiotikatherapien auf. Die Faeces enthalten Blut und Schleim, auf mikroskopischer Ebene sind neben Leukocyten auch invasive Erreger nachweisbar.

Chronische Diarrhoen manifestieren sich als Leitsymptom verschiedener physiologischer Störungen und Erkrankungen, denen in der Regel keine infektiös-bakterielle Ursache zugrunde liegt. Typische Kennzeichen einer **organisch bedingten Diarrhoe** sind blutige und/oder eitrigschleimige Faeces sowie ein Körpergewichtsverlust. Als Auslöser kommen chronisch entzündliche Darmerkrankungen (siehe Kap. 36), Malabsorptionssyndrome (z. B. infolge von Pankreasinsuffizienz), chronische Infektionen mit Erregernachweis, ischämische Enterocolitis, exogene organische Läsionen (z. B. Strahlencolitis), verschiedene endokrine Ursachen (z. B. Diabetes mellitus, Hyperthyreose) sowie Arzneimitteltherapien (v.a. Laxanzien) in Betracht.

Patienten mit einer **funktionellen Diarrhoe** sind in der Regel in einem allgemein guten Gesundheits- und Ernährungszustand. Häufig liegt bei ihnen eine lange Krankengeschichte der gastrointestinalen Beschwerden vor (**siehe Tab. 37–2**).

37.3 Ätiopathogenese

Für die Manifestation einer Diarrhoe sind mehrere pathogenetische Mechanismen verantwortlich, wobei Kombinationen und Überschneidungen relativ häufig sind.

Eine **osmotische Diarrhoe** entsteht durch die Aufnahme osmotisch aktiver Substanzen, die nur schlecht oder gar nicht resorbiert werden. In der Folge kommt es zu einem massiven Einstrom von Wasser und Natrium in das Darmlumen, was zu großvolumigen Durchfällen führt. Ein exogener Auslöser kann u. a. der übermäßige Genuss von Zuckeraustauschstoffen sein, die z. B. in Diätetika und zuckerfreien Süßwaren enthalten sind. Des Weiteren kommen Arzneimitteltherapien mit magnesiumhaltigen **Antacida** oder **Laxanzien** mit nicht-resorbierbaren Anionen in Betracht. Bei nahrungsmittelbedingten Diarrhoen lassen sich die Symptome durch das Meiden der Auslöser oder durch Medikamentengabe schnell beheben. Zu den endogenen Ursachen einer osmotischen Diarrhoe zählen Kohlenhydratabsorptionsstörungen, wie z. B. die Lactoseintoleranz (siehe Kap. 31), und selten auch andere Enzym- oder Bürstensaumdefekte (**siehe Tab. 37–3**).

Die selten auftretenden **hypermotilen Diarrhoen** gehen auf eine gesteigerte motorische Aktivität des Darms zurück. Sie manifestieren sich aufgrund von endokrinen Störungen (z. B. bei Hyperthyreose) und Tumorerkrankungen, nach operativen Eingriffen oder im Verlauf einer Behandlung mit Cholinergika. Auch psychische Einflüsse kommen in Frage. Das klinische Bild basiert auf einer verminderten Kontaktzeit des Chymus mit dem resorbierenden Epithel, so dass das Faecesvolumen ansteigt. Die Beschwerden klingen bei Nahrungskarenz ab.

Sekretorische Diarrhoen treten unabhängig von der Nahrungszufuhr auf; ihre Symptomatik bleibt daher auch bei Nahrungskarenz bestehen. Sie resultieren aus einer Gleichgewichtsverschiebung von sekretorischen und resorptiven Prozessen, wobei vermehrt Flüssigkeit in das Darmlumen übertritt. Dieses Ungleichgewicht kann sich aber auch aufgrund einer Barrierestörung des Darms einstellen. In diesem Fall werden die Symptome durch einen gesteigerten passiven Flüssigkeits- (und damit Ionen-) Einstrom in das Darmlumen verursacht. Dieser wird z. B. durch mikrobielle Enterotoxine, nicht resorbierte Fett- und Gallensäuren, neuroendokrine Tumoren (z. B. Zöllinger-Ellison-Syndrom) oder Hyperthyreose vermittelt. Des Weiteren können genetisch determinierte Defekte des Bürstensaums oder Verluste der resorptiven Oberfläche (z. B. durch Darmresektion, Epithelzellschäden) die Ionenresorption reduzieren und eine sekretorische Diarrhoe bedingen.

Eine Sonderform der sekretorischen Diarrhoe stellt die **exsudative Diarrhoe** dar. Sie beruht auf Mucosaschäden, die durch entzündliche Prozesse, Ulcerationen oder Nekrosen hervorgerufen werden. Deren Folge ist eine vermehrte Abgabe von Schleim, Blut und Protein in das Colon.

Tab. 37–2 Charakteristika funktioneller und organisch bedingter Diarrhoen

	Funktionelle Diarrhoe	Organisch bedingte Diarrhoe
Dauer	Jahrelang, häufig phasenweise	Gewöhnlich Wochen bis Monate
Rhythmus	Meist morgens und postprandial; nicht in der Nacht	Keine bestimmte Tageszeit
Gewicht	Konstant	Sinkend
Stuhl	Flüssig-breiig; oft mit zähem Schleim, kein Blut	Flüssig-breiig; Blut-, Eiter-, oder Schleimbeiwerk

Tab. 37–3 Ursachen einer osmotischen Diarrhoe

Ursache	Beispiele
Erhöhte Zufuhr kaum resorbierbarer Kohlenhydrate	Lactulosetherapie; Sorbit (z. B. in „Diabetikerprodukten"); Mannit/Fructose; Weizenkleie usw.
Medikamente	Magnesiumhaltige Antacida; Natriumsulfat- und phosphathaltige Laxanzien
Kohlenhydratmalabsorption	Malabsorptionssyndrome (z. B. Zöliakie/ Sprue, Kurzdarmsyndrom); Disaccharidasemangel (Lactasemangel); Kongenitale Fructosemalabsorption

37.4 Ernährungsempfehlungen zur Prävention und Therapie

Die Therapie einer **akuten Diarrhoe** ist symptomatisch und besteht in schweren Fällen aus Bettruhe, lokaler Wärmeapplikation und Nahrungskarenz. Nach Möglichkeit ist der auslösende Faktor (z. B. psychischer Stress oder Lebensmittelintoxikation) auszuschalten. Bei Diarrhoen mit Blut- oder Eiterbeimengung im Stuhl oder anhaltend starken Allgemeinsymptomen ist eine Antibiotikatherapie indiziert.

Das wichtigste therapeutische Ziel, insbesondere bei Kindern und älteren Menschen, ist die **Rehydratation** und die Substitution von Elektrolyten. Sie zielt auf einen Ausgleich der Elektrolytverluste ab, verkürzt jedoch nicht die Dauer der Durchfallerkrankung. In der Regel kann sie oral erfolgen, bei einem Gewichtsverlust von mehr als 10 % dagegen parenteral. Bewährt hat sich der Einsatz oraler Rehydratationslösungen nach den Empfehlungen der WHO (**WHO-Lösung**). Ihre Zusammensetzung berücksichtigt, dass die Resorption von Glucose und Natrium mittels eines Symporters erfolgt (siehe Kap. 1.3) und dass Chlorid und Wasser passiv nachfolgen.

Eine kostengünstige und adäquate Zubereitung, die auch selbst hergestellt werden kann, besteht aus zehn Teelöffeln Zucker, ¾ Teelöffel Salz, ½ Teelöffel Backpulver, ¼ Teelöffel Kaliumchlorid (evtl. aus Cola oder Fruchtsaft) und 1 Liter Wasser. Mineraldrinks oder die Kombination von Cola und Salzstangen sind der WHO-Lösung unterlegen, da sie im Verhältnis zu den Elektrolyten zuviel Zucker enthalten.

Einen wirksamen Schutz vor akuten Diarrhoen bei Auslandsreisen bietet der Verzicht auf besonders **kontaminationsgefährdete Lebensmittel**. So muss vor dem Verzehr von offenem Eis (inkl. Eiswürfel), Salaten (evtl. mit kontaminiertem Wasser gewaschen), rohen Meeresfrüchten (Muscheln, Fisch), nicht durchgebratenem Fleisch sowie ungeschältem Obst gewarnt werden. Als sichere Speisen gelten dagegen heiße Gerichte (> 60°C) und solche mit einem niedrigen Wassergehalt (beispielsweise Brot) bzw. einem niedrigen pH-Wert. Wasser (auch zum Zähneputzen) sollte möglichst abgekocht oder desinfiziert werden.

Die ernährungstherapeutischen Maßnahmen einer **chronischen Diarrhoe** richten sich nach der zugrundeliegenden Grunderkrankung. Sofern die Ursache nahrungsinduziert ist – z. B. bei Lactoseintoleranz (siehe Kap. 31) oder bei glutenindizierter Enteropathie (siehe Kap. 32) – ist die Elimination der auslösenden Substanz notwendig. Können alimentäre Einflüsse ausgeschlossen werden, sind die Diätempfehlungen auf die jeweilige Grunderkrankung abzustimmen.

Unterstützend zur Wasser- und Elektrolytsubstitution können spezielle **Arzneimittel** zum Einsatz kommen und zur Milderung der Symptome beitragen (siehe Lehrbücher der Pharmakologie). In **Abbildung 37–1** sind die zusammenfassenden Ernährungsempfehlungen bei Diarrhoen aufgeführt.

- Meiden potenziell kontaminierter Nahrungsmittel (Expositionsprophylaxe)
- Elimination der auslösenden Noxe (sofern alimentär bedingt)
- Evtl. Nahrungskarenz
- Ausreichende Flüssigkeitszufuhr (ggf. spezielle Rehydratationslösungen; kein Alkohol oder Kaffee und schwarzer Tee)
- Langsamer Kostaufbau
- Abstimmung der langfristigen diätetischen Maßnahmen auf individuelle Lebensmittelintoleranzen
- Einsatz von Antidiarrhoika zur Verkürzung der Krankheitsdauer bzw. zur Linderung der Symptome

Abb. 37–1 Ernährungstherapie der Diarrhoe

Weiterführende Literatur

Al-Abri SS, Beeching NJ, Nye FJ: Traveller's diarrhoea. Landet Infect Dis 5 (6): 349–60, 2005

Armon K, Stephenson T, MacFaul R, Eccleston P, Werneke U: An evidence and consensus based guideline for acute Diarrhoea management. Arch Dis Child 85(2): 132–142, 2001

Chassany O, Michaux A, Bergmann JF: Drug-induced Diarrhoea. Drug Saf 22(1): 53–72, 2000

De Las Casas C, Adachi J, Dupont H: Review article: travellers' Diarrhoea. Aliment Pharmacol Ther 13(11): 1373–1378, 1999

DAL, Rajkumar C, Cooke J, Bulpitt CJ: Probiotics in prevention of antibiotic associated Diarrhoea: meta-analysis. BMJ 324(7350): 1361, 2002

Fewtrell L, Kaufmann RB, Kay D, Enanoria W, Haller L, Colford JM Jr: Water, sanitation, and hygiene interventions to reduce diarrhoea in less developed countries: a systematic review and meta-analysis. Lancet Infect Dis 5(1): 42–52, 2005

Field M, Rao MC, Chang EB: Intestinal electrolyte transport and diarrheal disease (1). N Engl J Med 321(12): 800–806, 1989

Field M, Rao MC, Chang EB: Intestinal electrolyte transport and diarrheal disease (2). N Engl J Med 321(13): 879–883, 1989

Forbes A: Investigation of Diarrhoea in adults. Clin Med 2(5): 410–414, 2002

Hahn S, Kim Y, Garner P: Reduced osmolarity oral rehydration solution for treating dehydration due to Diarrhoea in children: systematic review. BMJ 323(7304): 81–85, 2001

Isolauri E: Probiotics for infectious Diarrhoea. Gut 52(3): 436–437, 2003

Wingate D, Phillips SF, Lewis SJ, Malagelada JR, Speelman P, Steffen R, Tytgat GN: Guidelines for adults on self-medication for the treatment of acute Diarrhoea. Aliment Pharmacol Ther 15(6): 773–782, 2001

38 Obstipation

Die Obstipation stellt in der Praxis ein häufiges Problem dar. Sie steht für ein Beschwerdebild, dem keine eigenständige Erkrankung zugrunde liegt. Es handelt sich vielmehr um ein Symptom, das sich auf dem Boden diverser Erkrankungen, mehrerer ätiologischer Faktoren und pathogenetischer Mechanismen manifestiert. Diese können gleichzeitig auftreten und sich gegenseitig bedingen.

Zwischen der medizinischen Definition der Obstipation und den subjektiven Eindrücken der Betroffenen besteht eine große Diskrepanz. Entsprechend lassen sich auch präzise Angaben zur Epidemiologie der Obstipation schwer ermitteln. Exakte Daten zur **Prävalenz** der Obstipation sind in der BRD nicht verfügbar. Es wird vermutet, dass ca. 30–60 % der Erwachsenen klinische Anzeichen der Obstipation aufweisen, wobei Frauen etwa doppelt so häufig betroffen sind wie Männer.

38.1 Definition und Klinik

Eine niedrige Defäkationsfrequenz (< 3 Stühle pro Woche), die über sechs Monate anhält, lässt sich als chronische oder **habituelle Obstipation** definieren, in anderen Fällen (kürzer als ein halbes Jahr) dagegen als **akute Obstipation**. Diese Begriffsbestimmung ist jedoch nur bedingt sinnvoll, da eine niedrige Stuhlfrequenz alleine keinen Krankheitswert darstellt. Vorgeschlagen wurde eine Definition, die einen erschwerten, unregelmäßigen, zeitweilig auch schmerzhaften Stuhlgang mit dem Begriff Obstipation umschreibt. Die Schmerzsymptomatik stellt sich beim Absetzen geringer Stuhlmengen (< 100 g pro Tag) ein, die eine schafkotähnliche Gestalt und Konsistenz haben.

Die exakte Analyse der pathogenetischen Mechanismen und Faktoren ermöglicht die **Klassifikation** der Obstipation in zwei Kategorien. **Primäre Formen** lassen sich auf funktionelle Störungen des Darms zurückführen, während sich **sekundäre** als Begleiterscheinungen bereits bestehender Grunderkrankungen manifestieren. Ferner begründen mechanische Hindernisse im Bereich des Colons oder Nebenwirkungen einer Pharmakotherapie die Ausprägung der Obstipationssymptomatik.

Trotz der relativ eindeutigen Charakterisierung des Beschwerdebilds gehen in der Realität in hohem Maße subjektive Werte in die Definition der Obstipation ein. Die Patienten beschreiben eine bereits seltene Darmentleerung als Obstipation, in der Vorstellung, eine tägliche Defäkation sei normal. Sie empfinden abdominelles Unbehagen in Verbindung mit dem Absetzen des Stuhls, klagen über die harte Konsistenz ihrer Exkremente und eine inkomplette Darmentleerung. Daneben setzen sie den Einsatz der Bauchpresse während des Defäkationsprozesses mit Obstipation gleich. Schließlich fühlen sich die Betroffenen nicht imstande, auf einen Defäkationsreiz entsprechend zu reagieren. Obstipierte Patienten weisen im Vergleich zu entsprechenden Kontrollgruppen unabhängig von der Ernährung geringere Stuhlgewichte und längere **Colontransitzeiten** auf.

38.2 Ätiopathogenese

Obwohl die Differenzierung der **primären Obstipation** in mehrere Unterformen derzeit nur unbefriedigend gelingt, kann sie doch als Richtschnur zu ihrer Diagnostik, zum Teil auch zu ihrer Therapie, dienen. Prinzipiell lassen sich drei verschiedene pathogenetisch relevante Mechanismen und Verlaufsformen voneinander abgrenzen:

Zum einen ist die primäre Obstipation Folge einer **verzögerten Chymuspassage** durch das Colon, die entweder auf ein Segment beschränkt bleibt oder sich über das ganze Organ erstreckt. Sie beruht auf einer Störung nervaler Reflexkreise in der Darmmuskulatur. Aus dem verzögerten Colontransit resultiert eine geringe Stuhlfrequenz und eine vermehrte Eindickung der Faeces. Dies erklärt die Bildung wasserarmer und harter Exkremente, die nur unter Einsatz der Bauchpresse abgesetzt werden können. Bei der **idiopathischen Obstipation** (slow tansit constipation, colonic inertia) ist der Chymustransit über das gesamte Colon verlängert. Diese sehr seltene Funktionsstörung des Colons ist in erster Linie bei Frauen feststellbar und weist zyklusabhängige Variationen auf, was als ätiologische Faktoren hormonelle Hintergründe vermuten lässt. Im Normalfall ist die Bedeutung der Sexualhormone bei der Entstehung der Obstipation allerdings gering. Während einer Schwangerschaft kann sich hingegen ein deutlicher hormoneller Einfluss auf die Darmfunktion ergeben. Eventuell lösen auch geburtshilfliche Traumata oder gynäkologische Eingriffe die Symptome aus. Zum anderen kann sich die Obstipation auf der Grundlage einer idiopathischen **intestinalen Pseudoobstruktion** entwickeln. Sie geht auf primäre Motilitätsstörungen des Colons oder des gesamten Gastrointestinaltrakts zurück und gleicht in ihrer klinischen Ausprägung einem mechanischen Ileus.

Obstipative Beschwerden können sich auch einstellen, wenn die Transitzeit von Nahrungsresten durch das Colon nur gering von der Norm abweicht oder gar störungsfrei verläuft. Sie basieren dann auf einer **reduzierten Sensibilität** des Rectums, die vor allem bei älteren Patienten auftritt. Daher wird der Übertritt der Faeces in das Rectum nicht angemessen wahrgenommen, was eine zeitliche Verlegung des Defäkationsreizes zur Folge hat und die Ansammlung großer Faecesmengen im Rectum ermöglicht. Erst hohe Volumina führen zur Auslösung des Defäkationsreflexes.

Eine weitere Variante der Obstipation beruht auf Defäkationsstörungen, die mit der **funktionellen Behinderung** des Faecestransports verbunden sind. Gründe hierfür sind z. B. rectoanale Veränderungen, neurogene Dysfunktionen sowie Stenosen bzw. Analfissuren. Letztlich kommen als weitere Ursache der Obstipation psychische Belastungen in Frage.

Pathogenetisch bedeutsam ist abgesehen vom Einfluss von **Laxanzien** eine ganze Palette anderer Arzneimitteltypen (orale Kontrazeptiva, Antikonvulsiva, Psychopharmaka, Ganglienblocker, u. a.), die in die sensible Steuerung der gastrointestinalen Physiologie eingreifen.

Viele Menschen haben eine falsche Normvorstellung von ihrer Defäkationfrequenz. Sie fürchten eine Selbstvergiftung durch im Darm verbleibenden Stuhl (**Horror autotoxicus**), sofern sie nicht wenigstens einmal täglich Stuhlgang haben. Für eine deratige Autointoxikation findet sich allerdings keine wissenschaftliche Evidenz. Dennoch sehen sich viele Menschen aus diesem zur Einnahme von Laxanzien veranlasst. Als häufiges Motiv für den Laxanzienabusus gilt bei Personen mit **anorektischen** oder **bulimischen** Zügen ein angestrebter **Gewichtsverlust**. Stimulierende Laxanzien können in einigen Fällen, vorwiegend bei Patienten mit verlangsamter Colonpassage, zur Gewöhnung führen und eine Dosiserhöhung notwendig machen. Bei der Mehrzahl der Patienten treten solche Effekte bei normaler Dosierung hingegen nicht auf. Der Laxanzienabusus kann allerdings mit einer **Hypokaliämie** einhergehen, der sich – bei intakter Nierenfunktion – Störungen des Säure-Basen-Haushalts (→ **metabolische Alkalose**) anschließen. Aufgrund des Kaliumdefizits stellen sich auch renale Dysfunktionen ein, was an der Reduktion der Inulin-, Kreatinin- und PAH-Clearance augenfällig wird. Diese Einschränkung der renalen Aktivität kann auch eine **metabolische Acidose** nach sich ziehen. Daneben können sie letzten Endes das zugrunde liegende Motilitätsproblem weiter verstärken. Dies kann durch die Wahl geeigneter Substanzen und Dosierungen minimiert werden.

Als Folge eines veränderten Motilitätsmusters sind auch Störungen des mikroökologischen Gleichgewichts im Dünndarm belegbar. **Mikrobielle Fehlbesiedlungen** mit einer übermäßig großen Bakterienpopulation erhöhen die Formation von Proteasen und freien Gallensäuren, was sich negativ auf die Integrität der Mucosaarchitektur auswirkt und Proteinverluste verursacht. Diese lassen sich in Symptomen wie Malabsorption und Steatorrhoen dokumentieren. Bei Obstipierten sind Veränderungen der Keimgruppenrelation im Colon nachweisbar, wie Untersuchungen zur Zusammensetzung der Fäkalflora belegen. Nach aktueller Datenlage wachsen im colonischen Mikrobiotop die Populationen von *Enterobacteriaceae* und **Fäulniskeimen**, während die Zahl apathogener Mikroorganismen und geringgradig auch die Gesamtkeimzahl abnimmt. Außerdem ist der Rückgang der **Bifidobakterienpopulation** scheinbar ein Effekt der verlängerten Chymusretention im Dickdarm. Wissenschaftlich nicht belegt ist die Behauptung, dass eine unzureichende Flüssigkeitszufuhr einen ätiologischen Faktor bei Obstipation darstellt. Eine Obstipation kann nur dann durch eine erhöhte Flüssigkeitszufuhr behoben werden, wenn zuvor eine Dehydrierung des Patienten vorlag.

38.3 Ernährungsempfehlungen zur Therapie

Obstipative Beschwerden sind Ausdruck intestinaler Funktionstörungen, die am häufigsten eine diätetische oder medikamentöse Therapie erfordern. In jedem Fall müssen stenosierende Prozesse und andere systemische Ursachen diagnostisch ausgeschlossen werden, bevor ernährungsmedizinische Maßnahmen eingeleitet werden. Vor mehr als zwei Jahrzehnten wurde auf der Basis epidemiologischer Daten die klassische **Ballaststoffhypothese** formuliert. Sie macht für die hohe Inzidenz der Obstipation die für westliche Kulturkreise typische geringe Ballaststoffzufuhr (vorrangig cellulosereiche Ballaststoffe, die keinem bakteriellen Abbau im Colon unterliegen) kausal verantwortlich. Das Wasserbindungsvermögen cellulosereicher Ballaststofftypen soll danach die Kotmenge erhöhen, was die propulsive Colonmotorik anregt (**bulking effect**). Mit dem Anstieg der Stuhlvolumina wachsen auch die Bakterienmasse und das Stuhltrockengewicht. Gleichzeitig reduziert sich die Transitzeit (siehe Kap. 7.3). Neuere Analysen stellen diese Zusammenhänge allerdings teilweise in Frage. Es besteht zwar kein Zweifel daran, dass Stuhlmenge, -frequenz und –konsistenz bei Gesunden durch eine erhöhte Ballaststoffzufuhr positiv beeinflusst werden. Bei Patienten mit Obstipation sind diese Effekte aber deutlich geringer ausgeprägt. Aus heutiger Sicht ist davon auszugehen, dass eine ballaststoffarme Ernährung im Allgemeinen nicht die Ursache einer Obstipation ist. In einigen Fällen kann eine Erhöhung der Ballaststoffaufnahme allerdings hilfreich sein; bei Patienten mit schwerer Verstopfung tritt hingegen bisweilen sogar eine Verschlimmerung der Symptomatik auf.

Eine mögliche Korrektur des Ernährungs- und Verhaltensmusters ist deshalb nur bei einem Teil der Patienten hilfreich. Dabei sollten **obstipierende Lebensmittel** wie Schokolade, Bananen oder Kakao gemieden und verstärkt **ballaststoffhaltige Lebensmittel** (Früchte, Gemüse, Vollkornprodukte) in den Speiseplan aufgenommen werden. Ein „bulking effect" geht dabei primär von wasserunlöslichen Ballaststoffen (Cellulose, Hemicellulose) aus, wie sie insbesondere in Weizenkleie zu finden sind. Auch Leinsamen stellen eine wirksame Ballaststoffquelle dar. Zunächst genügen Einzelgaben von 10 g/Tag (zwei gehäufte Esslöffel = ca. 5 g Ballaststoffe), eine Dosis, die innerhalb von acht Tagen bis zwei Wochen maximal auf 20 bis 30 g/Tag gesteigert werden kann. In jedem Fall ist auf die reichliche Zufuhr von Flüssigkeit zu achten, wenn Ballaststoffe in konzentrierter Form zugeführt werden. Besonders bei älteren Menschen ist dieser Aspekt von Belang. In der Anfangsphase können sich Nebenwirkungen wie **Flatulenz** und **Meteorismus** einstellen. Diese verschwinden aber meist nach zwei bis drei Wochen. Sie lassen sich auf die unterschiedliche metabolische Kapazität colonansässiger Keimgruppen für die verschiedenen Ballaststoffarten zurückführen. Sollten die Beschwerden länger andauern oder sich die Obstipation sich verschlimmern, ist die Ernährungstherapie anzupassen.

- Als Diättherapie sollte eine ballaststoffreiche Kost (mindestens 30 g Ballaststoffe pro Tag) versucht werden
- Verzicht auf (individuell) obstipationsfördernde Lebensmittel wie z. B. Schokolade und Bananen
- Schrittweise Einführung von Ballaststoffpräparaten (Weizenkleie, Leinsamen, Flohsamen); mögliche Nebenwirkungen sind dem Patienten kenntlich zu machen
- Laxanzien können zur Effektsteigerung der Ballaststofftherapie eingesetzt werden
- Lactulosetherapie ist in Erwägung zu ziehen
- Flüssigkeitszufuhr von täglich mindestens 1,5 bis 2 Litern (Komplikationen der Ballaststoffgabe ↓)
- Erlernen eines geregelten Defäkationsrhythmus
- Körperliche Aktivität

Abb. 38-1 Ernährungstherapie bei Obstipation

Eine Erhöhung der Ballaststoffzufuhr eignet sich auch zur Ergänzung einer **Pharmakotherapie**. Eine Laxanzienmedikation kann notwendig sein, sofern andere therapeutische Hilfsmittel versagen oder personenspezifische Intoleranzen gegen diätetische Maßnahmen vorliegen. Bestimmte Patienten sind sogar dauerhaft auf die Gabe von Laxanzien angewiesen, um eine zufrieden stellende Dickdarmfunktion zu erreichen. Zudem kann bei kurzzeitigen oder passageren Formen der Obstipation (postoperativ, Reisen, Gravidität) relativ vorbehaltlos auf Laxanzien zurückgegriffen werden.

Als unterstützende Maßnahme ist das Erlernen eines **geregelten Defäkationsrhythmus** ratsam. Der Patient sollte möglichst Situationen vermeiden, die eine willkürliche Unterdrückung des Defäkationsreizes auslösen. Hierbei erscheint eine Konditionierung der Defäkation auf einen bestimmten Zeitpunkt hilfreich (z. B. nach dem Frühstück). Bei der Defäkation kann der Effekt des gastrocolischen Reflexes ausgenutzt werden. Ein Glas kalter Fruchtsaft, Buttermilch oder Kaffee vor dem Frühstück soll denselben Zweck erfüllen.

Körperliche Aktivität (Spaziergänge, Schwimmen, Fahrradfahren) kann die Darmmotilität ebenfalls fördern und sollte daher, vor allem bei überwiegend sitzender Tätigkeit, in die Therapie der Obstipation einbezogen werden. Allerdings ist diese Maßnahme offenbar vorwiegend bei älteren Menschen mit Bewegungsmangel und in Kombination mit anderen Maßnahmen wirksam. Bei (jüngeren) Patienten mit schwerer Verstopfung wird die Darmfunktion hingegen nicht verbessert. **Abbildung 38-1** zeigt die wichtigsten ernährungstherapeutischen Empfehlungen im Überblick.

Weiterführende Literatur

Brandt LJ, Prather CM, Quigley EM, Schiller LR, Schoenfeld P, Talley NJ: Systematic review on the management of chronic constipation in North America. Am J Gastroenterol 100 Suppl 1: S5–S21, 2005

Knowles CH, Scott SM, Lunniss PJ: Slow transit constipation: a disorder of pelvic autonomic nerves? Dig Dis Sci 46(2): 389–401, 2001

Locke GR 3 rd, Pemberton JH, Phillips SF: AGA technical review on constipation. American Gastroenterological Association. Gastroenterology. 2000 119(6): 1766–1778, 2000

Mollen RM, Claassen AT, Kuijpers JH: The evaluation and treatment of functional constipation. Scand J Gastroenterology (Suppl) 223: 8–17, 1997

Müller-Lissner SA, Kamm MA, Scarpignato C, Wald A: Myths and misconceptions about chronic constipation. Am J Gastroenterol 100(1): 232–42, 2005

Ramkumar D, Rao SS: Efficacy and safety of traditional medical therapies for chronic constipation: systematic review. Am J Gastroenterol 100(4): 936–71, 2005

Schäfer R: Ballaststoffe in der Therapie der Obstipation. Z Gastroenterol (Suppl 1): 28, 2000

Schiller LR: Review article: the therapy of constipation. Aliment Pharmacol Ther. 15(6): 749–63, 2001

Thompson WG: Constipation: a physiological approach. Can J Gastroenterol 14 (Suppl D): 155D–162D, 2000

Wald A: Constipation. Med Clin North Am 84(5): 1231–1246, 2000

39 Lebensmittelallergien und -intoleranzen

Die Bedeutung von lebensmittelbedingten Allergien und Intoleranzen wird von Laien oft überschätzt. Bei Umfragen gaben zwischen 10 und 20 % der befragten Personen an, unter Nahrungsmittelallergien zu leiden. Werden diese Angaben hingegen mittels placebokontrollierter Provokationstests objektiviert, so reduziert sich die Häufigkeit auf ca. 2–4 %. Diese Diskrepanz mag auf die zum Teil fehlerhafte Verwendung der Begriffe Lebensmittelallergie und -intoleranz sowie die kritiklose Berichterstattung der Massenmedien und die jeweilige Persönlichkeitsstruktur der Betroffenen zurückgehen.

39.1 Definitionen

Unverträglichkeitsreaktionen, die auf die Zufuhr eines bestimmten Nahrungsmittels oder seiner Bestandteile zurückgehen, werden nach pathogenetischen Aspekten eingeteilt. Nach den Empfehlungen der EAACI (European Academy of Allergology and Clinical Immunology) wird zwischen **toxischen** und **nicht-toxischen** Nahrungsmittelunverträglichkeiten unterschieden (siehe Abb. 39–1).

Generell entsprechen toxische Reaktionen den Auswirkungen einer **Lebensmittelvergiftung** (z. B. Verzehr von Pilzen oder verdorbener Lebensmittel). Nicht-toxische Reaktionen lassen sich in **Nahrungsmittelallergien** und **Nahrungsmittelintoleranzen** untergliedern. Eine **Allergie**

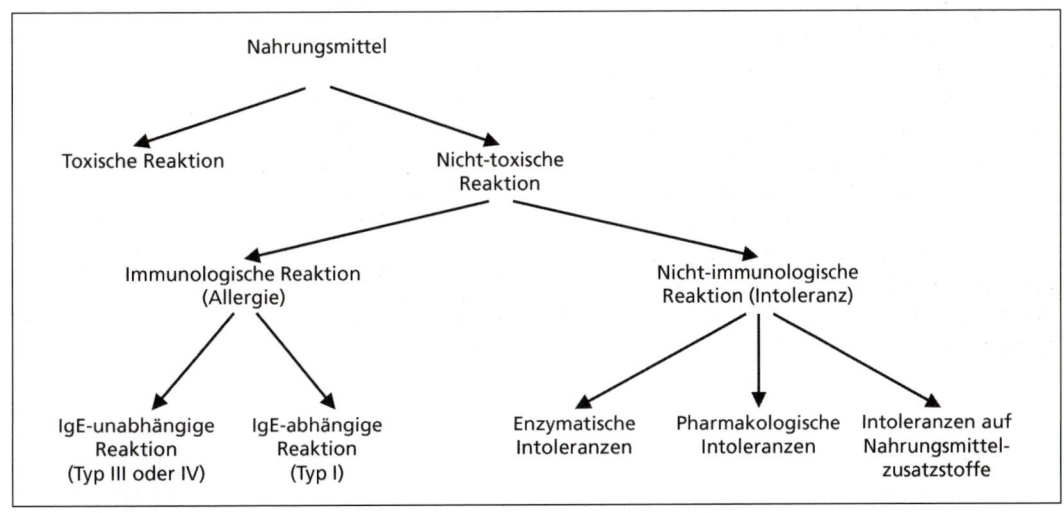

Abb. 39–1 Klassifizierung der ernährungsbedingten Unverträglichkeitsreaktionen (nach Bruijnzeel-Koomen et al. 1995)

gegen Nahrungsmittel liegt vor, wenn ihre klinischen Symptome durch eine **spezifische Immunantwort** des Organismus vermittelt werden. Nahrungsmittelallergien können in Abhängigkeit vom immunologischen Mechanismus und der zeitlichen Reaktionsabfolge in vier Typen eingeteilt werden (**siehe Tab. 39–1**). Bei Erwachsenen handelt es sich meist um IgE-vermittelte Immunreaktionen vom Soforttyp (Typ I), während bei Kindern häufiger Reaktionen vom verzögerten Typ (Typ III und IV) zu beobachten sind.

Bei den IgE-vermittelten Allergieformen kann aufgrund des Sensibilisierungswegs zwischen drei Allergieformen differenziert werden:

- **Typ A:** Frühzeitige Sensibilisierung über den Gastrointestinaltrakt, bevor die orale Toleranz und das Immunsystem voll ausgereift sind (Kinder < 3 Jahre),
- **Typ B:** Respiratorische Sensibilisierung unter Umgehung der oralen Toleranz mit Bildung von IgE, die mit Nahrungsbestandteilen reagieren (> 5 Jahre),
- **Typ C:** Sensibilisierung über den Gastrointestinaltrakt nach Ausreifung der oralen Toleranz (> 20 Jahre).

Der Begriff **Nahrungsmittelintoleranz** kennzeichnet eine reproduzierbare abnorme physiologische Reaktion des menschlichen Körpers auf die Zufuhr eines Lebensmittels oder eines Nahrungsmittelbestandteils, die **ohne Einfluss des Immunsystems** klinische Zeichen einer Nahrungsmittelallergie vortäuschen kann. Nahrungsmittelintoleranzen beruhen auf einem primären oder sekundären Enzymmangel (z. B. Lactoseintoleranz; siehe Kap. 31), pharmakologischen Intoleranzen (Reaktion auf die Zufuhr von Nahrungsmitteln mit natürlich hohen Konzentrationen an vaso- und psychoaktiven Stoffen) und auf unbekannten intoleranzerzeugenden Mechanismen. Pharmakologisch bedingte Intoleranzen treten vor allem nach dem exzessiven Genuss von Nahrungsmitteln auf, die reich an **biogenen Aminen** (z. B. Käse) sind. Intoleranzen, die durch Lebensmittelzusatzstoffe verursacht werden, liegen in vielen Fällen noch unbekannte Mechanismen zugrunde. Da ihre Symptome vielfach denen echter allergischer Reaktionen entsprechen, sind sie auch unter dem Begriff **pseudoallergische Reaktionen** (siehe Kap. 39.3) be-

Tab. 39–1 Klassifizierung der Nahrungsmittelallergien (Kasper 2000, S. 173)

Typ	Immunreaktion	Reaktionszeit
I	IgE	Sofort
II	IgG, IgM	Unterschiedlich
III	IgG, IgM	6–8 Stunden
IV	T-Lymphocyten	12–48 Stunden

kannt. Schließlich können Nahrungsmittelintoleranzen in seltenen Fällen über psychische Aversionen und psychosomatische Faktoren (z. B. Öko-Syndrom) ausgelöst werden.

39.2 Nahrungsmittelallergien

39.2.1 Klinik

Das klinische Bild einer Nahrungsmittelallergie manifestiert sich in der Regel schon bei kleinen oder mäßigen Mengen des betreffenden Lebensmittels, verschwindet nach dessen Elimination und kann durch wiederholte Exposition erneut hervorgerufen werden. Die **Symptomatik** von Nahrungsmittelallergien muss sich nicht auf den Magen-Darm-Trakt beschränken, sondern kann sich auch an der Haut oder den Schleimhäuten der Atemwege manifestieren (**siehe Abb. 39–2**).

Sehr häufig äußert sich eine Nahrungsmittelallergie als akute **Urticaria** (Nesselsucht), d. h. in einer Hautreaktion, wie sie durch den Kontakt mit Brennnesseln ausgelöst wird. Kennzeichen sind lokale Schwellungen der Haut (Quaddeln), die als Folge einer Permeabilitätssteigerung der Gefäßwände entstehen. Diese Hauterscheinungen können in wenigen Stunden abklingen und an anderen Hautarealen erneut auftreten. Ferner ist die Manifestation von Kreislaufstörungen bis hin zum gefürchteten **anaphylaktischen Schock** möglich. Er tritt meist im Verbund mit Symptomen des Magen-Darm-Trakts, der Haut und der Atmungsorgane auf. Isolierte allergische Reaktionen des Verdauungstrakts in Form von Erbrechen, Bauchkoliken, Durchfällen oder des Respirationstrakts (Ödeme im Bereich des Kehlkopfes oder Asthma, Schnupfen) sind im Gegensatz zur Hautreaktion eher selten. Diskutierte, aber nicht gesicherte Manifestationen einer Nahrungsmit-

Lokalisation	Symptomatik
Magen-Darm-Trakt	▪ Übelkeit ▪ Diarrhoe ▪ Obstipation ▪ Bauchschmerzen ▪ Flatulenz
Haut	▪ Nesselsucht ▪ Quincke-Ödem ▪ Ekzemverschlechterung ▪ Juckreiz
Atemwege	▪ Asthma Bronchiale ▪ Rhinokonjunktivitis ▪ Kehlkopfschwellung ▪ Husten
Sonstiges	▪ Kopfschmerzen ▪ Fieber ▪ Schockartige Symptome ▪ Verhaltensauffälligkeiten

Abb. 39–2 Lokalisation und Symptomatik der Nahrungsmittelallergie (nach Niggemann 1992)

telallergie sind Migräne, Akne, rheumatoide Arthritis, Hyperaktivität (**tension-fatigue-syndrome**) und entzündliche Darmerkrankungen (M. Crohn, Colitis ulcerosa; siehe Kap. 36, Colon irritabile; siehe Kap. 33).

39.2.2 Physiologie der Antigenelimination

Es wird davon ausgegangen, dass vor allem die in Nahrungsmitteln enthaltenen Proteine oder Glycoproteine mit einer Molekülmasse von wenigstens 10 kD als **Antigene** (Allergene) wirken und die **humorale** sowie die **zelluläre Immunantwort** (B- bzw. T-Lymphocyten) aktivieren. Ihre Allergenaktivität korreliert allerdings nicht mit dem Proteingehalt eines Nahrungsmittels. Im Gegensatz dazu wirken niedermolekulare Allergene (**Haptene**) zwar nicht unmittelbar antigen, sie sind aber nach ihrer Bindung an ein Makromolekül in der Lage, die Antikörperbildung zu induzieren.

Der Gastrointestinaltrakt ist in hohem Maße dem Kontakt mit potenziell pathogenen Fremdstoffen ausgesetzt und besitzt daher eine Reihe immunologischer und nicht-immunologischer Abwehrmechanismen, um sich zu schützen. Die **Denaturierung** und Hydrolyse der Nahrungsinhaltsstoffe, das mikrobielle Ökosystem des Darms sowie die Schleimproduktion der Becherzellen (Mucin) erschweren auch Nahrungsmittelallergenen den Zugang zur Membran der Enterocyten. Sollte diese unspezifische Abwehrstrategie scheitern, gewinnt das darmassoziierte lymphatische Gewebe (**GALT**) an Bedeutung (immunologische Barriere) (siehe Kap. 22.1).

Fremdstoffe (Antigene) werden über spezielle Zellen (**M–Zellen**) aufgenommen und zu benachbarten Lymphfollikeln (**Peyer'sche Plaques**) transportiert, die immunkompetente Zellen (B- und T-Lymphocyten, Makrophagen) enthalten. Die Lymphocyten verlassen nach ihrem initialen Antigenkontakt die Peyer'schen Plaques und reifen auf ihrer Wanderung durch das Herz-Kreislauf-System und die Lymphknoten zu Plasmazellen (B-Lymphocyten) bzw. zu Helfer- und Suppressorzellen (T-Lymphocyten) heran, um in erster Linie in die Darmschleimhaut zurückzukehren und fortan als intraepitheliale Lymphocyten und Lamina-propria-Lymphocyten (**Homing-Phänomen**) zu agieren. T-Helferzellen synthetisieren Signalmoleküle (Cytokine), die Plasmazellen bei der Produktion von sekretorischem Immunglobulin A (**sIgA**) – ein Pendant zum IgA im Serum – unterstützen. sIgA verfügt über eine sekretorische Komponente, die es vor dem enzymatischen Abbau schützt. Sekretorisches IgA bildet mit Mucinen eine schützende Barriere, indem es mit Antikörpern Komplexe bildet. Gleichzeitig blockieren Suppressorzellen nicht nur eine exzessive immunologische Reaktion auf luminale Antigene, sondern wahrscheinlich auch die Entwicklung von IgE-produzierenden Plasmazellen.

39.2.3 Pathophysiologie allergischer Reaktionen

Im Zusammenhang mit Nahrungsmitteln kommt insbesondere der IgE-vermittelten Hypersensibilität vom Soforttyp (Typ I) eine wesentliche Rolle zu.

Die **klinische Manifestation** der Sofortreaktion vom Typ I basiert auf einem Ungleichgewicht zwischen Antigenpräsenz und IgA-Synthese bzw. der Aktivität von Makrophagen. Der Einfluss der T-Helfer- und T-Suppressorzellen auf dieses Gleichgewicht basiert auf ihrer Rolle bei der Proliferation von B- und T-Lymphocyten. Der Mangel an IgA-Antikörpern und eine schwache Aktivität der T-Suppressorzellen ist für die Entstehung einer IgE-Sensibilisierung von entscheidender Bedeutung, da beide Phänomene die Mucosapassage von Antigenbruchstücken und die Stimulation des Reifungsprozesses IgE-bildender Plasmazellen in der Submucosa mitverantworten. Der Erstkontakt mit dem Antigen bleibt ohne klinische Konsequenzen, führt aber zur Sensibilisierung. Bei erneuter **Allergenexposition** kommt es zu einer raschen Bildung spezifischer Antikörper. Spezifische IgE-Antikörper gegen das Nahrungsallergen binden an hochaffine Rezeptoren von Mastzellen im Bindegewebe und in der Schleimhaut sowie an zirkulierende basophile Granulocyten, was deren Interaktion mit Bindungsdomänen (**Epitope**) der Antigenmoleküle ermöglicht. Hierbei interagieren Antigene und Antikörper in einer als **bridging** bezeichneten Reaktion, d. h. benachbarte IgE-Rezeptoren stehen über das gebundene Antigen, das über zwei Epitope verfügen muss, in Verbindung. Diese Quervernetzungen setzen verschiedene Mechanismen in Gang, die letztendlich die Allergiesymptomatik induzieren. Sie lösen die Sekretion von Mediatoren (z. B. Histamin) und anderen vasoaktiven Agenzien aus, die in Speichergranula von Mastzellen präformiert vorliegen. Ihre **Degranulation** ist für die Sofortreaktion an diversen Organsystemen (Darm, Haut, Atmungsorgane) kausal verantwortlich. Ferner führt das bridging zur Aktivierung der *Phospholipase A_2*, was die Synthese von Mediatoren aus der Arachidonsäurefamilie (Prostaglandine, Leukotriene) zur Folge hat (siehe Kap. 2.8). Diese sind an der Induktion der verzögerten Sofortreaktion oder von Sekundärreaktionen (nach zwei bis mehreren Stunden) beteiligt. Bei der enzymatischen Reduktion von **Hydroperoxiden**, die sich von Arachidonsäure ableiten, entstehen reaktive Sauerstoffradikale. Diese sind an der **Depolymerisation** von Bindegewebssubstanzen, Denaturierung von Enzymen, Schädigungen von Zellmembranen und Erhöhung der Gefäßpermeabilität beteiligt.

39.2.4 Lebensmittel als Ursache allergischer Reaktionen

Grundsätzlich kann jedes Lebens- und Genussmittel bzw. ein bestimmter Lebensmittelinhaltsstoff Symptome einer Allergie auslösen. Bei der heute in Deutschland üblichen Ernährungsweise verursachen überwiegend Allergene pflanzlicher Lebensmittel (Nüsse, Gemüse, Obst, Kräuter, Gewürze, Samen, Getreide) eine Allergiesymptomatik. Hier sind besonders Sellerie, Karotten, Soja, Paprika sowie Erd-, Hasel-, und Walnüsse zu nennen. Bei Lebensmitteln tierischen Ursprungs weisen vor allem **Milch** und **Milchprodukte** sowie **Hühnereier** und **Fische** ein erhöhtes allergenes Potenzial auf. Es ist davon auszugehen, dass sich der Katalog potenziell allergieauslösender Lebensmittel bzw. die Allergenpalette durch den globalen Warenverkehr, den steigenden Verarbeitungsgrad der Lebensmittel und die Einführung neuartiger Verfahren in der Lebensmittelproduktion erweitert (versteckte Allergene!).

Die Manifestation einer Nahrungsmittelallergie ist von der Art des Allergens, der Frequenz und dem quantitativen Umfang der Allergenexposition abhängig. Die **Dosis-Wirkungs-Beziehung** für die Provokation von Nahrungsmittelallergien steht im Wesentlichen unter dem Einfluss

- des Sensibilisierungsgrads des Individuums,
- des Aggregatzustands des Allergens (fest, flüssig, gasförmig; roh, gekocht),
- der unspezifischen Hyperreaktivität einzelner Organsysteme,
- möglicher Additionseffekte infolge von Gruppensensibilisierungen und Kreuzreaktivitäten,
- der psychischen, physischen, endokrinen Verfassung der Betroffenen und
- evtl. jahreszeitabhängiger Faktoren (z. B. Pollenflugsaison, Temperatur).

Im Hinblick auf die **allergene Aktivität** eines Lebensmittels ist seine Herkunft ebenso wie sein Verhalten gegenüber chemischen und physikalischen Einflüssen maßgeblich. Allergene von Früchten verlieren im Gegensatz zu verschiedenen tierischen Proteinen, Getreide, Hülsenfrüchten, Soja, Nüssen ihre Stabilität durch Oxidation und Erhitzen. Die **Hitzebehandlung** bewirkt eine Veränderung der Allergenstruktur, was eine Reduktion oder gar den Verlust der allergenen Aktivität herbeiführen kann, aber nicht unbedingt muss (z. B. Paprika). Daher sind naturbelassene Lebensmittel oder deren Metabolite für eine Vielzahl der ausgelösten Reaktionen verantwortlich zu machen.

Zwischen der Häufigkeit von Nahrungsmittelallergien und dem Lebensalter der Betroffenen sowie ihren Ernährungsgewohnheiten bestehen ebenfalls Zusammenhänge. Während sich bei Kindern vorrangig Allergien gegenüber Kuhmilch und Hühnerei manifestieren, dominieren bei Erwachsenen Sensibilisierungen gegen pflanzliche Nahrungsmittel. Die Symptomatik muss aber nicht lebenslang anhalten. Sie kann sich nach langfristiger Allergenkarenz abschwächen oder verschwinden. Die dauerhafte Elimination eines bestimmten lebensmittelgebundenen Allergens nimmt allerdings keinen Einfluss auf die angeborene Tendenz zu allergischen Reaktionen.

Allergene aus Lebensmitteln tierischer Herkunft

Kuhmilchallergien basieren gewöhnlich auf dem allergischen Potenzial von Teilfraktionen des Milchproteins (β-Lactoglobulin, α-Lactoalbumin, Casein). Das antigene Potenzial der **Molkenproteine** schwächt sich durch Erhitzen auf 100° C erheblich ab, während Casein hitzestabil ist. Eine Sensibilisierung gegen nicht-artspezifisches Casein geht mit einer Unverträglichkeit sowohl von Kuhmilch als auch von Schafs- und Ziegenmilch sowie deren Produkten einher.

Die Diagnose einer **Allergie gegen Hühnerei** bereitet oft Schwierigkeiten, da Hühnereiprodukte einerseits in vielen Fertigerzeugnissen versteckt vorkommen, andererseits Hühnereier infolge einer **Fischmehlfütterung** geringe Konzentrationen an Fischproteinen enthalten können. Die quantitativ wichtigste Proteinfraktion des Eiklars, **Ovalbumin**, wirkt stark allergen. Ihr allergisches Potenzial kann im Gegensatz zum Ovomucoid des Eiklars nicht durch thermische Behandlung reduziert werden; es ist selbst in gekochten Eiern aktiv.

Allergische Reaktionen werden auch durch Proteine verschiedener **Fischarten** (hauptsächlich Kaltwasserfische) und Schalentiere hervorgerufen. Fischproteine zeichnen sich durch ein besonders hohes allergenes Potenzial aus. Der Verzehr sowohl rohen als auch gekochten Fischs kann akute allergische Reaktionen des Soforttyps zur Folge haben. Da einige Fischproteinallergene flüchtig sind, kann bereits das Einatmen von Antigenen die Allergiesymptomatik auslösen.

Allergene aus Lebensmitteln pflanzlicher Herkunft

Im Gegensatz zu Lebensmitteln tierischer Herkunft sind pflanzliche Lebensmittel erheblich häufiger Grundlage von Nahrungsmittelallergien. Pflanzliche Allergene finden sich nicht nur in Lebensmitteln. Auch Kosmetika und Medikamente kommen als mögliche Allergenquellen in Betracht. Bei der weiten Verbreitung pflanzlicher Produkte muss deshalb berücksichtigt werden, dass der ständige Kontakt mit potenziellen pflanzlichen Allergenen eine Sensibilisierung induzieren kann.

Auch **Polysensibilisierungen** gegen mehrere pflanzliche Nahrungs- und Genussmittel bzw. deren Bestandteile sind zu beobachten. Dabei zeigt sich oft ein gemeinsames Auftreten von Allergien gegen taxonomisch verwandte Nahrungsmittel (**siehe Tab. 39–2**).

Tab. 39–2 Kreuzreaktionen zwischen Inhalationsallergenen und Lebensmitteln (nach Schnyder und Pichler, 1999)

Inhalationsallergen	Nahrungsmittel
Birken/Erlen/Hasel-Pollen	Walnuss/Haselnuss, Mandeln, Apfel, Birne, Kirsche, Aprikose, Pfirsich, Kiwi
Beifußpollen	Sellerie, Karotte, Fenchel, Pastinake, Anis, Dill, Paprika, Koriander, Kümmel, Kamille, Sonnenblumenkerne
Traubenkrautpollen	Melonen, Bananen
Gräser/Roggenpollen	Tomate, Melonen, (Erdnuss), (Getreide)
Hausstaubmilben	Schalentiere inkl. Schnecken
Latex	Avocado, Banane, Edelkastanie, Kiwi, Papaya, Feige, Spinat, Kartoffel, Tomate
Vogelfeder	Hühnerei
Pollen allgemein	Honig
Bienenenzyme	Honig

Dieses Phänomen beruht auf der Sensibilisierung gegenüber Allergenen ähnlicher oder identischer Struktur, so dass die Antikörper mit strukturell verwandten Epitopen reagieren. Typische **Kreuzreaktionen** treten zwischen verschiedenen Getreidearten und Gräsern oder zwischen verschiedenen Fischarten auf. Kreuzreaktionen kommen auch bei Nahrungsmittelgruppen vor, die taxonomisch nicht verwandt sind. Hierbei wird eine Sensibilisierung durch eine phylogenetisch konservierte Struktur – oft mit analogen Funktionen – herbeigeführt oder sie beruht auf einer aus chemischen Gründen beschränkten Heterogenität der relevanten Epitope.

Die Assoziation von **Pollen-** und **Nahrungsmittelallergien** ist schon lange bekannt. Hierbei weisen vor allem zwei Allergene in **Birkenpollen** strukturelle Analogien mit einzelnen Proteinen pflanzlicher Lebensmittel auf. Ihr relativ hoher Gehalt in Birkenpollen steht möglicherweise mit dem Reifungsprozess im Zusammenhang. Daher kann durch den inhalativen Kontakt mit den Pollen eine Sensibilisierung hervorgerufen werden, die nach dem Verzehr pflanzlicher Nahrungsmittel allergische Reaktionen hervorruft. Birkenpollenallergiker sind häufig nach dem Verzehr von rohen Äpfeln, Kiwi, Nüssen oder Mandeln von allergischen Reaktionen betroffen. Bei **Beifußpollenallergie** kann die Kreuzreaktivität sehr ausgedehnt sein. Sie führt häufiger zu systemischen Reaktionen bis hin zum anaphylaktischen Schock.

39.3 Pseudoallergische Reaktionen

Niedermolekulare natürliche Nahrungsmittelinhaltsstoffe oder zu technologischen Zwecken eingesetzte Lebensmittelzusatzstoffe vermitteln dosisabhängig pseudoallergische Reaktionen, die mit einer geschätzten Häufigkeit von 1–2 % eine eher seltene ernährungsabhängige Erkrankung darstellen. Pseudoallergische Reaktionen weisen dasselbe Symptomspektrum wie Nahrungsmittelallergien auf, wobei die zugrunde liegenden pathophysiologischen Mechanismen nur teilweise bekannt sind.

Bei der Pathogenese pseudoallergischer Reaktionen kommt der Freisetzung von Mediatoren

Tab. 39–3 Ausgewählte Lebensmittel mit hohem Gehalt an biogenen Aminen (nach Askar, 1982)

Biogenes Amin	Lebensmittel	Konzentration (mg/kg)
Histamin	Fisch	Bis zu 4640
	Hefeextrakt	260–2830
	Käse	Bis zu 13
	Sauerkraut	6–200
	Wein	Bis zu 30
Tyramin	Fisch	Bis zu 500
	Hefeextrakt	66–2256
	Käse	Bis zu 217
	Sauerkraut	20–95

aus **Mastzellen, basophile Granulocyten** und anderen Entzündungszellen eine zentrale Stellung zu. In der Regel stehen die Sekretion von **Histamin** und von **Leukotrienen** im Vordergrund. Zahlreiche Substanzen sind als auslösende Faktoren identifiziert worden. Hierzu gehören vor allem Konservierungsmittel, Farbstoffe und Salicylate.

Besonders bedeutsam sind Lebensmittel, die hohe Mengen an **biogenen Aminen**, insbesondere Histamin und Tyramin, enthalten (siehe **Tab. 39–3**).

Da **Histamin** bei allergischen Reaktionen freigesetzt wird und für die Entwicklung der wichtigsten allergischen Symptome verantwortlich ist, wird verständlich, dass die Zufuhr histaminreicher Lebensmittel die Symptomatik einer Nahrungsmittelallergie nachahmen kann. Die Hautsymptome nach Genuss histaminreicher Nahrungsmittel lassen sich durch die Wirkung des Histamins auf die Gefäßmuskulatur (Kapillarpermeabilität ↑, Blutdruck ↓) erklären. Der dadurch induzierte Flüssigkeitsaustritt aus den Gefäßen in das umgebende Gewebe verursacht die Bildung von Quaddeln und massiven Schwellungen im Bereich der Augenlider und Lippen. Im Bereich des Intestinal- und Respirationstrakts bewirkt Histamin die Kontraktion der glatten Muskulatur, wodurch es zu Darmkrämpfen und Bronchospasmen kommt.

Histamin akkumuliert in mikrobiell hergestellten und verdorbenen Lebensmitteln. Hohe Histamingehalte in Fischen aus der Familie der histidinreichen *Scombroidae* (z. B. Thunfisch und Makrele) sind Folgen unzureichender Hygiene.

Bakterien im Fischdarm sorgen bei nicht ausreichender Kühlung (> 10°C) für hohe Histaminkonzentrationen. Rohwürste können aufgrund ihres Reifungsprozesses ebenfalls hohe Konzentrationen an biogenen Aminen aufweisen. Ferner enthalten Lebensmittel, die mit Hilfe mikrobieller Verfahren hergestellt werden (z. B. Hefeextrakte, Käse, Sauerkraut, Wein) Histamin und andere biogene Amine. So wächst der Histamin- und Tyramingehalt bestimmter Käsesorten mit zunehmendem Reifegrad. Emmentaler und Roquefort können pro kg bis zu 2500 mg Histamin aufweisen. Der eher geringe Histamingehalt von Weinen (bis zu 30 mg/l) wird häufig deshalb als problematisch angesehen, weil Alkohol die Absorption von Histamin intensiviert.

In der Literatur wird immer wieder der Geschmacksverstärker **Glutamat** als Auslöser von pseudoallergischen Reaktionen genannt. Hierzu zählen u. a. Kopfschmerzen, Übelkeit, Druckgefühle im Nacken und Schulterbereich und ähnliche Beschwerden. Diese auch unter der Bezeichnung **China Restaurant Syndrom** bzw. **MSG-Symptomkomplex** (Mono-Sodium-Glutamat) bezeichnete Reaktion soll vorwiegend nach dem Genuss ostasiatischer Speisen in Erscheinung treten. Eine FAO/WHO-Expertenkommission kam nach Auswertung der vorliegenden wissenschaftlichen Daten zu dem Schluss, dass kein Zusammenhang zwischen dem Glutamatgehalt der Nahrung und dem Auftreten der genannten Symptome besteht. In Doppelblindstudien mit Patienten, die angaben, an China Restaurant Syndrom zu leiden, konnte Glutamat als Ursache dieser Beschwerden ausgeschlossen werden.

39.4 Ernährungsempfehlungen zur Prävention

Die wichtigste Präventionsmaßnahme zur Reduktion des Nahrungsmittelallergierisikos von Kindern (speziell der Kuhmilchallergie) stellt das **Stillen** (4–6 Monate) dar. Während der Stillzeit sollte keine Zufütterung von Kuhmilch bzw. sojamilchhaltigen Nahrungsmitteln erfolgen. Wird ein Säugling mit bereits bekannter Nahrungsmittelallergie gestillt, muss die Mutter selbst das entsprechende Allergen meiden, um der Allergiesymptomatik des Kindes vorzubeugen. Auf den Konsum besonders potenter Allergene (Kuhmilch, Soja, Ei) sollte die Mutter während der Zeit des Stillens weitgehend verzichten. Bei nicht- bzw. nur teilgestillten Säuglingen kann der Einsatz einer **hypoallergenen Säuglingsnahrung** (HA-Nahrung) erwogen werden. Dies ist vor allem bei Säuglingen indiziert, die ein erhöhtes Allergierisiko aufweisen (siehe Kap. 18.4.2).

39.5 Ernährungsempfehlungen zur Therapie

Voraussetzung für die Einleitung der Ernährungstherapie ist der Nachweis der allergischen Reaktion. Zur **Diagnose** dienen verschiedene klinische Tests (Hauttest mit Allergenextrakten, evtl. spezifische IgE-Bestimmung), denen eine sorgfältige Ermittlung des symptomauslösenden Nahrungsmittels oder Lebensmittelbestandteils folgen muss (**diagnostische Diät**). Sie bildet die Basis für die jeweilige Allergenelimination und gibt Hinweise auf die verantwortliche Noxe, den Reaktionstyp, die Schwellendosis, das Manifestationsmuster bzw. die Ausprägung der Symptome und lässt Rückschlüsse auf weitere zu erwägende präventive Maßnahmen zu (Kreuzreaktionen? Pollenallergiker?). Zu den diagnostischen Diäten zählen Eliminations- und Suchtdiät sowie orale Provokationstests. Bei **Eliminationsdiäten** werden allergieverdächtige Nahrungsmittel aus dem Speiseplan entfernt und die Entwicklung des Beschwerdebildes verfolgt. **Suchdiäten** sind durch eine allergiearme (oligoantigene) Basisdiät gekennzeichnet, die sich durch Fehlen von Lebensmitteln auszeichnet, die häufig mit Allergien assoziiert sind (z. B. Milch, Eier, Weizen). Ausgehend von dieser oligoantigenen Grunddiät erfolgt der stufenweise Zusatz verdächtiger Lebensmittelgruppen (**siehe Tab. 39–4**). Goldstandard für den definitiven Nachweis einer Nahrungsmittelallergie ist der orale Provokationstest. Hierbei schließt sich nach einer 2–3-wöchigen Allergenelimination die Gabe der verdächtigten Substanz an. Provokationstests dürfen nur unter ärztlicher Betreuung und notfallmedizinischer Bereitschaft erfolgen, da die Gefahr eines anaphylaktischen Schocks besteht.

Aus den erhobenen Befunden ergibt sich die Konzeption einer individuell und langfristig praktikablen **allergologischen Diät** (therapeutische Diät). Primäres Ziel jeder diätetischen Intervention ist die Ausschaltung der allergenen Nahrungskomponente aus dem Speiseplan. Das hieraus resultierende diätetische Regelwerk muss nicht nur der **Allergenkarenz** Rechnung tragen, zu berücksichtigen ist auch die Aufrechterhaltung einer bedarfsdeckenden, gesunderhaltenden Ernährung. In praktischer Hinsicht erfordert dies, dem Patienten Alternativen für die Lebensmittelauswahl anzubieten (**siehe Tab. 39–5**) sowie die Vermittlung von Kenntnissen in der küchentechnischen Zubereitung (Lagern, Trocknen, Erhitzen). Hiermit ist die Möglichkeit gegeben, einen weitgehend normalen (gesunden) Ernährungsstil zu praktizieren bzw. beizubehalten und die Versorgung mit allen Nährstoffen sicher zu stellen.

Eliminationsdiäten, die nur mit Verbotslisten arbeiten, ohne auf adäquate Alternativen hinzuweisen, sind nicht sinnvoll. Um die Elimination potenzieller Allergenquellen zu sichern, ist es notwendig, den Patienten auf Lebensmittel hinzuweisen, die die entsprechenden Allergene in versteckter Form enthalten können. Die wichtigsten Allergene sind in Hülsenfrüchten, Nüssen und Mandeln, Sellerie und Gewürzmischungen enthalten. Die Gefährdung durch Leguminosen, Soja oder Erdnüsse bleibt größtenteils auch nach Erhitzung erhalten. Erdnussprodukte werden in Snacks, Süßigkeiten und in Backwaren verarbeitet. Sojakomponenten sind in vielen Back- und Süßwaren, Fleischerzeugnissen, Würzstoffen, Fertiggerichten, Baby-, Diät- und Reformkostprodukten enthalten. Sojaproteinkonzentrat oder texturierte Sojaproteine werden in der Wurstherstellung oder als Fettersatzstoffe eingesetzt. **Sojaallergien** sind schon im Kindesalter häufig und werden immer häufiger auch bei Erwachsenen beobachtet. Heikel ist auch der nicht deklarierte Einsatz von **Guarkernmehl**, das als Dickungsmittel in der Lebensmittelindustrie eingesetzt wird.

Das allergene Potenzial von Hasel-, Wal- und Paranüssen oder Mandeln bleibt auch nach seiner Verarbeitung erhalten. **Sellerieallergien** zählen zu den pollenassoziierten Nahrungsmittelallergien. Sellerie wird als Würzmittel in einer Vielzahl von Suppen, Saucen, Speisen, Salaten, Likören und Fertiglebensmitteln verwendet. **Beifußpollenallergien** treten in über 50 % der Fälle zusammen mit Allergien gegen Sellerie, rohe Karotten und/ oder manche Gewürze (Anis, Fenchel, Koriander, Kümmel, Petersilie, Pfeffer, Paprika, Senf, Majoran, Oregano, Rosmarin, Basilikum u. a.) auf.

Mit einer im November 2003 veröffentlichten **Etikettierungs-Richtlinie** 2000/13/EG wird die Deklaration von Lebensmitteln für Allergiker hinsichtlich der Angabe der in Lebensmitteln enthaltenen Zutaten verbessert. In die Richtlinie

Tab. 39–4 Abfolge der Lebensmittelgruppen, die bei Suchdiäten stufenweise zugesetzt werden (nach Ring, 1987)

Stufe	Nahrungsmittel
1	Milch und Milchprodukte
2	Kohlenhydrate und Gemüse
3	Fleisch
4	Geflügel und Ei
5	Fisch und Meeresfrüchte
6	Gemischte Mahlzeiten mit Farb- und Konservierungsstoffen

Tab. 39–5 Allergene Lebensmittel, betroffene Nährstoffe und mögliche Alternativen zur Lebensmittelauswahl

Lebensmittel	Nährstoffe	Alternativen
Kuhmilch	Calcium, Vitamin B_2	Broccoli, Grünkohl, Nüsse, angereicherte Fruchtsäfte
Eier	Vitamin A, D, Protein	Fisch, Fleisch, Gemüse, Hülsenfrüchte
Obst	Vitamin C, Kalium, Magnesium	Gemüse, eventuell abgekochtes Obst bzw. Obstsäfte
Weizen	Vitamin B_1, Niacin, Magnesium	Andere Getreidesorten wie Roggen und Hafer. Austausch von Hartweizenerzeugnissen durch Reis, Hirse und Kartoffelgerichte

- 4–6-monatige Stillperiode, keine ergänzende Säuglingsnahrung
- Meiden von potenten Allergenen in der Ernährung der stillenden Mutter (Soja, Fisch, Kuhmilch)
- Bei nicht-gestillten Säuglingen Einsatz von hypoallergenen Produkten (HA-Nahrung)
- Konsequente Elimination der allergenen und unverträglichen Nahrungsmittel (Allergen-Karenz)
- Substitution der gemiedenen Lebensmittel durch andere Lebensmittel (bspw. Kuhmilch durch Ca-angereicherte Fruchtsäfte)
- Bei Unverträglichkeitsreaktionen gegen mehrere Grundnahrungsmittel evtl. Einsatz von Nahrungsergänzungsmitteln, um Nährstofflücken zu schließen

Abb. 39–3 Prävention und Ernährungstherapie bei Nahrungsmittelallergien und pseudoallergischen Reaktionen

geht somit die Kennzeichnung der wichtigsten Lebensmittelallergene ein.

In der Therapie der Nahrungsmittelallergien sind langfristige Karenzmaßnahmen nach einem Alles-oder-Nichts-**Gesetz** selten erforderlich und beziehen sich nur auf wenige Lebensmittel (meist hitzestabiler Natur). Daher kann die thermische Behandlung die Liste der nicht-allergenen Lebensmittel erweitern. Auch die Menge von Nahrungsmitteln und Zutaten, die nur als Hilfsmittel bzw. gar nicht in der Zubereitungstechnik verwendet werden dürfen, lassen sich festlegen. Allerdings sind Rückfälle auch bei strengster Diät nicht ausgeschlossen, da manche Allergene in Nahrungsmitteln weit verbreitet oder versteckt in Lebensmitteln vorkommen. Im EU-Wirtschaftsraum müssen nämlich Zutaten, die in traditionell hergestellten Lebensmitteln enthalten sind, nicht in jedem Fall deklariert werden. Dies erschwert das Einhalten einer Diät erheblich und legt den Verzicht auf Fertigprodukte und Gewürzmischungen nahe. **Abbildung 39–3** fasst die wichtigsten Ernährungsrichtlinien bei Nahrungsmittelallergien und pseudoallergischen Reaktionen in einer Übersicht zusammen.

In schweren Fällen ist eine **orale Hyposensibilisierung** mit wichtigen Grundnahrungsmitteln, z. B. bei polyvalenter Sensibilisierung gegen tierische und pflanzliche Proteine, geboten, um den Patienten wenigstens eine begrenzte Möglichkeit zur Wiederherstellung der Toleranz zu gewähren. Erforderlichenfalls sind Nahrungsmittelallergiker durch entsprechende Therapeutika (Antihistaminika oder Protektiva) zu behandeln, wenn eine strikte Eliminationsdiät infolge hochgradiger Sensibilisierung oder multifaktorieller Nahrungsmittelallergie nicht oder nur schwer durchführbar ist.

Weiterführende Literatur

Askar, A: Biogene Amine in Lebensmitteln und ihre Bedeutung. Ernährungs Umschau 29: 143–148, 1982

Biesalski HK, Bäsler KH, Diehl JF, Erbersdobler HF, Fürst P, Hammes W, Kempski O, Müller W, Steinhart H: Na-Glutamat. Eine Standortbestimmung. Akt Ernähr Med 22:

Bischoff SC, Mayer JH, Mans MP: Allergy and the gut. Int Arch Allergy Immunol 121: 270–283, 2000

Bjorksten B: Genetic and environmental risk factors for the development of food allergy. Curr Opin Allergy Clin Immunol 5 (3): 249–53, 2005

Brandtzaeg PE: Current understanding of gastrointestinal immunoregulation and its relation to food allergy. Ann N Y Acad Sci 964: 13–45, 2002

Bruijnzeel-Koomen C, Ortolani C, Aas K, Bindslev-Jensen C, Bjorksten B, Moneret-Vautrin D, Wuthrich B: Adverse reactions to food. European Academy of Allergology and Clinical Immunology Subcommittee. Allergy 50(8): 623–635, 1995

Burks W: Current understanding of food allergy. Ann N Y Acad Sci 964: 1–12, 2002

Christie L: Nutrition basics in food allergy. Curr Allergy Rep 1(1): 80–87, 2001

Guarderas JC: Is it food allergy? Differentiating the causes of adverse reactions to food. Postgrad Med 109(4): 125–127, 131–134, 2001

Host A, Halken S: Primary prevention of food allergy in infants who are at risk. Curr Opin Allergy Clin Immunol 5 (3): 255–9, 2005

Kasper H: Ernährungsmedizin und Diätetik. Urban & Fischer, München – Jena, 9. Auflage 2000, S. 173–178,

Kimber I, Dearman RJ: Food allergy: what are the issues? Toxicol Lett 120(1–3): 165–70, 2001

Poulsen LK: In search of an new paradigm: mechanism of sensitization and elicitation of food allergy. Allergy 60 (5): 549–58, 2005

Niggemann B: Spezielle Allergieprobleme bei der Ernährung des Kindes. Ernährungs Umschau 39: S858-S860, 1992

Ring J, Braun-Falco O: Allergie-Diät. Verfahren zur Diagnostik und Therapie von Nahrungsmittel-Allergien und Pseudo-Allergien. Hautarzt 38: 198–205, 1987

Schnyder B, Pichler WJ: Nahrungsmittelintoleranz und Nahrungsmittelallergie. Schweiz Med Wochenschr 129(24): 928–33, 1999

Nützliche Internetadressen zum Thema
American Academy of Allergy, Asthma and immunology (AAAAI): http://www.aaaai.org
Deutsche Gesellschaft für Allergologie und klinische Immunologie (DGAKI): http://www.dgaki.de
World Allergy Organization (WAO): http://www.worldallergy.org
Resource List on Food Allergies and Intolerances (USDA): http://www.nal.usda.gov/fnic/pubs/bibs/gen/allergy.htm

Kapitelübergreifende Literatur

A. Lehrbücher der Biochemie und Ernährungsphysiologie

Bender DA: Nutritional Biochemistry of the Vitamins. 2nd ed., Cambridge University Press, Cambridge, United Kingdom 2003

Gropper SS: Biochemistry of Human Nutrition. Wadsworth, Belmont, CA 2000

Linder MC (ed.): Nutritional Biochemistry and metabolism. 2nd ed., Elsevier, New York 1991

Löffler G, Petrides P: Biochemie und Pathobiochemie. 7. Aufl., Springer, Berlin 2003

Moustaïd-Moussa N, Berdanier CD (eds.): Nutrient-Gene Interactions in Health and Disease. CRC Press, Boca Raton, FL 2001

Rehner G, Daniel H: Biochemie der Ernährung. 2. Aufl., Spektrum Akademischer Verlag, 2002

Zempleni J, Daniel H (eds.): Molecular Nutrition. CABI Publishing, Wallingford, Oxon, UK 2003

B. Allgemeine Lehrbücher der Ernährungswissenschaft

Berdanier CD (ed.): Handbook of Nutrition and Food. CRC Press, New York 2002

Browman BA, Russell RM (eds.): Present Knowledge in Nutrition. 8th ed, ILSI Press, Washington DC 2001

Eastwood M: Principles of Human Nutrition. 2nd ed, Blackwell Publishing, Malden 2002

Elmadfa I, Leitzmann C: Ernährung des Menschen. 4. Aufl., Eugen Ulmer, Stuttgart 2004

Mann J, Truswell AS: Essentials of Human Nutrition. 2nd ed, Oxford University Press, Oxford, United Kingdom 2002

Shils ME, Olson JA, Shike M, Ross AC (eds.): Modern nutrition in health and disease. 9th ed., Lea & Febiger, Philadelphia 1999

Souci SW, Fachmann W, Kraut H: Food-Composition and Nutrition Tables. Die Zusammensetzung der Lebensmittel, Nährwert-Tabellen. La composition des aliments, Tableaux des valeurs nutritives. 6. Aufl., medpharm Scientific Publishers, Stuttgart 2000

C. Lehrbücher der Ernährungsmedizin

Bales CW, CS Ritchie (eds.): Handbook of Clinical Nutrition and Aging. Humana Press, Totowa, NJ 2004

Biesalski HK, Fürst P, Kasper H, Kluthe R, Pölert W, Puchstein C, Stähelin HB (Hrsg.): Ernährungsmedizin. 3. Aufl., Thieme, Stuttgart 2004

Higdon J: An Evidence-based Approach to Vitamins and Minerals: Health Implications and Intake Recommendations. Thieme, New York 2003

Kasper H: Ernährungsmedizin und Diätetik. 10. Aufl., Urban & Fischer, München 2004

Sardesai VM: Introduction to Clinical Nutrition. 2nd ed, Marcel Dekker Inc, New York 2003

Schauder P, Ollenschläger P (Hrsg.): Ernährungsmedizin. 3. Aufl., Urban & Fischer, München 2006

Stein J, Jauch K-W (Hrsg.): Praxishandbuch klinische Ernährung und Infusionstherapie. Springer, Berlin 2003

Sachverzeichnis

A

abdominelle Adipositas s. Adipositas
ACAT s. Acyl-CoA-Cholesterol-Acyltransferase
Acetaldehyd 212, 421
Acetyl-CoA, Stoffwechsel 33
Acetyl-CoA-Carboxylase 33, 36
Acrodermatitis enteropathica 146
Acyl-CoA, Stoffwechsel der Lipide 33
Acyl-CoA-Cholesterol-Acyltransferase (ACAT) 38
Acylglyceride 24
Adenin 411
Adenosintriphosphat (ATP) 66
–, Sportler 302
adequate intake (AI) 275
Adipocyten 33
Adipositas 351
–, abdominelle 352
–, assoziierte Erkrankungen 356
–, Beziehungen zur Gicht 414
–, chirurgische Therapie 367
–, genetische Faktoren 353
–, Krebserkrankungen 423
–, Krebssterblichkeit 359
–, Lebenserwartung 359
–, medikamentöse Therapie 367
–, Pathogenese 352
–, psychosoziale Faktoren 354
–, relative Sterblichkeit 359
–, soziokulturelle Faktoren 354
–, Therapie 360
Adrenalin, Wirkung auf den Fettstoffwechsel 36
–, Wirkung auf den Glucosestoffwechsel 19
advanced glycosilation end products (AGEs) 375
Aflatoxine 232
–, Krebserkrankungen 423
Agar-Agar 166
Akute-Phase-Proteine 320
Alanin-Aminotransferase 56
ALAT 56
Albumine 49
Aldosen 8
Aldosteron 126, 129
Alginate 166 f.
Alkaloide 230
Alkohol, assoziierte Erkrankungen 214 f.
–, Brennwert 211
–, Diabetes mellitus 383
–, Einfluss auf die Nährstoffversorgung 218
–, Gicht 412, 415
–, Herz-Kreislauf-Erkrankungen 404
–, Krebserkrankungen 218, 421, 427
–, Osteoporose 449
–, protektive Effekte 220
–, Schwangerschaft 287
–, Stillen 294
–, Stoffwechsel 211
Alkoholabusus 213
Alkoholdehydrogenase 212
Alkoholembryopathie 287
Alkoholhepatitis 214
Allergenkarenz 508
Allergien s. Nahrungsmittelallergien 501
Allicin 192, 403
Alliin 192, 403
alternative Ernährungsformen 309
altersbedingte Makuladegeneration (AMD) 178
Alterungstheorien 297
Alzheimer-Demenz, Bedeutung von Cholin 116
–, – von Folsäure 108

–, – von Vitamin B_1 96
–, – von Vitamin B_{12} 105
–, – von Vitamin E 88
Amadori-Umlagerung 48
Amenorrhoe 442
Amine, biogene 52, 55, 230, 343, 502
–, –, Gehalte in Lebensmitteln 506
–, –, Nahrungsmittelintoleranzen 506
Aminopeptidasen 50
Aminosäuren, Absorption 52
–, Aufbau und Einteilung 46
–, Bedeutung der Leber 54
–, Desaminierung 56
–, ernährungsphysiologische Bedeutung 52
–, essenzielle 55, 58, 60 f.
–, glucogene 52, 55
–, –, Bedeutung für die Gluconeogenese 17
–, ketogene 55
–, limitierende 61
–, nichtessenzielle 61
–, nichtproteinogene 46
–, proteinogene 46
–, semiessenzielle 61
–, Stoffwechsel 54
–, Struktur 47
–, Transaminierung 56
Ammoniak 56
–, Bedeutung der Darmflora 58
–, Detoxifikation 57
–, Krebserkrankungen 424
Amygdalin 231
Amylopektin, chemischer Aufbau 9
–, Vorkommen 9
Amylose, chemischer Aufbau 9
–, Vorkommen 9
Anämie, hypochrome mikrocytäre 142, 155
–, makrocytäre hyperchrome 108, 336
–, perniziöse 105
Ananas-Diät 364
anaphylaktischer Schock 502
androide Fettverteilung s. Fettverteilung
Anencephalie 285
Angina pectoris 386
Angiogenese 429
Anomere 8
Anorexie bei Senioren 298
–, Krebserkrankungen 431
Antacida 494
Anthocyane 178
Anthocyanidine 179

Anthocyanine 179
Anthropometrie 264 f.
Antikonvulsiva, Einfluss auf die Nährstoffversorgung 335
Anti-Onkogene s. Tumorsupressor-Gene
Antioxidanzien 202, 252
–, Diabetes mellitus 382
–, endogene 203 f.
–, energistische Wirkungen 205
–, exogene 204 f.
–, Herz-Kreislauf-Erkrankungen 401
–, präventive Effekte 205
–, – Zufuhrempfehlungen 206
–, rheumatische Erkrankungen 464
anthroposophische Ernährung 317
Apo-E-Rezeptoren 32
apoplektischer Insult 386
Apoproteine 30
Apoptose 426
Appetitlosigkeit bei Senioren 298
Arachidonsäure 41, 398
–, chemischer Aufbau 24
–, rheumatische Erkrankungen 459, 461 f.
Arginin 323
–, Atherosklerose 400
–, Sportler 306
Arteriosklerose s. Atherosklerose
Arthrose s. rheumatische Erkrankungen
Arzneimittel, adipogene Wirkung 334
–, Einfluss auf den Magen-Darm-Trakt 335
–, – auf die Hunger-Sättigungs-Regulation 333
–, – auf die Nährstoffausscheidung 336
–, – auf Verteilung und Stoffwechsel von Nährstoffen 335
– und Harnsäure 413
–, Wechselwirkungen mit der Ernährung 329
Arzneimitteleinnahme, oxidativer Stress durch 208
ASAT s. Aspartat-Aminotransferase 56
Ascorbinsäure, Absorptionsrate 91
–, antioxidative Eigenschaften 93
–, Diabetes mellitus 383
–, Eigenschaften 93
–, Einfluss von Arzneimitteln 92
–, Empfehlungen 93
–, Erkältungskrankheiten 94
–, Funktionen 92
–, Herz-Kreislauferkrankungen 93
–, Katarakt 94
–, Krebserkrankungen 93, 426

–, Nierensteine 92
–, Osteoporose 450
–, prooxidative 93
–, rheumatische Erkrankungen 465
–, Senioren 299
–, Stillzeit 289
–, Stoffwechsel 91
–, Struktur 91
–, Toxizität 93
–, vegetarische Ernährung 312
–, Verfügbarkeit 91
–, Vorkommen 91
Aspartat-Aminotransferase 56
asymmetrisches Dimethylarginin (ADMA) 393
ATBC-Studie 177, 207, 253, 403, 426
atherogener Index s. LDL/HDL-Quotient
Atherosklerose, Definition 386
–, Pathogenese 386
–, Prävention 405
–, Risikofaktoren 389 ff.
Atkins-Diät 20, 364
–, Ketoacidose 20
Atmungskette, Bedeutung von Coenzym Q_{10} 116
–, Wirkungsgrad 66
atrophische Gastritis 298
Aufwertungseffekt 62
Ausdauersportler s. Sportler 303
Ausmahlungsgrad 223
Ausschlussdiät 478
Autoantikörper, Diabetes mellitus 371
Avenin 473
Avidin 111, 227
Avitaminose 75

B

bakterielle Translokation 327, 341
Ballaststoffe 312, 343
–, chronisch entzündliche Darmerkrankungen 488
–, Diabetes mellitus 382
–, Divertikulose 483
–, Eigenschaften 167
–, Einteilung 166
–, Empfehlungen 171
–, ernährungsphysiologische Bedeutung 168
–, Herz-Kreislauf-Erkrankungen 399
–, irritables Colon 478
–, Krebserkrankungen 424
–, Mangel 170

–, vegetarische Ernährung 311
–, Vollwert-Ernährung 314
Ballcyclus s. Glucose-Alanin-Cyclus 16
Basalmembran 374
Beifußpollenallergie 506
Beikost 291, 296
Benfotiamin 96
Beri-Beri 96
Betain 116
Bewegungsmangel, Beziehungen zur Adipositas 354, 358
Bifidobakterien 341
– als Probiotika 241
bilanzierte Diäten 257, 322
bioelektrische Impedanzanalyse (BIA) 264, 266, 351
biogene Amine 52, 230, 343
–, Bildung 55
–, Gehalte in Lebensmitteln 506
–, Nahrungsmittelintoleranzen 502, 506
biologische Oxidation 66 f.
biologische Wertigkeit 61, 225, 291
–, Aufwertungseffekt 62
–, verschiedener Nahrungsproteine 62
Biomarker 239
Biotin, Einfluss von Arzneimitteln 112
–, Empfehlungen 112
–, enterale Synthese 111
–, Funktionen 111
–, Mangel 112
–, Stoffwechsel 111
–, Struktur 111
–, Toxizität 112
–, Verfügbarkeit 111
–, Vorkommen 111
Bioverfügbarkeit, Carotinoide 77
–, Kohlenhydrate 10
–, Lipide 25
–, Proteine 49
–, Retinal 77
–, Tocopherole 84
– von Arzneimitteln 330
Birkenpollen 506
Blutdruck s. auch Hypertonie 392
–, ω-3-Fettsäuren 399
–, Einfluss von Kalium 405
–, – von Kochsalz 404
–, – von Magnesium 405
Blutgerinnung, Bedeutung von Vitamin K 89
Body Mass Index (BMI) 266, 351

Bombenkalorimetrie 69
bösartige Neubildungen s. Krebserkrankungen
Botulismus 233
Bowman-Birk-Inhibitor 50
Brennwert, physikalischer 69
–, physiologischer 69
Brigitte-Diät 365
Broca-Index 265
Broteinheiten (BE) 380
bulking effect 499
Bundeslebensmittelschlüssel (BLS) 271
burning feet syndrome 113
Butyrat 169, 342 f., 424, 488

C

Caeruloplasmin 140, 154
Calbindin 81, 130, 132
Calciferole 80
–, anticancerogene Wirkung 84
–, Einfluss auf Autoimmunerkrankungen 84
–, Empfehlungen 83
–, endogene Synthese 80
–, Funktionen 81
–, Hypervitaminose 83
–, Krebserkrankungen 426
–, Mangel 83
–, Osteoporose 436, 443 f.
–, –, Prävention 83
–, Säuglinge 292
–, Schwangerschaft 284
–, Senioren 299
–, Stoffwechsel 81
–, Struktur 80
–, vegetarische Ernährung 311
–, Verfügbarkeit 81
–, Vorkommen 80
Calcitonin 132, 436
Calcitriol 81, 132
Calcium, Bedeutung von Vitamin D 130
–, Blutdruck 133
–, Empfehlung 132
–, Funktionen 132
–, Krebserkrankungen 424
–, Kupfer 451
–, Mangel 132
–, Osteoporose 442 f.
–, –, Prophylaxe 133
–, Regulation 131
–, Säuglinge 292

–, Schwangerschaft 285
–, Stoffwechsel 130
–, Verfügbarkeit 130
–, Vorkommen 130
Carboxypeptidasen 50
Carcinogene 418
Carcinome s. Krebserkrankungen
CARET-Studie 177, 207, 253, 403, 426
Carnitin, Frauenmilch 287
–, physiologische Bedeutung 34
–, Sportler 306
α-Carotin, Struktur 175
β-Carotin s. auch Carotinoide 172
–, Herz-Kreislauf-Erkrankungen 401
–, Krebserkrankungen 426, 428
–, Raucher 177
–, Struktur 175
–, Strukturformel 76
Carotine s. auch Carotinoide 172, 174
Carotinoide 173
–, altersbedingte Makuladegeneration 178
–, Empfehlungen 79
–, Fenster 176
–, Funktion 177
–, Herz-Kreislauf-Erkrankungen 177
–, Katarakt 178
–, Krebserkrankungen 177, 427 f.
–, Provitamin-A-Charakter 76
–, Retinol 76
–, Stoffwechsel 77, 176
–, Struktur 172
–, Toxizität 177
–, Verfügbarkeit 76, 174
–, Vorkommen 76, 174
Carrageen 166 f.
Carvon 194
Cascin 287, 505
Catechine 180
Catecholamine, Wirkung auf den Glucosestoffwechsel 19
Cellulose 166 f.
CHAOS-Studie 403
Chemotherapie, Ernährungsprobleme 431
China Restaurant Syndrom 507
Chlorid, Empfehlungen 136
–, Funktionen 136
–, Mangel 136
–, Stoffwechsel 136
–, Vorkommen 136
Cholecalciferol 80

Cholecystokinin (CCK) 298, 346
–, Funktion bei der Verdauung von Fetten 29
Cholesterol 25, 312
–, Atherosklerose 390 f.
–, Bedeutung für die Calciferolsynthese 80
–, Biosynthese 37 f.
–, Diabetes mellitus 381
–, Einfluss auf den Lipidstoffwechsel 394
–, ernährungsphysiologische Bedeutung 37
–, Regulation 37 f.
–, Vollwert-Ernährung 314
Cholin, Funktionen 116
–, Mangel 116
–, Stoffwechsel 116
–, Struktur 115
–, Vorkommen 115
Chrom, Diabetes mellitus 160, 383
–, Empfehlungen 160
–, Funktionen 160
–, gewichtsreduzierende Effekte 160
–, Mangel 160
–, Stoffwechsel 159
–, Toxizität 160
–, Verfügbarkeit 159
–, Vorkommen 159
chronisch entzündliche Darmerkrankungen 485
–, enterale Ernährung 490
–, parenterale Ernährung 489
–, Therapie 488
chronische Polyarthritis s. rheumatische Erkrankungen
Chylomikronen 389
–, physiologische Bedeutung 30
Chymotrypsin 52
Claudicatio intermittens 88
Clostridien 341
coated pits 38
Cobalamin, Alzheimer-Demenz 105
–, Beziehungen zu Folsäure 104
–, chronisch entzündliche Darmerkrankungen 487
–, Empfehlungen 105
–, enterale Synthese 102
–, enterohepatischer Kreislauf 102
–, Funktionen 104
–, Herz-Kreislauf-Erkrankungen 400
–, Homocysteinstoffwechsel 393
–, Intrinsic-Faktor (IF) 102
–, Mangel 105
–, Osteoporose 450

–, Senioren 299
–, Stillzeit 289
–, Stoffwechsel 102
–, Struktur 101
–, Toxizität 105
–, vegane Ernährung 105
–, vegetarische Ernährung 311
–, Verfügbarkeit 101
–, Vorkommen 101
Cobalt 161
Cocarcinogene 418
Coenzym A 112
Coenzym Q_{10}, Alterungsprozess 118
–, antioxidative Eigenschaften 118
Colipase 29
Colitis ulcerosa 485
–, Abgrenzung zu Morbus Crohn 486
Colon, irritables s. irritables Colon
Colonisationsresistenz 341
Coma diabeticum 371
Cori-Cyclus 16
Corticalis 436
Cortisol 19, 356, 436
–, Wirkung auf den Glucosestoffwechsel 19
Coumestane 182, 184
Crash-Diäten 362, 364
β-Cryptoxanthin, Struktur 175
Cyclooxygenase 42, 398
Cystinurie 50

D

Daidzein 182
darmassoziiertes Immunsystem (GALT) 342, 503
Darmflora s. auch Mikroflora 340
DASH-Studie 405
Dehydroascorbinsäure s. Ascorbinsäure
Desaminierung, dehydrierende 57
Desaturierung 40
Diabetes mellitus, Bedeutung von α-Liponsäure 117
–, Bedeutung von Chrom 160
–, Beziehungen zur Adipositas 358
–, Bildung von Ketonkörpern 36
–, Diagnosekriterien 369
–, Einfluss des Stillens 372
–, Klassifizierung 369 f.
–, Nahrungsergänzungsmittel 251
–, Nephropathie 374

–, Neuropathie 374
–, Prävention 378
–, Spätfolgen 374
–, Symptome 371
–, Therapie 378
–, Typ 1, Pathogenese 371
–, Typ 2 372
diabetischer Fuß 377
Diarrhoe 480
–, chologene 486
– durch Magnesium 135
–, Formen 492 f.
–, Krebserkrankungen 431
–, Kurzdarmsyndrom 481
–, Lactoseintoleranz 470
–, Therapie 495
–, Ursachen 494
Diäten, bilanzierte 257, 322
–, chemisch definierte 325
–, diagnostische 507
–, nährstoffdefinierte 322
–, purinarme 414
–, streng purinarme 414
– zur Gewichtsreduktion 362 ff.
diätetische Lebensmittel, Definition 255
Diätverordnung 255
dietary reference intakes (DRI) 275
Diglyceride, chemischer Aufbau 24
1,25-Dihydroxycholecalciferol s. Calcitriol
Disaccharide, chemischer Aufbau 8
–, Vorkommen 8
Divertikulitis 483
Divertikulose 170, 483
–, Therapie 483
DNS-Methylierung 427
Docosahexaensäure 42, 227
–, Atherosklerose 397
–, chemischer Aufbau 24
–, Schwangerschaft 284
Ductus thoracicus 30
Dumping-Syndrom 326
dünne Dicke 360
Dyslipidämie s. auch Fettstoffwechselstörungen 358
–, Atherosklerose 389
–, Beziehungen zur Adipositas 358

E

EHEC 295
Eicosanoide 398
–, Einteilung und Synthese 42
–, Krebserkrankungen 423, 428
–, physiologische Wirkungen 43
–, rheumatische Erkrankungen 459 f.
Eicosapentaensäure 41 f., 227
–, Atherosklerose 397
–, Bildung aus α-Linolensäure 44
–, chemischer Aufbau 40
–, rheumatische Erkrankungen 461
Eier 227
–, Nahrungsmittelallergien 504 f.
einheimische Sprue s. gluteninduzierte Enteropathie
Eisen 292
–, Bedeutung von Vitamin C 93
–, Empfehlungen 142
–, Funktionen 141
–, Mangel 142
–, porphyringebundenes 139
–, Schwangerschaft 286
–, Sportler 305
–, Stillzeit 290
–, Stoffwechsel 140
–, vegetarische Ernährung 311
–, Verfügbarkeit 139
–, Vorkommen 139
Eisenkatalase 204
Eklampsie 281, 286
Eliminationsdiät s. auch Ausschlussdiät 489
Elongation 40
Empfehlungen für die gesunderhaltende Ernährung 279
– für die Nährstoffzufuhr 272, 274, 278
Endopeptidasen 50
Endothel, Atherosklerose 388, 393
–, ω-3-Fettsäuren 398
endotheliale Dysfunktion 400
Endotoxine 231
Energie, Bereitstellung bei körperlicher Belastung 302
–, Harnenergie 69
–, Sportler 303
–, umsetzbare 69
–, vegetarische Ernährung 311
–, verdauliche 69
Energiebedarf 71

–, künstliche Ernährung 321
–, Säuglinge 290
–, Schwangerschaft 283
–, Senioren 299
–, Stillzeit 288
energiereduzierte Mischkost 361 f.
Energieverwertung 68
Energiewechsel 66
–, Brennwert der Nährstoffe 69
enterale Ernährung 321, 490
–, Applikationswege 325
–, Komplikationen 325
enterohepatischer Kreislauf der Gallensäuren 39
– Einfluss von Ballaststoffen 169
Entkopplungsprotein 68, 354
Enzyminhibitoren 50
EPH-Gestose 281, 286
Epidemiologie 3, 274
–, analytische 3
–, deskriptive 3
–, experimentelle 3
Epitope 504
Epstein-Barr-Virus 418
Equol 184
ergänzende bilanzierte Diäten s. bilanzierte Diäten
Ergocalciferol 80
Ernährung, Einfluss auf die Darmflora 343
–, enterale 321
–, Wechselwirkungen mit Arzneimitteln 329
Ernährungserhebungsmethoden 270
Ernährungskreis der DGE 279
Ernährungspyramide 279
– der US Department of Agriculture (USDA) 281
–, mediterrane Kost 280
– nach Willett 281
–, Senioren 301
Ernährungsstatus, Beurteilung 267 f.
–, Energiebedarf 321
–, Ermittlung 263 f.
Ernährungstherapie 451
–, Adipositas 362
–, Diabetes mellitus 378
–, Diarrhoe 495
–, Divertikulose 483
–, Gicht 413
–, gluteninduzierte Enteropathie 474
–, Herz-Kreislauf-Erkrankungen 406
–, irritables Colon 478
–, Krebserkrankungen 430

–, Kurzdarmsyndrom 481
–, Lactoseintoleranz 471
–, Nahrungsmittelallergie 507
–, rheumatische Erkrankungen 467 f.
essenzielle Fettsäuren s. Fettsäuren
estimated average requirement (EAR) 275
Estrogene, Krebserkrankungen 422
–, Osteoporose 441
Ethanol s. Alkohol
Evers-Diät 318
Exopeptidasen 50
Exotoxine 231

F

falsche Neurotransmitter 218
familiäre Dys-β-Lipoproteinämie 390
Fasten, Bildung von Ketonkörpern 36
–, Gicht 412
–, modifiziertes 363
–, rheumatische Erkrankungen 464
–, totales 363
fatty streaks 388
Fehlernährung 263
Feinnadelkatheter-Jejunostomie 325
Fernsehkonsum, Beziehungen zur Adipositas 354
Ferritin 140
Ferroxidase I s. Caeruloplasmin
fettarme Körpermasse s. lean body mass
Fette, Absorption 30
–, Bedarf 43
–, Brennwert 69
–, Diabetes mellitus 381
–, Einfluss auf den Lipidstoffwechsel 394
–, ernährungsphysiologische Bedeutung 26
–, Frauenmilch 288
–, Gehalt in Lebensmitteln 25 f.
–, Krebserkrankungen 422
–, Mangel 43
–, pflanzliche 25
–, Säuglinge 291
–, Schwangerschaft 283
–, Sportler 303
–, Stillzeit 288
–, Stoffwechsel 33
–, –, Wege 34
–, tierische 25
–, Transport im Blut 30
–, vegetarische Ernährung 311

–, Verdaulichkeit 25
–, Verdauung der 27
–, versteckte 43
–, Vollwert-Ernährung 314
Fette s. auch Acylglyceride, s. auch Lipide 23
Fettgewebe, viszerales s. viszerales Fettgewebe
Fettleber 213
Fettsäuren, Bedarf 44
–, chemischer Aufbau 23 f.
–, Diabetes mellitus 381
–, Einfluss auf den Lipidstoffwechsel 394
–, ernährungsphysiologische Bedeutung 39
–, essenzielle 24
–, gesättigte 23
–, kurzkettige 23, 170, 342 f.
–, langkettige 23
–, Mangel an essenziellen 44
–, mehrfach ungesättigt, Biosynthese 40
–, mittelkettige 23
–, β-Oxidation 34
–, trans-ungesättigte 44
–, ungesättigte 23 f.
–, Vorkommen 24, 26, 227
ω-3-Fettsäuren 283, 324, 397
–, Atherosklerose 398
–, chronisch entzündliche Darmerkrankungen 490
–, Diabetes mellitus 382
–, Einfluss auf den Lipidstoffwechsel 394
–, Krebserkrankungen 423
–, rheumatische Erkrankungen 461 ff.
ω-6-Fettsäuren, Einfluss auf den Lipidstoffwechsel 394
–, Krebserkrankungen 423
Fettsäuresynthase 33, 36
Fettstoffwechselstörungen, Beziehungen zur Adipositas 359
Fettverteilung 352
– bei Adipositas 353
–, Diabetesrisiko 358
First-Pass-Effekt 330
–, Alkoholstoffwechsel 211
Fisch 226
–, Nahrungsmittelallergien 504 f.
Fischöl 463
–, Atherosklerose 397
–, rheumatische Erkrankungen 462
Fit for Life 317
Flatulenz 470, 499
Flavanole 178

–, Struktur 179
Flavanone 178
–, Struktur 179
Flavin-Adenin-Dinucleotid (FAD) 96
Flavin-Mono-Nucleotid (FMN) 96
Flavone 178
–, Struktur 179
Flavonoide 178 ff., 332
–, Einfluss auf die Wirkung von Arzneimitteln 332
–, Herz-Kreislauf-Erkrankungen 402
Flavonole 178
–, Struktur 179
Fleisch 225
–, Fettsäuremuster 225
–, Krebserkrankungen 422
–, Purine 225
Fluorid, Funktionen 152
–, Kariesprophylaxe 152
–, Osteoporose 448
–, –, Osteoporosetherapie 152
–, Säuglinge 292
–, Stoffwechsel 151
–, Toxizität 152
–, Verfügbarkeit 151
–, Vorkommen 151
Folgenahrungen 256, 295
Folsäure als Nahrungsergänzungsmittel 250
–, Alzheimer-Demenz 108
–, chronisch entzündliche Darmerkrankungen 487
–, Einfluss von Arzneimitteln 108
–, Empfehlung 107
–, Folsäureäquivalente 107
–, Funktionen 106
–, Herz-Kreislauf-Erkrankungen 108, 400
–, Homocysteinstoffwechsel 393
–, Krebserkrankungen 426 f.
–, Mangel 107
–, Neuralrohrdefekt 108
–, Osteoporose 450
–, Schwangerschaft 285
–, Senioren 300
–, Stillzeit 289
–, Stoffwechsel 106
–, Struktur 105
–, Toxizität 108
–, Verfügbarkeit 106
–, Vorkommen 106
Folsäureäquivalente 107

Formula-Diäten 255, 362, 366
–, Adipositas 361
Forschungsinstitut für Kinderernährung 296
F-Plan-Diät 364
Frakturschwelle 437
Frauenmilch 287
–, Einfluss von Arzneimitteln 294
–, Schadstoffe 293
Free Radical Diseases 203
Free Radical Theory of Aging 297
freie Radikale 201
–, Alterung 297
– bei Diabetes mellitus 376
–, Krebserkrankungen 425
–, physiologische Funktionen 202
–, toxische Wirkungen 202
French Paradox 404
Frischkornmilch 295, 315 f., 476
Frischkost 313, 315
Fructooligosaccharide, chemischer Aufbau 9
–, Vorkommen 9
Fructose 415
–, Absorption 13
–, chemischer Aufbau 8
–, irritables Colon 478
–, Vorkommen 8
Fuctooligosaccharide 243
functional food, Definition 237
–, ernährungsphysiologische Bedeutung 239
funikuläre Myelose 105
funktionelle Lebensmittel s. functional food
Furanosen 8
futile cycles 69

G

Galactose, Absorption 13
–, chemischer Aufbau 8
–, Vorkommen 8
Gallensäuren 424
–, Einfluss der Darmflora 343
–, enterohepatischer Kreislauf 39
–, Funktion 29
–, Kurzdarmsyndrom 481
–, primäre 39
–, sekundäre 39
–, Synthese 38
Gamma-Amino-Buttersäure (GABA) 347
Gangrän 377
gap junctions 420, 425

gastric banding 367
Gastroenteritis 233
GDH 57
Gelatine, rheumatische Erkrankungen 466
Gemüse 224
–, Krebserkrankungen 427 f.
–, Nahrungsmittelallergien 504
Genistein 182
Gesamtenergiebedarf s. Energiebedarf 71
Gestationsdiabetes 370
Getränke 228
Getreide 223
Getreidemilch 295
Gicht 411, 456
–, Beziehungen zur Adipositas 358
Gichtniere 413
Gliadin 473
Globuline 49
Glucagon, Wirkung auf den Fettstoffwechsel 36
–, Wirkung auf den Glucosestoffwechsel 19
Glucagon-like Peptide-1 (GLP-1) 346
β-Glucane 167
Glucobrassicin 189
Glucocorticoide s. Cortisol
Gluconeogenese, Bedeutung und Prinzip 17 f.
–, glucogene Aminosäuren 17
glucoplastisch s. Glucogen
Glucosamine, rheumatische Erkrankungen 466
Glucose, Absorption 13
–, anaerober Abbau 15
–, chemischer Aufbau 8
–, obligat glucoseabhängige Gewebe 17
–, Regulation des Stoffwechsels 18 f.
–, Stoffwechsel 14
–, –, Wege 15
–, Vorkommen 8
Glucose-Galactose-Malabsorption 10
Glucosetoleranz 299, 369, 372, 382
Glucosinolate 173
–, Funktion 190
–, Krebserkrankungen 190, 427
–, Stoffwechsel 190
–, Struktur 189
–, Toxizität 190
–, Verfügbarkeit 190
–, Vorkommen 190
glucostatische Theorie 346
Glucosurie 370
Glutamat 56
Glutamatdecarboxylase-Antikörper 371

Glutamatdehydrogenase 57 f.
–, hydrolytische 57
Glutamat-Oxalacetat-Transaminase 56
Glutamat-Pyruvat-Transaminase 56
Glutamin 322 f.
–, Bedeutung im Aminosäurestoffwechsel 57
–, Sportler 306
Glutathion 323, 382
Glutathionperoxidase (GPx) 157, 204
Gluteline 49
Gluten 473
–, rheumatische Erkrankungen 459
gluteninduzierte Enteropathie 473
–, Therapie 474
GLUT-2-Transporter 14
GLUT-4-Transporter 18
glycämischer Index (GI) 168, 299
–, Definition 10
–, Diabetes mellitus 379
– von ausgewählten Lebensmitteln 11
glycämischer Load (GL), Definition 20
– von ausgewählten Lebensmitteln 11
α-Glycerophosphat 33
Glycitein 182
Glycogen, chemischer Aufbau 9
–, Regulation 19
–, Stoffwechsel 16
–, Vorkommen 9
Glycolipide, Funktion 13
Glycolyse 14
Glycoproteine
–, Funktion 13
Glyx-Diäten 363
Goitrogene 147
GOT 56
GPT s. Alanin-Aminotransferase 56
Grapefruitsaft, Einfluss auf die Wirkung von Arzneimitteln 331
Grundumsatz 70, 299, 321
–, Bedeutung der Schilddrüsenhormone 149
– bei Adipositas 353
Guanin 411
Guarkernmehl 166 f.
Gummi arabicum 167
gynoide Fettverteilung s. Fettverteilung

H

Hämeisen 140
Hämochromatose 143
Hämoglobin 139, 141
–, Schwangerschaft 282
Hämosiderin 140
HA-Nahrung 296, 507
Haptene 503
Haptocorrine 102
Harnsäure 411
Harnstoff, Biosynthese 57
Harnstoffcyclus 57, 59
Hartnup-Krankheit 50
Hashimoto-Thyreoiditis 151
Hautfaltendicke 266, 351
Hay'sche Trennkost 316
HbA1$_c$ 375, 383
HDL, physiologische Bedeutung 30
–, Subtraktionen 32
Hemeralopie 79
Hemicellulose 166 f.
hepatische Encephalopathie 217
Herzinfarkt 386
Herz-Kreislauf-Erkrankungen s. auch Atherosklerose 358, 386
–, Bedeutung von Alkohol 220
–, – von Coenzym Q$_{10}$ 118
–, – von L-Carnitin 115
–, Phytosterole 189
–, Prävention 405
–, Therapie 406
–, Vegetarier 312
heterocyclische Amine 421 f.
Histamin 504, 506
– in Lebensmitteln 230
HLA-Antigene 474
–, Diabetes mellitus 371
HMG-CoA-Reduktase 37 f.
Homing-Phänomen 503
Homocystein 101, 250
–, atherogene Effekte 393
–, Atherosklerose 392, 400
–, Senioren 300
–, Stoffwechsel 393
Honig 227
HOPE-Studie 403
Hordein 473
Horror autotoxicus 498

Hunger-Sättigungs-Regulation 345
–, Einfluss von Arzneimitteln 333
Hydrogen-Atemtest 471
Hydroxylapatit 436
Hydroxyl-Radikal 202
Hypercholesterolämie 389
–, Ernährungstherapie 406
–, Lebensmittelauswahl 407
Hyperglycämie 356, 369 f.
Hyperinsulinämie 356 f., 373, 376
Hyperkaliämie 129
Hyperlipidämie s. auch Fettstoffwechselstörungen 358
–, Atherosklerose 389
Hyperlipoproteinämie 390
Hypermagnesiämie 135
Hyperphosphatämie 139
Hyperresponder 395
Hyperthyreose 151
Hypertonie 357, 392
–, Atherosklerose 391
–, Bedeutung von Knoblauch 194
–, Beziehungen zur Adipositas 358
Hypertriglyceridämie 359, 389
–, Ernährungstherapie 408
Hyperurikämie 411
–, Beziehungen zur Adipositas 358
–, primäre 412
–, sekundäre 412
Hypocalcämie 133
hypochlorämische Alkalose 136
Hypokaliämie 129
Hyponatriämie 127
Hyposensibilisierung 509
Hypothalamus 345 f.
Hypothyreose 151
Hypovitaminose 75
Hypoxanthin 411

I

IDL, physiologische Bedeutung 30
IGF-1 437 f., 447
Immunonutrition 322
Immunsystem, Arginin 323
–, ω-3-Fettsäuren 324
–, Glutamin 323
–, Nucleotide 324
–, Senioren 300
Initiation 418

Insulin 356
–, Bedeutung von Chrom 160
–, Wirkung auf den Fettstoffwechsel 36
–, – auf den Glucosestoffwechseln 18
–, – auf den Rezeptor 18
Insulinresistenz 356, 358, 370, 372 f.
Insulin-Rezeptor-Substrat 356
Interkonversion 19, 36, 48, 138
Intoleranz s. Nahrungsmittelintoleranz
Intrinsic Faktor (IF) 102
Inulin s. Fructooligosaccharide
Iod 147
– als Nahrungsergänzungsmittel 249
–, Funktionen 149
–, Mangel 150
–, Säuglinge 292
–, Schwangerschaft 286
–, Senioren 300
–, Stillzeit 290
–, Stoffwechsel 147
–, Toxizität 151
–, vegetarische Ernährung 312
–, Verfügbarkeit 147
–, Vorkommen 147
Iodid s. Iod
irritables Colon 477
Isoflavone 182, 429
–, Funktion 184 f.
–, Herz-Kreislauf-Erkrankungen 186
–, Krebserkrankungen 186
–, menopausale Beschwerden 186
–, Osteoporose 448 f.
–, Stoffwechsel 184
–, Struktur 179, 183
–, Toxizität 186
–, Vorkommen 183
Isoflavonoide s. Isoflavone
Isoflavonole 178
Isoprenderivate 25
Isothiocyanate 189
isotonische Getränke 305

J

Jejunostomie 325
Johannisbrotkernmehl 166 f.
Jo-Jo-Effekt 362

K

Kachexie 263
–, Ernährungstherapie 430
Kaffee 228
Kalium, Blutdruck 129
–, Empfehlungen 128
–, Funktionen 128
–, Herz-Kreislauf-Erkrankungen 404
–, Mangel 129
–, Regulation 129
–, Sportler 305
–, Stoffwechsel 128
–, Toxizität 129
–, Vorkommen 128
kalorienreduzierte Mischkost 361 f.
Kalorimetrie, indirekte 70
kaltgepresste Öle 227
Kariesprophylaxe 152, 292
Käse 227
Katabolie 320
Katarakt, Diabetes mellitus 377
Kathetersepsis 327
Keratin 49
Keratomalazie 79
Keshan-Krankheit 158
Ketoacidose 36
–, Atkins-Diät 20
–, Verhinderung durch Kohlenhydrate 20
ketoacidotisches Coma 371
Ketogenese 36
–, Diabetes mellitus 370
Ketonkörper 17, 20, 36
ketoplastisch s. ketogen
Ketosen 8
Kieselerde 247
Knochendichte 438
Kochsalz, Diabetes mellitus 384
–, Herz-Kreislauf-Erkrankungen 404
Kohlenhydrat-Austauschtabelle 380
Kohlenhydrate, Absorption 13
–, Adipositasentstehung 21
–, Aufnahme in Deutschland 21
–, Bedarf 20
–, Brennwert 69
–, Diabetes mellitus 379
–, Einfluss auf den Lipidstoffwechsel 394
–, Einteilung 7
–, Empfehlungen 20
–, ernährungsphysiologische Bedeutung 13

–, Frauenmilch 288
–, Gehalt in Lebensmitteln 10
–, Herz-Kreislauf-Erkrankungen 399
–, Mangel 20
–, Säuglinge 291
–, Schwangerschaft 283
–, spezifisch-dynamische Wirkung, s.a. Thermogenese 69
–, Sportler 303
–, Stillzeit 288
–, Stoffwechsel 14
–, überhöhte Zufuhr 21
–, vegetarische Ernährung 311
–, Verdauung 11
–, Verfügbarkeit 10
–, Vollwert-Ernährung 314
Kolostralmilch 287
Konjugase 106
Kontaminanten 235
Kontrazeptiva, Einfluss auf die Nährstoffversorgung 335, 339
Körpergewicht 264 f., 351, 359
körperliche Aktivität, Adipositastherapie 366
Körperzusammensetzung 266
Kraftsportler s. Sportler 304
Kreatin, Sportler 302, 306
Krebsdiäten 432 f.
Krebserkrankungen, Alkohol 421
–, Ballaststoffe 424
–, β-Carotin 425
– bei Zöliakie 475
–, Beziehungen zur Adipositas 359
–, Calcium 424
–, Ernährungstherapie 430
–, Fette 422
–, Fleisch 422
–, Folsäure 126
–, Gewichtsverlust 431
–, Häufigkeit 417
–, heterocyclische aromatische Amine 421
–, Mycotoxine 423
–, Nitrat 420
–, Nitrit 420
–, Nitrosamine 420
–, N-Nitrosoverbindungen 422
–, polycyclische aromatische Kohlenwasserstoffe 421
–, Prävention 429
–, Selen 425
–, Ursachen 418

–, Vitamin A 426
–, Vitamin C 426
–, Vitamin D 426
–, Vitamin E 426
Kretinismus 151, 286
Kreuzreaktionen 506
Kropf s. Struma 150
Kuhmilchallergie 293
künstliche Ernährung 319
Kupfer, Empfehlungen 155
–, Funktionen 154
–, Mangel 155
–, Stoffwechsel 154
–, Toxizität 155
–, Verfügbarkeit 153
–, Vorkommen 153
Kupfer-Superoxiddismutase 204
Kurzdarmsyndrom 480
–, Therapie 481
Kussmaul'sche Atmung 371
Kwashiorkor 63, 263

L

Lactasemangel 470, 494
Lactat, Cori- und Alanin-Cyclus 15
–, Gicht 412, 415
–, Gluconeogenese 17
–, Sportler 302
Lactobacillen 341
– als Probiotika 241
Lactoferrin 293
Lacto-Ovo-Vegetarier 310
Lactose 226, 470
–, chemischer Aufbau 9
–, Gehalt in Milch und Milchprodukten 471
–, Vorkommen 9
Lactoseintoleranz 470
–, Bedeutung von Probiotika 242
–, Therapie 471
Lacto-Vegetarier 310
Lactulose, chemischer Aufbau 9
–, Vorkommen 9
latente Acidose 446
Laxanzien 339, 494, 498
L-Carnitin, Einfluss von Arzneimitteln 114
–, Funktionen 114
–, Mangel 114
–, myopathischer Carnitinmangel 114
–, Säuglinge 114

–, Sportler 115
–, Stoffwechsel 114
–, Struktur 113
–, Vorkommen 113
LCAT 32
LDL, Atherosklerose 386, 389
–, oxidiertes 386, 388
–, physiologische Bedeutung 30
–, rezeptorvermittelte Endocytose 37
LDL/HDL-Quotient 391
lean body mass (LBM) 266 f., 298, 366
Lebensmittel für besondere medizinische Zwecke
   s. bilanzierte Diäten
Lebensmittelallergien, rheumatische Erkrankungen 466
Lebensmittelinfektionen 231
Lebensmittelintoxikationen 231
Lebensmittel- und Futtermittelgesetzbuch 247
Leberglycogen s. Glycogen
Leberzirrhose 216
Lecithin 115
–, chemischer Aufbau 25
–, Vorkommen 2
Lecithin-Cholesterol-Acyl-Transferase (LCAT) 32
Leinöl 44
Leistungsumsatz 70 f.
Lektine 231, 466
–, rheumatische Erkrankungen 459
Leptin 348
–, Rezeptordefekte 354
Lesch-Nyhan-Syndrom 412
Leukotriene, Synthese 42
Lignane 182
–, Krebserkrankungen 429
Lignin 166 f.
limitierende Aminosäuren in verschiedenen Lebensmitteln 61
Limonen 194
α-Linolensäure 227
–, Atherosklerose 397
–, chemischer Aufbau 40
–, rheumatische Erkrankungen 463
Linolsäure, chemischer Aufbau 24, 40
–, rheumatische Erkrankungen 461
α-Linolsäure, chemischer Aufbau 24
Linxian-Studie 207, 402
Lipacidogenese 21, 33
Lipase des Pankreas 29
–, gastrale 29

Lipasehemmer 367
Lipide, Absorption 30
–, Bedarf 43
–, Brennwert 69
–, Einteilung 23
–, ernährungsphysiologische Bedeutung 26
–, Krebserkrankungen 422
–, Mangel 43
–, Regulation des Stoffwechsels 36
–, Stoffwechsel 33
–, –, Wege 34
–, Transport im Blut 30
–, Verdauung der 27
Lipidperoxidation 203
Lipidsenker, Einfluss auf die Nährstoffversorgung 335
Lipogenese 33
–, hormonelle Kontrolle 35
Lipolyse 17, 34
–, hormonelle Kontrolle 35
α-Liponsäure, antioxidative Eigenschaften 116
–, diabetische Polyneuropathie 116
–, Funktionen 116
–, Struktur 116
–, Vorkommen 116
Lipoprotein (a) 396
Lipoproteine, Einteilung 30 f.
–, glycosylierte 377
–, physiologische Bedeutung 30 f.
–, Stoffwechsel 31
–, –, endogener 32
–, –, exogener 32
–, Wirkungen von ω-3-Fettsäuren 398
Lipoproteinlipase 32 f., 36
lipostatische Theorie 347
Lipoxygenase 43
Listerien 295
LOGI-Methode 364
Low-Carb-Diäten, LOGI-Methode 363
–, South-Beach-Diät 363
Lupus erythematodes 456
Lutein 174
–, altersbedingte Makuladegeneration 178
–, Struktur 175
–, Strukturformel 76
Lycopin, Struktur 175
–, Strukturformel 76
Lysozym 293

M

Magnesium, Diarrhoe 135
–, Empfehlungen 134
–, Funktionen 134
–, Herz-Kreislauf-Erkrankungen 404
– Mangelsyndrom 135
–, Muskelkrämpfe 135
–, Osteoporose 450
–, Schwangerschaft 286
–, Sportler 305
–, Stillzeit 289
–, Stoffwechsel 134
–, Stress 136
–, Vorkommen 133
Maillardreaktion 421
Makroangiopathie 374, 376
Makrobiotik 317
Makrophagen, Atherosklerose 388
Malabsorptionssyndrom 473, 480, 494
–, chronisch entzündliche Darmerkrankungen 489
maligne Tumoren s. Krebserkrankungen
Malnutrition s. Mangelernährung
Maltose, chemischer Aufbau 9
–, Vorkommen 9
Maltotriose, chemischer Aufbau 9
–, Vorkommen 9
Mandelmilch 295
Mangan 161
Mangelernährung 263
– bei Krebserkrankungen 430
– bei Senioren 299
– bei Zöliakie 475
–, Krebserkrankungen 431
Marachinon s. Vitamin K
Marasmus 63, 263
Matrix Gla Protein (MGP) 89, 447
Mayo-Diät 364
Mazdaznan-Ernährung 317
MCT-Fette 322, 326
–, chronisch entzündliche Darmerkrankungen 488
–, diätetische Vorteile 44
–, Kurzdarmsyndrom 481
–, Verdauung 29
mediterrane Ernährung, rheumatische Erkrankungen 464
mehrfach ungesättigte Fettsäuren s. Fettsäuren, ungesättigte

Melanocortin 347
Menadion s. Vitamin K
Mengenelemente 124 f.
menopausale Beschwerden 186
metabolisches Syndrom 356, 358
–, Diabetes mellitus Typ 2 373
Metalloenzyme 125, 155
Metallothionein 144, 154
Metastasenbildung 420
Metastasierung 418 f.
Meteorismus 470, 499
Methämoglobin 235
Methotrexat 468
Methylentetrahydrofolat-Reduktase 401
Methylentetrahydrofolat-Reduktase (MTHFR) 107, 401
Methylfalle 104, 107
5-Methyl-Tetrahydrofolsäure 106
Micellen 29
Microsomal-Ethanol-oxidierendes System (ME-OS) 212
Migräne, Bedeutung von Magnesium 135
Mikroaneurysmen 376
Mikroangiopathie 374
Mikrotophie 413
Milchprodukte 226
–, fermentierte 471
–, Nahrungsmittelallergien 504
Mineralstoffe 125
–, Diabetes mellitus 382
–, Einfluss von Alkohol 219
–, Klassifizierung 124
–, Krebserkrankungen 427
–, Säuglinge 292
–, Schwangerschaft 285
–, Sportler 304
–, Stillzeit 289
–, toxikologische Kenndaten 254
–, vegetarische Ernährung 311
–, Vollwert-Ernährung 314
Mineralwasser 228
Mobilferritin 140
modifiziertes Fasten 363
Moel-Barlow-Krankheit 93
Molkenprotein 287
Molybdän 161
Monoaminooxidase-Hemmer 230, 336
Monoglyceride, chemischer Aufbau 24
Monosaccharide, chemischer Aufbau 8
Monoterpene 174, 194

–, Funktion 194
–, Stoffwechsel 194
–, Struktur 194 f.
–, Toxizität 195
–, Verfügbarkeit 194
–, Vorkommen 194
Montignac-Methode 363
Morbus Addison 127, 129
– Basedow 151
– Bechterew 456
– Crohn 485 f.
– –, Abgrenzung zu Colitis ulzerosa 486
– Wilson 155
Muskelglycogen s. auch Glycogen
–, Sportler 302
Mutatorgene 420
Muttermilch s. Frauenmilch
Mycotoxine 232
–, Krebsentstehung 418
–, Krebserkrankungen 423
Myoglobin 139, 142
Myo-Inositol 377

N

Nachtblindheit 79
NADPH 382
–, Stoffwechsel 33
nährstoffdefinierte Diäten 322
Nährstoffdichte 278, 299
Nährstoffe, Brennwert 69
–, Definition 272
–, Dosis-Wirkungs-Kurve 253
–, Empfehlung für die Zufuhr 274
–, Ermittlung der Zufuhr 264, 269 f.
–, – des Bedarfs 273
–, essenzielle 273
–, kritische 249
–, thermogener Effekt 69
Nährstoffmangel, klinische Symptome 265
Nahrungsaufnahme bei adipösen Personen 355
–, Ermittlung 269
–, Regulation 345
Nahrungsergänzungsmittel, Definition 246
–, ernährungsphysiologische Bedeutung 248
–, glutenInduzierte Enteropathie 475
–, Immunsystem 300
–, irreführende Werbung 248
–, Krebserkrankungen 426 f.
–, Kurzdarmsyndrom 482

–, Marktsituation 248
–, Osteoporose 442 f., 452
–, Risiken 252
–, Schwangerschaft 285
–, Senioren 300
–, Senkung des Homocysteinspiegels 408
–, Sportler 304, 306
–, Stillzeit 289
–, Substanzen 247
–, vegetarische Ernährung 312
Nahrungsergänzungsmittelverordnung (NemV) 246
Nahrungsmittelallergien 501 f.
–, Therapie 507
Nahrungsmittelintoleranz 501 f.
Nahrungspurine s. Purine
Natrium, Blutdruck 127
–, Empfehlungen 127
–, Funktionen 127
–, Mangel 127
–, Osteoporose 450
–, Regulation 126
–, Salzsensitivität 127
–, Stoffwechsel 125
–, Vorkommen 125
Nephropathie 376, 381
–, Gicht 412
Nettoenergie 69
Neuralrohrdefekte 108, 250, 285
Neuropeptid Y (NPY) 347
Neutralfette s. Acylglyceride
Niacin 109
–, Diabetes mellitus 383
–, Einfluss von Arzneimitteln 110
–, Empfehlungen 110
–, Funktionen 109
–, Mangel 110
–, Stillzeit 289
–, Stoffwechsel 109
–, Struktur 108
–, Therapie der Hypercholesterolämie 111
–, Toxizität 110
–, Verfügbarkeit 109
–, Vorkommen 109
Niacytin 109
Nickel 161
Nicotinamid s. Niacin
Nicotinsäure s. Niacin
Niereninsuffizienz bei Diabetes mellitus 376

Nierensteine, Gicht 412
–, Kurzdarmsyndrom 481
Nitrat 235
Nitrit, Krebsentstehung 420
Nitrosamine 235
–, Bedeutung von Vitamin C 93
–, Krebsentstehung 418, 420
N-Nitrosoverbindung 420
–, Krebserkrankungen 422
Novel Food 238
Nucleotide, künstliche Ernährung 324
Nutridynamik 1
Nutrikinetik 2

O

obligatorischer Stickstoffverlust 60
Obst 225
–, Krebserkrankungen 427 f.
–, Nahrungsmittelallergien 504
Obstipation 170, 483
–, Bedeutung von Probiotika 242
–, Formen 497
– in der Schwangerschaft 283
–, irritables Colon 478
–, Krebserkrankungen 431
–, Therapie 499
–, Ursachen 498
Ochratoxine 232, 424
Öle, kaltgepresst 227
Olestra® 240
Oligofructose s. Fructooligosaccharide
Oligosaccharide 9, 293
–, chemischer Aufbau 9
–, Frauenmilch 288
Olivenöl 43 f.
–, Atherosklerose 396
–, Diabetes mellitus 381
Ölsäure s. auch Olivenöl 381
–, chemischer Aufbau 24
Onkogene 418
Opsin 77
Optifast-Programm 365
Orlistat 367
Ornithin 58
Osteoarthritis durch Gicht 413
Osteoblast 436 f.
Osteocalcin 89, 447
Osteocyt 436
Osteoklast 436 f.

Osteomalazie durch Arzneimittel 336
Osteon 436
Osteopenie 437
Osteoporose 436
–, Alkohol 449
–, Ascorbinsäure 450, 453
–, Bedeutung von Vitamin D 83
–, – von Vitamin K 91
–, calciuretische Wirkung von Proteinen 63
–, chronisch entzündliche Darmerkrankungen 487
–, Cobalamin 450, 452
–, Definition 437
–, Einfluss von Antikoagulanzien 447
–, Ernährungstherapie 451 f.
–, Fluorid 448
–, Folsäure 450, 452
–, Isoflavone 448 f.
–, Kaffeekonsum 449
–, Knochenstoffwechsel 438
–, Kupfer 451, 453
–, Magnesium 450
–, Natrium 450
–, Pathogenese 439
–, Phosphor 450
–, Phytoestrogene 448 f., 452
–, Prävention 451 f.
–, primäre 440
–, Proteine 444 ff.
–, Retinol 450
–, Risikofaktoren 441 f.
–, sekundäre 440
–, Typ I 440
–, Typ II 440
–, Vegetarier 312
–, Vitamin D 443 f., 452
–, Vitamin K 447, 452
–, Zink 451, 453
–, Zöliakie 473
Östrogene s. Estrogene
Overgrowth-Syndrom 298
Ovoalbumin 505
Ovo-Vegetarier 310
Oxalsäure 130, 134, 139, 312, 481
β-Oxidation 34, 36
–, Adipositas 356
–, Diabetes mellitus Typ 2 373
oxidative Phosphorylierung s. Atmungskette 66
oxidativer Stress 201, 203
–, Alterung 297

– bei Diabetes mellitus 376 f., 382
–, Homocystein 393
–, rheumatische Erkrankungen 464
–, Risikogruppen 208
ox-LDL s. LDL, oxidiertes 386

P

Palmitinsäure, chemischer Aufbau 24
PALP 56
Pankreaslipase 29
Pannus 459
Pantothenol 112
Pantothensäure 112
–, Empfehlungen 113
–, Funktionen 112
–, Mangel 113
–, Stoffwechsel 112
–, Struktur 112
–, Toxizität 113
–, Verfügbarkeit 112
–, Vorkommen 112
Parathormon (PTH) 132, 436
–, Bedeutung im Stoffwechsel des Calcitriols 81
Parboiled-Reis 224
parenterale Ernährung 326, 489
Patulin 233
peak bone mass 437, 439, 442
Pektin 167
Pellagra 110
Pentosephosphatcyclus, Bedeutung und Prinzip 17
–, Synthese von NADPH 17
Pepsin 52
Peptide s. Proteine
Periost 436
perkutane endoskopische Gastrostomie 325
Pharmaka-Nährstoff-Interaktionen 329
Phenolsäuren 180 f., 428
Phosphat s. auch Phosphor 137
Phosphoglyceride, chemischer Aufbau 25
–, Vorkommen 25
Phospholipase 29
– A_2 42
Phosphor, Einfluss von Arzneimitteln 139
–, Funktionen 138
–, Osteoporose 450
–, Stillzeit 289
–, Stoffwechsel 137
–, Vorkommen 137

Phosphorbedarf, Mangel 138
Phyllochinon s. Vitamin K
physical activity level (PAL) 71
Phytinsäure 130, 134, 137, 139, 144, 174, 223, 312
Phytochemicals s. sekundäre Pflanzenstoffe
Phytoestrogene 173
–, Funktion 184 f.
–, Herz-Kreislauf-Erkrankungen 186
–, Krebserkrankungen 186, 429
–, Osteoporose 186, 448 f.
–, Stoffwechsel 184
–, Struktur 182
–, Toxizität 186
–, Verfügbarkeit 182
–, Vorkommen 182
Phytohämagglutinine s. Lektine
Phytostanole 187
Phytosterine s. Phytosterole
Phytosterolämie 188
Phytosterole 173, 187
–, cholesterolsenkender Effekt 400
–, Funktion 188
–, Herz-Kreislauf-Erkrankungen 189
–, Krebserkrankungen 189
–, Stoffwechsel 188
–, Struktur 187
–, Toxizität 188
–, Verfügbarkeit 188
–, Vorkommen 188
Pickwick-Syndrom 356
Plaque, Atherosklerose 388
Podagra 413
Polyarthrose 456
polychlorierte Biphenyle 235
polycyclische Kohlenwasserstoffe 421
Polydipsie 370
Polyenfettsäuren s. Fettsäuren
Polymorphismen 395, 401
Polyneuropathie 377
Polyphenole 173, 179, 428
–, Funktion 181
–, Herz-Kreislauf-Erkrankungen 182, 404
–, Krebserkrankungen 182
–, Stoffwechsel 180
–, Struktur 178
–, Toxizität 181
–, Verfügbarkeit 180
–, Vorkommen 180
Polysaccharide, chemischer Aufbau 9

Polyurie 370
Porphyrine, Bedeutung von Folsäure 106
Postaggressionsstoffwechsel 320
Präbiotika 243, 343
PRAL-Index 446
Prävention 278
–, allgemeine Ernährungsempfehlungen 279
–, Diabetes mellitus 378
–, Gicht 413
–, Herz-Kreislauf-Erkrankungen 405
–, Krebserkrankungen 429
–, Kupfer 451
Probiotika 240, 343
Procarcinogene 418
Progression 418, 420
Proktitis 485
Prolamine 49
Promotion 418, 420
Promotoren 420
Propionat 169
Prostacycline, Synthese 42
Prostaglandine, Synthese 42
Proteaseinhibitoren 174, 231
Proteasen 50
Protein 291
–, biologische Wertigkeit 57
–, Umsatz (Turnover) 57
Proteine, Absorption 52
–, Aufwertungseffekt 62
–, Bedarf 62
–, Bedeutung der Leber 54
–, biologische Wertigkeit 61
–, Biosynthese 55
–, Brennwert 69
–, Denaturierung 50
–, Diabetes mellitus 381
–, Einfluss der Darmflora 343
–, Einteilung 46
–, Empfehlungen 62
–, ernährungsphysiologische Bedeutung 52
–, Frauenmilch 287
–, Gehalt in Lebensmitteln 49
–, Homöostase 54
–, Hormone 53
–, IGF-1 447
–, Knochenstoffwechsel 444 ff.
–, labile 58
–, Mangel 63
–, obligatorischer Stickstoffverlust 60
–, Osteoporose 447

–, posttranslationale Modifikation 46
–, Reutilisierung 60
–, Schwangerschaft 283
–, Sportler 303
–, Stillzeit 288
–, Stoffwechsel 54
–, Struktur 49
–, überhöhte Zufuhr 63
–, vegetarische Ernährung 311
–, Verdauung 50
–, Verfügbarkeit 50
–, Vollwert-Ernährung 314
Protein-Energie-Malnutrition 63
Proteinurie 376
Proteoglycane, Funktion 13
Proto-Onkogene 418
pseudoallergische Reaktionen 502, 506
p/s-Quotient 396
Pteroylmonoglutaminsäure s. Folsäure 105
Pudding-Vegetarier 310
Punkte-Diät 364
Purine 225, 411
–, Bedeutung von Folsäure 106
–, Gehalte in Lebensmitteln 414
Pyranosen 8
Pyridoxalphosphat (PALP) 56, 100
Pyridoxin, Einfluss von Arzneimitteln 100, 336
–, Empfehlungen 100
–, Funktionen 100
–, Herz-Kreislauf-Erkrankungen 400
–, Homocystein 101
–, Homocysteinstoffwechsel 393
–, Karpaltunnelsyndrom 101
–, Mangel 100
–, PMS 101
–, prämenstruelles Syndrom (PMS) 101
–, Schwangerschaft 285
–, Stillzeit 289
–, Stoffwechsel 100
–, Struktur 98
–, Toxizität 100
–, Verfügbarkeit 99
–, Vorkommen 99
Pyrimidine, Bedeutung von Folsäure 106

Q

Quellwasser 228

R

Rachitis 83
Radikale s. freie Radikale
Raffinose, chemischer Aufbau 9
–, Vorkommen 9
Rapsöl 44
Rauchen 360
–, Atherosklerose 391
–, Einfluss auf das Körpergewicht 355
–, Krebserkrankungen 426
–, Nahrungsergänzungsmittel 251
–, oxidativer Stress durch 208
–, Stillen 294
reaktive Sauerstoffspezies (ROS) 201
–, Atherosklerose 386
–, Krebserkrankungen 428
–, rheumatische Erkrankungen 459
Reaven-Syndrom s. metabolisches Syndrom
recommended dietary allowance (RDA) 275
Reduktionsdiäten 363 f.
Refeeding-Syndrom 327
Reizdarm 477
Remethylierung 393
– von Homocystein 107
remnants s.a. Lipoproteine 32
Renin-Angiotensin-Aldosteron-System 126, 357
Rennin 52
resistente Stärke s. retrogradiente Stärke
Resistin 356, 373
respiratorischer Quotient (RQ) 70
Response-to-injury-Hypothese 386
Resveratrol, Herz-Kreislauf-Erkrankungen 404
Retinal, Sehvorgang 77
Retinoide, anticancerogene Wirkung 80
– bei Hauterkrankungen 80
–, Struktur 75
Retinol, Empfehlungen 79
–, Funktion 77
–, Hypervitaminose 79
–, Krebserkrankungen 426
–, Mangel 79
–, Osteoporose 450
–, Schwangerschaft 284
–, Stillzeit 288
–, Stoffwechsel 77
–, Struktur 75
–, teratogene Wirkung 79
–, Vorkommen 76
Retinoläquivalent (RÄ) 79

Retinol-Bindendes-Protein (RBP) 77
Retinopathie 376
Retinsäure, Funktion 77
Retrogradation s. retrogradierte Stärke
retrogradierte Stärke 167, 343
–, chemischer Aufbau 10
–, Vorkommen 10
Rheumafaktoren 459
rheumatische Arthritis s. rheumatische Erkrankungen 457
rheumatische Erkrankungen 457 f.
–, Antioxidanzien 464
–, Arachidonsäure 460 ff.
–, Definition 456
–, Eicosanoide 460
–, Eicosapentaensäure 461
–, Einfluss von Nahrungsfaktoren 460
–, Einteilung 456
–, Ernährungstherapie 461, 467 f.
–, Fasten 464
–, Fettsäuren 460
–, ω-3-Fettsäuren 462 f.
–, ω-6-Fettsäuren-Arachidonsäure 459
–, Fischöl 462 f.
–, Gelatine 466
–, Glucosamin 466
–, Lebensmittelallergien 466
–, α-Linolensäure 463
–, Linolsäure 461
–, mediterrane Ernährung 464
–, Pathogenese 457
–, Rheumafaktoren 459
–, Selen 465
–, vegetarische Ernährung 464
–, Vitamin C 465
–, Vitamin E 465
–, Zink 466
Rhodopsin 77
Riboflavin, Einfluss von Arzneimitteln 97
–, Funktionen 97
–, Katarakt 98
–, Mangel 97
–, Migräne 98
–, Schwangerschaft 285
–, Stillzeit 289
–, Stoffwechsel 96
–, Struktur 96
–, Toxizität 98
–, Verfügbarkeit 96
–, Vorkommen 96

Richtwerte 275
Rohköstler 310, 318
Rohmilch 226, 295, 316
Rückstände 234

S

Saccharose, chemischer Aufbau 8
–, Diabetes mellitus 379 f.
– in Lebensmitteln 227
–, Vorkommen 8
Saccharose-Isomaltose-Intoleranz 10
S-Adenosylmethionin 53
Salmonellose 233
Salzsensitivität 405
SAM s. S-Adenosylmethionin
Saponine 173, 191
–, Funktion 191 f.
–, Stoffwechsel 191
–, Struktur 191
–, Toxizität 192
–, Verfügbarkeit 191
–, Vorkommen 191
Sarkopenie 263
Säuglinge 290, 295
–, Bedeutung von L-Carnitin 114
–, Ernährungsplan 296
–, Verringerung des Allergierisikos 296
Säuglingsanfangsnahrungen 256, 294
Säure-Basen-Haushalt 316
–, Bedeutung von Chlorid 136
–, Knochenstoffwechsel 444 ff.
Scavenger-Rezeptoren 388
Schätzprotokoll 269
Schätzwerte 275
Schaumzellen 388
Schilddrusenhormone 148
–, Inaktivierung 149
–, Regulation 148
Schlafapnoe 356, 359
Schlaganfall 386
Schnitzer-Kost 317
Schwangere, Nährstoff-Pharmaka-Interaktionen 337 f.
Schwangerschaft, hämodynamische Veränderungen 281
–, Mineralstoffe 286
–, Morgenübelkeit 282
–, Stoffwechselveränderungen 282
–, Vitamine 285

Schwefel, Funktionen 137
–, Stoffwechsel 137
–, Vorkommen 137
Schwermetalle 235
Secalin 473
Sehvorgang 78
–, Bedeutung von Retinol 77
sekretorisches Immunglobulin 293
sekundäre Pflanzenstoffe 172
–, Einteilung 173 f.
–, Krebserkrankungen 427 f.
–, vegetarische Ernährung 312
Selen, chronische Polyarthritis 159
–, Empfehlungen 158
–, Immunsystem 158
–, Krebserkrankungen 158, 425
–, Mangel 158
–, rheumatische Erkrankungen 465
–, Senioren 300
–, Stoffwechsel 156
–, Toxizität 158
–, Verfügbarkeit 156
–, Vorkommen 156
Selenocystein 156
Selenomethionin 156
Selenose 158
Sellerieallergien 508
Senioren 297
–, Gicht 413
–, Mineralstoffe 299
–, Nährstoff-Pharmaka-Interaktionen 337
–, physiologische Veränderungen 298
–, Vitamine 299
Serotonin 347
sexualhormonbindendes Globulin (SHGB) 429
–, Krebserkrankungen 422
Sibutramin 367
Silicium 161, 273
Singulett-Sauerstoff 202
site-specific-Antioxidans 145
β-Sitosterol 187
Skelettfluorose 448
Sklerodermie 456
Skleroproteine 49
Skorbut 93
Snacking, Beziehungen zur Adipositas 354
Sojaallergien 508
Solanin 230
Somatostatin 346
Sorbitol 375, 383

South-Beach-Diät 363
Sphäroproteine 49
Sphingolipide, chemischer Aufbau 25
–, Vorkommen 25
Spina bifida 108, 285
Spondylarthrose 456
Spongiosa 436
Sportler 300
–, Bedeutung von L-Carnitin 115
Sprue s. gluteninduzierte Enteropathie
Spurenelemente 124, 139
Stachyose, chemischer Aufbau 9
–, Vorkommen 9
Staphylokokken 341
Stärke, chemischer Aufbau 9
–, Vorkommen 9
Statine, Einfluss auf Coenzym Q_{10} 118
Stearinsäure, chemischer Aufbau 24
Steatorrhoe 480, 486
Stickstoffmonoxid (NO) 393
–, Atherosklerose 388
–, künstliche Ernährung 323
Stigmasterin 187
Stillen s. auch Frauenmilch 292, 294
–, Einfluss von Arzneimitteln 294
Stillende, Nährstoff-Pharmaka-Interaktionen 337 f.
Stillzeit 287
Strahlenenteritis 480
Strahlentherapie, Ernährungsprobleme 432
Stress, Bedeutung von Magnesium 136
Struma 150
Sulfat s. auch Schwefel 137
Sulfide 174, 192, 429
–, Funktion 192 f.
–, Herz-Kreislauf-Erkrankungen 193 f.
–, Hypertonie 194
–, Krebserkrankungen 194
–, Stoffwechsel 192
–, Struktur 192 f.
–, Toxizität 193
–, Verfügbarkeit 192
–, Vorkommen 192
Superkompensation 301
Superoxid-Anionradikal 202
Superoxiddismutasen (SOD) 204
Supplemente s. Nahrungsergänzungsmittel
Süßstoffe, Diabetes mellitus 380
Syndrom X s. metabolisches Syndrom
Synovialitis 456

T

Tafelwasser 228
Taillenumfang 352
Tangeretin 332
Tannenbaumphänomen 439
Tannine 139
Taurin, Frauenmilch 287
Tee 228
Terpene s. Monoterpene
Tetanie 133
Tetrahydrofolsäure 106
Thermogenese 69
– bei Adipositas 353
–, zitterfreie 71
Thiamin, Alzheimer-Demenz 96
–, diabetische Polyneuropathie 96
–, Empfehlungen 95
–, Funktionen 95
–, Mangel 95
–, Schwangerschaft 285
–, Stillzeit 289
–, Stoffwechsel 94
–, Struktur 94 f.
–, Toxizität 96
–, Verfügbarkeit 94
–, Vorkommen 94
Thiaminphosphate s. Thiamin
Thioctsäure s. α-Liponsäure
Thiocyanate 189
Thrifty-Gene-Hypothese 354
Thromboxane, Synthese 42
Thymidilatsynthese 107, 427
Thymulin 145
Thyreoglobulin 148
Thyroxin 148
TNF-α 356, 373, 430
α-Tocopherol s. auch Tocopherole 86
Tocopheroläquivalente 87
Tocopherole, Absorptionsrate 85
–, Alzheimer-Demenz 88
–, antiatherogene Eigenschaften 403
–, antioxidative Eigenschaften 87
–, biologische Aktivität 84
–, Claudicatio intermittens 88
–, Diabetes mellitus 382
–, Empfehlungen 87
–, Funktionen 86
–, Herz-Kreislauf-Erkrankungen 87, 401
–, Internationale Einheiten (I.E.) 84

–, Krebserkrankungen 426
–, Mangel 87
–, prooxidative Eigenschaften 402
–, rheumatische Erkrankungen 88, 465
–, Stillzeit 289
–, Stoffwechsel 85
–, Struktur 84
–, Tocopherol-Äquivalente (TÄ) 84, 87
–, Toxizität 87
–, Verfügbarkeit 84
–, Vorkommen 84
Tocotrienole s. Tocopherole
tolerable upper intake level (UI) 275
totale parenterale Ernährung s. parenterale Ernährung
totales Fasten 363
toxisches Megacolon 486
Toxizität, Eisen 142
Toxoplasmose 295
Transaminierung 100
Transcobalamin 102
Transferrin 140, 154, 159
Trans-Fettsäuren 24, 395
–, Einfluss auf den Lipidstoffwechsel 394
transitorische Milch 287
Transitzeit 497
Triacylglycerinlipase 34, 36
Triglyceride, chemischer Aufbau 24
Trigonellin 109
Triiodthyronin 148
Trypsin 52
tube feeding syndrome 326
Tumorerkrankungen s. Krebserkrankungen
Tumorgenese 419
Tumorkachexie 430
Tumorsupressor-Gene 418

U

Übergangsmilch s. transitorische Milch
Übergewicht 351
–, Beziehungen zur Gicht 414
–, Krebserkrankungen 422
–, Vegetarier 312
Ubichinol, Ubichinon s. Coenzym Q_{10} 118
Unterernährung 263
Unverträglichkeitsreaktionen 501

V

Vanadium 161
vegane Ernährung, Nahrungsergänzungsmittel 251
–, Osteoporose 452
–, Vitamin B$_{12}$ 105
Veganer s. auch Vegetarier 310
Vegetarier 310
Vegetarismus 309
– bei Gicht 415
–, rheumatische Erkrankungen 464
Verbascose, chemischer Aufbau 9
–, Vorkommen 9
vertikale Gastroplastik 367
viszerale Adipositas s. Adipositas 373
viszerales Fettgewebe 355
–, metabolische Effekte 357
Vitamin A s. Retinol 76
Vitamin B$_1$ s. Thiamin
Vitamin B$_2$ s. Riboflavin
Vitamin B$_6$ s. Pyridoxin 98
Vitamin B$_9$ s. Folsäure
Vitamin B$_{12}$ s. Cobalamin
Vitamin C s. Ascorbinsäure
Vitamin D s. auch Calciferole 80
–, Krebserkrankungen 426
Vitamin-D-Hormon s. Calcitriol
Vitamine 73
–, Atherosklerose 400
–, Bedeutung der Darmflora 342
–, Diabetes mellitus 382
–, Einfluss von Alkohol 219
–, Einteilung 73
–, Krebserkrankungen 425, 427
–, Mangelstadien 74
–, Mangelursachen 74
–, Säuglinge 291
–, Schwangerschaft 284 f.
–, Sportler 304
–, Stillzeit 288 f.
–, toxikologische Kenndaten 254
–, vegetarische Ernährung 311
–, Vollwert-Ernährung 314
–, Vorkommen 74
–, Zubereitungsverluste 74
Vitamin E s. Tocopherole
Vitamin K, Absorptionsrate 88
–, bakterielle Synthese 88
–, Empfehlungen 89
–, Funktionen 89
–, Mangel 89
–, Neugeborene 90
–, Osteoporose 91, 447
–, Säuglinge 292
–, Stoffwechsel 88
–, Struktur 88 f.
–, Toxizität 90
–, Verfügbarkeit 88
–, Vitamin-K-Prophylaxe 91
–, Vitamin-K-Zyklus 90
–, Vorkommen 88
Vitaminoide 113
Vitaminpräparate s. Nahrungsergänzungsmittel
VLDL 389
–, physiologische Bedeutung 30
Vollkornprodukte 223
vollständig bilanzierte Diäten s. bilanzierte Diäten
Vollwert-Ernährung 313
Vollwertkost 315
Vorzugsmilch s. Rohmilch

W

Waist-to-Hip-Ratio (WHR) 352
Walnussöl 44
Wasserstoff-Peroxid 202
Wasting 263
Weight-Watchers 365
Wernicke-Encephalopathie 96
Wertigkeit, biologische 58
Wiegeprotokoll 269
Wundheilung 323
Wurst 225
Würzburger Deklaration 249

X

Xanthinoxidase 412
Xanthophylle s. auch Carotinoide 172, 174
Xerophthalmie 79
Xylit s. Zuckeraustauschstoffe

Z

Zeaxanthin, Struktur 175
Zink, Absorption 145
–, Empfehlungen 146

–, Erkältungskrankheiten 146
–, Funktionen 144
–, Makuladegeneration 146
–, Mangel 146
–, rheumatische Erkrankungen 466
–, Schwangerschaft 286
–, Senioren 300
–, Sportler 305
–, Stillzeit 290
–, Stoffwechsel 144
–, Toxizität 146
–, vegetarische Ernährung 312
–, Verfügbarkeit 144
–, Vorkommen 143

Zinkfinger 145
Zink-Superoxiddismutase 204
Zinn 161
Zöliakie 473
Zuckeralkohole 8
–, irritables Colon 478
Zuckeraustauschstoffe 8
–, Diabetes mellitus 380
–, Diarrhoe durch 13
–, Gicht 415
Zusatzstoffe 228
Zymogene 50

Autoren

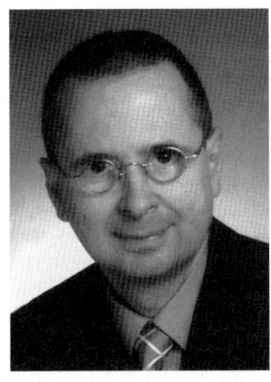

Prof. Dr. oec. troph. Andreas Hahn (Jg. 1962) ist derzeit geschäftsführender Leiter des Instituts für Lebensmittelwissenschaft, Zentrum Angewandte Chemie, der Universität Hannover. Er studierte Ernährungswissenschaft an der Justus-Liebig-Universität Gießen und schloss das Studium 1986 mit einer lebensmittelchemischen Diplomarbeit ab. Nach der Promotion in einem von der DFG geförderten Projekt zum Mechanismus der intestinalen Absorption wasserlöslicher Vitamine war er bis 1993 wissenschaftlicher Mitarbeiter am Institut für Ernährungswissenschaft der Universität Gießen. In dieser Zeit nahm er verschiedene Lehraufträge an den Universitäten Gießen, Marburg, Düsseldorf und Hannover wahr. Seit 1993 ist er Hochschuldozent für Ernährungsphysiologie und Humanernährung. 2001 habilitierte er sich zudem für das Fach Lebensmittelwissenschaft. 2003 erfolgte die Ernennung zum apl. Professor. Er ist Autor und Koautor von mehr als 200 wissenschaftlichen Publikationen, darunter mehrere Lehr- und Fachbücher. In der Lehre für verschiedene Studiengänge (Lebensmittelwissenschaft, Ökotrophologie, Chemie, Life Science) vertritt er die Fächer funktionelle Anatomie, Physiologie und Biochemie der Ernährung sowie Humanernährung und Toxikologie. Die Schwerpunkte seiner Forschungsarbeiten liegen in den Bereichen Nahrungsergänzungsmittel, Functional Food und bilanzierte Diäten sowie in der ernährungsphysiologischen Beurteilung alternativer Ernährungsformen und der präventiven Wirkung von Mikronährstoffen. Darüber hinaus nimmt er zahlreiche Referententätigkeiten wahr. So ist er unter anderem Lehrbeauftragter an der Stiftung Tierärztliche Hochschule, Hannover, und beteiligt an verschiedenen Aus- und Weiterbildungsmaßnahmen für Apotheker und Ernährungsmediziner.

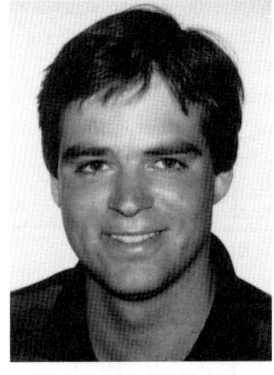

Dipl. oec. troph. Alexander Ströhle (Jg. 1973) studierte Ernährungswissenschaft an der Justus-Liebig-Universität Gießen (Diplom 2001). Seit Oktober 2001 ist er wissenschaftlicher Mitarbeiter in der Abteilung Ernährungsphysiologie und Humanernährung des Instituts für Lebensmittelwissenschaft, Zentrum Angewandte Chemie, der Universität Hannover. Im Rahmen seines Dissertationsvorhabens beschäftigt er sich mit Evolutionsmedizin und Biophilosophie. Ein weiterer Interessensschwerpunkt seiner Tätigkeit ist der Stoffwechsel der Vitamine Folsäure und Cobalamin. Er ist Autor und Koautor zahlreicher Fachveröffentlichungen und in der Aus- und Fortbildung von Apothekern, Ärzten und Ernährungsfachkräften tätig.

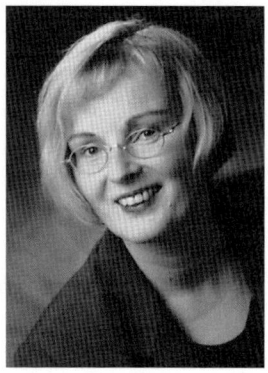

Dr. rer. nat. Maike Wolters (Jg. 1963) studierte Ernährungswissenschaft an der Christian-Albrechts-Universität Kiel. Nach dem Studium folgte eine mehrjährige Tätigkeit in der ernährungsmedizinischen Beratung. Ab Februar 1997 war sie in der Abteilung Ernährungsphysiologie und Humanernährung des Instituts für Lebensmittelwissenschaft der Universität Hannover tätig, wo sie Anfang 2001 zum Thema Nährstoffsupplementierung bei Senioren promovierte und anschließend zur wissenschaftlichen Assistentin berufen wurde. Im Zentrum ihrer Forschungsaktivitäten bis zu ihrem Ausscheiden im Frühjahr 2006 standen die Wirkungen von Mikronährstoffen auf atherosklerotische Prozesse sowie altersassoziierte Veränderungen des Vitaminstoffwechsels. Darüber hinaus war sie in der Aus- und Fortbildung von Lebensmittel- und Ernährungswissenschaftlern, Ärzten und Apothekern tätig. Inzwischen ist sie in der pharmazeutischen Industrie im Bereich der klinischen Forschung beschäftigt.

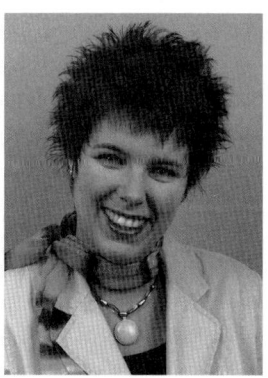

Dr. rer. nat. Daniela Hahn (Jg. 1972) studierte die Fächer Lebensmittelwissenschaft und Biologie für das Lehramt an berufsbildenden Schulen an der Universität Hannover. Nach dem Staatsexamen 1999 war sie als wissenschaftliche Mitarbeiterin an der Universitäts-Frauenklinik Heidelberg beschäftigt. Im Rahmen dieser Tätigkeit promovierte sie mit einer Arbeit zur Bedeutung von Biomarkern in epidemiologischen Studien. Nach dem Referendariat am Studienseminar Braunschweig ist sie inzwischen als Studienrätin an der Elisabeth-Selbert-Schule in Hameln tätig und leitet das Fachteam Biologie am dortigen Fachgymnasium.

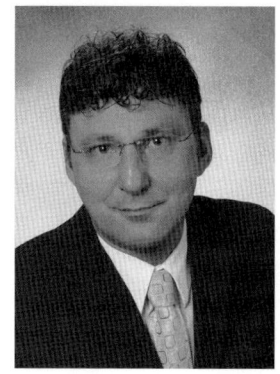

Dr. rer. nat. Tobias Lechler (Jg. 1964) studierte Ernährungswissenschaft an der Justus-Liebig-Universität Gießen. Nach dem Diplom und verschiedenen freiberuflichen Tätigkeiten war er seit 1998 wissenschaftlicher Mitarbeiter an der Universität Hannover, wo er mit einer Arbeit zum Einfluss der Ernährung auf die Humanevolution promovierte. Parallel hierzu absolvierte er ein Aufbaustudium der Erwachsenenbildung. Seit 2001 ist er in der pharmazeutischen Industrie im Bereich wissenschaftliches Marketing und Vertrieb tätig. Ein Schwerpunkt seiner Tätigkeit liegt in der Konzeption und Durchführung von Aus- und Fortbildungsveranstaltungen für verschiedene Zielgruppen (Ärzte, Apotheker, Apothekenpersonal und Endverbraucher).